ERGEBNISSE
DER CHIRURGIE
UND ORTHOPÄDIE

BEGRÜNDET VON

E. PAYR UND **H. KÜTTNER**

HERAUSGEGEBEN VON

KARL HEINRICH BAUER
HEIDELBERG

ALFRED BRUNNER
ZÜRICH

VIERZIGSTER BAND

REDIGIERT VON K. H. BAUER

MIT 146 ABBILDUNGEN IN 312 EINZELDARSTELLUNGEN

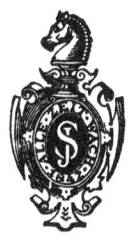

BERLIN · GÖTTINGEN · HEIDELBERG
SPRINGER-VERLAG
1956

ISBN-13: 978-3-642-94662-2   e-ISBN-13: 978-3-642-94661-5
DOI: 10.1007/978-3-642-94661-5

Druck von J. P. Peter, Gebr. Holstein, Rothenburg o. Tbr.

Inhaltsverzeichnis.

I. Die Adrenalektomie*.

Von

Paul N. Ehlers.

Mit 9 Abbildungen.

Inhalt.

Literatur.

ADDISON, T.: On the constitutional and local effects of disease of the suprarenal capsules. London: D. Highley (1855).
— Anemia; disease of the suprarenal capsules. London. Medical Gazette **43**, 517 (1849).
BAKER, W. J.: Bilateral adrenalectomy for carcinoma of the prostate gland: Preliminary report. J. Urol. **70**, 275 (1953).
BARKER, W. F., E. T. YUHL, J. M. BEAL jr., M. R. HILL jr. and W. E. GOODWIN: Bilateral adrenalectomy in the treatment of advanced neoplastic disease. West. J. Surg. etc. **61**, 491 (1953).
BAUER, K. H.: Hormone und Krebs. Dtsch. med. Wschr. **1953**, 1525.
— Über vorläufige Erfahrungen mit der doppelseitigen Adrenalektomie bei generalisierter Mammacarcinom-Metastasierung. Langenbecks Arch. u. Dtsch. Z. Chir. **279**, 111 (1954).
BEATSON, G. T.: On the treatment of inoperable cases of carcinoma of the mamma: Suggestions for a new method of treatment with illustrative cases. Lancet **1896**, 104 und 162.

---

* Aus der Chirurgischen Universitätsklinik Heidelberg. (Direktor: Prof. Dr. med. K. H. BAUER.)

BERGENSTAL, D. M., C. B. HUGGINS and TH. L.-Y. DAO: Metabolic effects of adrenalectomy in man. Ciba Foundation Colloquia on Endocrinology. Vol. VIII. London: J. & A. Churchill Ltd. 415—437.
BERGER, E., and J. M. STEELE: Suppression of sodium excretion by the colon in congestive heart failure and cirrhosis of the liver demonstrated by the use of cation exchange-resins. J. Clin. Invest. 31, 451 (1950).
BERNAL, P.: Les traitements de l'hypertension artérielle. Semaine Hôp. 1954, 1167.
BERNSTORF, E.: Incomplete hepatic inactivation of hormone produced by the intrasplenically grafted ovary in the mouse. Endocrinology (Springfield, Ill.) 49, 302 (1951).
BIRKE, G., C. FRANKSSON and L. PLANTIN: On the excretion of androgens in carcinoma of the prostate. Acta endocrinol. (Copenh.) Suppl. 17, 1 (1954).
BISKIND, G. R., and J. MARK: Inactivation of testosterone proprionate and estrone in rats. Bull. Johns Hopkins Hosp. 65, 213 (1939).
— M. S., and G. R. BISKIND: Effect of vitamin B-complex deficiency on inactivation of estrone in the liver. Endocrinology (Springfield, Ill.) 31, 109 (1942).
BOWERS, R. F.: Bilateral adrenalectomy for severe hypertension. J. Amer. Med. Assoc. 154, 394 (1954).
— F. H. KNOX jr. and B. R. GENDEL: Adrenalectomy for hypertension. Advantages of the anterior abdominal approach. Surgery (St. Louis) 34, 664 (1953).
BROWN-SÉQUARD, E.: Recherches experimentales sur la physiologie et la pathologie des capsules surrénales. Arch. gén. de méd. 8, 385 (1856).
BRÜNING: Z. n. SARRE.
BUTLER, W. W. S., J. T. GRAYHACK, CH. L. RANSOM and W. W. SCOTT: Metabolic studies on the bilateral adrenalectomy patient. J. Urol. 70, 657 (1953).
CADE, SIR STANFORD: Adrenalectomy for hormone dependent cancers: Breast and prostate. Ann. Roy. Coll. Surg. 15, 71 (1954).
— Adrenalectomy for breast cancer. Brit. Med. J. 4904, 1 (1955).
CAHILL, G. F.: La surrénalectomie pour tumeur surrénal. J. Urol. 71, 123 (1954).
CHWALLA, R.: Inoperables hormonresistentes Prostatacarcinom mit massiver Metastasierung. Behandlungsmöglichkeiten. Wien. med. Wschr. 1953, 758.
CLARK, J. K., A. P. CROSLEY jr. and H. G. BARKER: Effect of subtotal adrenalectomy on renal hemodynamics and electrolyte excretion in human hypertension. J. Clin. Invest. 30, 633 (1951).
COX, H. T.: Adrenalectomy and prostatic carcinoma: Report of three cases. Lancet 1947, 425.
CREEVY, C. D.: Adrenalectomy in prostatic cancer and malignant hypertension. Canad. Med. Assoc. J. 69, 581 (1953).
CUNINGHAM, K.: Carcinoma of the breast with metastases treated by total adrenalectomy. Med. J. Austral. 1954 I, 249.
DAO, TH. L-Y.: Estrogen excretion in women with mammary cancer before and after adrenalectomy. Science 118, 21 (1953).
DANNENBERG, H.: Neuere Ergebnisse zur Biochemie der Hypophyse und Nebenniere. Langenbecks Archiv u. Dtsch. Z. Chir. 275, 245 (1953).
DAVIS, J. O., D. S. HOWELL and J. L. SOUTHWORTH: Mechanism of fluid and electrolyte retention in experimental preparations in dogs: III Effect of adrenalectomy and subsequent desoxycorticosteron acetate administration on ascites formation. Circulation Res. 1, 260 (1953.)
EISENMENGER, W. J., S. H. BLONDHEIM and A. M. BONGIOVANNI, H. G. KUNKEL: Electrolyte studies on patients with cirrhosis of the liver. J. Clin. Invest. 29, 1491 (1950).
FLOYER, M. A.: The effect of nephrectomy and adrenalectomy upon the blood pressure in hypertension and normotensive rats. Clin. Sci. 10, 405 (1951).
FLÜCKIGER, E.: Störungen der Thermoregulation nach Adrenalektomie. Acta endocrinol. (Copenh.) 12, 23 (1953).
FRANKS, L. M.: Structural changes in prostatic cancer after bilateral adrenalectomy. Brit. Med. J. 4832, 359 (1953).
GALANTE, M., J. RUKER, P. H. FORSHAM, D. H. WOOD and H. G. BELL: Bilateral adrenalectomy for advanced carcinoma of the breast with preliminary oberservations on the effect of the cortical steroids. Ann. Surg. 140, 502—518 (1954).
GEBAUER, A., u. A. LINKE: Die therapeutische Beeinflussung des Morbus Cushing durch Nebennierenexstirpation. Verh. dtsch. Ges. inn. Med. 57. Kongreß, 58 (1951).
GEMZELL, C. A., G. BIRKE, J. HELLSTRÖM, C. FRANKSSON and L. O. PLANTIN: Studies on the steriod metabolism in prostatic cancer before and after adrenalectomy. Acta endocrinol. (Copenh.) 12, 1 (1953).
GOLDEN, J. B., and E. L. SEVRINHAUS: Inactivation of estrogenic hormone of the ovary by the liver. Proc. Soc. Exper. Biol. a. Med. 39, 361 (1938).
GRAHAM, L. S.: Celiac accessory adrenal glands. Cancer (N. Y.) 6, 149 (1953).
GREEN, D. M., J. W. NELSON, G. A. DODDS and R. E. SMALLEY: Bilateral adrenalectomy in malignant hypertension and diabetes. J. Amer. Med. Assoc. 144, 439 (1950).

GREENING, W. P., M. HARMER and P. RIGBY-JONES: Mammary cancer treated by bilateral adrenalectomy. Lancet **1954**, 1130.

HAFKENSCHIEL, J., C. K. FRIEDLAND and H. A. ZINTEL: The blood flow and oxygen consumption of the brain in patients with essential hypertension before and after adrenalectomy. J. Clin. Invest. **33**, 57 (1954).

HANLEY, H. G.: Adrenalectomy for hypertension. Lancet **1955**, 199.

HARDY, J. D.: Surgical physiology of the adrenal cortex Charles C. Thomas-Publisher. Springfield, Ill. USA. 1955.

HARRISON, J. H., G. W. THORN and M. G. CRISCITIELLO: A study of bilateral total adrenalectomy in malignant hypertension and chronic nephritis: Preliminany report. J. Urol. **67**, 405 (1952).

— — and D. JENKINS: Total adrenalectomy for reactivated carcinoma of the prostate. New England J. Med. **248**, 86 (1953).

— C. LEMANN, P. L. MUNSON and J. C. LAIDLAW: Hormone excretion before and after castration and adrenalectomy. New England J. Med. **252**, 425—428 (1955).

HEINTZ: Probleme des Hypophysen-Nebennierenrindensystems. Erstes Freiburger Symposion. Berlin, Göttingen, Heidelberg: Springer 1953.

HELLSTRÖM, J., U. S. VON EULER, C. FRANKSSON and C. A. GEMZELL: Adrenalectomy in prostatic carcinoma. Nord. Med. **48**, 1119 (1952).

HERRLINGER, R.: Die Entdeckung der Nebenniere. Aus „Medizinische Mitteilungen" der Schering A.G. Berlin (West) **14**, 85 (1953).

HOFFMEISTER, W., u. H. ALBRECHT: Die Speichelelektrolyte und ihre diagnostische Bedeutung. Klin. Wschr. **1953**, 567.

HOLLANDER, V. P., C. D. WEST, W. F. WHITMORE jr., H. T. RANDALL and O. H. PEARSON: Physiological effects of bilateral adrenalectomy in man. Cancer (N. Y.) **1952**, 1019.

HUDSON, P. B., A. MITTELMAN and P. MANN: Urinary steroid excretion after total adrenalectomy. I. Levels of 17-ketosteroids in cancer patients maintained on varying amounts of cortisone acetate and glycirrhizin. J. Clin. Endocrinol. **13**, 1064 (1953).

HUGGINS, C. B.: Effect of orchiectomy and irradiation on cancer of the prostate. Ann. Surg. **115**, 1192 (1942).

— Endocrine factors in cancer. J. Urol. **68**, 875 (1952).

— Endocrine methods of treatment of cancer of the breast. J. Nat. Cance. Inst. (Bethesda) **15**, 1 (1954).

— Prostatic cancer treated by orchiectomy: The five year results. J. Amer. Med. Assoc. **131**, 576 (1946).

— Soixante-quinze annees de progres dans le traitement du cancer mammaire. World Med. J. **I**, 71 (1954).

— and D. BERGENSTAL: Effect of bilateral adrenalectomy on certain human tumors. Proc. Nat. Acad. Sci. U.S.A. **38**, 73 (1952).

— — Surgery of the adrenals. J. Amer. Med. Assoc. **147**, 101 (1951).

— and TH. L.-Y. DAO: Adrenalectomy and oophorectomy in treatment of advanced carcinoma of the breast. J. Amer. Med. Assoc. **151**, 1388 (1953).

— — Adrenalectomy for mammary cancer. Ann. Surg. **136**, 595 (1952).

— — J. BERGENSTAL and J. L. SOMMER: Regression of mammary cancer after adrenalectomy. A. M. A. Arch. Surg. **69**, 904 (1954).

— and C. V. HODGES: Studies on prostatic cancer. I. The effect of castration, of estrogen and of androgen injection on serum phosphatases in metastatic carcinoma of the prostate, Cancer Res. **1**, 293 (1942).

— and W. W. SCOTT: Bilateral adrenalectomy in prostatic cancer: Clinical features and urinary excretion of 17-ketosteroids and estrogen. Ann. Surg. **122**, 1031 (1945).

INGLE, D. J., and B. L. BAKER: The effect of adrenalectomy in the rate of growths of transplantable tumors. Endocrinology (Springfield, Ill.) **48**, 313 (1951).

JAILER, J. W.: Pre- and postoperative care in adrenal surgery. J. Urol. **70**, 137 (1953).

JEFFERS, W. A.: Etiology of hypertension. Pa. Med. J. **55**, 1181 (1952).

— H. A. ZINTEL, J. H. HAFKENSCHIEL, A. G. HILLS, A. M. SELLERS and C. C. WOLFERTH: The clinical course following adrenal resection and sympathectomy of 82 patients with severe hypertension. Ann. Int. Med. **39**, 254 (1953).

— — — — — — Evaluation of adrenal resection and sympathectomy in ninety-nine persons with hypertension. J. Amer. Med. Assoc. **153**, 1502 (1953).

— — — — — and ST. B. LANGENFELD: Further observations on patients with severe hypertension subjected to adrenal resection and sympathectomy. Ann. Int. Med. **41**, 221 (1954).

JOANNOVICS, D. G.: Über das Wachstum der transplantablen Mäusetumoren in kastrierten und epinephrektomierten Tieren. Beitr. path. Anat. **62**, 194 (1916).

KIMBROUGH, J. C.: Carcinoma of the prostate. U. S. Armed. Forc. Med. J. **4**, 363 (1953).

KRIEGER, H., W. E. ABBOTT, S. LEVEY and L. BABB: Bilateral total adrenalectomy in patients with metastatic carcinoma. Surg. etc. **97**, 569 (1953).

LEBERMAN, P. R., M. BOGASH, J. FIGUEROA-COLON and J. E. BOWERS: Adrenalectomy for prostatic carcinoma. J. Urol. **72**, 105 (1954).

LEIDERMAN, P. H., and R. KATZMAN: Effect of adrenalectomy, desoxycorticosterone and cortison on brain potassium exchange. Amer. J. Physiol. **175**, 271 (1953).

LIEBEGOTT, G.: Die Nebennieren. Naturforschung und Medizin in Deutschland 1939—1946. 71. Allg. Pathol. Teil II, 156 (1948).

LUKENS, F. D. W., a. o.: Observations on subtotal adrenalectomy: Hypertension. Tr. Ann. Clin. Climatol. **162**, 229 (1950).

MARSON, F. G. W.: Total adrenalectomy in hepatic cirrhosis with ascites. Lancet **1954**, 847.

MENDELSOHN, L. M., and O. H. PEARSON: Alterations in water and salt metabolism after bilateral adrenalectomy in man. J. Clin. Endocrin. **15**, 409—423 (1955).

MERTENS, V. E.: Mammacarcinom. Med. Klin. **1954**, 304.

MUNSON, P. L., F. C. GOETZ, J. C. LAIDLAW, J. H. HARRISON and G. W. THORN: Effect of adrenocortical steroids on androgen excretion by adrenalectomized orchidectomized men. J. Clin. Endocrin. **14**, 495 (1954).

PEARSON, O. H.: Adrenalectomy for breast cancer. Brit. Med. J. **4913**, 598—599 (1955).

— C. D. WEST, V. P. HOLLANDER and W. E. TREVES: Evaluation of endocrine therapy for advanced breast cancer. J. Amer. Med. Assoc. **154**, 234 (1954).

— W. F. WHITMORE jr., C. D. WEST, J. H. FARROW and H. T. RANDALL: Clinical and metabolic studies of bilateral adrenalectomy for advanced cancer in man. Surg. **34**, 543 (1953).

PFEFFER, K. H., u. H. STAUDINGER: Grundlagen und Methoden zur chemischen Bestimmung der Nebennierenrindenhormone und der sog. „Harncorticoide". Z. Vitamin-, Hormon- u. Fermentforsch. **5**, 50 (1952).

PYRAH, L. N.: Bilateral adrenalectomy. Case report. Brit. J. Urol. **26**, 2 (1954).

— and F. G. SMIDDY: Mammary cancer treated by bilateral adrenalectomy. Lancet **1954**, 1041.

RANDALL, H. T.: An evolution of adrenalectomy in man: Physiological changes and the effect on advanced neoplastic disease, Bull. New York Acad. Med. **30**, 278 (1954).

RAY, E. H.: Bilateral adrenalectomy in carcinoma of the prostate. J. Urol. **73**, 712—715 (1955).

REVELL, S. T. R., F. J. BORGES, G. H. YEAGER, J. G. ARNOLD jr. and R. I. AHLQUIST: Sympathoadrenal surgery in the malignant phase of essential hypertension. Ann. Int. Med. **41**, 50 (1954).

ROFFO, A. H.: L'influence de la capsule surrénal sur la dévelopment des tumeurs chez les animaux privé de cette capsule et chez ceux traités avec des produits capsulaires. Néoplasmes **9**, 338 (1930).

ROSENHEIM, M. L.: Treatment of severe hypertension. Brit. Med. J. **11**, 1181 (1954).

SAEGESSER, M.: Die Behandlung des nicht mehr operierbaren Brustdrüsenkrebses. Münch. med. Wschr. **95**, 949 (1953).

— Die beidseitige Adrenalektomie bei nicht mehr operierbarem Brustdrüsenkrebs. Münch. med. Wschr. **1954**, 41.

SARRE, H., R. NISSEN, J. MCMICHEL, W. RAAB, W. KAMPMANN, O. H. ARNOLD, R. LERICHE and I. H. PAGE: Ist die operative Behandlung des Hochdrucks heute noch angezeigt? Die Medizinische **1953**, 35, 36, 43.

SCARDINO, P. L., C. L. PRINCE and TH. A. MCGOLDBRICK: Bilateral adrenalectomy for prostatic cancer, J. Urol. **70**, 100 (1953).

SCHINZINGER: Über Carcinoma Mammae. Zbl. Chir. 16, Beilage Z. **29**, 55 (1889).

SCHULZE, E.: Über die Wirkungen der Nebennierenrindenhormone. Ärztl. Wschr. **1954**, 49 und 73.

SELYE, H.: Textbook of Endocrinology. Montreal. Acta Endocrinologica. Université de Montreal (1947).

— The general adaption syndrom and the disease of adaption. J. Clin. Endocrinol. **6**, 117 (1946).

SÈZE, S. DE, J. DEBEYRE, J. ROBIN et A. DENIS: Surrénalectomie bilatéral dans les métastases osseuses du cancer du sein et de la prostate. Rev. Rhumat. **21**, 2 (1954).

SMITH, F. M.: Bilateral adrenalectomy for carcinoma of prostate. Canad. Med. Assoc. J. **66**, 580 (1952).

STAUDINGER, HJ.: Die wichtigsten Wirkungen der Nebennierenhormone. Med. Mschr. **4**, 213—215 (1955).

STAUDINGER, HJ., M. TAUGNER u. W. WEISS: Untersuchungen zum Cortisonstoffwechsel an epinephrektomierten und gonadektomierten Frauen. Klin. Wschr. **1954**, 1082.

STEPHAN, R.: Die operative Reduktion des Nebennierengewebes in der Behandlung des inoperablen Carcinoms. Dtsch. Z. Chir. **195**, 170 (1926).

STRODE, J. E., and C. M. BURGESS: Bilateral adrenalectomy in the treatment of advanced carcinoma of the breast. Surgery (St. Louis) **36**, 87 (1954).

STURM, A.: Die Hypophysen-Nebennierenregulation in Beziehung zum vegetativen Nervensystem. Dtsch. med. Wschr. **1954**, 741 und 782.

TALALAY, P., G. M. V. TAKANO and C. HUGGINS: Studies on Walker tumors I. Standardization of growth of transplantable tumors. Cancer Res. 12, 234 (1952).

THORN, G. W.: Nebenniereninsuffizienz. Bern u. Stuttgart: Hans Huber 1953.

— J. H. HARRISON, J. P. MERRILL, M. G. CRISCITIELLO, T. F. FRAWLEY, and J. T. FINKENSTAEDT: Clinical studies on bilateral complete adrenalectomy in patients with severe hypertensive vascular disease. Ann. Int. Med. 37, 972 (1952).

WEST, C. D., V. P. HOLLANDER, W. F. WHITMORE jr., H. T. RANDALL and O. H. PEARSON: The effect of bilateral adrenalectomy upon neoplastic disease in man. Cancer (N. Y.) 5, 1009 (1952).

WHITMORE jr., W. F., H. T. RANDALL, O. H. PEARSON and C. D. WEST: Adrenalectomy in the treatment of prostatic canser. Geriatrics 9, 62 (1954).

WILLIG, H.: Tierexperimentelle Untersuchungen über den Einfluß der Nebennierenexstirpation auf das Wachstum des Jensen-Sarkoms bei Ratten. Klin. Wschr. 1953, 758.

WOLFERTH, C. C., W. A. JEFFERS, F. D. LUKENS, H. A. ZINTEL and J. H. HAFKENSCHIEL: Observations on the results of subtotal adrenalectomy in the treatment of severe, other wise intractable hypertension and their bearing on the mechanism by which hypertension is maintained. Ann. int. Med. 35, 8 (1951).

— — H. A. ZINTEL, J. H. HAFKENSCHIEL and A. G. HILLS: Effects of subtotal adrenalectomy alone and combined with sympathectomy upon the blood pressure levels and complications of severe arterial hypertension. Bull. New York Acad. Med. 29, 115 (1953).

ZECKWER, I. T.: The accelerating effect of adrenalectomy in regrowth of hair in the thyroidectomized rat. Endocrinology (Springfield, Ill.) 52, 39 (1953).

ZINTEL, H. A., C. C. WOLFERTH, W. A. JEFFERS, J. H. HAFKENSCHIEL and F. D. LUKENS: Ninety-five percent subtotal adrenalectomy for essential hypertension. Surgical Forum Philadelphia W. B. Saunders Comp. 1951.

Redaktionell: Operation endokriner Drüsen als Carcinomtherapie. Literaturzusammenstellung mit Inhaltsangabe. Fschr. Med. 72, 253 (1954).

— Surgery of the adrenal cortex. Brit. Med. J. 4875, 1375 (1954).

— Hormonbehandlung des Mammacarcinoms. Lancet 1953, 77.

— Adrenalectomy for breast cancer. Brit. Med. J. 4904, 33 (1955).

— Adrenalectomy for severe hypertensive vascular disease. J. Amer. Med. Assoc. 154, 914 (1954).

— Adrenalectomy for hypertension. Lancet I, 1955, 85.

A. Einleitung.

I. Entwicklungsgeschichtliche und anatomische Hinweise.

Zum erstenmal sind die Nebennieren von BARTOLOMEO EUSTACHIO, dem römischen Anatomen, in seinen „Opuscula anatomica" 1563 beschrieben worden. Daß die Nebennieren ein lebenswichtiges Organ sind, weiß man erst seit genau 100 Jahren. Im Jahre 1855 beschrieb THOMAS ADDISON die später nach ihm benannte Krankheit und erkannte als ihre Ursache die Insuffizienz der Nebennierenrinde.

Die Nebenniere tritt bei menschlichen Embryonen von 5 bis 6 mm Länge als Wucherung des Coelomepithels auf, die sich bald vom Mutterboden ablöst. Die rundlichen großkernigen Zellen, in denen später Lipoidtropfen auftreten, ordnen sich dann zu radiär gegen die Mitte verlaufenden und um die zentralen großen Venen zu netzförmigen Strängen an. Die Marksubstanz tritt in Form rundlicher Zellhaufen auf, die vom benachbarten Sympathicus ihren Ursprung nehmen. Sie dringen in die epitheliale Anlage ein. Die Mehrzahl dieser Zellen läßt bald ihre phaeochrome Natur erkennen und vereinigt sich in der Mitte des Organs zur Marksubstanz. Einzelne Zellen werden zu sympathischen Ganglienzellen. Die Nebennieren liegen in der Pars lateralis der Regio abdominis cranialis neben der Wirbelsäule in Höhe des 11. Brustwirbelkörpers. Die Arterien der Nebenniere stammen teils direkt aus der Aorta (Arteria suprarenalis), teils aus der Arteria phrenica abdominalis (Rami suprarenales), teils aus der Arteria renalis (Rami suprarenales). Sie verbreiten sich in dem Organ, umgeben die Zellhaufen mit Capillaren und lassen meist eine größere Vena suprarenalis dextra et sinistra aus dem Hilus des Organs hervorgehen. Diese münden rechts in die untere Hohlvene, links in die Nierenvene. — Nicht selten gibt es auch accessorische Nebennieren, die meist nur aus Rindensubstanz bestehen. Man findet sie in der Nachbarschaft der eigentlichen Nebenniere und dann auch weiter caudalwärts bis zu den Hoden, den Ovarien und der Plica lata uteri.

II. Die Nebennierenrinde und ihre Hormone.

Welche Wirkstoffe enthält nun die Nebennierenrinde? Der erste Nachweis der biologischen Bedeutung der Nebennierenrinde gelang 1856 BROWN-SÉQUARD in seiner Arbeit über die doppelseitige Adrenalektomie an Versuchstieren. Die hormonale Bedeutung der lebenswichtigen Nebennierenrinde ist lange angezweifelt worden, und Versuche, wirksame Rindenextrakte zu bereiten, blieben lange Zeit erfolglos. An der chemischen Untersuchung dieser Extrakte waren hauptsächlich 3 Laboratorien beteiligt: 1. WINTERSTEINER und PFIFFNER (Columbia University). 2. KENDALL und Mitarbeiter (Mayo-Klinik) und 3. REICHSTEIN und Mitarbeiter (Zürich und Basel). Die wirksamen Stoffe sind in Fraktionen enthalten, die ein sehr kompliziertes Gemisch verschiedener Sterinderivate darstellen. Insgesamt wurden bisher 28 kristallisierte Steroide isoliert, von denen 6 Cortinwirkung in dem Sinne zeigen, daß sie nebennierenlose Tiere am Leben zu erhalten oder charakteristische Ausfallserscheinungen zu beheben in der Lage sind. Chemisch handelt es sich bei diesen 6 Verbindungen um Steroide mit 21 C-Atomen, also Pregnan bzw. Pregnen-Derivate. Es sind 1. 11-Desoxycorticosteron (DOC), 2. 11-Desoxy-17-oxycorticosteron (Verbindung S), 3. Corticosteron (Verbindung B). 4. 11-Dehydrocorticosteron (Verbindung A), 5. 11-Dehydro-17-oxycorticosteron (Verbindung E = Cortison) und 6. 17-Oxycorticosteron (Verbindung F = Hydrocorticosteron).

(1) *11-Desoxycorticosteron (DOC)*

(2) *11-Desoxy-17-oxycorticosteron*

(3) *Corticosteron*

(4) *11-Dehydrocorticosteron*

(5) *11-Dehydro-17-oxycorticosteron* (Cortison)

(6) *17-Oxycorticosteron*

Einige andere Steroide der Nebennierenrinde besitzen im Gegensatz zu den 6 eben genannten Corticosteroiden mit 21 C-Atomen nur 19 C-Atome und haben mehr oder minder ausgeprägte androgene Eigenschaften. Auch weibliche Sexualhormone, sowohl Oestron mit 18 C-Atomen, als auch Progesteron (21 C-Atome) wurden aus der Nebennierenrinde isoliert.

III. Hormone und Krebs.

Im November 1953 erschien die Arbeit von K. H. BAUER „Hormone und Krebs", aus der hier der erste Absatz wörtlich wiedergegeben sei: „Von LAPLACE stammt das Wort: „Was wir wissen ist wenig, was wir nicht wissen ist immens." Das Wenige, was wir über die Krebsentstehung wissen, betrifft die Fülle exogener Krebsnoxen, alles Noxen aus unserer Umwelt. Worüber wir aber so gut wie nichts wissen, das sind die körpereigenen Krebsfaktoren. Einzig auf die Hormone fällt immer wieder der Verdacht der Mitwirkung beim Krebs." Und K. H. BAUER bringt dann genügend Belege, aus denen deutlich hervorgeht, daß die Hormone wirklich in das Krebsgeschehen eingreifen, aber nur bei den Organen, die schon normalerweise hormonell gesteuert werden. Sie wirken krebsbegünstigend, sobald Wachstum und Regeneration hormonell gesteigert werden. Sie wirken umgekehrt anticarcinogenetisch, wenn sie Gewebsproliferationen entgegenwirken. Die Forschung der letzten Jahre hat aber auch gezeigt, daß nicht nur übermäßige Mengen eines bestimmten Hormons zu Krebs führen können, sondern auch Mengen, die im physiologischen Normbereich oder sogar darunter liegen. Das Wissen um die krebsbegünstigende, bzw. krebshemmende Wirkung bestimmter Hormone ist in der Carcinomtherapie auch ausgenutzt worden. Das Endergebnis entspricht allerdings — um es gleich vorweg zu nehmen — mehr dem einer Kontrolle des Krebsgeschehens als einer Heilung von Krebs. Denn gar zu häufig kommt es nach einer gewissen Zeit zu einer Reaktivierung. Die dazwischen liegende Zeit kann jedoch sehr lang sein, und es wäre ein Fehler zu behaupten, daß auf diesem Wege niemals eine Heilung erzielt worden wäre.

Schon lange ist bekannt, daß die Ausschaltung der Ovarien beim Mamma-Carcinom krebshemmend wirkt. SCHINZINGER hat darüber auf dem deutschen Chirurgenkongreß im Jahre 1889 zum erstenmal berichtet, wenige Jahre später (1896) dann auch der Engländer SIR GEORGE THOMAS BEATSON.

1941 hat HUGGINS gezeigt, daß die Ausschaltung und Inaktivierung der Androgene (Orchiektomie und antihormonelle Therapie mit Oestrogenen) eine Wachstumsverlangsamung, in günstigen Fällen eine Wachstumshemmung des Prostatacarcinoms bewirken kann. Zur Herabsetzung der Krebsaktivität wird hier ein Gewebe entfernt, welches, man bedenke das Durchschnittsalter des Prostata-Carcinom-Trägers, nicht eine Überfunktion, sondern eine Normal- oder Unterfunktion zeigt. Mit dieser Behandlungsmethode sind beachtliche Erfolge erzielt worden. Den unanfechtbaren Beweis liefert die Überlebensdauer. Von unseren 119 Prostatakrebskranken waren vorher nach 3 Jahren nur noch 5 = 4,2% am Leben. Seit Einführung der geschilderten Behandlung leben nach 3 Jahren noch 60,7%. Das ist das Fünfzehnfache (K. H. BAUER).

Das Pendant zum Prostatakrebs ist das sonst unheilbare Mamma-Carcinom der Frau im Stadium der Fernmetastasierung. Nach unseren Erfahrungen kann es keinem Zweifel unterliegen, daß die Testovironbehandlung sich sehr viel günstiger auswirkt, wenn zuvor ovariektomiert worden ist.

Wie aber kommt es, daß auch in den günstigsten Fällen im Durchschnitt nach $2\frac{1}{2}$ bis 3 Jahren eine Reaktivierung der Metastasen einzutreten pflegt? Das spätere Resistentwerden gegen die bisherige Hormontherapie zu erklären ist nicht leicht. Manche sind der Ansicht, daß vielleicht — wie bei der Chemotherapie der bakteriellen Infektion — restierende Krebszellen hormonrefraktär werden. Es gibt aber auch noch eine andere Erklärung. Vor allem durch HUGGINS ist es bekannt geworden, daß bei beiden Geschlechtern nach Gonadektomie die Nebennierenrinde kompensatorisch hypertrophiert und auch gleichgeschlechtliches Hormon vermehrt abgibt. Um die extragenitale Bildung von Sexualhormonen zu unterbinden,

haben HUGGINS u. SCOTT 1945 zum erstenmal die beidseitige totale Nebennierenentfernung in einem Fall von Prostatacarcinom ausgeführt. Da es jetzt möglich
ist, mit Cortison und Desoxycorticosteronacetat Menschen nach Totalexstirpation
der Nebennieren am Leben zu erhalten, ist sowohl beim fortgeschrittenen Prostata-
carcinom, als auch beim Mamma-Carcinom dieser Eingriff als zusätzliche Behandlungsmöglichkeit in Betracht gezogen worden.

B. Literaturhinweise.

I. Die Epinephrektomie im Tierversuch.

Die Überlegungen zur Nebennierenentfernung beruhen z. T. schon auf alten tierexperi-
mentellen Erfahrungen. 1916 stellte JOANNOVICS fest, daß bei nebennierenlosen Mäusen
transplantierte Sarkome ein um etwa 20% kleineres Gewicht zeigen als bei den Kontrolltieren.
1930 berichtet ROFFO über Wachstumsverlangsamung von Carcinomen und Sarkomen an
Ratten nach Nebennierenentfernung. Auch in letzter Zeit haben sich mit diesen tierexperi-
mentellen Problemen verschiedene Autoren befaßt. So fanden INGLE und BAKER in sehr genauen Untersuchungen, daß die Adrenalektomie eine Verlangsamung im Wachstum des
Walker-Tumors 256 bewirkt. WILLIG zeigte in 4 Versuchs- und 2 Kontrollreihen, daß durch
die Epinephrektomie das Wachstum des Jensen-Sarkoms bei Ratten gehemmt wird, und zwar
ist das Wachstum bei den Kontrolltieren 3mal stärker als bei den epinephrektomierten Ratten,
die als tägliche Erhaltungsdosis 2 mg Cortison erhielten. Auch TALALAY, TAKANO u. HUGGINS
untersuchten an gut ernährten Albinoratten den Einfluß der Adrenalektomie auf das Größen-
wachstum transplantierter Walker-Tumoren 256. Bei den nebennierenlosen Ratten war die
Wachtumsrate um etwa 66% niedriger als bei den Kontrolltieren.

II. Die Nebennierenrinde und das reticuloendotheliale System.

Interessant ist eine Arbeit von STEPHAN aus dem Jahre 1926, die in der Zeit-
schrift für Chirurgie unter dem Titel „Die operative Reduktion des Nebennierengewebes in der Behandlung des inoperablen Carcinoms" erschien. Die Überlegungen STEPHANs, die er seinem Vorgehen zugrunde legt, sind jedoch ganz
andere als heute diejenigen von HUGGINS. Da seiner Ansicht nach jede Abwehrleistung des Organismus gegenüber einer organismusfremden Invasion — einerlei
ob Infektion, Intoxikation oder Carcinom im klinischen Sinne — statthat im
histiocytären Organ, so müßte alles therapeutische Streben darauf hinauslaufen,
die Funktionsfähigkeit der reticulären Zelle ad maximum zu steigern. Auch das
Schicksal des Tumorkranken ist seiner Ansicht nach in erster Linie von der
Reaktionsfähigkeit des reticulo-endothelialen Zellsystems in dessen weitestem
Sinne bedingt. Je höher die Funktionsbereitschaft desselben, um so erfolgreicher
die Abwehr. Die Hyperfunktion der Nebennierenrinde, so behauptet STEPHAN,
bedingt zwangsläufig eine Hemmung der gesamten Funktion des reticuloendothe-
lialen Zellsystems; Hypofunktion derselben sei aber gesetzmäßig von einer Steige-
rung über das normale Maß begleitet. Durch die einseitige Nebennierenexstirpation
wollte STEPHAN den krebskranken Organismus für dauernd im Sinne einer Hypofunktion des Rindengewebes umgestellt und damit in den Zustand erhöhter
Reaktionsfähigkeit gegenüber der Carcinominvasion versetzt wissen. Ausdrücklich
betonen will STEPHAN jedoch, daß die Nebennierenexstirpation in keiner Weise
als direkte oder etwa ätiotrope Therapie des Carcinoms gedacht ist.

III. Die Adrenalektomie beim Mamma- und Prostata-Carcinom.

Heute wird die Adrenalektomie, wie bereits erwähnt, aus anderen Überlegungen
ausgeführt — und zwar zur Unterbindung der extragenitalen Bildung von Sexualhormonen. Die größten Erfahrungen auf diesem Gebiet sammelte HUGGINS. In

einer im Jahre 1953 erschienenen Arbeit berichten HUGGINS u. DAO über einen Zeitraum von 2 Jahren (1951 bis 1952), in welchem in 55 Fällen von Brustkrebs die beiderseits totale Nebennierenentfernung ausgeführt wurde. Es handelte sich bei diesen 55 Patienten um 2 Männer, bei denen vorher die Orchiektomie ausgeführt worden war, und um 53 Frauen. Bei den Frauen war vorher eine Ovariektomie ausgeführt worden, es sei denn, daß mit an Sicherheit grenzender Wahrscheinlichkeit eine Ovarialfunktion ausgeschlossen werden konnte. 1954 berichten HUGGINS und Mitarbeiter bereits über insgesamt 100 Adrenalektomien beim Mamma-Carcinom. Von diesen 100 Patienten haben rund 40% auf den Eingriff günstig angesprochen. 29 Patienten waren bei Erscheinen der Arbeit noch am Leben: bei einem lag der Eingriff mehr als 3 Jahre zurück, bei 5 Patienten 2 bis 3 Jahre, bei 7 Patienten 1—2 Jahre und bei 16 Patienten 6—18 Monate.

Neben den zahlreichen in den Vereinigten Staaten erschienen Arbeiten über die Adrenalektomie beim Mamma-Carcinom sind nicht weniger auch in der englischen Literatur erschienen. In einer erst kürzlich veröffentlichten Arbeit berichtet CADE über 56 beiderseitige Nebennierenentfernungen beim Mamma-Carcinom im Stadium der Fernmetastasierung. $\frac{1}{3}$ der Kranken sprach auf den Eingriff jedoch nicht an. Auf die Gründe, die hierfür verantwortlich sein können, wird später eingegangen. 60% der Kranken reagierten jedoch günstig. CADE beobachtete eine allgemeine Besserung bereits über einen Zeitraum von 24 Monaten. Seiner Ansicht nach wurde bisher mit keiner anderen Behandlungsmethode in solch infausten und teilweise terminalen Fällen von Mamma-Carcinom im Stadium der Fernmetastasierung ein ähnlicher Erfolg erzielt.

Wie am Anfang bereits erwähnt, empfiehlt HUGGINS die Adrenalektomie auch beim Prostata-Carcinom und berichtet selbst über günstige Erfahrungen. 1947 erschien eine Mitteilung von Cox über 3 Fälle von Prostata-Carcinom, bei denen die Adrenalektomie in ihrem antiandrogenen Effekt bei der hormonalen Behandlung geprüft wurde. Auch bei diesen Fällen handelte es sich um diffuse Knochenmetastasierungen, die zunächst auf eine Behandlung mit Oestrogenen gut angesprochen hatten. Cox entfernte in 2 Fällen jedoch nur 1 Nebenniere und in einem 3. Fall die eine Nebenniere vollständig und die andere zu $\frac{4}{5}$. Die Orchiektomie als einfachste Form einer antiandrogenen Therapie war in keinem Fall ausgeführt worden.

SMITH berichtet über einen 60jährigen Mann, der wegen eines Prostata-Carcinoms orchiektomiert wurde. Da nach kürzerer Zeit erneut eine Verschlechterung eintrat und der Patient große Dosen an Alkaloiden verlangte, wurde eine beiderseitige Nebennierenentfernung ausgeführt. Der Zustand besserte sich entscheidend, und der Patient hatte noch 5 Monate ein erträgliches Dasein.

In neueren Arbeiten berichten BAKER sowie HARRISON und Mitarbeiter über teils subjektive, teils auch objektive Besserungen beim Prostata-Carcinom nach Adrenalektomie. Während HUGGINS beide Nebennieren in einer Sitzung entfernt. empfiehlt BAKER zuerst die Nebenniere der einen und etwa 2 Wochen später die der anderen Seite zu entfernen. Außerdem hält er es für günstig, nach dem Eingriff kleine Oestrogendosen weiter zu geben. Die Adrenalektomie ist sowohl bei jüngeren, als auch bei alten Patienten ausgeführt worden. So berichten HARRISON und Mitarbeiter über die beidseitige totale Nebennierenentfernung bei einem Mann von 72 Jahren.

Auch SCARDINO und Mitarbeiter beschäftigen sich mit dieser neuen Therapie beim Prostata-Carcinom, berichten bisher jedoch lediglich über 3 Fälle, von denen einer nach 9 Monaten nach der Adrenalektomie am Leben ist. Sie betonen, daß nicht alle Fälle auf eine Nebennierenentfernung reagieren, genau so wenig wie auch nicht alle Fälle auf die bisher übliche antihormonelle Therapie ansprachen.

Über histologische Untersuchungen am Prostata-Carcinom nach Nebennieren-entfernung liegt eine Mitteilung von FRANKS vor. Der vom Verfasser besprochene Fall betrifft einen 63jährigen Mann mit oestrogenresistentem Prostata-Carcinom. Nach einer klinisch erfolglosen Orchiektomie wurde die doppelseitige Adrenalektomie ausgeführt. Patient kam 40 Tage nach der 2. Operation an einer akuten Lungen-infektion ad exitum. Im Primärtumor und in den Metastasen der Lymphdrüsen. Leber und Lunge wurden ausgedehnte Nekrosen gefunden.

Bei Anerkennung der bei schnell wachsenden Tumoren meist gefundenen Nekrosebezirke scheint ihre Gleichzeitigkeit im Primär- und in den Sekundär-tumoren doch regelwidrig. Keine ähnlichen Veränderungen wurden bei 29 anderen Fällen von Prostata-Carcinom entdeckt. Andere mögliche Ursachen wären Oestro-gene, Cortison oder Insulin (der Patient war Diabetiker und erhielt Insulin). Oestrogene sind mit Wahrscheinlichkeit auszuschließen, weil deren beim Prostata-Carcinom bewirkten cytotoxischen Veränderungen von denen in diesem Fall ge-sehenen abweichen. Für die durch Cortison bedingte Wachstumsbeeinflussung menschlicher Prostata-Tumoren besteht nach Ansicht des Verfassers wenig Anhalt. Genau so ist es unwahrscheinlich, daß Insulin oder diabetische Zustände derart ausgedehnte Nekrosen verursachen können. Vielmehr erscheint die Veränderung durch Entfernung der beiden Nebennieren bedingt zu sein.

WEST und Mitarbeiter haben die Adrenalektomie sowohl beim Mamma-Carcinom als auch beim Prostata-Carcinom ausgeführt. Sie berichten über insgesamt 22 Fälle. Eine überraschende Besserung wurde bei 12 von 16 Patienten festgestellt, die lange genug beobachtet werden konnten, um überhaupt ein vorläufiges Urteil abzugeben. Sie selbst betrachten diesen Eingriff jedoch noch als ein „therapeu-tisches Experiment" und geben kein abschließendes Urteil.

PEARSON und Mitarbeiter berichten über 33 Nebennierenentfernungen. Es handelt sich bei diesen 33 Patienten um 12 mit einem Mamma-Carcinom und 12 mit einem Prostata-Carcinom, während 9 Patienten verschiedene andere inoperable Tumoren hatten. Nur in einem Fall von Prostata-Carcinom sahen Verfasser eine objektiv nachweisbare Rückbildung des Tumors, während 5 eine symptomatische Besserung zeigten. Beim Mamma-Carcinom stellten sie teils subjektive, teils aber auch objektive Besserungen fest. Beim Versuch, adrenalektomierte Patienten ohne Cortison am Leben zu erhalten, stellten sie fest, daß es bereits 24 Std nach Cortison-entzug schnell zu einem allgemeinen Kollaps kommt.

In letzter Zeit ist von der Adrenalektomie beim Prostata-Carcinom doch wieder etwas mehr Abstand genommen worden und zwar, weil die Gesamtergebnisse doch nicht ganz den Erwartungen entsprochen haben. WHITMORE, RANDALL, PEARSON u. WEST besprechen die verschiedenen möglichen Gründe, warum die Adrenal-ektomie beim Prostata-Carcinom nicht die anfänglich erwarteten Erfolge zeigt. Nach der Adrenalektomie müssen die Patienten mit Cortison substituiert werden. Bei größeren Mengen von Cortison steigt der Androgenspiegel im Urin. Möglicher-weise wird auch das Prostata-Carcinom nach Orchiektomie und Oestrogenbehand-lung mit der Zeit weitgehend androgen unabhängig. Der optimale Erfolg beim Prostata-Carcinom wird wohl schon durch die Orchiektomie und Oestrogenbehand-lung erzielt. Über 3 sehr eindrucksvolle Fälle aus unserer Klinik hat K. H. BAUER berichtet.

In einem Falle eines 72jährigen Mannes mit Prostata-Carcinom bestand dro-hende Spontanfraktur durch Metastase des Schienbeines. Unter der vorher ge-schilderten Therapie kam es zu einer völligen, ja überschüssigen Reossifikation und zu voller Stabilität der Tibia. 7jährige Überlebensdauer.

In einem anderen Falle bestanden ausgedehnte Beckenmetastasen bei einem erst 52jährigen Patienten. Er hatte wegen „rheumatischer" Beschwerden ein bekanntes Rheumabad aufgesucht und Testoviron bekommen. Darauf wesentliche Verschlimmerung. Nach Orchiektomie und Progynon M wieder volle Arbeitsfähigkeit. Der Kranke füllt 2 Berufe nebeneinander aus und hat inzwischen in einem fremden Erdteil in unwirtlichen Gegenden eine Forschungsexpedition geleitet und durchgehalten.

Besonders eindrucksvoll sind die Röntgenbilder eines 58jährigen Kranken mit den schwersten Erscheinungen einer universellen osteoplastischen Carcinose. Nach 3 Jahren ist am Becken röntgenologisch nichts Krankhaftes mehr zu entdecken. Volle Berufsfähigkeit.

Solche Fälle sind dokumentarische Beweise dafür, daß der Organismus unter dieser Therapie in günstigen Fällen auch schwerste Knochenveränderungen wieder zu normalisieren vermag.

Aus immer mehr Kliniken erscheinen jetzt aber Arbeiten über die Nebennierenentfernung beim Mamma-Carcinom, und in seiner letzten Arbeit berichtet HUGGINS — wie schon erwähnt — über Patienten mit Mamma-Carcinom, die noch 2 bis 3 Jahre nach der Adrenalektomie am Leben waren. Da die beiderseits totale Nebennierenentfernung jedoch nicht gerade der kleinste operative Eingriff ist, müssen die Patienten dafür sorgfältigst ausgesucht werden.

C. Klinischer Teil.

I. Die Adrenalektomie beim Mamma-Carcinom.

1. Die Indikation zur Adrenalektomie beim Mamma-Carcinom. In Frage kommen nach HUGGINS für die Adrenalektomie nur Patienten mit Mamma-Carcinom im Stadium der Fernmetastasierung, bei denen schon vorher die Gonadektomie und anschließend eine antihormonelle Therapie durchgeführt worden waren und es dann nach einer längeren oder kürzeren Zeit zur Reaktivierung der Metastasen gekommen ist. Nach Ansicht von HUGGINS bedeutet ein Intervall von mindestens einem Jahr zwischen Ablatio mammae und Reaktivierung des Krebsgeschehens, daß durch die Adrenalektomie eine erneute Besserung erzielt werden kann. Auch PEARSON und Mitarbeiter unterscheiden zwischen 2 Arten von Mamma-Carcinom und zwar zwischen einem oestrogenabhängigen und einem oestrogenunabhängigen Mamma-Carcinom. Das erstgenannte wird günstig auf die Ovariektomie und dann auch auf die Adrenalektomie ansprechen.

Ganz allgemein beobachtete HUGGINS, daß die Adrenalektomie den günstigsten Einfluß bei Patienten zwischen 40 und 65 Jahren ausübt.

Eine besondere Stellung innerhalb des Brustkrebses nimmt das Adeno-Carcinom ein. Ein reifes, wohl ausdifferenziertes Adeno-Carcinom der Mamma reagiert nach bisherigen Erfahrungen am besten auf die Ausschaltung der körpereigenen Geschlechtshormone.

Werden nach der Ovariektomie noch erhebliche Mengen von Oestrogenen im Urin gefunden, so spricht das für eine gesteigerte extragenitale Produktion oestrogener Substanzen.

Außerdem ist HUGGINS der Ansicht, daß es günstig sei, wenn eine breite Nebennierenrinde mit Hypertrophie der Zona glomerulosa besteht. 2 Untersuchungen zur Bestimmung der Funktionstüchtigkeit der Nebennierenrinde lassen auch wir jedesmal durchführen, bevor wir uns zu einer Adrenalektomie entschließen. Einmal läßt die Bestimmung der Elektrolytausscheidung im Speichel nach Pilocarpinreiz. wie sie von HOFFMEISTER u. ALBRECHT angegeben worden ist, bestimmte Folgerungen in bezug auf die Nebennierenrindenfunktion zu. 2. ist es günstig, auch die Gesamtcorticoide, 17-Ketosteroide und das Dehydroisoandrosteron in 24 Std-Urin zu bestimmen. Beide letztgenannten Ergebnisse müssen dann kritisch miteinander verglichen werden. Die Bestimmung der Oestrogene und der Corticoide etc. im Urin führte für uns Herr Prof. Dr. Hj. Staudinger, Städtische Krankenanstalten Mannheim, durch.

Harrison und Mitarbeiter halten es für dienlich, vor der Adrenalektomie festzustellen, ob ein Erfolg durch Verabreichung von Cortison erzielt werden kann. Dies schlugen sie vor, da Cortison ja bekanntlich die Nebennierenfunktion bremst.

Anderer Ansicht sind jedoch Strode u. Burgess. Sie glauben, daß es zur Zeit keine sichere Methode gibt, mit deren Hilfe vorausbestimmt werden kann, ob die Nebennierenentfernung einen Einfluß auf das Krebsgeschehen ausüben wird oder nicht. Sie lehnen daher auch die von Huggins angegebenen Kriterien zur Auswahl der Patienten für eine Adrenalektomie ab. Nach ihren Erfahrungen soll die beidseitige totale Nebennierenentfernung bei allen Patienten mit Mamma-Carcinom im Stadium der Fernmetastasierung ausgeführt werden, wenn es trotz der bisherigen Behandlungsmethoden zu einem Weiterfortschreiten des Krebsgeschehens gekommen ist. Diesen Standpunkt können wir selbst jedoch nicht vertreten, denn warum sollte das Mamma-Carcinom plötzlich durch die Adrenalektomie günstig beeinflußt werden, wenn das weder die Ablatio mammae, noch die Gonadektomie, noch die antihormonelle Therapie mit Hormonen erreicht haben. Daß es hormonabhängige und hormonunabhängige Mamma-Carcinome gibt, ist wohl mit Sicherheit anzunehmen.

Weniger im Ausland als bei uns in Deutschland ist vor der Adrenalektomie noch eine weitere Frage zu klären. Das pharmako-therapeutische Geheimnis der Adrenalektomie ist die spätere Substitution der Patienten mit *Cortison* — und zwar soweit wir es bisher beurteilen können — bis zum Lebensende. Cortison ist ein in Deutschland noch immer sehr teures Medikament, weshalb vor dem Eingriff die Frage des Kostenträgers zuverlässig zu klären ist[1].

Abraten von einer Adrenalektomie würden wir in Fällen, bei denen eine Cortisonmedikation schon an sich kontraindiziert ist — wie bei der Tuberkulose, beim Ulcus ventriculi, bei schweren Herz- und Nierenschädigungen.

2. Das operative Vorgehen. Von besonderer Bedeutung für die Operation ist die richtige *Lagerung* des Patienten, da die kleinen Drüsen hoch unter dem Zwerchfell versteckt liegen. Die Lagerung entspricht in etwa der bei Nierenoperationen. Der Patient liegt in Seitenlage auf dem Operationstisch, wobei er gleichzeitig um etwa 45° nach vorne gekippt wird. Kopf und Beine werden tief gelagert. Ein Sandsack wird gegen das Abdomen, ein Kissen zwischen die Beine gelegt. Das untere Kniegelenk wird gebeugt, das obere bleibt gestreckt. Der untere Arm wird auf einer Armstütze gelagert. Zwischen beide Arme kommt ein Kissen. In dieser Stellung wird der Patient mit Hilfe zweier Riemen festgehalten.

Die *Schnittführung* erfolgt über der 12. Rippe, die im Bedarfsfalle reseziert wird. Wichtig ist es, auf die Pleuragrenze zu achten, um nicht einen Pneumothorax zu setzen. Der obere Nierenpol ist der Schlüssel zum Auffinden der Nebenniere. Meistens erkennt man die Nebenniere schon an ihrer typischen gelblichen Farbe. Ist das umgebende Fettpolster sehr dick, so muß die Nebenniere auch manchmal durch Palpation lokalisiert werden. Die einzige Schwierigkeit bei der ganzen Operation bietet das teils stumpfe, teils scharfe Herauspräparieren der sehr weichen Drüse. Diese ist von keiner richtigen Bindegewebskapsel umgeben und zerfällt daher sehr leicht. Verständlicherweise aber ist es äußerst wichtig, alles Nebennierengewebe zu entfernen, was am besten überprüft werden kann, wenn die Drüse

---

[1] Der Ciba-AG wollen wir an dieser Stelle für die hilfreiche Unterstützung bei den ersten Operationen unseren Dank aussprechen.

in toto erhalten wird. Auch sollte möglichst viel von dem umgebenden Gewebe entfernt werden, das bekanntlich accessorische Nebennieren enthalten kann. Außer der Nebennierenvene braucht meistens kein anderes Gefäß mehr unterbunden zu werden. Sobald die Nebenniere entfernt ist, wird ein kleiner Tamponstreifen zur Blutstillung eingelegt, der gewöhnlich schon nach Schließen der Wunde oder aber

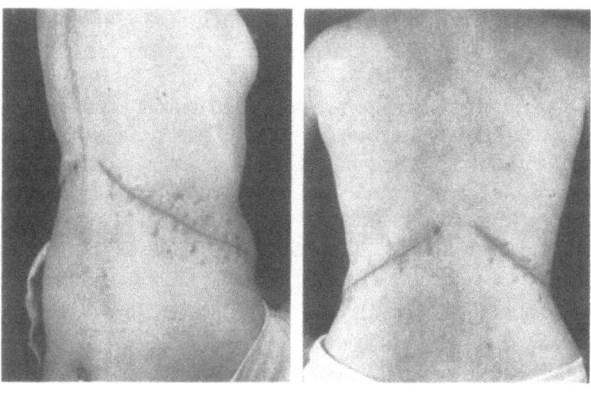

Abb. 1 a   Abb. 1 b
Abb. 1a u. b. Die Schnittführung.

spätestens am nächsten Tage entfernt werden kann. Nach Umlagerung des Patienten erfolgt derselbe Vorgang auf der anderen Seite. Wir sind dafür, zuerst die rechte Seite anzugehen. Dies ist unserer Ansicht nach die schwierigere Seite, da die Vena cava inferior sehr nahe gelegen ist. Nach Entfernung der rechten Nebenniere sieht man die Vena cava inferior frei daliegen.

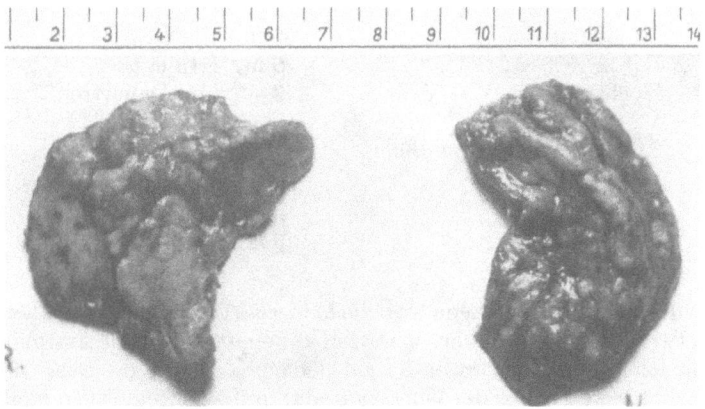

Abb. 2. Rechts und links in toto exstirpierte Nebennieren.

In unserer Klinik wird die Adrenalektomie in Intubationsnarkose (Evipan-Curare-Lachgas) ausgeführt. Der Narkotiseur muß sorgsamst auf den Blutdruck achten und auf jeden Fall vor Entfernung der 2. Nebenniere 1 cm³ Arterenol als subcutanes Depot spritzen. Andernfalls kann es plötzlich zu einem sehr starken Blutdruckabfall kommen. Auf das Verhalten des Blutdruckes während und nach der Operation werden wir noch später gesondert zu sprechen kommen.

3. Die prae- und postoperative Behandlung. Es ist erstaunlich, mit welcher Leichtigkeit die Patienten selbst bei weit fortgeschrittenem Carcinom den Eingriff einer Adrenalektomie überstehen. Das beobachtete auch schon STEPHAN. In seiner 1926 erschienenen Arbeit erwähnte er, daß ohne Ausnahme die Exstirpation einer Nebenniere auch von den schwerst Kachektischen gut überstanden wird. Kein Kranker kam an der Operation ad exitum. Daß das bei der Operation verloren gegangene Blut ersetzt werden muß, braucht nicht besonders erwähnt zu werden. Auch ist es günstig, post operationem eine Infusion von Traubenzucker und physiologischer Kochsalzlösung zu geben. Doch sollte die zugeführte Flüssigkeitsmenge nicht 1500 cm³ überschreiten. Das Wichtigste bei der Adrenalektomie ist jedoch die richtige Substitution mit Cortison. Einer postoperativen Nebenniereninsuffizienz muß unbedingt vorgebeugt werden, weshalb mit der Zufuhr von Cortison und Desoxycorticosteronacetat bereits am Tage vor der Operation begonnen wird. Folgendes von HUGGINS und auch von THORN angegebene Substitutionsschema hat sich als das günstigste herausgestellt.

Am Tage vor der Operation

Cortisonacetat . . . . 50 mg um 6, 12, 18, 24 Uhr
DOCA. . . . . 5 mg um 6 Uhr
Kochsalz. . . . . 5 g um 18 Uhr

Am Tage der Operation

Cortisonacetat . . . . 150 mg um 7 Uhr
DOCA. . . . . 5 mg um 7 Uhr
Operation . . . . um 8 Uhr
Cortisonacetat . . . . 50 mg alle 4 Std

1. Tag nach der Operation

Cortisonacetat . . . . 50 mg alle 6 Std
DOCA. . . . . 5 mg 1 Injektion
Kochsalz. . . . . 3—5 g im Dauertropf

2. Tag nach der Operation

Cortisonacetat . . . . 50 mg alle 12 Std
DOCA. . . . . 0—3 mg bei Bedarf
Kochsalz. . . . . 3 g oral.

In den darauffolgenden Tagen wird die Menge an Cortison langsam herabgesetzt, bis man etwa 1 Woche nach der Operation auf eine tägliche Gesamtmenge von 25 bis 50 mg (oral) zurückgegangen ist. Im Bedarfsfalle kann die Dosis zu jeder Zeit wieder erhöht werden. Vor der Operation und in den ersten Tagen nach der Operation soll das Cortison am besten per injectionem verabfolgt werden, doch kann man schon sehr frühzeitig auf die Tablettenform übergehen. Die Cortisontabletten werden in den meisten Fällen gut vertragen. Eine Tagesdosis von 25 bis 50 mg Cortison ist in den meisten Fällen für die volle Substitution ausreichend. Es gibt jedoch auch Situationen, in denen die Dosis an Cortison erhöht werden muß, worauf wir noch gleich zu sprechen kommen werden. Desoxycorticosteronacetat geben wir lediglich in der ersten Zeit täglich, und zwar findet bei uns das Percorten in öliger Lösung Verwendung. Das Desoxycorticosteronacetat ist, wie wir selbst beobachten konnten, für die Substitution nicht unbedingt erforderlich, doch erscheint es ratsam, alle 4 bis 6 Wochen ein Depot an 50 mg Percorten in Kristall-suspension zu setzen.

Wie bereits erwähnt, ist eine Tagesdosis von 25 bis 50 mg Cortison in den meisten Fällen für die volle Substitution völlig ausreichend. Es gibt jedoch auch Situationen, in denen die Dosis erhöht werden muß: So 1. bei erhöhter körperlicher Anstrengung, 2. bei grippalen Infekten und 3. bei Körpertemperaturanstiegen. In solchen Fällen muß die Dosis an Cortison etwa auf die doppelte Menge erhöht werden. Erhöht werden muß die Cortisondosis, z. T. sogar bis auf Mengen von 200 bis 300 mg, bei operativen Eingriffen. Auch bei gewöhnlichen Zahnextraktionen ist daran zu denken. Dem nebennierenlosen Patienten muß genau die gleiche Aufmerksamkeit wie einem Addison-Kranken gewidmet werden. THORN empfiehlt sogar, Zahnextraktionen, wenn irgend möglich, nur mit Krankenhausaufnahme durchzuführen. Größere unumgängliche Operationen, wie z. B. eine Appendektomie, sollen aber möglichst nur in einem Krankenhaus durchgeführt werden, in dem auch die Adrenalektomie erfolgt war, oder zum mindesten nur dort, wo Ärzte über die Cortisonbehandlung genauestens unterrichtet sind. In allen anderen Fällen ist das Operationsrisiko ein zu großes.

Da es unerwartete Situationen geben kann, in denen ein adrenalektomierter Patient nicht fähig ist, dem behandelnden Arzt die notwendigen Informationen zu geben — z. B. im schweren Schockzustand nach Unfällen —, halten wir es für notwendig, dem adrenalektomierten Patienten einen Ausweis zu geben, und ihn aufzufordern, diesen stets bei sich — am besten in der Kennkarte — zu tragen. Der Text eines solchen Ausweises ist dann etwa wie folgt: ,,Frau X Y bedarf einer täglichen Zufuhr von ... mg Cortison, da bei ihr beide Nebennieren entfernt wurden. Bei lebensbedrohenden Zuständen ist diese Dosis zunächst zu verdoppeln. Wir bitten den behandelnden Arzt, sofort telephonische oder telegraphische Verbindung aufzunehmen zur Chirurgischen Universitäts-Klinik Heidelberg. Unterschrift Dr. med. ...."

PEARSON und Mitarbeiter, die über 33 Adrenalektomien berichten, haben auch versucht, adrenalektomierte Patienten ohne Cortison am Leben zu erhalten. Sie stellten jedoch fest, daß dies unmöglich sei. Bereits 24 Std nach Cortisonentzug kam es schnell zu einem allgemeinen Kollaps. Gleichzeitig beobachteten sie eine erhebliche Wasserretention im Körper. Einen interessanten Versuch stellten GALANTE und Mitarbeiter an und berichten über ihre Erfahrungen in 4 Fällen: HUGGINS hat die Entfernung der Ovarien und der Nebennieren empfohlen, um beim metastasierenden Mammacarcinom die Quellen der Oestrogenbildung auszuschalten. Nun haben BISKIND u. a. nachgewiesen, daß die Leber Oestrogene inaktiviert. Sie transplantierten bei ihren Versuchen an Ratten die Ovarien in die Milz. Diese transplantierten Ovarien zeigten eine starke Hypertrophie mit nachfolgender Adenombildung infolge der vollständigen Inaktivierung der Sekretion und der dadurch bedingten vermehrten Sekretion von Gonadotropin durch die Hypophyse. Auf Grund dieser experimentellen Arbeiten von BISKIND u. a. haben GALANTE und Mitarbeiter bereits in 4 Fällen folgenden Versuch angestellt: sie entfernten beide Ovarien und die rechte Nebenniere, während das Blut aus der linken Nebennierenvene durch Gefäßanastomose in die Milzvene und dadurch in den portalen Kreislauf geleitet wurde. Dadurch sollte der Patient erstens ohne Cortisonzufuhr am Leben erhalten werden, zweitens aber sollten die in der Nebenniere gebildeten Oestrogene inaktiviert werden. Einer der so operierten Patienten konnte lange genug beobachtet werden. Er zeigte völliges Wohlbefinden und benötigte keine Zufuhr von Cortison. Wesentliche Oestrogenmengen konnten im Urin nicht nachgewiesen werden. Die 17-Ketosteroide im Urin waren erheblich reduziert, während die hydrocortison-ähnlichen Substanzen mengenmäßig unverändert blieben.

Kochsalz braucht bei normaler Kost meistens nicht mehr zusätzlich verabreicht zu werden, doch ist es empfehlenswert, entsprechende Kontrolluntersuchungen durchzuführen. Es muß nämlich bei der Substitution mit Cortison darauf geachtet werden, daß es weder zu Überdosierungs- noch Unterdosierungserscheinungen kommt. Anzeichen einer Überdosierung sind z. B. Kochsalzretention mit Auftreten von Ödemen, psychische Verwirrung, Hypertonie, Kopfschmerzen und Herzvergrößerung. Bei Insuffizienzerscheinungen können Schwäche und leichte Ermüdbarkeit, abnorme Pigmentationen, Gewichtsabnahme, Hypotonie, Appetitlosigkeit, Übelkeit, Erbrechen und Durchfall, Schwindelanfälle und auch nervöse und geistige Symptome auftreten. Bei den von uns adrenalektomierten Patienten haben wir daher routinemäßig in regelmäßigen Abständen folgende Untersuchungen durchgeführt: Blutbild, Eiweißspiegel im Blut, Kalium- und Natriumspiegel im Blut, Blutzuckerbestimmungen, Bestimmung des Rest-N und Kochsalzgehaltes in Blut und Urin, Untersuchung des 24 Std-Urins auf den Gehalt an 17-Ketosteroiden und Elektrolytuntersuchungen im Speichel. Ferner kontrollierten wir den Calcium- und Phosphorgehalt im Blut und die Calcium- und Phosphorausscheidung im Urin. Von größter Bedeutung ist es jedoch, auch den Blutdruck zu kontrollieren.

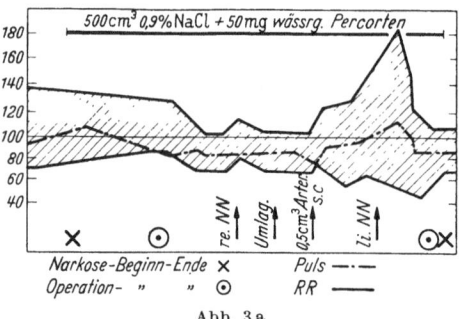

Abb. 3 a

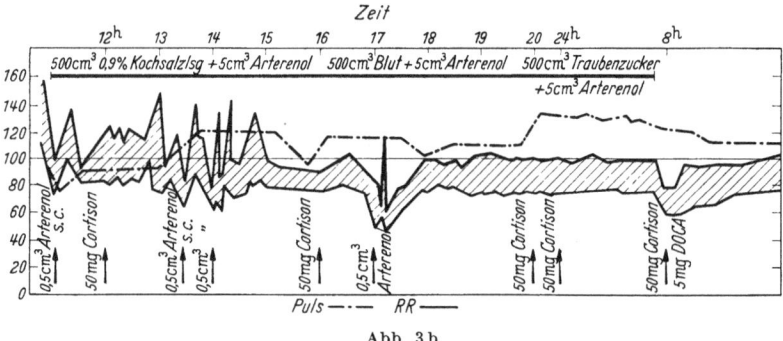

Abb. 3 b

Abb. 3 a u. b. a Blutdruck während der Operation (Patient Le.). b Blutdruck desselben Patienten nach der Operation.

4. Die Bedeutung des Blutdruckes in der operativen und postoperativen Phase.

Die Patienten müssen während der ersten 24 Std nach der Operation unter ständiger Kontrolle stehen. Der kritische Maßstab dieser Stunden sind der Puls und vor allem der Blutdruck. Kritische Blutdruckschwankungen — vor allem ein Absinken des systolischen Blutdruckes — sind nicht selten. Ein aktives Eingreifen ist in solchen Situationen unbedingt erforderlich. Als Medikament steht dem Arzt für solche Fälle das Arterenol zur Verfügung, das je nach Bedarf als subcutanes Depot oder im Dauertropf intravenös gegeben werden kann.

Aber nicht bei allen Patienten treten nach der Adrenalektomie solche Blutdruckschwankungen auf. Oft zeigt dieser überhaupt keine wesentlichen Abweichungen von den Ausgangswerten. Bei der histologischen Untersuchung der

Nebennieren findet man dann meistens im Mark Carcinommetastasen. Die Funktion des Markes ist also schon vor der Nebennierenentfernung mindestens zu einem gewissen Teil ausgefallen. Der Körper hatte Zeit sich umzustellen. Wahrscheinlich ist die Funktion des Markes von den Paraganglien übernommen worden. Wir selbst sahen in 50% all unserer Fälle Metastasen in den Nebennieren.

5. Was wird durch die Adrenalektomie erreicht? Bei der Adrenalektomie handelt es sich um einen eingreifenden Vorgang, da der betreffende Patient dreier endokriner Organe beraubt wird. Vorausgegangen war ja bereits die Ovariektomie, und jetzt werden noch Nebennierenmark und Nebennierenrinde entfernt. Wir sind uns dessen bewußt, daß dieser Eingriff somit eine schwere hormonelle Intervention bedeutet. Unsere 10 Fälle und die in der Literatur mitgeteilten Ergebnisse haben uns jedoch von der Berechtigung der Adrenalektomie in bestimmt ausgesuchten Fällen überzeugt. Nach dem Eingriff sahen wir a) eine Besserung des

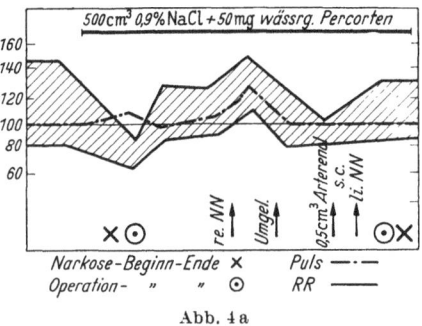

Abb. 4a

Skeletbefundes, b) ein ausgesprochenes Wiederauftreten der Körperkräfte, c) eine erhebliche Gewichtszunahme, d) alle von uns beobachteten Fälle haben in einer psychisch bisher völlig unbekannten Form reagiert. Die Patienten waren nach der Adrenalektomie in jeder Hinsicht positiv eingestellt zu allem, was mit der Krankheit zusammenhängt. Sie trugen alles mit einem in jeder Hinsicht glückhaft anzusprechenden Optimismus.

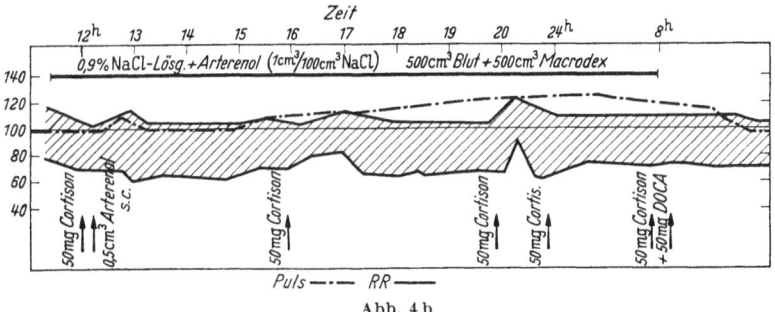

Abb. 4b

Abb. 4a u. b. a Blutdruck während der Operation (Patient Bl.). b Blutdruck desselben Patienten nach der Operation.

Von unseren 10 Patienten, es waren alles völlig infauste Fälle mit einer nur noch ganz gering anzusetzenden Lebenserwartung, überlebten 4 Patienten eine Zeit von 12 bis zu 23 Monaten nach der Operation, während 2 Patienten noch jetzt, d. h. 15 bzw. 24 Monate nach der Adrenalektomie am Leben sind. Man möge überlegen, was das bedeutet, vor allem schon für die Familie der Betreffenden. 3 der Patienten waren vor dem Eingriff völlig bettlägerig, erlangten nach der Adrenalektomie ihre Gehfähigkeit wieder und konnten als Ehefrau und Mutter ihren Haushaltsarbeiten wieder voll nachkommen.

6. Warum bleibt in einigen Fällen die Adrenalektomie wirkungslos? Daß die Adrenalektomie nicht in allen Fällen einen positiven Erfolg gezeigt hat, mag nicht

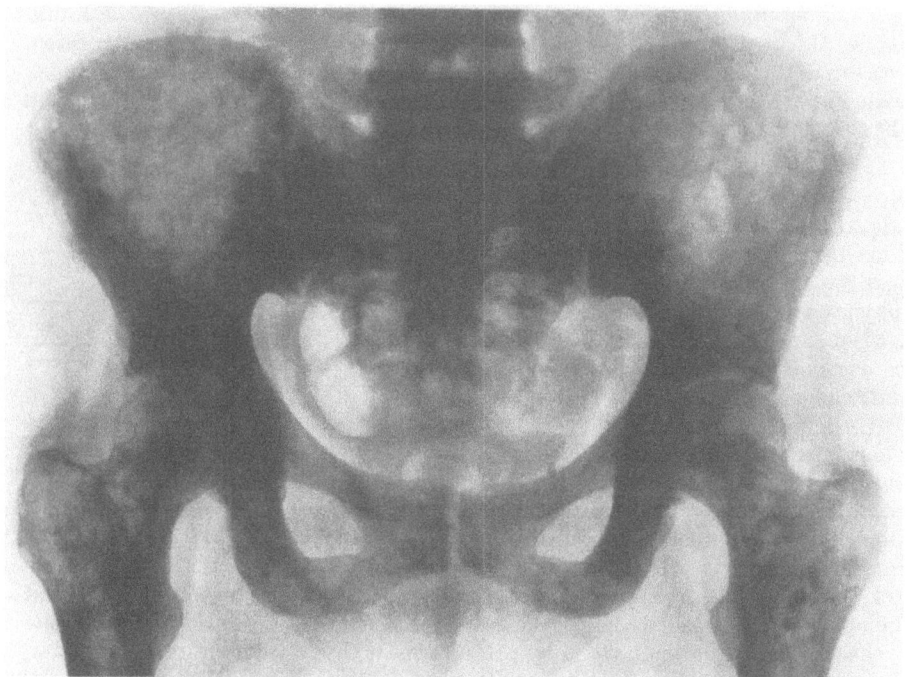

Abb. 5a

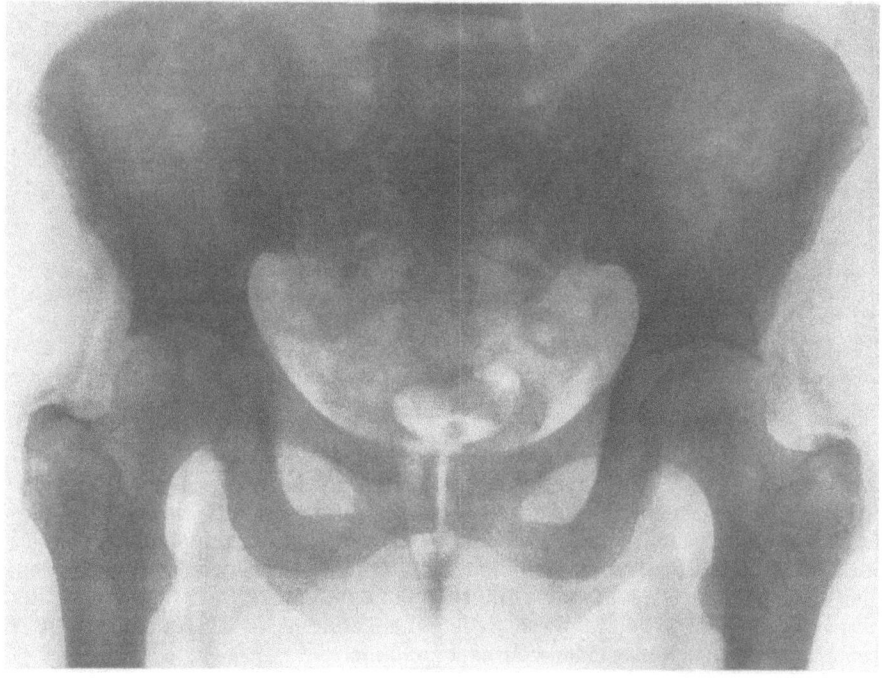

Abb. 5b

Abb. 5a u. b. a Knochenmetastasen. b Dasselbe Becken wie a — 9 Monate nach der Adrenalektomie.

nur damit in Zusammenhang stehen, daß nicht jedes Mamma-Carcinom hormon-
abhängig ist, sondern auch mit der von GRAHAM beschriebenen Tatsache, daß
nach seinen sehr genauen Untersuchungen in 32% aller Fälle accessorische Nebennieren gefunden wurden und zwar im Bereich des Plexus coeliacus. Diese acces-
sorischen Drüsen sind nach GRAHAM im Durchschnitt 7 × 4 × 3 mm groß. Der
histologische Aufbau dieser Organe entspricht dem einer normalen Nebenniere.
Somit ist es möglich, daß die Adrenalektomie nicht in allen Fällen eine totale
Entfernung des Nebennierenrindengewebes darstellt.

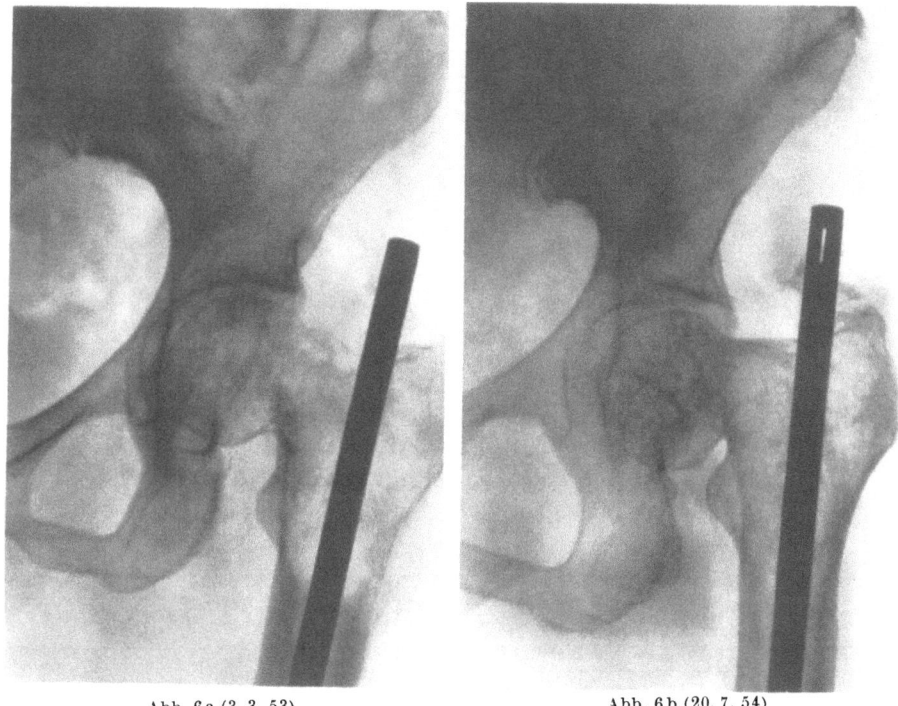

Abb. 6a (3. 3. 53)   Abb. 6b (20. 7. 54)

Abb. 6a u. b. Die Adrenalektomie ist im März 1953 ausgeführt worden.

7. Die Oestrogenausscheidung im Urin nach der Adrenalektomie. Eine interessante Mitteilung über die Oestrogenausscheidung bei Frauen mit Mamma-
Carcinom vor und nach der Nebennierenentfernung erschien 1953 von DAO. Die
Ergebnisse seiner Untersuchungen zeigen, daß Frauen, bei denen eine Röntgen-
kastration oder sogar Ovariektomie ausgeführt worden war, noch immer Oestrogene ausscheiden. Erst nach der Adrenalektomie wurden in einzelnen Fällen
O-Werte festgestellt.

Auch SAEGESSER berichtet über die Adrenalektomie bei einer 59jährigen Frau.
Im Urin wurde bei der Nachuntersuchung 1 Woche post operationem kein Oestro-
gen mehr nachgewiesen. Bei der 2. Untersuchung — 4 Wochen später — war der
Befund ebenfalls negativ.

Obgleich man jetzt im allgemeinen von der Adrenalektomie beim Prostata-
Carcinom abgekommen ist, so sind doch die Mitteilungen von HARRISON und
Mitarbeitern über die Untersuchungen der Hormonausscheidung des Prostata-
carcinom-Kranken vor und nach der Adrenalektomie interessant. Sie stellten fest,

daß nach der Orchiektomie die Ausscheidung der biologischen Androgene abnimmt, die Ausscheidung des Follikel-stimulierenden Hormons zunimmt und die Ausscheidungsmenge der 17-Ketosteroide ebenfalls gering abnimmt oder im wesentlichen unverändert bleibt. Bei Gaben von ACTH nimmt hingegen die Androgenausscheidung um 100% oder noch mehr zu —und zwar sowohl beim intakten als auch bei orchiektomierten Patienten. Dies weist deutlich darauf hin, daß ein vollwirksames Hypophysen-Nebennieren-System ein Stimulans für die Reaktivierung

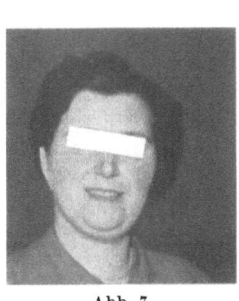

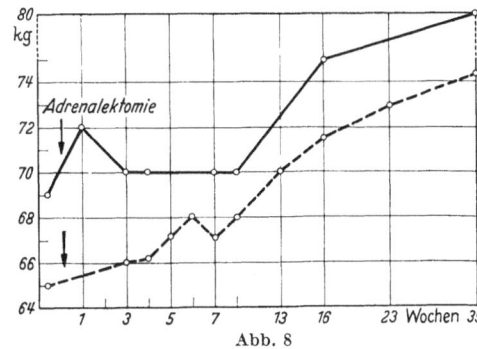

Abb. 7   Abb. 8

Abb. 7. Patientin B. — 20 Monate nach der Adrenalektomie wegen metastasierendem Mamma-Carcinom.

Abb. 8. Gewichtskurven zweier Patientinnen nach der Adrenalektomie, —— Frau K. .... Frau D.

des Prostata-Carcinoms ist. Schließlich stellten HARRISON und Mitarbeiter noch fest, daß nach der Adrenalektomie die Androgenausscheidung erheblich absinkt, doch selbst bei Unterbrechen der Substitution mit Cortison verschwanden die Androgene nie vollständig aus dem Urin.

Tabelle 1.

Gruppen	Anzahl	Alter	Oestrogene (I. E.)	Mittelwert (I. E.)
Normal, vor der Menopause	8	21—41	13,8— 55,6	33,0
Normal, nach der Menopause . . .	4	45— 77	0,3— 9,1	4,7
Mamma-Ca, vor der Menopause . .	4	35—51	13,4—53,8	28,2
Mamma-Ca, Röntgen-Kastration. .	6	43—58	4,7—-20,1	14,7
Mamma-Ca, Ovariektomie	6	38—57	0—38,1	16,6
Mamma-Ca, Ovariektomie und Adrenalektomie	12	38— 58	0	0

(Aus der Arbeit von DAO.)

8. Cortisonstoffwechsel vor und nach der Adrenalektomie. Untersuchungsergebnisse zum Cortisonstoffwechsel vor und nach der Adrenalektomie haben u. a. GEMZELL und Mitarbeiter, HUDSON und Mitarbeiter, STAUDINGER und Mitarbeiter mitgeteilt. Diese Untersuchungen haben ergeben, daß Cortison im Körper zu 17-Ketosteroiden abgebaut wird. Diese 17-Ketosteroide sind vorwiegend 11-Keto-aetio-cholanolon und 11-Oxy-aetio-cholanolon, also ausschließlich C_{19}-Steroide mit einer Sauerstofffunktion am C_{11}.

50 mg Cortisonacetat genügen, um nach der Adrenalektomie den 17-Hydroxy-corticosteroid-Spiegel im Blut im Bereich der Norm zu halten. Wird kein Cortison zugeführt, so verschwinden diese innerhalb von 40 bis 60 Std aus dem Blut.

Eine Einzelgabe von 100 mg Cortison genügt dann wieder, um einen normalen Blutspiegel innerhalb von 12 bis 20 Std wieder herzustellen. Nach STAUDINGER und Mitarbeiter sind die qualitativen Steroiduntersuchungen geeignet, nach der Ovariektomie und Adrenalektomie zu zeigen, ob jegliche endogene Steroidquelle entfernt wurde, oder ob unter Umständen Nebennierenreste oder accessorische Drüsen vorhanden sind. Nur dann können bei alleiniger Cortisonsubstitution andere Steroide als die 11-O-aetiocholanderivate im Harn auftreten.

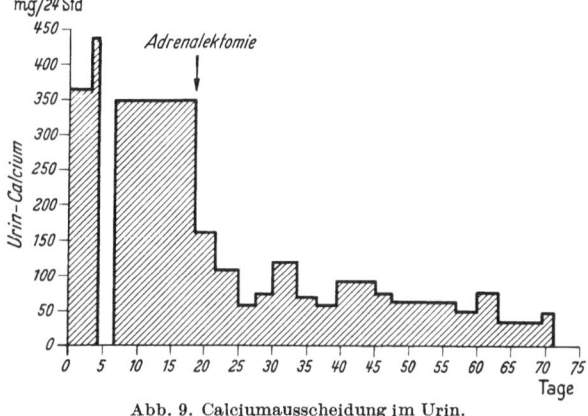

Abb. 9. Calciumausscheidung im Urin.

9. Der Calciumhaushalt und die Adrenalektomie. Bestehen Knochenmetastasen, so wird nicht selten ein negatives Gleichgewicht im Calciumstoffwechsel beobachtet. Das deutet daraufhin, daß die Metastasen im Skeletsystem im Wachsen sind. Darüber berichten WEST und Mitarbeiter. Erfolgt eine Adrenalektomie, so wird postoperativ nicht selten ein positives Calciumgleichgewicht beobachtet. Das im Körper retinierte Calcium wird, wie daraus zu schließen ist, für den Knochenwiederaufbau verbraucht und erscheint daher nicht mehr im Urin.

II. Die Adrenalektomie bei der Hypertonie.

Es gibt eine noch ganz andere Überlegung, aus der heraus die Nebennierenresektion bzw. auch totale Nebennierenexstirpation ausgeführt worden ist, — und zwar bei der malignen Hypertonie.

Die oft unbefriedigenden Erfolge der internen Therapie bei schweren Fällen von Hypertonie, vor allem bei der malignen Hypertonie Jugendlicher, haben schon vor Jahrzehnten zu Versuchen einer chirurgischen, und zwar einer neurochirurgischen, Therapie geführt. So regte BRÜNING 1923 als erster die Resektion der Nervi splanchnici an, „um dadurch mit den abdominalen Gefäßen den wichtigsten Faktor für die Blutdruckregulierung zu treffen".

Durch die Untersuchungen SELYES und seine Konzeption von den Adaptationskrankheiten wurde die Aufmerksamkeit verstärkt auf die Beziehungen zwischen Hypophyse, Nebenniere und Hochdruck gelenkt. Bereits vorher hatte man erkannt, daß die Zerstörung oder Exstirpation der Nebennieren mindestens ein Absinken des Blutdruckes bewirken, während Hyperplasie oder Tumoren der Nebennieren eine Erhöhung des Blutdruckes verursachen. Die Nebennieren sind somit ein Organ, bei dem Unterfunktion direkt verknüpft ist mit Hypotonie, während Überfunktion mit Hypertonie verbunden ist. So gehört auch die Hypotonie zum klinischen Bild des Morbus Addison, während bei Tumoren, und zwar sowohl Mark- als auch Nebennierenrindentumoren, Hochdruck beobachtet wird.

Was den Hochdruck bei Markgeschwülsten anbetrifft, so wird die Ursache in dem vermehrt oder im Übermaß erzeugten Adrenalin gesehen. Doch ist man jetzt im allgemeinen der Ansicht, daß mit Ausnahme beim Phaeochromocytom, die Hypertonie nicht einhergeht mit einer vermehrten Sekretion von Adrenalin oder Noradrenalin.

$$CH \cdot OH \cdot CH_2 \cdot NH_2 \qquad\qquad CH \cdot OH \cdot CH_2 \cdot NH$$
Noradrenalin   Adrenalin

Vielmehr wird angenommen, daß die Nebennierenrinde eine viel größere Rolle in der Pathogenese dieser Erkrankung spielt. Die Beziehungen der Nebennierenrinde zum Blutdruck werden kompliziert durch die Vielzahl und Verschiedenheit der Nebennierenrindenhormone. Eine Streitfrage ist noch immer, ob die Nebennierenrinde eine primäre oder nur sekundäre Rolle bei der Blutdruckerhöhung spielt. Die Behauptung einer primären Beeinflussung des Blutdruckes durch die Nebennierenrinde wird gestützt durch die klinische Beobachtung, daß viele Patienten mit einer Nebennierenüberfunktion auch einen Hochdruck haben, und daß die Entfernung eines Nebennierenrindentumors oder die totale bzw. subtotale Resektion hyperplastischer Nebennieren die klinischen Symptome einer Cushingschen Erkrankung zum Schwinden bringen und auch häufig den Blutdruck wieder auf normale Werte senken. Andererseits gehört die Hypotonie zum Bild eines Morbus Addison. THORN und Mitarbeiter haben über 2 Fälle berichtet, bei denen Hochdruck bestand. Bei beiden Patienten sank der Blutdruck wieder auf Normalwerte, als sich eine Nebenniereninsuffizienz entwickelte. Nach Gaben von DOCA trat bei einem wieder Hypertonie auf. Es besteht aber trotzdem noch kein sicherer Anhaltspunkt dafür, daß die essentielle Hypertonie mit einer gesteigerten Nebennierenrindenaktivität oder mit der Bildung abnormaler Nebennierenrindenhormone in Zusammenhang steht. Die Mehrzahl ist der Ansicht, daß die Nebennierenrindenhormone eine sekundäre Rolle spielen, in dem sie nämlich anderen Faktoren die Möglichkeit geben, den Blutdruck zu erhöhen. Auch SCHULZE zitiert in seiner Arbeit mehrere Autoren, nach deren Ansicht es fraglich ist, ob DOCA für die Pathogenese der essentiellen Hypertonie eine Bedeutung besitzt. Bei gesunden Personen ist es sehr schwierig, mit DOCA eine Blutdrucksteigerung zu erzielen, bei Kranken mit einer Salzverlustnephritis ist es unmöglich, ja hier kommt es ohne genügende Kochsalzzufuhr trotz DOCA zur Hypotonie. Wahrscheinlich wirkt DOCA auf die Höhe des Blutdruckes lediglich auf dem Umweg über die hervorgerufene Kochsalz- und Wasserretention. Darüber berichtet auch HEINTZ. In kurzdauernden Versuchen fand sich nach DOCA-Injektion (20 mg intravenös) keine akute Blutdrucksteigerung. Bei täglicher Verabreichung von 20 mg intramuskulär über mehrere Wochen wurde eine zwar deutliche, insgesamt aber nur mäßige Blutdrucksteigerung erreicht, wenn gleichzeitig 10—20 g Kochsalz gegeben wurden.

Andere ausgesprochene salzspeichernde Steroide gibt es in größerer Menge. Ihre Verwandtschaft zum DOCA in bezug auf ihre blutdrucksteigernde Wirkung wird zwar vermutet, konnte bisher aber noch nicht nachgewiesen werden. Daß ein salzspeicherndes Hormon bei der Hypertonie mit im Spiel stehen muß, wird angenommen, da solche Patienten auf Änderungen der Natriumzufuhr empfindlich sind. Über 40 Jahre wird auch die Hypertonie durch Einschränkung der Salzzufuhr empirisch behandelt.

Die Beteiligung der Nebenniere bei der Hypertonie wird fernerhin angenommen auf Grund der Störung des Kohlehydratstoffwechsels, die bei vielen Hypertonikern beobachtet wird. Die Nebennierenrinde sorgt für die Erhaltung der normalen Kohlehydratvorräte im Körper. Fehlt die Nebennierenrinde, so kommt es zu einer Senkung des Leberglycogengehaltes und zu einer Senkung des Blutzuckerspiegels.

Diese und ähnliche Überlegungen führten zu den Versuchen, die chronische Hypertonie (nicht die durch Nebennierentumoren bedingte) durch die Adrenalektomie zu beeinflussen.

Es ist äußerst schwierig, die Ergebnisse der Behandlung der Hypertonie durch die Adrenalektomie richtig zu bewerten. Beobachtungen über den Erfolg der Hypertoniebehandlung mit Ruhe, mit blutdrucksenkenden Medikamenten und durch die Sympathektomie haben gezeigt, daß spontane Variationen in der Höhe des Blutdruckes sehr erheblich sein können. Andererseits kann schon jede Operation zu einem Blutdruckabfall führen. Die Ergebnisse der einzelnen Autoren miteinander zu vergleichen, ist auch deshalb schwierig, da die einzelnen z. T. in ihren Arbeiten nur die Änderungen des Blutdruckes angeben, während andere auch auf die Änderungen des subjektiven Befindens, der kardialen Symptome der Nierendurchblutung und Herabsetzung des Widerstandes in den Hirngefäßen eingehen. Auch wurde nicht immer ein und derselbe Eingriff ausgeführt. In den meisten Fällen wurde lediglich eine bds. subtotale Nebennierenresektion ausgeführt (BOWERS, ZINTEL und Mitarbeiter, LUKENS und Mitarbeiter, WOLFERTH und Mitarbeiter), während nur in vereinzelten Fällen die totale bds. Adrenalektomie erfolgte (THORN und Mitarbeiter). In zahlreichen anderen Fällen wiederum wurde die totale oder subtotale Adrenalektomie zusammen mit einer Sympathektomie ausgeführt (WOLFERT, JEFFERS und Mitarbeiter, LUKENS, ZINTEL). Schließlich handelte es sich auch um verschiedene Typen der Erkrankung, wodurch der Vergleich des Erfolges sehr erschwert wird. Bei einigen Patienten bestand eine essentielle Hypertonie, während andere einseitige oder auch doppelseitige Nierenerkrankungen hatten.

Da die Adrenalektomie bei der Hypertonie mehr als therapeutischer Versuch gewertet wird, wurde sie nur in den allerschwersten Fällen (diastolischer Blutdruck über 120 mm Hg) ausgeführt, ferner ausgeführt in Fällen, bei denen die internistische Behandlung keine Besserung ergeben hatte, und wo Anzeichen für eine Verschlimmerung der Schädigung von Herz, Nieren, Gehirn und Augen bestanden (JEFFERS, ZINTEL und Mitarbeiter). Als Kontraindikationen für eine Adrenalektomie bei Hypertonie werden angesehen: 1. eine erheblich herabgesetzte Nierenfunktion, 2. ein Schlaganfall oder ein Coronarinfarkt, die weniger als 6 Monate zurückliegen und 3. ein Alter von über 55 Jahren.

Von den 125 Patienten, über die JEFFERS, ZINTEL und Mitarbeiter berichten, wurde etwa bei einem Drittel ein Absinken des Blutdruckes auf einen Wert von 150/100 mm Hg postoperativ festgestellt, bei einem Viertel der Kranken war der diastolische Blutdruck postoperativ nicht höher als 110 mm Hg.

BOWERS behauptet, daß in einer Serie von 27 Patienten nach der Operation mit Ausnahme von 1 Patienten alle normale Blutdruckwerte zeigten.

Auch die Gruppe um THORN hat sich mit der Adrenalektomie bei maligner Hypertonie und chronischer Nephritis befaßt. Bei 9 Patienten handelte es sich um eine maligne Hypertonie. Die systolischen Blutdruckwerte lagen zwischen 180 und 250 mm Hg, die diastolischen zwischen 120 bis 160 mm Hg. Bei allen Patienten bestanden Retinablutungen und Herzvergrößerung, 6 von ihnen waren zeitweilig dekompensiert, und 2 hatten früher einen Herzinfarkt überstanden. 4 aus

dieser Gruppe zeigten eine Niereninsuffizienz, 5 hatten Anzeichen einer Nephro-
sklerose. Die 2. Gruppe umfaßt 5 Patienten mit Hypertonie bei chronischer
Nephritis. Der Blutdruck betrug 160 bis 240/90 bis 160 mm Hg. Bei allen bestanden Augenhintergrundsveränderungen. Von 14 Patienten wurden 13 beidseitig
adrenalektomiert. 9 von 13 Patienten lebten lange genug, um eine Beurteilung des
Behandlungserfolges zu ermöglichen. Von diesen 9 Patienten zeigten 7 eine deutliche subjektive und objektive Besserung. Bei 2 Patienten konnte der Behandlungs-
erfolg wegen der Kürze der Zeitspanne nicht endgültig ausgewertet werden. Besonders eindrucksvoll ist die vermehrte Ausscheidung von Natrium und Chlor im
Urin nach der Adrenalektomie. Bei mehreren Patienten hat dies zur Rückbildung
des Lungenödems geführt. Obgleich andererseits einem Blutdruckabfall in der
Rekonvaleszenz immer eine vermehrte Natriumausscheidung vorausgeht, so wird
doch eine vermehrte Ausscheidung dieses Elektrolyts nicht immer von einem Blutdruckabfall gefolgt. So berichtet ROSENHEIM über einen Fall, bei dem eine schwere
postoperative Hypertonie bestand, obgleich die biochemischen Untersuchungen
eindeutig eine fortgeschrittene Nebenniereninsuffizienz anzeigten. So bleibt auch
heute noch die Rolle der Nebennierenrindenhormone und der Elektrolyte in bezug
auf den Hochdruck ungewiß. Mit Recht behaupten daher auch JEFFERS und Mitarbeiter, daß die Adrenalektomie beim Hochdruck noch ein Experiment sei und
nicht als therapeutischer Eingriff empfohlen werden kann. Wie auch bei der Sympathektomie kann nicht vorausbestimmt werden, bei welchen Patienten nach der
Adrenalektomie ein Absinken des Blutdruckes oder eine Besserung der subjektiven Beschwerden zu erwarten ist. Auch ist bisher nicht erklärt worden, warum
bestimmte Patienten mit einer adaequaten Nierenfunktion auf die Adrenalektomie
nicht angesprochen haben.

III. Totale Adrenalektomie bei Lebercirrhose mit Ascites.

In Fällen von Lebercirrhose mit einem sich schnell entwickelnden Ascites ist
nach EISENMENGER und Mitarbeitern die Ausscheidung von Natrium im Urin sehr
niedrig. Dies mag in Zusammenhang stehen mit einer Änderung der hämodyna-
mischen Verhältnisse der Niere, doch läßt der niedrige Gehalt an Natrium in
Faeces, Speichel und Schweiß vermuten, daß eine gesteigerte Nebennierenrindenfunktion die Ursache hierfür sein kann (BERGER u. STEELE). Wird im Experiment
bei Hunden ein Ascites durch Unterbinden des thorakalen Anteiles der Vena cava
inferior erzeugt, so kann durch bds. Adrenalektomie eine vermehrte Natriumausscheidung und damit ein Verschwinden des Ascites erreicht werden (DAVIS und
Mitarbeiter). Die Hunde können mit kleinen Dosen von Cortison in einem guten
Gesundheitszustand gehalten werden, größere Dosen von Cortison bewirken jedoch
wieder das Auftreten des Ascites. Diese Tierexperimente ließen daran denken, daß
die Adrenalektomie in sonst therapieresistenten Fällen von Lebercirrhose mit
Ascites von Bedeutung sein mag. Über einen solchen Fall berichtet MARSON. Es
handelte sich um einen 52jährigen Mann, bei dem ein Ascites auf Grund einer Lebercirrhose bestand. Trotz aller Maßnahmen gelang es nicht, das Krankheitsbild
im günstigen Sinne zu beeinflussen. Eine eingehende stationäre Durchuntersu-
chung ergab eine sehr niedrige Natriumausscheidung im Urin. Unter diesen Umständen entschloß man sich zur Adrenalektomie, die in 2 Sitzungen ausgeführt
wurde. Die histologische Untersuchung der Nebennieren zeigte eine Hyperplasie
der chromaffinen Zellen, während die Rinde normal erschien. Nach der Adrenalektomie und nach Reduktion der täglichen Cortisonmenge auf 12,5 mg stieg die
Natriumausscheidung im Urin erheblich an. Und es war jetzt auch möglich, die
Ascitesmenge durch Gabe entsprechender Diuretica etc. zu steuern. Wurde der

Ascites ganz zum Schwinden gebracht, so traten allgemeine Mattigkeit, Brechreiz, Hypotonie und ein Absinken des Natriumspiegels im Serum auf. Es hatte jedoch den Anschein, daß diese Störungen vermieden werden konnten, wenn eine kleine Ascitesmenge erhalten blieb. Wegen der Kürze der Zeit gibt Verfasser über diese Behandlungsmethode jedoch noch kein endgültiges Urteil ab.

D. Schlußfolgerung.

Aus dem Ganzen geht hervor, daß die bds. totale Nebennierenentfernung sowohl bei der malignen Hypertonie als auch bei der Lebercirrhose mit Ascites bisher nur ein therapeutisches Experiment ist. Ein endgültiges Urteil kann somit bei diesen Erkrankungen noch nicht abgegeben werden. In zahlreichen Fällen ist die Adrenalektomie beim metastasierenden Prostata-Carcinom ausgeführt worden, doch ist man im allgemeinen hiervon wieder abgekommen, da der optimale Erfolg wohl schon durch die Orchiektomie und Oestrogenbehandlung erzielt wird. Anders verhält es sich jedoch beim Mamma-Carcinom im Stadium der Fernmetastasierung. Obgleich es sich um einen erheblichen Eingriff ins endokrine System handelt, sind doch die Kranken dreier endokriner Systeme beraubt (Ovarien, Nebennierenmark, Nebennierenrinde), so haben uns doch unsere eigenen Fälle und die in der Literatur mitgeteilten Ergebnisse von der Berechtigung dieses Eingriffes in nach bestimmten Richtlinien ausgesuchten Fällen überzeugt.

II. Der Vorhofseptum-Defekt und das Lutembacher-Syndrom des Herzens*.

Von

Gerd Griesser.

Mit 13 Abbildungen in 54 Einzeldarstellungen.

Inhalt.

---

* Aus der Chirurgischen Universitäts-Klinik, Tübingen.

Literatur.

ABBOTT, M. E.: Congenital heart disease, in Osler System of modern medicine Bd. 4, S. 612. Philadelphia: Lea & Ferbiger 1927.
— Atlas of congenital cardiac disease. New York: American Heart Association 1927.
— Congenital heart disease S. 207. New York: Nelsons Loose Leaf Medicine 1932.
ALEKSIEYEFF, A. I.: O foramen ovale u dietei. Diss. St. Petersburg, 1901, P. P. Soikin; zit. bei CHRISTIE, Amer. J. Dis. Childr. 40, 323 (1940).
AREY: Developmental anatomy S. 203. Philadelphia: W. B. Saunders Company 1924.
ARTHURTON, M. W., R. V. GIBSON and G. M. WOODWARK: Anomalous pulmonary vein drainage into the coronary sinus. Brit. Heart. J. XVI, 460 (1954).
ASCHOFF, L.: Pathologische Anatomie, spezieller Teil. 8. Aufl. S. 8. Jena: Gustav Fischer 1936.
ASSMANN, H.: Die klinische Röntgendiagnostik der inneren Erkrankungen. 4. Aufl. 1928 S. 89. Berlin: V. C. W. Vogel 1920.
BAILEY, C. P.: Diskussion zu SHUMAKER, MOORE and KING. J. Thorac. Surg. S. Louis 26, 570 (1953).
— Textbook on cardiac surgery. Philadelphia: Lea & Febiger 1954.
— H. E. BOLTON, W. L. JAMISON and W. B. NEPTUNE: Atrio-septo-pexy for interatrial septal defects. J. Thorac. Surg. 26, 184 (1953).
— B. A. COOKSON, D. F. DOWNING and W. B. NEPTUNE: Cardiac surgery under hypothermia. J. Thorac. Surg. 27, 73 (1954).
— D. F. DOWNING, G. D. GECKELER, W. LIKOFF, H. GOLDBERG, J. C. SCOTT, O. JANTON and H. P. REDONDO-RAMIREZ: Congenital interatrial communications: clinical and surgical considerations with a description of a new surgical technic: Atrio-septo-pexy. Ann. Int. Med. 37, 888 (1952).
— R. P. GLOVER and TH. J. E. O'NEILL: Transmyocardial palpatory surgery of the heart. Canad. Med. Ass. J. 66, 529 (1952).
— — — Closed intracardiac tactile surgery. Dis. Chest. 22, 1 (1952).
— H. T. NICHOLS, H. E. BOLTON, W. L. JAMISON and M. GOMEZ-ALMEIDA: Surgical treatment of 46 interatrial septal defects by atrio-septo-pexy. Ann. Surg. 140, 805 (1954).
BANGHART, A. W., and J. A. LEWIS: Intracardiac catheterization in interauricular septal defects. Canad. Med. Ass. J. 58, 605 (1948).
BARBER, J. M., O. MAGIDSON and P. WOOD: Atrial septal defect with special reference to the electrocardiogram, the pulmonary artery pressure, and the second heart sound. Brit. Heart. J. XII, 277 (1950).
BARGER, J. D., J. E. EDWARDS, R. L. PARKER and T. J. DRY: Atrial septal defect: presentation of a case with obstructive pulmonary vascular lesions by metastatic carcinoma. Proc. Staff Meet. Mayo Clin. 23, 182 (1948).
BAYER, O.: Die Bedeutung des Herzkatheterismus für die Diagnostik angeborener Angiokardiopathien. Dtsch. med. Wschr. 1951, 76, 101.
— Rechtsbelastung des Herzens durch angeborene und erworbene Herzfehler. Regensb. Jahrb. ärztl. Fortb. II, 505 (1953).
— u. F. LOOGEN: Zur Diagnostik angeborener Herz- und Gefäßmißbildungen. V. Mitteilung: Das Röntgenbild der angeborenen Mißbildung des Herzens und der großen Gefäße. Arch. Kreislaufforsch. 17, 350 (1951).
— R. RIPPERT, H. H. WOLTER u. F. LOOGEN: Klinische und physiologische Befunde bei 5 Fällen von Lutembacher-Syndrom. Arch. Kreislaufforsch. 20, 1—62 (1953).
— F. LOOGEN, R. RIPPERT u. H. H. WOLTER: Klinische und physiologische Untersuchungsergebnisse beim Vorhofseptumdefekt. Z. Kreislaufforsch. 42, 335 (1953).
— F. LOOGEN u. H. H. WOLTER: Der Herzkatheterismus bei angeborenen und erworbenen Herzfehlern. Stuttgart: Georg Thieme 1954.
BEDFORD, D. E., C. PAPE and J. PARKINSON: Atrial septal defect. Brit. Heart. J. III, 37 (1941).
BIGELOW, W. G., W. K. LINDSAY and W. F. GREENWOOD: Hypothermia; its possible rôle in cardiac surgery. Ann. Surg. 132, 849 (1950).

BIGELOW, W. G., W. K. LINDSAY, R. C. HARRISON, R. A. GORDON and W. F. GREENWOOD: Oxygen transport and utilization in dogs at low body temperatures. Amer. J. Physiol. 160, 125 (1950).
— J. C. CALLAGHAN and J. A. HOPPS: General hypothermia for experimental intracardiac surgery. Ann. Surg. 132, 531 (1950).
BING, R. J.: The phy iology of congenital heart disease. New York: Nelson's Loose Leaf Medicine 1950.
— Kongenitale Herzfehler (II). Die Medizinische 1954, 806.
— R. C. HANDELSMAN, J. A. CAMPBELL and H. E. GRISWOLD: Physiological studies in congenital heart disease. Circulation in patients with isolated septal defects. Bull. Johns Hopkins Hosp. 82, 615 (1948).
— TH. A. LOMBARDO, L. M. BARGERON, M. TAESCHLER and S. TULUY: Congenital heart disease: a clinical and physiological correlation. Ann. Int. Med. 37, 664 (1952).
BIRNBAUM, R.: Klinik der Mißbildungen und kongenitalen Erkrankungen. S. 105. Berlin: Julius Springer 1909.
BJÖRK, V. O.: Brain perfusions in dogs with arteficially oxygenated blood. Acta chir. scand. Suppl. 157 (1948).
— An arteficial heart or cardiopulmonary machine. Lancet 1948, 491.
— An arteficial intima for perfusions apparatuses. J. Thorac. Surg. 20, 474 (1950).
— Herz-, Gefäß- und Lungenchirurgie in USA. Pro medico 20, 11 (1951).
— and CL. CRAFOORD: The surgical closure of interatrial septal defects. J. Thorac. Surg. 26, 300 (1953).
— CL. CRAFOORD, B. JONSSON, S. R. KJELLBERG and H. RUHDE: Atrial septal defects. A new surgical approach and diagnostical aspects. Acta chir. scand. 107, 499 (1954).
BLALOCK, A.: A consideration of some of the problems in cardiovascular surgery. J. Thorac. Surg. 21, 543 (1951).
— and C. R. HANLON: Interatrial septal defects: its experimental production under direct vision without interruption of the circulation. Surg. Gyn. Obstetr. 87, 183 (1948).
BLAND, E. F., and R. H. SWEET: A venous shunt for advanced mitral stenosis. J. Amer. Med. Assoc. 140, 1259 (1949).
BLOOMFIELD, R. A., H. D. LAUSON, A. COURNAND, E. BREED and D. W. RICHARDS jr.: Recording of right heart pressure in normal subjects and in patients with chronic pulmonary disease and various types of cardiocirculatory disease. J. Clin. Invest. 25, 639 (1946).
BLOUNT, S. G. jr., H. SWAN, G. GENSINI and M. C. McCORD: Atrial septal defect; clinical and physiologic response to complete closure in 5 patients. Circulation 9, 801 (1954).
— M. C. McCORD and A. SWAN: Surgical closure of atrial septal defect: the response in a patient with severe pulmonary hypertension. Amer. Surg. 20, 305 (1954).
BLUMENFELDT: In Pathologie und Therapie von KRAUS-BRUGSCH. 1924, Bd. 4. Zit. bei MÜLLER, Schweiz. med. Wschr. 1927, 862.
BOBBIO, A.: Indicazioni e possibilità dell' ipotermia artificiale in chirurgia. Boll. Soc. piemont. chir. Torino XXIII, 315 (1953).
BOEREMA, I., A. WILDSCHUT, W. J. H. SCHMIDT and L. BROEKHUYSEN: Experimental researches into hypothermia as an aid in the surgery of the heart. Arch. Chir. Neerl. 3, 25 (1951).
BOHNET, R.: Lehrbuch der Entwicklungsgeschichte. 5. vollständig neu bearbeitete Auflage, herausgegeben von K. PETER. S. 424. Berlin: P. Parey 1929.
BOLT, W., H. W. KNIPPING, H. VALENTIN u. H. VENRATH: Indikationen zu chirurgischen Eingriffen am Herzen. Dtsch. med. Wschr. 1953, 523.
— — — — Zur Differentialdiagnose der kongenitalen Vitien unter besonderer Berücksichtigung der diagnostischen Möglichkeiten für die Praxis. Dtsch. med. Wschr. 1953, 628.
BOLTON, H. E., C. P. BAILEY, J. COSTAS-DURIEUX and W. GEMEINHARDT: Cardioscopy-simple and practical. J. Thorac. Surg. S. Louis 27, 323 (1954).
BRANNON, E. S., H. S. WEENS and J. V. WARREN: Atrial septal defects. Study of hemodynamics, by the technique of right heart catheterization. Amer. J. Med. Sci. 220, 480 (1945).
BRANTIGAN, O. C.: Anomalies of the pulmonary veins. Their surgical significance. Surg. Gyn. Obstetr. 84, 653 (1947).
BRAUDO, J. L., A. S. NADAS, A. M. RUDOLPH and E. B. D. NEUHAUSER: Atrial septal defects in children. A clinical study with special emphasis on indications for operative repair. Pediatr. 14, 618 (1954).
BREECHER, G. A., and D. F. OPDYKE: Effect of normal and abnormal respiration on hemodynamics of experimental interatrial septal defect. Amer. J. Physiol. 162, 507 (1950).
— — The relief of acute right ventricular strain by the production of an interatrial septal defect. Circulation IV, 496 (1951).

BRINTON, W. D., and M. CAMPBELL: Necropsies in some congenital diseases of the heart, mainly Fallots Tetralogy. Brit. Heart. J. XV, 335 (1953).

BROATBENT, J. C., E. H. WOOD and H. B. BURCHELL: Left-to-right intracardiac shunts in the presence of pulmonary stenosis. Proc. Staff Meet. Mayo Clin. 28, 101 (1953).

BRUCE, R. A., and J. M. V. HAGEN: Anomaly of total pulmonary venous connection. Amer. Heart. J. 47, 785 (1954).

CAHEN, P., R. FROMMENT, A. GONIN et J. TRAEGER: Faux syndrome de Lutembacher par persistance de l'ostium primum avec scission de la valve mitrale interne (Complexe de Rokitansky-Maud Abbott). Arch. Mal. Coeur, Paris 45, 203 (1952).

CALAZEL, P., R. GERARD, R. DALEY, A. DRAPER, J. FOSTER and R. J. BING: Physiological studies in congenital heart disease. XI. A comparison of the right and left auricular, pulmonary capillary, and pulmonary artery pressures in nine patients with auricular septal defect. Bull. Jons Hopkins Hosp. 88, 20 (1951).

CANADA, W. J., F. GOODALE jr. and J. H. CURRENS: Defects of the interatrial septum, with thrombosis of the pulmonary artery. Report of three cases. New Engl. J. Med. 248, 309 (1953).

CARLOTTI, J., G. CAPRETTI et F. JOLY: Etude électrocardiographique dans 39 cas de communications intracardiaques isolées. Arch. Mal. Coeur, Paris 45, 1121 (1952).

CARVALHO, DE, A. AZEVEDO, M. B. NETO, A. ALVES DE CARVALHO, A. GARCIA, R. ROUBACH and A. N. TOLEDO: Congenital Lutembacher Syndrome. Amer. Heart. J. 49, 303 (1955).

CATON: Case of absence of the inter-auricular septum. Lancet 1878, 2, 252. Zit. bei PATTEN: Amer. J. Pathol. 14, 156 (1938).

CHRISTIE, A.: Normal closing time of the foramen ovale and the ductus arteriosus. An anatomical and statistical survey. Amer. J. Dis. Childr. 40, 323 (1930).

COELHO, E., M. DA FONSECA, R. PINTO and A. NUÑES: Pulmonary stenosis with large interatrial septum defect and severe cyanosis. Cardiologia (Basel) 18, 183 (1951).

COHN, R.: An experimental method for closure of inter-auricular septal defects in dogs. Amer. Heart J. 33, 453 (1947).

COOKSON, B. A., C. P. BAILEY and W. B. NEPTUNE: Hypothermia as a means for performing intracardiac surgery under direct vision. Dis. Chest. 22, 245 (1952).

— W. NEPTUNE and C. P. BAILEY: Intracardiac surgery with hypothermia. J. Internat. Coll. Surgeons, Chicago XVIII, 685 (1952).

— J. COSTAS-DURIEUX: The use of arterial transfusion as an adjunct to hypothermia in the repair of septal defects. Ann. Surg. 140, 100 (1954).

COOLEY, D. A.: Surgical closure of atrial septal defects. Surg. Gyn. Obstetr. 100, 268 (1955).

COOLEY, R. N., and R. D. SLOAN: Angiocardiography in congenital heart disease of cyanotic type. Radiology 58, 481 (1952).

CORVISART, J. N.: Essai sur les maladies et les lésions organiques du coeur. Paris: Méquignon-Marvis 1818. Z. n. PATTEN: Amer. J. Pathol. 14, 151 (1938).

COSBY, R. S., and G. C. GRIFFITH: Interatrial septal defect. Amer. Heart J. 38, 80 (1949).

— — D. C. LEVINSON, W. J. ZINN and S. P. DIMITROFF: Congenital heart disease: an analysis of electrocardiographic pattern: in 44 patients with elevated right ventricular pressure. Amer. Heart J. 44, 581 (1952).

— — — — — Cardiac catheterization in interatrial septal defects. Amer. J. Med. 14, 302 (1953).

COSSIO, P., et R. S. ARANA: Communication interauriculaire. Bul. Acad. méd. Paris 117, 212 (1937).

COURNAND, A., H. L. MOTLEY, A. HIMMELSTEIN, D. DRESDALE and J. BALDWIN: Recording of blood pressure from left auricle and the pulmonary veins in human subjects with interauricular septal defects. Amer. J. Physiol. 150, 267 (1947).

— J. BALDWIN and A. HIMMELSTEIN: Cardiac catheterization in congenital heart disease. New York: Commonwealth Found 1949.

CRAFOORD, CL: Some aspects of the development of intrathoracic surgery. Surg. Gyn. Obstetr. 89, 629 (1949).

CRUVEILHIER, J.: Traité d'anatomie pathologique générale. Bd. 2, 474 und 488 S. Paris: B. Baillière 1852.

DAHLBÄCK, O., J. EDLER, E. LINDER and P. SANDBLOM: Closure of atrial septal defects by Atrio-Septo-Pexy ad modum Bailey. Acta chir. scand. 109, 266 (1955).

D'ALLAINES, C., et C. DUBOST: L'anastomose azygo-pulmonaire dans le traitement du rétrécissement mitral. J. Chir. 67, 389 (1951).

DANNEEL, K., H. R. FEINDT u. H. J. HAUCH: Die Differentialdiagnose des vergrößerten Pulmonalisbogens. Ärztl. Forsch. 8, 175 (1954).

DENNIS, C.: Diskussion zu Helmsworth: An oxygenator-pump for use in total by-pass of heart and lungs. J. Thorac. Surg. 26, 631 (1953).

DENOLIN, H., J. LEQUIME, M. WYBAUM et A. BOLLAERT: Communication interauriculaire avec hypertension pulmonaire et veine pulmonaire aberrante. Acta cardiologica (Bruxelles) VIII, 64 (1953).

DERRA, E.: Chirurgie der angeborenen Vitien des Herzens und seiner großen Gefäße. Mschr. Kinderheilk. **100**, 128 (1952).
— Die neueste Entwicklung der Herzchirurgie. 71. Tagung Dtsch. Ges. Chir. 21.—25. 4. 54, München.
— Diskussion zu P. SANDBLOM. 72. Tgg. Dtsch. Ges. Chir. 13.—14. 4. 1955, München.
— O. BAYER und F. GROSSE-BROCKHOFF: Der Vorhofseptum-Defekt und sein operativer Verschluß unter Sicht des Auges in Unterkühlungsanästhesie. Dstch. med. Wschr. **1955**, 1277.
DETERLING, R. A.: Diskussion zu KIRKLIN und Mitarbeiter: J. Thorac. Surg. **29**, 51 (1955).
DEXTER, L., F. W. HAYNES, C. S. BURWELL, E. C. EPPINGER, M. C. SOSMAN and J. M. EVANS: Studies of congenital heart disease. III. Venous catheterization as an diagnostic aid in patent ductus arteriosus, tetralogy of Fallot, ventricular septal defect and auricular septal defect. J. Clin. Invest. **26**, 561 (1947).
DICKERSON, R. B.: Performance of angiocardiography and cardiac catheterization as combined procedure. Amer. Heart. J. **47**, 252 (1954).
DISENHOUSE, R. B., R. C. ANDERSON, P. ADAMS, R. NOVICK, J. JORGENS and B. LEVIN: Atrial septal defect in infants and children. J. Pediatr. S. Louis **44**, 269 (1954).
DODRILL, F. D.: A method for exposure of the cardiac septa. An experimental study. J. Thorac. Surg. **18**, 652 (1949).
DOERR, W.: Über Mißbildungen des menschlichen Herzens mit besonderer Berücksichtigung von Bulbus und Truncus.Virchows Arch. **310**, 304 (1943).
— Pathologische Anatomie des kongenitalen Herzfehlers. Fortschr. Röntgenstr. **71**, 754 (1949).
— Morphogenese und Korrelation chirurgisch wichtiger angeborener Herzfehler. Erg. Chir. **36**, 1 (1950). Hier auch weitere Literatur über die Entwicklungsstörungen des Herzens.
— Pathologische Anatomie typischer Grundformen angeborener Herzfehler. Mschr. Kinderheilk. **100**, 107 (1952).
— Fortschritte auf dem Gebiet der pathologischen Anatomie der operativ korrigierbaren Herzfehler. Dtsch. med. Wschr. **1954**, 349.
DOGLIOTTI, A. M., et E. CIOCATTO: Les bases physiopathologiques de l'hypothermie et les possibilités de l'association hypothermie-circulation extracorporelle. Schweiz. med. Wschr. **1953**, 707.
DONALD, D. E., J. W. KIRKLIN and GRINDLAY: The use of Polyvinyl sponge plugs in the closure of large atrial defects created experimentally. Proc. Staff Meet. Mayo Clin. **28**, 288 (1953).
DONZELOT, F., F. D'ALLAINES, R. HEIM DE BALSAC, C. MÉTIANU, M. DURAND, CH. DUBOST etc. Traité des cardiopathies congénitales. Paris: Masson & Cie. 1954.
DOW, J. W., and L. DEXTER: Circulatory dynamics in atrial septal defects. J. Clin. Invest. **29**, 809 (1950).
DOWNING, D. F.: Diagnosis in congenital heart disease. Dis. Chest. **XXIV**, 157 (1953).
DRAGENDORF, O.: Handbuch der Anatomie des Kindes. Bd. 2, 300 S. München: J. F. Bergmann 1919.
DRESSLER, W., u. H. ROESLER: Vorhofseptumdefekt kombiniert mit Mitralstenose und aurikulärem Leberpuls. Z. klin. Med. **112**, 421 (1930).
DRY, T.: Atrial septal defects. Med. Clin. N. America **32**, 895 (1948).
— J. E. EDWARDS, R. L. PARKER, H. B. BURCHELL, H. M. ROGERS and A. H. BULBULIAN: Congenital anomalies of the heart and the great vessels. Springfield, Ill.: Charles C. Thomas 1949.
DUBOST, C., C. D'ALLAINES, J. TUFFIER, J. PASSALECQ, S. MADIER et I. LATSCHA: Les possibilités d'assèchement des cavités cardiaques par l'hexaméthonium et la clampage silmultané des veines caves. Essais de chirurgie intracardiaque à vue directe. (Etude expérimentale.) Mém. Acad. Chir. Paris **78**, 307 (1952).
ECKER, A.: Beschreibung einiger Fälle von anomaler Communikation der Vorhöfe und Bemerkungen über anomale Communikation der beiden Herzhälften überhaupt, deren Entstehung und deren Einfluß auf die Zirkulation. Freiburg: Herder 1839.
ELLIS, F. R., M. GREAVES and H. H. HECHT: J. Amer. Med. Assoc. **40**, 154 (1950). Z. n. ENGERT: Ärztl. Wschr. **8**, 1222 (1953).
ENGERT, W.: Lutembacher-Syndrom mit epileptiformen Anfällen. Ärztl. Wschr. **8**, 1222 (1953).
ERLANGER, H., and S. W. LEVINE: Atrial septal defect; report of two cases in which there was recurrent laryngeal nerve paralysis. Amer. Heart. J. **26**, 520 (1943).
EVANS, P. R.: Cardiac anomalies in mongolism. Brit. Heart. J. **XII**, 258 (1950).
FAY, T.: Observation on prolonged human refrigation. New York State J. Med. **40**, 1351 (1940).
FEINDT, H. R., H. J. HAUCH u. C. W. HERTZ: Beitrag zur Diagnostik angeborener Herzfehler. Z. inn. Med. **6**, 736 (1951).
FIRKET, CH.: Examen anatomique d'un cas de persistance du trou ovale de Botal, avec lésions valvulaires considerables du coeur gauche, chez une femme de 74 ans. Ann. soc. méd.-chir. Liège **19**, 188 (1880). Z. n. PATTEN: Amer. J. Pathol. **14**, 156 (1938).

FLEMING, R.: Acid-base balance of the blood in dogs at reduced body temperatures. Arch. Surg. **68**, 145 (1954).

FOWLER, N. O. jr.: Cardiac catheterization in the diagnosis of adult heart disease. Ann. Int. Med. **38**, 478 (1953).

FREY, W.: Die Herz- und Gefäßkrankheiten. S. 15. Berlin: J. Springer 1936.

FUTCHER, P. H., and H. SOUTHWORTH: Arachnodactyly and its medical complications. Arch. Int. Med. **61**, 693 (1938).

GASUL, B. M., H. WEISS, E. H. FELL, R. F. DILLON, D. L. FISCHER and C. J. MARIENFELD: Angiocardiography in congenital heart disease correlated with clinical and autopsy findings. Amer. J. Dis. Childr. **85**, 404 (1953).

GERACI, J. E., T. J. DRY and H. B. BURCHELL: Atrial septal defects and probable tricuspid atresia in adults. Proc. Staff Meet. Mayo Clin. **23**, 510 (1948).

— and J. W. KIRKLIN: Transplantation of the left anomalous pulmonary vein to the left atrium. Proc. Staff Meet. Mayo Clin. **28**, 472 (1953).

GEOGHEGAN, TH., and C. R. LAM: The mechanism of death from intracardiac air and its reversibility. Ann. Surg. **138**, 351 (1953).

GIBBON, J. H.: Diskussion zu Helmworth: An oxygenator-pump for use in total by-pass of heart and lungs. J. Thorac. Surg. **26**, 632 (1953).

— Persönliche Mitteilung an GROSS u. WATKINS. Arch. Surg. **67**, 670 (1953).

GIBIER: Note sur un cas de persistance du trou de Botal chez un homme de 70 ans ne s'étant revélée par aucun symptome pendant la vie. Union méd. **30**, 349 (1880). Z. n. PATTEN: Amer. J. Pathol. **14**, 156 (1938).

GIBSON, St., and K. C. LEWIS: Congenital heart disease following maternal rubeola during pregnancy. Amer. J. Dis. Childr. **83**, 317 (1952).

GLENN, W. W. L., and W. G. SEWELL jr.: Experimental cardiac surgery. IV. The prevention of air embolism in open heart surgery; repair of interauricular septal defects. Surgery (St. Louis) **34**, 195 (1953).

GLOVER, R. P., A. R. HENDERSON, R. MARGUTTI and J. GREGORY: The fate of intracardiac pericardial grafts as applied to the closure of septal defects and to the relief of mitral insufficiency. Surg. Forum Amer. Coll. Surgeons **1952**, 178.

GOLDBERG, H., and D. F. DOWNING: The physiological and clinical changes following closure of atrial septal defects by atrio-septo-pexy Amer. Heart. J. **49**, 862 (1955).

GOODWIN, J. F., R. E. STEINER, J. P. D. MOUNSEY, A. G. MacGREGOR and E. J. WAYNE: A critical analysis of the clinical value of angiocardiography in congenital heart disease. Brit. J. Radiol. **XXVI**, 161 (1953).

GOYETTE, E. M., and P. W. PALMER: Cardiovascular lesions in arachnodactyly. Circulation **VII**, 373 (1953).

GRANATA, G., A. BENZINI u. L. PARANCAN: Über die Frequenz der angeborenen Herzfehler bei Mongoloiden. Pediatr. med. prat., Torino **60**, 281 (1952). Ref.: Dtsch. med. Wschr. **1952**, 1554.

GRAY, H.: Descriptive and surgical anatomy. 20. Aufl., S. 542. Philadelphia: Lea & Ferbiger 1918.

GREGG, M.: Congenital cataracts following german measels in the mother. Trans. ophthal. soc. Australia **3**, 35 (1941).

GRIESSER, G.: Der Vorhofseptum-Defekt und das Lutembacher-Syndrom. Dtsch. med. Wschr. **1955**, 489.

GRISHMAN, A., M. H. POPPEL, R. S. SIMPSON and M. L. SUSSMAN: Roentgenographic and angiocardiographic aspects of (1) aberrant insertion of pulmonary veins associated with interatrial septal defect and 2) congenital arteriovenous aneurysm of the lung. Amer. J. Roentgenol. **62**, 500 (1949).

GROB, M., u. E. ROSSI: Die Diagnostik der angeborenen Angiokardiopathien. Helvet. Paediatr. acta **4**, 189 (1949).

— — Zur Diagnose der angeborenen Pulmonalstenose mit Vorhofseptumdefekt. Helvet. Paediatr. acta **5**, 345 (1950).

GROSS, R. E.: Surgical closure of interauricular septal defects. J. Amer. Med. Assoc. **151**, 795 (1953).

— The surgery of infancy and childhood, S. 864. Philadelphia: W. B. Saunders & Comp. 1953.

— Diskussion zu KIRKLIN und Mitarbeiter, J. Thorac. Surg. **29**, 50 (1955).

— A. A. POMERANZ, E. WATKINS jr. and E. J. GOLDSMITH: Surgical closure of defects of the interauricular septum by use of an atrial well. New England J. Med. **247**, 455 (1952).

— and E. WATKINS jr: Surgical closure of atrial septal defects. Arch. Surg. **67**, 670 (1953).

— — A. A. POMERANZ and E. J. GOLDSMITH: A method for surgical closure of interauricular septal defects. Surg. Gyn. u. Obst. **96**, 1 (1953).

GROSSE-BROCKHOFF, F.: Klinische Diagnostik der wichtigsten angeborenen Herz- und Gefäßmißbildungen. Mschr. Kinderheilk. **100**, 118 (1952).

GROSSE-BROCKHOFF, F.: Feindiagnostik der angeborenen Herzfehler. Langenbecks Arch. u. Dtsch. Z. Chir. **279**, 488 (1954).
— R. JANKER u. A. SCHAEDE: Angiokardiographische Untersuchungen bei angeborenen Herzfehlern. Dtsch. med. Wschr. **1949**, 1044.
— G. NEUHAUS u. A. SCHAEDE: Diagnostik und Differentialdiagnostik der angeborenen Herzfehler. Dtsch. Arch. klin. Med. **197**, 621 (1950).
GÜTGEMANN, A.: Herzstillstand und Wiederbelebung. Langenbecks Arch. u. Dtsch. Z. Chir. **273**, 214 (1953).
HANDELSMAN, R.C., R. J. BING, J. A. CAMPBELL and H. E. GRISWOLD: Physiological studies in congenital heart disease. V. The circulation in patients with isolated septal defects Bull. Johns Hopkins Hosp. **88**, 20 (1951).
— — — — Physiological studies in congenital heart disease. Bull. Johns Hopkins Hosp. **82**, 615 (1948).
HANLON, C. R.: Present status of cardiovascular surgery. J. Amer. Med. Assoc. **149**, 1 (1952).
HEALEY, R. F., J. W. Dow, M. C. SOSMAN and L. DEXTER: The relationship of the roentgenographic appearance of the pulmonary artery to pulmonary hemodynamics. Amer. J. Roentgenol. **62**, 777 (1949).
— — — — Roentgenographic appearance of interatrial septal defects. Amer. J. Roentgenol. **63**, 646 (1950).
HELMSWORTH, J. A., J. C. CLARK jr., S. KAPLAN, R. T. SHERMAN and T. LARGEN: Arteficial oxygenation and circulation during complete by-pass of the heart. J. Thorac. Surg. **24**, 117 (1952).
— — — An oxygenator-pump for use in total by-pass of heart and lungs. Laboratory eveluation and clinical use. J. Thorac. Surg. **26**, 617 (1953).
HERXHEIMER, G.: Mißbildungen des Herzens und der großen Gefäße. In Schwalbe, E.: Morphologie der Mißbildungen des Menschen und der Tiere. Bd. II, Kap. IV. Jena: G. Fischer 1910.
HICKAM, J. B.: Atrial septal defect. A study of intracardiac shunts, ventricular outputs, and pulmonary pressure gradient. Amer. Heart. J. **38**, 801 (1949).
HINZE: Inaugural-Diss. Berlin 1893. Z. n. CHRISTIE: Amer. J. Dis. Childr. **40**, 323 (1940).
HITZING, W. M.: The value of circulation times. Modern concepts of cardiovasc. Dis. 1947. Z. n. COSBY and GRIFFITH: Amer. Heart. J. **38**, 80 (1949).
HOCHREIN, M., u. W. ECKARDT: Zur Dynamik verschiedener Klappenfehler, insbesondere der Mitralstenose und Aorteninsuffizienz. Klin. Wschr. **1930**, 12.
HOLT, L. E., and J. HOWLAND: Diseases in infancy and childhood. 9. Aufl. S. 412. New York: D. Appleton & Comp. 1926.
HOLZMANN, M.: Erkrankungen des Herzens und der Gefäße, in Schinz, Baensch, Friedl, Ühlinger, Lehrbuch der Röntgendiagnostik Bd. 3, 2769. Stuttgart: Georg Thieme 1952.
HOWARTH, S., J. MCMICHAEL and E. P. SHARPEY-SCHAFER: Cardiac catheterization in cases of patent interauricular septum, primary pulmonary hypertension, Fallot's tetralogy and pulmonary stenosis. Brit. Heart. J. **9**, 292 (1947).
HUFNAGEL, C. A.: Experimental closure of interauricular septal defects. Surg. Forum Amer. Coll. Surgeons 1951, S. 240. W. B. Saunders Comp. 1952.
— and J. F. GILLESPIE: Closure of interauricular septal defects. Bull. Georgetown Univ. Med. Center **4**, 137 (1951).
HULL, E.: The cause and effects of flow through defects of the atrial septum. Amer. Heart. J. **38**, 350 (1949).
HUSFELDT, E.: Intracardiale operationer. Nord. Med. **49**, 769 (1953).
— and H. R. SÖRENSEN: Closure of atrial septal defects. Dan. med. Bull. **1**, 93 (1954).
HUSSELL, H. B., and C. K. J. HAMILTON: Heart disease in childhood. S. 57. London: Constable & Comp. 1927.
INNERFIELD, J.: Lutembachers syndrom associated with dextrocardia. Arch. Int. Med. **85**, 490 (1950).
JACOBI.: Operationsmöglichkeiten angeborener und erworbener Herzfehler. Therapiewoche **4**, 321 (1954).
JANKER, R.: Ein röntgenkinematographischer Film über die Kontrastdarstellung der Herzbinnenräume und der großen Gefäße bei angeborenen Herzfehlern. Langenbecks Arch. klin. Chir. **266**, 344 (1950).
— Die Röntgendiagnostik der angeborenen Herzfehler. Mschr. Kinderheilk. **100**, 140 (1952).
— Über den Wert der Röntgen-Kinematographie für die Diagnostik der angeborenen Herzfehler. Dtsch. med. Wschr. **1953**, 27.
JAROTZKY, A.: Zur Frage der Operation im Innern des Herzens bei Stenosis mitralis. Zbl. Chir. **53**, 140 (1926).
JOHNSON, R. F., and E. E. JOHNSON: Congenital pulmonary stenosis with open foramen ovale in infancy. Amer. Heart. J. **44**, 344 (1952).

JOLY, F.: Communication interauriculaire. Paris méd., Mai 1939. Z. n. SOULIÉ: Arch. Mal. Coeur **43**, 97 (1950).

KAY, E. B.: Diskussion zu Shumaker, Moore und King: J. Thorac. Surg. **26**, 571 (1953).

KEITH, J. D., and C. C. FORSYTH: Auricular septal defects in children. J. Pediatr. St. Louis **38**, 172 (1951).

— R. D. ROWE, P. VLAD and J. H. O'HANLEY: Complete anomalous pulmonary venous drainage. Amer. J. Med. **XVI**, 23 (1954).

KIRILUK, L. B., E. W. HOAG and K. A. MERENDINO: Experimental interauricular septal defects: A physiologic study with an evaluation of methods of closure. Surg. Forum Amer. Coll. Surgeons 1951, 199. Philadelphia: W. B. Saunders Comp. 1952.

KIRKLIN, J. W.: Surgical treatment of anomalous pulmonary venous connection (partial anomalous pulmonary venous drainage). Proc. Staff Meet. Mayo Clin. **28**, 476 (1953).

— H. J. C. SWAN, E. H. WOOD, H. B. BURCHELL and J. E. EDWARDS: Anatomic, physiologic and surgical considerations in repair of interatrial communications in man. J. Thorac. Surg. **29**, 37 (1955).

KIRSCHBAUM, J. D., and L. OERLMAN: Illinois Med. J. **76**, 380 (1939). Z. n. ENGERT: Ärztl. Wschr. **1953**, 1222.

KLINKE, K.: Diagnose und Klinik der angeborenen Herzfehler. Leipzig: Georg Thieme 1950.

KOHLER, H., u. G. KITZEROW: Der heutige Stand der Herzchirurgie. S. 233. Halle/Saale: C. Marhold 1951.

KURZ, E. R. H., u. I. FISCHER: Z. n. ENGERT: Ärztl. Wschr. **1953**, 1222.

LANGE, F.: Lehrbuch der Krankheiten des Herzens und der Blutstrombahn. Stuttgart: Ferdinand Enke 1953.

LAUBRY et PEZZI: Traité des maladies congénitales du coeur. Paris 1921.

LEEDS, S. E., W. BIRSNER and O. COOK: Experimental interauricular septal defects. Amer. J. Med. **6**, 396 (1949).

LEQUIME, J., H. DENOLIN, F. GOKSEL, L. JONNART et M. WYBAUM: La communication interauriculaire, étude clinique et physiopathologique de quatre cas. Acta cardiol. (Bruxelles) **V**, 302 (1950).

— — — — La circulation au cours de la communication interauriculaire. Arch. Mal. Coeur **44**, 539 (1951).

LEVINSON, D. C., G. C. GRIFFITH, R. S. COSBY, W. J. ZINN, G. JACOBSON, S. P. DIMTROFF and R. W. OBLATH: Transposed pulmonary veins. Amer. J. Med. **15**, 143 (1953).

LEWIS, F. J.: Diskussion zu KIRKLIN und Mitarbeiter, J. Thorac. Surg. **29**, 52 (1955).

LEWIS, F. J., and M. TAUFIC: Closure of atrial septal defects with the aid of hypothermia. Experimental accomplishments and the report of one successful case. Surgery (St. Louis) **33**, 52 (1953).

— R. L. VARCO and M. TAUFIC: Repair of atrial septal defects in man under direct vision with the aid of hypothermia. Surgery (St. Louis) **36**, 538 (1954).

LILLEHEI, C. W.: Diskussion zu Shumaker, Moore und King: J. Thorac. Surg. **26**, 572 (1953).

LIMON, LR. R., A. V. RUBIO: El cateterismo intracardiaco: I. Diagnostico de la communicación interauricular y estudio de la dirección del flujo a traves del defecto por medio de la cateterización de las venas desembocadura anomalo de venas pulmonares en la auricula derecha como comparación. Arch. Inst. nac. cardiol. México **19**, 545 (1949).

LIND, J., and C. WEGELIUS: Atrial septal defects in children. An angiocardiographic study. Circulation **VII**, 819 (1953).

LINDSKOG, G. E., and A. A. LIEBOW: Thoracic surgery and related pathology. New York: Appleton-Century-Crofts 1953, Inc. 442.

LITTLE, R. C.: Volumen elastic properties of the right and left atrium. Amer. J. Physiol. **158**, 237 (1949).

— D. F. OPDYKE and J. G. HAWLEY: Dynamics of experimental atrial septal defects. Amer. J. Physiol. **158**, 241 (1949).

LOOGEN, F., O. BAYER u. H. H. WOLTER: Klinische und physiologische Befunde bei der angeborenen valvulären Pulmonalstenose ohne und mit Vorhofseptumdefekt. Z. Kreislaufforsch. **42**, 115 (1952).

LOTZKES, H.: Zur Bestimmung der Kreislaufzeit mit Decholin und Äther bei angeborenen Herzfehlern. Z. Kreislaufforsch. **41**, 1991 (1951).

LOUIS, P. C. A.: Mémoires ou recherches anatomo-pathologiques. Paris: Gabon & Cie. 1826, 304. Z. n. ROESLER: Arch. Int. Med. **54**, 339 (1934).

LUST-PFAUNDLER: Krankheiten des Kindesalters. 19. neubearbeitete Auflage, herausgegeben von J. HUSLER. S. 121 und 123. München-Berlin: Urban & Schwarzenberg 1953.

LUTEMBACHER, R.: De la sténose mitrale avec communication interauriculaire. Arch. Mal. Coeur **9**, 237 (1916).

— Sténose mitrale et communication interauriculaire. Arch. Mal. Coeur **29**, 229 (1936).

McGINN, S., and P. D. WHITE: Interauricular septal defect associated with mitral stenosis. Amer. Heart. J. 9, 1 (1933).

MacMAHON, B., TH. McKEOWN and R. G. RECORD: The incidence and life expectation of children with congenital heart disease. Brit. Heart. J. XV, 121 (1953).

MANKIN, H. T., and H. B. BURCHELL: Clinical considerations in partial anomalous venous connection: report of 2 unusual cases. Proc. Staff Meet. Mayo Clin. 28, 463 (1953).

MARTIN, W. B., and H. E. ESSEX: Production and closure of atrial septal defects in the dog: observations on atrial pressure. Amer. J. Physiol. 155, 453 (1948).

— — Experimental production and closure of atrial septal defects with observations of physiologic effects. Surgery (St. Louis) 30, 283 (1951).

MARTINEAU: Bull. Soc. sc. méd. biol. Montpellier 12, 202 (1865). Z. n. BAYER: Arch. Kreislaufforsch. 20, 2 (1953).

MASSEE, J. C.: Atrial septal defect; correlation of necropsy with the data obtained by right heart catheterization. Amer. J. Med. Sci. 214, 248 (1947).

MAURATH, J., u. J. REHN: Beiträge zu experimenteller Erzeugung einfacher Mißbildungen durch Sauerstoffmangel an Tritonen. Frankf. Z. Path. 60, 495 (1949).

MELROSE, D. G.: A mechanical heart-lung for use in man. Brit. Med. J. II, 57 (1953).

— J. W. BASSETT, P. BEACONSFIELD, I. G. GRABER and R. SHACKMAN: Experimental physiology of heart-lung-machine in parallel with normal circulation. Brit. Med. J. II, 62 (1953).

MÉTIANU, C., CH. DUBOST, M. DURAND u. TH. HOFFMANN: Bemerkungen zur klinischen Diagnose und zur operativen Behandlung kongenitaler Herzfehler auf Grund von 1000 untersuchten und 450 operierten Fällen. Arch. Kreislaufforsch. 18, 1 (1952).

MILLER, B. J., J. H. GIBBON, V. F. GRECO, B. A. SMITH, C. H. COHN and F. F. ALBRITTEN: The production and repair of interatrial septal defects under direct vision with the assistance of an extracorporeal pump-oxygenator circuit. J. Thorac. Surg. 26, 598 (1953).

— J. H. GIBBON jr. and M. H. GIBBON: Recent advances in the development of a mechanical heart and lung apparatus. Ann. Surg. 134, 694 (1951).

MÖNCKEBERG, J. G.: Die Mißbildungen des Herzens. In Henke-Lubarsch: Handbuch der speziellen pathologischen Anatomie und Histologie, Bd. 2, Herz und Gefäße, 40. Berlin: Springer 1924.

— Herzmißbildungen und deren Folgen für den Kreislauf. In Handbuch der normalen und pathologischen Physiologie. Bd. VII/1, Blutzirkulation, Herz, 122. Berlin: Springer 1926.

MOEYS, E. J.: The closure of atrial septal defects. Arch. Chir. Neerl. 7, 181 (1955).

MÜLLER, H. jr.: Vorhofseptumdefekte ohne weitere Herzmißbildungen. Schweiz. med. Wschr. 1927, 862.

— O.: Die feinsten Blutgefäße des Menschen. Stuttgart: Ferd. Enke 1937 und 1939.

MULLER, W. H.: The surgical treatment of transposition of the pulmonary veins. Ann. Surg. 134, 683 (1951).

— S. W. SMITH, J. F. DAMMANN jr., F. H. ADAMS and M. L. DARSIE: Consideration and physiologic studies in the closure of interauricular septal defects. Surgery (S. Louis) 37, 1 (1955).

MURRAY, G.: Closure of defects in cardiac septa. Ann. Surg. 128, 843 (1948).

— Closure of defects in cardiac septa. Transact. Amer. Surg. Assoc. 66, 524 (1948).

MUSTARD, W. T., and A. L. CHUTE: Experimental intracardiac surgery with extracorporeal circulation. Surgery (S. Louis) 30, 684 (1951).

— — Further observations on experimental extracorporeal circulation. Surgery (S. Louis) 32, 803 (1951).

NADAS, A. S., and M. M. ALIMURUNG: Apical diastolic murmurs in congenital heart desease: the rarity of Lutembachers syndrome. Amer. Heart. J. 43, 691 (1952).

NEPTUNE, W. B., C. P. BAILEY and H. GOLDBERG: The surgical correction of atrial septal defects associated with transposition of the pulmonary veins. J. Thorac Surg. 25, 623 (1953).

NÉRARD, M. A.: Contribution à l'étude de la communication interauriculaire. Lyon: Thèse 1948. Z. bei SOULIÉ, Cardiopathies congénitales 176.

NICHOL, A. D., and D. D. BRANNAN: Differentiation of patent ductus arteriosus and atrial septal defect. Amer. J. Roentgenol. 58, 697 (1947).

NIEDNER, F. F.: Persönliche Mitteilung.

— Über die operative Behandlung des Vorhofseptum-Defektes bei gleichzeitiger Transposition der Lungenvenen. Tgg. Vereinigung mittelrhein. Chir. 7.—8. 10. 1955 Mainz.

NITSCH: Die Leistungsfähigkeit der Brustwandelektrokardiographie bei der Diagnostik der angeborenen Angiokardiopathien. Mschr. Kinderheilk. 100, 134 (1952).

O'FARELL, P. T.: The clinical diagnosis of congenital heart disease. Irish J. Med. Sci. 153, 608 (1938).

OGLESBY, P., G. S. MYERS and J. A. CAMPBELL: The electrocardiogram in congenital heart disease. Circulation III, 564 (1951).

OHM, J.: Klinische Betrachtungen bei offenem Foramen ovale und die diagnostische Bedeutung. Z. klin. Med. **61**, 374 (1907).

OPDYKE, D. F., J. DUOMARCO, J. DILLON, W. H. SCHREIBER, R. C. LITTLE and R. D. SEDY: Study of simultaneous right and left atrial pressure pulses under normal and experimentally altered conditions. Amer. J. Physiol. **154**, 258 (1948).

OPDYKE, D. F., and G. A. BREECHER: Modifying effects of interatrial septal defect on the cardiodynamics of mitral stenosis. Amer. J. Physiol. **164**, 573 (1951).

OSTERWALDT, K. H.: Erkennung und Behandlung angeborener Herzfehler. Med. Klin. **44**, 977 (1949).

PALTAUF, R.: Über einen seltenen Defekt in der Vorhofscheidewand des Herzens. Verh. Dtsch. Ges. Path. **16**, 249 (1913).

PANNIER, R., A. VAN LOO, CH. VAN BEYLEN, K. VUYLSTEEK et M. LARDINOIT: Un cas de communication interauriculaire avec tuberculose pulmonaire chez l'adulte. Acta cardiol., Bruxelles **VI**, 1050 (1952).

PATTEN, B. M.: Closure of foramen ovale. Amer. J. Anat. **48**, 19 (1931).
— Developmental defects at the foramen ovale. Amer. J. Path. **14**, 135 (1938).
— and W. B. TAGGERT: An unusual type of triatrial heart. Arch. Pathol. **8**, 894 (1929).

PEACOCK, T. B.: On malformation of the human heart, 2. Aufl. London: Churchill 1866.

PEIRCE, E. C., and V. B. POLLEY: Differential hypothermia for intracardiac surgery. Preliminary report of a pump-oxygenator incorporation a heat-exchanger. Arch. Surg. **67**, 521 (1953).

PETTERS: Prager Vierteljahresschrift 1859, 1—2. Z. bei MÜLLER, Schweiz. med. Wschr. **1927**, 862.

PIPER, R. K., and E. IRVINE-JONES: Arachnodactylia and its association with congenital heart disease. Amer. J. Dis. Childr. **31**, 832 (1926).

POMERANZ, A. A., E. WATKINS jr., and R. E. GROSS: Modes of healing following surgical closure of experimental atrialseptal defects. Arch. Surg. **69**, 870 (1954).

PUDDU: Ein besonderes Ergebnis mit der Ätherprobe in 2 Fällen von angeborenen Herzfehlern. Z. Kreislaufforsch. **32**, 689 (1940).

PUECH, P., M. ESCLAVISSAT et L. R. LIMON: La communication interauriculaire. Etude de 50 cas. Arch. Mal. Coeur **46**, 798 (1953).

PUIGBO, J. J., C. MOURA CAMPOS, N. DORBECKER y P. CAHEN: La angiocardiografia en la diagnostico de la communicación interauricular. Arch. Inst. nac. cardiol. México **21**, 494 (1951).

PURKS, W. K.: Lutembachers syndrome. Report of a case with unusually large atrial septal defect. Arch. Int. Med. **82**, 588 (1948).

RAUCHFUSS: Handbuch der Kinderkrankheiten. Z. n. MÜLLER, Schweiz. med. Wschr. **1927**, 862.

REINHOLD, J.: Venous pulse in atrial septal defect: a Clinical Sign. Brit. Med. J. **1**, 695 (1955).

ROESLER, H.: Interatrial septal defect. Arch. Int. Med. **54**, 339 (1934).

ROGERS, M., and E. EDWARDS: Incomplete division of the atrio-ventricular canal with patent interatrial foramen primum. Amer. Heart. J. **36**, 820 (1948).

ROKITANSKY, C. v.: Die Defekte der Scheidewände des Herzens. Wien: W. Braumüller 1875.

ROSSI, E.: Herzkrankheiten im Säuglingsalter, S. 134 ff. Stuttgart: G. Thieme 1954.

ROSSI, E., M. GROB u. J. GUTEWA: Über prä- und postoperative Capillaroskopie bei angeborenen Herzfehlern. Helvet. paediatr. acta **5**, 279 (1950).

ROUTIER, D.: L'électrocardiogramme dans les malformations congénitales cardiaques. Sem. hôp. Paris **1952**, 2130.
— et R. HEIM DE BALSAC: Communication interauriculaire. Bull. soc. belge card. **6**, (1938). Z. n. SOULIÉ, Arch. Mal. Coeur **43**, 97 (1950).

RUTLEDGE, D. J.: Approach to the diagnosis of the common types of congenital heart diseases. J. Amer. Med. Ass. **141**, 1290 (1949).

SABISTON, D. C., and A. BLALOCK: The surgical treatment of congenital heart disease accompanied by cyanosis. Surg. Clin. N. America **1952**, 1273.

SANDBLOM, P.: Die Chirurgie der Vorhofseptumdefekte nach BAILEY. 72. Tgg. Dtsch. Ges. Chir., 13.—16. 4. 1955, München.

SANTY, P.: Traitement chirurgical de la communication interauriculaire. Lyon Chir. **47**, 336 (1952). Z. n. LIND und WEGELIUS, Circulation **VII**, 819 (1953).
— J. BRET et P. MARION: Communication interauriculaire traitée par invagination transeptable de l'auricle gauche dans l'auricle droite. Lyon. Chir. **45**, 359 (1950).

SCHAEDE, A.: Zur Differential-Diagnose des Morbus caeruleus. Dtsch. med. Wschr. **1950**, 1679.
— Zur Differentialdiagnose der angeborenen Herzfehler, die mit einer Erweiterung der Pulmonalgefäße einhergehen. Mschr. Kinderheilk. **100**, 140 (1952).
— Die kongenitalen Mißbildungen am venösen Anteil des Herzens. Erg. ges. Med. N. F. **4**, 519 (1953).
— u. H. LOTZKES: Ein Beitrag zu den diagnostischen Möglichkeiten der Herzkatheterisierung bei angeborenen Herzfehlern. Dtsch. med. Wschr. **1952**, 454.

SCHAEDE, A., u. P. THURN: Zur röntgenologischen Diagnose der angeborenen Herzfehler mit vorspringendem Pulmonalisbogen (cyanotische Formen). Fortschr. Röntgenstr. **78**, 253 (1953).

SCHELLONG, G.: Angeborene Herzfehler beim Hühnchen nach kurzfristigem Sauerstoffmangel. 20. Jahrestag Dtsch. Ges. Kreislaufforsch. vom 22.—24. 4. 1954 in Bad Nauheim.

SCHNITKER, M. A.: The electrocardiogram in congenital heart disease. Cambridge, Mass.: Havard Univ. Press. 1940.

SELZER, A.: Defects of the cardiac septums. J. Amer. Med. Ass. **154**, 129 (1954).

— and A. M. LEWIS: The occurence of chronic cynosis in cases of atrial septal defect. Amer. J. med. Sci. **218**, 516 (1949).

SENNING, Å.: Ventricular fibrillation during extracorporeal circulation. Acta chir. scand. Suppl. **171**, (1952).

— a modification of the technique for closure of atrial septal defects. Acta chir. scand. (Stockh.) **109**, 299 (1955).

SHAFIROFF, B. G. P., H. C. BARON and A. Y. KAU: The use of auricular appendage as an autogenous myocardial graft. J. Thorac. Surg. S. Louis **22**, 636 (1951).

SHEPHARD, R. J.: Pulmonary arterial pressure in acyanotic congenital heart disease. Brit. Heart. J. **XVI**, 361 (1954).

SHUMAKER, H. B. jr.: Surgical repair of atrial septal defects. Ann. Surg. **138**, 404 (1953).

— Experimentelle und klinische Beobachtungen bei dem Verschluß von Scheidewanddefekten des Herzens. Vortrag auf dem II. Internationalen Kongreß der Internationalen Gesellschaft für Angiologie, Lissabon vom 18.—20. 9. 53. Ref. in Dtsch. med. Wschr. **1954**, 643.

— Experimental and clinical observations on the closure of cardial septal defects. Angiology **5**, 289 (1954).

— TH. C. MOOR and H. KING: The experimental closure of atrial septal defects. J. Thorac. Surg. (St. Louis) **26**, 598 (1953).

— H. KING and P. R. LURIE: Further observations on the closure of atrial septal defects circulation **IX**, 504 (1954).

SMULL, N. W., and E. LAMB: Interauricular septal defect. Amer. Heart. J. **43**, 481 (1952).

SNELLEN, H. A., and F. H. ALBERS: The clinical diagnosis of anomalous pulmonary venous drainage. Circulation **VI**, 801 (1952).

SØNDERGAARD, T.: Z. n. BJÖRK, J. Thorac. Surg. S. Louis **26**, 300 (1953) und Husfeldt, Nord. Med. **49**, 769 (1953).

— Closure of atrial septal defects. Acta chir. scand. **107**, 492 (1954).

— H. R. SORENSEN, T. POULSEN u. J. ANDERSEN: Experimental production of atrial septal defects under direct vision. Acta chir. scand. **107**, 477 (1954).

— — — — Closure of experimentally produced atrial septal defects. Acta chir. scand. **107**, 455 (1954).

SOULIÉ, P.: Cardiopathies congénitales. Paris: L'Expansion scient. Française 1952.

— F. JOLY, J. CARLOTTI et F. R. SICOT: Contribution à l'étude des shunts dans les communications interauriculaires. Arch. Mal. Coeur **43**, 97 (1950).

— Y. BROUVAIN, F. JOLY, J. CARLOTTI et J. R. SICOT: Les communications interauriculaires. Paris: G. Doin & Cie. 1951 (Bibliographie). Z. n. SOULIÉ, Cardiopathies congénitales 176.

SOUTHEROBTH, J. L., and C. H. DABBS: Closure of large atrial septal defect by the method of BJÖRK and CRAFOORD. J. Amer. Med. Assoc. **155**, 1152 (1954).

— Diskussion zu KIRKLIN und Mitarbeiter, J. Thorac. Surg. **29**, 50 (1955).

STEAD, E. A. jr., and J. V. WARREN: Cardiac output in man; an analysis of the mechanism varying the cardiac output based on recent clinical studies. Arch. Int. Med. **80**, 237 (1947). Z. n. HULL, Amer. Heart. J. **38**, 350 (1949).

STEINBERG, M. F., A. GRISHMAN and M. L. SUSSMAN: Angiocardiography in congenital heart disease. II. Intracardiac shunts. Amer. J. Roentgenol. **49**, 766 (1943).

STEINHARDT, O.: Die operative Therapie der angeborenen und erworbenen Angiokardiopathien. Wien. klin. Wschr. **1954**, 227.

STERNBERG, C.: Beiträge zur Herzpathologie. Verh. Dtsch. Ges. Path. **16**, 253 (1913).

STIEFEL, G. E.: Die Prognose der unbehandelten Herz- und Gefäßmißbildungen. Cardiologia (Basel) **18**, 257 (1951).

STOKES, T. L., and J. H. GIBBON jr.: Experimental maintenance of life by a mechanical heart and lung during occlusion of the venae cavae followed by survival. Surg. Gyn. Obstetr. **91**, 138 (1950), z. n. MULLER.

STORSTEIN, O., u. H. TRETEN: Anomalous drainage of pulmonary veins from the right lung to the superior vena cava with patent foramen ovale, as the cause of congestive heart failure in a 68-year old man. Acta med. scand. **148**, 77 (1954).

SWAN, H.: Surgical closure of interauricular septal defects. J. Amer. Med. Assoc. **151**, 792 (1953).

— G. MARESH, E. JOHNSON and G. W. WARNER: The experimental creation and closure of auricular septal defects. J. Thorac. Surg. **20**, 542 (1950).

Swan, H., and B. D. Stewart: A modified button technique for the closure of experimental interauricular septal defects. J. Thorac. Surg. **25**, 397 (1953).
— J. Zeavin, S. G. Blount jr. and R. W. Virtue: Surgery by direct vision in the open heart during hypothermia. J. Amer. Med. Assoc. **153**, 1081 (1953).
— J. Zeavin, J. H. Holmes and V. Montgomery: Cessation of circulation in general hypothermia. I. Physiologic changes and their control. Ann. Surg. **138**, 360 (1953).
— H. J. C., and E. H. Wood: Localization of cardiac defects by dye dilution curves recorded after injection of T 1824 at multiple sites in the heart and great vessels during cardiac catheterization. Proc. Staff. Med. Mayo Clin. **28**, 95 (1953).
— H. B. Burchell and E. H. Wood: Differential diagnosis at cardiac catheterization of anomalous pulmonary venous drainage related to atrial septal defects or anomalous venous drainage. Proc. Staff Meet. Mayo Clin. **28**, 452 (1953).
— — The presence of venoarterial shunts in patients with interatrial communications. Circulation **X**, 705 (1954).
— J. Zapata-Diaz and E. H. Wood: Dye dilution curves in cyanotic congenital heart disease. Circulation **VIII**, 70 (1953).
— — H. B. Burchell and E. H. Wood: Pulmonary hypertension in congenital heart disease. Amer. J. Med. **XVI**, 12 (1954).
Swann, W. K., J. T. Bradsher and J. Rodriguez-Arroyo: Intracardiac surgery with the aid of arteficial operative tunnels. J. Thorac. Surg. **28**, 266 (1954).
Tandler, J.: Anatomie des Herzens. In Handbuch der Anatomie des Menschen von Bardeleben. Jena: G. Fischer 1913.
Tarnower, H., and I. O. Woddruff: Widely patent foramen ovale: case report with discussion of diagnosis. Amer. Heart. J. **12**, 358 (1936).
Taschen, B.: Herzanomalien bei der Arachnodaktylie. Dtsch. med. Wschr. **1954**, 243.
Taussig, H. B.: Congenital malformations of the heart. New York: The Commonwealth Found 1947.
— Diagnosis and managment of common malformations of the heart. Circulation **VI**, 930 (1952).
— Congenital malformations of the Heart. J. Pediatr. S. Louis **41**, 853 (1952).
— A. M. Harvey and R. H. Follis jr.: The clinical and pathological findings in interauricular septal defects; a report of 4 cases. Bull. Johns Hopkins Hosp. **63**, 61 (1938).
Taylor, B. E., J. E. Geraci, A. A. Pollack, H. B. Burchell and E. H. Wood: Interatrial mixing of blood and pulmonary circulatory dynamics in atrial septal defects. Proc. Staff Meet. Mayo Clin. **23**, 500 (1948).
Templeton, J. R., and J. H. Gibbon jr.: Experimental reconstruction of cardiac valves by venous and pericardial grafts. Ann. Surg. **129**, 161 (1949).
Tinney, S. W.: Interauricular septal defects. Arch. Int. Med. **66**, 807 (1940).
— and A. R. Barnes: Interauricular septal defect. Minnesota Med. **25**, 637 (1942).
Turk, C. N., and W. W. L. Glenn: Diverticulum approach to the heart chambers: repair of defects in the cardiac septa by a many-tailed plaque technique. Surgery (S. Louis **37**, 427 (1955).
Uhley, M. H.: Lutembachers syndrome and a new concept of the dynamics of interatrial septal defects. Amer. Heart. J. **24**, 315 (1942).
Viscaino, M., M. Vaqueroy, R. Pellon: Communicación interauricular. Estudio de 20 casos. Arch. Inst. nac. cardiol. México **18**, 866 (1948). Z. n. Soulié, Cardiopathies congénitales 176.
Wallmann: Prager Vierteljahresschrift 1859, 1—2. Z. n. Müller, Schweiz. med. Wschr. **1927**, 862.
Watkins, E. jr., A. A. Pomeranz, E. J. Goldsmith and R. E. Gross: Experimental closure of atrial septal defects: Technique of an „atrial well" operation. Surg. Forum Amer. Coll. Surgeons, Sept. 1952, 247. Philadelphia: W. B. Saunders Comp. 1953.
Weil, P.: Der heutige Stand der Herzchirurgie in den USA. Wien. klin. Wschr. **1954**, 253.
Weitz, W.: Vererbung innerer Krankheiten: Erkrankungen des Herzens und der Gefäße. In Baur-Fischer-Lenz: Menschliche Erblehre und Rassenhygiene. Bd. I 2. Hälfte: 202. Berlin-München: J. F. Lehmann 1940.
Welch, K. J., and T. D. Kinney: Effect of patent ductus arteriosus and interatrial and interventricular septal defect on the development of pulmonary vascular lesions. Amer. J. Path. **24**, 729 (1948).
White, P. D.: Heart disease. S. 292 New York: The McMillan Comp. 1947.
Wiggers, C. J.: Observations on the „effective" pressure in right and left auricles. Amer. J. Physiol. **33**, 13 (1914).
Wood, P.: Congenital heart disease. A review of its clinical aspects in the light of experience gained by means of modern techniques. Brit. Med. J. **II**, 639 und 693 (1950).
Zeidler: 3 Fälle von kongenitalem Defekt der Vorhofscheidewand. Arch. inn. Med. **131**, 85 (1920).

A. Einleitung.

Die Berichte über den Vorhofseptum-Defekt erschienen erstmals im 19. Jahrhundert in der pathologisch-anatomischen Literatur (CORVISART 1818, LOUIS 1826, ECKER 1839, CRUVEILHIER 1852, MARTINEAU 1865, PEACOCK 1866, V. ROKITANSKY 1875 u. a. m.). Später kamen die Beiträge in den Lehr- und Handbüchern der pathologischen Anatomie hinzu (RAUCHFUSS 1878, VIERORDT 1898, HERXHEIMER 1910). Erst im Anfang des 27. Jahrhunderts gewann diese Herzmißbildung ein größeres Interesse, wenn auch die Diagnose nur selten intra vitam gestellt werden konnte. OHM stellte 1907 als erster die klinische Symptomatologie: „Herzvergrößerung, Cyanose, systolische und diastolische Geräusche über der Herzbasis" auf, die von BLUMENFELDT in das Handbuch von KRAUS u. BRUGSCH übernommen wurde. In der Folgezeit wurde der Vorhofseptum-Defekt in den Arbeiten der Inneren Medizin und der Kinderheilkunde erwähnt, ohne daß genauere pathophysiologische Angaben oder besondere therapeutische Vorschläge zu finden sind. Häufig wurde dabei zwischen offenem Foramen ovale und Vorhofseptum-Defekt nicht deutlich unterschieden.

LUTEMBACHER berichtete 1916 an Hand klinischer Beobachtungen über das gleichzeitige Vorkommen von Vorhof-Scheidewand-Defekt und Mitralstenose, das schon 1865 durch MARTINEAU beschrieben worden war. Er vertrat die Auffassung, daß die Mitralstenose angeboren sei und der Vorhofseptum-Defekt durch eine Vergrößerung des offenen Foramen ovale, infolge starker Dehnung des Septums durch die Vergrößerung des linken Vorhofes, entstehe, eine Auffassung, der in späterer Zeit vor allem durch ROESLER, McGINN und WHITE widersprochen wurde.

Auch die späteren klinischen Berichte über den Vorhofseptum-Defekt und das sog. Lutembacher-Syndrom basierten wie die Arbeiten von ABBOTT, ROESLER u. a. zum größten Teile auf Obduktionsbefunden im Zusammenhang mit klinischen Beobachtungen. Vermehrtes klinisches Interesse fand der Vorhofseptum-Defekt aber erst nach der Einführung des Herzkatheters in die Herzdiagnostik. Dadurch konnten die Strömungs- und Druckverhältnisse im Herzinnern bei den angeborenen Herzfehlern einfach und gefahrlos untersucht werden, so daß in etwa 90% der Fälle die genaue Natur und die physiologischen Wirkungen der Herzmißbildungen diagnostisch gesichert werden konnten. Bis dahin basierten die Kenntnisse der kongenitalen Herzkrankheiten auf der Morphologie der Mißbildungen und auf empirischen Beobachtungen, die eine Aufstellung von klinischen Bildern und diagnostischen Kriterien erlaubten. Neben der klinischen Untersuchung waren das EKG und die Röntgenuntersuchung von Wert. Dagegen ermöglichten die neuen Methoden des Herzkatheterismus und der Angiokardiographie einen direkten Einblick in die dynamischen Veränderungen.

Diese Untersuchungsmethoden sind um so wertvoller, als sie neben der genauen Diagnose der kongenitalen Herzfehler eine einwandfreie Indikation zur operativen Beseitigung oder die Feststellung der Inoperabilität ermöglichen. Durch zunehmende Erfahrung und die Entwicklung neuer Operationsmethoden gelang es, bis dahin behandlungsunfähige Herzmißbildungen zu korrigieren. Dies trifft auch seit etwa 2—3 Jahren für den Vorhofseptum-Defekt zu. Die hier erzielten Erfolge beruhen auf ausgedehnten Versuchsreihen an Tieren und auf den Vorarbeiten der Physiologen, die wesentliche neue Erkenntnisse vermitteln konnten, auf die später eingegangen werden soll. Seit etwa zwei Jahren mehren sich auch in der deutschen Literatur Mitteilungen, die sich mit dem Vorhofseptum-Defekt und seiner chirurgischen Behandlung befassen.

Vor allem zeigte sich, daß den Einzelbeobachtungen über eine lange Lebenserwartung und völlige Beschwerdefreiheit der Träger eines Vorhofseptum-Defektes oder eines Lutembacher-Syndroms nur ein beschränkter Wert zukommt. In der überwiegenden Mehrzahl der Fälle ist die Lebenserwartung dieser Patienten infolge des Umbaues des Herzens mit der starken Rechtsbelastung sehr verkürzt, da schon relativ früh subjektive und objektive Krankheitserscheinungen auftreten. So sah JACOBI bei mehreren Kindern schon mit 12—15 Jahren eine Herzinsuffizienz auftreten.

Therapeutisch wurde der Vorhofseptum-Defekt zuerst durch die Feststellung beachtet, daß die Träger eines Lutembacher-Syndroms länger lebten als die einer isolierten Mitralstenose. Denn durch den Septumdefekt als Überdruckventil wird ein Lungenödem vermieden; allerdings kommt es dann zu einer Überlastung des rechten Herzens. Als erster schlug der Russe JAROTZKY 1926 und nach ihm O'FARRELL 1938 vor, bei der Mitralstenose einen künstlichen Scheidewand-Defekt zu schaffen, um die gefürchtete Rückstauung im kleinen Kreislauf zu verhüten, bzw. zu beheben. BLAND und SWEET griffen 1949 den Gedanken auf, dem kurz darauf D'ALLAINES und DUBOST folgten, in dem sie einen, allerdings extrakardialen, Nebenschluß zwischen dem linken und rechten Herzen durch Verbindung der V. azygos mit einem Ast der V. pulmonalis inf. schafften. BLALOCK entwickelte in Verfolgung dieses Gedankens eine Methode, welche die Schaffung eines Vorhofseptum-Defektes ermöglichte, da nach seiner Auffassung dieser weniger zu einem Spontanverschluß neigte als die Venenanastomose nach BLAND-SWEET. Durch die Entwicklung neuer Operationsmethoden, vor allem der Kommissurotomie bei der Mitralstenose verloren beide Operationsverfahren, die z. T. befriedigende, zeitweilige Erfolge erzielen konnten, an Wert und werden heute kaum noch angewendet. Eine weitere Indikation zur Schaffung eines künstlichen Septumdefektes fand sich bei der Transposition der großen Gefäße, bei der dadurch eine sauerstoffreichere Blutmischung erreicht werden konnte (BLALOCK u. HANLON).

B. Pathologische Anatomie und Entwicklungsgeschichte des Vorhofseptum-Defektes.

Über die *Ätiologie* der kongenitalen Herzfehler ist noch relativ wenig sicheres bekannt. Neben Erbfaktoren (WEITZ, KOHLER und KITZEROW) spielen Viruserkrankungen der Mutter in den ersten Schwangerschaftswochen (GIBSON, GREGG, SOULIÉ) eine Rolle. Auch Schädigungen des Vaters durch gewerbliche Gifte, am meisten bei Bleiarbeitern (KOHLER-KITZEROW) können sich in dieser Hinsicht auf die nächste Generation auswirken (JACOBI, LOEWENECK, NORTHOFF). Auch scheint die Sauerstoffversorgung des Embryos eine Rolle zu spielen, da durch künstliche Hypoxämie experimentell kongenitale Herzfehler erzeugt werden konnten (MAURATH u. REHN, SCHELLONG u. a.).

Bei Kindern mit Mongolismus (GRANATA, BENZINI, PARANCAN sowie EVANS) und mit Arachnodaktylie (FUTCHER, GOYETTE, GROB u. ROSSI, PIPER u. IRVINE-JONES, TASCHEN, TAUSSIG, WOOD) ist das Vorkommen eines Vorhofseptum-Defektes deutlich häufiger als bei normalen Kindern. Nach BROWN haben die Träger eines Septum-Defektes häufig einen hohen Gaumenbogen, Hühnerbrust und überzählige Mamillen. Beim weiblichen Geschlecht findet man den Vorhofseptumdefekt ungleich häufiger als beim männlichen. Nach der Zusammenstellung der Weltliteratur besteht eine Gynäkotropie von etwa 2:1 (66,5% weibliche Patienten gegenüber 33,5% männlichen).

Zum Verständnis der funktionellen Vorgänge, mit dem dadurch bedingten Umbau des Herzens und den Veränderungen im Bereich der Lungenstrombahn, sowie zur Stellung der Operationsindikation ist es notwendig, den *Begriff des Vorhofseptum-Defektes* klar von dem des offenen *Foramen ovale* zu trennen. Ein offenes Foramen ovale, dessen Öffnung vom rechten Vorhof nach links oben und vorne verläuft, findet man bei Autopsien so häufig (20—30% nach HERXHEIMER, ASCHOFF, PATTEN, TAUSSIG, LANGE, SCHAEDE, KIRKLIN u.a.), daß man es nicht als Mißbildung, sondern als eine Variante des Normalen ansehen muß. In der Regel ist es für seine Träger ohne praktische Bedeutung. Gekreuzte Embolien sind wohl möglich, aber sehr selten (W. FREY, LANGE). Während des Lebens ist es funktionell geschlossen, da durch den höheren Druck im linken Vorhof die Valvula semilunaris dicht gegen die Septumwand gedrückt wird, auch wenn sie nicht, wie normal, mit dem Rand des Foramen ovale verwachsen ist (WALLMANN). Eine Kurzschlußverbindung kann nur zustande kommen, wenn durch eine enorme Dilatation der Vorhöfe das Septum so gedehnt wird, daß das Foramen ovale größer wird als die bedeckende Klappe oder wenn der Druck im rechten Vorhof den des linken erheblich übersteigt (veno-arteriöser Nebenschluß) und wie z. B. bei der Pulmonalstenose mit intaktem Kammerseptum, bei Mißbildungen oder Atresien der Trikuspidal-Klappe. Beide Fälle sind jedoch seltener und oft infolge ihrer Kombination mit anderen Herzkrankheiten einer chirurgischen Korrektur nicht oder nicht mehr zugänglich. Der Ausdruck „offenes Foramen ovale" muß daher den Fällen vorbehalten bleiben, bei denen das Foramen ovale normal geformt und durch eine Klappe gedeckt ist, die aber nicht oder nicht vollkommen verwachsen ist. Beim Vorhofseptum-Defekt dagegen handelt es sich um eine echte Mißbildung (HERXHEIMER, MÖNCKEBERG, PATTEN) mehr oder weniger großen Ausmaßes, bei der die Valvula semilunaris fehlt. Kleinere Defekte haben infolge des geringen arterio-venösen Nebenschlusses meist keine funktionelle Bedeutung. Doch ist dabei die Relation der Defektgröße zur Herzgröße zu beachten. Defekte von 1 cm Durchmesser sind für das kindliche Herz groß (LIND u. WEGELIUS), beim Erwachsenen dagegen von untergeordneter Bedeutung.

Wenn auch schon von DOERR über „Morphogenese und Korrelation chirurgisch wichtiger angeborener Herzfehler" berichtet wurde, sei es hier gestattet, kurz auf die Entwicklung der Vorhofscheidewand einzugehen. Sie ist, wie die schraubige Umschlingung von Aorta und A. pulmonalis, eng mit dem phylogenetischen Grundprinzip, das man bei allen Vertretern der höheren Wirbeltierklassen findet (Ausbau der Atmung- arterielle Torsion-Wechselschaltung von Lungen- und Körperkreislauf — nach MÖNCKEBERG) verbunden.

Bis zur Geburt verlangt der einfache Kreislauf des Fetus ein einfaches Herz. Mit dem ersten Atemzug benötigt der doppelte Kreislauf die vollständige Trennung der beiden Herzhälften. Die Scheidewände müssen also so beschaffen sein, daß sie vor der Geburt vollständig ausgebildet sind, ohne den einfachen Kreislauf zu hindern und doch mit dem Beginn der Atmung einen Abschluß des rechten vom linken Herzen zu ermöglichen (BOHNET-PETER). Dies wird durch die Bildung des Vorhofseptums, der Klappen und des Foramen ovale erreicht. Bis zur Geburt kann das Blut aus dem rechten in das linke Herz fließen und so den einfachen Kreislauf aufrecht erhalten, während nach der Geburt infolge des veränderten Blutdruckes in beiden Vorhöfen die türflügelartig gegeneinander gestellten Falten des Septum sich aneinanderlegen und das Foramen ovale verschließen.

Etwa beim 6 mm langen Embryo am Ende der 3. und am Anfang der 4. Embryonalwoche bildet sich im primitiven Herzschlauch das *Septum primum* als eine senkrecht und ventro-dorsal verlaufende Platte, die sich gegen den primitiven Ventrikel vorschiebt, um sich an der Atrio-Ventrikulargrenze mit den dort gelegenen Endokardkissen, aus denen das Septum intermedium und die Atrio-Ventrikularklappen hervorgehen, zu vereinigen. Dabei bleibt nur eine Öffnung, das *Ostium primum*, im vorderen Septumanteil in der Nähe des Ventrikels bestehen, durch die das ganze Blut vor der Bildung der Lungen vom rechten in den linken Vorhof übertritt. Bei einer Entwicklungshemmung in diesem Stadium kommt es zur Persistenz des Ostium primum, dem im ventralen und caudalen Septumabschnitt gelegenen Vorhofseptum-Defekt.

Im Verlauf der Septierung beider Vorhöfe löst sich das Septum primum in seiner kranialen Hälfte auf. Die dadurch entstehende neue Öffnung, das *Ostium secundum*, bildet das spätere Foramen ovale. Auf der rechten Seite und dicht neben dem Septum primum entsteht in der 7. Woche an der oberen Wand des rechten Vorhofs eine ringförmige Falte (ODGERS), die sich als *Septum secundum* caudalwärts entwickelt und die hornförmig mit nach unten gerichteter Konkavität verläuft. Die beiden inneren Flächen der Septen verwachsen miteinander zum Dauer-

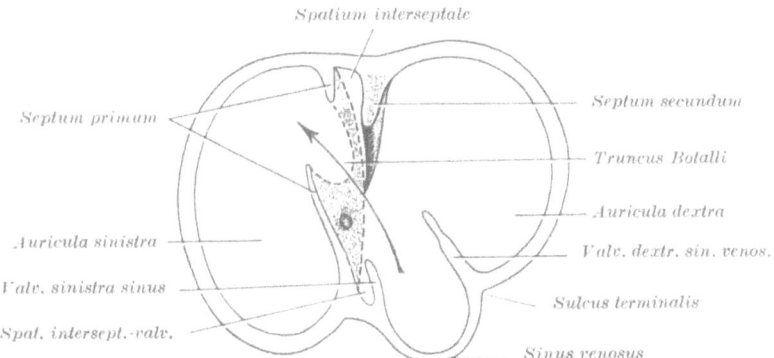

Abb. 1 a. Verhältnisse nach Bildung des Septum primum und secundum mit fetalem Blutkreislauf vom rechten zum linken Vorhof.

septum der Vorhöfe, wobei sich aber Ostium primum und Ostium secundum nicht vollkommen decken. Durch Weiterwachsen der Septen wird das Ostium secundum zunehmend verkleinert (Abb. 1 a). Eine Entwicklungsstörung in diesem Stadium führt zum persistierenden Ostium secundum, dem im Bereich des kranialen Septumanteiles gelegenen Vorhofseptum-Defekt.

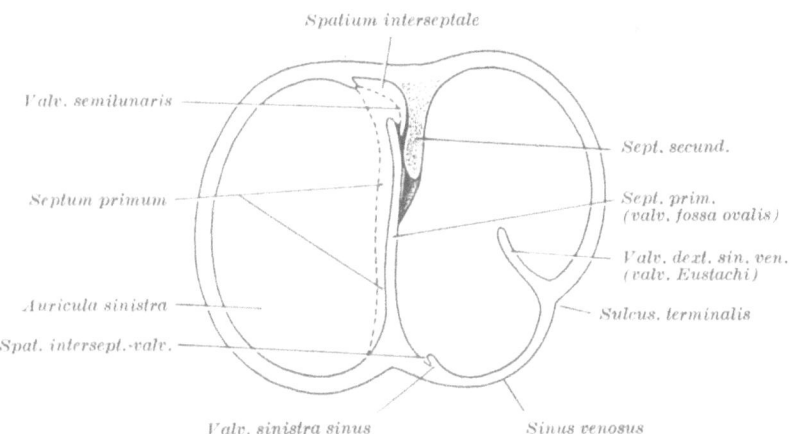

Abb. 1 b. Zustand nach Druckausgleich in den Vorhöfen durch Einsetzen der Atmung. Valvula semilunaris ist an das Septum dicht angelegt.

Da das Septum secundum langsamer als das Septum primum wächst, kommt es auf der linken Seite des Ostium secundum zur Bildung der *Valvula semilunaris*, dem bindegewebigen freien Rest des Septum primum, der wie ein geöffneter Türflügel vom hinteren Rand des nun entstandenen *Foramen ovale* durch die Rechts-Links-Strömung des fetalen Kreislaufes in den linken Vorhof hineinragt. Die Durchflußmenge durch das verkleinerte Ostium secundum verringert sich mit der

Zunahme des Lungenkreislaufes schrittweise und wird nur dadurch aufrecht erhalten, daß der höhere Blutdruck im rechten Vorhof das Segel des Septum primum vom Septum secundum abhebt. Zur Zeit der Geburt tritt noch etwa die Hälfte des Blutes auf diese Weise direkt vom rechten in den linken Vorhof über. Wenn nach der Geburt durch Einsetzen der Atmung das Kreislauf-Gleichgewicht zwischen beiden Vorhöfen hergestellt ist, legt sich die Valvula semilunaris der Septumwand an und verschließt funktionell das Foramen ovale (Abb. 1b). Im Laufe der ersten Lebenswochen verwächst sie bindegewebig mit dem Rand des Foramen ovale. Der Zeitpunkt des anatomischen Verschlusses wird von 3 Wochen (BROMAN) bis zu maximal 2 Jahren (SOULIÉ) angegeben. Doch dürfte er nach der allgemeinen Ansicht (CHRISTIE, KLINKE, LANGE, PATTEN u. a.) nach 3 Monaten erfolgt sein.

Bei den Defekten der Vorhofscheidewand findet man Lücken verschiedenster Größe und Form, angefangen vom Fehlen des ganzen Vorhofseptums und eines Teiles des Kammerseptums (Atrioventricularis communis) oder dem Fehlen der Vorhofscheidewand (Cor triloculare biventriculare) bis zu kleinen Lücken im Bereich des Ostium primum oder secundum. Nicht allzu selten trifft man auf 2 oder mehr Defekte (MÖNCKEBERG, ROESLER, PALTAUF, PATTEN, TAUSSIG). Eine Unterscheidung der Defekte in persistierende Ostia prima und secunda ist klinisch nicht möglich und auch nicht nötig.

Der Vorhofseptum-Defekt mit und ohne Mitralstenose ist eine der häufigsten kongenitalen Herzmißbildungen. Die Häufigkeit wird zwischen 7 und 30% aller kongenitalen Mißbildungen angegeben (ABBOTT, BOLT, COSBY, GRIFFITH, GROSSE-BROCKHOFF, KEITH u. FORSYTH, RUTLEDGE, SCHAEDE).

In vielen Fällen, bis zu 40% (ROESLER, TAUSSIG, MC GINN und WHITE) ist der Vorhofseptum-Defekt mit einer Mitralstenose kombiniert, was allerdings von NADAS bestritten wird. Durch dieses sog. Lutembacher-Syndrom werden die für den Vorhofseptum-Defekt typischen Strömungsverhältnisse im Herzen nicht verändert, sondern vielmehr ganz besonders betont. Daher können beide Erkrankungen im wesentlichen gemeinsam besprochen werden. Während noch LUTEM-BACHER die Auffassung vertrat, daß die Mitralstenose angeboren sei und der Vorhofseptum-Defekt erst sekundär entstehe, haben DRESSLER und ROESLER darauf hingewiesen, daß durch die infolge der Mitralstenose entstehende Druckerhöhung im linken Vorhof ein offenes Foramen ovale geschlossen werden müsse, da dadurch die Valvula semilunaris fest gegen das Septum gedrängt würde. Nach ihrer Auffassung ist der Septumdefekt die angeborene Veränderung, der alle anderen Veränderungen im Herz-Gefäßsystem ihre Entstehung verdanken. Dies ist für die Mehrzahl der Fälle mit Lutembacher-Syndrom denkbar, da beim Vorhofseptum-Defekt eine besondere Neigung zu rheumatischen Herzerkrankungen besteht (DRESSLER u. ROELSER, TAUSSIG u. a.), die zu sekundären Klappendefekten führen können. Auch eine Mitralstenose kann durch eine Inaktivitäts-Atrophie der Klappen entstehen, da ein großer Teil des Blutes statt in den linken Ventrikel durch den Nebenschluß in den rechten Vorhof abgeleitet wird. Auch LANGE und KLINKE vertreten die Ansicht, daß die Mehrzahl der Lutembacher-Fälle durch eine sekundäre Mitralstenose entstanden ist. Doch gibt es sicher eine Reihe von Fällen mit angeborener Mitralstenose und Vorhofseptum-Defekt. Ein derartiger Fall wurde vor kurzem von A. AZEVEDO DE CARVALHO und Mitarbeitern beschrieben. Diese Frage ist insofern für die chirurgische Behandlung von Bedeutung, da nur die erworbenen Mitralstenosen mit Aussicht auf Erfolg digital oder instrumentell erweitert werden können. Bei kongenital verengten Mitralostien ist, wie schon von DOERR festgestellt wurde, durch eine Operation keine Besserung zu erwarten. Bei einer Operation eines Lutembacher-Syndroms im jugendlichen Alter kann aber erwartet werden, daß sich die atrophierte linke Herzseite bei der dem Herzen eigenen Anpassungsfähigkeit bald dem vermehrten, normalen Minutenvolumen auf der linken Seite anpassen wird.

Tabelle 1.

I. *Unkompliziert:*		
a) offenes Foramen ovale	Kein Nebenschluß	Operation unnötig
b) Völliges Fehlen der Vorhof-Scheidewand	Nebenschluß in beiden Richtungen, meist Links-Rechts	Verschluß angezeigt
c) Ostium primum persist.	Links-Rechts-Nebenschluß	Verschluß angezeigt
d) Ostium secund. persist.	Links-Rechts-Nebenschluß	Verschluß angezeigt
e) Umschriebene einzelne oder mehrfache Defekte	Links-Rechts-Nebenschluß	Operation bei entsprechender Größe angezeigt
II. *Kompliziert:*		
a) Atrio-ventricularis communis	Links-Rechts-Nebenschluß	Operation nur unter Umständen möglich
b) Offen. Foramen ovale mit		
1. Pulmonalstenose	Rechts-Links-Nebenschluß	Valvulotomie nach BROCK
2. Mitralstenose	Links-Rechts-Nebenschluß	Kommissurotomie angezeigt
3. Mißbildungen der Trikuspidalklappe	Rechts-Links-Nebenschluß	Operation nicht angezeigt
4. Transposition der Lungenvenen in rechten Vorhof	Rechts-Links-Nebenschluß	evt. Transposition beseitigen
c) Vorhofseptum Defekt mit 1. Pulmonalstenose	Rechts-Links-Nebenschluß	Valvulotomie nach BROCK, evtl. bei großen Defekten sekund. Verschluß
2. Mitralstenose	Links-Rechts-Nebenschluß	Kommissurotomie und Verschluß angezeigt
3. Mißbildungen der Trikuspidalklappe	Rechts-Links-Nebenschluß	Operation nicht angezeigt
4. Transposition der Lungenvenen	Links-Rechts- und Rechts-Links-Nebenschluß	Korrektur der Transposition und Verschluß angezeigt
5. Transposition der großen Gefäße	Rechts-Links- und Links-Rechts-Nebenschluß	Verschluß nicht angezeigt

Es gibt eine ganze Reihe von Kombinationen des Vorhofseptum-Defektes mit anderen Herzmißbildungen (Tabelle 1), deren Kenntnis und Erkennung für die Indikation zur Operation wichtig ist. Denn bei einem Teil der Herzmißbildungen stellt der Scheidewand-Defekt die einzige Kompensation eines sonst mit dem Leben unvereinbaren Herzfehlers dar. Doch ist es heute möglich, wie die Erfahrungen von BAILEY, NIEDNER und GRIESSER zeigen, kombinierte Herzmißbildungen, wie etwa die Transposition der Lungenvenen bei Vorhofseptum-Defekt, erfolgreich zu behandeln. Daher ist für die Stellung der Operationsindikation eine subtile Diagnostik erforderlich, die meist mit den üblichen klinischen Untersuchungsmethoden nicht auskommt, so daß auf die neuen Verfahren des Herzkatheterismus und der Angiokardiographie zurückgegriffen werden muß.

C. Pathologische Physiologie des Vorhofseptum-Defektes.

Die Richtung des Nebenschlusses (SHUNT) zwischen beiden Vorhöfen hängt neben der Größe des Septumdefektes von dem Druckgefälle zwischen beiden Vorhöfen ab, das durch Kombination mit anderen Herzmißbildungen (Mitralstenose, Pulmonalstenose, Veränderungen der Trikuspidalklappe usw.) (GERACI) entscheidend beeinflußt werden kann.

Im normalen Herzen und beim isolierten Vorhofseptum-Defekt ist der Druck im linken Vorhof etwas höher als im rechten (WIGGERS, OPDYKE, BREECHER, LITTLE, CALAZEL, WHITE, HANDELSMAN, BRANNON, STEAD, HULL, COURNAND, BAYER, TAYLOR, MARTIN, UHLEY, BURCHELL, WOOD, DEXTER, DOW, BLOOM-FIELD), so daß ein Druckgefälle von links nach rechts besteht. Für die Tatsache, daß beim isolierten Vorhofseptum-Defekt, auch beträchtlicher Größe, der Druck-unterschied bestehen bleibt, liegen mehrere Erklärungen vor. UHLEY nahm dafür die etwas höhere Lage des linken Vorhofes im Herzen an, so daß beim Stehen und in horizontaler Lage das Blut entsprechend der Schwerkraft vom linken in den rechten Vorhof fließe, eine Annahme, die durch die Druckmessungen von BRAN-NON, WEENS und WARREN in Kopftieflage widerlegt werden konnte, da auch bei einer anatomischen Höherstellung des rechten Vorhofes der Druckunterschied bestehen blieb. Nach den Untersuchungen HOCHREINS ist der rechte Vorhof der größte Herzabschnitt. Er kann deshalb mehr Blut als die anderen Herzabschnitte aufnehmen, bzw. bei gleichem Blutangebot am rechten und linken Vorhof ist der Druck im rechten Vorhof dadurch erniedrigt. LITTLE kontne diese Annahme be-stätigen und erklärte sie mit einer größeren Elastizität der rechten Vorhofwand als der linken. Wahrscheinlich sind dies aber nicht die einzigen Faktoren. HULL führt die Druckdifferenz auf die verschieden geformten Ausflußbahnen der rechten und linken Kammer und auf den verschiedenen Querschnitt der beiden Atrio-Ventrikular-Klappen zurück. Außerdem kann sich nach BARGER die rechte Atrio-ventrikularklappe mit ihren 3 Segeln besser der Kammerwand während der Ventrikelfüllung anlegen als die zweizipfelige Mitralis. Nach BAYER sind die Ur-sachen für die Druckerhöhung im linken Vorhof eindeutig darin zu suchen, daß der jeweils muskelkräftigere linke Ventrikel weniger dehnbar ist und deshalb von dem Vorhof ein höherer Füllungsdruck aufgewandt werden muß, um die entsprechende Blutmenge unterzubringen. Durch diese Faktoren ist der Füllungswiderstand während der Kammerdiastole links größer als rechts. Daher fließt beim Vorhof-septum-Defekt das Blut solange in den rechten Vorhof, bis die Widerstände gegen den Atrio-Ventrikularstrom gleich sind oder bis sich die Atrio-Ventrikular-Klappen schließen. Nach COURNAND spielt auch die etwas früher einsetzende Kon-traktion des rechten Vorhofes eine Rolle. Die dadurch entstehende Druckerhöhung wird auf den linken Vorhof übertragen und führt dort zu einer Erhöhung der Ini-tialspannung und damit zu einem höheren Druck.

Durch den Links-Rechts-Nebenschluß wird ein circulus vitiosus in Gang gesetzt: Linker Vorhof — rechter Vorhof — vermehrte Füllung der rechten Kammer — vermehrte Füllung der A. pulmonalis — vermehrter Einstrom von Lungenblut in den linken Vorhof — vermehrter Links-Rechts-Nebenschluß. Dadurch steigt das Schlag-Minutenvolumen im rechten Herzen erheblich an.

Doch besteht nach den Untersuchungen von OPDYKE u. Mitarbeiter, CALAZEL u. a. auch beim isolierten Vorhofseptum-Defekt kein reiner Links-Rechts-Nebenschluß. Sie konnten zeigen, daß Veränderungen des intrathorakalen Druckes bei der Atmung zu einer kurzdauernden Stromumkehr führen. Auch gelangt bei jeder Herzaktion zu Beginn der Vorhof-Füllung für 0,1 bis 0,12 sec etwas venöses Blut in den linken Vorhof. Die Blutmenge ist aber in den meisten Fällen zu gering, um eine Cyanose zu erzeugen. Doch gibt es Fälle mit Cyanose, Polyglobulie und Trommelschlegelfingern, wie die Untersuchungen von SELZER und LEWIS gezeigt haben, die später besprochen werden.

Durch den überwiegenden Links-Rechts-Nebenschluß kommt es zu einer ver-mehrten Füllung des rechten Ventrikels und zu einem vergrößerten Lungen-arterien-Durchflußvolumen, das in einzelnen Fällen extrem hohe Werte erreichen kann. Nebenschlußmengen von 9—13 l/min werden von SOULIÉ und Mitarbeitern

und von LEQUIME und Mitarbeitern beobachtet. Nach den Untersuchungen von
BJÖRK, CRAFOORD und Mitarbeitern haben die Kranken mit einem tiefsitzenden
Vorhofseptum-Defekt (persistierendes Ostium primum) ein größeres Nebenschluß-
volumen als die mit einem hochsitzenden, da das, aus den Lungenvenen in den
linken Vorhof einströmende Blut unmittelbar in den rechten Vorhof und während
der Diastole in die rechte Kammer strömt. Dilatation des rechten Vorhofs, Dilatation und Hypertrophie der rechten Kammer (COSSIO u. ARANA) sowie eine Dilatation der A. pulmonalis und ihrer Äste sind die Folgen. Der linke Vorhof bleibt
meist normal oder vergrößert sich nur wenig. Eine stärkere Dilatation ist hin und
wieder beim Lutembacher-Syndrom beschrieben (ENGERT, TAUSSIG). Der linke
Ventrikel verändert sich nicht. Die oft beschriebene Hypoplasie der Aorta (ROKI-
TANSKY) kann bei einem Teil der Fälle durch das verringerte Blutvolumen erklärt
werden, da Form und Größe der herznahen Gefäße weitgehend vom Durchflußvolumen bestimmt werden (SELZER). Da aber meistens Schlag- und Minutenvolumen des linken Herzens normal sind, kann man kaum eine Hypoplasie annehmen. Vielmehr handelt es sich um den Eindruck einer Verengung der normal
weiten Aorta gegenüber der oft ganz enorm dilatierten A. pulmonalis.

Die Entwicklung eines Hochdruckes in der A. pulmonalis, den man immer
wieder trifft, bringt ein weiteres Moment zur Änderung der Strömungsverhältnisse
beim Vorhofseptum-Defekt mit sich. Wenn sich auch bis jetzt über die Häufigkeit
der Pulmonalhypertension noch wenig sagen läßt, ist es sicher, daß diese Komplikation bei allen Fällen mit schweren Symptomen vorliegt (BAILEY). Wahrscheinlich müssen für die Drucksteigerung im Lungenkreislauf Gefäßveränderungen der
Pulmonalis und ihrer Äste, im Sinne einer Sklerose oder Thrombendangitis, verantwortlich gemacht werden, die zu einer Erhöhung des peripheren Gefäßwider-
standes führen. Der Grund dafür ist unbekannt, doch darf angenommen werden,
daß die Erhöhung des Stromvolumens für die Gefäßwandveränderungen verantwortlich ist (SCHAEDE u. THURN, WELCH u. KINNEY). Eine andere Möglichkeit
besteht darin, daß anfänglich das vergrößerte Durchflußvolumen in der A. pulmonalis durch eine immer weiter zunehmende Dilatation dieses Gefäßes auf-
gefangen wird. Nach Erreichung der Grenze der Dehnungsfähigkeit muß eine
weitere Vergrößerung des Durchflußvolumens zu einer Drucksteigerung führen
(HULL). NIEDNER sieht als erste Ursache für die Drucksteigerung eine Hypertrophie der Arteriolen im Lungenkreislauf mit nachfolgendem protektivem Spasmus an, dem später eine Hyalinose der Gefäßwand folgt. Die Dilatation der A.
pulmonalis ist beim Lutembacher-Syndrom ganz besonders stark ausgeprägt,
bei dem es oft zu aneurysmatischen Erweiterungen mit der Gefahr der Ruptur
der Gefäßwand kommt.

Die langsam zunehmende Drucksteigerung in der Lungenarterie macht eine allmähliche Drucksteigerung im rechten Ventrikel und im rechten Vorhof erforderlich,
die zu einer Abnahme des Links-Rechts-Nebenschlusses und zu einer Erhöhung des
linksseitigen Schlagvolumens führt. Sobald der Druck im rechten Vorhof den des
linken übersteigt, kommt es zu einer Stromumkehr von rechts nach links und
damit zu einer Cyanose (Spätcyanose). In diesen Fällen droht eine baldige Rechts-
insuffizienz des Herzens durch Überbelastung der rechten Kammer (ABBOTT,
BEDFORD, BURRETT, ROESLER, WHITE). Eine Thrombose in der A. pulmonalis,
die nicht zu selten ist (CANADA), führt ebenfalls zu einer Drucksteigerung. Eine
zeitweilige Stromumkehr beim Erwachsenen kann außerdem im Schock, bei starker körperlicher Anstrengung (HICKAM) und bei Lungeninfektion auftreten.

Kurz nach der Geburt kann durch ein vorübergehendes Persistieren des Rechts-
Links-Nebenschlusses eine Cyanose bestehen, die nach dem Druckanstieg im
linken Vorhof und Umkehr des Blutstromes von links nach rechts verschwindet.

Bei Druckerhöhung im kleinen Kreislauf durch Schreien, Husten u. dgl. tritt eine zeitweilige Cyanose auf (KLINKE, LANGE, SCHAEDE). Auch kann eine leichte Akrocyanose bestehen (TAUSSIG), die eher durch ein vermindertes Blutangebot an die Peripherie und eine vermehrte Sauerstoff-Utilisation als durch einen gemischten Nebenschluß entsteht.

Doch gibt es auch beim isolierten Vorhofseptum-Defekt Fälle mit echter Cyanose, Polycythämie und Trommelschlegelfingern. SELZER u. LEWIS fanden unter 180 Fällen 11. Nach ihrer Ansicht spielen dabei Lungengefäßsklerose mit erschwerter Sauerstoff-Diffusion (BRANNON und Mitarbeiter, MASSEE), Pulmonalhypertension mit Rechts-Links-Nebenschluß (HANDELSMAN, BAILEY) und ein gemeinsamer Vorhof mit sauerstoffärmeren Mischblut (TAYLOR) eine weniger große Rolle. Dagegen soll der direkte Einstrom venösen Blutes aus den Hohlvenen durch den Scheidewanddefekt in den linken Vorhof in dem Abschnitt der Herzaktion, in dem das Druckgefälle vom linken zum rechten Vorhof am geringsten ist, dafür verantwortlich sein. H. J. C. SWAN und Mitarbeiter konnten an Hand von Farbstoff-Dilutionskurven die Auffassung von SELZER und LEWIS bestätigen. Mit dieser Theorie kann eine Cyanose auch ohne nachweisbare Lungengefäßveränderungen und bei kleineren Defekten erklärt werden. Die Kenntnis dieser Fälle ist wichtig, da bei ihnen die Indikation zur Operation gegeben ist, im Gegensatz zu den Fällen mit Lungengefäßveränderungen, die sich für eine Operation kaum eignen. Die Annahme SELZERS konnte durch die Untersuchungen von BRANNON, DEXTER, HANDELSMAN, TAYLOR gestützt werden, die bei isolierten, unkomplizierten Fällen eine mehr oder weniger starke Sauerstoff-Untersättigung (67—94% O:) im peripheren Arterienblut nachweisen konnten, die auf eine Beimischung venösen Blutes zurückzuführen ist.

Die Änderung der Strömungsverhältnisse im Herzen durch den Vorhofseptum-Defekt erklären das klinische und röntgenologische Erscheinungsbild dieser Mißbildung: große A. pulmonalis, kleine Aorta, Hypertrophie und Dilatation des rechten Herzens bei normaler Konfiguration des linken Herzens. Die anatomischen Veränderungen an der Scheidewand mit der nachfolgenden Umbildung des Herzens und der Pulmonalarterie lassen pathologische Geräusche entstehen. Das klinische Bild variiert von Fall zu Fall je nach dem Ausmaß der Nebenschlußmenge und beim einzelnen Patienten im Laufe des Lebens infolge der möglichen Strömungsumkehr (BAYER und Mitarbeiter).

In einem gewissen Prozentsatz der Fälle, der von den einzelnen Autoren verschieden hoch angegeben wird, findet man eine falsche Einmündung von Lungenvenen. KIRKLIN und Mitarbeiter unterscheiden 2 verschiedene Formen: 1. die echte kongenitale Transposition, bei der die Venen der rechten oder linken Lunge in den rechten Vorhof oder die obere Hohlvene einmünden (s. Seite 83 u. 84) und 2. die sekundäre Form, bei der infolge des Fehlens des hinteren Septumabschnittes das Blut der an sich richtig einmündenden rechten Lungenvenen direkt in den rechten Vorhof fließt.

D. Die Klinik des Vorhofseptum-Defektes und des Lutembacher-Syndroms.

Beide Herzfehler gehören zu der Gruppe von kongenitalen Herzfehlern, die in der überwiegenden Mehrzahl der Fälle ohne eine deutliche Cyanose verlaufen. Infolgedessen fehlen, bis auf die vorher besprochenen Ausnahmen, die bei den cyanotischen Herzmißbildungen übliche Polycythämie und die Trommelschlegelfinger (ABBOTT, BING, GROSSE-BROCKHOFF, KLINKE, LANGE, SCHAEDE a. u.).

Bei der Geburt und in den ersten Lebensmonaten pflegen die *Herzgeräusche* zu fehlen. Sie treten in den meisten Fällen erst im 4.—6. Monat auf (TAUSSIG, KLINKE). Das dann vorhandene systolische Geräusch und Schwirren läßt sich in dieser Zeit schlecht von dem eines offenen Ductus arteriosus Botalli oder dem eines Kammerseptum-Defektes unterscheiden.

Eine anfänglich bestehende *Cyanose*, bei der die Neugeborenen wie echte „blue babies" wirken, geht nach kurzer Zeit zurück. Eine zeitweilige Cyanose ist oft bei intrathorakaler Druckerhöhung anzutreffen, die zu einer Umkehrung des Nebenschlusses zwischen den beiden Vorhöfen führt. Sie ist immer auf einen Vorhofseptum-Defekt sehr verdächtig. Manchmal findet man eine paroxyamsle Tachykardie (KLINKE, LANGE), die in den ersten Lebenswochen ebenfalls an einen Vorhofseptum-Defekt denken lassen muß.

Die Patienten sind vielfach von grazilem *Körperbau* (TAUSSIG, BOLT, SCHAEDE, GROSSE-BROCKHOFF), wenn auch eine kräftige Konstitution einen Vorhofseptum-Defekt nicht ausschließt. (BEDFORD, PAPE u. PARKINSON, BAILEY.) Auf die Häufung bei Mongolismus und Arachnodaktylie wurde schon oben hingewiesen. Die Kinder nehmen vielfach nur schlecht an Gewicht zu und gedeihen ungenügend (TAUSSIG, SOULIÉ, RUTLEDGE, LANGE, KLINKE u. a.). Die körperliche Unterentwicklung kann z. T. mit dem verminderten Blutangebot an die Peripherie erklärt werden (RUTLEDGE, KEITH u. FORSYTH, TAUSSIG). Der Eintritt der Pupertät ist in etwa 20% verzögert (SOULIÉ, TAUSSIG). Die körperliche Unterentwicklung kann bis zum Infantilismus und Zwergwuchs gehen, wie die Fälle von ROESLER zeigen.

Die *Untersuchung der Herzdämpfung* ergibt meist bis zum 10. Lebensjahr und länger einen normalen Befund. Erst später findet man das ausgeprägte Bild mit starker Verbreiterung des Herzens nach rechts und links. Durch die oft enorme Vergrößerung des rechten Herzens kommt es bei der Nachgiebigkeit des Knorpel-Knochengerüstes beim Kinde und Jugendlichen durch das von innen stark andrängende Herz zu einer Vorbuckelung der linken vorderen Thoraxwand (ROESLER, SCHAEDE, TAUSSIG), besonders beim engen Thorax der Astheniker (SOULIÉ). Eine derartige Brustkorbverbildung findet man unter den acyanotischen Herzmißbildungen nur beim Vorhof- und Kammerseptum-Defekt (Morbus-Roger). Sie ist daher ein wichtiges diagnostisches Merkmal. Gelegentlich findet man pulssynchrone Auf- und Abwärtsbewegungen der Trachea, die durch die Pulsationen der dilatierten Pulmonalarterien zustande kommen, und eine vermehrte Füllung der Jugularvenen, die bei unkomplizierten, isolierten Vorhofseptum-Defekten eine normale Druckkurve zeigen (WOOD).

Bei der Untersuchung des Herzens findet man als Zeichen der starken Vergrößerung den *Spitzenstoß*, der vom rechten Ventrikel verursacht wird, nach caudal und lateral verlagert. Er liegt meist im 6. oder 7. Interkostalraum in der vorderen Axillarlinie. Er ist hebend (MÜLLER) und verbreitert (DRESSLER u. ROESLER, GROSSE-BROCKHOFF). Durch die Dilation des rechten Vorhofs reicht die absolute Herzdämpfung mehr als normal über den rechten Sternalrand hinaus. Außerdem bestehen vielfach stärkste systolische Erschütterungen der seitlichen Thoraxwand links (DRESSLER u. ROESLER), Pulsation im linken 2. und 3. Interkostalraum durch die Dilation des Pulmonalbogens, die man auch bei der Pulmonalstenose und beim M. Roger findet (GROSSE-BROCHKOFF, SCHAEDE, WOOD) und epigastrische Pulsationen (ROESLER).

Der zweite Pulmonalton ist betont, oft laut und schnappend (TAUSSIG, KLINKE, LANGE, LINDSKOG, SCHAEDE) und häufig gedoppelt (FOWLER, WOOD, SOULIÉ). Bei Drucksteigerungen in der Pulmonalarterie ist der Schluß der Pylmonalklappen oft so kräftig, daß man dies durch die Thoraxwand tasten kann (TAUSSIG).

Durch die veränderten Strömungsverhältnisse — und gegebenenfalls auch durch
rheumatische Klappenerkrankungen — entstehen systolische und diastolische Geräusche und ein Schwirren. Bei den kompensierten Fällen hört man ein betontes,
systolisches Geräusch und fühlt ein Schwirren im linken 2. und 3. Interkostalraum neben dem Brustbein. Es ist oft auch auf dem Rücken zu hören (BAILEY).
Bei Dilatation der A. pulmonalis ist es weniger deutlich als bei normaler Weite.
Man kann daher annehmen, daß es in der A. pulmonalis einsteht. Eine andere
Möglichkeit ist durch Wirbelbildung in den Vorhöfen des Scheidewand-Defektes
gegeben. In einzelnen Fällen wird das Geräusch ausgeprägt nach rechts fort-
geleitet.

Beim *Lutembacher-Syndrom* bestehen außerdem die für eine Mitralstenose
typischen Geräusche. Doch dürfen diese nicht in jedem Fall auf eine Mitralstenose
bezogen werden, die nach den Untersuchungen von NADAS auskultatorisch zu
häufig beim Vorhofseptum-Defekt diagnostiziert wird. Die Geräusche können auch
völlig fehlen, wie COSSIO u. ARANA zeigen konnten. Dies ist vor allem beim Einsetzen der Dekompensation infolge des Druckausgleiches zwischen den beiden
Kreisläufen und beim Vorhofflimmern der Fall.

Die *Bestimmung der Kreislaufzeit* mit Äther, Decholin oder Fluorescein (BOCK
u. FINK, PUDDU, HITZING, LANGE) ergibt beim Links-Rechts-Nebenschluß normale Werte. Bei einem Rechts-Links-Nebenschluß ist sie, wie bei den Herzfehlern
mit Cyanose, verkürzt (COSBY u. GRIFFITH, LANGE, LOTZKES, FEINDT, GROSSE-
BROCKHOFF, JACOBI, LOEWENECK und NORTHOFF). Die Veränderungen im Kurvenverlauf mit der Evansblau-Methode nach SWAN, BURCHELL und WOOD sind
entsprechend. Nach den Untersuchungen von KIRKLIN und Mitarbeitern an 53
Kranken mit Vorhofseptum-Defekt konnte mit dieser Methode ein genauer Aufschluß über die Nebenschlußmenge und die Nebenschlußrichtung erzielt werden.
Außerdem konnten damit anormale Einmündungen von Lungenvenen festgestellt werden. Capillarmikroskopische Untersuchungen nach dem Verfahren von
O. MÜLLER durch ROSSI, GROB und GUTEWA ergaben für die acyanotischen Formen des Vorhofseptum-Defektes im Gegensatz zu den cyanotischen Bildern keine
Abweichungen von der Norm.

Bei Komplikationen durch eine Trikuspidalklappenerkrankung (Insuffizienz) besteht ein
positiver Leberpuls (DRESSLER u. ROESLER).

Die Einschränkung der körperlichen Leistungsbreite bei Trägern eines Vorhofseptum-Defektes, die weniger für kurzfristige als für Dauerbelastungen gilt, zeigt
sich neben einer Begrenzung der Herzreserve (WOOD) in einer Erhöhung der Atemfrequenz, die meist vorhanden ist (SCHAEDE). In einzelnen Fällen besteht auch
eine deutliche Ruhedyspnoe (RUTLEDGE, SCHAEDE). Etwa bei einem Drittel der
Fälle findet man bei sorgsamer Erhebung der Vorgeschichte eine schon frühzeitig
aufgetretene Bewegungsdyspnoe (BURRETT u. WHITE, PUECH, BRANNON und Mitarbeiter, KLINKE). Das Atemminuten-Volumen ist nach SCHAEDE bis zu einem
Lungendurchfluß-Volumen von 8 Litern/min normal. Bei Überschreiten dieses
Wertes ist es erhöht. Die Vitalkapazität ist stets, wahrscheinlich durch den hohen
Blutgehalt der Lunge, vermindert (SCHAEDE). Beim Lutembacher-Syndrom
besteht nach BAYER ein spirographisches Sauerstoff-Defizit.

Bei der *elektrokardiographischen Untersuchung* findet man in der Mehrzahl der
Fälle mehr oder weniger charakteristische Bilder, während in Einzelfällen das
EKG normal sein kann, solange der pathologische Herzumbau noch nicht erfolgt
ist. Bei den ausgeprägten Formen besteht ein hohes, spitzes und verbreitertes P
(über 0,15—0,2 mV) (OGLESBY) und eine Verlängerung der Überleitungszeit. In
etwa 80—90% besteht ein kompletter Rechtsschenkelblock (PUECH). Arrhythmien,
besonders als Vorhof-Flimmern oder -Flattern, sind häufig, vor allem beim Lutem-

bacher-Syndrom. Extrasystolen findet man seltener. Die Feststellung der Vorhof-Arrhythmien ist für die Diagnose wichtig, da der Vorhofseptum-Defekt, allein oder in Kombination mit anderen Vitien, der einzige angeborene Herzfehler ist, der derartige Arrhythmien hervorruft (Dry, Barber, Nitsch, Schnitker u. a.).

Auf die *röntgenologischen Merkmale* des Vorhofseptum-Defektes „große Pulmonalis-kleine Aorta" wurde erstmals von Assmann hingewiesen. Die ganze Herzfigur ist durch Verbreiterung des rechten Herzens vergrößert (Abb. 2a). Bei jüngeren Kindern ist der Röntgen-Befund meist noch normal. Bei älteren Kindern

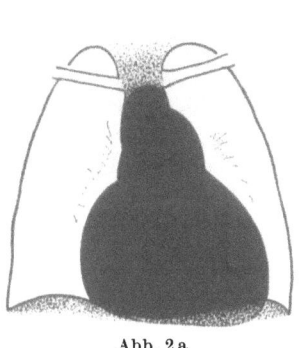 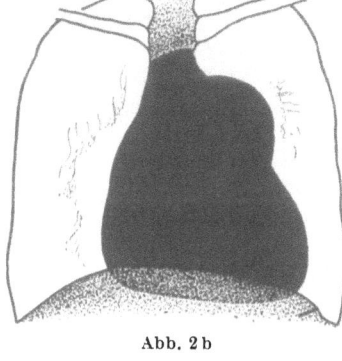

Abb. 2a   Abb. 2b

Abb. 2a u. b. a Herzfigur beim Vorhofseptum-Defekt. b Herzfigur beim Lutembacher-Syndrom.

und bei Erwachsenen dagegen zeigt sich im a. p.-Bild eine Verbreiterung des Herzens, besonders nach links (um etwa 12—35% nach Healey und Mitarbeiter) mit einem sehr stark vorspringenden Pulmonalbogen, der u. U. den linken Hilus verdecken kann (Holzmann, Schaede u. Thurn, Danneel, Feindt u. Hauch), während der rechte Hilus in stark verbreiterter Kommaform sehr deutlich ausgebildet ist. Beim Vorhofseptum-Defekt findet man die größte Verbreiterung der Herzkontur von allen kongenitalen Herzfehlern (Klinke). Die Hilusschatten sind vergrößert und zeigen wie der Pulmonalbogen und die hilusnahen Lungengefäße eine starke Eigenpulsation (Hilustanzen), die sehr für einen Vorhofseptum-Defekt spricht. Die Lungenzeichnung ist verstärkt, nur die peripheren Lungenfelder sind hell. Der linke Vorhof ist nicht vergrößert, der Aortenknopf ist klein, die Aortenpulsationen sind normal. Die Beurteilung der Aorta ist oft schwierig, da sie durch die erweiterte Pulmonalarterie verdeckt ist (Healey). Das Verhältnis von Pulmonalis zu Aorta beträgt vielfach 3:2 oder 2:1. Bei der Durchleuchtung im 2. schrägen Durchmesser erkennt man, daß die Verbreiterung des Herzens vor allem durch die Veränderung der rechten Kammer zustande kommt, die randbildend geworden ist. Das Aortenfenster wird durch die stark erweiterte Pulmonalis von vorne unten her verschattet. Linke Kammer und linker Vorhof sind nach links und hinten gedrängt. Der Retrokardialraum ist in vielen Fällen eingeengt, die Speiseröhre wird durch die erweiterte Lungenarterie vielfach eingebuchtet (Taussig).

Beim Lutembacher-Syndrom sind die röntgenologischen Veränderungen besonders augenfällig. Die A. pulmonalis ist oft enorm dilatiert, in einzelnen Fällen aneurysmatisch erweitert (Roesler), so daß der Pulmonalbogen in Kleinapfelgröße vorspringt (Abb. 2b). Der linke Vorhof ist in einzelnen Fällen nach hinten dilatiert (Taussig, Engert). Das Hilustanzen ist besonders auffällig (Holzmann).

Nach DENOLIN und Mitarbeiter und SOULIÉ leistet die Tomographie des Herzens zur Aufgliederung des Herzschattens gute Dienste.

Als ätiologische Faktoren, die zu der starken Prominenz des Pulmonalbogens führen, muß man ansehen:

1. die Erhöhung des Minutenvolumens im Lungenkreislauf,
2. die Drucksteigerung in der Pulmonalarterie,
3. die Linksdrehung des Herzens mit Verlagerung der A. pulmonalis an den linken Herzrand (SCHAEDE u. THURN).

Zur genaueren Klärung der Verhältnisse im Herzinnern ist der *Herzkatheterismus* unerläßlich. Er soll aber nur unter strenger Indikation angewendet werden, wobei während der Untersuchung auf die Einhaltung der zulässigen Durchleuchtungsdauer streng geachtet werden muß, um, besonders bei Wiederholung des Eingriffes, Strahlenschäden zu vermeiden. Außer der röntgenologisch kontrollierten Lage des Katheters gibt die Bestimmung des Sauerstoffgehaltes in den verschiedenen Herzabschnitten des Herzens und der Lungenarterie sowie die intrakardiale Druckmessung wertvolle Aufschlüsse, die fast immer eine sichere Diagnose gestatten.

a) *Lage des Katheters im Herzen.* In zahlreichen Fällen gelingt es, den Katheter vom rechten Vorhof durch den Septumdefekt in den linken Vorhof einzuführen. Dies ist bei Einführung des Katheters durch die untere Hohlvene leichter (BAILEY, BAYER). Tritt er vom linken Vorhof in eine linksseitige Lungenvene ein, ist die Diagnose eines Vorhofseptum-Defektes gesichert (COSBY, BAYER und Mitarbeiter). Beim Eindringen in eine rechtsseitige Lungenvene ist die Abgrenzung gegenüber einer Transposition einer Lungenvene oft schwierig (SOULIÉ). Hier kann nur die sorgfältige Blutgas-Analyse verschiedener Blutproben, die während des langsamen Zurückziehens des Katheters entnommen werden, weiter helfen. Gelangt der Katheter nicht durch den Septumdefekt, sondern durch die Trikuspidalklappe in die rechte Kammer, kann durch die meist wandnahe Lage des Katheters die hochgradige Erweiterung dieser Herzhöhle eindrucksvoll belegt werden (GROSSE-BROCKHOFF). Die Abtastung der rechten Vorhofwand mit der Katheterspitze soll nach COSBY eine normal einmündende Lungenvene auffinden oder ausschließen können. Doch erscheint dieses Verfahren nicht so sicher, daß die verlängerte Durchleuchtungszeit deswegen in Kauf genommen werden könnte (FOWLER).

b) *Sauerstoffgehalt in den verschiedenen Herzabschnitten.* Beim isolierten Vorhofseptum-Defekt und beim Lutembacher-Syndrom findet man im rechten Vorhof einen um mehr als 2 Vol.-% höheren O_2-Gehalt (2 bis 6 Vol.-%, durchschnittlich 3,2 Vol.-%) als in der oberen Hohlvene (BAYER, SCHAEDE, BOLT, COSBY, GROSSE-BROCKHOFF u. a.). Um zu exakten Ergebnissen zu kommen, ist es notwendig, an mehreren Stellen des rechten Vorhofes Blutproben zu entnehmen. Denn z. B. bei Entnahme aus der Nähe des Ostium des Sinus coronarius erhält man äußerst niedrige Werte, die als Einzelwert betrachtet, irreführen können. Der höhere O_2-Gehalt im rechten Vorhof kommt durch die infolge des Links-Rechts-Nebenschlusses erfolgte Blutmischung zustande. Doch kann durch eine abnorm in den rechten Vorhof einmündende Lungenvene (partielle Transposition) ebenfalls ein höherer O_2-Gehalt gefunden werden, während bei der Einmündung einer Lungenvene in die obere Hohlvene dort der O_2-Gehalt ebenso hoch oder höher als im rechten Vorhof ist. Die Kombination mit einer Lungenvenen-Transposition ist nicht allzu selten. Sehr eindrucksvoll sind die Ergebnisse bei Einführen des Katheters in den linken Vorhof und in eine Lungenvene. Hier findet man beim Zurückziehen des Katheters in den einzelnen Blutproben einen abfallenden O_2-Gehalt (Abb. 3).

Bei Verdacht einer Einmündung einer Lungenvene in die V. cava cranialis kann man versuchen, eine Vergleichs-Blutprobe aus der unteren Hohlvene zu entnehmen. Doch muß man nach den Untersuchungen von LIMON und Mitarbeitern bedenken, daß in diesem Gefäß bis zur Einmündung in das Herz eine gewisse Schichtung des Blutes, das aus der Peripherie, den Nieren und der Leber stammt und einen organspezifischen O_2-Gehalt besitzt, besteht, die keinen einheitlichen O_2-Gehalt entstehen läßt.

Die Sauerstoffsättigung im peripheren Blut ist meist durch eine geringe Beimengung venösen Blutes (s. oben) erniedrigt und beträgt nach TAYLOR und Mitarbeitern, HANDELSMAN und Mitarbeitern meist zwischen 87 und 94%.

c) *Druckverhältnisse.* Der Druck im linken Vorhof ist höher als im rechten, außer bei einem völligen Fehlen der ganzen Scheidewand, bei dem der Druck weitgehend ausgeglichen ist (TAYLOR). Die Druckdifferenz beträgt etwa 1—4 mm Hg (COSBY, DEXTER). Er liegt im linken Vorhof bei etwa 10 mm Hg, im rechten etwa bei 6 mm Hg (DEXTER). Denn durch die Fortleitung des Druckes von links nach rechts wird auch der Druck im rechten Vorhof etwas erhöht

(JACOBI und Mitarbeiter, DILLON, GROSSE-BROCKHOFF, SCHAEDE, SOULIÉ). Auch in der rechten Kammer ist eine Druckerhöhung auf etwa 30—50 mm Hg festzustellen (SOULIÉ, BAYER, JAKOBI und Mitarbeiter). Höhere Druckwerte beruhen auf einer Erhöhung des Lungengefäßwiderstandes. Die Druckwerte in der Lungenarterie entsprechen etwa denen der rechten Kammer. Durch die enorme Dilatation des dünnwandigen Gefäßes können sie nach den Untersuchungen von CARLOTTI und Mitarbeitern sogar niedriger als im rechten Ventrikel sein. Doch kann eine Drucksenkung in der A. pulmonalis auch für eine Pulmonalstenose sprechen, besonders, wenn der Druck im rechten Ventrikel über den Normalwerten liegt (BAILEY). Bei Belastung können alle Druckwerte im rechten Herzen ansteigen (HICKAM). Eine Druckerhöhung in der Pulmonalarterie über 30/10 mm Hg ist ein Zeichen für eine zusätzliche Lungengefäßveränderung durch Thrombose, Gefäßsklerose, Thrombendangitis. Bei fortgeschrittenen Fällen, vor allem bei einem beginnenden Rechtsversagen des Herzens sind sie immer erhöht (TAYLOR, HEALEY, HULL, BAILEY u. a.).

Die Tabelle 2 zeigt die Sauerstoff- und Druckverhältnisse bei den einzelnen Herzmißbildungen.

d) *Minutenvolumen*. Das Minutenvolumen im kleinen Kreislauf ist immer erhöht. Bei kleineren Defekten beträgt es etwa das Doppelte desjenigen des großen Kreislaufes (DE-NOLIN, BRANNON), der meist ein normales Minutenvolumen aufweist (SCHAEDE). Bei großen Defekten sind Werte zwischen 15 und 20 Litern/Minute, ja bis zu 30 Litern nicht allzu selten (HEALEY, HICKAM, TAYLOR, WOOD). Aus diesen Werten ergibt sich die außerordentlich große Mehrbelastung des

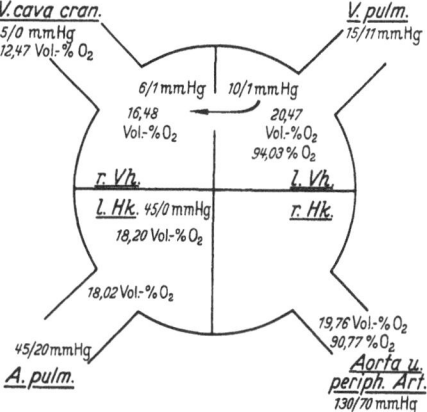

Abb. 3. O$_2$-Gehalt und Druckwerte in den einzelnen Herzabschnitten und in den zu- und abführenden großen Gefäßen beim unkomplizierten, isolierten Vorhofseptum-Defekt.

rechten Herzens, vor allem der rechten Kammer, welche die Leistungsfähigkeit und Lebensdauer eines Patienten mit einem Vorhofseptum-Defekt erheblich begrenzt.

Die *Angiokardiographie* bietet weitere diagnostische Möglichkeiten, wenn auch die Befunde meist nicht so eindeutig sind wie bei den andern kongenitalen Herzmißbildungen (JANKER). Da die Methode ein gewisses Risiko besitzt, soll sie nur angewendet werden, wenn mit den bisher beschriebenen Methoden keine genaue Aufklärung über die Art des Herzfehlers erhalten werden konnte. Ein besonderer Aufnahme-Apparat oder ein Röntgen-Kinematograph (JANKER) ist notwendig, um Serienaufnahmen herzustellen (COOLEY). In vielen Fällen stellt aber die Angiokardiographie das Vorgehen der Wahl dar, um die Operationsindikation genau stellen zu können (JANKER), besonders wenn es sich um die Feststellung einer Kombination mehrerer Herzmißbildungen wie Trikuspidalatresie, Transposition der großen Gefäße, Pulmonalstenose (GOODWIN, GROB u. ROSSI, PUIGBO) handelt. JANKER konnte auf diese Weise einen Vorhofseptum-Defekt mit Pulmonalstenose und poststenotischer Pulmonalis-Dilatation und offenem Ductus arteriosus Botalli feststellen. BRUCE, LOVEJOY und MAHONEY gelang auf die gleiche Art der Nachweis einer partiellen Transposition der Lungenvenen bei Vorhofseptum-Defekt mit Hypertrophie des rechten Ventrikels und offenem Ductus arteriosus Botalli. Bei derartigen Fällen würde eine Verschlußoperation des Septum-Defektes auf große Schwierigkeiten stoßen und zum Tode des Patienten führen, da der Vorhofseptum-Defekt hier, wie in anderen Fällen mit kombinierten Herzmißbildungen, die zum Leben notwendige Verbindung bzw. Kompensation darstellt. Auch soll gerade die partielle und vollständige Transposition der Lungenvenen schon vor der Operation festgestellt werden, um ein entsprechendes Operationsverfahren planen zu können. Sie läßt sich nach den Erfahrungen von GRISHMAN u. SWAN angiokardiographisch feststellen, wenn man nach Vorschieben des Katheters in die A. pulmonalis die Lungengefäße selektiv mit dem Kontrastmittel füllt.

Tabelle 2.

| | Druck | | O₂-Gehalt | | | Abnorme Lage des Katheters |
	Rechte Kammer	A. pulmonalis	Rechter Vorhof	Rechte Kammer	A. pulmonalis	
normal	25/2	25/8	gleich wie V. c. c.	re. VH $\pm$ 0,5%	wie re. K.	—
VSD	leicht-mäßig erhöht	wie re. K.	größer als in V. c. c.	wie re. VH	wie re. K.	li. VH, li. K. Lungenvenen li.
KSD	normal oder erhöht	wie re. K.	normal	größer als rechter VH	wie re. K.	linke Kammer
Offener D. Bot.	normal oder erhöht	normal oder erhöht	normal	normal	größer als rechte K.	Aorta ?
Fallot	erhöht	vermindert	niedrig—normal	wie re. VH oder größer	wie re. K.	Aorta, li. K.
Eis. K.	erhöht	erhöht	normal	größer als re. VH	wie re. K.	Aorta
Pulm. sten. ohne VSD	deutlich erhöht	niedrig	normal	wie re. VH	wie re. K.	—
Essent. Pulm. Ht.	erhöht	erhöht	normal	wie re. VH	wie re. K.	—
Transpos. LV	normal	normal	erhöht	wie re. VH	wie re. K.	Lungenvenen
Transpos. LV mit VSD	leicht bis mäßig erhöht	leicht bis mäßig erhöht	erhöht	wie re. VH	wie re. K.	li. VH, Lungenvenen

Erklärung der Abkürzungen:

VSD Vorhofseptum-Defekt.
KSD Kammerseptum-Defekt.
Fallot Fallotsche Tetralogie.
Eis. K. Eisenmenger-Komplex.
Pulm. sten. Pulmonalstenose.

Essent. Pulm. Ht. Essentiele Pulmonalhypertension.
Transpos. LV Transposition der Lungenvenen.
VH Vorhof.
K Kammer.
V. c. c. V. cava cran.

Bei richtiger Technik ist die Gefahr der Angiokardiographie nicht sehr groß, worauf besonders LIND und WEGELIUS hinweisen, besonders wenn die Kontrastmittelmengen dem Körpergewicht und Alter des Patienten angepaßt werden. Sie konnten unter 150 Fällen mit kongenitalen Herzmißbildungen 30 Vorhofseptum-

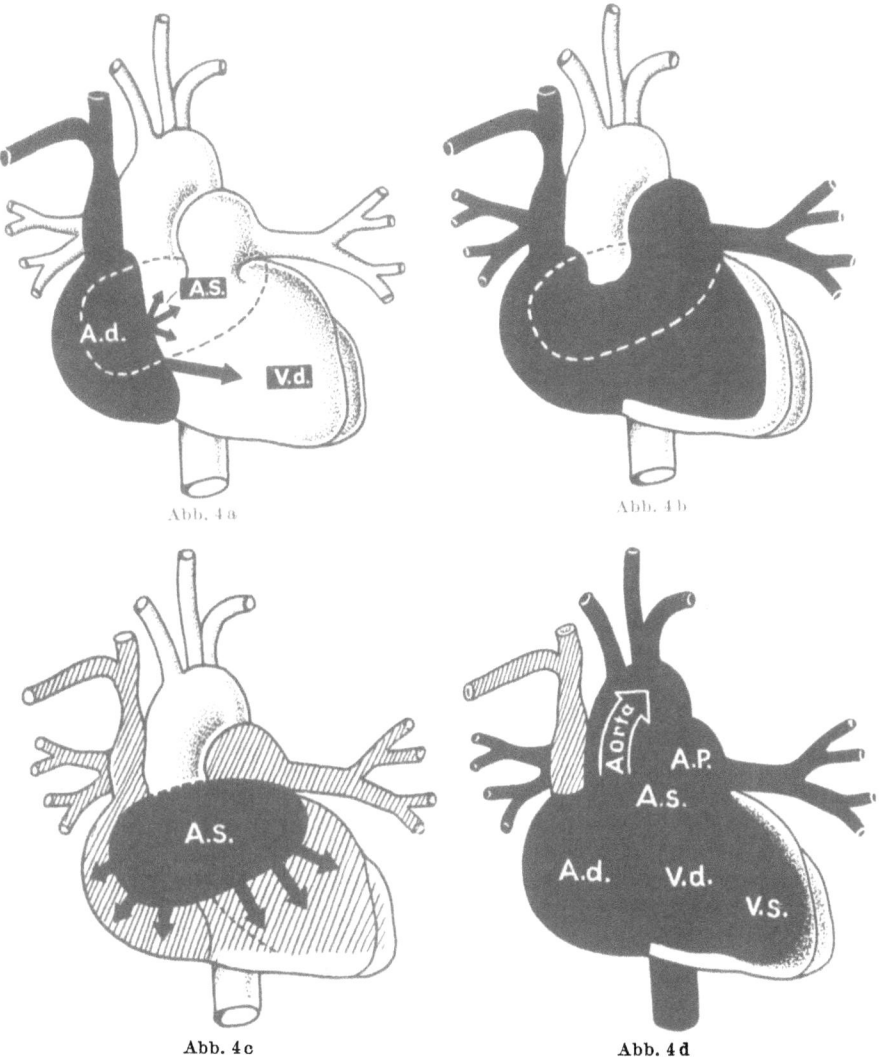

Abb. 4a—d. Schematische Darstellung des Füllungsvorganges beim Vorhofseptum-Defekt (nach JANKER): a Die 3 Pfeile versinnbildlichen den VSD: Vorübergehender R-L-Nebenschluß infolge des hohen Injektionsdruckes. b Füllung der rechten Kammer und der Pulmonalis aus dem rechten Vorhof. Linker Vorhof gestrichelt eingezeichnet. c Füllung des linken Vorhofes. L-R-Nebenschluß in den rechten Vorhof und die Füllung des linken Ventrikels durch Pfeile angedeutet. d Daraus nahezu gleichzeitige Füllung sämtlicher Herzabschnitte, also nochmalige Kontrastfüllung des rechten Herzens.

Defekte nachweisen und bei einem Teil davon deren Größe und Lokalisation bestimmen. Da das Kontrastmittel immer mit einem gewissen Druck injiziert wird, stellt sich auch bei einem Links-Rechts-Nebenschluß nach dem rechten Vorhof auch gleich der linke durch retrograde Füllung durch den Septumdefekt dar, so daß folgender Füllungsweg zustande kommt (JANKER) (Abb. 4).

„Man hat deshalb im Film den Gesamteindruck, daß sich alle Herzabschnitte geradezu gleichzeitig füllen" (JANKER), bzw. daß die Herzhöhlen und die A. pulmonalis übermäßig lange gefüllt bleiben (JACOBI und Mitarbeiter, LINSKOG u. LIEBOW, DICKERSON). Jedoch sind bei der Analyse der einzelnen Aufnahmen (6 bis 24 pro sec) die Füllungsstadien klar zu unterscheiden, verständlicherweise am besten bei der 24 Bilder in der Sekunde ergebenden Röntgen-Kinematographie von JANKER. BJÖRK, CRAFOORD und Mitarbeiter empfehlen eine selektive Angiocardiographic-Methode, bei der nach Einführung der Katheterspitze in den linken

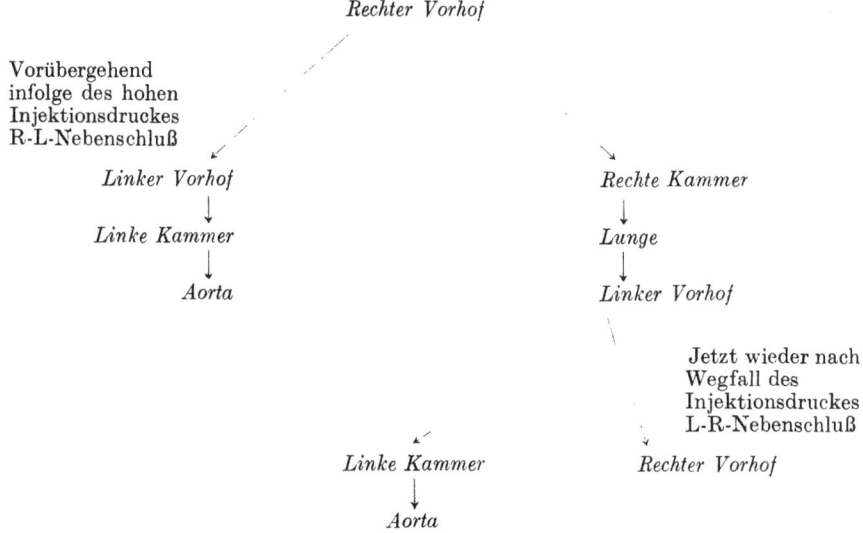

Vorhof — die am besten von der V. saphena aus erfolgt —, 1,2 cm³/kg Körpergewicht eines 70%igen Kontrastmittels in weniger als 1 sec injiziert werden. Durch die hohe Kontrastmittel-Anreicherung läßt sich die Größe des Septumdefektes gut darstellen. Eine andere Möglichkeit besteht in der Benützung eines Herzkatheters, der an der Spitze einen aufblasbaren Gummiballon trägt. Dieser wird nach Einführen in den linken Vorhof durch den Septumdefekt mit Kontrastmittel gefüllt und gestattet so eine genaue Größenbestimmung und Lokalisation des Scheidewand-Defektes. Durch Weiterschieben des gefüllten Ballons in den linken Ventrikel kann eine Mitralstenose festgestellt bzw. ausgeschlossen werden. Beim Lutembacher-Syndrom liegen die Verhältnisse ähnlich. Zusätzlich findet man einen atrophischen linken Ventrikel (HOLZMANN).

E. Diagnose des Vorhofseptum-Defektes und des Lutembacher-Syndroms.

Aus den vorigen Darstellungen ergibt sich die Diagnose aus:

a) der *Vorgeschichte:* mit interkurrenter Cyanose, Belastungsdyspnoe, Anfällen von Herzklopfen, Tachykardie und unregelmäßiger Herztätigkeit, sowie der Neigung zu häufigen Lungenerkrankungen und rheumatischen Infektionen (s. später unter Komplikationen),

b) der *Inspektion:* mit häufig grazilem Habitus, gelegentlicher Akrocyanose, einer Deformierung der linken vorderen Thoraxwand und dem Fehlen einer ausgeprägten Cyanose und von Trommelschlegelfingern, durch epigastrische Pulsation,

c) *auskultatorisch:* ein systolisches Geräusch über der Herzbasis links, eine Verbreiterung der Herzdämpfung nach links und rechts mit Verlagerung des breit hebenden Spitzenstoßes (von der rechten Kammer verursacht) in die vordere Axillarlinie des 6. und 7. Interkostalraumes und beim Lutembacher-Syndrom zusätzlich durch ein diastolisches Geräusch über der Spitze,

d) dem *Röntgen-Befund:* Große A. pulmonalis — kleine Aorta mit Verbreiterung des rechten Herzens und dichten, vergrößerten, tanzenden Hili,

e) dem *EKG-Befund:* mit P pulmonale, Verlängerung der Überleitungszeit, Rechtsschenkelblock, Rechtsabweichung der Herzachse und häufigen Vorhof-Arrhythmien, vor allem Vorhofflimmern,

f) dem *Herzkatheterismus:* mit Differenz des O_2-Gehaltes zwischen rechtem Vorhof und der oberen Hohlvene und evtl. der direkten Sondierung des linken Vorhofes durch den Defekt und durch Nachweis der typischen Druckwerte,

g) dem *angiokardiographischen* Nachweis.

Differentialdiagnostisch müssen der Vorhofseptum-Defekt und das Lutembacher Syndrom abgegrenzt werden gegen:

1. den offenen Ductus arteriosus Botalli,
2. den Kammerseptum-Defekt,
3. die Transposition der Lungenvenen,
4. die idiopathische Dilatation der A. pulmonalis,
5. die Herzmißbildungen, die mit einer Cyanose einhergehen (Pulmonalstenose mit Septumdefekt, Mißbildungen der Tricuspidalklappe mit Septumdefekt, Fallotscher Tetralogie, Eisenmenger-Komplex).

ad 1. Die Unterscheidung vom *offenen Ductus arteriosus Botalli* ist oft schwierig, besonders bei Kindern. Die Mehrzahl der Fälle von Vorhofseptum-Defekt kommt unter der Diagnose eines Ductus arteriosus apertus in Behandlung (SCHAEDE, NICHOL u. BRANNAN). Trotz der gemeinsamen Symptome, wie Verbreiterung des Herzens, systolische Geräusche über der Basis, vorspringendem Pulmonalbogen, ist eine Unterscheidung durch Puls und Blutdruck möglich, die beim Ductus Botallis höher als beim Vorhofseptum-Defekt sind und die oft die Merkmale der Aorteninsuffizienz zeigen. Das Schwirren über der Herzbasis ist beim offenen Ductus arteriosus besonders deutlich, auch schon bei kleinen Kindern, im Gegensatz zum Vorhofseptum-Defekt. Der Nachweis eines höheren O_2-Gehaltes im Blut der A. pulmonalis als im rechten Ventrikel ist ein weiterer Anhalt für einen offenen Ductus arteriosus. Auch ergibt die Angiokardiographie ein anderes Bild (JACOBI, KEITH, LINDSKOG, TAUSSIG).

ad 2. Der *Kammerseptum-Defekt* (Morbus Roger), der durch ein ,,Preßstrahlgeräusch" charakterisiert ist, kann durch den Herzkatheterismus und gelegentlich durch die Angiokardiographie nachgewiesen werden. Verwechslungen, auch am offenen Herzen, kommen aber immer wieder vor, wie die Fälle von HELMSWORTH sowie SHUMAKER zeigen. Die Unterscheidung des M. Roger von einem Vorhofseptum-Defekt durch die Höhe des Geräusches, wie von einigen Autoren angegeben (2.—3. Interkostalraum vom Vorhofseptum-Defekt und 4. Interkostalraum beim Kammerseptum-Defekt) ist kaum möglich, wenn man sich vergegenwärtigt, daß beide Defekte im Herzen oft nur 0,5 bis 1 cm auseinander liegen können.

ad 3. Die komplette oder teilweise *Transposition der Lungenvenen*, ohne und vor allem mit Vorhofseptum-Defekt, kann nur durch den Herzkatheterismus mit Röntgen-Kontrolle der Katheterlage, sowie durch die Angiokardiographie nachgewiesen werden. Die Klärung dieses Krankheitsbildes vor der Operation ist besonders wichtig, damit der Operationsplan danach aufgestellt werden kann, worauf BAILEY, MULLER, GERACI, SNELLEN u. a. hingewiesen haben.

ad 4. Bei der *idiopathischen Dilatation der A. pulmonalis* erinnert der Röntgen-befund an ein Lutembacher-Syndrom. Die Unterscheidung gelingt durch die Blutgas-Analyse, bei der in der V. cava cran. und im rechten Vorhof die gleichen Sauerstoffwerte gefunden werden wie in der A. pulmonalis. Auch ergibt die Angio-kardiographie ein anderes Bild (TAUSSIG).

ad 5. Die übrigen Herzmißbildungen unterscheiden sich durch das Bestehen einer starken Cyanose mit ihren Folgen, wie Polycythämie und Trommelschlegel-finger. Schwierig kann jedoch die Abgrenzung von den Fällen von Vorhofseptum-Defekt sein, bei denen es durch die besonderen Strömungsverhältnisse zu einem überwiegenden Rechts-Links-Nebenschluß kommt, auch ohne daß eine Druck-erhöhung im kleinen Kreislauf besteht. Hier kommt es neben dem sicheren Nach-weis eines isolierten Septumdefektes durch Herzkatheterismus, Angiokardio-graphie und klinischem Befund auf die Feststellung an, ob eine Dekompensation des rechten Herzens vorliegt. Denn in diesem Fall ist eine Operation infolge der sekundären Lungenveränderungen kontraindiziert, da durch den Defektverschluß das Bild eines Morbus Ayerza geschaffen würde.

Wichtig ist auch die Abgrenzung von der Pulmonalstenose mit Vorhofseptum-Defekt, da bei dieser Erkrankung die Valvulotomie der Pulmonalklappe nach BROCK vorgenommen werden muß (BROATBENT, COELHO). Wenn danach noch wesentliche Symptome durch den Septumdefekt bestehen, könnte eine Verschluß-operation durchgeführt werden. Bisher war dies noch nicht der Fall.

In diesem Zusammenhang muß noch auf das Krankheitsbild des sog. ,,falschen Lutembacher-Syndroms'' hingewiesen werden, bei dem neben dem Vorhofseptum-Defekt eine angeborene Mitralinsuffizienz infolge der Spaltung des medialen Segels besteht. Der Nebenschluß geht ebenfalls von links nach rechts.

Als Unterscheidungsmerkmal vom echten Lutembacher-Syndrom glaubt CAHEN einen Links-Schenkelblock im EKG, den er in seinen zwei Fällen fand, annehmen zu dürfen. Von ihm wurde auch vorgeschlagen, das Syndrom nach ROKITANSKY-ABBOTT zu benennen, da diese Autoren besonders auf das Syndrom hingewiesen haben. Auch von STERNBERG berichtete über einen Fall dieser seltenen Mißbildung. MULLER und Mitarbeiter fanden unter ihren 18 Fällen ebenfalls eine derartige Mißbildung.

F. Komplikationen.

Die Träger eines Vorhofseptum-Defektes und eines Lutembacher-Syndroms sind außer der drohenden Insuffizienz des überlasteten rechten Herzens von einer Reihe von Komplikationen bedroht, welche die Lebenserwartung erheblich ver-kürzen können. Diese Patienten neigen schon in früher Jugend zu häufig rezidi-vierenden, bis zu drei- und viermal im Jahr wiederkehrenden *Erkrankungen der Atemwege* und der Lunge in Form von *Bronchitiden* mit späterer Bildung von Bronchiektasen (LANGE, RUTLEDGE, SCHAEDE, SELZER, TAUSSIG, TINNEY). Die Atmungserkrankungen dürften durch die Blutüberfüllung im kleinen Kreislauf bedingt sein.

Durch das stark erhöhte Minutenvolumen im kleinen Kreislauf kommt es außerdem allmählich zu *Gefäßveränderungen* (protektiver Spasmus, Hyalinose, Sklerose, Thrombendangitis), die zu einer Drucksteigerung in der Pulmonalarterie führen. Durch die außerordentlich starke Dilatation der Lungenarterie sind Aneurysmen, besonders beim Lutembacher-Syndrom, gar nicht so selten. Sie können durch Ruptur zum Tode führen (SELZER). Durch die Dilatation und die dadurch bedingte Stromverlangsamung können sich Thromben in der Lungen-arterie, aber auch im rechten Vorhof und Ventrikel bilden, die zu Lungenembolien und bei Druckerhöhung im kleinen Kreislauf auch zu gekreuzten Embolien führen können (CANADA, GOODALE, CURRENS). Durch die Erweiterung der A. pulmonalis kann auch der linke N. recurrens geschädigt werden, so daß es zu Heiserkeit kommt (ERLANGER, BURRETT).

Rheumatische Infektionen kommen in 65 bis 75% aller Fälle von Vorhofseptum-Defekt vor. Sie können dabei so im Vordergrund des ganzen Krankheitsbildes stehen, daß der Septumdefekt übersehen wird. Die Neigung zu rheumatischen Herzerkrankungen kann auch die Häufigkeit des Lutembacher-Syndroms erklären (BLALOCK, BAILEY, LANGE, SELZER, TAUSSIG, TINNEY, WELCH).

Die häufigste Komplikation ist die *Vorhof-Arrhythmie*, vor allem *Vorhof-Flimmern oder -Flattern*, die bei keinem anderen kongenitalen Herzfehler gefunden werden. Auf die paroxysmale Tachykardie bei kleinen Kindern wurde schon früher hingewiesen. Die Arrhythmien treten besonders während einer rheumatischen oder pulmonalen Infektion auf (DRY, KLINKE, LANGE, TAUSSIG, TINNEY).

Chronische *Perikarditiden* im Verlauf eines Vorhofseptum-Defektes wurden von TINNEY und WELCH beschrieben.

Beim Lutembacher-Syndrom kann es in einzelnen Fällen durch mangelhafte Füllung des großen Kreislaufs mit unzureichender Gehirndurchblutung zu *epileptiformen Anfällen* kommen, wie in den Fällen von ENGERT und SANTY.

Eine *Endokarditis lenta* ist ausgesprochen selten (BEDFORD).

G. Prognose des Vorhofseptum-Defektes und des Lutembacher-Syndroms.

Die Prognose der beiden Erkrankungen wird in der Literatur sehr unterschiedlich angegeben. Vor allem unter dem Eindruck der Berichte im 19. Jahrhundert von FIRKET, GIBIER u. a. wurde in der älteren Literatur keine Einschränkung der Lebenserwartung angenommen. Doch konnte diese Ansicht auf Grund der ausgedehnten klinischen Berichte von BEDFORD, COSBY, DRESSLER, ROESLER, TAUSSIG, KEITH, HUSFELDT korrigiert werden, die eine durchschnittliche Lebenserwartung von etwa 35 bis 40 Jahren fanden (s. auch JACOBI). Als Todesursache findet man meist ein mehr oder weniger rasch einsetzendes Versagen des rechten Herzens, das meist um das 30. Lebensjahr beginnt, wenn nicht schon eine der vorhin erwähnten Komplikationen oder eine zusätzliche Belastung (z. B. Operation) dem Leben ein vorzeitiges Ende bereitet haben (SCHAEDE, WHITE). Kleinere Defekte ohne Pulmonalhypertension, die die Strömungsverhältnisse und damit die Prognose ändert, haben eine bessere Voraussage (HEALEY, SELZER). Kranke mit persistierendem Ostium primum haben eine schlechtere Prognose als die mit einem Ostium secundum (BJÖRK, CRAFOORD und Mitarbeiter). Daher erscheint die genaue Klärung der Art des Septumdefektes vor der Operation dringend notwendig, um das Operationsrisiko entsprechend beurteilen und das operative Vorgehen planen zu können. Nach den Untersuchungen von BRAUDO, NADAS und Mitarbeitern haben die Träger eines großen Vorhofseptum-Defektes die gleiche Lebenserwartung wie die Kranken mit einem offenen Ductus arteriosus oder einer Aortenisthmusstenose.

Im allgemeinen erliegen die Träger eines Vorhofseptum-Defektes oder eines Lutembacher-Syndroms der 2. Selektionsphase (STIEFEL) nach Abschluß der Pubertät und später, während Patienten mit cyanotischen Herzfehlern zu 75% schon während und nach der 1. Selektionsphase, die bis zum Ende des 2. Lebensjahres reicht, sterben.

Nach BAILEY kann man fünf verschiedene Verlaufsformen unterscheiden:

a) Normales Leben bis in das hohe Alter mit Tod an einer interkurrenten Erkrankung oder an Altersschwäche.

b) Relative Beschwerdefreiheit bei normaler Lebensweise, da die Patienten schon frühzeitig gelernt haben, sich der herabgesetzten Leistungsfähigkeit anzupassen. In der Anamnese finden sich aber plötzlich Leistungsschwäche, Kurzluftigkeit, Herzklopfen, anfallsweise nächtliche Dyspnoe. Weibliche Kranke haben oft mehrere Schwangerschaften und Geburten hinter sich.

c) Die Beschwerden haben schon im Kindesalter eingesetzt. Mehrfache Atemwegs- oder Lungeninfektionen wurden durchgemacht. Von den Eltern der Kinder werden Bewegungs-Dyspnoe und leichte Ermüdbarkeit angegeben. Mit zunehmendem Alter wird die Leistungsfähigkeit des Herzens immer mehr begrenzt. Ein Teil der Patienten stirbt im Kindesalter, einige später. Bei der Vielzahl der Beschwerden spricht jedes weitere Lebensjahr, das gewonnen wird, nicht für die Gefahrlosigkeit, sondern für die Schwere der Erkrankung.

d) Nach normalem Aussehen bei der Geburt wird eine anfänglich anhaltende oder intermittierende Cyanose beobachtet. Die Atmung der Kinder ist frequent und laut, es besteht bei der Nahrungsaufnahme Atemnot. Die körperliche Entwicklung ist stark verzögert, Atemwegs-Infektionen sind häufig. Die mangelnde Gewichtszunahme ist neben der verminderten Sauerstoff-Versorgung der Peripherie auf die kalorische Unterernährung infolge der Schwierigkeiten bei der Nahrungsaufnahme zurückzuführen. Die Leistungsfähigkeit ist stark eingeengt. Das Kind stirbt unter den Zeichen eines fortschreitenden Herzversagens.

e) Kinder mit sehr großen Vorhofseptum-Defekten sterben vielfach schon bald nach der Geburt.

H. Die Indikation zur Operation.

Da die konservative Behandlung des Vorhofseptum-Defektes (Digitalis, Schonung) den tödlichen Ausgang wohl etwas verzögern, aber nicht verhüten kann, ist die Operation in allen Fällen angezeigt, bei denen Symptome von seiten des Herzens (Dyspnoe, Vorhof-Arrhythmien), der Luftwege (Bronchitiden, Pneumonien) und eine allgemeine Einschränkung der Leistungsfähigkeit bestehen und eine deutliche Cyanose fehlt (mit Ausnahme der wenigen von SELZER u. LEWIS beschriebenen cyanotischen Fälle ohne sekundäre Lungengefäßveränderungen). Eine Verschiebung des Operationstermins bis zur Entwicklung markanter Symptome empfiehlt sich nicht, da dann bereits irreversible Veränderungen am Lungengefäßsystem (Gefäßwandsklerose, Pulmonalhypertension usw.) und Schädigungen des Herzmuskels bestehen, die den Operationserfolg in Frage stellen, da bei einer Pulmonalhypertension in fortgeschrittenem Stadium der Septumdefekt nach Umkehr des Nebenschlusses als Überdruckventil nach links wirkt. Der günstigste Zeitpunkt zur Operation dürfte nach den Erfahrungen von BAILEY, BJÖRK u. CRAFOORD, GROSS, SWAN im 6. oder 7. Lebensjahr liegen.

Eine partielle oder komplette Transposition der Lungenvenen ist, wie die Fälle von BAILEY und ein gemeinsam mit NIEDNER beobachteter Fall zeigen, keine Kontraindikation, da eine Umleitung des Lungenvenenblutes in den linken Vorhof durch geeignete Operationsverfahren sehr gut möglich ist.

Eine gleichzeitige, erworbene Mitralstenose (Lutembacher-Syndrom) stellt ebenfalls keine Gegenanzeige dar, da die Mitralstenose im Rahmen der Verschlußoperation vom rechten Herzohr aus digital oder instrumentell in typischer Weise behoben werden kann (BAILEY, BLALOCK, BJÖRK). Dagegen genügt bei einer Mitralstenose mit offenem Foramen ovale die Kommissurotomie (SOULIÉ).

Ein Verschluß des Scheidewanddefektes ist bei all den Mißbildungen und ihren Folgeerscheinungen kontraindiziert, bei denen der Vorhofseptum-Defekt ein Überdruckventil (Pulmonalstenose, Pulmonalhypertension) oder den einzigen, für das

Leben notwendigen Verbindungsweg (Trikuspidalatresie oder -stenose, Transposition der großen Gefäße) darstellt. Eine Ausnahme hiervon bilden nach den Beobachtungen von Kirklin und Mitarbeitern die mit einer Pulmonalstenose einhergehenden Fälle, bei denen ein gemischter (Rechts-Links und Links-Rechts)-Nebenschluß nachweisbar ist (Broadbent und Mitarbeiter). Hier soll im Anschluß an die Pulmonal-Valvulotomie der Vorhofseptum-Defekt verschlossen werden, wenn er groß ist. Die übrigen Fälle auszuschließen ist die Aufgabe einer subtilen Diagnostik, die den Einsatz aller diagnostischen Verfahren mit ihren relativen Risiken erfordert und rechtfertigt.

J. Tierexperimentelle Untersuchungen.

Die ersten Tierversuche wurden 1947 von Cohn durchgeführt. Er stülpte zum Verschluß der zuvor künstlich geschaffenen Vorhofseptum-Defekte bei Hunden die Wand des rechten Vorhofes bis auf den Scheidewanddefekt ein, der sich von außen durch die dünne Muskulatur des rechten Vorhofes gut tasten ließ. Durch mehrere (bis zu 4) *Matratzennähte*, die die eingestülpte Vorhofwand und den Rand des Defektes faßten, wurde der Defekt verschlossen. Um eine Verlegung der venösen Einflußbahnen in den rechten Vorhof (Hohlvenen, Sinus coronarius, evtl. transponierte Lungenvenen) durch die invaginierte Wand zu vermeiden, versenkte er das eingestülpte Stück der Vorhofwand in das Innere des Herzens. Zu diesem Zweck umfuhr er das Invaginat im Vorhof mit einer Drahtnaht, die an einer Stelle der Vorhofwand ein- und ausgeführt wurde. Dann wurde der durch die Einstülpung entstandene Trichter durch die fortlaufende Naht oder durch eine Matratzennahtreihe verschlossen und dann das Invaginat mit dem Draht wie mit einem Schlingenschnürer abgeschnitten. Nach Herausziehen des Drahtes wurde die kleine Öffnung ebenfalls vernäht. Cohn gelang diese Operation bei 5 von 8 Hunden. Die autoptischen Kontrollen einen Monat nach der Operation zeigten bei einem Teil der Tiere einen völligen Verschluß der Defekte durch Muskel- und Narbengewebe. Cohn vertrat die Meinung, daß diese Operation beim menschlichen Vorhofseptum-Defekt wegen der starken Dilatation des rechten Vorhofes leichter durchführbar sei.

Die Methode hat gewisse Nachteile: 1. wird der Defekt nicht sofort geschlossen, da das Transplantat aus der Vorhofwand dem Defekt nur verhältnismäßig locker aufsitzt, und 2. birgt die Versenkung der epikardialen Oberfläche des Transplantates in das Herzinnere die Gefahr der Thrombusbildung in sich, 3. kann es beim Abschneiden des Invaginates zu einer schweren, vielleicht einmal unstillbaren Blutung kommen und 4. können große freie Transplantate, wie sie beim menschlichen Septumdefekt oft notwendig wären, infolge einer mangelnden Blutversorgung zugrunde gehen und so den zuerst verschlossenen Defekt wieder frei geben. 5. wird der Blutstrom aus den Hohlvenen während der Einstülpung gestört. Außerdem kommt es während der Operation häufig zu Herzarrhythmien (Bailey).

1948 berichtete Murray sowie Martin u. Essex über ihre Tierversuche, Murray gleichzeitig über die erste geglückte Operation am Menschen. Seine Methode wird im operativen Teil besprochen. Martin u. Essex versuchten als erste den *Verschluß* des artefiziellen Septumdefektes *mit alloplastischem Material.* Sie verwendeten dazu eine 1 × 1 bis 1 × 2 cm große und 0,0005 cm dicke Polythen-Platte, die mit einem resezierten Stück der V. azygos, deren Intima nach außen gekehrt war, umkleidet war. Am Transplantat wurden an Vorder-, Ober- und Hinterrand je ein Faden angeknüpft, der 2 mm vom Rand einen Markierungsknoten besaß und der in eine gerade Nadel eingeführt war. Die Nadeln wurden nacheinander durch eine, zwischen 2 Haltenähten ausgeführte Incision in der Vorhofwand eingeführt und an 3 Punkten in Höhe der Septumebene durch die Vorhofwand wieder herausgeleitet, und zwar die vordere Nadel nahe der oberen Hohlvene, die obere Nadel hinter dem rechten Herzohr nahe dem Abgang der Aorta und die hintere Naht rechts von der Einmündung der rechtsseitigen Lungenvenen auf der Hinterwand des Vorhofes. Durch einen gleichmäßigen Zug an den 3 Fäden wurde das Transplantat in das Herzinnere hineingezogen und über dem Defekt straff gespannt. Das Auftauchen der Markierungsfäden aus dem Myokard zeigte die straffe Spannung des Transplantates vor dem Defekt an. Die Fäden wurden mit Knopfnähten im Myokard geknotet.

Hinsichtlich der Einheilung der Transplantate waren die Ergebnisse gut. Autoptische Kontrollen innerhalb verschiedener Zeitabschnitte ergaben einen völligen Einbau der Kunststoff-Platte innerhalb von 1 bis 2 Monaten ohne Thrombenbildung. Doch lagen die Transplantate nur in den seltensten Fällen so, daß sie am aufgeschnittenen Präparat den Defekt verschlossen. Meistens bestanden Restlücken. Die fehlende Befestigung der Transplantate am Unterrand des Septumdefektes erwies sich als nachteilig. Die gute Einteilung von Polyäthylen oder Nylonfolien konnten Pomeranz und Mitarbeiter an einer neuerlichen Versuchsreihe bestätigen. Sie fanden nach Verschluß von artefiziellen Vorhofseptumdefekten durch Kunststoff-

Platten oder -Scheiben immer einen Thrombus über der Verschlußstelle, dessen Oberfläche regelmäßig mit Endothel überzogen war. Bei später autoptisch kontrollierten Versuchstieren hatte sich der Thrombus durch bindegewebige Organisation in festes Narbengewebe umgewandelt.

1949 gab DODRILL seine Methode zur Schaffung und zum Verschluß von Vorhofseptum-Defekten an. Er benützte dazu eine *Doppelring-Klemme* mit fast halbkreisförmig gebogenen Branchen, die am Ende je einen Ring von 1,7 bis 2,5 cm Durchmesser trugen. Nach Umfassen der Herzbasis und der Ausflußbahnen der großen Arterien stülpten die beiden Ringe die Wände beider Vorhöfe ein und näherten sie einander über dem Septum. Bei richtiger Lage der Klemme war die Zirkulation nicht gestört. Nach Incision der rechten Vorhofwand im kleinen Ring und Anlegen mehrerer Haltefäden am Wundrand, um den Vorhof bei Auftreten etwaiger Rhythmusstörungen sofort verschließen zu können, konnte in einem blutleeren Operationsfeld ein Vorhofseptum-Defekt gesetzt oder verschlossen werden. Bei zu raschem Anlegen oder Lösen der Klemme traten Überleitungsstörungen auf. Die einzelnen Herzen vertrugen die Klemme eine verschieden lange Zeit (3 bis 30 min). Wenn die Klemme trotz der Zeichen einer schlechten Herzaktion liegen gelassen wurde, kam es durch Kammerflimmern zum Tod des Versuchstieres. Kleinere Defekte wurden durch eine fortlaufende Naht, größere durch Annähen der großen Vorhofwand in den Defekt verschlossen.

Der Nachteil der an sich einfachen Methode liegt in der oft großen Ausdehnung der Scheidewanddefekte beim Menschen, die meist die künstlich gesetzten weit übertreffen, so daß bei der Verwendung von Klemmen mit größeren Ringen zu große Teile der Vorhöfe aus dem Kreislauf ausgeschaltet werden müßten, wodurch eine erhebliche Einflußbehinderung entsteht. Beim völligen Fehlen der Scheidewand könnte eine entsprechend große Klemme gar nicht angelegt werden.

1950 veröffentlichten SWAN, MARESH, JOHNSON u. WARNER ihre Technik zur Behandlung künstlich gesetzter Vorhofseptumdefekte, durch die Nachteile der COHNschen Methode vermieden werden sollten. Da sie nicht voll befriedigte und vor allem bei der Anwendung beim Menschen keinen völligen Verschluß des Defektes gewährleistete, wurde sie später von SWAN und STEWART modifiziert. Beide Verfahren werden im operativen Teil besprochen.

HUFNAGEL u. GILLESPIE gaben 1951 eine neue Methode an, die in der Einführung einer *Doppelscheibe aus Polythen oder Nylon* besteht. Die etwas größere, für die linke Seite des Defektes bestimmte Scheibe trägt am Rand feine Zähne, die eine sichere Haftung gewährleisten sollen. Beide Scheiben werden durch ein Steckgewinde zusammengehalten, das nach Einführung der Scheibe durch das rechte Herzrohr gelöst wird. Die größere Scheibe wird durch den Defekt in den linken Vorhof geleitet und dort gegen das Septum gedrückt. Danach wird die zweite Scheibe von rechts her angelegt und mit einem stabförmigen Instrument, das auch zur Führung der Scheibe im Herzen dient, aneinander geschraubt. Bei einem genügend großen Rand um den Defekt, wie man ihn bei den artefiziellen Defekten immer findet, sitzt die Doppelscheibe fest. Für die Anwendung beim Menschen eignete sich die Doppelscheibe nicht, wie die Erfahrungen von GROSS zeigten. Denn in den meisten Fällen ist der Rest des Septum zu klein, um der Doppelscheibe einen so sicheren Halt zu bieten, daß sie nicht durch die Herzaktionen gelöst wird und in den rechten oder linken Vorhof zurückfällt, wo sie die Atrio-Ventrikular-Klappe der entsprechenden Seite verlegt.

Im gleichen Jahr berichteten KIRILUK, HOAG u. MERENDINO über ihre Verschlußtechnik. Sie führten dazu einen *Tampon, der aus Fettgewebe* bestand, das mit Perikard umgeben wurde, durch das linke Herzrohr auf einer Sonde ein und verlegten damit den Defekt. Der Tampon wurde mit einer Naht befestigt. Doch konnte die Technik nicht befriedigen und wurde daher beim Menschen nicht angewendet.

1952 veröffentlichten BAILEY und Mitarbeiter, GROSS und Mitarbeiter sowie LEWIS u. TAUFIC ihre neuen experimentellen Ergebnisse und Verfahren, die sich so gut bewährt hatten, daß sie gleichzeitig über mehrere Operationen am Menschen berichten konnten. Im folgenden Jahr folgte der Bericht von BJÖRK u. CRAFOORD über die von ihnen entwickelte Technik zur Behandlung des menschlichen Vorhofseptum-Defektes (s. operativer Teil), die eine Weiterentwicklung der von SØNDERGAARD angegebenen Methode darstellt.

SHUMAKER, MOORE u. KING versuchten in gleichen Jahr die Verwendung von autoplastischen Transplantaten aus *Herzohr- und Perikardgewebe*, die zur besseren Handhabung während der Operation über einen Drahtring geschient waren, ohne befriedigende Resultate zu erhalten. Auch waren weitere Versuche mit einem in das rechte Herzohr eingeführten und mit einer Gummikappe verschlossenen Glaszylinder wenig erfolgreich. Die besten Versuchsergebnisse erzielten sie mit einem freien, beutelförmig gestalteten Perikard-Transplantat, das in den Septumdefekt eingenäht wurde. Sie wendeten die Methode beim Menschen an (s. operativer Teil).

Statt eines freien Perikard-Transplantates versuchten GLOVER, HENDERSON, MARGUTTI u. GREGORY 1952 den Verschluß des Septumdefektes mit einem gestielten, röhrenförmig vernähten *Perikard-Transplantat*. Dabei wurde die Perikard-Innenfläche nach außen gewendet und das gestielte Transplantat durch eine Incision in der oberen Wand des rechten Vorhofes medial von der oberen Hohlvene eingeführt. Sie benützten dazu eine Öhrsonde, die vom linken Herzohr her durch den Septumdefekt nach rechts geführt wurde. Durch sie wurde das Transplantat durch den Septumdefekt hindurchgezogen und an der Wand des linken Vorhofes mit einer Naht befestigt. Im Gegensatz zu ähnlichen Versuchen zum Verschluß des Kammerscheidewand-Defektes blieben beim Vorhofseptum-Defekt die Transplantate lebensfähig.

DONALD, KIRKLIN u. GRINDLAY veröffentlichten 1953 ähnliche Versuche wie schon früher MARTIN u. ESSEX, indem sie als Verschlußmaterial *Polyvinylschwamm, der mit Perikard überzogen* war, verwendeten. Dabei wurden in der einen Versuchsreihe mit gebogenen Spezialnadeln zuerst die 4 Nähte durch die Wand des linken Vorhofes und den Rand des Septumdefektes gelegt und durch das Herzrohr nach außen geführt. Die Nähte wurden dann an dem Transplantat befestigt, das an ihnen durch das linke Herzohr eingeführt und durch den nachfolgenden Zeigefinger zum Defekt geleitet wurde. Die Spannung der Fäden wurde durch den im Herzen liegenden Finger kontrolliert, bevor sie über kleinen Polyvinylschwämmchen geknüpft wurden. In einer zweiten Serie wurde die gleiche Operation von der rechten Thorax- und Herzseite ausgeführt. Die Transplantate wurden hier durch eine Incision in der rechten Vorhofwand eingeführt. Ein abwechselnder Verschluß der Vorhofincision mit 2 nicht quetschenden Klemmen vermied das Eindringen von Luft. Bei den ersten Serie wurde nur in einem Fall ein völliger Verschluß der Septumdefekte erzielt. Bei den anderen Tieren war der Defekt so weit verkleinert, daß ein funktioneller Verschluß angenommen werden konnte. In der zweiten Serie wurde der Defekt bei 4 von 9 Tieren völlig verschlossen, bei den übrigen Tieren bestand nur noch eine schlitzförmige Öffnung. In allen Fällen beider Serien war das Transplantat fest eingeheilt und mit einer glatten und glänzenden Endokard-Schicht bedeckt. TURK u. GLENN stellten ähnliche Versuche 1954 an, bei denen sie als Zugang zum rechten Vorhof, wie W. K. SWANN und Mitarbeiter, ein künstliches „Divertikel" benützten, das um die Herzwandincision angenäht wurde.

LEWIS u. TAUFIC sowie SWAN, ZEAVIN, BLOUNT u. VIRTUE stellten ausgedehnte Versuche in *künstlicher Unterkühlung* an, um während der Zeit der Stoffwechselverminderung und der Erniedrigung des Sauerstoff-Bedarfs des Körpers den Kreislauf vor und hinter dem Herzen völlig zu unterbrechen, eine Methode, die sie später beim Menschen angewendet haben (s. operativer Teil).

MILLER, GIBBON, GRECO, SMITH, COHN u. ALBRITTEN gelang 1953 der Verschluß von künstlichen Vorhofseptum-Defekten mit gestielten Perikard-Transplantaten am offenen Herzen mit *Hilfe eines Herz-Lungen-Apparates.* Um die durch den Septumdefekt in das linke Herz eingedrungene Luft und das aus dem Sinus coronarius zurückfließende Blut zu entfernen, legten sie einen dünnen Katheter, der mit einer Pumpe verbunden war, durch das Myokard an der Spitze der linken Kammer in das Herz ein. GLENN u. SEWELL verwendeten ein freies Perikard-Transplantat, das sie am offenen Herzen durch radiär angeordnete Nähte im Septumdefekt befestigten. Auch sie unterbrachen einen extrakorporealen Kreislauf mittels Herz-Lungen-Apparat. Durch Elektroschocks erzeugten sie Kammerflimmern, um das Herz während des intrakardialen Eingriffes ruhig zu stellen, ein Verfahren, das von SENNING angegeben und vielfach angewendet worden war. Nach Beendigung der Herzoperation war es möglich, durch erneute Elektroschocks das Herz zu defibrillieren und eine normale Herzaktion wieder herzustellen. Doch dürften derartige Verfahren für die Verwendung am menschlichen Herzen noch nicht reif sein.

LILLEHEI gab zur Vermeidung einer Luftembolie während der Operation am offenen Herzen, bei der er den „*Vorhof-Schacht*" nach GROSS verwendete und die Hohlvenen drosselte, die Einführung eines Katheters in einen Lungenvenenast an, der ohne nachteilige Folgen nach Beendigung der Operation unterbunden werden konnte. Durch den Katheter wurde das linke Herz mit einer 5%igen Traubenzucker-Lösung aus einer Druckflasche gefüllt, so daß keine Luft in die linke Herzseite durch den Defekt eintreten konnte. In diesem Zusammenhang darf auf die Beobachtung von BAILEY hingewiesen werden, daß intra-aortal retrograd transfundiertes Citratblut giftig auf das Herz wirkt, wenn es unmittelbar nach der Transfusion in die Conorararterien gelangt. Deshalb verwendet er zu diesem Zweck (Verhütung der coronaren Luftembolie) eine Erythrocyten-Aufschwemmung in Gelatine-Ringer-Lösung, um neben der Flüssigkeit auch Sauerstoff-Träger dem Herzen zuzuführen. Bei Verwendung einer Glucoselösung, wie von LILLEHEI empfohlen, kann es bei Einströmen einer größeren Menge von Traubenzucker-Lösung zu einer anoxämischen Schädigung des Myokards kommen.

Alle hier aufgeführten Operationsmethoden weisen erhebliche Nachteile auf, die bei den später zu besprechenden Methoden von LEWIS, BAILEY, GROSS, BJÖRK weitgehend fehlen. Die blinde Methode von COHN, MURRAY, SWAN, KIRILUK, gibt keinen sicheren und vollkommenen Verschluß der Defekte. Die Methoden von DODRILL und HUFNAGEL eignen sich aus anatomischen Gründen nicht für den menschlichen Septumdefekt. Die Verfahren mit Eröffnung des rechten Vorhofes ohne entsprechende Schutzmaßnahmen nach DONALD und MARTIN sind wegen der Möglichkeit der Luftembolie sehr gefährlich und ebenfalls hinsichtlich des Defekt-Verschlusses unsicher. Die Eröffnung des rechten Vorhofes bei einem Vorhofseptum-Defekt ist ebenso gefährlich wie die des linken Herzens. Die Aspiration einer kleinen Luftmenge genügt, um eine Luftembolie in den Coronararterien mit tödlichem Ausgang hervorzurufen (Geoghegan u. Lam). Bei großen Luftmengen entwickelt sich überdies eine Luftembolie in den Gehirnarterien. Um dieser Gefahr zu entgehen, wurde von zahlreichen Autoren (Glenn, Dennis, Senning, Helmsworth, Gibbon, Miller, Melrose, Bobbio, Dogliotti, Mustard u. Chute, Stokes) der extrakorporale Kreislauf mit Hilfe von Herz-Lungen-Apparaten verwendet, die auf den Erfahrungen und Verfahren von Jongbloed, Crafoord, Björk, Gibbon, Peirce u. a. beruhen. Die Benützung von technisch so außerordentlich differenzierten und empfindlichen Apparaturen ist beim Versuchstier und vor allem

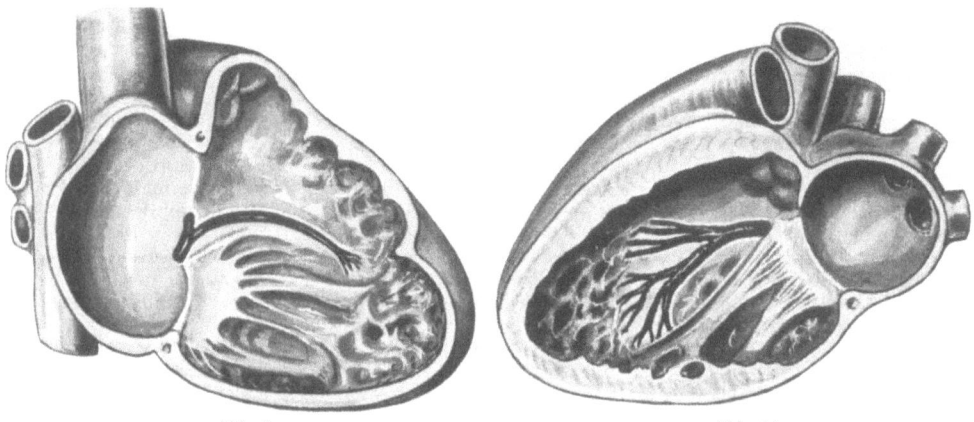

Abb. 5a   Abb. 5b

Abb. 5a u. b. a Verlauf des Reizleitungssystem vom rechten Vorhof aus gesehen.
b Verlauf des Reizleitungssystem vom linken Vorhof aus gesehen.

beim Menschen mit erheblichen Gefahren verbunden, da durch ein Versagen des Gerätes oder durch eine Fehleinstellung, wie der Fall von Dennis zeigt, das Schicksal des Operierten besiegelt ist. Hinzu kommt noch die Anwendung größerer Mengen von Heparin zur Gerinnungsverhütung des Blutes außerhalb des Körpers, die trotz der Anwendung von Protaminsulfat am Ende der Operation wegen der Gefahr einer Nachblutung eine Vergrößerung des Operationsrisikos darstellt.

Überdies können die experimentell gewonnenen Ergebnisse nicht ohne weiteres auf die Verhältnisse beim angeborenen Vorhofseptum-Defekt des Menschen übertragen werden, da die künstlichen Septumdefekte eine Tendenz zur Spontanheilung aufweisen. Einmal sind sie nicht so groß wie die Mehrzahl der angeborenen Scheidewand-Defekte, da es sich vielfach nur um eine Incision im Septum und nicht um einen echten Substanzdefekt handelt. Zum anderen bestehen beim künstlichen Defekt Wundflächen ohne Endokardüberzug an dessen Rand, von denen aus eine Bindegewebsproliferation zum gegenüberliegenden Rand und zum Transplantat möglich ist, ein Moment, das beim angeborenen Septumdefekt mit seinem intakten Endokardüberzug fehlt. Schließlich ist, wie schon früher erwähnt, der Rand um den Septumdefekt beim Versuchstier viel größer als meist beim angeborenen Defekt des Menschen, so daß Nähte und Verschlußplatten der verschiedensten Materials leichter und sicherer angelegt werden können. Vor allem ist beim Bestehen eines größeren Randes die Gefahr einer Verletzung des Reizleitungssystems, dessen normalen Verlauf Abb. 5a und b zeigen, wesentlich kleiner als bei völligem Fehlen der Scheidewand oder bei tiefer Lage des Defektes.

Tabelle 3. *Übersicht über die Operationsmethoden.*

A. *Geschlossene Methoden* (ohne Eröffnung der Vorhofwand).

    a) *Blinde Methoden* (ohne Einführen eines Fingers in ein Herzohr).

        1. Methode nach Murray: Septumraffung.
        2. Methode nach Swan: Einstülpung der Herzohren auf den Defekt.
        3. Methode nach Santy: Einstülpung des rechten Herzohres durch den Defekt nach links.
        4. Methode nach Søndergaard: äußere Septumraffung.

b) Taktile Methoden (mit Einführen eines Fingers in ein Herzohr).
1. Methode nach BAILEY: Atrio-Septo-Pexie.
2. Methode nach BJÖRK-CRAFOORD: Septumraffung.
3. Modifizierte Methode nach SWAN.

B. *Offene Methoden* (mit Eröffnung der Wand des rechten Vorhofs).

a) Taktile Methoden (am blutgefüllten Herzen).
1. Methode nach GROSS: Verwendung eines „Vorhof-Schachtes".
2. Methode nach SHUMAKER: Transplantat-Versenkung.

b) Unter direkter Sicht (am blutleeren Herzen).
1. Mit Hilfe der Hypothermie:
  a) Methode von SWAN,
  b) Methode von LEWIS u. TAUFIC.
2. Mit Hilfe des extrakorporealen Kreislaufs:
  a) Methode nach DENNIS,
  b) Methode nach HELMSWORTH,
  c) Methode nach GIBBON.

C. *Methoden zur Behandlung der Kombination mit Transposition der Lungenvenen.*

K. Operationsverfahren beim menschlichen Vorhofseptum-Defekt und beim Lutembacher-Syndrom.

Die bisherigen Operationsmethoden lassen sich in 2 große Gruppen einteilen, in geschlossene Methoden ohne Eröffnung des Herzens, bzw. nur mit Eröffnung der Herzohrspitze, und in offene mit Incision der Vorhofwand (s. Tabelle 3). Da auch das Lutembacher-Syndrom als Variante des Vorhofseptum-Defektes anzusehen ist, wird seine Behandlung jeweils bei den einzelnen Verfahren besprochen. Die Therapie der partiellen oder kompletten Transposition der Lungenvenen bei Vorhofseptum-Defekt wird am Ende dieses Abschnittes erörtert.

I. Geschlossene Verfahren (ohne Eröffnung des rechten Vorhofs).

a) Blinde Methoden (ohne Einführung eines Fingers in das Herz).

1. *Methode von* MURRAY. Als erster berichtete MURRAY 1948 über eine geglückte Septumdefekt-Operation am Menschen, der eine größere Tierversuchsreihe vorangegangen war. Er legte 2—4 einfache Nähte oder Matratzennähte in der Vorhofseptum-Ebene durch das Herz. Dazu führte er eine lange Nadel, mit stumpfem Ende voran, unter Leitung des Fingers, der den Defekt durch die dünne Wand des vergrößerten rechten Vorhofs gut tasten konnte, durch die Wand und den Rest des Septums. Die Nadel wurde jeweils auf der Vorderseite hinter der Aorta hinein- und auf der Hinterseite zwischen der oberen Hohlvene und den rechtsseitigen Lungenvenen wieder herausgeführt. Bei Verwendung von einfachen Nähten wurden diese zuerst auf der Rückseite untereinander geknotet. Durch das darauffolgende Knüpfen auf der Ventralseite des Herzens wurden Vorder- und Hinterseite einander genähert und aneinandergelegt (Abb. 6). Dadurch wurden kleinere Septumdefekte geschlossen, größere jedoch nur verkleinert, wie die weitere Beobachtung der Operierten ergab. Nach BJÖRK wurden 6 Patienten auf diese Weise behandelt. Die Unsicherheit des Defekt-Verschlusses und das blinde Hantieren mit einem Instrument im Herzinnern sind Nachteile dieses Verfahrens, die durch die von BAILEY vorgeschlagene Einführung des linken Zeigefingers in das rechte Herzohr etwas ausgeglichen werden können.

2. *Methode von* SWAN *und Mitarbeitern: Herzohreinstülpung.* SWAN, MARESH, JOHNSON und WARNER beschrieben 1950 ihre Methode zur Behandlung künstlich

geschaffener Vorhofseptum-Defekte, die sie in der Folgezeit auch beim Menschen anwendeten. Auch BAILEY benützte das Verfahren mit einer Modifikation.

Technik: Von einer bilateralen, vorderen interkostalen Thorakotomie im 4. Interkostalraum mit querer Durchtrennung des Brustbeins, durch die man einen sehr guten Zugang zu den vorderen und seitlichen Abschnitten des Herzens bekommt, und nach Injektion von etwa 8 cm³ einer 2%igen Procain-Lösung in den Herzbeutel wird das Perikard T-förmig incidiert. Der eine Schnitt wird quer von der Spitze des linken Herzohres bis zum Abgang der A. pulmonalis, der zweite senkrecht vor

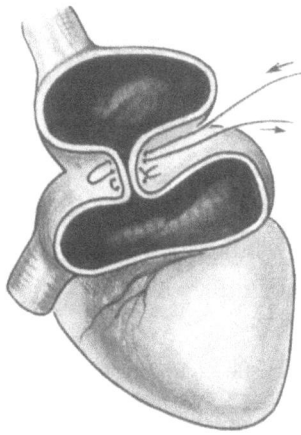

dem N. phrenicus dexter gelegt. Um die rechte Herzohrspitze wird eine Tabaksbeutelnaht gelegt. Dann wird hier eine Öhrsonde in das Herzinnere eingestoßen und, nach Anziehen der Tabaksbeutelnaht zur Blutstillung, in den rechten Vorhof geführt. Das Innere des rechten Herzohres wird mit vorsichtigen Bewegungen sondiert (Einmündung der unteren Hohlvene und das Ostium des Sinus coronarius, Trikuspidalklappe), um eine Fehlleitung der Sonde zu verhüten. Dann wird die Sonde durch den Septumdefekt in den linken Vorhof, und von hier, unter Vermeidung der Lungenvenen-Einmündungen, bis zur Spitze des linken Herzohres geleitet und nach außen durchstoßen. Inzwischen wird auf einen Seidenfaden eine in der Größe dem Septum-Defekt entsprechende Scheibe aus Polythen, die an der Unterseite mit einem Stück Gelatineschwamm

Abb. 6. Methode nach MURRAY.

gefüttert ist, durch 2 Löcher aufgefädelt. Beide Fadenenden werden durch das Öhr der Sonde eingefädelt und mit der Sonde vor das rechte Herzohr gezogen. Durch Anziehen des Fadens wird das linke Herzohr durch die Polythenscheibe in den linken Vorhof eingestülpt, wobei durch den Gelatineschwamm eine Drucknekrose vermieden werden soll. Ein gleicher Knopf wird nun vor dem rechten Herzohr auf den Faden gezogen (Abb. 7a) Durch Knüpfen der Fadenenden und Anziehen wird jetzt auch das rechte Herzohr in den rechten Vorhof versenkt und legt sich gegenüber dem linken vor den Septumdefekt (Abb. 7b). Die Methode wurde durch BAILEY modifiziert, der den rechten Zeigefinger in das linke Herzohr einführte und die Operation von links her vornahm (Abb. 7c) und statt der Kunststoffscheiben Knorpel- oder Knochenscheiben verwendete.

Die ganze Operation kann fast ohne Blutverlust, ohne Störungen der Herztätigkeit, ohne Verlagerung des Herzens und ohne Unterbrechung des Kreislaufes durchgeführt werden. Trotz dieser unbestreitbaren Vorteile überwiegen die Nachteile, die 1. in einer übermäßigen Verkleinerung des linken Vorhofes bestehen, besonders bei großen Septumdefekten, die die Verwendung großer Scheiben erfordern, 2. verwachsen die endothelisierten Herzinnenflächen (eingestülpte Herzohren und Ränder des Defektes) nicht miteinander und 3. werden größere Defekte nicht völlig verschlossen. Außerdem wird bei einem persistierenden Ostium primum die Mitralklappe durch das eingestülpte linke Herzohr eingeengt. Auf der rechten Herzseite ist die Gefahr für die Trikuspidalklappe nicht so groß, da der rechte Vorhof meist stark dilatiert ist.

BAILEY konnte von 5 auf diese Weise operierten Patienten nur 2 bessern (beide hatten Restlücken in der Scheidewand nach der Operation), während 3 Patienten starben. SWAN konnte 2 von 3 operierten Patienten bessern, einer kam ad exitum.

Um den Defektverschluß sicherer zu gestalten, wurde die Originalmethode 1952 von SWAN u. STEWART modifiziert. Obwohl sie zu der Gruppe der taktilen Methoden gehört, wird sie hier im Zusammenhang mit der alten Technik besprochen.

Technik: Nach Freilegung des Herzens in der oben beschriebenen Weise wird der linke Zeigefinger in das rechte Herzohr eingeführt und dort durch eine Tabaks-

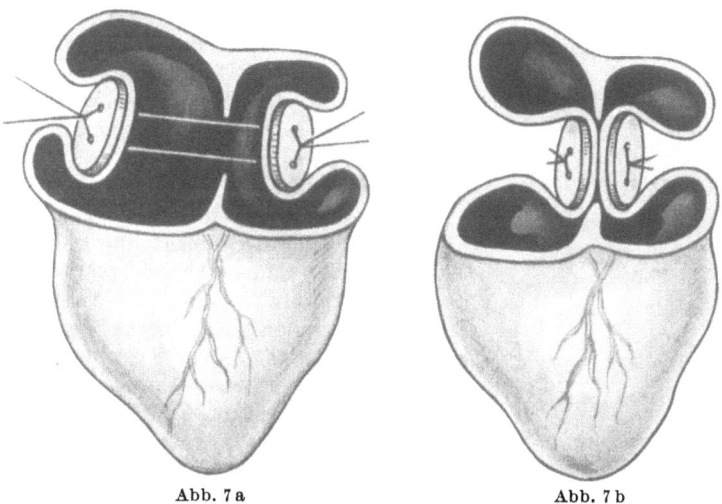

Abb. 7 a	Abb. 7 b

Abb. 7 a—c. a Die Naht ist gelegt, beide Scheiben sind auf den Faden aufgezogen, die Herzohren werden eingestülpt. b Beide Scheiben in situ über dem Defekt. c Modifikation nach BAILEY. Sonde und Faden werden vom linken Herzohr aus unter Leitung des Fingers eingeführt.

beutelnaht abgedichtet. Nach digitaler Exploration des Defektes wird eine gebogene Öhrsonde durch das linke Herzohr in den linken Vorhof eingeführt, unter Führung des linken Zeigefingers durch den Oberrand des Septumrestes in den rechten Vorhof gestoßen und dann durch das rechte Herzohr nach außen geleitet. Nach Einfädeln eines kräftigen Seidenfadens wird die Sonde mit dem Faden nach links aus dem Herzen herausgezogen, der Faden ausgefädelt und die Sonde an der alten Stelle erneut wieder eingeführt. Bei der Führung der Sonde in den rechten Vorhof wird diesmal der Unterrand des Septum durchstoßen. Nach Auffädeln einer Kunststoff-Platte (Polythen) auf das vor dem rechten Herzen liegende Fadenende wird dieses in das Öhr der Sonde eingefädelt, die darauf nach links aus dem Herzen

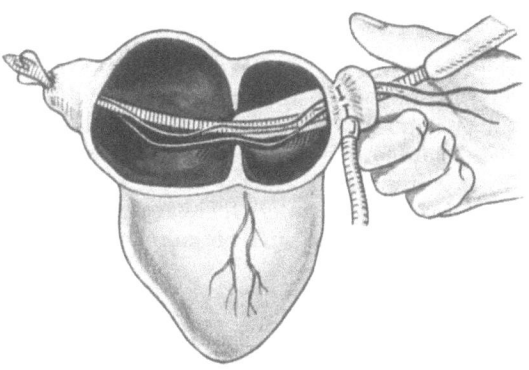

Abb. 7 c

herausgezogen wird. Die vor dem rechten Herzen liegende Scheibe wird nach schneller Entfernung des Zeigefingers aus der Herzhöhle durch das rechte Herzohr in den rechten Vorhof geschoben und von dem rasch nachfolgenden Zeigefinger und unter gleichzeitigem Zug an den, vor dem linken Herzohr liegenden Fadenenden, auf den Defekt gelegt. Darauf wird eine etwas kleinere Scheibe auf die freien Fadenenden aufgezogen und unter Einstülpung des linken Herzohres von links her auf den Defekt gelegt und dort durch einen dichten Knoten fixiert. Der Verschluß des rechten Herzohres mit Knopfnähten beendigt die Operation am Herzen. Die Naht des Perikards und der Thoraxwand beschließen den Eingriff.

Durch die Verwendung eines etwas kleineren Kopfes auf der linken Seite wird der linke Vorhof weniger eingeengt als bei der Originalmethode. Doch wird auch bei diesem Verfahren der Septumdefekt nicht völlig verschlossen, wie die beiden von SWAN operierten Fälle gezeigt haben, bei denen der Verschluß schätzungsweise zu etwa 90% erfolgte. Auch dürfte die Auswahl der Scheibengröße nicht ganz einfach sein. Die deletären Folgen eines zu groß bemessenen Stückes wurden von GROSS beschrieben. Außerdem besteht bei der Durchführung des Fadens durch den unteren Septumrand die Gefahr, daß Teile des Reizleitungssystems von der Naht erfaßt und geschädigt werden. Beide Methoden von SWAN konnten sich gegenüber anderen Methoden nicht durchsetzen.

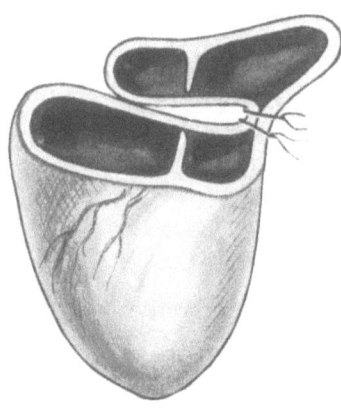

Abb. 8. Methode nach SANTY. Das rechte Herzohr ist durch den Vorhofseptum-Defekt in den linken Vorhof herübergzogen.

3. *Methode von* SANTY: *Invagination des rechten Herzohres.* SANTY berichtete 1950 über einen erfolgreich operierten Fall.

Technik: Nach subperiostaler Resektion der 5. Rippe, Brustkorberöffnung und senkrechter Spaltung des Perikards wird der Septumdefekt durch die eingestülpte Wand des rechten Vorhofs palpiert. Dann wird die Spitze des rechten Herzohres durch Aufnähen eines kleinen, freien Perikardtransplantates verstärkt. Das rechte Herzohr wird darauf mit einer Klemme gefaßt, in den rechten Vorhof eingestülpt und durch den Septumdefekt in den linken Vorhof geführt. Die Spitze des linken Herzohres wird darauf in den linken Vorhof eingestülpt. An der Berührungsstelle der rechten Herzohrspitze mit der Basis des linken Herzohres werden 2 Matratzennähte durch linke Vorhofwand und rechtes Herzohr gelegt und geknüpft. Darauf wird das linke Herzohr wieder in seine normale Lage gebracht (Abb. 8). Das Perikard wird nicht genäht, der Thorax in üblicher Weise verschlossen.

Durch diese Operation wurde eine 52jährige Patientin, die seit langen Jahren an gehäuften Atemwegsinfektionen, Herzbeschwerden und epileptiformen Anfällen sowie seit 4 Jahren an einer erheblichen Cyanose litt, wesentlich gebessert. Eine postoperative Herzsondierung konnte keinen Septumdefekt mehr nachweisen. Der auch nach der Operation erhöhte Sauerstoffgehalt im Blut des rechten Vorhofes wurde auf eine, bis dahin unerkannte anormal einmündende Lungenvene bezogen.

4. *Methode von* SØNDERGAARD: Diese Methode beabsichtigt, den Vorhofseptum-Defekt durch eine Raffung der Scheidewand von außen zu verschließen.

Technik: Nach rechtsseitiger Thorakotomie und Spaltung des Herzbeutels werden beide Hohlvenen mobilisiert. Darauf wird die Längsfurche zwischen beiden Vorhöfen (Sulcus longitudinalis ventralis et dorsalis) durch vorsichtige Durchtrennung des dem Herzmuskel aufliegenden Bindegewebes vertieft, bis die Überkreuzung der Muskelfaserbündel des rechten und linken Vorhofs freiliegen und die Grenze zwischen beiden Vorhöfen und die Reste des Septum auf der Vorder- und Hinterseite deutlich zu tasten sind. Dazu fängt man mit der Präparation zwischen der oberen Hohlvene und der Einmündung der V. pulmonalis cran.

dextra an und geht weiter bis zur Einmündung der unteren Hohlvene und der V. pulmonalis caud. dextra. Dann wird je eine paraffinierte Seidennaht durch die Vorder- und Hinterwand der Vorhöfe in der Septumebene gelegt — und zwar vorne in Höhe der Basis der Aorta dicht hinter dem Abgang der A. coronaria dextra, hinten am Annulus fibrosus hinter der V. cava caud. — und hier geknotet. Die lang gelassenen Enden werden unter und hinter die obere Hohlvene gebracht und in der Längsfurche zwischen den Vorhöfen über einem Stück Gelatineschwamm, das Druckschäden des Myokards verhüten soll, angezogen und geknotet. Dadurch werden die Vorhofwände einander und dem Ventrikelseptum genähert und der Defekt geschlossen bzw. verkleinert. Der Vorteil der Methode liegt in der sicheren Vermeidung einer Verlegung oder Einengung der zum rechten und linken Vorhof führenden Venen. Doch bietet sie keine Gewähr für einen sicheren Verschluß des Septumdefektes. SØNDERGAARD u. HUSFELDT haben drei Patienten mit Erfolg operiert. Die Methode wurde von BJÖRK u. CRAFOORD nach einem tödlich verlaufenen Fall durch Einführen eines Fingers in das Herz und durch die Verbesserung der Septumnaht modifiziert (s. Abschnitt b, 2). Mittlerweile hat SØNDERGAARD das Verfahren aufgegeben[1].

Die aufgeführten Methoden eignen sich nicht zur Behandlung des Lutembacher-Syndroms und der Transposition der Lungenvenen. Eine Sprengung des verengten Mitralostium ist nur vom Herzinnern aus möglich, abgesehen davon, daß eine Mitralstenose bei Palpation durch die eingestülpte Wand des linken Vorhofes nicht mit Sicherheit diagnostiziert werden kann. Zum anderen ist ein Verschluß des Vorhofseptum-Defektes bei partieller oder kompletter Transposition der Lungenvenen kontraindiziert, wenn nicht auf andere Weise eine Korrektur der anormalen Einmündung vorgenommen werden kann.

b) Taktile Methoden.

1. Methode nach BJÖRK-CRAFOORD: *Konzentrischer Nahtverschluß.* Sie beruht zum Teil auf der Beobachtung von SØNDERGAARD, daß durch eine äußere Raffung des Septumrestes bzw. der Vorhofwände an der Grenze zwischen beiden Vorhöfen der Vorhofseptum-Defekt geschlossen werden kann. Zur Erhöhung der operativen Sicherheit und zur Kontrolle der Defekt-Verkleinerung wird mit dem linken Zeigefinger in den rechten Vorhof eingegangen. Durch eine Änderung der Nahttechnik wird ein vollständiger Verschluß des Defektes gewährleistet.

Technik: Nach rechtsseitiger Thorakotomie im Bett der subperiostal resezierten 6. Rippe wird das Perikard vor dem rechten N. phrenicus eröffnet. Die beiden Hohlvenen werden an ihrer Einmündung in den rechten Vorhof durch Lösung der Bindegewebsfasern mobilisiert. Darauf wird wie bei SØNDERGAARD der Sulcus longitudinalis cordis (Abb. 9a) im Bereich der Vorhöfe bis zum Sichtbarwerden der Muskelfasernkreuzungen des rechten und linken Vorhofs in ganzer Ausdehnung bis zur V. cava caud. vertieft (Abb. 9b). Bei totalen Septumdefekten kann auf die Präparation im Gebiet der unteren Hohlvene verzichtet werden. Doch muß sie zwischen der oberen Hohlvene und der rechten oberen Lungenvene gründlich erfolgen, um eine Verlegung oder Verengung dieses Gefäßes beim Anziehen der später gelegten Naht zu vermeiden. Dann wird der linke Zeigefinger durch eine Incision im rechten Herzohr in den Vorhof eingeführt. Dadurch können Größe und Lokalisation des Defektes sowie der Zustand der Atrioventrikularklappen sicher beurteilt werden. Eine etwa bestehende Mitralstenose wird vom rechten Herzohr aus digital oder instrumentell in üblicher Weise behoben. Während des folgenden Operationsabschnittes verbleibt der linke Zeigefinger im Herzen.

---

[1] Persönliche Mitteilung.

Dann wird eine lange, gebogene atraumatische Nadel mit einem kräftigen Seidenfaden auf der Vorderseite des rechten Vorhofs rechts von dem Abgang der Aorta und hinter dem der A. coronaria dextra durch die Vorhofwand eingeführt, um zuerst der Aortenwand so nahe wie möglich subendokardial zu folgen. Ein Eindringen in das Aortenlumen und damit eine Verletzung der dorsalen Semilunarklappe muß vermieden werden. Unter Führung durch die im Herzen liegende Fingerspitze wird die Nadel unter dem Endokard in dem evtl. vorhandenen unteren Septumrest bzw. im Oberrand der Kammerscheidewand zwischen den beiden Atrio-Ventrikularklappen und hinter der unteren Hohlvene zur Hinterwand der Vorhöfe geleitet und dort hinausgeführt, ohne daß der Sinus coronarios mitgefaßt werden darf. Die beiden Fadenenden werden darauf über einem Gelatine- oder Fibrinschwammstück in der vertieften Längsfurche zwischen V. cava cran. und V. pulmonalis cran. dextra fest unter Kontrolle des im Herzen liegenden Fingers angezogen (Abb. 9c).

Durch Anziehen des Fadens kann die konzentrische Verkleinerung des Defektes bis zum völligen Verschluß genau verfolgt werden. Darauf wird die Naht geknüpft, durch die das Gebiet zwischen oberer Hohlvene und rechter oberer Lungenvene umfaßt und an das Ventrikelseptum herangezogen wird (Abb. 9d).

Diese Methode erreicht einen sicheren Verschluß der Vorhofseptum-Defekte aller Größen und Lokalisationen, wie kürzlich von COOLEY an Hand von 3 Fällen bestätigt wurde, auch bei Vorliegen einer Mitralstenose, und ermöglicht als einziges Verfahren die Behandlung der leichteren Fälle einer Atrioventricularis communis. Eine Gefahrenmöglichkeit liegt, wie auch von BJÖRK u. CRAFOORD angeführt wird, im Mitfassen eines Teils des Hisschen Bündels, das am hinteren Oberrand der Kammerscheidewand auf deren rechten Seite verläuft (s. Abb. 5a). Durch Führung der Nadel auf der linken Seite des dorsalen Abschnittes des Ventrikelseptum und durch Herausführen durch die linke Vorhofwand hinter der unteren Hohlvene nahe der Atrioventrikulargrenze und in der Kammerscheidewand-Ebene wird eine Verletzung des Reizleistungssystems vermieden, wie Tierversuche und die Erfahrungen bei 12 Patienten ergeben haben. Trotzdem dürfte sich die fortlaufende Kontrolle der Herzaktion durch eine direkte EKG-Schreibung während dieses Operationsabschnittes bei totalem Septumdefekt oder bei einer Atrioventricularis communis empfehlen, um eine etwaige Beeinträchtigung des Hisschen Bündels sofort feststellen und beheben zu können.

Bei der Transposition von Lungenvenen ist die Methode nicht anwendbar.

2. *Methode nach* BAILEY: *Atrio-Septo-Pexie*. Auf Grund der wenig ermutigenden Ergebnisse mit der Technik nach SWAN (Todesfälle, unvollständige Septumverschlüsse, Kreislaufbehinderung) suchten BAILEY und Mitarbeiter nach einem Verfahren, das ohne Eröffnung der Vorhofwand größtmögliche Sicherheit mit anatomischem Vorgehen verband. Sie gingen dabei von der Überlegung aus, daß das beim Vorhofseptum-Defekt anlagebedingt fehlende Herzgewebe durch anderwärts im Überschuß vorhandenes Gewebe ersetzt werden müsse, das beim Vorhofseptum-Defekt immer in der dilatierten rechten Vorhofwand verfügbar ist. Sie kann leicht dem Septum genähert werden, ohne daß der Kreislauf im rechten Vorhof unterbrochen wird, ein Gedanke, der schon von COHN geäußert wurde. Da nach den Beobachtungen von SHAFIROFF sogar freie Vorhofwand-Transplantate eine Überpflanzung an andere Stellen der Herzoberfläche ohne Schädigung aushalten, konnte eine Beeinträchtigung der Lebensfähigkeit der eingestülpten und durch Matratzennähte teilweise von der Blutversorgung abgeschnittenen Vorhofwand nicht erwartet werden.

Technik: In Rückenlage wird das Herz durch eine vordere Thorakotomie im 4. Interkostalraum rechts mit parasternaler Durchtrennung des 4. und 5. Rippenknorpels freigelegt. Das Perikard wird 1 cm vor dem rechten N. phrenicus in senkrechter Richtung gespalten. Durch Haltenähte werden die Perikardränder beiseite gehalten. Nach Anlegen einer Tabaksbeutelnaht aus geflochtener Seide

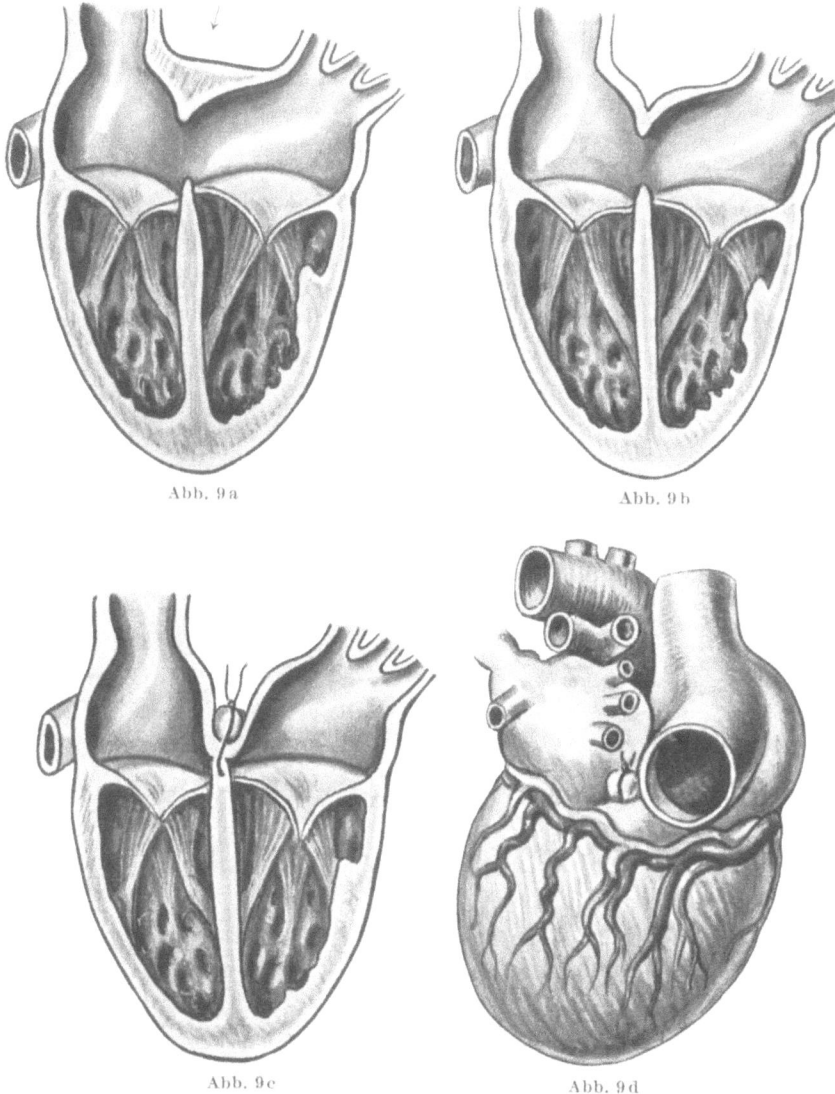

Abb. 9a   Abb. 9b

Abb. 9c   Abb. 9d

Abb. 9a—d. a Methode nach BJÖRK-CRAFOORD: Längsschnitt durch das Herz. Sinus longitudinalis (Pfeil) zwischen rechtem und linkem Vorhof vor der Präparation. b Das Bindegewebe im Sinus longitudinalis ist bis auf die Muskelfasern der Vorhöfe durchtrennt. c Die subendokardiale Naht um den Vorhofseptum-Defekt ist gelegt und über einem Stück Gelatineschwamm geknotet. d Ansicht des Herzens von dorsal nach Beendigung der Naht. Beide Vorhöfe sind durch eine tiefe Furche voneinander getrennt.

um die Basis des rechten Herzohres, die durch das von BAILEY bei allen Herzoperationen verwendete Rumel-Tourniquet festgelegt wird, wird die rechte Herzohrspitze auf etwa 2 cm hinter einer Satinsky-Klemme incidiert. Nach Entfernung der Klemme wird der linke unbehandschuhte Zeigefinger in den rechten Vorhof eingeführt, der nun methodisch ausgetastet wird (Einmündung der Hohlvenen und des Ostium des Sinus coronarius, Zustand der Trikuspidalklappe, Größe und Lage des Defektes, Zustand der Mitralklappe) (Abb. 10a). Durch Feststellung der Lage des Septumdefektes zum Ostium des Sinus coronarius, in dessen Nähe Teile des Reizleitungssystem liegen, ist es möglich, Vorsorge gegen eine Verletzung des Hisschen Bündels zu treffen. — Vor kurzem wurde von BOLTON und BAILEY ein

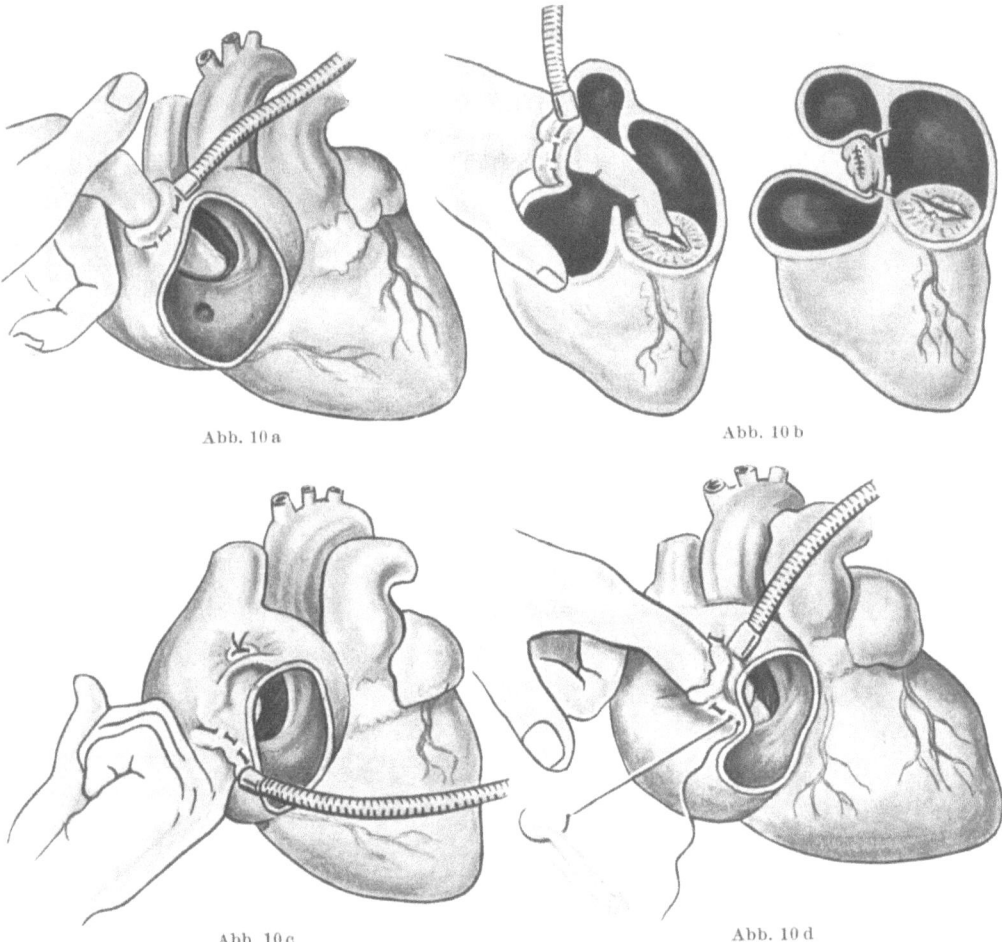

Abb. 10 a

Abb. 10 b

Abb. 10 c

Abb. 10 d

neues, einfaches Kardioskop angegeben, das eine optische Kontrolle der Scheidewand-Defekte am geschlossenen Herzen sowie eine genaue Beurteilung des Vorhofinnern gestatten soll. — Zu diesem Zeitpunkt wird auch, wie bei BJÖRK u. CRAFOORD, eine etwa vorhandene Mitralstenose korrigiert (Abb. 10b). Auch muß in diesem Operationsabschnitt nach anormal einmündenden Lungenvenen gefahndet werden, die eine Abänderung der Operationstechnik (s. später) verlangen.

Nach genauer Klärung der Situation wird die rechte Vorhofwand mit einem Stieltupfer von außen her gegen den Septumdefekt gedrückt und hier, zuerst am Unter- und Vorderrand des Defektes (Abb. 10c), mit Matratzennähten befestigt. Die Nähte werden nacheinander geknüpft. Beim Anlegen der Nahtreihe muß darauf geachtet werden, daß der Blutstrom aus der oberen Hohlvene nicht unterbrochen wird. Bei zentralen Septumdefekten wird eine dorsale Passage (Abb. 10d) hergestellt, indem die ersten Nähte am Hinterrand des Septumdefektes gelegt werden (Abb. 10e).

Zur Naht werden atraumatische Nadeln mit kräftiger Seide verwendet, die von der lateralen Vorhofwand nahe dem Eintritt der V. cava cran. und durch den Rand des Defektes geführt werden. Die Spitze der halbkreisförmigen Nadeln

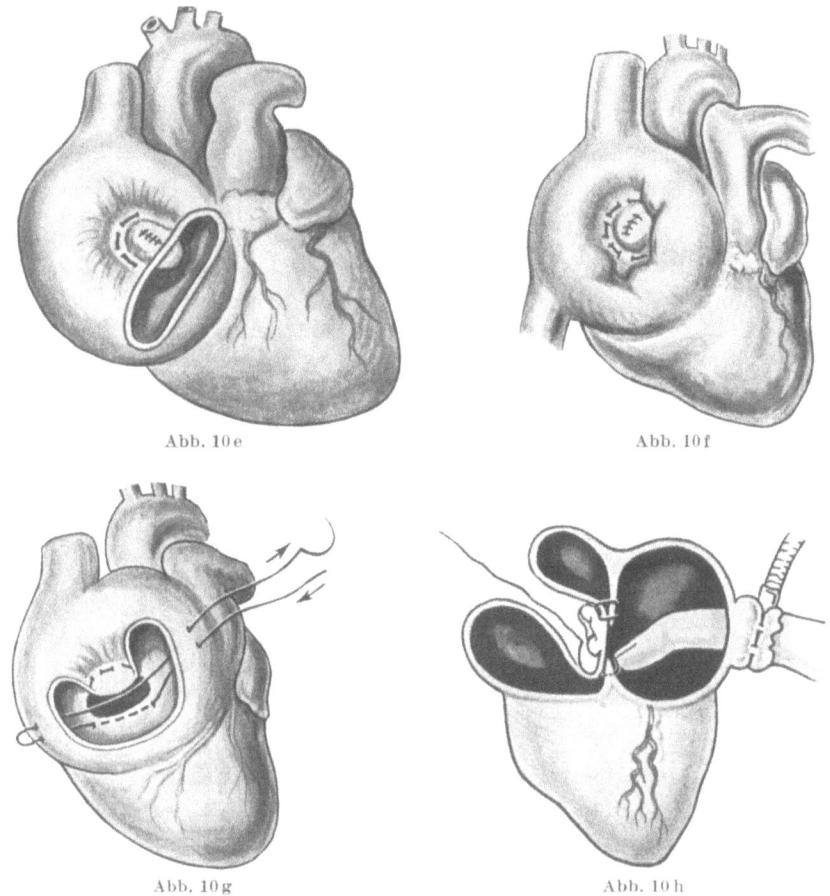

Abb. 10e   Abb. 10f

Abb. 10g   Abb. 10h

Abb. 10a—h. Methode nach BAILEY: Atrio-Septo-Pexie: Austastung des rechten Vorhofes vom rechten Herzohr aus. Die Tabaksbeutelnaht ist mit einem Rumel-Tourniquet gesichert. b Beseitigung einer Mitralstenose vom rechten Herzohr aus durch den Vorhofseptum-Defekt (linkes Bild). Rechtes Bild: Längsschnitt durch die Vorhöfe nach Sprengung der Mitralstenose und Beendigung der Atrio-Septo-Pexie. c—e Legen der Nähte für die Atrio-Septo-Pexie. f Die Naht ist beendigt. g Technik bei großem, tiefem Defekt. h Vorgehen vom linken Herzohr aus.

kommt dann wie bei einer Matratzennaht aus der Vorhofwand nahe der Einstichstelle wieder heraus. Die Nähte werden sofort von einem Assistenten unter starker Spannung geknotet, um das von der Naht erfaßte Herzmuskelgewebe (Vorhofwand und Septumrand) etwas zu schädigen, um durch die Traumatisierung die bindegewebige Heilung anzuregen. Jede folgende Naht überdeckt die vorangegangene so, daß die Hälfte der Septum- und Vorhofwand, die durch die vorangegangene Naht einander genähert wurden, in jeder folgenden mitgefaßt wird. Dadurch wird die Nahtlinie ganz dicht. Im allgemeinen werden die Matratzennähte parallel zum Defektrand gelegt, wodurch der Defekt wie durch eine

Tabaksbeutelnaht konzentrisch verkleinert wird. Einzelne Matratzennähte können rechtwinklig dazu gelegt werden.

Während man bei zentralen Defekten die Vorhofwand gut dem ganzen Defektrand anlegen kann, ist es bei den tiefer gelegenen häufig schwierig, den unteren Rand zu fassen. Die Verwendung einer größeren Nadel hilft diese Schwierigkeit überwinden. Nur muß dabei beachtet werden, daß dadurch nicht zu große Teile der Vorhofwand in den Defekt einbezogen werden. Der Verschluß des Herzohres, Perikardnaht und Verschluß der Thoraxwunde beendigen den Eingriff in typischer Weise.

Durch die Atrio-Septo-Pexie wird der Defekt allseitig vom rechten Vorhof abgeschlossen, von dem jetzt ein kleiner Teil praktisch zum linken Vorhof gehört (Abb. 10f). Bei sehr großen Defekten, die zuviel Wandmaterial benötigen würden, kann nach Umnähung und Verkleinerung des Oberrandes des Defektes der untere Teil durch ein oder zwei ventro-dorsale Nähte nach MURRAY verschlossen werden (Abb. 10g). Für diese Fälle dürfte sich aber die Methode von BJÖRK-CRAFOORD besser eignen, wenn nicht spezielle Kontraindikationen, wie Transposition der Lungenvenen, bestehen. Bei einem persistierenden Ostium primum kann es unter Umständen bei tiefer Lage des linken Herzohrs günstiger sein, mit dem Zeigefinger hier, anstatt auf der rechten Seite einzugehen, weil dadurch der Defekt nur durch die Atrio-Septo-Pexie ohne die Murraysche Naht verschlossen werden kann, wobei man zweckmäßigerweise den Oberrand der Kammerscheidewand mitfaßt (Abb. 10h).

Die Operation wurde durch BAILEY nach den bisher vorliegenden Berichten in 47 Fällen mit 14 Todesfällen und von KAY bei 8 Patienten mit 3 Todesfällen angewendet. Alle überlebenden Patienten wurden geheilt (s. Tabelle am Schluß des operativen Teils). Von den 14 Todesfällen ereigneten sich 11 bei Kranken mit einem Ostium primum persistens. Diese Zahl zeigt, daß sich die Atrio-Septo-Pexie beim tiefsitzenden, großen Defekt nicht eignet. BAILEY hat daher jetzt versucht, die Originalmethode für die Fälle zu modifizieren („pompejan type" der Atrio-Septo-Pexie).

3. *Methode nach* SWAN wurde schon in Teil a) 2 besprochen.

4. *Methode nach* GROSS. Bei weit nach dorsal liegenden Defekten, die nicht zu sehr nach kranial oder caudal reichen, verwenden GROSS und Mitarbeiter eine einfache Nahttechnik.

Technik: Von einem postero-lateralen Schnitt im 5. Interkostalraum rechts und nach Freilegung des Herzens wird der rechte Vorhof und das Septum wie bei BAILEY durch den in das rechte Herzohr eingeführten Zeigefinger exploriert. Bei der oben angegebenen Lage des Defektes legen sie eine Matratzennahtreihe von caudal nach kranial unter Leitung des Fingers, wobei jede Naht von der Hinterwand des Vorhofes aus die Vorderkante des Defektes erfaßt und diese beim Anziehen und Knoten der Fäden der Vorhofwand anlegt. Die Naht kann in weniger als 10 min (GROSS) durchgeführt werden.

II. Offene Methoden (mit Eröffnung des rechten Vorhofes).

Da den geschlossenen Verfahren vor allem der Nachteil anhaftet, daß sie keinen Einblick in das Herzinnere gestatten und durch die Eröffnung des Herzohres allein einen verhältnismäßig kleinen Zugang gewähren, wurden Methoden angegeben, die diese Schwierigkeiten umgehen können. Sie erfordern dafür bestimmte Vorsichtsmaßnahmen technischer Art, die möglicherweise den ganzen Operationsvorgang komplizieren, um einen zu großen Blutverlust durch die Herzwunde und eine Luftembolie durch den Septumdefekt nach der arteriellen Seite des Herzens zu vermeiden.

a) Taktile Methoden (am blutgefüllten Herzen).

1. *Methode nach* GROSS, WATKINS, POMERANZ und GOLDSMITH. Diese Autoren konstruierten auf Grund ausgedehnter Tierversuche eine konisch geformte Röhre aus Gummi, die, auf die Vorhofwand aufgenäht, gewissermaßen als Steigrohr das nach der Eröffnung des Herzens aufsteigende Blut aufzunehmen hat, wobei die Höhe des Blutspiegels etwa dem Vorhofdruck entspricht. Sie wurde von ihnen als „Vorhof-Schacht" (atrial well) bezeichnet. Durch den Blutsee über der Herzincision wird das Eindringen von Luft in den rechten Vorhof vermieden. Blut geht aus dem Kreislauf, außer der in den „Schacht" eintretenden, nur wenige hundert cm³ umfassenden Menge, nicht verloren. Diese Blutmenge kann durch eine sparsame Bluttransfusion nach Eröffnung des Herzens leicht ersetzt werden. Der von ihnen beim Menschen verwendete Gummischacht ist 15 cm hoch und besitzt an der unteren Öffnung einen Durchmesser von 5, an der oberen einen von 13 cm. Die Wand verläuft nicht gradlinig, sondern nach außen konvex, wodurch im Innern des Schachtes eine vermehrte Bewegungsfreiheit gegeben ist. Der Oberrand enthält in einer Doppelung der Gummischicht einen Ring aus rostfreiem Stahl, der die Öffnung weit aufhält. Der Unterrand ist durch einen Gummiwulst auf 1 mm Dicke verstärkt, um den Nähten einen festen Halt zu bieten, während die übrige Wand eine Dicke von 0,38 mm besitzt. Die Öffnung in der Vorhofwand wird durch ein dreiteiliges Spreizinstrument aufgehalten, dessen abgebogener Griff im Operationsfeld nur wenig behindert.

Technik: Der Brustkorb wird im 5. Interkostalraum rechts eröffnet. Die 6. und 7. Rippe werden weit dorsal, der 3. bis 5. Rippenknorpel parasternal durchtrennt. Nach Durchtrennung des Perikards wird die untere Hohlvene mobilisiert, um den „Vorhofschacht" so weit als möglich nach caudal und dorsal anbringen zu können. Dann werden extraperikardial Gefäßbändchen aus Leinen um beide Hohlvenen geschlungen, um gegebenenfalls durch Zug daran einen sehr weit nach oben oder unten liegenden Defekt gut darstellen zu können. Die Vorhofwand wird an 2 Haltenähten hochgezogen und eine Falte mit einer nicht quetschenden, fein gezähnelten Klemme gefaßt, in deren Bereich die Vorhofwand incidiert wird (Abb. 11a). Darauf wird der Unterrand des „Vorhofschachts" an den Wundrändern durch Einzelknopfnähte befestigt (Abb. 11b), was etwa 15 bis 20 min beansprucht. Durch die regelmäßig vorhandene starke Dilatation des rechten Vorhofes ist genügend Platz vorhanden, um den „Schacht" sicher und blutdicht anzunähen. Vor Abnehmen der Vorhofklemme wird die Innenseite des „Schachts" mit einer 0,04%igen Heparin-Lösung (in physiologischer Kochsalz-Lösung) bespült. Auch während der Operation muß in Abständen von wenigen Minuten die gleiche Heparin-Lösung dem Blut im „Vorhofschacht" durch einen Assistenten zugesetzt werden, um eine Blutgerinnung zu verhüten. Das gleiche gilt für die Gummihandschuhe des Operateurs. Der „Vorhofschacht" wird nach den Erfahrungen von GROSS außerordentlich gut vertragen. In einigen Fällen kann es zu Extrasystolen kommen.

Nach Abnehmen der Klemme am Vorhof steigt das Blut im „Schacht" nur wenige cm hoch an, weniger als dem in mm Hg gemessenen Vorhof-Druck entspricht (Abb. 11c).

Wenn nach Beendigung des intrakardialen Eingriffes der „Vorhofschacht" entfernt werden soll, wird der Schnitt in der Vorderwand wieder abgeklemmt, die Nähte zwischen Herzmuskel und Unterrand werden gelöst. Die Vorhofwunde wird mit einzelnen achter-förmigen Nähten verschlossen. Die Naht des Perikards und der Thoraxwand erfolgt in der üblichen Weise.

Die Vorhofseptum-Defekte können bei Anwendung dieser Technik auf 2 Arten verschlossen werden: 1. durch direkte Naht (Abb. 11e—f), 2. durch Deckung mit Kunststoff-Folien (Polythen oder Nylon) (Abb. 11g und h).

Die Doppelscheibe nach HUFNAGEL hat sich nicht bewährt. GROSS erlebte damit in allen 3 Fällen ihrer Verwendung tödliche Zwischenfälle nach erfolgreich beendeter Operation, da die Prothesen an den schmalen Rändern der angeborenen Septumdefekte zu wenig Halt fanden und sich durch die Herztätigkeit lösten. Sie fielen dadurch in den rechten oder linken Vorhof zurück, wo sie durch Verlegung der Atrioventrikularklappen zum Tode führten.

Bei großen Defekten wird eine Polythenfolie verwendet, die vom Herzen

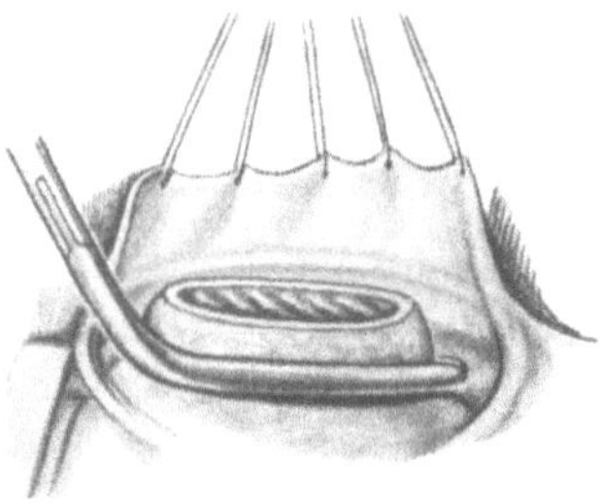

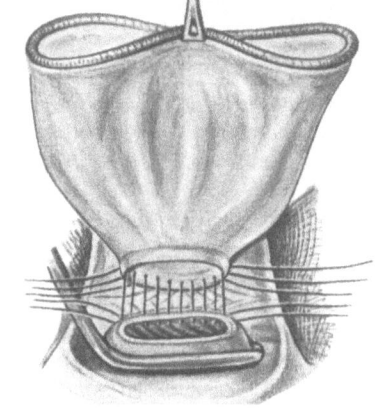

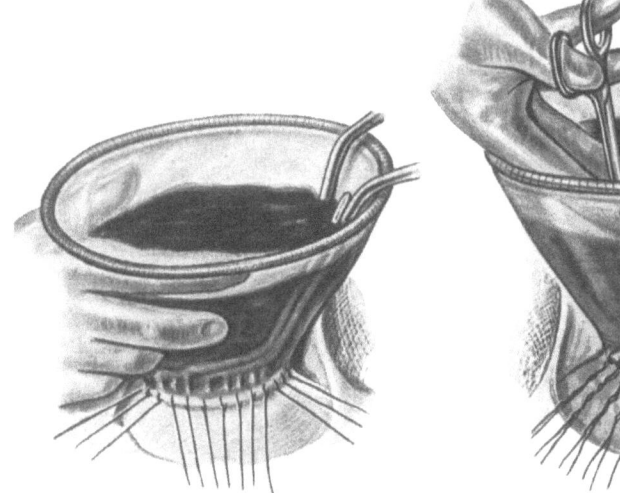

Abb. 11a

Abb. 11b

Abb. 11c

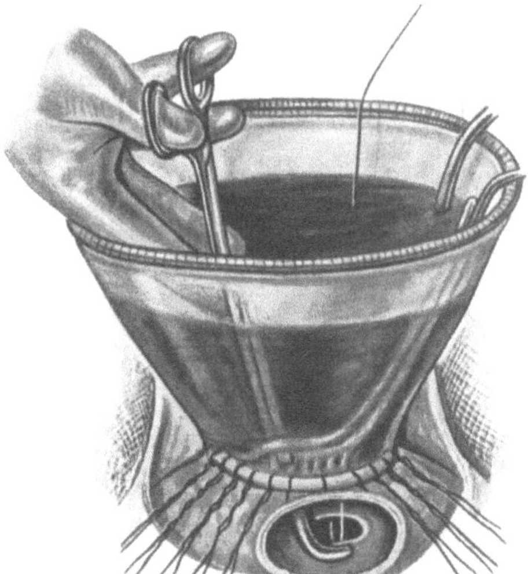

Abb. 11d

reaktionslos vertragen wird. Sie wird mit Knopfnähten am Rand des Defektes befestigt (Abb. 11g und h).

In einem der 3 so behandelten Fälle kam es zu einem Mißerfolg, da die zu groß bemessene Polythenplatte den Unterrand des Defektes bis zur Trikuspidalklappe überragte. Durch Bildung eines in das Trikuspidalostium weiter entwickelten Thrombus unter dem überstehenden Stück kam es zum Tode.

Mit dem Verfahren nach GROSS ist die Möglichkeit zur gefahrlosen Eröffnung des Vorhofs gegeben, wenn die Methode auch durch das Anbringen des „Vorhofschachtes" etwas zeitraubend ist. Sie bietet dafür aber einen größeren Zugang zum

Herzen als dies beim Eintreten durch das Herzohr möglich ist. Sie eignet sich jedoch nach den Beobachtungen von DETERLING nicht für die Fälle mit erhöhtem Druck im rechten Vorhof, da dann die Höhe des Blutspiegels die Höhe des „Schachtes" übersteigt. Allerdings verbietet sie es — von weit hinten gelegenen,

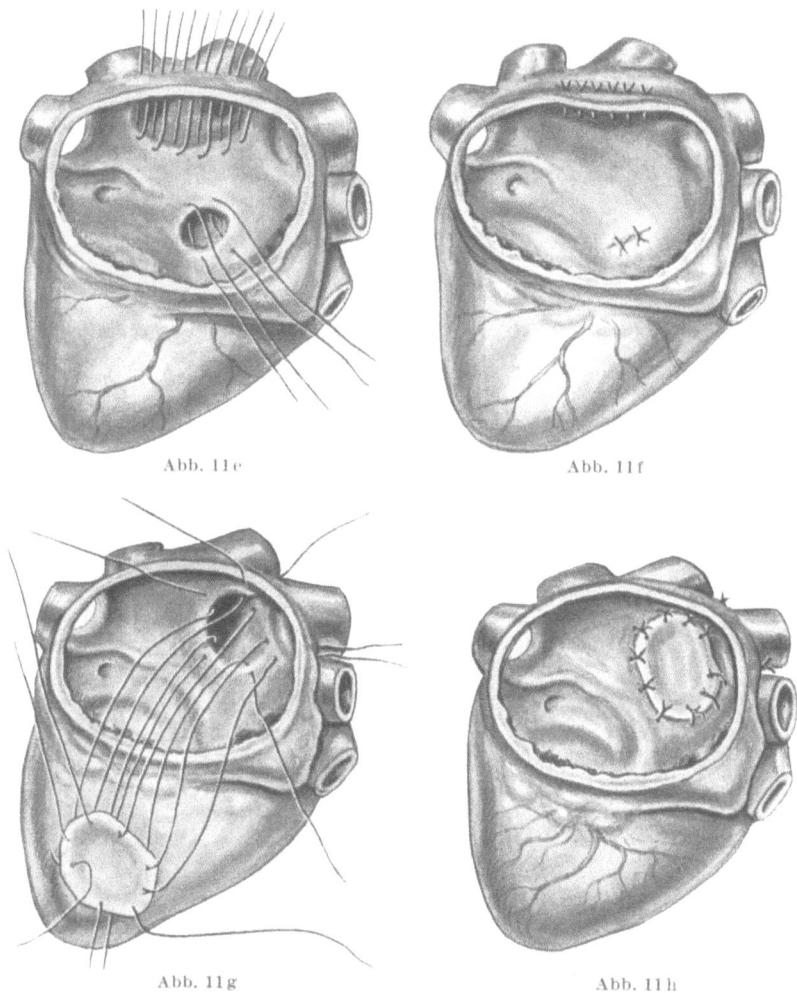

Abb. 11a—h. Methode nach GROSS. a Zustand nach Incision der Vorhofwand. b Der „Gummischacht" wird angenäht. c Die Verschlußklemme an der Vorhofincision ist gelöst, das Blut steigt im Schacht hoch. d Naht des Defektes vom „Vorhofschacht" aus. e—f Verschluß des Vorhofseptum-Defektes durch direkte Naht. g—h Verschluß des Vorhofseptum-Defektes durch Deckung mit einer Kunststoff-Folie.

kleinen Defekten abgesehen —, zur Deckung der Septumdefekte die dilatierte Vorhofwand heranzuziehen, so daß auf Kunststoffe zurückgegriffen werden muß, sofern keine direkte Naht gelingt. Wie der eine Fall von GROSS zeigt, erfordert die Verwendung von alloplastischem Material eine genaue Größenbestimmung und -berechnung, da bei zu kleinen Prothesen eine Restlücke verbleibt, während zu große, schwere, ja tödliche Beeinträchtigungen des Kreislaufs bedingen können.

2. *Methode nach* SHUMAKER: *Transplantat-Versenkung.* Dieses Verfahren gestattet ein Operieren im blutleeren Operationsfeld unmittelbar am Vorhofseptum,

ohne daß der Kreislauf unterbrochen wird oder daß die Gefahr einer Blutung oder Luftembolie besteht.

Technik: In linker Seitenlage wird nach einem großen anterolateralen, sub-mammären Schnitt die Thoraxwand im 5. Interkostalraum rechts durchtrennt. Nötigenfalls werden die angrenzenden Rippenknorpel durchschnitten. Der Herz-

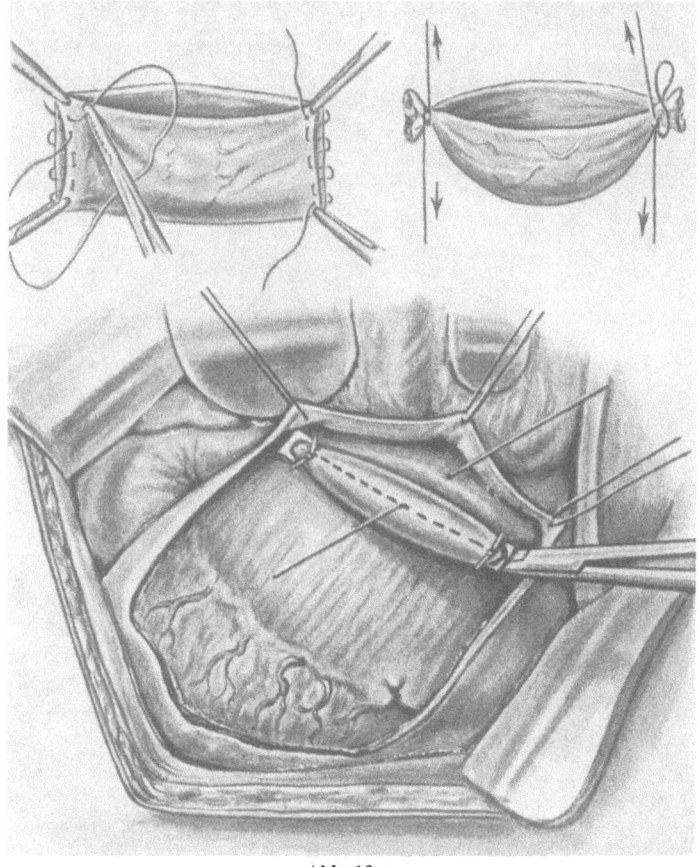

Abb. 12a

Abb. 12a u. b. a Methode nach SHUMAKER: Oben links: Raffnähte an den kurzen Kanten des Transplantates werden gelegt. Oben rechts: Durch Anziehen der Nähte entsteht eine Tasche. Unten Mitte: Mit einer Glover-Klemme wird eine Falte der rechten Vorhofwand gefaßt. Die gestrichelte Linie deutet den Verlauf der Incision an. b Das Transplantat wird mit fortlaufender Seidennaht mit den Rändern der Herzwand-Incision vereinigt.

beutel wird durch einen senkrechten Schnitt von der Umschlagsfalte an den Lungen bis weit nach unten eröffnet. Haltenähte am Perikard sorgen für eine gute Darstellung des Herzens, dessen rechter Vorhof direkt im Operationsfeld liegt. Das Vorhofseptum wird durch die eingestülpte Vorhofwand oder beim Auftreten von diagnostischen Schwierigkeiten digital vom eröffneten rechten Herzohr aus abgetastet. Doch dürfte sich nach den bisherigen Erfahrungen in jedem Falle eine intrakardiale Exploration empfehlen, schon um keine Mitralstenose oder eine Transposition der Lungenvenen zu übersehen. Zum Defektverschluß wird ein freies Transplantat aus dem Perikard, nach dem Vorschlag von TEMPLETON u. GIBBON, oder alloplastisches Material verwendet. Zumindest bei großen Defekten eignet sich Perikard nicht, da es, wie ein Fall von SHUMAKER zeigt, durch die mangelnde Gefäßversorgung nekrotisch wird und den Defekt wieder frei gibt.

Wird trotz dieser Bedenken Perikard verwendet, muß sorgsam das der Oberfläche anhaftende Fettgewebe entfernt werden. Um ein Transplantat von ausreichender Größe zu erhalten, kann es notwendig werden, den N. phrenicus zu mobilisieren. Es wird ein beinahe quadratisches Stück von 6,5 cm Breite und 6,5 bis 8 cm Länge entnommen, das in der Mitte so gefaltet wird, daß sich die Innenflächen berühren. Bei Verwendung von Kunststoff-Folien gelten die gleichen Maße. Darauf werden die beiden Seitenkanten durch je eine Tabaksbeutelnaht so gerafft, daß eine halbmondförmige Tasche entsteht, die an der offenen Seite etwa 5,5 cm lang ist (Abb. 12a oben).

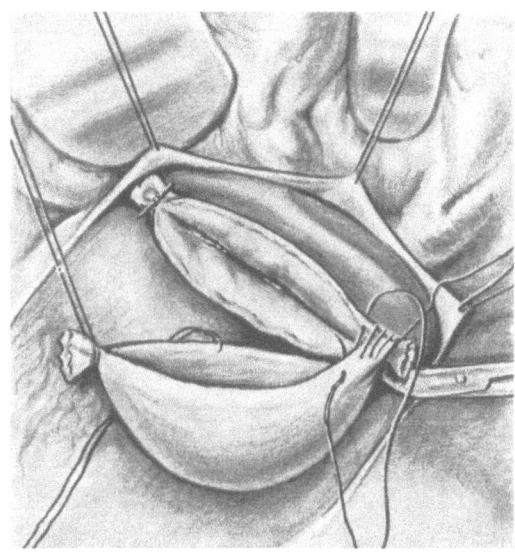

Abb. 12 b I

Darauf wird in der Wand des rechten Vorhofes zwischen 2 Haltenähten eine parallel zum Sulcus longitudinalis ventralis verlaufende Falte hochgehoben, die durch eine rechtwicklig abgebogene GLOVER-Klemme abgeklemmt wird (Abb. 12a), in deren Bereich eingeschnitten wird. Die Wundränder werden durch eine fortlaufende feine Seidennaht, die durch einzelne Knopfnähte verstärkt wird, mit den Rändern des taschenförmigen Transplantates vereinigt (Abb. 12b). Nach Beendigung der Naht und Lösen der Klemme wölbt das Blut die Tasche ballonartig vor. Sie wird jetzt in das Innere des Vorhofes eingestülpt (Abb. 12c), wobei die Hinterwand der Tasche gegen den Defekt gedrückt wird. Man kann dabei den Defektrand genau fühlen. Die Hinterwand der Tasche wird nun mit einer fortlaufenden, feinen

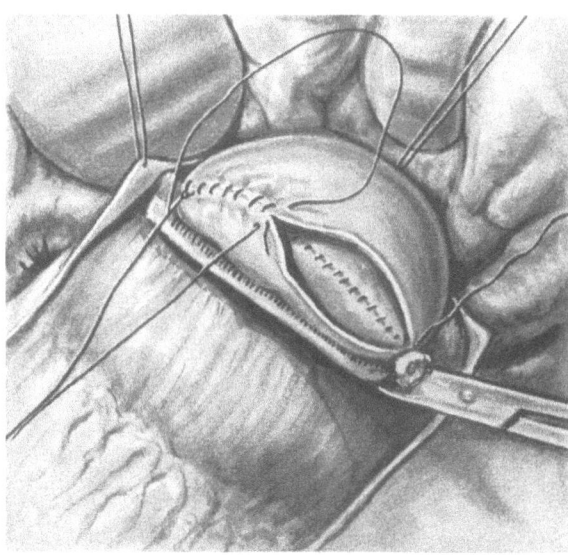

Abb. 12 b II

Chrom-Catgutnaht, die durch einzelne Knopfnähte verstärkt wird, in den Rand des Vorhofseptum-Defektes eingenäht (Abb. 12d). Beim Vorliegen eines totalen Septumdefektes befestigt man das Transplantat an der Vorhofwand durch

Knopf- oder Matratzennähte (12f). Überstehende Transplantat-Teile, die sich am Ende der Operation aus dem Vorhof hervorwölben (Abb. 12d), werden abge- klemmt, durch Seidennähte verschlossen und dann abgeschnitten (Abb. 12e). Der

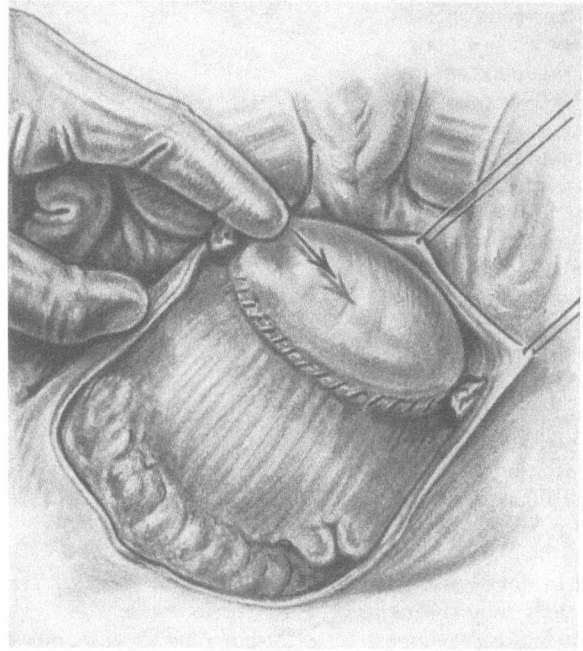

Abb. 12c I

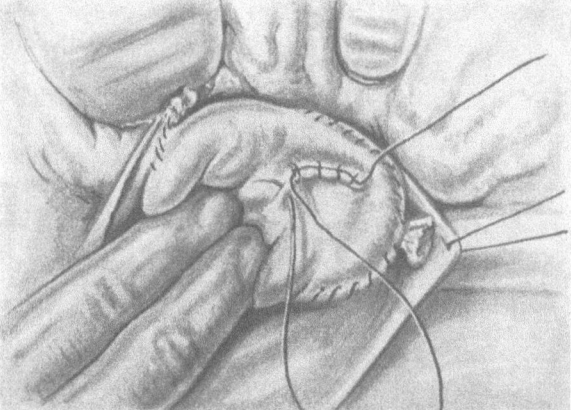

Abb. 12c II

Verschluß der Perikardwunde (bei Verwendung von alloplastischem Material) und der Thoraxwand erfolgt in üblicher Weise. Bei Verwendung von Perikard-Gewebe wird die unverschlossene Lücke durch die angrenzende Lunge gedeckt.

Die Methode erscheint sicher und relativ gefahrlos. Der Nachteil der Original- Methode, die nur Perikard-Transplantate vorsieht, beruht nach den Beobachtungen SHUMAKERs auf der Gefahr der Nekrose des Transplantates. Diese ist vielleicht durch die Doppelung des Perikardblattes bedingt, das nur auf der Außenseite von Blut umspült und daher, wenn dies für die Ernährung des Gewebes überhaupt eine Rolle spielt, bis zum Einsprossen von Gefäßen nur ungenügend ernährt wird.

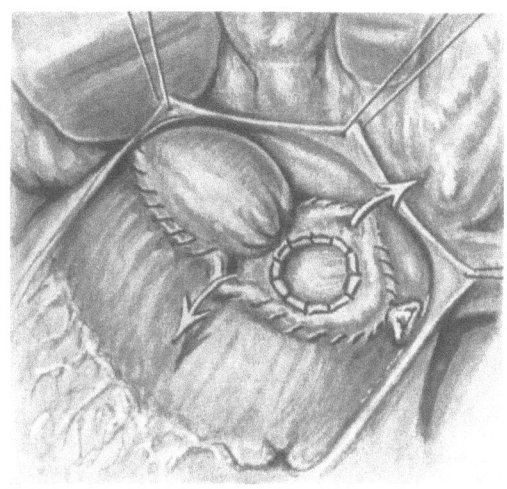

Abb. 12 d

Die Palpation des Herzinnern nur durch die Vorhofwand und die Tasche erscheint, wie schon oben erwähnt, unsicher, da begleitende Anomalien, wie Tricuspidalklappen-Veränderungen, Transposition von Lungenvenen u. dgl., übersehen werden können. Schon wegen der häufigen Kombination mit einer Mitralstenose ist die digitale Austastung der Herzhöhle vom rechten Herzrohr aus, durch die eine genauere Diagnose und nötigenfalls eine Behandlung der Mitralstenose möglich ist, in jedem Fall angezeigt.

b) Offene Methoden unter direkter Sicht (am blutleeren Herzen).
1. Mit Hilfe der Hypothermie. Lewis u. Taufic, Swan, Zeavin, Blount u. Virtue, Bailey, Cookson u. Neptune sowie Derra verwendeten die künstliche Unterkühlung während der Operation. Damit kann durch eine zeitweilige völlige Unterbrechung des Kreislaufs das Herz trocken gelegt und der Defekt unter direkter Sicht genäht oder durch allo- oder autoplastisches Material gedeckt werden. Swan, Lewis und auch Derra sind der Meinung, daß alle bisher benützten Methoden, auch die taktilen, mehr oder weniger blind sind und dadurch ein hohes Operationsrisiko aufweisen. Auch können nach ihrer Auffassung bestimmte Typen des Vorhofseptum-Defektes, wie z. B. das persistierende Ostium primum dicht über der Atrioventrikular-Ebene, auf diese Weise nicht angegangen werden, eine Auffassung, der die Erfolge mit der Methode von Björk u. Crafoord entgegenstehen.

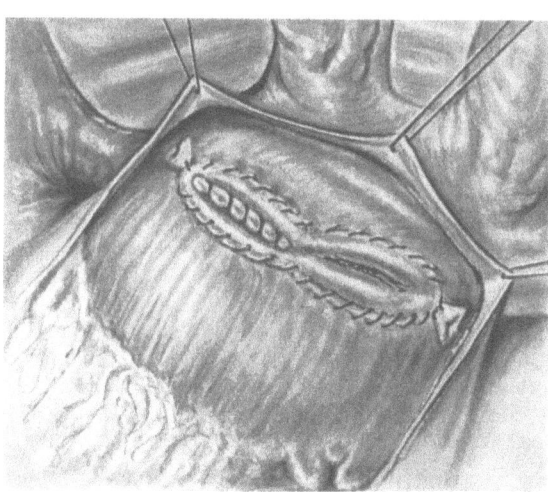

Abb. 12 e

Abb. 12 c—e. c I: Nach Beendigung der Naht und Lösen der Glover-Klemme wölbt das Blut die Transplantat-Tasche ballonartig vor. c II: Die Tasche wird in den Vorhof eingestülpt und mit fortlaufender Chrom-Catgut-Naht in den Defekt-Rand eingenäht. d Die Naht ist beendet, der Defekt ist geschlossen. Der überstehende Teil der Tasche wird nach außen gewölbt. e Die überstehenden Transplantat-Teile sind abgetragen, die entstandene Lücke ist durch fortlaufende Naht geschlossen.

Durch Unterkühlung bis auf maximal 21,5⁰ C wird der Stoffwechsel und damit der Sauerstoffbedarf des Organismus ganz erheblich gesenkt. Dadurch ist eine zeitweilige Unterbrechung des Kreislaufes, nach den Untersuchungen von BOEREMA, FAY, BIGELOW, SENNING u. a., bis zu 15 min beim Tier und nach den Beobachtungen von LEWIS u. TAUFIC, SWAN und Mitarbeiter bis zu 7½ min beim Menschen möglich, ohne daß es danach zu hypoxämischen Schädigungen des Gehirns kommt.

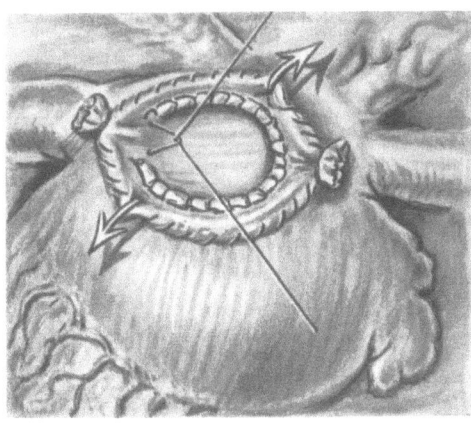

Abb. 12 f

Abb. 12 f. Beim totalen Defekt wird das Transplantat an der benachbarten Vorhofwand angenäht.

Dagegen besteht bei derartig starken Temperatursenkungen die Gefahr der Myokardschädigung, die sich als irreversibles Kammerflimmern äußert. Sie wird nach den Erfahrungen von DERRA an 7 erfolgreich operierten Fällen durch Senkung der Temperatur bis nur 26⁰ C erheblich verringert. Auch ist die Gefahr der Luftembolie nach Eröffnung des rechten Vorhofes mit der Ansammlung von Luftblasen in den Herzkranzarterien und den Gehirnarterien nicht gebannt, wenn nicht besondere Vorkehrungen getroffen werden. Für die Zukunft mag hier durch die Untersuchungen von GEOGHEGAN u. LAM eine Besserung der Prognose erwartet werden. Sie konnten nachweisen, daß in einem hohen Prozentsatz die Herztätigkeit der Versuchstiere völlig wiederhergestellt werden kann, wenn die Luftblasen in den Coronararterien nach Abklemmen der Aorta unter hohem Druck durch Herzmassage auf die venöse Seite des Herzkreislaufs gebracht werden.

Auf Grund eigener ungünstiger Erfahrungen hält BAILEY trotz anfänglicher Zustimmung die Eröffnung des rechten Herzens, auch während der Unterkühlung, beim Vorhofseptum-Defekt wegen der Gefahr der Luftembolie und der Myokardschädigung für kontraindiziert, da andere geeignete, sichere Methoden verfügbar sind. Er verlor zwei der drei in Hypothermie operierten Patienten. Dagegen hatten LEWIS u. TAUFIC, SWAN und Mitarbeiter sowie DERRA bessere Ergebnisse. LEWIS erlebte bei 12 Operationen 3 Todesfälle durch Überleitungsstörung und Herzversagen infolge der Unterkühlung. SWAN hatte unter 9 Operationen wegen Vorhofseptum-Defekt 3 Exitus in tabula wegen Kammerflimmern.

Die bei einer Temperatur bis zu 28⁰ C auftretenden Herzarrhythmien haben nach der Auffassung von SWAN und DERRA keine größere Bedeutung, da sie bei der Wiedererwärmung wieder zurückgehen. Doch kann bis jetzt noch nicht gesagt werden, wo die Grenze der Reversibilität liegt. Eine weitere Gefahr liegt in der Retention von Kohlensäure durch die Verminderung bzw. das Aufhören der Spontanatmung im Laufe der Temperatursenkung. Sie kann durch Hyperventilation verhindert werden. Wenn nicht dauernd hyperventiliert wird (FLEMMING), fällt bei Einsetzen der Spontanatmung der überhöhte Kohlesäurespiegel außerordentlich rasch ab, wodurch das Herz zu Kammerflimmern disponiert wird (SWAN). Andererseits wird durch die notwendige Hyperventilation der Kaliumspiegel im Blut gesenkt, was ebenfalls Kammerflimmern auslösen kann (SWAN und Mitarbeiter). Es gelang diesen Autoren in solchen Fällen die Defibrillierung durch Injektion einer Kalium-Chlorid-Lösung in die Coronararterien, während sich die Defibrillierung durch den Elektroschock oft als unwirksam erwies. Ähnliche Beobachtungen wurden in Deutschland durch GÜTGEMANN mitgeteilt. Nach den Beobachtungen von SWAN, LEWIS, BAILEY u. a. wird die Unterkühlung von jungen Menschen besser als von Erwachsenen vertragen.

a) Methode nach SWAN, ZEAVIN, BLOUNT u. VIRTUE. Die Temperatursenkung auf 21,5 bis 25,5°C wird durch Einlegen der Patienten, während einer Barbiturat-Narkose, in Eiswasser von 20 bis 25°C erreicht. Nach Eintritt der gewünschten Unterkühlung wird das Herz, wie bei der früher angegebenen Methode von SWAN, durch eine bilaterale Thorakotomie freigelegt. Beide Hohlvenen werden nach Eröffnung des Herzbeutels durch Ligaturen gedrosselt. Nach Leerschlagen des Herzens für etwa eine Minute wird eine nicht quetschende Klemme über der Herzbasis angelegt, durch welche die Aorta und A. pulmonalis sowie der Abgang der Coronararterien verschlossen werden. Darauf wird die rechte Vorhofwand incidiert und das restliche Blut aus diesem Herzabschnitt abgesaugt. Der Scheide-wand-Defekt wird durch Knopfnähte verschlossen. Nach Beendigung des intra-kardialen Eingriffes, der nicht länger als 7½ min dauern darf, wird die Brusthöhle so weit mit Ringer-Lösung aufgefüllt, daß das ganze Herz von Flüssigkeit bedeckt ist. Die in der Herzhöhle befindliche Luft entweicht dann in Blasen durch die am höchsten Punkt gelegene Vorhofwunde. Wenn keine Luftblasen mehr aufsteigen, wird die Herzwunde durch eine Klemme verschlossen. Danach wird die Klemme über der Herzbasis gelöst. Anschließend wird die Drosselung der oberen Hohlvene und nach 30 bis 60 sec die der unteren Hohlvene entfernt. Die Naht der Herzwunde beschließt die Herzoperation. Nach Leersaugen der Thoraxhöhle werden Herz-beutel und Brustwand in der üblichen Weise verschlossen.

b) Methode von LEWIS u. TAUFIC. Hier wird die Temperatursenkung durch Einhüllen der narkotisierten Patienten in doppelwandige Gummidecken erzielt, die von eisgekühltem Alkohol durchströmt werden. Als Narkoseform wird die endotracheale Intubationsnarkose mit Pentothal-Curare verwendet. Nach etwa 2 Std hat die Rektaltemperatur 28°C unterschritten.

Die rechte 5. Rippe wird superiostal resiziert, die rechte Brusthöhle eröffnet und das Perikard incidiert. Danach werden wie bei SWAN die Hohlvenen durch kräftige Seitenligaturen gedrosselt und die Ausflußbahnen des Herzens einschließ-lich der Abgänge der Kranzarterien durch eine Satinsky-Klemme verschlossen. Der rechte Vorhof kann dann durch eine Längsincision eröffnet werden. Das Rest-blut wird abgesaugt. Die Septumdefekte werden mit einer fortlaufenden Seiden-naht (000) verschlossen. Während des Nahtverschlusses wird ein dünner Polythen-Katheter durch den Defekt in den linken Vorhof eingelegt, durch den kurz vor Beendigung der Naht sehr schnell Kochsalz-Lösung injiziert wird, um die dort eingedrungene Luft auszuspülen. Nach Vollendung der Naht wird der Katheter in den rechten Vorhof zurückgezogen, wo sich der Vorgang in gleicher Weise, während der Naht der Vorhofwand mit einer fortlaufenden feinen Seidennaht, zur Ver-hütung einer Luftembolie wiederholt. Nach der völligen Entfernung der Luft aus dem rechten Vorhof wird der Katheter entfernt. Nach Lösen der Klemme an der Herzbasis und Entfernung der Ligaturen an den Hohlvenen werden Perikard und die Thoraxwand verschlossen.

Die Wiedererwärmung der unterkühlten Patienten wird bei beiden Methoden so schnell wie möglich in einem überwärmten Bad von 45°C vorgenommen.

Beide Methoden, die sich nur durch die Art der Unterkühlung und in der Ver-hütung der Luftembolie unterscheiden, erfordern eine entsprechende technische Einrichtung. Auf die Gefahren der Hypothermie wurde bereits hingewiesen. Hinzu kommt noch die zeitliche Begrenzung des Eingriffs, die bei anatomischen oder technischen Schwierigkeiten zu hypoxämischen Organschäden führen kann, wenn es nicht gelingt, die Operation schnell zu beenden oder den Kreislauf intermittierend nach provisorischem Verschluß des Herzens freizugeben.

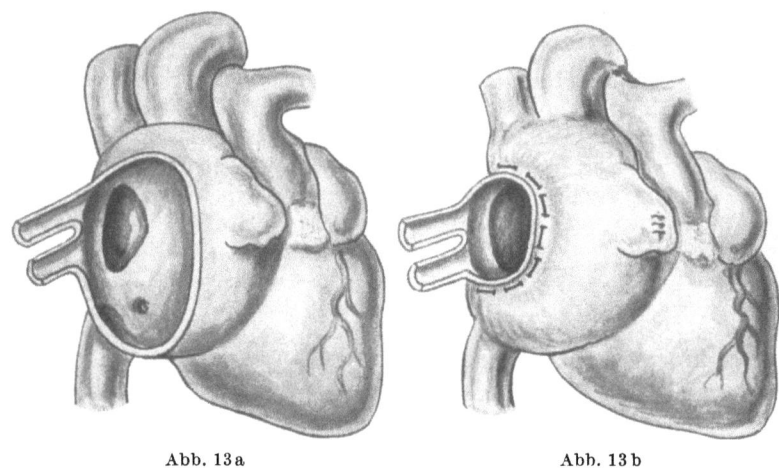

Abb. 13a   Abb. 13b

Nach der Auffassung von BAILEY ist die Hypothermie außerdem kontraindiziert bei 1. schweren Myokardschäden, 2. erworbenen Herzkrankheiten, 3. linksseitigen Herzveränderungen. Hingegen kommt sie für die Behandlung des

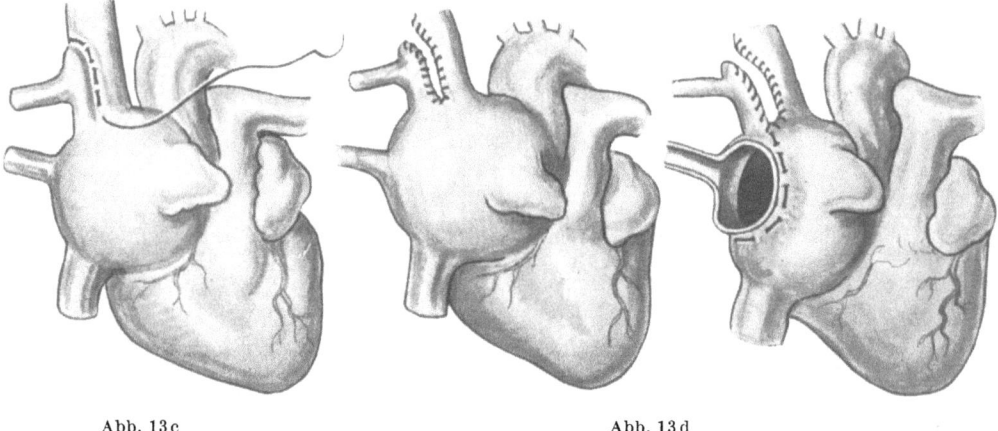

Abb. 13c   Abb. 13d

Kammerseptum-Defektes und bei schweren Formen der cyanotischen kongenitalen Herzmißbildungen in Frage.

2. Verfahren mit Hilfe des Herz-Lungen-Apparates (extrakorporealer Kreislauf). DENNIS und Mitarbeiter, GIBBON und Mitarbeiter sowie HELMSWORTH und Mitarbeiter versuchten die Eröffnung des rechten Vorhofes am blutleeren Herzen des Menschen mit Hilfe eines Herz-Lungen-Apparates, der die lebenswichtigen Organe mit sauerstoffreichem Blut versorgen kann. Zu den Gefahren des Herzstillstandes bzw. des Kammerflimmerns und der Luftembolie kommen hier die durch die Heparinisierung des Blutes bedingten Gefahren, die auch trotz der anschließenden Verwendung von Protaminsulfat drohen, und das drohende Versagen der technisch äußerst differenzierten Apparatur, auf das schon im experimentellen Teil hingewiesen wurde. Dies beweisen die beiden Fälle von DENNIS und der von HELMSWORTH mitgeteilte Fall, bei dem der Patient einer hypoxämischen Schädigung von Gehirn und Herzmuskel erlag, die wahrscheinlich während einer zeitweiligen Reduzierung des maschinell geförderten Minutenvolumens aufgetreten war. Nur in dem Fall von GIBBON überstand der Patient die Operation. Zur Verhütung einer Luftembolie führt GIBBON einen dünnen Katheter durch die Wand der linken Kammerspitze in den linken Ventrikel ein, durch den mit einer Saugpumpe die Luft und das aus dem Sinus coronarius überlaufende Blut abgesaugt wird, ein Verfahren, über das GIBBONS Mitarbeiter MILLER berichtet hat.

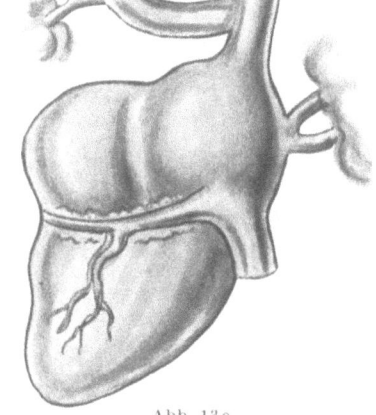

Abb. 13e

III. Der Verschluß des Vorhofseptum-Defektes bei Transposition der Lungenvenen.

Bei der kompletten Transposition der Lungenvenen in den rechten Vorhof, in die obere Hohlvene, in den Sinus coronarius und bei Bestehen einer V. cava cran. sinistra ist der Vorhofseptum-Defekt für die Erhaltung des Lebens notwendig. Bei diesem Krankheitsbild ist die

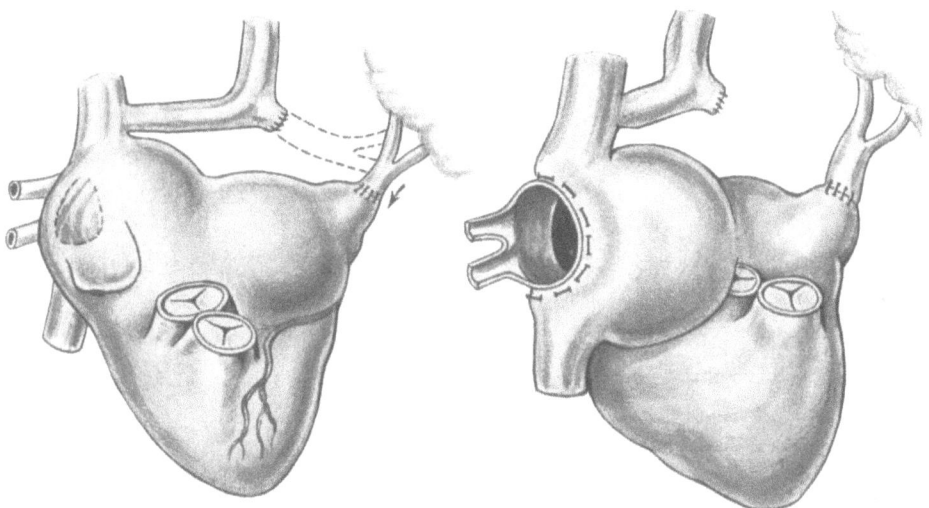

Abb. 13f

Abb. 13a—f. a Komplette Transposition der Lungenvenen in den rechten Vorhof (nach BAILEY). b Atrio-Septo-Pexie bei kompletter Transposition der Lungenvenen in den rechten Vorhof. Am Hinterrand des Defektes wird keine Naht gelegt. c Trennung der venösen Einflußbahn aus großem und kleinem Kreislauf bei Einmündung einer Lungenvene in die V. cava cran. und einer in den rechten Vorhof durch Matratzennähte. d Völlige Trennung der beiden Einflußbahnen (links) und Zustand nach anschließender Atrio-Septo-Pexie (rechts). Verschiedene Formen der Transposition der Lungenvenen: e Einmündung der rechten Lungenvenen in den rechten Vorhof, während sich die linken zu einer linksseitigen V. cava cran. vereinigen, die in die obere Hohlvene einmündet. f Korrektur der Transposition.

6*

Belastung des rechten Ventrikels noch größer als beim isolierten Vorhofseptum-Defekt. Ein Verschluß des Defektes kommt daher nur in Frage, wenn gleichzeitig eine Ableitung des Blutes aus der Lunge in das linke Herz möglich ist. Es verbieten sich daher alle Methoden, die einen völligen Verschluß des Scheide-

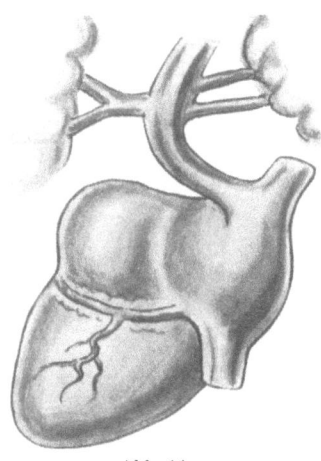

wand-Defektes zum Ziele haben. Das gleiche gilt für die partielle Transposition der Lungenvenen, da nach Verschluß des Septumdefektes die vermehrte Belastung des rechten Herzens durch den Rückfluß des Blutes aus einzelnen Lungenabschnitten in den rechten Vorhof weiter bestehen bleibt, ohne daß gegebenenfalls ein Druckausgleich zur linken Herzseite bei Anstieg des Druckes im kleinen Kreislauf möglich ist. Bei Beachtung dieser Punkte ist die Anzeige zur Operation gegeben.

Die Anomalie ist nicht so selten. BAILEY fand sie unter 21 Fällen 7mal. Am häufigsten münden einzelne oder auch alle Lungenvenen in den rechten Vorhof (Abb. 13a) oder in die obere Hohlvene ein.

Im ersten Falle kann durch eine entsprechende Nahtführung bei der Atrio-Septo-Pexie

Abb. 13g

der rechte Vorhof in 2 Abschnitte unterteilt werden. In den größeren, vorne gelegenen, der vom Septumdefekt abgeschlossen wird, münden die beiden Hohlvenen und der Sinus coronarius, während der kleinere, hinten gelegene, die Verbindung der Lungenvenen durch den nicht verschlossenen Septumdefekt mit dem linken Vorhof darstellt und so praktisch als

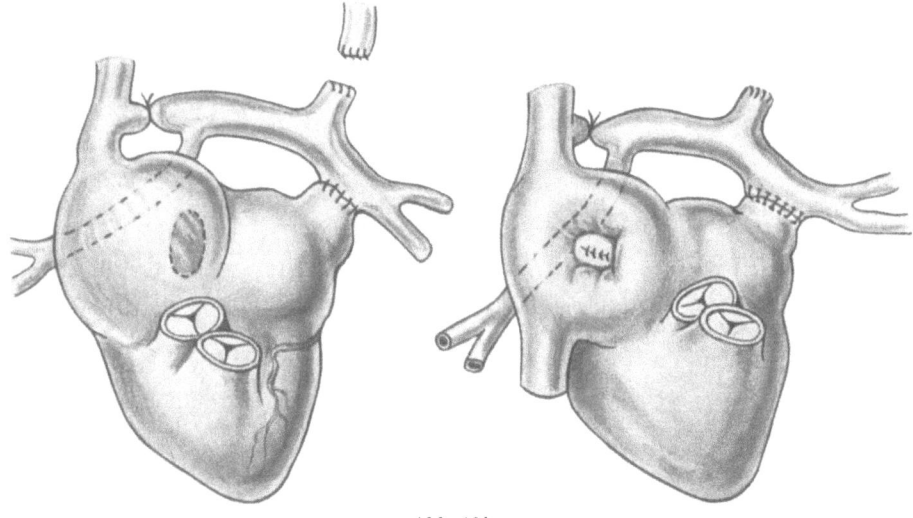

Abb. 13h

Verlängerung der Lungenvenen wirkt. Diese Nahtführung gelingt um so leichter, als bei diesen Fällen der Defekt meist sehr weit dorsal in der Nähe der normalen Lungenvenen-Einmündungen liegt. NIEDNER und GRIESSER konnten die Feststellungen von BAILEY an einem erfolgreich operierten Fall bestätigen.

Zur Unterteilung des rechten Vorhofes in die 2 Abschnitte wird die eingestülpte Vorhofwand nur an den Vorderrand des Defektes angenäht (Abb. 13b). Gegebenenfalls muß die Matratzennaht-Reihe nach oben und unten etwas verlängert werden.

Münden dagegen eine oder mehrere Lungenvenen in die obere Hohlvene ein, ist es erforderlich, vor der Atrio-Septo-Pexie die beiden Einflußbahnen durch eine Matratzennaht-Reihe voneinander zu trennen (Abb. 13c) und dann erst den Septumdefekt in der vorher beschriebenen Weise vom rechten Vorhof aus-

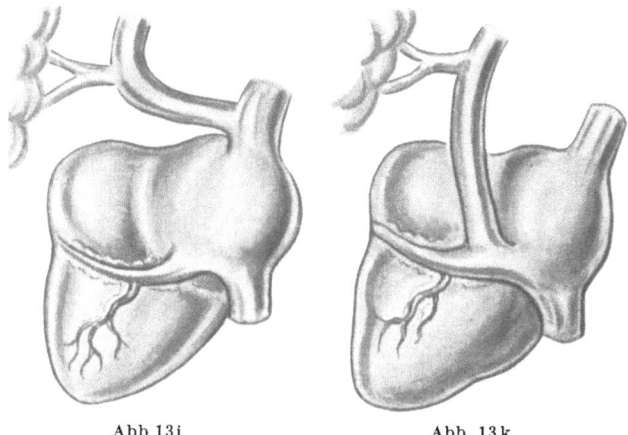

Abb 13i   Abb. 13k

Abb. 13g—k. Vereinigung aller Lungenvenen zu einer linksseitigen V. cran. cava. h Korrektur dieser Form der Transposition. i Einmündung der linken Lungenvenen in eine linke V. cava cran., die mit der oberen Hohlvene anastomosiert. k Einmündung der linken Lungenvenen in eine linke V. cava cran., die in den Sinus coronarius einmündet (nach BAILEY).

zuschalten. Wahrscheinlich ist es aber günstiger, die beiden Gefäßbahnen völlig zwischen 2 Gefäß-Klemmen nach POTTS voneinander zu trennen und die eröffneten Gefäßwände durch feine fortlaufende Seidennähte zu verschließen (Abb. 13d).

Wenn die rechten Lungenvenen in den rechten Vorhof einmünden und sich die linken zu einer linksseitigen V. cava cran. vereinigen, die in die obere Hohlvene einmündet (Abb. 13e), werden die linken Lungenvenen nach dem Vorgehen von MULLER, GERACI und KIRKLIN mit dem linken Herzohr oder besser mit dem linken Vorhof anastomosiert. Erst danach kann die Atrio-Septo-Pexie durchgeführt werden (Abb. 13f).

Bei Einmündung aller Lungenvenen in eine linksseitige V. cava cran. (Abb. 13g) genügt deren Verbindung mit dem linken Herzohr und Ligatur an der Einmündungsstelle (Abb. 13h), der dann der Verschluß des Vorhofseptum-Defektes zu folgen hat. Das gleiche gilt für die Einmündung der linken Pulmonalvene in eine mit der oberen Hohlvene (Abb. 13i) oder dem Sinus coronarius (Abb. 13k) verbundene linksseitige V. cava cran.

IV. Das Rokitansky-Abbott-Syndrom (sog. falsches Lutembacher-Syndrom).

Eine Verschlußoperation des Vorhofseptum-Defektes erscheint bei diesem seltenen Krankheitsbild nur sinnvoll, wenn es gelingt, die Mitralklappeninsuffizienz operativ (gleichzeitig oder in einer Voroperation) zu beseitigen, vorausgesetzt, daß der Zustand des Myokards derartige Eingriffe noch gestattet.

Tabelle 4.

Autor	Zahl	Alter	Geschlecht		Art der Defekte				
			♂	♀	Ostium I	Ostium II	darunter		
							Mitral-stenose	Transp.d. Lungenv.	Cyanose
MURRAY . . . . (nach BJÖRK) .	1 5	12	---	1	1	—	—	—	1
SWAN	5	5–14	4	1	3	2	1	1	---
MULLER	18	6–43	6	12	17	1	1 Mitr. ins uff.	2	1
SANTY	1	52	1	---	1	- -	—	1	+
SØNDERGAARD .	3	12	1	2	1	2	- - -	. . . .	
BJÖRK	1	6	---	1	---	1	1	- - -	
BJÖRK-CRAFOORD	12	6–49							
BAILEY	9	24–51	2	7			3	2	---
	47	6–44			31	16	3	7	---
KAY	8	9–49			4	4	2	---	---
GROSS	28	4–16					---	- - -	---
SHUMAKER . . .	3	3–13	2	1	1	1	—	—	---
SWAN	9				7	2			
BLOUNT	5								
LEWIS	12				11	1	2	4	—
DENNIS	2							---	
HELMSWORTH .	1							---	

Operationsmethode	Operationserfolg			Todesursache
	gebessert	un-gebessert	gestorben	
Anterio-posteriore Septumraffung	1 5	—	—	—
Einstülpung der Herzohren	3	—	2	1 unerkannte Lungenvenen-transposition. 1 unerkannter 2. Vorhofsept.-defekt.
15mal Vorhof-Schacht 3mal Atrio-Septo-Pexie	11 3	1	3	
Einstülpung des re. Herzohres in dem li. VH	1	—	—	—
Äußere Naht des Septum	2	—	1	
Äußere Naht des Septum	—	—	1	Unerkannte Mitralstenose, Restlücke.
Subendokardiale Septumraffung	10	—	2	Unerkannte Aortenstenose bei Lutembacher Syndrom, Verletzung der Aortenwand.
5mal Herzohreinstülpung 3mal Commissurotomie 1mal Kardiotomie	2 — —	1	3 2 1	
45mal Atrio-Septo-Pexie (1mal Hypothermie) 2mal direkte Naht in Hypothermie	33	—	14	(Davon 11 bei Ostium primum.) Herzstillstand, Kammerflimmern.
Atrio-Septo-Pexie	5	—	3	Postoperative O$_2$-Untersättigung der Peripherie.
Vorhof-Schacht (3mal Hufnagel-Scheibe)	20	—	3 5	Lösung der Scheibe 3mal, intrakardialer Thrombus, Herzversagen, Herzstillstand, Restlücke, mangelnder Blutersatz intra op.
Taschenförmiges Transplantat	1	—	2	1 unerkannt. Ventr.sept.def. 1 Ventr.sept. + Vorh.sept.def.
Direkte Naht in Hypothermie	6	—	3	Kammerflimmern.
Direkte Naht in Hypothermie	5	—	—	—
Direkte Naht in Hypothermie	9	1	3	Überleitungsstörung und Herzversagen.
Direkte Naht mit Herz-Lungen-Apparat	—	—	2	Technisches Versagen des Apparates.
Direkte Naht mit Herz-Lungen-Apparat	—	—	1	Hypoxämie des Gehirns und Herzmuskels durch technisches Versagen.

Autor	Zahl	Alter	Geschlecht		Art der Defekte				
			♂	♀	Ostium I	Ostium II	darunter		
							Mitral-stenose	Transp.d. Lungenv.	Cyanose
GIBBON	1						—		
KIRKLIN . . .	12*	20–48	3	9			1		
SOUTHWORTH .	1	32		1		1			
COOLEY	3	6–31	1	2	1	2	1	—	—
MOEYS	1	10	—	1	1	—	—	—	—
DAHLBÄCK u. SANDBLOM. .	9	7–35	4	5	7	2	—	1	1
DERRA	8	14–42	1	7	4	4	2	2	—
SENNING . . .	3	19–46	1	2	2	1	—	1	—
NIEDNER u. GRIESSER . .	1	20	—	1	1	—	—	1	—
Gesamt	190*	4–48	(28)	(57)	(91)	(39)	(16)	(22)	(3)

* Anmerkung: 12 weitere Fälle, die noch nicht näher beschrieben sind, wurden von KIRKLIN

L. Bisherige Ergebnisse der Operation des Vorhofseptum-Defektes und des Lutembacher-Syndroms.

Die Tabelle 4 gibt Aufschluß über Zahl, Art und Erfolge der bisher durchgeführten Operationen, soweit sie in der mir erreichbaren Literatur aufgeführt sind. Sicher sind im Laufe der vergangenen Monate zahlreiche weitere Operationen durchgeführt worden, die aber noch nicht im Schrifttum niedergelegt sind.

Es zeigt sich dabei, daß die geschlossenen, blinden Operationen von MURRAY, SWAN und SANTY sowie das Verfahren von SØNDERGAARD keine sehr weit verbreitete Anwendung gefunden haben, da sie wegen der Unsicherheit des Verschlusses und z. T. wegen nachteiliger Kreislaufwirkungen zu große Nachteile aufweisen. Dies geht u. a. vor allem aus den Berichten von BAILEY und auch von SWAN hervor, der seine erste Methode und deren Modifikation zugunsten der Operation unter direkter Sicht in Unterkühlung aufgegeben hat.

Doch weist auch die Operation in Hypothermie Gefahrmöglichkeiten auf. Das gleiche gilt in erhöhtem Maße für die Benützung des extrakorporealen Kreislaufes mit einem Herz-Lungen-Apparat, der für die Behandlung menschlicher Patienten noch nicht sicher genug ist. Dafür sprechen trotz des bisher einzigen Erfolges von GIBBON die Mißerfolge von DENNIS und HELMSWORTH zu deutlich.

So bleiben als brauchbare Methoden die Verfahren von GROSS unter Anwendung des „Vorhofschachtes" und seine einfache Naht bei dorsal und in der Mitte gelegenen Defekten, die Technik nach SHUMAKER mit Versenkung eines taschenförmigen Transplantates, die Mobilisierung und Raffung der Vorhofwand im Septumbereich nach BJÖRK-CRAFOORD und die Atrio-Septo-Pexie.

Ob sich die Verwendung des „Vorhofschachtes", die eine große Zahl von Nähten auf der epikardialen Oberfläche des Herzens und einen größeren Zeitaufwand erfordert, durchzusetzen vermag, steht noch dahin, zumal die anderen Methoden einfacher sind. Auch verlangt sie in gewissen Fällen die Verwendung von alloplastischem Material in Form von Kunststoffen, über deren endgültige Wirkung auf den menschlichen Organismus bei der Kürze des Anwendungszeitraumes der

Operationsmethode	Operationserfolg			Todesursache
	gebessert	un-gebessert	gestorben	
Direkte Naht mit Herz-Lungen-Apparat	1	—	—	—
Vorhof-Schacht	10	1	1	—
Äußere Naht des Septum	1	—	—	—
Subendokardiale Septum-raffung	3	—	—	—
Atrio-Septo-Pexi	1	—	—	—
Atrio-Septo-Pexie	6	2	1	Hyperthermie.
Direkte Naht in Hypo-thermie	8	—	(1)	12 Tage p. o. an Lungen-embolie gestorben.
	3	—	—	
Atrio-Septo-Pexie	1	—	—	—
—	135	5	50	

und Mitarbeitern operiert.

erst vor wenigen Jahren geschaffenen Produkte noch außerordentlich wenig bekannt ist, wenn sie auch bei kurzfristiger Beobachtung völlig reaktionslos vertragen werden. Außerdem bietet ihre Verwendung hinsichtlich Form und Größe der Prothesen gewisse technische Schwierigkeiten.

Das über Kunststoffe Gesagte trifft auch für die Modifikation der Methode nach SHUMAKER zu, die bei großen Defekten ebenfalls auf alloplastische Transplantate angewiesen ist, da größere frei transplantierte Perikardstücke der Nekrose verfallen, wie die Erfahrung gelehrt hat. Hinzu kommt, daß beide Verfahren, ebenso wie die Methode von BJÖRK-CRAFOORD, bei der Kombination eines Vorhofseptum-Defektes mit einer Transposition von Lungenvenen nicht angewendet werden können. Dagegen können alle drei zur Behandlung des Lutembacher-Syndroms dienen.

Die Methode nach BJÖRK-CRAFOORD stellt wohl neben der direkten Naht unter Sicht die am besten geeignete Technik zur Behandlung der tiefsitzenden Vorhofseptum-Defekte und der kleineren Formen der Atrio-Ventricularis communis dar, da eine Einengung der venösen Einflußbahn und der Atrio-Ventrikular-Klappen beider Vorhöfe vermieden wird.

Die Atrio-Septo-Pexie nach BAILEY kann nach den bisherigen Erfahrungen gewissermaßen als Standardverfahren für die Behandlung des persistierenden Ostium secundum und des Lutembacher-Syndroms gelten, da sie unter Ausnützung der anatomischen Veränderungen beim Vorhofseptum-Defekt die Einführung von Fremdmaterial in das Herz vermeidet und einfach und sicher durchführbar ist. Ihr besonderer Wert liegt in der gleichzeitigen Behandlungsmöglichkeit der Transposition der Lungenvenen durch eine geringe Modifizierung der Nahtführung.

Auf Grund der bisher ermutigenden Ergebnisse, die sich mit zunehmender Erfahrung in der Diagnostik und operativen Technik noch verbessern werden, ist zu hoffen, daß mit diesen aufgeführten Operationsmethoden eine der häufigsten kongenitalen Herzmißbildungen erfolgreich und sicher behandelt werden kann, um den Trägern eines Vorhofseptum-Defektes oder eines Lutembacher-Syndroms zu einem beschwerdefreien Leben mit einer normalen Lebenserwartung zu verhelfen.

III. Die Behandlungsergebnisse von 79 frischen, traumatischen Hüftgelenksverrenkungen und Hüftgelenksverrenkungsbrüchen*.

Von

Emanuel Trojan und **Anton Perschl.**

Mit 12 Abbildungen in 38 Einzeldarstellungen.

Inhalt.

* Aus dem Unfallkrankenhaus Wien (Leiter: Prof. Dr. Lorenz Böhler).

Literatur.

AGA, A.: Zur Frage der unüberwindlichen Hindernisse bei Einrenkung frischer Hüftgelenks-verrenkungen. Ortop. e Traumat. **9**, 79—81 (1935); Ref. Z. org. Chir. **75**, 735 (1936).

ALLIS, O. A.: An inquiry into the difficulties encountered in the reduction of dislocations of the hip. Gross Prize Essay — 80, Philadelphia 1896.

ARMSTRONG, J. R.: Traumatic dislocation of the hip joint. J. Bone Surg. Brit. Ed. **30 B**, 430—445 (1948).

AXHAUSEN, G.: Die Nekrose des proximalen Bruchstückes beim Schenkelhalsbruch und ihre Bedeutung für das Hüftgelenk. Arch. klin. Chir. **120**, 325—346 (1922).

— u. E. BERGMANN: Die Ernährungsunterbrechungen am Knochen. In LUBARSCH-HENKE: Handbuch der speziellen Pathologischen Anatomie und Histologie. IX/3, Berlin: Springer 1937.

BANKS, W. S.: Aseptic necrosis of the femoral head following traumatic dislocations of the hip. J. Bone Surg. **23**, 753—781 (1941).

BASSET, A.: Un cas de lésions traumatiques complexes du bassin et de la hanche gauche. Bull. Soc. nat. chir. **58**, 1443—1445 (1932).

— Diskussionsbemerkung zu LUZUY, M.: Luxation avec fracture du col du fémur, fracture du cotyle. Mém. Acad. chir. **64**, 649—650 (1938).

BAUDET, G., et H. LAURENS: La luxation de la hanche, accident d'automobile. Rev. chir. **57**, 770—784 (1938).

BERGMANN, H.: Über Keilherde im Hüftkopf. Dtsch. Z. Chir. **233**, 252—261 (1931).

BIGELOW, E.: The mechanism of dislocation and fracture of the hip with the reduction of the dislocation by the flexion method. Philadelphia: Henry C. Lea & Co. 1869.

— Deutsche Übersetzung: Mechanismus der Luxationen und Frakturen im Hüftgelenk. Berlin: A. Hirschwald 1873.

BILLROTH, TH.: Zitiert bei KNEER.

BIRCH-HIRSCHFELD, A.: Die Schenkelkopfnekrose des Jugendlichen nach traumatischer Hüft-luxation und ihre Bedeutung für die Begutachtung. Mschr. Unfallheilk. **46**, 241—245 (1939).

BLUMENSAAT, C.: Über sekundäre Schenkelkopfnekrosen nach traumatischen Hüftgelenks-verrenkungen. Arch. klin. Chir. **185**, 720—752 (1936).

BÖHLER, J.: Experimentelle Untersuchungen über die Ursache der sogenannten Kopfnekrose nach Verrenkungen und Verrenkungsbrüchen des Hüftgelenks. Chirurg **24**, 344—349 (1953).

— L.: Die Technik der Knochenbruchbehandlung. 5.—13. deutsche Aufl. Wien: Maudrich 1938—1953.

— Dasselbe, 3. spanische Aufl. Barcelona: Editorial Labor 1940.

— Dasselbe, 1. ital. Aufl. Milano: Vallardi 1940.

— Dasselbe, 2. französische Aufl. Paris: Les Éditions françaises 1944.

— Diskussion zu MANDL, F.: Die Chirurgie der Nebenschilddrüsen und der Kalkstoffwechsel. Wien. klin. Wschr. **48**, 812 (1935).

— Diskussion zu MANDL, F.: Die Myositis ossificans. Wien. klin. Wschr. **49**, 793—794 (1936).

— Ist die Myositis ossificans traumatica eine Unfallfolge oder eine Behandlungsfolge. Münch. med. Wschr. **83**, 594 (1936).

— Die Ursachen der Myositis ossificans traumatica nach Ellbogenverrenkungen. Fortschr. Röntgenstr. **53**, 823—840 (1936).

BOEHNKE, E.: Beitrag zur traumatischen Hüftgelenksluxation bei Kindern. Arch. klin. Chir. **102**, 1077—1091 (1913).

BONN, R.: Ossale Arthritis deformans nach traumatischer Hüftgelenksluxation. Arch. klin. Chir. **129**, 685—699 (1924).

BRAUN, H., u. A. LÄWEN: Die örtliche Betäubung. 9. Aufl. Leipzig: Barth 1951.

BRETON, M., et A. BLONDEAU: Une variété de luxation de la hanche avec fracture du sourcil cotyloidien, observée après certains accidents d'automobile. J. radiol. éelectrol. **11**, 430—434 (1927). Ref. Z. org. Chir. **41**, 302 (1928).

BUNNE, F.: Zur Behandlung der veralteten Luxatio traumatica des Hüftgelenks. Zbl. Chir. **63**, 194—197 (1936).

BUUS, C. E. P.: Traumatiske Hofteluxationer. Aarhus: Universitetsforlaget 1938.

CAMPBELL, W. C.: Posterior dislocation of the hip with fracture of the acetabulum. J. Bone Surg. **18**, 842—850 (1936).

CAUCHOIX, J., et P. TRUCHET: Les fractures articulaires de la hanche. Rev. chir. orthop. **37**, 266—332 (1951).

CESAS, P.: Zitiert bei DYES und BLUMENSAAT.

CHANDLER, S. B., and P. H. KREUSCHER: A study of the blood supply of the ligamentum teres and its relation to the circulation of the head of the femur. J. Bone Surg. **14**, 834—846 (1932).

CHARRIER, J.: Deux cas de luxations traumatiques irreductibles de la hanche. Bull. Soc. nat. Chir. Paris **57**, 1012—1024 (1931); Ref. Z. org. Chir. **56**, 382 (1932).
CHAUVIN, E., et L. HAYEM: Deux cas de fracture limitée du sourcil cotyloidien au cours d'une luxation de la hanche. Rev. orthop. **9**, 543—548 (1922); Ref. Z. org. Chir. **21**, 449 (1923).
CHOYCE, C. C.: Traumatic dislocation of the hip in childhood and relation of trauma to pseudo-coxalgia. Brit. J. Surg. **12**, 52—59 (1924).
CHRISTOPHER, F.: A textbook of Surgery. 4. edition, Philadelphia: Saunders 1947.
CLARKE, H. O.: Traumatic dislocation of the hip in a child. Brit. J. Surg. **16**, 690—692 (1929).
CLAVELIN, X.: Au sujet des complications des luxations de la hanche. Bull. méd. **50**, 325—329 (1936).
COIMBRA, A.: Traumatische Hüftgelenksverrenkungen beim Kinde. Arq. brasil. cir. **6**, 149—157 (1938); Ref. Z. org. Chir. **97**, 616 (1940).
COLLIN: Montpellier: Thèse Inaugur. 1833. Zitiert bei MALGAIGNE.
COLOMBAT: Zitiert bei MALGAIGNE.
CONWAY: Zitiert bei BRAUN-LÄWEN.
COOPER, A. P. A.: Treatise on dislocations and fractures of the joints. Boston: Marvin Press 1844.
— Praktische Vorlesungen über Chirurgie am Krankenbett. Kassel: Fischer 1856.
COTTON, J. F.: Dislocations and joint fractures. Philadelphia: Saunders 1924.
DAVIS, J. B.: Simultaneous femoral head fracture and traumatic hip dislocation. Amer. J. Surg. **80**, 893—895 (1950).
DAVYDOVA, A.: Traumatische Oberschenkelverrenkungen. Ortop. e Traumat. **9**, 59—78 (1935); Ref. Z. org. Chir. **75**, 734 (1936).
DEHNE, E., and W. IMMERMANN: Dislocation of the hip combined with fracture of the shaft of the femur on the same side. J. Bone Surg. Am. Ed. **33 A**, 730—745 (1951).
DEL CAMPO, J. C., y E. PRAT: Luxación traumatica de la cadera derecha; trastornos tróficos cervico-cefálicos. Arch. urug. med. **10**, 219—224 (1937).
DESHANELIDZE, J. J.: Luxationen des Hüftgelenkes und ihre Einrenkung in der Bauchlage des Kranken. Arch. klin. Chir. **130**, 565—580 (1924).
DETZEL, H.: Traumatische Hüftluxation mit Femurfraktur — eine seltene Unfallfolge. Mschr. Unfallheilk. **56**, 1—8 (1953).
DOELLE, O.: Beitrag zur traumatischen Hüftgelenksluxation bei Kindern. Arch. klin. Chir. **118**, 703—725 (1921).
DOLLINGER, J.: Die veralteten traumatischen Verrenkungen der Schulter, des Ellbogens und der Hüfte. Erg. Chir. Orthop. **3**, 83—184 (1911).
— Die operative Einrenkung der veralteten traumatischen Verrenkungen der Schulter, des Ellbogens und der Hüfte auf Grund von 207 selbstoperierten Fällen. Erg. Chir. Orthop. **18**, 1—62 (1925).
DREVERMANN, P.: Isolierte Luxatio iliaca des Schenkelkopfes bei traumatischer Epiphysen-lösung. Dtsch. Z. Chir. **185**, 422—426 (1924).
DROSSART, P.: Die Ursachen der Nichterkennung von Hüftluxationen. Mschr. Unfallheilk. **45**, 322—333 (1938).
DYES, O.: Hüftkopfnekrosen nach traumatischer Hüftgelenksluxation. Arch. klin. Chir. **172**, 339—359 (1932).
— Morbus Perthes und Osteochondritis dissecans König. Zbl. Chir. **60**, 434—441 (1933).
ELMSLIE, R. C.: Pseudocoxalgia following traumatic dislocation of the hip in a boy aged four years. J. Orthop. Surg. **1**, 109—114 (1919).
— Traumatic dislocation of the hip in a child, aged 7, with subsequent development of coxa plana. Proc. Roy. Soc. Med. **25/II**, 1100—1101 (1932).
FREIBERG, J. A.: Zitiert bei PETERSON.
FREUND, E.: Bilateral aseptic necrosis of the femoral head. Problems arising in a compensation case. Ann. Surg. **104**, 100—106 (1936).
FRIDKIN, J., i I. G. LAGUNOVA: Traumatische aseptische Oberschenkelkopfnekrosen. Vestn. chir. **70**, 39—43 (1950); Ref. Z. org. Chir. **118**, 426 (1951).
FRÜND: Aussprache zu BLUMENSAAT: Hüftkopfnekrosen nach traumatischen Hüftgelenks-luxationen. Klin. Wschr. **15**, 1460 (1936).
FUNSTEN, R., P. KINSER and CH. FRANKEL: Dashboard dislocation of the hip. J. Bone Surg. **20**, 124—132 (1938).
GELDEREN, CH. VAN: Nekrose des Schenkelkopfes nach Hüftläsionen. Bruns' Beitr. klin. Chir. **178**, 71—78 (1949).
GELLÉ, M.: Etude du rôle de la déchirure capsulaire dans la réduction des luxations récentes de la hanche Arch. gén méd. **17**, 443 und 605 (1861); Ref. Schmidt Jb.ges. Med. **114**, 218—226 (1862).
GERBER, W. J.: Gevolgen van luxatio coxae traumatica Ned. tschr.geneesk. **77**, 3848—3854 (1933).

GERDY: Observations et réflections sur le déplacement de la tête du fémur dans la fosse iliaque externe et l'échancrure sacro-sciatique. Arch. gén. méd. 6, 153—163 (1834).
— Thèse Inaugur. Paris 1837, zitiert bei WUTZER.

GIULIANI, G. M.: Osteo-artrite deformante dell'anca secundaria a lussazione traumatica coxofemorale con interessamento dello sciatico. Chir. org. movim. 17, 521—536 (1933).

GLYNN, PH.: Two cases of traumatic dislocations of the hip in children. Lancet 222/I, 1093 (1932).

GOERINGER, C. F.: A danger signal in traumatic anterior dislocation of the hip. Amer. J. Surg. 74, 893—894 (1947).

GOETZ, A. G.: Traumatic dislocation of the hip (head of femur) into scrotum. J. Bone Surg. 16, 718—720 (1934).

GOLDENBERG, R. R.: Traumatic dislocation of the hip followed by Perthes disease. J. Bone Surg. 20, 770—774 (1938).

GORDON, E. J., and J. A. FREIBERG: Posterior dislocation of the hip with fracture of the head of the femur. J. Bone Surg. Am. Ed. 31 A, 869—872 (1949).

GURLT, E. J.: Handbuch der Lehre von den Knochenbrüchen. 3. Aufl. Berlin: Hirsch 1865.

HAASE, W.: Seltene partielle Hüftkopfnekrose nach Trauma. Zbl. Chir. 62, 1997—1999 (1935).

HAMILTON, F. H.: Knochenbrüche und Verrenkungen. Göttingen: Vandenhoek & Ruprecht 1877.

HAMMOND, G.: Posterior dislocations of the hip associated with fracture. Proc. Roy. Soc. Med. 37, 281 (1944).

HART, V. L.: Fracture-dislocation of the hip. J. Bone Surg. 24, 458—460 (1942).

HASS, J.: Doppelseitige traumatische Hüftluxation bei einem 70jährigen Manne. Zbl. Chir. 64, 1430—1431 (1937).

HAUKE, H.: Hüftverrenkung und Oberschenkelbruch derselben Seite. Mschr. Unfallheilk. 50, 410—412 (1943).

HEIZMANN, O.: Unmittelbare und späte Folgeerscheinungen nach traumatischen Hüftgelenksverrenkungen. Diss. Tübingen 1936.

HELFERICH, H.: Atlas und Grundriß der traumatischen Frakturen und Luxationen. Lehmanns med. Atlanten 7, 235, München 1903.

HENRY, A., and M. BAYUMI: Fracture of the femur with luxation of the ipsilatarel hip. Brit. J. Surg. 22, 204—230 (1934).

HIGGINS, T. T.: Case of Subluxation of right hip-joint, following trauma. Proc. Roy. Soc. Med. (Surg. Sect.) 14, 62—65 (1920).

HIPPOCRATES, C.: Sämtliche Werke. München: Lüneburg 1895.

HIRSCH, M.: Beitrag zur Frage der traumatischen Hüftgelenksluxationen. Diss. Greifswald 1899.

HÖFLINGER, F.: Die operative Behandlung irreponibler traumatischer Hüftgelenksluxationen. Diss. Bern-Zürich 1900; Ref. Zbl. Chir. 28, 310 (1901).

HOEFTMANN: Eine rechtsseitige Hüftverrenkung mit gleichzeitiger Schenkelhalsfraktur. Dtsch. med. Wschr. 30, 335 (1904).

IBSEN, B.: Nekrose af caput femoris efter traumatisk Hofteluxation. Nord. med. 23, 1425—1428 (1944).

ISENSCHMID, R., u. G. RIEBEN: Schädigungen des Nervus ischiadicus bei traumatischer Luxation des Hüftgelenkes. Schweiz. med. Wschr. 71, 137—141 (1941).

JARNE, R.: Traumatische Hüftverrenkungen (mit besonderer Berücksichtigung der Behandlung nach der Reposition). Nord. med. 44, 1478—1479 (1950); Ref. Z. org. Chir. 120, 412 (1951).

JOHANNSEN, Sv.: Über Epiphysennekrosen bei geheilten Collumfrakturen. Zbl. Chir. 54, 2214—2222 (1927).

KAIJSER, R.: Über sekundäre Schenkelkopfnekrosen nach traumatischen Hüftgelenksverrenkungen. Arch. klin. Chir. 187, 661—667 (1936).

— Diskussion zu WALDENSTRÖM: Über die Rolle des Ligamentum teres für die Ernährung des Oberschenkelkopfes. Nord. med. tskr. 12, 1579—1581 (1936).

KAISER, H.: Über Myositis ossificans unter besonderer Berücksichtigung der Myositis ossificans circumscripta traumatica. Diss. Hamburg 1948.

KEY, J. A., and H. E. CONWELL: The Management of fractures, dislocations and sprains. 5. Aufl. St. Louis: Mosby 1951.

KING, D., and V. RICHARDS: Fracture-dislocations of the hip joint. J. Bone Surg. 23, 533—551 (1941).

KIRCHNER, J. M.: Veränderungen nach traumatischen Luxationen und schweren Contusionen. Arch. orthop. Unfallchir. 29, 143—155 (1931).

KLEINBERG, S.: Aseptic necrosis of the femoral head following traumatic dislocations. Arch. Surg. 39, 637—646 (1939).

KNEER, P.: Über 32 traumatische Hüftgelenksluxationen. Bruns' Beitr. klin. Chir. 4, 513—536 (1889).

KOCHER, Th.: Die Analogien von Schulter- und Hüftgelenksluxationen und ihrer Repositionsmethoden. Sammlung klinischer Vorträge, Nr. 83. Leipzig: Breitkopf & Härtel 1875.

KRAFT, R.: Traumatischer Perthes-Osteochondritis dissecans. Zbl. Chir. 58, 1732—1733 (1931).
— Zur traumatischen Grundlage der Osteochondritis coxae juvenilis deformans. Dtsch. Z. Chir. 233, 345—354 (1931).
KROLL, H.: Zur Frage der traumatischen Hüftgelenksluxation beim Neugeborenen. Diss. Erlangen 1939. Ref. Z. org. Chir. 98, 729 (1940).
KRÖNLEIN, R. U.: Die Lehre von den Luxationen. Deutsche Chirurgie, Lfg. 26. Stuttgart: Enke 1882.
LAARMANN, X.: Traumatische Schenkelkopfnekrose. Arch. orthop. Unfallchir. 40, 219—221 (1939).
LEE, S.: Geschichte einer Hüftverrenkung. Zbl. Chir. 35, 557 (1875).
LERDA-QUÉNU: Zitiert bei BRAUN-LÄWEN.
LOSSEN, H.: Verletzungen der unteren Extremitäten. Deutsche Chirurgie, Lfg. 65, Stuttgart: Enke 1880.
LUZUY, M.: Luxation avec fracture du col du fémur, fracture du cotyle. Mém. Acad. Chir. 64, 645—649 (1938).
— Traumatismes complexes de la hanche. J. chir. 64, 205—211 (1948).
MACFARLANE, J. A.: Anterior dislocation of the hip. Brit. J. Surg. 23, 607—611 (1935).
MAGNUS, G.: Über den Zustand der Gelenke nach reponierten Luxationen. Arch. klin. Chir. 148, 55—56 (1927).
MAIA, B.: Betrachtungen über die traumatische Hüftgelenksverrenkung. Arq. brasil. cir. 4, 328—334 (1937). Ref. Z. org. Chir. 85, 733 (1938).
MALGAIGNE, J. F.: Traité des fractures et des luxations. Paris: Baillière 1855.
— Deutsche Übersetzung: Die Knochenbrüche und Verrenkungen. Stuttgart: Rieger 1856.
MARQUARDT, W.: Die doppelseitige traumatische Hüftluxation. Arch. orthop. Unfallchir. 37, 189—201 (1937).
MARTIN, E.: A propos de vingt-neuf cas de luxations traumatiques de la hanche. Lyon Chir. 33, 559—565 (1936); Ref. Z. org. Chir. 80, 729 (1937).
MASSART, R., et G. VIDAL-NAQUET: Les séquelles et les résultats éloignés des luxations traumatiques de la hanche. Bull. Soc. Chir. 28, 439—453 (1936).
MAUCK, H. P., and R. L. ANDERSON: Infracotyloid dislocation of the hip. J. Bone Surg. 17, 1011—1013 (1935).
MERLE-D'AUBIGNÉ, R.: Luxations postérieures de la hanche compliquées de fracture. Mém. Acad. Chir. 77, 652—662 (1951).
MILTNER, L. J., and F. E. WAN: Old traumatic dislocation of the hip. Surg. Gyn. Obstet. 56, 84—96 (1933).
MOZDZYNSKI, T.: Ein Fall von Luxatio femoris iliaca traumatica mit Epiphysenlösung und Bildung eines Callus luxurians. Diss. München 1910.
MÜLLER, W.: Experimentelle Untersuchungen über Nekrosen und Umbauprozesse am Schenkelkopf nach traumatischen Epiphysenlösungen und Luxationen und ihre klinische Bedeutung. Bruns' Beitr. klin. Chir. 132, 490—522 (1924).
MUTSCHLER, H. H.: Sekundäre Oberschenkelkopfnekrose nach traumatischer Ausrenkung des Hüftgelenkes bei einem 14jährigen. Münch. med. Wschr. 86, 258—260 (1939).
NAGURA, S., u. S. KOSUGE: Die Pathogenese und das Wesen der Perthesschen Krankheit. Arch. klin. Chir. 191, 347—371 (1938).
— — Die bei den einseitigen experimentellen Gelenkdeformationen (coxa vara, Hüftverrenkungen usw.) auf der Kontrollseite gelegentlich auftretenden Binnenläsionen und deren Wiederherstellung in Form von Knorpel-Callusbildung. Arch. klin. Chir. 202, 305—313 (1941).
NICOLAYSEN, K.: Malum coxae Calvé-Legg-Perthes' pathogenese, belyst ved et enkelt tilfelle. Norsk Mag. Laegevidensk. 92, 985—989 (1931).
NIELSEN, A.: Osteochondritis dissecans capituli humeri. Acta orthop. Scand. 4, 307—457 (1933).
NILOFF, P., and J. G. PETRIE: Traumatic anterior dislocation of the hip. J. canad. med. Ass. 62, 574—576 (1950).
NORDENSON, N. G.: Über die Kenntnis der Gefäßversorgung des Caput femoris über das Ligamentum teres femoris. Nord. med. tskr. 11, 715—718 (1936); Ref. Z. org. Chir. 79, 476 (1936).
NOVACENKO, N.: Ein Fall von traumatischer Oberschenkelkopfverrenkung mit Skeletextension eingerichtet. Ortop. e Traumat. 9, 104—107 (1935); Ref. Z. org. Chir. 75, 734 (1936).
NUSSBAUM, A.: Die arteriellen Gefäße der Epiphyse des Oberschenkels und ihre Beziehung zu normalen und pathologischen Vorgängen. Bruns' Beitr. klin. Chir. 130, 495—535 (1924).
OBWEGESER, O.: Symptome, Behandlung und Prognose frischer, traumatischer Hüftverrenkungen. Arch. orthop. Unfallchir. 37, 80—106 (1936).
— Über traumatische Hüftverrenkungen. Med. Klin. 32, 834—836 (1936).
OSBORNE, R.: The approach to the hip joint. Brit. J. Surg. 18, 49—52 (1930).
PACHNER, E.: Traumatische Hüftgelenksluxation mit Ischiadicuslähmung und Fractur der Pfanne. Zbl. Chir. 64, 2503 (1937).

PARMENTIER, L. E.: Zitiert bei BUUS. Bull. Soc. anat. **25**, 177—187 (1850).

PARKER, D. W.: Traumatic dislocation of the hip joint. J. Bone Surg. Brit. Ed. **30 B**, 222 (1948).

PATEL, J.: Remarque sur le traitement chirurgical de certaines variétés de fractures de la région trochanterienne. Presse méd. **53**, 1855—1858 (1935).

PAUS, B.: Traumatic dislocations of the hip. Acta orthop. Scand. **21**, 99—112 (1951).

PAYR, E.: Kapselfüllung zur Erleichterung der Reposition von Luxationen. Dtsch. med. Wschr. **38**/II, 2340—2341 (1912).

PETERSON, L. T.: Dislocation of the hip associated with fracture of the neck of the femur. J. Bone Surg. Am. Ed. **32 A**, 274—279 (1950).

PETIT, J. L.: Traité des maladies des os. Paris: Louis 1758. Zitiert bei WUTZER.

PFAB, B.: Endausgänge von traumatischen Hüftgelenksverrenkungen. Arch. orthop. Unfallchir. **39**, 135—143 (1938).

PHEMISTER, D. B.: Repair of bone in the presence of aseptic necrosis resulting from fractures, transplantations and vascular obstruction. J. Bone Surg. **12**, 769—787 (1930).

— Fractures of the neck of the femur, dislocations of hip and obscure vascular disturbances producing aseptic necrosis of head of femur. Surg. Gyn. Obstet. **59**, 415—440 (1934).

— The pathology of ununited fractures of the neck of the femur with special reference to the head. J. Bone Surg. **21**, 681—693 (1939).

— Changes in bones and joints resulting from interruption of circulation. Arch. Surg. **41**, 436—472 (1940).

PICH, H.: Über die Behandlung der traumatischen Hüftgelenksverrenkungen. Bruns' Beitr. klin. Chir. **181**, 555—592 (1951).

PLATT, H.: On some complications of traumatic dislocation of the hip-joint. Brit. J. Surg. **19**, 601—605 (1932).

PLATZGUMMER, H.: Über eine ungewöhnliche Luxationsfraktur des Hüftgelenkes mit Repositionshindernis. Zbl. Chir. **77**, 240—244 (1952).

POILLEUX, F., et G. EDELMANN: Fracture partielle de la tête fémorale associée à une luxation traumatique de la hanche. Rev. Orthop. **35**, 219—222 (1949).

POTTS, F. N., and B. E. OBLETZ: Aseptic necrosis of head of femur following traumatic dislocations. J. Bone Surg. **21**, 101—110 (1939).

PRADERWAND, E.: Zur Frage der Behandlung veralteter traumatischer Hüftverrenkungen. Chirurgija, **34**, 713—762 (1913); Ref. Z. org. Chir. **5**, 239 (1914).

PRAHL, M.: Zur Statistik der Luxationen der Gelenke. Diss. Breslau 1880.

QUIST-HANSEN, SV.: Caput necrosis after traumatic dislocation of the hip joint in a 4 years old boy and control examinations of 8 cases of luxatio coxae traumatica. Acta chir. Scand. **92**, 393—402 (1945) und **95**, 344—346 (1947).

— Avascular necrosis of the femoral head after central dislocation fracture of the hip joint and after isolated fracture of the greater trochanter. Acta chir. Scand. **95**, 347—357 (1947).

RIEDEL: Längsfraktur vom Oberschenkelkopf und -hals. XIV. Tagung d. Dtsch. Ges. f. Chir. Beilage Zbl. Chir. **12**, 92—93 (1885).

REHBEIN, M.: Zur Ätiologie der Perthesschen Krankheit, zugleich ein Beitrag zur traumatischen Hüftgelenksluxation im Kindesalter. Dtsch. Z. Chir. **174**, 416—423 (1922).

RIGGS, T. F., and R. C. SLOCUM: Fracture-dislocation of the hip. J. Bone Surg. Am. Ed. **33 A**, 779—782 (1951).

RITTER, U.: Diskussion zu TROJAN: Die Behandlungsergebnisse von 79 frischen, traumatischen Hüftgelenksverrenkungen (HV) und Hüftgelenksverrenkungsbrüchen (HVB). Hefte Unfallheilk. **44**, 180—183 (1953).

ROSENTHAL, A.: Über die Reposition der frischen traumatischen Hüft- und Kieferluxation in Lokalanaesthesie. Bruns' Beitr. klin. Chir. **180**, 221—224 (1950).

ROTH, H.: Über Spätfolgen traumatischer Hüftgelenksluxationen. Diss. Zürich 1940. Ref. Z. org. Chir. **101**, 727 (1941).

SAGA, J.: Über aseptische Hüftkopfnekrose nach Luxationen. Diss. Münster 1936. Ref. Z. org. Chir. **89**, 251 (1938).

SCHÄFER, A.: Frakturen und Luxationen. Stuttgart: Wissenschaftl. Verlagsgesellschaft 1948.

SCHEEL, R.: Über die Ergebnisse einer Nachuntersuchung frischer reiner traumatischer Hüftverrenkungen. Diss. Wien 1942.

SCHIELE, E.: Traumatische Hüftgelenksluxation mit Femurkopfepiphysenlösung und ihre Behandlung durch Kopfresektion und Fascientransplantation. Chirurg **17/18**, 703—707 (1947).

SCHMORL, G.: Anämische Nekrosen im Schenkelkopf. Zbl. allg. Path. **35**, 261—262 (1924).

SCHWAIGER, M.: Das ligamentum teres femoris und seine Gefäße. Z. Orthop. **65**, 297—317 (1936).

SEIFERT, E.: Der Verrenkungsbruch des Hüftgelenkes als Kraftfahrzeugverletzung. Bruns' Beitr. klin. Chir. **178**, 95—102 (1949).

SMITH, E. J., and J. D. BUXTON: Traumatic anterior dislocation of the hip. Proc. Roy. Soc. Med. **27**, 579—581 (1934).

SOMMER, R.: Die traumatischen Verrenkungen der Gelenke. Neue Deutsche Chirurgie Bd. 41. Stuttgart: Enke 1928.

SPEED, K.: Fractures and dislocations. 4. Aufl. Philadelphia: Lea & Febiger 1942.

STEWART, W.: Aseptic necrosis of the femoral head following traumatic dislocation of the hip joint. J. Bone Surg. 15, 413—438 (1933).

STIMSON, L. A.: Five cases of dislocations of the hip. N. Y. med. J. 50, 118 (1890); Ref. Zbl. Chir. 17, 310—312 (1890).

— Fractures and dislocations. Philadelphia: Lea & Febiger 1910.

STREISSLER, E.: Über die operative Behandlung irreponibler vorderer Hüftluxationen. Bruns' Beitr. klin. Chir. 58, 571—605 (1908).

STRUPPLER, V.: Einrichtungshindernisse der traumatischen Hüftgelenksluxation. Zbl. Chir. 65, 2249—2252 (1938).

TAYLOR, R. G.: A case of bilateral traumatic dislocation of the hip. Brit. J. Surg. 27, 605—607 (1940).

TCHVIKLINSKI, S.: Fractures du sourcil cotyloidien. Thèse de l'université d'Alger 1923.

THOMPSON, V. P., and H. C. EPSTEIN: Traumatic dislocation of the hip. J. Bone Surg. Am. Ed. 33 A, 746—778 (1951).

TILLMANNS, H.: Lehrbuch der allgemeinen und speziellen Chirurgie. 13. Aufl. Leipzig: Veit 1913.

— Die Verletzungen und chirurgischen Krankheiten des Beckens. Deutsche Chirurgie, Lfg. 62a. Stuttgart: Enke 1905.

TROJAN, E.: Résultats éloignés des fractures articulaires récentes de la hanche. Rev. chir. orthop. 37, 456—460 (1951).

— Ein Fall einer traumatischen Hüftverrenkung bei gleichzeitiger Dysplasie beider Hüften (Coxa valga luxans). Z. Orthop. 83, 469—471 (1953).

— Die Behandlungsergebnisse von 79 frischen traumatischen Hüftgelenksverrenkungen (HV) und Hüftgelenksverrenkungsbrüchen (HVB) (Vortrag). Verhandlungen der Deutschen Gesellschaft für Unfallheilkunde, Versicherungs- und Versorgungsmedizin. Hefte Unfallheilk. 44, 175—180 (1953).

— Ischiadicus- und Peronaeuslähmungen nach traumatischen Hüftverrenkungen und Hüftverrenkungsbrüchen. Schweiz. med. Wschr. 83, 734—735 (1953).

— Zur Diagnostik der traumatischen Hüftverrenkungen (HV) und Hüftverrenkungsbrüche (HVB). Arch. orthop. Unfallchir. 46, 150—158 (1953).

— Die Luxatio coxae traumatica iliaca eversa. Mschr. Unfallheilk. 57, 53—59 (1954).

— Die Myositis ossificans nach traumatischen Hüftverrenkungen und Hüftverrenkungsbrüchen. Arch. Putti 6 (1955).

UNGRICHT, E.: Die im Jahre 1937 von der Schweiz. Unfallversicherungsanstalt anerkannten Luxationen. Diss. Zürich 1942.

URIST, M. R.: Injuries to the hip joint. Amer. J. Surg. 74, 586—597 (1947).

— Fracture-dislocation of the hip joint. J. Bone Surg. Am. Ed. 30 A, 699—727 (1948).

— Fractures of the acetabulum. Ann. Surg. 127, 1150—1164 (1948).

VIGNAUDE et VILLAUDRE: Zitiert bei TCHVIKLINSKI.

VOLKMANN, J.: Über sogenannte Oberschenkelkopfnekrosen. Arch. orthop. Unfallchir. 38, 260—262 (1938).

WALDENSTRÖM, H.: Necrosis of the femoral epiphysis owing to insufficient nutrition from the ligamentum teres. Acta chir. Scand. 75, 185—197 (1934).

— Nagra ord om ligamentum teres betydelse för nutritionen av caput femoris med anledning av ett fall av partiell caputnekros efter en traumatisk luxation. Nord. med. tskr. 12, 1579 (1936).

WALKER, W. A.: Traumatic dislocations of the hip joint. Amer. J. Surg. 50, 545—549 (1940).

WASCHULEWSKI, H.: Über traumatische Luxationen des Beckens und der unteren Extremität. Chirurg 14, 78—92 (1942).

WATSON-JONES, R.: Fractures and Joint Injuries. Edinburgh: Livingstone 1946.

WEBER, C. O.: Chirurgische Erfahrungen und Untersuchungen. Berlin: Reimer 1859.

WECHSELBERGER, F.: Erfahrungen und Behandlungsergebnisse an 57 frischen Hüftpfannenbrüchen mit zentraler Luxation des Oberschenkelkopfes. Erg. Chir. Orthop. 40 (1955).

WEIL: Ischiadicuslähmung bei traumatischer Hüftluxation. Zbl. Chir. 58, 473 (1931).

WESTERBORN, A.: Beiträge zur Kenntnis der Beckenbrüche und Beckenluxationen. Acta chir. Scand. 63, Suppl. VIII (1928).

WETTE, W.: Autoptische Befunde bei frischen, traumatischen Luxationen. Arch. orthop. Unfallchir. 25, 371—381 (1927).

— Endausgänge traumatischer Luxationen. Arch. orthop. Unfallchir. 27, 81—115 (1929).

WIEDHOPF, O.: Die Leitungsanaesthesie zur Reposition der traumatischen Hüftgelenksluxation. Zbl. Chir. 52, 454—456 (1925).

WILSON, D. P., and W. A. COCHRANE: Fractures and dislocations. Philadelphia: Lippincott 1928.

WILTBERGER, B. R., C. L. MITCHELL and D. W. HEDRICK: Fracture of the femoral shaft complicated by hip dislocation. J. Bone Surg. Am. Ed. 30, A, 225—228 (1948).

WIPPERMANN, C.: Über primäre Exstirpation des Gelenkskopfes bei mit fractura colli komplizierten Luxationen im Hüftgelenk. Arch. klin. Chir. **32**, 440—454 (1885).

WITTMOSER, R.: Eine ungewöhnliche Hüftgelenksverrenkung. Bruns' Beitr. klin. Chir. **176**, 583—600 (1947).

WULF, H.: Ein Fall doppelseitiger traumatischer Hüftgelenksverrenkung. Acta chir. Scand. **77**, 626—631 (1936).

WUTZER, C. W.: Über seltene Formen der Schenkelverrenkung. Arch. klin. Chir. **6**, 655—693 (1865).

YOE, L. E. DE: A suggested improvement to the Allis' method of reduction of posterior dislocation of the hip. Ann. Surg. **112**, 127—129 (1940).

ZEMANSKY, A. P., and R. K. LIPPMANN: The importance of the vessels in the round ligament to the head of the femur during the period of growth and their possible relationship to Perthes disease. Surg. Gyn. Obstet. **48**, 461—469 (1929).

1. Einleitung.

Die traumatischen Hüftgelenksverrenkungen (HV) und Hüftgelenksverrenkungsbrüche (HVB) gehören zu den aktuellen Problemen der Unfallchirurgie. Über die Diagnostik und Behandlung dieser Verletzungen liegen bereits in der älteren Literatur eine Reihe von Arbeiten vor. Interessanterweise wurde bis vor etwa 20—30 Jahren die Prognose mit Ausnahme von MAGNUS (1927) und WETTE (1929) im allgemeinen als günstig angesehen und über die Spätschäden war nur wenig bekannt. Es fehlten bis dahin Arbeiten mit einem großen Krankengut und einer entsprechend langen Beobachtungszeit.

In der deutschen Literatur hat WETTE (1929) als erster über die Spätschäden an Hand von 34 eigenen nachuntersuchten und 23 Begutachtungsfällen berichtet. 1936 beschrieb OBWEGESER die bis dahin im Unfallkrankenhaus Wien behandelten 10 Fälle von HV. 1942 wurden von SCHEEL 22 HV beschrieben, die von 1926—1941 bei uns behandelt worden waren. Die Analyse dieser Fälle zeigte, daß die Prognose der HV nicht so ungünstig war, wie sie von der Bochumer Schule dargestellt wurde. Die Zahl von 10 bzw. 22 Fällen war allerdings zu klein, als daß man hätte daraus weitreichende Schlüsse ziehen können.

Wir haben nun die HV und HVB des Unfallkrankenhauses Wien (UKH), deren Zahl sich bis 1949 auf 79 erhöht hat, im Laufe der letzten Jahre nachuntersucht und verarbeitet. Dabei fanden wir eine Reihe von neuen Tatsachen bezüglich der Prognose und der Spätschäden der reinen HV einerseits und der HVB andererseits, sowie bei den verschiedenen Gruppen der HVB selbst. Der Zweck dieser Arbeit besteht darin, festzustellen, wie oft nach reinen HV und HVB Früh- oder Spätschäden auftreten können und wie man sie vermeiden kann.

Bei der Einteilung der unangenehmen Folgen nach diesen Verletzungen haben wir uns an das folgende Schema gehalten:

A. Frühfolgen:
    a) Todesfälle
    b) Amputationen
    c) Gefäßstörungen
    d) Nervenstörungen

B. Spätfolgen:
    e) Myositis ossificans
    f) Arthrosen
    g) Kopfnekrosen
    h) Schmerzen und Bewegungseinschränkungen.

2. Häufigkeit.

In den ersten 24 Jahren seit der Gründung des UKH Wien vom 1. 1. 1926 bis 31. 12. 1949 wurden hier insgesamt 413,018 Verletzte behandelt und zwar: 62203 stationär und 350815 ambulant. Davon waren nur 79 frische traumatische HV und HVB[1]. Außerdem kamen in dieser Zeit noch 57 Fälle mit frischen Brüchen

---

[1] Eine Übersichtstabelle sämtlicher Fälle konnte in die Arbeit nicht aufgenommen werden. Sie kann bei Bedarf von den Verfassern angefordert werden.

der Hüftgelenkspfanne und zentraler Verrenkung oder Teilverrenkung des Oberschenkelkopfes zur Behandlung; diese Fälle sind pathologisch-anatomisch, therapeutisch und prognostisch von den übrigen HV und HVB zu trennen und sind
deshalb in einer gesonderten Arbeit von Dr. WECHSELBERGER behandelt worden.

In Anbetracht der Seltenheit dieser Verletzungen ist die Zahl von 79 Fällen in 24 Jahren
relativ groß; es wurden insgesamt 3,681 Verrenkungen behandelt, so daß der Prozentsatz an
HV und HVB 2,1% beträgt. Vergleichsweise hat KNEER (1889) 32 HV in 38 Jahren gesehen,
BILLROTH nur 15 HV in 17 Jahren (1860—1876) und PFAB 26 Fälle in 15 Jahren (1920—1934).
BUUS hat 73 Verletzte mit 76 HV und HVB in 8 verschiedenen Krankenhäusern aus einem
Zeitraum von 32 Jahren gesammelt (1900—1932). Außerdem hat er 33 Fälle nach Versiche-
rungsakten verarbeitet (insgesamt 106 Verletzte mit 109 HV und HVB). Eine größere Häufig-
keit findet man bei WETTE mit 57 Fällen in 8 Jahren (1919—1926), wobei es sich um schwere
Bergwerksunfälle handelt. Die bisher größte Arbeit stammt von THOMPSON und EPSTEIN mit

Tabelle 1. *Häufigkeit der HV und HVB.*

Autor	Gesamtzahl der Luxationen	HV und HVB	%
1. MAIA 1938	580	3	0,51
2. STIMSON 1912	—	—	1,4—2
3. KRÖNLEIN 1874—1880	400	8	2
4. BÖHLER-TROJAN-PERSCHL 1926—1949	3681	79	2,1
5. KEY u. CONWELL 1951	—	—	2—5
6. SOMMER 1919—1926	8056	315	4
7. SPEED 1928	—	—	5
8. MALGAIGNE 1855, St. Louis	114	6	5,3
9. MALGAIGNE 1855, Hotel Dieu	491	34	6,9
10. CHRISTOPHER 1948	—	—	6,6
11. QUIST-HANSEN 1927—1941	120	10	8,5
12. KNEER 1889	1994	196	10
13. GURLT 1863—1865	—	—	12,09
14. DAVYDOVA 1935	499	91	18,2
15. WETTE 1919—1926	149	57	38

204 Fällen in 21 Jahren (1929—1949) neben 130 zentralen HVB. Diese große Zahl der letzten
Arbeit ist bei der starken Motorisierung in den USA nicht verwunderlich, denn ein Großteil
der HVB sind Kraftfahrzeugverletzungen.

Die in der Literatur angeführten Verhältniszahlen der Häufigkeit von HV zu den übrigen
Verrenkungen finden sich in Tabelle 1. Die niedrigste Zahl sah MAIA mit 0,51% (Rio de Janeiro,
Brasilien); KRÖNLEIN fand unter 400 Luxationen der Züricher Universitätsklinik von 1874
bis 1880 2% HV, was ungefähr auch unseren Beobachtungen entspricht. SOMMER fand in einer
Sammelstatistik von 1919—1926 in 43 Krankenhäusern Deutschlands unter 1,369,817 Ver-
letzten und chirurgisch Erkrankten 8056 Luxationen, davon waren 315 = etwa 4% HV und
HVB. Einen höheren Prozentsatz fand KNEER mit 196 von 1994
Luxationen (10%) und DAVYDOVA mit 18,2% (91 Fälle bei 499 Luxationen). Den höchsten
Prozentsatz erreichte WETTE mit 57 HV von insgesamt 149 frischen Luxationen (38%).

In den letzten Jahren ist mit steigendem Verkehr und zunehmender Motorisierung besonders in den USA eine Zunahme dieser Verletzungen, insbesondere der HVB, zu beobachten,
die wiederum durch die Zahlen von THOMPSON u. EPSTEIN bewiesen wird: in den ersten 10½
Jahren von 1928—1938 wurden nur 72 Fälle behandelt, in den nächsten 10½ Jahren bis 1949
hingegen 132 Fälle; das entspricht einer Frequenzzunahme von 70%.

3. Nomenklatur.

Von verschiedenen Autoren werden sehr verschiedene Bezeichnungen für dieselben Formen
der HV geprägt, so daß man auch heute noch in manchen Lehrbüchern und Monographien
andere Einteilungen und Bezeichnungen finden kann. Es seien nur folgende 3 Einteilungen
erwähnt: die älteste stammt von HIPPOKRATES: HV nach außen, nach innen, nach vorne und
nach hinten. PETIT unterschied 2 Hauptgruppen: nach innen und nach außen, die wieder in
2 Unterteilungen zerfielen. BIGELOW teilte die HV in regelmäßige und unregelmäßige ein und
die regelmäßigen wieder in 7 Unterarten. Auch für den Stand des verrenkten Oberschenkel-

kopfes findet man bei verschiedenen Autoren verschiedene Bezeichnungen; so heißt z. B
die luxatio obturatoria bei GERDY Lux. coxae subpubica, bei MALGAIGNE Ischiopubica, bei
COOPER Verrenkung des Oberschenkelkopfes in das Thyreoidforamen und SOMMER bezeichnet
die gleiche Verrenkung als Lux. infrapubica oder Verrenkung in das Foramen ovale. BIGELOW
hat seine Verrenkungen in regelmäßige und unregelmäßige eingeteilt. Die regelmäßigen zeigen
das Hauptmerkmal einer Verrenkung, die federnde Fixation; diese ist an der Hüfte durch das
Erhaltensein des Lig. iliofemorale Bertini bedingt (BIGELOW). Wenn dieses Band in seltenen
Fällen zerrissen ist oder wenn gleichzeitig ein Schenkelhalsbruch vorliegt, fehlt die federnde
Fixation und man spricht von einer unregelmäßigen Verrenkung. Bei unseren Fällen war das
Lig. Bertini nachweisbar einmal bei einer schweren offenen vorderen, oberen, äußeren Ver-
renkung zerrissen (Fall 79). Ein Schenkelhalsbruch lag gleichzeitig in 4 Fällen vor (75—78).

Nach der Stellung des Oberschenkelkopfes unterscheiden wir vordere und hintere HV und bei beiden Gruppen wieder obere und untere; bei den vorderen oberen

Tabelle 2. *Häufigkeit unserer eigenen 79 HV und HVB in den Jahren von 1926—1949.*

Jahr	HV	HVB	Summe	Jahr	HV	HVB	Summe
1926	0	0	0	1938	1	2	3
1927	0	0	0	1939	4	3	7
1928	0	0	0	1940	5	3	8
1929	1	0	1	1941	2	4	6
1930	2	0	2	1942	0	2	2
1931	1	0	1	1943	6	1	7
1932	2	0	2	1944	5	6	11
1933	0	0	0	1945	3	1	4
1934	3	1	4	1946	0	2	2
1935	1	1	2	1947	1	2	3
1936	1	0	1	1948	1	3	4
1937	0	2	2	1949	4	3	7
				Summe	43	36	79

liegt der Kopf meist außen, wie in unseren 3 Fällen (Fall 34, 76, 79). In seltenen
Fällen kann der Kopf auch vorne innen liegen. Wir haben gesehen, daß manche
Luxationsformen nicht stabil sind, sondern sich in andere überführen lassen. Bei
Fall 34 konnte WITTMOSER diesen Vorgang an Hand von Serien-Röntgenbildern
darstellen. Dasselbe wird von SOMMER und WETTE mitgeteilt. LOSSEN berichtet
über einen Fall, in welchem sich eine Lux. ischiadica in eine obturatoria überführen ließ. TILLMANNS schreibt ebenfalls, daß durch eine sekundäre Wanderung
des Kopfes eine vordere HV zu einer hinteren, am ehesten zu einer Ischiadica,
werden kann. SCHÄFER empfiehlt auf Grund dieser Kenntnisse, nicht einrenkbare
vordere HV durch Zug, Druck und Innenrotation in hintere zu verwandeln, um
sie dann besser einrichten zu können.

4. Einteilung.

Wir haben unsere 79 Fälle in reine HV und HVB eingeteilt; diese Unterscheidung ist aus folgenden 3 Gründen wichtig:

1. *Unfallmechanismus.* Die reinen HV entstehen meist durch Hebelwirkung,
von den HVB entstehen viele durch direkte Stoßwirkung; dementsprechend ist
auch die Schädigung des Kopfes und der Pfanne bei den reinen HV meist geringer
als bei den HVB.

2. *Behandlung.* Die reinen HV sind nach der Einrichtung stabil und zeigen
keine Neigung zur Reluxation. Von den HVB ist eine große Anzahl nach der Einrichtung unstabil und bedarf einer weiteren Ruhigstellung im Streckverband oder
einer Osteosynthese.

3. *Prognose*. Infolge der Verschiedenheit des Unfallmechanismus und der Schädigung des Kopfes und der Pfanne ist die Zahl der Spätschäden, insbesondere der Arthrosen und Kopfnekrosen bei den reinen HV geringer als bei bestimmten Gruppen der HVB.

Die 79 Fälle wurden nach BÖHLER in folgende Gruppen unterteilt, wobei anatomische, therapeutische und prognostische Gesichtspunkte eine Rolle spielten:

A. Gruppe 1 43 frische reine Hüftgelenksverrenkungen ohne Knochenverletzungen
    mit 4 Unterabteilungen (Fall 1—43) (HV) 54,43%

   a) 24 frische reine hintere obere HV (Luxatio coxae iliaca), Fall 1—24 30,38%

   b) 9 frische reine hintere untere HV (Luxatio coxae ischiadica), Fall 25—33 . . . . 11,39%

   c) 1 frische reine vordere obere äußere HV (Luxatio coxae pubica) Fall 34 . . . . 1,27%

   d) 9 frische reine vordere untere HV (Luxatio coxae obturatoria) Fall 35—43 . . . . 11,39%

B.   28 frische Hüftgelenksverrenkungen mit Brüchen im Bereiche der Hüftpfanne ohne zentrale Verrenkung Fall 44—71 (HVB). 35,44%

 Gruppe 2 7 frische hintere HVB mit Ausrissen der knöchernen Kapselansätze (Fall 44—50) 8,86%

 Gruppe 3 10 frische hintere HVB mit Abscherung des dorsalen Pfannenrandes (Fall 51—60) Abb. 1, 3, 4, 5 . . . . 12,65%

 Gruppe 4 8 frische hintere HVB mit Abscherung eines oder mehrerer Keile aus dem kranial-dorsalen Teil der Pfanne (Pfannendach) Fall 61—68. Abb. 2, 6, 7, 11 . . . . 10,13%

 Gruppe 5 3 frische hintere HVB mit Bruch des Pfannenbodens (Fall 69—71). Abb. 8 . . . . 3,80%

C.   8 frische Hüftgelenksverrenkungen mit Brüchen im Bereiche des Oberschenkels (HVB) Fall 72—79 . . . . 10,13%

 Gruppe 6 3 frische HVB mit Abbruch einer Kopfkalotte (Fall 72—74). Abb. 10 3,80%

 Gruppe 7 0 frische HVB mit Epiphysenlösung des Oberschenkelkopfes . . 0,00%

 Gruppe 8 4 frische HVB mit Bruch des Schenkelhalses (Fall 75—78) Abb. 9 5,06%

 Gruppe 9 1 frische Hüftgelenksverrenkung mit Bruch des Oberschenkelschaftes derselben Seite (Fall 79) 1,27%

Frische HVB mit gleichzeitiger Epiphysenlösung des Oberschenkelkopfes kamen in dieser Zeit nicht zur Beobachtung. Von den 43 reinen HV Gruppe A waren 33 hintere und 10 vordere HV. Von den 28 HVB Gruppe B waren alle hintere HVB. Von den 8 HVB Gruppe C waren 5 hintere, obere und 3 vordere HVB. Von den 3 vorderen war 1 vordere, untere (Fall 72) und 2 vordere, obere (Fall 76 u. 79). Insgesamt waren von 79 HV und HVB aller Gruppen 66 hintere (83,54%) und nur 13 vordere (16,46%) Verrenkungen. Von den 28 Fällen der Gruppe B waren 26 Lux. iliacae und nur 2 Lux. ischiadicae. Von diesen gehörten 1 zur Gruppe 2 (Fall 48) und 1 zur Gruppe 3 (Fall 58). Von 79 Fällen waren 2 offene (35 u. 79) und 77 geschlossene Verrenkungen.

Andere Einteilungen der HVB nach rein anatomischen Gesichtspunkten finden sich bei CAMPBELL und ARMSTRONG. THOMPSON u. EPSTEIN, sowie MERLE D'AUBIGNÉ und CAUCHOIX teilen ihre Fälle, ebenso wie wir, nach anatomischen, therapeutischen und prognostischen Gesichtspunkten ein.

Einer besonderen Erklärung bedarf die Gruppeneinteilung der HVB in die Gruppen 3 und 4. Die HVB Gruppe 3 sind fast durchwegs stabile Bruchformen, die Fälle der Gruppe 4 sind alle unstabil. Bei den 10 Fällen der Gruppe 3 kam es niemals zur Ausbildung einer Kopfnekrose, von den 8 Fällen der Gruppe 4 hatten

4 eine Kopfnekrose, die übrigen 4 hatten Arthrosen oder leichte Deformierungen der Köpfe.

Der Grund für diesen wesentlichen Unterschied in der Häufigkeit der Kopf nekrosen scheint uns in der verschiedenen Stärke der einwirkenden Gewalt au den Oberschenkelkopf während des Unfalles bei diesen Verrenkungsbrüchen zu liegen. Um den ziemlich dünnen hinteren (dorsalen) Pfannenrand abzuscheren, bedarf es einer verhältnismäßig geringen Kraft (Gruppe 3); hingegen muß die einwirkende Gewalt viel stärker sein, wenn es zum Ausbruch eines großen Keiles oder mehrerer Bruchstücke aus dem massiven kranial-dorsalen Teil der Gelenkspfanne — also aus dem Pfannendach — kommt (Gruppe 4). Dies ist der stärkste und massivste Teil der Hüftpfanne, der die ganze Körperlast zu tragen hat. Dementsprechend ist auch die auf den Kopf einwirkende Gewalt bei den Fällen der Gruppe 4 viel schwerer und die Schädigung des Kopfes mit nachfolgender Kopf nekrose viel häufiger als bei den Fällen der Gruppe 3.

Uns erscheint die Unterteilung der Gruppe 3 und 4 ganz besonders wesentlich. Bei den anderen Autoren werden diese HVB entweder nach der Zahl oder Größe der Bruchstücke der Hüftpfanne eingeteilt, ohne daß eine genauere Unterscheidung über die Herkunft der Bruchstücke aus dem hinteren Pfannenrand oder aus dem Pfannendach getroffen wird. Es wird weiter unten ausgeführt werden, daß sowohl die Behandlung als auch die Prognose der Fälle dieser beiden Gruppen grundsätzlich verschieden ist.

5. Entstehung.

Die HV und HVB können durch 2 verschiedene Mechanismen entstehen: 1. Hebelwirkung, 2. direkte Stoßwirkung (Abscherung). Damit es zu einer HV kommen kann, muß die einwirkende Gewalt fast immer eine sehr große sein. Die bei anderen Gelenken so häufige direkte Entstehung fällt beim Hüftgelenk weg, da es durch seine Lage und den Schutz der gewaltigen Muskelmassen und starken Bänder den direkt angreifenden Kräften keinen Angriffspunkt bietet.

Die reinen HV entstehen meist durch einen geordneten Hebelmechanismus; dabei wirkt der lange Oberschenkelknochen als Kraftarm und der kurze Schenkelhals als Lastarm, so daß der Oberschenkelkopf über den Pfannenrand herausgehebelt wird. Durch Fortwirken der Kraft kommt es dann weiter zur Verschiebung des Kopfes über den Pfannenrand hinaus. Nach SOMMER ist es dabei gleichgültig, ob diese Bewegung vom Oberschenkel gegen das Becken zu oder umgekehrt ausgeführt wird. Begünstigt wird dieser Hebelmechanismus noch durch die Form des Pfannenrandes mit seinen abgeflachten Stellen insbesondere an der Incisura acetabuli, ferner auch durch die Anordnung der Bänder, welche zwischen ihren einheitlichen Massen schwache Zwischenräume frei lassen.

Die hinteren Verrenkungsbrüche mit Bruch des Pfannenrandes, des Pfannendaches oder des Pfannenbodens, sowie die HVB mit Bruch des Kopfes entstehen meist durch eine abscherende Gewalt. Sie entstehen häufig durch Autounfälle als sogenannte *Armaturenbrettverletzungen* (Dashboard dislocations), wie sie von BRETON u. BLONDEAU (1927), CHARRIER (1931), CAMPBELL (1936), BAUDET u. LAURENS (1938), BÖHLER (1938), FUNSTEN, KINSER u. FRANKEL (1938), URIST (1948), SEIFERT (1949), u. a. wiederholt beschrieben worden sind. Der Verletzte sitzt mit rechtwinkelig oder stumpfwinkelig gebeugten Knie- und Hüftgelenken im Fahrzeug, wobei die Muskulatur weitgehend entspannt ist. Beim plötzlichen Anprall im Augenblick des Unfalles bewegt sich der Körper der Trägheit folgend weiter; das Knie stößt am Armaturenbrett, bzw. am Vordersitz an und der Oberschenkel kommt dadurch zum Stillstand, während sich das Becken noch weiter bewegt; dadurch wird der Oberschenkelkopf nach hinten aus der Pfanne getrieben und schert dabei einen größeren oder kleineren Teil des hinteren Pfannenrandes oder des Pfannendaches ab. Ob der hintere (dorsale) Pfannenrand oder der kranial-dorsale Teil der Hüftpfanne (Pfannendach) verletzt wird, dürfte davon abhängen, ob der Beugungswinkel des Hüftgelenkes im Augenblick des Unfalles ein recht- bzw. spitzwinkeliger, oder aber ein mehr stumpfer Winkel ist. Im ersten Falle wird nur der dorsale Pfannenteil, im zweiten Fall das Pfannendach von dem plötzlichen Stoß getroffen. Auf ähnliche Weise kann es auch zum Bruch des Oberschenkelkopfes mit Abscherung einer Kopfkalotte kommen.

Mitunter sieht man in diesen Fällen gleichzeitig Verletzungen im Bereiche des Kniegelenkes, von einfachen Kontusionen und Platzwunden bis zu offenen Brüchen der Kniescheibe, des Schienbeinkopfes oder des distalen Oberschenkelendes. CAUCHOIX u. TRUCHET fanden in einer Sammelarbeit von 175 HVB 47 Fälle mit gleichzeitigen Knieverletzungen, d. i. mehr als 26%.

Die HVB mit Bruch des Schenkelhalses, Epiphysenlösung des Oberschenkelkopfes oder Bruch des Schaftes kommen so zustande, daß nach erfolgter Verrenkung die Gewalt weiter wirkt und die zusätzliche Fraktur verursacht.

Bei allen unseren Fällen waren fast durchwegs schwere Gewalten als auslösende Ursache vorhanden. Nur in einem Fall entstand ·eine HV durch einfachen Sturz auf der Straße (Fall 30). Die Art und Häufigkeit der verschiedenen Ursachen ist aus Tabelle 3 ersichtlich.

6. Symptomatologie.

Die Symptomatik der HV ist bereits so oft beschrieben worden, daß wir uns hier nur auf das Wesentlichste beschränken wollen. Entsprechend der Lage des Kopfes bei den regelmäßigen Verrenkungen stellt sich das Bein fast immer in eine pathognomonische Stellung ein:

α) **Luxatio iliaca.** Leichte Flexion, Adduktion und Innenrotation, meist auch Verkürzung. Diese Stellung ist auch im Röntgenbild sichtbar, wobei die Einwärtsdrehung durch das Verschwinden des kleinen Trochanters zu erkennen ist; der Kopf projiziert sich im Röntgenbild kranial der Pfanne. Manchmal kann man den Oberschenkelkopf an der Außenfläche des Darmbeines tasten. Es gibt seltene Fälle, bei denen man eine Außendrehung statt einer Innendrehung und eine Abduktion statt einer Adduktion sieht. Im Röntgenbild steht der Kopf dann oft auffallend hoch. Es handelt sich dabei um die sogenannte Lux. iliaca eversa (Everted posterior dislocation). BIGELOW hat angenommen, daß bei dieser sogenannten „Luxation nach hinten mit Auswärtsrollung" der äußere Schenkel des Lig. Bertini zerrissen sei. Dieselbe Ansicht vertreten auch KEY u. CONWELL. Wir konnten in der Literatur aber weder Operations- noch Obduktionsbefunde von Fällen finden, bei denen dieses Band verletzt gewesen wäre. Es scheint uns viel wahrscheinlicher, daß bei einem sehr ausgiebigen Trauma die Weichteilzerreissungen sehr stark sind und daß der Kopf dadurch weit nach kranial verschoben wird. Dadurch wird das Lig. Bertini entspannt und die federnde Zwangshaltung des Oberschenkels ist weniger ausgeprägt, so daß sich das Bein leicht nach außen drehen läßt.

Wir haben in unserem Krankengut 6 derartige Fälle gefunden; dazu kommen noch 2 weitere, die erst am 3. 1. 1952 und 1. 1. 1953 ihren Unfall erlitten haben und nicht in dieser Serie verarbeitet wurden. Von diesen 8 Fällen waren 2 reine HV und 6 HVB. Bei den reinen HV stand der Kopf im Röntgenbild einmal 19 mm hoch und einmal projizierte er sich an die Hinterseite der Pfanne und war nicht nach kranial verschoben. Bei den 6 HVB der Gruppen 2, 3, 4 und 6 stand der Kopf einmal 34 mm, dreimal 40 mm, einmal 46 mm und einmal 48 mm hoch. Es kamen auf insgesamt 66 hintere HV und HVB 6 Lux. eversae, d. i. 9,09%. Auf alle 79 Fälle berechnet beträgt der Prozentsatz 7,6% (Fall 2, 17, 45, 56, 59, 73).

Besonders anschaulich war die Tatsache der freieren Beweglichkeit des Kopfes und das Fehlen der Fixation bei Fall 2. Auf dem vor Beginn der Behandlung angefertigten Photo liegt das Bein wie bei einer typischen Iliaca in Flexion, Adduktion und Innenrotation; auf dem dazugehörigen Röntgenbild steht der Oberschenkel in Außendrehung und Abduktion.

β) **Luxatio ischiadica.** Starke Flexion, Adduktion und Innenrotation. Im Gegensatz zur Iliaca kann man manchmal eine scheinbare Verlängerung des Beines messen. Der Oberschenkelkopf nähert sich dem Sitzbein und kann manchmal in der unteren Hälfte der Glutäalgegend getastet werden. Zwischen der Lux. iliaca und ischiadica gibt es Übergangsformen, bei welchen der Kopf rein hinten steht und weder nach kranial noch nach caudal verschoben ist. Um eine genaue röntgenologische Trennung dieser beiden Formen zu treffen, haben wir den Abstand des kranialen Kopfrandes vom kranialsten Teil der Hüftpfanne als Maßstab gewählt. Alle Fälle, bei welchen diese beiden Punkte in gleicher Höhe standen und alle jene, bei welchen der Kopf kranial der Pfanne stand, wurden als Lux. iliacae bezeichnet. Es sind dabei auch einige rein hintere HV und HVB inbegriffen. Alle Fälle, bei denen der Kopf caudal vom oberen Pfannenrand stand, wurden zu den Lux. ischiadicae gerechnet. Daß diese Unterteilung bei den Übergangsformen nicht genau ist, beweisen die Bilder des Falles 14: Durch eine verschieden starke Neigung der Röntgenröhre oder eine etwas stärkere Streckung oder Beugung der Hüfte gelingt es nämlich manchmal bei solchen Formen den Kopf entweder nach kranial oder nach caudal vom oberen Pfannenrand zu projizieren. Diese Unterscheidung

Tabelle 3. *Entstehungsursachen der eigenen 79 Fälle.*

	HV	HVB	Summe	HV	HVB	Summe
1. Verschüttet oder getroffen worden Hauseinsturz, Betondecke, Mauer, Holzhütte	4	5	9		7	26
2. von einer schweren Last getroffen worden Maschinenteil, Blechplatten, Faß, Kranlast, Kabelrolle, Baum, Bretterstoß, Pfosten, Mehl-, Erbsen-, Zuckersäcke, Pferd, zwischen Kran u. Betonsäule eingekl.	15	2	17	19		
3. Niedergestoßen oder weggeschleudert worden von Lokomotive, Auto, Straßenbahn, Pferd, Drahtseil	6	4	10	6	4	10
4. Zusammenstöße Radfahrer mit Auto / Motorrad mit Auto / Auto gegen Auto, Baum, Haus, Mauer	2 / 3 / 1	1 / 6 / 9	3 / 9 / 10	6	16	22
5. Überfahren worden von Lokomotive, Traktor, Lastauto, Kran, Wagen, Straßenbahn	5	4	9	5	4	9
6. Stürze Flugzeug, Gebirge, Brücke, Scheune / Zug, Straßenbahn, Gerüst (1—2 m) / Skisturz / Auf der Straße ausgerutscht und auf die Hüfte gestürzt	1 / 3 / 2 / 1	3 / 2 / 0 / 0	4 / 5 / 2 / 1	7	5	12
Summe	43	36	79	43	36	97

zwischen Lux. iliaca und ischiadica hat eigentlich nur anatomisches Interesse; therapeutisch und prognostisch bestehen keine wesentlichen Unterschiede zwischen diesen beiden Gruppen.

Bei den 55 Lux. iliacae (24 reine HV Gruppe A, 26 HVB Gruppe B, 5 HVB Gruppe C) stand der Kopf 0—48 mm kranial der Pfanne, im Durchschnitt 15,8 mm. Bei 2 reinen HV stand der Kopf in Höhe der Pfanne, bei 22 darüber; bei 3 HVB Gruppe B und C stand der Kopf in Höhe der Pfanne, bei 28 darüber. Bei den 24 reinen HV stand der Kopf durchschnittlich tiefer (12,9 mm) als bei den 31 HVB (18,0 mm). Bei den 11 Lux. ischiadicae (9 reine HV Gruppe A und 2 HVB Gruppe B) stand der Kopf 4—25 mm caudal vom Pfannendach, im Durchschnitt 12,5 mm.

γ) **Luxatio pubica.** Leichte Flexion oder volle Extension, leichte Abduktion und volle Außenrotation. Manchmal erscheint das Bein verlängert. Der Kopf ist als runder Körper an der Vorderseite des Hüftgelenks sicht- und tastbar. Der Kopf kann nach außen oder seltener auch nach innen verschoben sein. In unseren 3 Fällen (Fall 34, 76 u. 79) war er immer nach außen verschoben. Bei WILSON u. COCHRANE haben wir das Röntgenbild einer vorderen oberen HV gefunden, bei welcher der Kopf nach innen verschoben war.

δ) **Luxatio obturatoria.** Starke Flexion, Abduktion und Außenrotation. Das Extrem dieser Stellung finden wir bei der sogenannten Lux. perinealis, bei welcher das Bein im rechten Winkel von der Körperlängsachse wegsteht. Ebenso war die Stellung bei dem Fall einer Luxatio scrotalis eines 10jährigen Knaben, bei welchem der Kopf ins Scrotum luxiert war (GOETZ). Von manchen Autoren wird auch die sogenannte Lux. infracotyloidea (untere Vertikale) als eigene Gruppe erwähnt. Bei dieser Form ist der Kopf rein caudal der Pfanne verhakt. Das Bein ist stark flektiert, abduziert und ist weder einwärts noch auswärts gedreht. MAUCK und ANDERSON haben einen Fall bei einem 6jährigen Mädchen beschrieben und noch weitere 19 Literaturfälle gefunden. In unserem Krankengut kam kein derartiger Fall zur Beobachtung. Die entsprechende obere vertikale Verrenkung — Lux. supracotyloidea — dürfte wohl von den verschiedenen Graden der Lux. pubica schwer abzugrenzen sein.

Ein weiteres klinisches Hilfsmittel zur Stellung der Diagnose ist die *Lage der Trochanterspitze* zum Becken mit Hilfe der Roser-Nelatonschen oder Shoemakerschen Linie. Die Messungen sind aber nicht unbedingt verläßlich, weil auch an normalen Hüften die Trochanterspitze von diesen Linien abweichen kann, wie vergleichende Messungen gezeigt haben. Eine Verlängerung oder Verkürzung muß auch nicht immer vorhanden sein, besonders, wenn der Kopf genau vor oder hinter der Pfanne steht.

Die einzige sichere Diagnose bietet das *Röntgenbild* in Form einer Beckenübersichtsaufnahme. Es gibt aber Fälle, bei welchen der Kopf rein hinter der Pfanne steht und weder nach kranial noch nach caudal verschoben ist (Abb. 8). Fall 71 CAMPBELL hat diese Fälle als erste Gruppe seiner HVB zusammengefaßt. Diese Formen können leicht übersehen werden, da man im ap Bild manchmal keine oder nur eine ganz geringe Überschneidung der Kopfkontur mit der Pfannenkontur sieht. Wenn daher klinisch der Verdacht auf eine HV besteht und im ap Bild eine Einwärtsdrehung und Adduktion des Oberschenkels und keine oder nur eine geringe Überschneidung der Gelenkskonturen zu sehen ist, muß ein seitliches Beckenbild angefertigt werden; dieses deckt dann einwandfrei die hintere Verrenkung auf.

Durch Unterlassung einer Seitenaufnahme ist schon manche HV oder mancher HVB übersehen worden, besonders wenn es sich um ein geringes Trauma gehandelt hat, durch welches eine HV gar nicht zu erwarten gewesen wäre. DROSSART berichtet über 8 HV und HVB in 5 Jahren, von denen 4 nicht erkannt worden sind. Die Ursache der Fehldiagnose war immer die Unterlassung einer zweiten seitlichen Röntgenaufnahme. Auch in unserem Krankengut wurde primär eine reine HV und ein HVB übersehen (Fall 36 und 66) und erst am 4. bzw. 53. Tag erkannt. Während der erste Fall noch gut ausging, blieb beim zweiten ein nicht wieder gut zu machender Schaden zurück (1930 und 1945).

7. Geschlechteraufteilung.

Wie bei allen anderen Autoren zeigt sich auch bei uns ein Überwiegen der männlichen Verletzten. Von 79 Fällen waren 72 (91,1%) Männer und 7 (8,9%) Frauen. Das entspricht ungefähr einem Verhältnis von 10:1. Andere Autoren berichten über folgende Verhältniszahlen: MALGAIGNE und GURLT 3:1, THOMPSON u. EPSTEIN 4:1, KRÖNLEIN 5:1, HEIZMANN 7:1, HAMILTON 10:1, WEBER 20:1. Nur PRAHL fand relativ viele HV bei Frauen und zwar 17 von 41 (4:3).

Wie man sieht, schwanken diese Zahlen beträchtlich und hängen davon ab, ob das statistische Material aus einem allgemeinen Krankenhaus oder wie bei uns, aus einer Anstalt stammt, in der fast nur Betriebsunfälle zur Behandlung kommen. Alle zeigen aber eindeutig das Überwiegen der männlichen Verletzten. Die Ursache dafür ist wohl die Tatsache, daß der Mann infolge der schwereren Berufe diesen schweren Verletzungen eher ausgesetzt ist als die Frau.

8. Seitenhäufigkeit.

Wir fanden unter 79 Fällen 33 (41,8%) rechtsseitige und 46 (58,2%) linksseitige Verrenkungen. Doppelseitige HV kamen bis Ende 1949 im UKH nicht zur Beobachtung. Im Jahre 1951 wurde ein 48jähriger Mann mit einer doppelseitigen HV, bzw. HVB aufgenommen. Es handelte sich um eine typische Kraftfahrzeugverletzung: rechts lag eine reine hintere untere HV und links ein hinterer oberer HVB mit Abscherung eines großen Keiles aus dem Pfannendach und gleichzeitig einem schweren Bruch des Pfannenbodens vor, wie bei den Fällen 69—71.

Wie selten die doppelseitigen HV sind, geht aus der Tatsache hervor, daß MARQUARDT 1936 aus der gesamten Weltliteratur nur 53 Fälle zusammenstellen konnte, denen er einen eigenen hinzufügte. Er fand 20 hintere Doppelluxationen, 7 vordere Doppelluxationen und zwar immer vordere untere, nie vordere obere; ferner 17 ungleichförmige, wobei auf einer Seite eine vordere und auf der anderen eine hintere HV vorlag. Außerdem eine doppelseitige zentrale Luxation. In 8 Fällen war es nicht möglich festzustellen, in welcher Richtung der Oberschenkelkopf luxiert gewesen war.

9. Altersaufteilung.

Die Verteilung auf die verschiedenen Altersstufen ergab einen Höhepunkt für HV und HVB vom 4. bis 6. Jahrzehnt, mit der größten Anzahl im 4. Jahrzehnt. THOMPSON u. EPSTEIN sahen bei 204 Verletzten $^2/_3$ der Fälle zwischen dem 16. bis 40. Lebensjahr. Bei unseren reinen HV lag die Höchstzahl im 3. und 6. und bei den HVB im 4. Jahrzehnt. ROTH fand im Gegensatz dazu bei 41 Fällen zwischen 20 bis 40 Jahren perzentuell am wenigsten intraarticuläre Nebenverletzungen. Unsere genauen Zahlen sind in Tabelle 4 ersichtlich.

Das Kindes- und Greisenalter war am seltensten vertreten. Unser jüngster Verletzter dieser Serie war 13 Jahre, der älteste 75 Jahre alt. 1951 wurde die jüngste Verletzte, ein 6jähriges Mädchen, mit einer reinen hinteren, oberen HV behandelt. Die verhältnismäßig hohe Beteiligung der älteren Jahrgänge dürfte als kriegsbedingt anzusehen sein; in den Kriegsjahren, in welchen auch die größte Zahl der Verrenkungen zu verzeichnen war, kamen oft die in der Heimat zur Arbeit eingesetzten älteren Jahrgänge zur Behandlung, während die jüngeren zum Wehrdienst eingezogen waren.

Die Seltenheit der HV im 7. und 8. Jahrzehnt dürfte mit der Abnahme der Widerstandskraft der Knochen im zunehmenden Alter zu erklären sein; bei

gleichem Unfallmechanismus entsteht bei alten Leuten eher ein Schenkelhalsbruch. Dementsprechend hat z. B. auch WETTE bei seinem Krankengut im Bochumer Kohlenrevier unter den Bergleuten, bei denen es sich meist um junge und
kräftige Männer handelte, viel mehr HV als Schenkelhalsbrüche gesehen.

Die geringe Zahl der HV bei Kindern in unserem Krankengut ist so zu erklären,
daß im UKH vorwiegend Betriebsunfälle zur Behandlung kommen und Verletzungen bei Kindern nur relativ selten vertreten sind. Abgesehen davon ist die
HV der Kinder überhaupt eine seltene Verletzung. BOEHNKE hat 1913 nur 30 Fälle
aus der gesamten Weltliteratur zu-
sammenstellen können, DOELLE
1921: 38 Fälle, CHOYCE 1924: 59
Fälle, und COIMBRA 1940: 306 Fälle.
THOMPSON u. EPSTEIN fanden unter
204 Fällen 17 Kinder, d. i. 8,3%.
DAVYDOWA bei 91 Fällen 19 Kinder
unter 15 Jahren, d. i. 20,9%. Die
größte Häufigkeit bezüglich des
Alters an Jahren fand CHOYCE bei
seinen 59 Fällen im 5.—9. Lebensjahr, durchschnittlich 7½ Jahre.
Leider war uns die Originalarbeit von
COIMBRA nicht zugänglich, um bei
seinem großen Material die Häufigkeit bezüglich des Alters festzustellen. KROLL beobachtete eine traumatische HV sogar bei einem Neugeborenen. Die Verrenkung entstand
beim Geburtsakt durch rasches Entwickeln des Kindes wegen einer
Nabelschnurumschlingung. HVB mit
Bruch der Pfanne kommen bei Kindern sehr selten vor. PHEMISTER
berichtet über ein 14jähriges Mädchen mit einer Lux. iliaca, Bruch
des Pfannenrandes und Bruch des Pfannenbodens. Ein HVB mit Bruch des
Kopfes bei einem 6jährigen Kind ist bei THOMPSON u. EPSTEIN beschrieben.

Tabelle 4. *Altersverteilung der 79 eigenen Fälle.*

Alter	HV	HVB	Summe	%
13—20	6	1	7	8,9
21—30	8	6	14	17,7
31—40	5	12	17	21,5
41—50	8	7	15	18,9
51—60	9	7	16	20,3
61—70	6	3	9	11,4
71—80	1	0	1	1,3
Summe	43	36	79	100,0

Vergleich: Sammelstatistik QUIST-HANSEN 1945.

Alter	HV + HVB	%
0—10	20	5,4
11—20	37	10,0
21—30	110	29,7
31—40	76	20,5
41—50	73	19,7
51—60	47	12,7
61—70	7	2,0
Summe	370	100,0

10. Nebenverletzungen.

Wir unterscheiden 2 Arten von Nebenverletzungen: 1. jene im Bereiche des
Hüftgelenkes (Knochenabsprengungen sowie Gefäß- und Nervenverletzungen),
2. jene außerhalb des Hüftgelenkes. Die Häufigkeit der Knochenverletzungen im
Bereiche des Hüftgelenkes wurde bereits in der Einteilung der HVB aufgezählt;
interessant ist dabei festzustellen, daß Brüche der Pfanne nur bei hinteren HVB
beobachtet wurden; Brüche des Oberschenkelkopfes bei hinteren, oberen und
vorderen, unteren; Brüche des Schenkelhalses bei hinteren, oberen und vorderen,
oberen; ein Bruch des Oberschenkelschaftes bei einer vorderen, oberen HV. Die
Gefäß- und Nervenstörungen sollen weiter unten bei der Besprechung der Frühschäden geschildert werden.

Hier sollen nur die Nebenverletzungen der 2. Gruppe angeführt werden; sie
veranschaulichen gleichzeitig die Schwere des Unfalles. Die Aufzählung der Nebenverletzungen bei den einzelnen Fällen ist in Tabelle 5 wiedergegeben.

Tabelle 5. *Nebenverletzungen.*

Art der Nebenverletzung	HV	HVB	Summe	Primäre Todesfälle
1. Commotio cerebri	1	1	2	1 (Fall 70)
2. Contusio cerebri	1	0	1	1 (28)
3. Offener Impressionsbruch des Schädels	0	1	1	0
4. Unterkieferbruch	1	1	2	0
5. Rippenbrüche	6	2	8	5 (15, 28, 34
6. Rippenbrüche mit Pneumothorax	0	1	1	0 39, 42)
7. Milzzerreißung	1	0	1	1 (39)
8. Nierenzerreißung	1	0	1	1 (39)
9. Riß einer Gekrösearterie	1	0	1	1 (15)
10. Harnblasenruptur	1	0	1	1 (15)
11. Harnröhrenruptur	0	1	1	1 (70)
12. Brust- oder Lendenwirbelbruch ohne Lähmung	2	0	2	1 (42)
13. Lendenwirbelbruch mit Querschnittslähmung .	2	0	2	0
14. Bruch des Querfortsatzes eines Lendenwirbels .	1	0	1	0
15. Schlüsselbeinbruch	2	0	2	0
16. Schulterblattbruch	0	1	1	0
17. Schulterverrenkung mit Axillarislähmung . .	1	0	1	0
18. Schulterprellung mit Lähmung der 3 Armnerven	1	0	1	0
19. Verrenkungsbruch des Ellbogens	1	0	1	0
20. Bruch der Mittelhandknochen	0	1	1	0
21. Bruch der anderen Hüftpfanne ohne Verschiebung	0	1	1	0
22. Schambeinbrüche	4	0	4	3 (15, 20, 39)
23. Symphysensprengung	2	2	4	3 (15, 39, 70)
24. Offener Darmbeinbruch	0	1	1	1 (79)
25. Luxation im Kreuzdarmbeingelenk	3	0	3	2 (20, 39)
26. Offene Zerreißung beider Leisten mit Eröffnung beider Hüftgelenke	1	0	1	1 (35)
27. Geschlossener Oberschenkelbruch derselben Seite	0	0	0	0
28. Geschlossener Oberschenkelbruch der anderen Seite	2	1	3	1 (79)
29. Offener Oberschenkelbruch derselben Seite . .	0	1	1	1 (79)
30. Offener Oberschenkelbruch der anderen Seite	1	0	1	0
31. Traumatische Oberschenkelamputation der anderen Seite	0	1	1	1 (54)
32. Offener Kniescheibenbruch derselben Seite . .	0	1	1	1 (54)
33. Offener Kniescheibenbruch der anderen Seite .	0	1	1	0
34. Knieseitenbandriß	2	2	4	0
35. Kniekreuzbandriß	0	2	2	0
36. Wunde mit Eröffnung des Kniegelenkes . . .	1	1	2	0
37. Geschlossener Unterschenkelbruch derselben Seite	1	1	2	0
38. Geschlossener Unterschenkelbruch der anderen Seite	1	0	1	0
39. Bruch des Wadenbeinköpfchens derselben Seite	0	1	1	0
40. Offener Unterschenkelbruch derselben Seite .	1	2	3	0
41. Offener Unterschenkelbruch der anderen Seite	1	1	2	0
42. Traumatische Unterschenkelamputation der anderen Seite	0	1	1	1 (79)
43. Geschlossener Knöchelbruch derselben Seite .	0	1	1	0
44. Offener Knöchelbruch der anderen Seite . . .	2	0	2	0
45. Verschiedene Rißquetschwunden	2	4	6	0
46. Quetschungen, Prellungen	3	2	5	0
Summe	50	36	86	10

Zusammenfassend sahen wir bei:

1. 43 reinen HV 20 = 46,5% ohne und
23 = 53,5% mit Nebenverletzungen der 2. Gruppe.

2. 36 HVB 15 = 41,7% ohne und
21 = 58,3% mit Nebenverletzungen der 2. Gruppe.

Zusammen bei 79 Fällen 35 = 44,3% ohne und
44 = 55,7% mit Nebenverletzungen der 2. Gruppe.

11. Behandlung der HV und HVB.

Vor der Reposition wurde als erstes immer der Allgemeinzustand des Verletzten berücksichtigt. Oft bestand ein schwerer *Schockzustand*, besonders wenn gleichzeitig andere schwere Verletzungen vorlagen. Die Schockbekämpfung wurde wie immer durch Wärme und schmerzstillende Mittel und wenn nötig durch Blut- und Plasmatransfusionen durchgeführt. Erst nach Überwindung des Schocks wurde ein Röntgenbild gemacht und die Reposition vorgenommen.

a) Anaesthesie des Verletzungsgebietes.

Eine rasche und schonende Reposition einer Verrenkung ist nur nach Ausschaltung des Schmerzes und der dadurch bedingten Muskelspannung möglich. Wir bedienen uns in der Regel der Allgemeinnarkose in Form des Kelen- oder Ätherrausches oder in Form der Lachgasnarkose. Dies erscheint uns einfacher, als die von anderer Seite empfohlenen Arten der Lokal- oder Leitungsanaesthesie.

Conway, Lerda u. Quénu, Payr, Braun u. a. empfehlen die Verwendung der Lokalanaesthesie. Wir haben sie nur ausnahmsweise angewendet, da die Erschlaffung der Muskulatur dabei nicht immer so vollkommen ist, daß sich die Reposition leicht und schnell bewerkstelligen läßt. Außerdem besteht bei nicht exakter Sterilität die Gefahr der Infektion. Moser schaltet den Muskeltonus in der Art aus, daß er eine Eucainlösung in das dem Hüftgelenk benachbarte Gebiet injiziert. Wiedhopf benützt eine Leitungsanaesthesie, indem er paravertebral die Lumbalsegmente I—IV und den Nerv. ischiadicus an seiner Austrittstelle aus dem Becken unterbricht. Mit der Kombination von Lokalanaesthesie mit Curarepräparaten haben wir bisher keine Erfahrung.

Von unseren 79 Fällen wurden 68 reponiert. Dabei wurde 53mal mit Kelen, Äther oder Lachgas, 6mal in LA und 1mal in Lumbalanaesthesie unblutig reponiert. Bei 3 hinteren HVB wurde die Luxation im Dauerzug allein ohne Anaesthesie eingerichtet (Fall 61, 62, 64). Bei einem anderen hinteren HVB war eine Anaesthesie überflüssig, da sich die Luxation beim Überheben auf den Operationstisch selbst einrichtete (Fall 55). Ein anderer wurde bereits auswärts reponiert (Fall 33), 3 Verrenkungsbrüche wurden in Lumbal- und Äthernarkose blutig reponiert (Fall 59, 69, 75).

Bei den 11 nicht reponierten wurden 4mal andere Operationen in Äthernarkose ausgeführt (3mal Kopfresektion — Fall 76, 77, 78, und 1mal eine Exartikulation im Hüftgelenk — Fall 79). 6mal wurde wegen der Schwere des Schockzustandes von einer Reposition Abstand genommen; die meisten davon sind innerhalb der ersten 2 Std an ihren schweren Nebenverletzungen gestorben. 1mal wurde ein hinterer HVB übersehen.

Es wurde somit bei 79 Fällen 59mal (74,7%) in Allgemeinnarkose, 6mal (7,6%) in LA und 2mal (2,5%) in Lumbal-Anaesthesie reponiert oder operiert. In 12 Fällen (15,2%) wurde keine Anaesthesie gegeben oder nicht reponiert; 4 wurden ohne Anaesthesie reponiert, 1 wurde auswärts reponiert und 7 wurden nicht reponiert.

b) Reposition.

Die wesentlichsten Forderungen der Reposition einer Verrenkung sind 1. sofortige und 2. schonende Reposition.

Wenn die Reposition nicht sofort erfolgt, kommt es in den umliegenden Weichteilen zu Narbenbildungen, welche die spätere Reposition wesentlich erschweren und das funktionelle Resultat beeinträchtigen können. Es kommt schon nach einigen Tagen zu Kalkeinlagerungen in der Kapsel und in der Muskulatur und zwar immer dort, wo der verrenkte Oberschenkelkopf längere Zeit gelegen hat. Wir haben bei 6 von unseren 15 Fällen, die nicht am ersten Tag reponiert wurden, derartige Verkalkungen gesehen; darüber wird noch bei den Spätschäden ausführlich berichtet werden.

Inwieweit die Durchblutung des Kopfes bei längerem Bestehen der Verrenkung durch Dehnung und Drosselung der erhaltenen Kapselgefäße gestört wird, so daß es später zum Auftreten von Ernährungsstörungen im Sinne einer Kopfnekrose kommt, ist schwer zu beurteilen. Auffallend ist die Tatsache, daß von unseren 7 Kopfnekrosen 6 nicht am ersten Tag, sondern erst nach 2—13 Tagen eingerichtet wurden. Außerdem wurde auch 1 Fall mit einer schweren Ernährungsstörung des Kopfes ohne Einbruch erst am 2. Tag reponiert. Der einzige Fall einer Kopfnekrose, der am 1. Tag reponiert wurde, bekam auch in der gesunden Hüfte schwere degenerative arthrotische Veränderungen, so daß bei diesem Fall höchstwahrscheinlich auch eine konstitutionelle Komponente eine Rolle gespielt hat.

Auch bei den in der Literatur mitgeteilten Fällen von *Kopfnekrosen* befindet sich eine größere Anzahl von Fällen, die nicht sofort reponiert wurden (von 47 Literaturfällen, bei denen der Zeitpunkt der Reposition überhaupt angegeben ist, wurden nur 22 am ersten Tag, die übrigen 25 einige Tage cder Wochen später reponiert). Axhausen u. Bergmann stehen ebenfalls auf dem Standpunkt, daß die verspätete Reposition eine Rolle bei der Entstehung der Kopfnekrose nach traumatischen HV spielen dürfte.

Wenn die Reposition nicht schonend unter gleichmäßigem, ruhigem Zug, sondern ruckartig und unter Gewaltanwendung erfolgt, werden dadurch neue Schädigungen an Knochen und Weichteilen gesetzt. Es kommt dann zu dem ersten, durch den Unfall entstandenen, ein zweites durch die Reposition gesetztes Trauma, welches schwere Komplikationen mit sich bringen kann. Bei der HV kann es dabei zum Bruch des Oberschenkelkopfes, des Schenkelhalses oder des Oberschenkelschaftes kommen, ganz abgesehen von Schädigungen des Knorpelüberzuges des Kopfes, die röntgenologisch nicht darstellbar sind. Wippermann hat 1885 7 Fälle zusammengestellt, bei denen es zum Bruch des Schenkelhalses gekommen ist; davon waren allerdings 5 Fälle mehrere Wochen oder Monate alt. Bei 2 Fällen ist das Alter der Luxation nicht angegeben. Henry u. Bayumi haben 1934 21 Fälle gesammelt, bei denen es einmal zu einem Kopfbruch, 17mal zum Schenkelhalsbruch und 3mal zum Bruch des Oberschenkelschaftes während der Reposition gekommen ist. Es handelte sich aber auch hier 19mal um veraltete Fälle und zwar: der Kopfbruch ca. 5 Monate, die 17 Schenkelhalsbrüche 24 Tage bis 1 Jahr und einer der Oberschenkelschaftbrüche 5 Wochen alt; bei den 2 übrigen Schaftbrüchen ist das Alter der Verletzung nicht angegeben.

Die bei uns ausgeführte und von Böhler seit 1910 angewandte *Repositionsart* ist in seiner „Technik der Knochenbruchbehandlung" 3.—13. Aufl. 1932—1953, ausführlich beschrieben. Hier sei darauf verwiesen.

α) **Reposition bei HVB.** Wenn eine reine HV eingerichtet ist, kommt es nicht mehr zur Reluxation. Bei manchen HVB kann eine Reluxation auftreten. Es ist daher wichtig, sofort nach der Reposition eines HVB festzustellen, ob die Hüfte stabil ist oder nicht. Das geschieht am einfachsten so, daß man immer noch bei rechtwinkelig gebeugtem Hüft- und Kniegelenk den Zug langsam nachläßt und dabei beobachtet, ob der Oberschenkelkopf wieder nach hinten reluxiert. Man muß diese Probe bei rechtwinkelig gebeugter Hüfte machen, weil viele HVB bei gebeugtem Hüftgelenk entstehen und auch nur in dieser Lage unstabil sind. In Streckstellung pflegen sie oft nicht zu reluxieren. Die Feststellung der Stabilität ist wichtig für die Bestimmung der weiteren Behandlungsmaßnahmen. Diese klinische Prüfung ist auch aus einem anderen Grunde wichtig: Auf dem ersten Röntgenbild und oft auch auf dem Röntgenbild nach der Reposition ist die Größe des abgesprengten Pfannenteiles nicht immer leicht zu beurteilen. Man kann daher aus dem Röntgenbild allein nicht immer die Diagnose eines stabilen oder unstabilen HVB stellen, sondern braucht immer die klinische Prüfung zur Festlegung der weiteren Behandlung. Meist sind die abgescherten Pfannenteile in Wirklichkeit viel größer, als sie röntgenologisch erscheinen. Das beweisen die Operationsbefunde von KING u. RICHARDS und URIST. Um auch im Röntgenbild eine richtige Vorstellung von der Größe und Lage des abgescherten Pfannenteiles zu bekommen, genügt das ap Bild nicht. Im Beckenseitenbild sind die Verhältnisse oft nicht einwandfrei zu beurteilen. Es ist daher empfehlenswert, in der von URIST vorgeschlagenen Weise ein Drehbild so anzufertigen, daß man das Becken um 45⁰ zur Platte neigt und damit gewissermaßen eine Tangentialaufnahme der hinteren Pfannenbegrenzung erhält. Es wird z. B. für eine Aufnahme der rechten Hüfte das Becken um 45⁰ nach links geneigt; die röntgenisierte Hüfte liegt dann plattenfern, die andere plattennahe. Auf diesen Drehbildern sind die genauen Verhältnisse der hinteren Pfannenbegrenzung meist gut sichtbar.

Die Unstabilität eines reponierten HVB kann durch Aussprengung eines großen Teiles des hinteren Pfannenrandes (Gruppe 3, Fall 51 und 57), eines oder mehrerer Keile aus dem Pfannendach (Gruppe 4) oder durch Interposition von Bruchstücken der Pfanne oder des Kopfes ins Gelenk bei Trümmerbrüchen der Pfanne (Fall 59 und 69) oder des Kopfes bedingt sein.

β) **Andere Repositionsarten.** Die eben beschriebene Repositionsart nach BÖHLER beruht auf denselben Grundsätzen wie die ALLISsche Methode (1892), bei der bei gleicher Lagerung des Verletzten ein Zug am Unterschenkel und nicht am Oberschenkel ausgeübt wird. Demgegenüber hat unsere Methode 3 Vorteile: 1. Der direkt am Oberschenkel ausgeübte Zug ist stärker und wirkungsvoller, weil er nicht erst über das Knie auf den Oberschenkel übertragen werden muß. 2. Es kann bei starkem Zug am Unterschenkel zu Schädigungen des Bandapparates des Kniegelenkes kommen, was beim direkten Zug am Oberschenkel nicht möglich ist. 3. Wenn auf der Seite der Verrenkung gleichzeitig ein Unterschenkelbruch vorliegt, kann die Einrichtung nur durch Zug am Oberschenkel erfolgen, ein Zug am gebrochenen Unterschenkel ist nicht möglich. Von unseren 79 Fällen hatten 5 gleichzeitig einen Unterschenkelbruch auf der Seite der Verrenkung und zwar: Fall 14 und 52 einen geschlossenen und Fall 38, 46 und 71 einen offenen.

Eine andere sehr schonende Repositionsart ist die 1830 von COLOMBAT, 1833 von COLLIN (zit. bei MALGAIGNE) in Frankreich, 1889 von STIMSON in Amerika als Gravitationsmethode beschriebene Repositionsart, die von DESHANELIDZE 1924 wieder aufgegriffen wurde. Der Verletzte wird auf den Bauch gelagert und die Reposition bei rechtwinkelig gebeugtem Hüft- und Kniegelenk durch Zug nach unten ausgeführt. Manchmal genügt die Eigenschwere des Beines allein zur Einrenkung, so daß kein zusätzlicher Zug verwendet werden muß. Auch war es DESHANELIDZE in einzelnen Fällen sogar möglich ohne Anaesthesie einzurichten. Ein Nachteil dieser Methode ist die Lagerung auf den Bauch, die manchmal bei schweren Nebenverletzungen nicht leicht durchführbar ist. Ferner ist die Prüfung der Stabilität der Hüfte nach der Reposition nicht so einfach möglich, wie bei unserer Methode.

Es würde zu weit führen, alle übrigen in der Literatur angeführten Repositionsarten hier zu beschreiben. Es seien nur noch die Circumduktionsmethode von BIGELOW (1869) und die Methode von KOCHER (1875) erwähnt, die für jede Luxationsart ein anderes Repositionsmanöver vorschreiben. Die BIGELOWsche Methode wird besonders in Amerika noch viel geübt, doch werden von amerikanischen Autoren wie KEY u. CONWELL Einwände gegen sie geäußert, da es bei starker Kraftanwendung zur Zerreißung des Lig. Bertini oder Schädigung des N. ischiadicus und anderer Gebilde kommen könne. Im Gegensatz zu diesen Methoden ist unsere für fast alle Verrenkungsarten anwendbar. Die einzige reine vordere obere HV, bei der eine Reposition mit unserer Methode versucht wurde, gelang nicht (Fall 34). Sie mußte erst in eine hintere überführt werden, worauf die Reposition leicht gelang. Bei den beiden anderen vorderen oberen HVB (Fall 76 u. 79) wurde kein unblutiger Repositionsversuch vorgenommen.

Von *43* reinen HV wurden *35* nach der BÖHLERschen Methode reponiert; *dreimal* gelang die Reposition in dieser Weise nicht und zwar bei 2 vorderen unteren (Fall 36 und 41) und bei einer vorderen oberen (Fall 34, WITTMOSER). Bei Fall 36, der 3 Tage alt war, wurde die Hüfte maximal gebeugt, adduziert, außenrotiert, dann wurde eine Innenrotation ausgeführt, wobei der Kopf einsprang. Bei Fall 41 mußte die Hüfte stark gebeugt, unter Zug zur Gegenseite adduziert und dann gestreckt werden, wobei der Kopf einsprang. Bei Fall 34 gelang die Reposition erst nach Überführung in eine hintere Verrenkung. *1* Verletzter (Fall 33) wurde bereits reponiert eingeliefert. In *4* Fällen konnte wegen des schweren Schocks infolge zahlreicher schwerer Nebenverletzungen keine Reposition ausgeführt werden. Sie starben $^1/_4$ bis 4 Std nach der Einlieferung.

Von *36* HVB der Gruppen B und C wurden *22* nach unserer Methode reponiert. Besonders bemerkenswert ist Fall 65; am ersten Tag wurde ein Einrichtungsversuch in Bauchlage gemacht, der nicht gelang. Darauf Dauerzug und 3 Tage später Reposition in typischer Weise innerhalb von nur 1 min. 1 Fall wurde beim Umlagern auf den Operationstisch reponiert (Fall 55). *3* Fälle der Gruppe 4 (Fall 61, 62 und 64) wurden im Dauerzug allein reponiert. Die Fälle 61 und 62 kamen erst am 3. bzw. 9. Tag in unsere Behandlung. Besonders interessant ist der Fall 64. Er zeigte primär keine Luxation oder Subluxation des Oberschenkelkopfes und die Pfannenbruchstücke waren nicht wesentlich verschoben. Auch die Röntgenkontrolle am 13. Tag zeigte die gleichen Verhältnisse. Die nächste Röntgenkontrolle am 29. Tag zeigte erst eine Luxation des Kopfes nach hinten oben mit entsprechender Verschiebung der Pfannenbruchstücke. Es ist also erst zwischen dem 13. und 29. Tag durch das Gewicht des Beines allein bei Lagerung auf der Braunschen Schiene zur Luxation gekommen. Die Reposition und Weiterbehandlung erfolgte im Dauerzug. In *2* Fällen war die Reposition wegen des schweren Schocks infolge zahlreicher schwerer Nebenverletzungen nicht möglich (Fall 54 und 70). Sie starben kurze Zeit nach der Einlieferung. *1* hinterer HVB (Fall 66) wurde übersehen. Bei *2* Fällen (Fall 59 und 69) mit Interposition von Pfannenbruchstücken im Gelenkspalt und bei 1 Fall (Fall 75) mit Schenkelhalsbruch wurde eine blutige Reposition vorgenommen. Bei 3 Fällen mit Schenkelhalsbrüchen wurde der Kopf exstirpiert (76, 77, 78), bei *1* Fall (79) mit einer schweren offenen Zerreißung der Hüfte wurde eine Exartikulation im Hüftgelenk ausgeführt.

Insgesamt wurden von *79* Fällen *57* nach BÖHLER reponiert (72,1%). *Dreimal* (3,8%) gelang die Reposition in dieser Art nicht und zwar immer bei vorderen Luxationen. In *1* Fall (1,3%) ist die Repositionsart nicht bekannt (auswärts reponiert). *1* Fall (1,3%) wurde beim Überheben auf den Operationstisch reponiert. *3* Fälle (3,8%) wurden im Dauerzug eingerichtet und *3mal* (3,8%) mußte bei schweren HVB eine blutige Reposition vorgenommen werden. In *11* Fällen (13,9%) wurde aus verschiedenen Gründen keine Reposition vorgenommen und zwar: *6mal* wegen schweren Schocks, *3mal* Exstirpation des Kopfes bei Schenkelhalsbruch, *1mal* Exartikulation im Hüftgelenk und *1* Fall wurde übersehen. Dementsprechend war die Methode bei *60* Fällen, die unblutig reponierbar waren und bei denen ein manueller Repositionsversuch vorgenommen wurde, *57mal* erfolgreich (95%).

γ) **Repositionsdauer.** Von den 57 nach BÖHLER reponierten Fällen ist die Dauer der Reposition 22mal in den Krankengeschichten angegeben. Die kürzeste Repositionszeit betrug 2 sec, die längste 35 min. Eine Abhängigkeit der Repositionsdauer von der Stärke der Verschiebung konnte in einzelnen Fällen von hinteren oberen HV und HVB festgestellt werden. So hatte Fall 21 mit 35 min die längste

Repositionsdauer überhaupt bei einer Verschiebung des Kopfes um 28 mm nach kranial. Die Einrichtung war sehr schwierig und gelang erst nach mehreren Versuchen mehrerer Ärzte. Auch bei Fall 45 (Luxatio eversa) war die Einrichtung recht schwierig und gelang erst nach 15 min bei einer Verschiebung des Kopfes nach kranial um 34 mm, ebenso bei Fall 59 in 5 min bei 48 mm. Andererseits gelang auch bei starker Verschiebung in manchen Fällen die Reposition sehr rasch: Fall 18 in 2 sec bei 30 mm, Fall 56 in 5 sec bei 40 mm, Fall 60 in 10 sec bei 27 mm. Es empfiehlt sich, bei den stark verschobenen hinteren oberen Verrenkungen zuerst einen Längszug auszuüben, um den nach kranial verschobenen Kopf in die Höhe der Pfanne herabzuholen und erst dann das typische Repositionsmanöver auszuführen.

Von den 6 Lux. eversae ist die Repositionsdauer 4mal angegeben. In 2 Fällen (56 und 2) war sie kurz: 5 und 35 sec bei einer Verschiebung des Kopfes nach kranial um 40 mm und 0 mm. 2mal war sie lang (Fall 59 und 45): 5 min und 15 min bei einer Verschiebung des Kopfes nach kranial um 48 mm und 34 mm.

Von den 23 Fällen mit bekannter Repositionszeit wurden 19 am 1. Tag reponiert. Fall 3 wurde am 2. Tag bei einer Repositionszeit von 15 sec eingerichtet. Fall 65 am 4. Tag in 1 min. Fall 74 am 4. Tag in 10 min und Fall 19 am 18. Tag in 2 min. Bei Fall 74 gestaltete sich die Reposition deshalb so schwierig, weil bei diesem Kopfbruch ein großes Kopfbruchstück ausgebrochen und in der Pfanne liegengeblieben war, das die Reposition erheblich erschwerte. Es war also nicht die verspätete Reposition, sondern besondere anatomische Umstände für die lange Dauer der Einrichtung verantwortlich zu machen.

Wie aus diesen Zahlen hervorgeht, hat das Alter der Luxation keinen besonderen Einfluß auf die Dauer der Reposition, sofern die Luxation nur einige Tage alt ist. Schwierig und länger wäre die Einrichtung, wenn es sich um Verrenkungen gehandelt hätte, die bereits mehrere Wochen oder Monate alt gewesen wären, wie z. B. der Fall von BUNNE, der eine 4 Monate alte Luxatio obturatoria unter erheblichen Schwierigkeiten erst nach über 1 Std unblutig eingerichtet hat.

δ) **Zeitpunkt der Reposition.** Von 43 reinen HV wurden 34 am 1. Tag reponiert. 5 wurden am 2.—18. Tag reponiert, davon wurden 4 Fälle verspätet eingeliefert und zwar: 3 Fälle wurden erst am 2. Tag eingeliefert (Fall 3 — 1932, Fall 6 — 1940, Fall 23 — 1949). 1 Fall wurde erst am 18. Tag eingeliefert und reponiert (Fall 19 — 1945). 1 Fall wurde am 1. Tag eingeliefert, zunächst übersehen und erst am 4. Tag reponiert (Fall 36 — 1930, Fall 2 von OBWEGESER), 4 Fälle wurden wegen des schweren Schockzustandes infolge zahlreicher Nebenverletzungen nicht reponiert (Fall 15 — 1944, Fall 35 — 1929, Fall 39 — 1935 und Fall 42 — 1944).

Von 36 HVB der Gruppen B und C wurden 19 am 1. Tag reponiert. 10 Fälle wurden am 2.—43. Tag reponiert, davon 5 Fälle verspätet eingeliefert und zwar: 2 Fälle wurden erst am 2. Tag eingeliefert und reponiert (Fall 67 — 1948 und Fall 73 — 1939), 1 Fall wurde erst am 3. Tag (Fall 61 — 1934) und 1 Fall erst am 9. Tag (Fall 62 — 1941) eingeliefert und im Dauerzug reponiert. 1 Fall wurde erst am 8. Tag eingeliefert und am 13. Tag blutig reponiert (Fall 75 — 1935). 5 Fälle wurden am 1. Tag eingeliefert: 1. Bei Fall 65 — 1944 wurde am 1. Tag ein vergeblicher Repositionsversuch gemacht und erst am 4. Tag reponiert. 2. Fall 74 — 1942 wurde erst 3 Tage im Dauerzugverband behandelt und erst am 4. Tag reponiert. 3. Fall 64 — 1943 war primär nicht verschoben, ist erst zwischen 13. und 29. Tag luxiert und wurde dann im Dauerzug reponiert. 4. und 5. Bei den Fällen 59 — 1948 und 69 — 1940 wurde am 1. Tag ein Repositionsversuch gemacht; wegen Zwischenlagerung von Pfannenbruchstücken mußte am 6. bzw. 43. Tag eine Arthrotomie mit Entfernung der interponierten Bruchstücke und eine blutige

Reposition vorgenommen werden. 7 Fälle wurden nicht reponiert: 2 wegen schweren Schocks infolge von Nebenverletzungen (Fall 54 — 1942 und Fall 70 — 1946), 3mal wurde bei gleichzeitigem Schenkelhalsbruch eine Exstirpation des Kopfes vorgenommen (Fall 76 — 1937, Fall 77 — 1941, Fall 78 — 1944), 1mal wurde das Bein im Hüftgelenk enucleiert (Fall 79 — 1940) und 1 Fall wurde übersehen (Fall 66 — 1945).

Zusammenfassend wurden von 79 Fällen 53 am 1. Tag reponiert. 5 Fälle wurden am 2. Tag eingeliefert und reponiert. 10 Fälle wurden am 3.—43. Tag reponiert, davon wurden 4 Fälle verspätet eingeliefert. 11 Fälle wurden nicht

Tabelle 6. *Zeitpunkt der Reposition bei den eigenen 79 HV und HVB.*

Art der Verletzung	Zeitpunkt der Reposition			nicht reponiert	Todesfall vor oder während d. Behdlg.	Über-lebende Fälle	Gesamt-zahl der Fälle
	1. Tag	2. Tag	3.—43. Tag				
Reine HV Gruppe A	34 (29)	3 (3)	2 (2)	4 (0)	9	34	43
HVB Gruppe B Gr. 2	7 (6)	0	0	0	1	6	7
Pfannenbrüche Gr. 3	8 (8)	0	1 (1)	1 (0)	1	9	10
Gr. 4	2 (2)	1 (1)	4 (4)	1 (1)[1]	0	8	8
Gr. 5	1 (1)	0	1 (0)	1 (0)	2	1	3
HVB Gruppe C Gr. 6	1 (1)	1 (1)	1 (1)	0	0	3	3
Kopf- und Gr. 7	0	0	0	0	0	0	0
Schenkelhals- Gr. 8	0	0	1 (1)	3 (3)[2]	0	4	4
brüche Gr. 9	0	0	0	1 (0)	1	0	1
Summe	53 (47)	5 (5)	10 (9)	11 (4)	14	65	79
%	67,1%	6,3%	12,7%	13,9%	17,7%	82,3%	
	(72,3%)	(7,7%)	(13,8%)	(6,2%)			

Die Zahlen in den Klammern sind die überlebenden Fälle. Von den 15 verspätet reponierten Fällen ist einer (Fall 69) während der Behandlung gestorben; 14 haben überlebt.

[1] Fall 66, wurde übersehen.
[2] Fall 76—78, Exstirpation des Oberschenkelkopfes.

reponiert. Über den Einfluß des Zeitpunktes der Reposition auf gewisse Dauerschäden (Lähmungen, Myositis ossificans, Kopfnekrosen) wird weiter unten zusammenfassend im Kapitel 14 berichtet werden.

ε) **Repositionshindernisse.** Knöcherne Repositionshindernisse sahen wir in 2 Fällen: 1. Fall 59, HVB Gruppe 3, bei dem es nach der typischen Reposition zur Interposition von 2 Knochensplittern des hinteren Pfannenrandes in den Gelenkspalt kam. Diese wurden am 6. Tag operativ entfernt. Hierauf war die anfänglich unstabile Hüfte wieder stabil (1948). Bei diesem Fall waren mehrere Tatsachen bemerkenswert: Es war eine Luxatio eversa; der Oberschenkelkopf war sehr weit nach kranial verschoben und stand 48 mm oberhalb der Pfanne, am höchsten von allen Fällen. Die Bruchstücke des hinteren Pfannenrandes waren nicht wie sonst mit dem Kopf nach hinten oben verschoben, sondern waren in der Höhe der Pfanne und hinter derselben liegen geblieben. Infolge dieser Lage wurden die Bruchstücke vermutlich während der Reposition vom Kopf in die Pfanne hineingeschoben und legten sich in den Gelenkspalt. Die Fälle mit Hochstand des Kopfes und mit dieser eigenartigen Lagerung der hinteren Pfannenbruchstücke scheinen besonders zu Interpositionen zu neigen. Wir konnten jedenfalls in den Arbeiten von KING u. RICHARDS (Fall 5, Abb. 8) und URIST (Fracture-dislocation of the hip-joint, 1948 Fall 18 Abb. 8) ähnlich gelagerte Fälle mit Interposition von Pfannenbruchstücken finden (Abb. 3).

2. Fall 69, HVB Gruppe 5, schwerer Trümmerbruch der Pfanne mit starker Verschiebung der Bruchstücke und Interposition mehrerer Knochensplitter. Nach der blutigen Reposition am 43. Tag kam es zu einem Hüftgelenksempyem und Sepsis, welcher der Verletzte am 104. Tag erlag (1940).

Bei den 4 Fällen der Gruppe 8 (Schenkelhalsbrüche) war eine unblutige Reposition ebenfalls nicht möglich: Fall 75 wurde blutig reponiert und mit einem Schenkelhalsnagel versorgt, bei den 3 übrigen Fällen 76, 77, 78 wurde der Kopf exstirpiert.

In der *Literatur* wurden ähnliche Repositionshindernisse mit Interposition von Pfannen-randteilen von WESTERBORN, PLATT, CHARRIER, URIST u. a. beschrieben. Andere beschriebene Repositionshindernisse haben wir nie gesehen: Zwischenlagerung eines Kapsellappens oder der ganzen abgerissenen Gelenkskapsel (HELFERICH); Knopflochmechanismus bei kleinen Kapsel-rissen (GELLÉ) oder durch die kleinen Außenrotatoren, besonders zwischen Piriformis und Obturator internus (PARMENTIER, HÖFLINGER, LEE, AGA), oder zwischen dem medialen Rand des Lig. Bertini und dem Lig. pubo-capsulare (MACFARLANE), oder durch den Riß in der Sehne des Iliopsoas (STRUPPLER). Als seltenes Repositionshindernis hat PLATZGUMMER 1952 die Interposition eines abgebrochenen Kopfteiles beschrieben.

c) Konservative oder operative Behandlung der HVB.

Gruppe 2. Es handelt sich hier nur um kleine knöcherne Kapselausrisse bzw. um kleinste Pfannenrandabscherungen, welche die Stabilität des Gelenkes nicht beeinflussen. Ihre Behandlung ist dieselbe, wie bei den reinen HV.

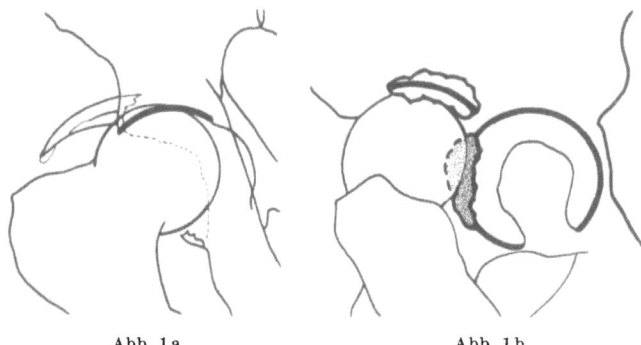

Abb. 1 a   Abb. 1 b

Abb. 1 a u. b. Hintere obere Verrenkung der rechten Hüfte mit Abscherung des hinteren Pfannen-randes (HVB Gruppe 3). Die während des Unfalles auf den Kopf einwirkende Gewalt ist relativ klein, da nur ein geringer Kraftaufwand notwendig ist, um den schmalen, hinteren Pfannenrand abzuscheren. Der Kopf ist nicht schwer geschädigt, Prognose in der Regel gut.

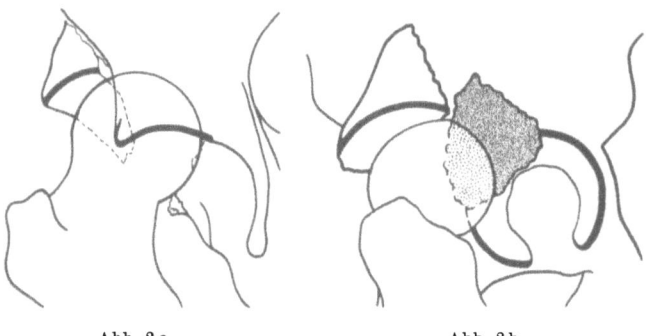

Abb. 2 a   Abb. 2 b

Abb. 2 a u. b. Hintere obere Verrenkung der rechten Hüfte mit Abscherung eines großen Keiles aus dem Pfannendach (HVB Gruppe 4). Zur Vereinfachung des Schemas wurde nur ein großer Keil gezeichnet, es können auch 2 Keile und evtl. mehrere kleine Splitter sein. Die während des Unfalles auf den Kopf einwirkende Gewalt ist wesentlich größer als bei Gruppe 3, da ein erheblicher Kraftaufwand nötig ist, um einen Keil aus dem massiven Pfannendach auszusprengen. Der Kopf ist oft schwer geschädigt, die Prognose ist in vielen Fällen schlecht, besonders bei verspäteter Reposition (Kopfnekrosen).

Gruppe 3 und 4. Im Laufe der letzten Jahre ist besonders von amerikanischer Seite die Forderung nach operativer Behandlung der unstabilen, hinteren Verrenkungsbrüche aufgestellt worden. Sowohl KING u. RICHARDS (1941) als auch URIST (1948) haben sich für die blutige Reposition und Verschraubung der abgebrochenen, hinteren Pfannenteile eingesetzt. Manche gehen so weit, daß sie überhaupt die konservative Behandlung für diese Verrenkungsbrüche von vornherein ablehnen. Der Grund für diesen Standpunkt ist die Behauptung, daß es mit konservativen Maßnahmen allein (Extension oder Gipsverband) nicht möglich sei, eine exakte Reposition der abgebrochenen Pfannenteile zu erreichen.

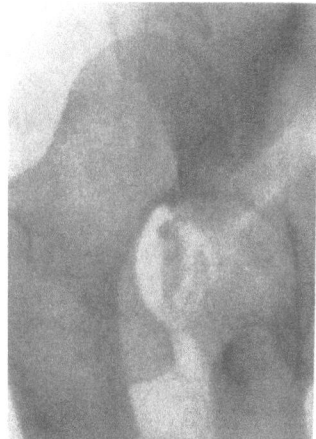 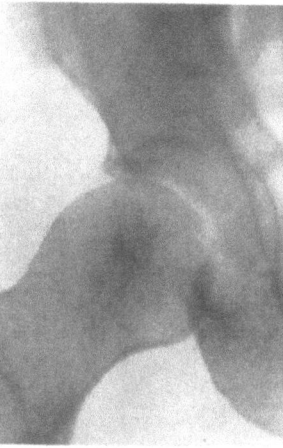 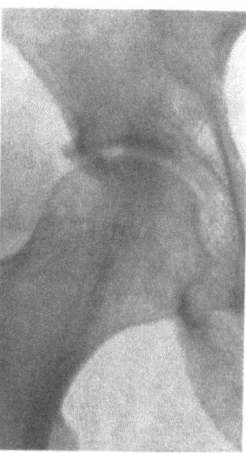

Abb. 3a. 25. 6. 1948. Abb. 3b. 25. 6. 1948. Abb. 3c. 2. 8. 1952.

Abb. 3a—c. Fall 59. Unfall: 25. 6. 1948; Einlieferung: 25. 6. 1948; Unblutiger Repositionsversuch: 25. 6. 1948; Blutige Reposition: 30. 6. 1948. a 25. 6. 1948: 33jähriger Hilfsarbeiter, hintere obere Verrenkung der rechten Hüfte mit Bruch des hinteren Pfannenrandes (HVB Gruppe 3). Luxatio eversa, der Kopf steht 48 mm kranial der Pfanne, der Oberschenkel in Außendrehung. Die Pfannenbruchstücke sind nicht wie sonst mit dem Kopf nach kranial verschoben, sondern liegen in der Höhe der Pfanne. b 25. 6. 1948: Nach dem unblutigen Repositionsversuch am Tag des Unfalles kam es zu einer Interposition der Pfannenbruchstücke in den Gelenkspalt. Der Gelenkspalt ist viel breiter als normal, der Kopf steht nicht vollständig in der Pfanne, sondern lateral. Wegen der Gefahr der Reluxation Extension. 5 Tage später Arthrotomie und Entfernung der interponierten Pfannensplitter. Aufgestanden am 27. Tag nach dem Unfall. c 2. 8. 1952: 4 Jahre später: die rechte Hüfte etwas kalkärmer als die linke, geringe Verkalkungen in der Umgebung des bei der Operation abgemeißelten großen Rollhöckers. Gelenkspalt normal weit, keine Arthrose, keine Kopfnekrose. Klinisch: bei größeren Anstrengungen Schmerzen in der rechten Hüfte, Hüftbewegungen fast frei.

Ein zweites Argument ist die Behauptung, daß es nach der Extension oder Gipsbehandlung zu einer neuerlichen Verschiebung der Bruchstücke mit sekundärer Subluxation des Kopfes kommen könne.

So haben KING u. RICHARDS 3 Fälle beschrieben, bei denen es aus dieser Ursache zu schweren, schmerzhaften Arthrosen gekommen ist, die eine Arthrodese erforderten. Ferner wurde u. a. von MERLE D'AUBIGNÉ und CAUCHOIX 1 Fall beschrieben, der auswärts zuerst 4 Wochen mit Extension, dann 4 Wochen im Gipsverband behandelt wurde und bei dem es nach Beginn der Belastung zu einer neuerlichen Subluxation des Kopfes kam.

Der Sinn der operativen Behandlung ist die genaue anatomische Reposition und Fixation der abgebrochenen Pfannenbruchstücke, wodurch die Stabilität des Gelenkes wieder hergestellt und das Auftreten einer sekundären Verschiebung mit nachfolgender Arthrose verhütet werden soll.

Wir haben insgesamt 18 Fälle von hinteren oberen HVB mit Bruch des Pfannenrandes oder Pfannendaches behandelt (Gruppe 3 und 4). Wie schon eingangs erwähnt, wurden in der 3. Gruppe 10 Fälle zusammengefaßt, bei denen es zu einem mehr oder weniger großen Ausbruch des hinteren Pfannenrandes oder der hinteren Pfannenwand gekommen ist. Die während des Unfalles auf den Kopf einwirkende Gewalt ist relativ gering, da nur eine verhältnismäßig kleine Kraft nötig ist, um den hinteren Pfannenrand auszubrechen; die Schädigung des Oberschenkelkopfes ist daher während des Unfalles gering und dementsprechend die Zahl der Spätschäden klein. Von diesen 10 Fällen waren 8 stabil und brauchten keine Extension. Bei 2 Fällen war das ausgebrochene Stück im Röntgenbild 4 bis 6 cm groß. Da man wegen der Größe dieser Bruchstücke eine Reluxation befürchtete, wurden sie für $4\frac{1}{2}$ bzw. 7 Wochen in Extension gehängt (Fall 51 und 57).

Von den 10 Fällen starb einer $\frac{1}{2}$ Std nach der Einlieferung an zahlreichen schweren Nebenverletzungen (Fall 54). Bei einem anderen mit Lux. eversa (Fall 59) kam es bei der Reposition zur Zwischenlagerung von 2 Knochensplittern, die am 6. Tag operativ entfernt wurden. Dieser zeigte 4 Jahre später eine geringe Herabsetzung des Kalkgehaltes der verletzten

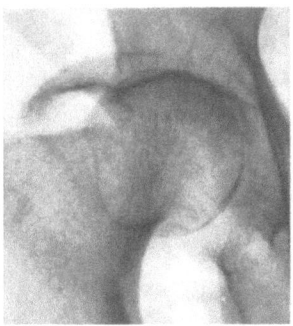 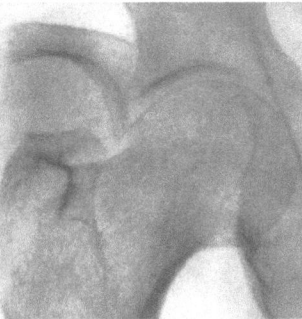 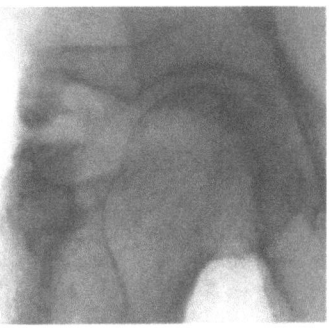

Abb. 4a. 13. 12. 1937.   Abb. 4b. 15. 1. 1938.   Abb. 4c. 13. 3. 1948.

Abb. 4 a—c. Fall 51. Unfall: 13. 12. 1937; Einlieferung: 13. 12. 1937; Reposition: 13. 12. 1937. a 13. 12. 1937: 63jähriger Metallschleifer, hintere obere Verrenkung der rechten Hüfte mit Ausbruch eines großen Bruchstückes aus der hinteren Pfannenwand (HVB Gruppe 3). Der Defekt der hinteren Pfannenwand ist deutlich zu sehen. Reposition am Tag des Unfalles, wegen Gefahr der Reluxation Extension durch $4\frac{1}{2}$ Wochen. Aufgestanden am 45. Tag. b 15. 1. 1938: Röntgenkontrolle etwa nach einem Monat, nach Entfernung der Extension. Nach der Reposition war der ausgebrochene Pfannenteil stark verschoben geblieben, der Kopf an richtiger Stelle. c 13. 3. 1948: $10\frac{1}{4}$ Jahre nach dem Unfall: Geringe Verkalkungen in der Umgebung des stark verlagerten Pfannenbruchstückes. Gelenkspalt normal weit, keine Zeichen einer Kopfnekrose. Trotz der starken Verschiebung des Bruchstückes sehr gutes klinisches Ergebnis: Keine Schmerzen, Hüftbewegungen fast frei.

Hüfte bei sonst normaler Kopfform ohne Arthrose. Er klagte zeitweise über ziemlich starke Schmerzen in der verletzten Hüfte und hatte eine ganz geringe Einschränkung der Hüftbeugung und -drehung (Abb. 3).

Von den übrigen 8 Fällen haben sich die Bruchstücke des hinteren Pfannenrandes nach der Reposition nur zweimal an ihre richtige Stelle gelegt. Bei den übrigen 6 blieben sie mehr oder weniger stark verschoben liegen. Die Verschiebung der Pfannenbruchstücke kommt besonders gut auf den Drehaufnahmen zum Ausdruck, die nach Vorschlag von Urist bei einer Neigung des Beckens von 45° auf die gesunde Seite angefertigt werden. Trotz dieser Verschiebung der Bruchstücke kam es bei einer Beobachtungszeit von 4 bis $11\frac{3}{4}$ Jahren nur in einem Fall zur Ausbildung ganz geringer arthrotischer Veränderungen am Oberschenkelkopf ohne klinische Ausfälle (Fall 53). Dabei hatte sich gerade in diesem Fall das Pfannenbruchstück ganz genau an seinen richtigen Platz gelegt. Bei den übrigen Fällen waren lediglich in einzelnen Fällen geringe Verkalkungen in der Umgebung der verlagerten Bruchstücke zu sehen, ohne arthrotische Veränderungen am Oberschenkelkopf oder am Pfannenrand. Außerdem kam es bei keinem dieser Fälle zur Ausbildung einer Kopfnekrose. Es kam auch nie zu einer sekundären Verschiebung der Bruchstücke mit Subluxation des Kopfes und nachfolgender Arthrose.

Besonders erwähnenswert ist ein 63jähriger Mann (Fall 51), bei dem ein röntgenologisch 6 cm langes Stück der hinteren Pfannenwand ausgebrochen und um 90° nach kranial lateral gekippt war. Es blieb nach der Reposition des Kopfes an dieser Stelle wie eine Pfannendachplastik liegen. Der Verletzte blieb $4\frac{1}{2}$ Wochen in Extension. $10\frac{1}{4}$ Jahre später wurde er nachuntersucht: Er hatte keine Schmerzen, der Gang war normal, die Hüftbewegungen waren bei dem nun 73jährigen Mann um ca. 10° nach allen Richtungen behindert. Im Röntgenbild sah man geringe Verkalkungen um das verlagerte Bruchstück, aber keine Zeichen einer Arthrose oder Kopfnekrose (Abb. 4).

Von den übrigen Fällen dieser Gruppe hatten die Fälle 52, 53, 55, 56, 58 und 59 keine nennenswerte Einschränkung der Hüftbeweglichkeit. Bei Fall 57 war die Abduktion und die Drehung ca. $^1/_3$ eingeschränkt, bei Fall 60 war die Außendrehung $^1/_3$ eingeschränkt, die Innendrehung etwa $^1/_2$ behindert. Bei Fall 57 war ein ca. 4 cm langes Stück der hinteren Pfannenwand ausgebrochen, das sich nach

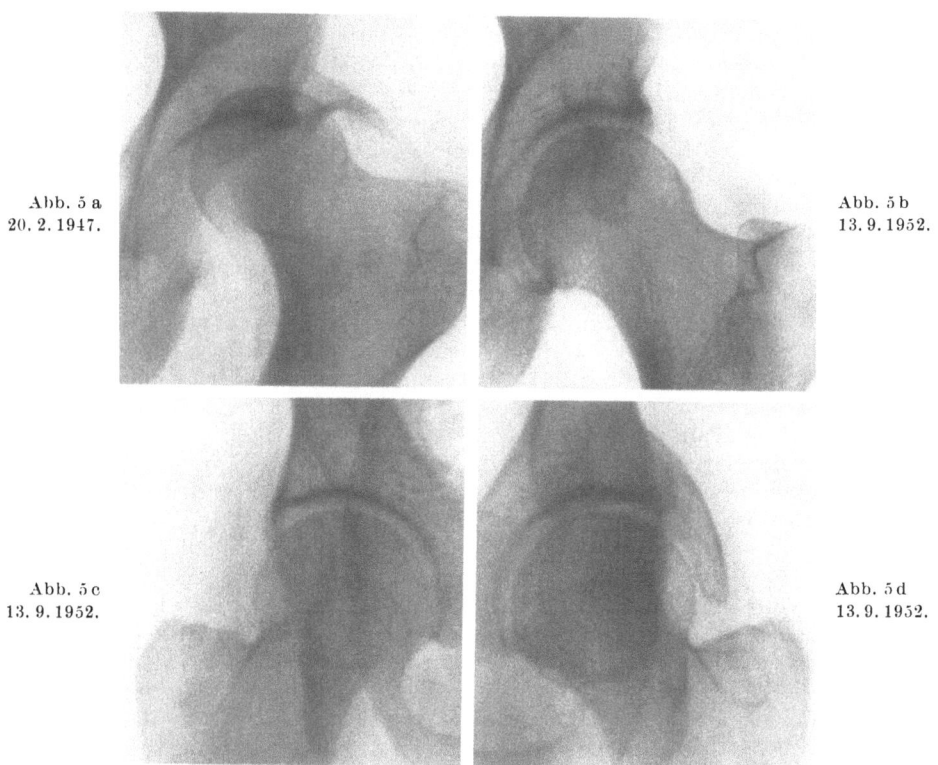

Abb. 5 a
20. 2. 1947.

Abb. 5 b
13. 9. 1952.

Abb. 5 c
13. 9. 1952.

Abb. 5 d
13. 9. 1952.

Abb. 5 a—d. Fall 57. Unfall: 20. 2. 1947; Einlieferung: 20. 2. 1947; Reposition: 20. 2. 1947. a 20. 2. 1947: 32jähriger Schweißer, hintere obere Verrenkung der linken Hüfte mit Ausbruch des hinteren Pfannenrandes (HVB Gruppe 3). Der Defekt im hinteren Pfannenrand gut sichtbar. Reposition am Tag des Unfalles. Wegen Gefahr der Reluxation Extension 7 Wochen, aufgestanden am 55. Tag. b 13. 9. 1952: Etwa 5 ½ Jahre nach dem Unfall: Das Bruchstück des hinteren Pfannenrandes hat sich nicht genau angelegt. Keine Arthrose, keine Kopfnekrose. Klinisch: bei größeren Anstrengungen Schmerzen in der linken Hüfte, Abspreizung und Drehbewegungen um $^1/_3$ des normalen Umfanges behindert. c und d 13. 9. 1952: Die tatsächliche Verschiebung des Bruchstückes kommt erst auf dem Drehbild bei einer Beckenneigung von 45⁰ zum Ausdruck. Dabei kommt ein großer Teil der hinteren Pfannenbegrenzung zur Darstellung. Das Röntgenbild wird von der plattenfernen Hüfte gemacht! c = rechte, gesunde Hüfte; d = linke, verletzte Hüfte mit dem verschobenen Bruchstück (Technik von URIST).

der Reposition nicht an seine richtige Stelle anlegte, sondern hinten außen verlagert blieb und dort anheilte. Man kann sich vorstellen, daß durch die fehlerhafte Lage dieses großen Bruchstückes möglicherweise die Bewegungseinschränkung erklärt werden könnte. Bei Fall 60 konnte eine anatomische Ursache für die Einschränkung der Drehfähigkeit nicht gefunden werden. Das 4:1 cm große Bruchstück des hinteren Pfannenrandes hatte sich nach der Reposition gut angelegt und war an seine richtige Stelle angeheilt. 4 Jahre später sah man außer einer 1 cm großen geringfügigen Kapselverknöcherung keine krankhaften Veränderungen am Gelenk (Abb. 5).

Diese 10 Fälle scheinen zu beweisen, daß es bei Ausbrüchen des hinteren Pfannenrandes oder eines Teiles der hinteren Pfannenwand oft auch mit konser-

vativen Mitteln gelingt, ein gutes Ergebnis zu erzielen, besonders wenn das abgebrochene Bruchstück nicht sehr groß ist. Dies ist auch der Fall, wenn das ausgebrochene Bruchstück nicht exakt reponiert wurde. Diese Tatsache ist verständlich, da die hintere Pfannenwand nicht zur belasteten Tragfläche der Pfanne
gehört — wie etwa das Pfannendach —, so daß eine Inkongruenz in diesem
Gelenkteil keine schlimmen Folgen nach sich ziehen muß. Das muß ausdrücklich
hervorgehoben werden, da man in den Arbeiten der Autoren, die eine Verschraubung der Pfannenbruchstücke befürworten, oft Abbildungen von Fällen sieht, bei
denen derartige auch kleine Teile der hinteren Pfannenwand überflüssigerweise
verschraubt wurden. Man hätte unsere beiden unstabilen Fälle (Fall 51 und 57)
ebenfalls operieren können. Dadurch wäre vielleicht die Behandlungsdauer ab-
gekürzt worden, weil die Extension überflüssig gewesen wäre. Das Endergebnis
wäre aber vielleicht nur in dem Fall 57 besser gewesen als bei der konservativen
Behandlung.

Wir stehen deshalb bei diesen Fällen der Gruppe 3 auf dem Standpunkt, daß
man die Mehrzahl dieser HVB mit gutem Erfolg konservativ behandeln kann.
Ausnahmsweise könnte man eine blutige Reposition und Verschraubung ausführen,
und zwar nur dann, wenn das Bruchstück sehr groß ist, an der Hinterseite der
Pfanne verlagert ist und deshalb zu Bewegungsstörungen führen kann. Die Lage
des Bruchstückes soll vor der Operation mittels einer Drehaufnahme genau bestimmt werden (Fall 57).

Ganz anders liegen die Verhältnisse bei den Fällen der *Gruppe 4*. Hier wurden
8 Fälle zusammengefaßt, bei denen bei einer hinteren oberen Verrenkung ein oder
mehrere Bruchstücke aus dem kranial-dorsalen Teil der Pfanne — also aus dem
Pfannendach — ausgebrochen waren. Die auf den Kopf während des Unfalles einwirkende Gewalt ist bedeutend größer als bei der Gruppe 3 und die Zahl der
Spätschäden (Kopfnekrosen) ist deshalb bei dieser Gruppe sehr hoch. Diese HVB
waren alle unstabil. Solche Fälle müssen nach der Reposition entweder im Dauerzug weiterbehandelt oder blutig reponiert und verschraubt werden. Eine dritte
Möglichkeit wäre die Behandlung im Brustbeckenbeingipsverband; wir haben sie
nie angewendet, weil unserer Ansicht nach von den konservativen Methoden die
Extensionsbehandlung sicherer und für den Verletzten angenehmer ist (Abb. 1
und 2).

Bei den Fällen dieser Gruppe ist eine genaue Reposition der Pfannenbruchstücke tatsächlich notwendig, weil es sonst durch eine Inkongruenz der Pfanne im
belasteten Pfannendach zu schweren Spätschäden kommen kann. Für diese Fälle
stimmt auch der Satz von URIST, daß „reponierte HV mit nicht reponierten, aber
großen Bruchstücken des Pfannenrandes degenerative Veränderungen im Gelenk
bekommen"; wir müssen nur statt des Wortes Pfannenrand das Wort Pfannendach
einsetzen, denn bei Ausbrüchen des hinteren Pfannenrandes kommt es auch bei
verschobenen Bruchstücken in der Regel nicht zur Ausbildung einer Arthrose oder
Kopfnekrose, wie die Fälle unserer Gruppe 3 bewiesen haben.

Die Anhänger der operativen Behandlung sind der Ansicht, daß eine genaue
anatomische Reposition der Bruchstücke mit konservativen Mitteln meist nicht
möglich sei und daß daher die normale Form der Pfanne operativ wiederhergestellt
werden müsse. Außerdem komme es bei Beginn der Belastung öfters zu einer
sekundären Subluxation des Kopfes.

Wenn wir nun unsere 8 Fälle daraufhin durchsehen, ergibt sich folgendes Bild: Fall 66
wurde primär übersehen und nicht reponiert. Das Ergebnis mußte deshalb schlecht sein. Er
scheidet aus dieser Betrachtung aus. Die restlichen 7 Fälle wollen wir zweckmäßigerweise
wieder in 2 Gruppen teilen und zwar 5 Fälle, bei denen ein großes Hauptbruchstück aus dem
Pfannendach ausgesprengt war und dazu noch in 3 Fällen ein oder mehrere kleine Splitter
(Fall 63, 64, 65, 67, 68). Ein Vergleich mit Einteilungen anderer Autoren ist schwer möglich:

Diese 5 Fälle entsprechen am ehesten der Gruppe 2 und 3 bei THOMPSON u. EPSTEIN und bei CAUCHOIX u. TRUCHET. Doch ist in diesen beiden Arbeiten eine strenge Unterscheidung der Bruchstücke aus der hinteren Pfannenwand und aus dem kranial-dorsalen Teil, dem Pfannendach, nicht getroffen. Es überschneiden sich demnach die Einteilungen jener Autoren mit der unseren, weil bei ihnen bei der Gruppe 2 neben Ausbrüchen von großen Bruchstücken aus der hinteren Pfannenwand (bei uns Gruppe 3) auch Ausbrüche großer Fragmente aus dem Pfannendach hinzugezählt werden, die bei uns in die Gruppe 4 fallen. Die übrigen 2 Fälle (61 und 62) entsprechen der Gruppe 4 der oben genannten Arbeit: Hintere obere HVB mit Bruch des Pfannendaches, Ausbruch von Bruchstücken aus der hinteren Pfannenwand und Bruch des Pfannenbodens, also eine ganz schwere Zertrümmerung der Hüftgelenkspfanne. Alle diese 7 Fälle wurden konservativ behandelt. Bei den Fällen 63 und 68 wurde die Verrenkung am ersten Tag reponiert und ein Extensionsverband für 6—8 Wochen angelegt. Fall 67 wurde am 2. Tag eingeliefert und reponiert. Bei Fall 65 wurde am ersten Tag ein

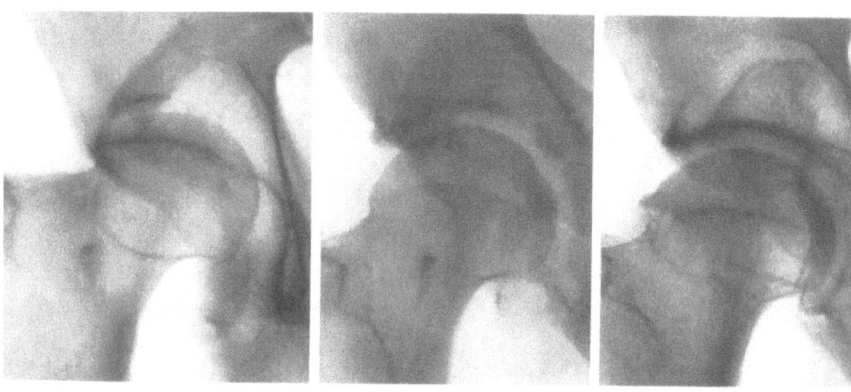

Abb. 6a. 6. 8. 1941.   Abb. 6b. 6. 8. 1941.   Abb. 6c. 15. 9. 1951.

Abb. 6 a—c. Fall 63. Unfall: 6. 8. 1941; Einlieferung: 6. 8. 1941; Reposition: 6. 8. 1941. a 6. 8. 1941: 40jähriger Direktor, hintere obere Verrenkung der linken Hüfte mit Ausbruch eines großen Keiles aus dem Pfannendach (HVB Gruppe 4). Unstabiler Verrenkungsbruch. b 6. 8. 1941: Reposition am Tag des Unfalles, Extension 6 Wochen (relativ kurz). Das große Pfannendachbruchstück hat sich zwar herabziehen lassen, liegt aber nicht genau an seiner richtigen Stelle, sondern ist etwas verdreht. Aufgestanden am 53. Tag, hat nicht entlastet. c 15. 9. 1951: Etwa 10 Jahre später: Keine Arthrose, keine Kopfnekrose, Gelenkspalt normal weit. Der Kopf ist etwas abgeflacht, die Pfanne im Bereich des ausgebrochenen Bruchstückes etwas kalkdichter. Klinisch: beschwerdefrei, Hüftbewegungen fast frei.

vergeblicher Repositionsversuch in Bauchlage ausgeführt, dann Dauerzug und am 4. Tag Reposition in typischer Weise. Beide Fälle lagen anschließend 8—10 Wochen in Extension. Von diesen 4 Fällen legte sich das Hauptbruchstück nie ganz exakt an seine richtige Stelle an. Es konnte zwar durch die Reposition heruntergeholt werden, so daß keine Verschiebung nach kranial mehr bestand, es legte sich aber nie so genau an, als wenn es blutig reponiert und verschraubt worden wäre. In allen diesen Fällen konnten wir eine typische Verschiebung des großen Pfannendachbruchstückes beobachten. Es war mit dem Kopf nach kranial hinten verschoben und saß ihm förmlich wie eine Kappe auf. Infolge der Einwärtsdrehung des Oberschenkelkopfes war auch das große Pfannenbruchstück verdreht und zwar um eine vertikale Achse — parallel zur Körperlängsachse — so, daß die Hinterfläche des Bruchstückes nach außen zeigte. Bei der Reposition wurde es zwar mit dem Kopf heruntergezogen, machte aber die Außendrehung des Oberschenkels nicht mit, so daß es auch nach der Reposition verdreht an der Hinter-Außenseite der Hüftpfanne zu liegen kam und die Hinterfläche des Bruchstückes immer noch nach außen gekehrt schien.

Bei der Dauer der Extension ist es zweckmäßiger, 10—12 Wochen als Regel anzunehmen, um auch wirklich eine feste knöcherne Heilung der Bruchstücke zu erzielen. Ein Fall (63) wurde nur 6 Wochen extendiert; es kam trotzdem zu keiner sekundären Verschiebung.

Das beste klinische Ergebnis zeigte gerade dieser Fall 63, 10 Jahre nach dem Unfall, obwohl auch bei ihm das Bruchstück nicht ganz genau reponiert worden war. Außer einer geringen Einschränkung der Abduktion und Außendrehung war der klinische Befund normal. Er hatte keine Schmerzen. Im Röntgenbild war der Kopf etwas abgeflacht als Ausdruck einer direkten primären Kopfschädigung und die Stelle des früheren ausgebrochenen Knochenstückes war etwas kalkdichter. Keine Zeichen einer Arthrose oder Kopfnekrose (Abb. 6). Ein gutes Ergebnis hatte auch der Fall 68, bei dem der Unfall jetzt 3 Jahre zurückliegt. Er hat nur zeitweise geringe subjektive Beschwerden, die Hüftbewegungen sind normal. Im Röntgenbild war der Kopf ebenfalls etwas abgeflacht, wie bei Fall 63. Man sah allerdings schon eine leichte beginnende Arthrose. Vermutlich hätte man auch bei operativer Behandlung in diesen beiden Fällen kein besseres Endergebnis erzielt (Abb. 7).

In den beiden nächsten Fällen 65 und 67, bei denen die Hauptbruchstücke ebenfalls nicht ganz exakt reponiert waren, kam es zum Auftreten einer Kopfnekrose. Wir halten die Kopfnekrose bei dieser Gruppe von HVB für eine direkte Unfallfolge, die im Anschluß an eine schwere Kopfschädigung während des Un-

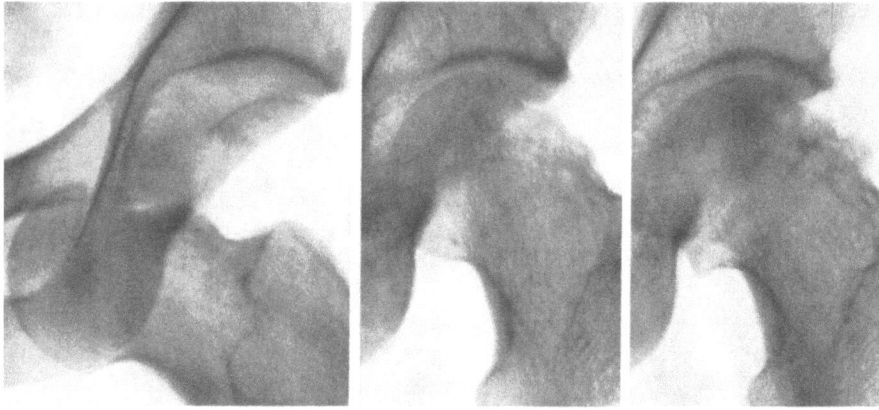

Abb. 7 a. 19. 11. 1949.   Abb. 7 b. 20. 11. 1949.   Abb. 7 c. 28. 11. 1952.

Abb. 7 a—e. Fall 68. Unfall: 19. 11. 1949; Einlieferung: 19. 11. 1949; Reposition: 19. 11. 1949. a 19. 11. 1949: 26jähriger Eisenbahner, hintere obere Hüftverrenkung der rechten Hüfte mit Ausbruch eines kleineren Keiles aus dem Pfannendach (HVB Gruppe 4). Außerdem ist auch aus dem caudalen Pfannenteil ein kleineres Bruchstück untypisch ausgebrochen. Einlieferung und Reposition am Tag des Unfalles. b 20. 11. 1949: Kontrollbild nach der Reposition: das Pfannendachbruchstück ist herabgeholt, liegt aber etwas verdreht. Extension 8 Wochen, aufgestanden am 56. Tag und belastet. c 28. 11. 1952: 3 Jahre nach dem Unfall: Der Kopf ist etwas abgeflacht, kleiner arthrotischer Randwulst am Kopf, der 19 ½ Monate nach dem Unfall bereits sichtbar war und sich seither nicht verändert hat. Gelenkspalt normal. Das Bruchstück im caudalen Pfannenteil nicht mehr sichtbar. Klinisch: Bei großen Anstrengungen leichtes Ziehen in der rechten Hüfte, sonst beschwerdefrei, objektiver Befund normal.

falles auftritt. Verschlimmernd kann in diesen 2 Fällen auch noch die verspätete Reposition am 4. und 2. Tag gewirkt haben. Es ist fraglich, ob diese Komplikation durch eine operative Behandlung zu vermeiden gewesen wäre; sie tritt mitunter auch nach operierten Fällen auf, wie z. B. die Abbildungen des Falles Nr. 9 bei Thompson u. Epstein beweisen.

Der 5. Fall (64) ist besonders bemerkenswert: Ein 44jähriger Mann hatte bei einem Autounfall einen Bruch der rechten Hüftpfanne erlitten, wobei ein großer Keil aus dem Pfannendach und mehrere Splitter aus der hinteren Pfannenwand ausgebrochen waren. Das große Hauptbruchstück war in typischer Weise nach außen gedreht, aber nicht nach kranial verschoben. Es bestand bei der Aufnahme keine Luxation oder Subluxation des Kopfes. Das Bein wurde auf eine Braunsche Schiene gelagert. 13 Tage später war die Stellung unverändert. Erst die 3. Röntgenaufnahme am 29. Tag zeigte als große und unangenehme Überraschung, daß es inzwischen zu einer Luxation des Kopfes nach hinten-oben mit starker Verschiebung des Pfannendachbruchstückes nach kranial gekommen war. Es wurde nur eine Extension mit Tibianagel angelegt, mit der es gelang, den Kopf an seine richtige Stelle herunterzuziehen. Das Hauptbruchstück ließ sich ebenfalls ziemlich gut herunterholen. Die Extension wurde nur 6 Wochen belassen. Beim Belasten kam es später zu einer sekundären Subluxation des Kopfes. 9 Jahre nach dem Unfall sahen wir den Verletzten mit einer schweren Arthrose der verletzten Hüfte und einer ziemlich starken schmerzhaften Bewegungseinschränkung ohne Zeichen einer Kopfnekrose wieder.

Retrospektiv muß man sagen, daß durch eine primäre Extensionsbehandlung die sekundäre Luxation hätte vermieden werden können. Nach Eintritt der

Luxation gelang es mit der Extension allein recht gut, das große Hauptbruchstück wieder herunterzuholen. Es wäre allerdings in diesem Falle zweckmäßiger gewesen, eine blutige Reposition und Verschraubung des Hauptbruchstückes nach Behebung der Luxation durchzuführen. Dadurch hätte man wahrscheinlich ebenfalls die spätere sekundäre Subluxation beim Belasten des Beines vermeiden können. Außerdem wurde der Extensionsverband zu kurz belassen.

Bei den beiden übrigen Fällen 61 und 62 fanden wir nach 17 und 6 Jahren eine Kopfnekrose. Diese Fälle haben auch sowohl bei THOMPSON u. EPSTEIN als auch bei CAUCHOIX u. TRUCHET meist eine schlechte Prognose, ob sie nun konservativ oder operativ behandelt werden. Da die Pfanne schwer zertrümmert und der Kopf stark beschädigt ist, lassen sich annähernd befriedigende Ergebnisse nicht mehr erzielen. Bei starker Schmerzhaftigkeit dürfte wohl die Arthrodese der einzige Ausweg sein.

Erwähnen müssen wir noch den Standpunkt von THOMPSON u. EPSTEIN, in deren Arbeit das bisher größte Material von 116 HV und HVB mit langen Beobachtungszeiten veröffentlicht wurde. Bei den Fällen ihrer Gruppe II (hintere obere HVB mit Ausbruch eines einzelnen großen Bruchstückes aus dem hinteren Pfannenteil) fanden sie bei 16 konservativ behandelten Fällen 7mal ein gutes Ergebnis; es waren Fälle, bei welchen die Reposition innerhalb der ersten 24 Std durchgeführt worden war. Sie kommen deshalb zu dem Schluß, daß man bei diesen HVB auch mit konservativen Mitteln gute Ergebnisse erzielen kann. Es geht allerdings aus ihrer Einteilung nicht einwandfrei hervor, bei wieviel Fällen ihrer Gruppe II die Bruchstücke nur aus der hinteren Pfannenwand und wie oft sie aus dem Pfannendach stammten.

Es wird in vielen Arbeiten oft nur von den Vorteilen der operativen Behandlung gesprochen. Unserer Ansicht nach dürfte aber die Operation auch bei technisch einwandfreier Durchführung für die Ernährung des Kopfes manchmal nicht ungefährlich sein. Der Oberschenkelkopf ist bei diesen Fällen bereits durch das Trauma schwer geschädigt. Wenn nun noch bei der Operation zusätzlich weitere, für die Ernährung des Kopfes wichtige Gefäße durchtrennt werden müssen, kann man sich vorstellen, daß es nachher umso eher zum Auftreten von Ernährungsstörungen im Kopf kommen kann.

Zusammenfassend möchten wir unseren Standpunkt bezüglich der Behandlung der Gruppe 3 und 4 folgendermaßen festlegen: Bei den HVB Gruppe 3 mit Ausbruch des hinteren Pfannenrandes oder der hinteren Pfannenwand kann man meist mit der konservativen Behandlung gute Ergebnisse erzielen; eine operative Behandlung ist bei diesen Fällen nur notwendig, wenn es zu einer Interposition von Pfannenbruchstücken in den Gelenkspalt gekommen ist, die entfernt werden müssen, oder wenn das Bruchstück sehr groß und an der Hinterseite des Gelenkes stark verlagert ist, so daß es später eine stärkere Bewegungseinschränkung verursachen kann.

Bei den Fällen der Gruppe 4 kann man bei Ausbruch eines großen Keiles — eventuell mit ein oder mehreren kleinen Splittern — manchmal auch mit der konservativen Behandlung gute Ergebnisse erzielen, selbst wenn das Hauptbruchstück nicht ganz genau reponiert ist (Fall 63 und 68). Wichtig ist, daß man sofort einrichtet und einen Dauerzugverband anlegt, der 10 oder in schweren Fällen bis 12 Wochen belassen werden muß. Die Zuggewichte sollen so gewählt werden, daß im Gelenk eine leichte Diastase aufrecht erhalten wird. Diese Diastase schadet dem Gelenk nicht, sie erleichtert aber die Reposition und Retention der ausgebrochenen und verschobenen Pfannenteile und entlastet den schwer geschädigten Kopf (BÖHLER).

In der Mehrzahl unserer Fälle dieser Gruppe waren die Ergebnisse mit der konservativen Behandlung schlecht. Die Analyse dieser Fälle hat gezeigt, daß sich das große Hauptbruchstück mit konservativen Methoden nie ganz genau an seinen richtigen Platz bringen läßt. Zu einer sekundären Subluxation bei Belastung des Beines ist es nur in einem Fall gekommen (64), bei dem die Extension nur 6 Wochen belassen wurde. In den übrigen Fällen wurde die Extension genügend lang bis zur knöchernen Heilung der Bruchstücke belassen. Da die Bruchstücke des Pfannendaches für die Stabilität des Gelenkes von ausschlaggebender Bedeutung sind und da die normale Form der Hüftpfanne nur operativ wiederhergestellt werden kann, werden wir bei Fällen dieser Gruppe 4 in Hinkunft ebenfalls die offene Reposition und Verschraubung durchführen und hoffen, damit bessere Ergebnisse zu erzielen als bisher.

Die Ergebnisse in den Arbeiten von URIST und CAUCHOIX u. TRUCHET zeigen bessere Ergebnisse bei den operierten Fällen. Die Beobachtungszeiten sind allerdings bei diesen Autoren relativ kurz (6 Monate bis 2 Jahre). Außerdem ist keine scharfe Trennung zwischen den Fällen mit Ausbruch aus dem Pfannendach und mit Ausbruch aus der hinteren Pfannenwand getroffen. Die letzteren geben auch mit konservativen Methoden meist gute Ergebnisse.

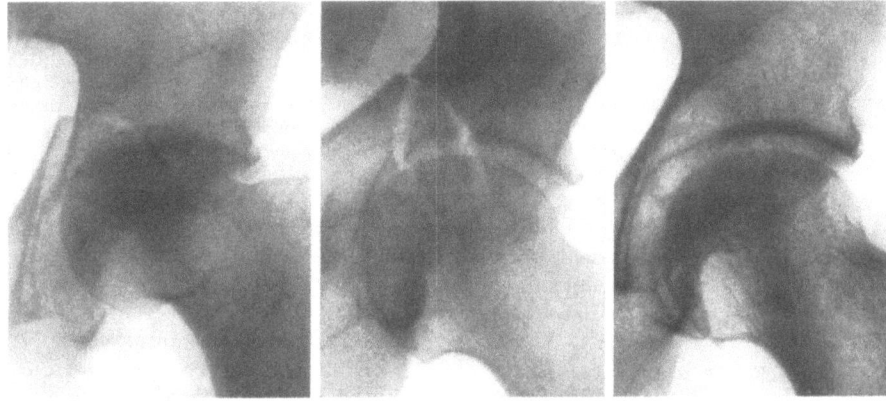

Abb. 8a. 16.10.1949.   Abb. 8b. 17.10.1949.   Abb. 8c. 3.6.1952.

Abb. 8 a—c. Fall 71. Unfall: 16. 10. 1949. Einlieferung: 16. 10. 1949. Reposition 16. 10. 1949. a 16. 10. 1949: 39jähriger Tankwart, hintere Verrenkung der linken Hüfte mit Bruch des Pfannenbodens und Ischiadicuslähmung (HVB Gruppe 5). Gleichzeitig offener Bruch des linken Unterschenkels. Einlieferung und Reposition am Tag des Unfalles. b 17. 10. 1949: Kontrollbild am Tag nach der Reposition: der Kopf an richtiger Stelle, die Pfannenbruchstücke haben sich gut angelegt. Die Zehen waren am 2. Tag wieder aktiv frei beweglich, das Hautgefühl war nach 5 Wochen wieder normal. Extension 10 Wochen, am 78. Tag aufgestanden und belastet. c 3. 6. 1952: 2 Jahre und 7 ½ Monate nach dem Unfall: normaler Röntgenbefund. Klinisch: beschwerdefrei, Abspreizung und Drehbewegungen um einige Grade eingeschränkt, sonst normal.

Es ist allerdings fraglich, ob wir die Zahl der Kopfnekrosen durch die operative Behandlung werden herabsetzen können. Wir haben den Eindruck, daß die Kopfnekrosen bei diesen Fällen die Folge einer schweren direkten Kopfschädigung während des Unfalles sind. Darüber wird noch ausführlich in dem Kapitel über die Kopfnekrosen berichtet werden. Ob man diese Unfallfolge durch eine genaue anatomische Reposition und Verschraubung wird verhüten können, muß noch abgewartet werden.

Unsere Indikationsstellung zur operativen Behandlung dieser HVB ist demnach folgende: 1. Interposition von Bruchstücken im Gelenkspalt; Entfernung oder Verschraubung derselben. 2. Fälle der Gruppe 4 mit Ausbruch eines oder mehrerer Pfannendachbruchstücke; blutige Reposition und Verschraubung. 3. HVB mit gleichzeitiger Ischiadicus- oder Peronäuslähmung; frühzeitige blutige Reposition und Verschraubung bzw. Entfernung freier Knochensplitter (darüber wird noch bei den Nervenstörungen genau berichtet werden).

Gruppe 5. Von den 3 hinteren HVB mit Bruch des Pfannenbodens starb einer ¼ Std nach der Einlieferung an schweren Nebenverletzungen (Fall 70 — 1946). Bei einem anderen Fall (69) wurde eine blutige Reposition wegen Zwischenlagerung von Knochensplittern ausgeführt. Anschließend Hüftgelenksempyem und Sepsis mit tödlichem Ausgang (1940). Der 3. Fall (71) wurde konservativ behandelt:

Es war ein rein hinterer HVB, der typisch reponiert wurde, anschließend Extensionsverband für 10 Wochen. Er hatte außerdem eine leichte Ischiadicuslähmung, die nach ca. 5 Wochen wieder völlig verschwunden war. Die Pfannenbruchstücke stellten sich sehr gut ein. Etwa 3 Jahre nach dem Unfall zeigte er ein sehr gutes Ergebnis: Die Hüftbewegungen waren fast frei, er hatte keine Schmerzen, der röntgenologische Befund war normal (Abb. 8).

Die beiden ersten Fälle waren schwerste Zertrümmerungen der Hüftpfanne mit starker Verwerfung der Bruchstücke, die wahrscheinlich ein schlechtes Resultat ergeben hätten. Der 3. hatte einen weniger komplizierten Bruch des Pfannenbodens ohne starke Verwerfung der Bruchstücke. Im Gegensatz zu den Fällen 61 und 62 der Gruppe 4, bei denen ebenfalls der Pfannenboden gebrochen war, zeigten alle Fälle der Gruppe 5 keinen Bruch des Pfannendaches, sondern nur des Pfannenbodens.

Gruppe 6. Die 3 Fälle mit Abscherung einer Kopfkalotte wurden alle konservativ behandelt. 2 davon waren hintere obere (Fall 73, 74) und 1 vorderer unterer HVB (Fall 72, Abb. 10).

Bei den beiden ersten (73, 74) war das mediale, caudale, ventrale Viertel, bzw. Drittel abgeschert. Bei Fall 73 war die Abscherung im ersten Bild kaum sichtbar und kam erst im Bild nach der Reposition als Kopfdefekt richtig zur Darstellung. Es war außerdem eine Luxatio eversa. Fall 73 wurde am 2., Fall 74 mit einer gleichzeitigen Ischiadicuslähmung erst am 4. Tag reponiert. Die Tragfläche des Kopfes war nicht beschädigt. Fall 73 zeigte 12½ Jahre nach dem Unfall ziemlich starke Kapsel- und Bandverknöcherungen mit einer mäßigen, aber schmerzhaften Bewegungseinschränkung der Hüfte um etwa ⅓ des normalen Umfanges und eine mittelschwere Arthrose. Bei Fall 74 war das ausgebrochene Bruchstück sehr groß, lag in der Pfanne und erschwerte so die Reposition außerordentlich, so daß sie am 4. Tag nach großen Anstrengungen erst nach 10 min gelang. Bei diesem Fall wäre eine blutige Reposition mit Entfernung des abgebrochenen Kopfteiles insbesondere wegen der Ischiadicuslähmung bereits am ersten Tag angezeigt gewesen. Nach 6 Jahren zeigte er eine Kopfnekrose mit Einbruch des Kopfes. Die Hüftbeweglichkeit war stark eingeschränkt und sehr schmerzhaft. Die Ischiadicuslähmung hatte sich kaum gebessert. Vielleicht hätte man durch eine frühzeitige blutige Reposition und Entfernung des abgebrochenen Stückes eine Besserung der Lähmung erreichen können.

Fall 72 war eine vordere untere Verrenkung mit Abscherung einer Kopfkalotte, die etwa ¼ des kranial-lateral-ventralen Kopfsegmentes umfaßte. Auch hier wurde unblutig reponiert und das abgebrochene Stück nicht entfernt. In diesem Fall war die Tragfläche des Kopfes verletzt. 4¾ Jahre später zeigte er eine mittelschwere Arthrose mit mäßiger, zeitweise schmerzhafter Bewegungseinschränkung des Gelenkes (Abb. 10).

Die HVB mit Bruch des Kopfes sind sehr seltene Verletzungen. Meist sind sie mit einer hinteren Verrenkung vergesellschaftet, so daß unser Fall 72 eine ganz große Seltenheit darstellt. HENRY u. BAYUMI haben 1934 13 solche Fälle zusammengestellt. URIST hatte unter 27 HVB 4 Kopfbrüche bei hinteren Verrenkungen, KING u. RICHARDS berichten über 1 Fall, ARMSTRONG hatte bei 55 HVB 5 Kopfbrüche, THOMPSON u. EPSTEIN unter 116 HV + HVB, bzw. 81 HVB 11 Kopfbrüche, MERLE D'AUBIGNÉ sah 6 Kopfbrüche und DAVIS sah 4 Kopfbrüche in 2 Jahren. Einzelbeobachtungen stammen außerdem noch von KAIJSER, GORDON u. FREIBERG u. a. Eine seltene Kombination sind die Fälle von PLATT, POILLEUX u. EDELMANN mit einer Lux. iliaca und gleichzeitigem Bruch des Kopfes und des Pfannenrandes. Beim Fall von PLATT kam es außerdem durch Druck eines Kopfbruchstückes zu einer Ischiadicuslähmung. Daß ein abgebrochenes Kopfbruchstück auch als Repositionshindernis wirken kann, wurde bereits oben erwähnt (PLATZGUMMER).

CAUCHOIX u. TRUCHET haben 1951 38 Literaturfälle zusammengestellt und dabei 4 verschiedene Typen gefunden: Kopfbrüche, bei denen die Tragfläche nicht verletzt ist, 1. ohne

und 2. mit Verschiebung. 3. Kopfbrüche mit Beteiligung der Tragfläche und 4. Trümmerbrüche des Kopfes. Die Prognose ist naturgemäß günstiger bei den beiden ersten Gruppen,
besonders wenn sich wie in einem Fall von URIST (1948, Abb. 11) das verschobene Kopfbruchstück gut anlegt und knöchern verheilt (Beobachtungszeit 2 1/2 Jahre). Bei den Gruppen 3 und 4
ist die Prognose schlecht, gleichgültig ob man das abgebrochene Stück entfernt oder nicht.
Wegen dieser schlechten Prognose wäre es besonders bei den Kopfbrüchen der Gruppen 3 und 4
angezeigt, frühzeitig eine Hüftplastik mit einem Plexiglaskopf auszuführen. Wichtig ist bei
der Ausführung der Plastik, daß man möglichst am ersten oder zweiten Tag operiert, da es
sonst bei der Operation in der 2. oder 3. Woche zu einer Myositis ossificans kommen kann.
der Ausführung der Plastik, daß man möglichst am 1. oder 2. Tag operiert, da es sonst bei
der Operation in der 2. oder 3. Woche zu einer Myositis ossificans kommen kann.

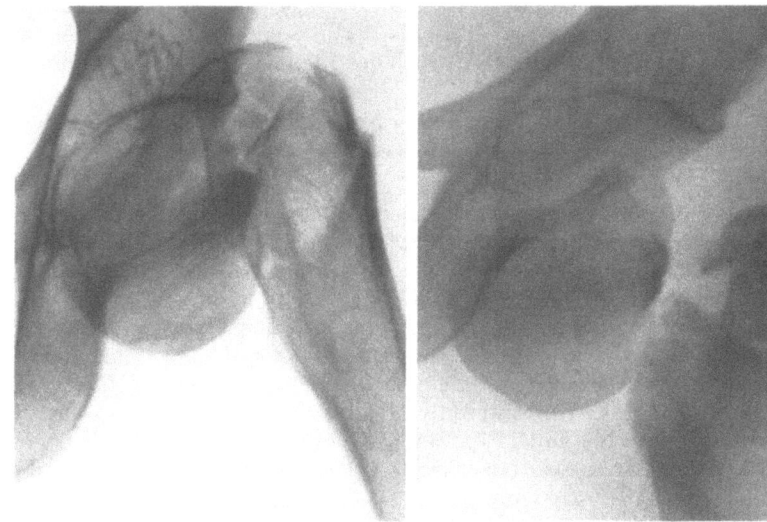

Abb. 9 a. 20. 11. 1937.   Abb. 9 b. 20. 11. 1937.

Gruppe 7. Frische Fälle von HV mit Epiphysenlösung des Kopfes sahen wir in unserer
Serie nicht. Es kamen nur 2 veraltete Fälle zur Beobachtung. Auch die Mitteilungen in der
Literatur sind sehr spärlich: MOZDZYNSKI (1910), DREVERMANN (1924), FUNSTEN, KINSER u.
FRANKEL (1938) und SCHIELE (1947), der einen weiteren Fall von HARILD zitiert. Das Alter
der Verletzten betrug 12—16 Jahre; es war immer eine Lux. iliaca. Bei MOZDZYNSKI wurde
eine blutige Reposition ausgeführt, ein Spätergebnis ist nicht mitgeteilt. Bei FUNSTEN, KINSER
u. FRANKEL wurde ebenfalls blutig reponiert und mit einem Elfenbeinstift fixiert. Es kam
zur Kopfnekrose. Das funktionelle Ergebnis war 5 Jahre später trotzdem relativ gut. Bei
DREVERMANN und SCHIELE wurde die Epiphyse exstirpiert und eine Fettlappenplastik ausgeführt. SCHIELE berichtet über ein relativ gutes Frühergebnis nach 10½ Monaten.

Gruppe 8. HVB mit Bruch des Schenkelhalses haben wir nur 4mal gesehen.
3 mal war der Kopf nach hinten oben (Fall 75, 77, 78) und 1 mal nach vorne oben
(Fall 76) verrenkt. In diesen Fällen ist immer eine operative Behandlung angezeigt.

Der erste Fall (75) ist bereits bei BÖHLER, Technik der Knochenbruchbehandlung 9. bis
11. Auflage, 2. Band, Seite 804—805, veröffentlicht. Einlieferung am 8. Tag. Am 13. Tag
blutige Reposition und Schenkelhalsnagelung. Im Anschluß daran Kopfnekrose und ausgedehnte Myositis ossificans mit knöcherner Ankylose. Bei der Nachuntersuchung 16 Jahre
später war die Hüfte in guter Stellung knöchern versteift, schmerzfrei und belastungsfähig;
er ist der beste von den 4 Fällen.

Die übrigen Fälle (76—78) wurden so operiert, daß der abgebrochene Schenkelkopf entfernt
und der Halsstumpf in die Pfanne eingestellt wurde (Abb. 9). Alle 3 hatten schlechte Spätergebnisse. Nach 8, 11 und 15 Jahren waren die Hüftgelenke schmerzhaft, stark eingeschränkt, der
Gang stark hinkend. Diese Fälle wurden in den Jahren 1937, 1941 und 1944 operiert, als uns die
modernen Mittel der Hüftplastik noch nicht zur Verfügung standen. Heute würden wir den
exstirpierten Kopf durch einen Plexiglaskopf ersetzen. Bei der Durchführung der Plastik
scheint es wesentlich zu sein, daß man sie ebenso wie bei den Kopfbrüchen am 1. oder 2. Tag
oder erst viel später nach 3—4 Monaten ausführt, da es sonst zu einer schweren Myositis

ossificans kommen kann, wie es nach der Operation unseres ersten Falles (75) geschehen ist. Auch die Fälle 77 und 78 bekamen eine Myositis. Bei Fall 77 wurde der Kopf am 35., bei Fall 78 am 1. Tag entfernt.

HENRY u. BAYUMI haben 1934 16 Literaturfälle zusammengestellt und über einen eigenen berichtet; seither sind einzelne Fälle dazugekommen und zwar: 1 Fall bei HART (1942, vorderer unterer HVB); 2 Fälle von PETERSON (1950), davon 1 Fall von FREIBERG (vorderer unterer) und 1 eigener (hinterer oberer); ferner noch 1 Fall von RIGGS u. SLOCUM (1951, hinterer oberer), bei dem es sich allerdings schon um einen pertrochanteren Bruch handelt. Besonders schwierig waren die Verhältnisse in den 2 Fällen von LUZUY (1948), bei denen neben einer Lux. iliaca außer dem Schenkelhals auch noch die hintere Pfannenwand zertrümmert war und mit Knochenspänen rekonstruiert werden mußte.

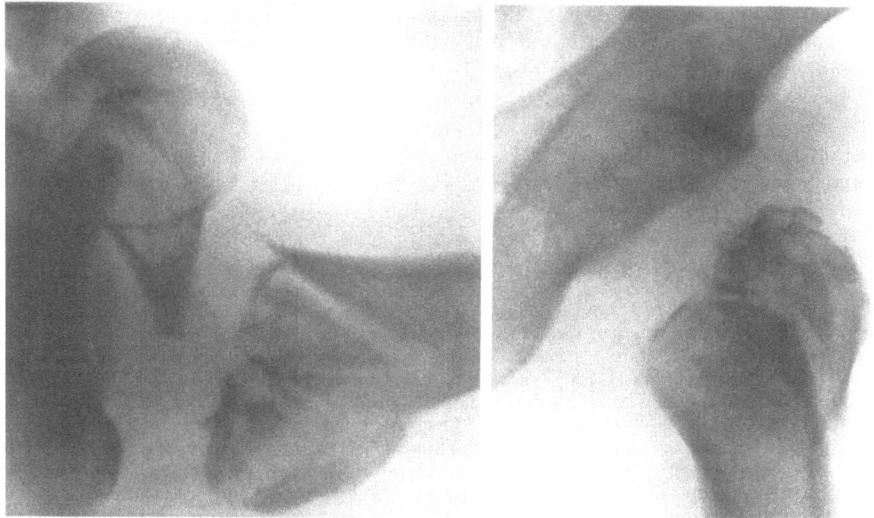

Abb. 9c. 20. 11. 1937.   Abb. 9d. 9. 12. 1937.

Abb. 9 a—d. Fall 76. Unfall: 20. 11. 1937; Einlieferung: 20. 11. 1937; Reposition: keine, Exstirpation des Kopfes 20. 11. 1937. a 20. 11. 1937: 46jähriger Hilfsarbeiter, vordere obere Verrenkung der linken Hüfte mit Schenkelhals- und pertrochanterem Oberschenkelbruch (HVB Gruppe 8). Einlieferung am Tag des Unfalles. b und c 20. 11. 1937: Repositionsversuch im Schraubenzugapparat, der nicht gelang. Der Oberschenkel ist stark heruntergezogen, trotzdem ließ sich der Kopf nicht reponieren. b = ap Bild, c = Seitenbild. Deshalb wurde der Kopf am selben Tag exstirpiert. Extension. d 9. 12. 1937: Kontrolle nach etwa 3 Wochen. Der Kopf fehlt, der große Rollhöcker liegt gut an. Bild in Extension. Aufgestanden am 82. Tag. Etwa 14 Monate später wurde noch eine Versetzung des großen Rollhöckers ausgeführt. Trotzdem war das Ergebnis schlecht. 15 Jahre später: starke Schmerzen in der linken Hüfte, starkes Hinken mit Verkürzung von 6 cm, schmerzhafte Bewegungseinschränkung der li. Hüfte. In einem ähnlichen Fall würden wir heute wahrscheinlich eine primäre Arthrodese ausführen, da eine Hüftplastik mit Plexiglaskopf wegen des pertrochanteren Oberschenkelbruches nicht durchführbar ist.

Was die Ergebnisse betrifft, zeigte der Fall von HART 3 Jahre später ein sehr gutes funktionelles Ergebnis bei knöcherner Ankylose. Am 31. Tag war der Kopf exstirpiert und eine Whitmansche Operation ausgeführt worden. Es kam wie in unserem 1. Fall zu einer ausgedehnten Myositis ossificans und knöchernen Ankylose. In dem Fall von FREIBERG wurde eine Schenkelhalsnagelung ausgeführt. Da der Bruch nicht fest wurde, entschloß man sich 8 Monate später zu einer Whitmanschen Operation. 2 Jahre später hatte der Verletzte ein gutes Ergebnis mit sehr guter Beweglichkeit, leichtem Hinken, aber guter Gebrauchsfähigkeit der Hüfte. Der eigene Fall von PETERSON wurde blutig reponiert und die Bruchstücke wurden mit einem Tibiaspan fixiert. 1 Jahr Entlastung. 2 Jahre nach der Operation sehr gutes Ergebnis, die Fraktur war geheilt, der Kopf zeigte keine Zeichen einer Kopfnekrose. Im Laufe der nächsten 2 Jahre kam es wahrscheinlich infolge ungewöhnlich starker Beanspruchung der Hüfte im Kriegsdienst zum Auftreten einer Kopfnekrose mit Zusammenbruch des Kopfes, so daß das Endergebnis 7 Jahre nach dem Unfall ein schlechtes war. Bei dem Fall von RIGGS u. SLOCUM wurde eine blutige Reposition der Verrenkung und anschließend Osteosynthese mit einem Parhamband ausgeführt. Das Ergebnis bei der letzten Nachuntersuchung war gut, doch war der Zeitpunkt (16½ Monate) noch zu früh, um von einem Spätergebnis zu sprechen.

Zusammenfassend nehmen wir bei diesen Fällen jetzt folgenden Standpunkt ein: Ebenso wie bei den Kopfbrüchen würden wir heute eine frühzeitige Plexiglaskopfplastik ausführen, womöglich am ersten Tag. Nur wo dies infolge einer ungünstigen Bruchform (Bruchflächen durch das Trochantermassiv, Fall 77) nicht möglich ist, würden wir eine frühzeitige Arthrodese anstreben.

Gruppe 9. HVB mit Bruch des Oberschenkelschaftes derselben Seite sahen wir nur einmal (Fall 79). Dieser Verletzte hatte außer einer schweren offenen Zerreißung der rechten Hüfte mit Verrenkung des Oberschenkelkopfes nach vorne oben und Bruch der Darmbeinschaufel einen offenen Bruch des Oberschenkelschaftes derselben Seite, eine traumatische Amputation des linken Unterschenkels und einen geschlossenen Oberschenkelbruch links. Das rechte Bein mußte in der Hüfte exartikuliert und das linke in der Bruchstelle des Oberschenkels abgesetzt werden. Er starb 6 Std nach der Einlieferung.

Bei diesen Verletzungen wird man immer bestrebt sein, zuerst die Luxation einzurichten und dann den Oberschenkelbruch weiter zu behandeln. Wenn die Reposition in der üblichen Weise nicht möglich ist, hat Böhler vorgeschlagen, einen Kirschnerdraht durch das proximale Bruchstück zu bohren und durch Zug mittels Bügel die Luxation bei rechtwinkelig gebeugter Hüfte einzurichten.

Die Weiterbehandlung des Oberschenkelbruches kann im Dauerzug erfolgen. Hauke hat 1943 über einen Fall berichtet, der erfolgreich mit dieser Methode behandelt wurde. Henry u. Bayumi, die 1934 über 15 Literaturfälle und einen eigenen berichtet haben, sind so vorgegangen, daß sie in ihrem 3 Wochen alten Fall die Bruchstelle des Oberschenkels operativ freigelegt und dann in offener Wunde einen Kirschnerdraht durch das proximale Bruchstück gebohrt haben; durch Zug an diesem Draht wurde die Luxation eingerichtet, der Oberschenkelbruch wurde weiter im Dauerzug behandelt. King u. Richards haben 1941 die Reposition in 3 Fällen durch Zug an einem Steinmannagel durch das Trochantermassiv erreicht, doch mußte in einem Fall eine Arthrotomie zwecks Entfernung eines interponierten Pfannensplitters vorgenommen werden. Wiltberger, Mitchell u. Hedrick berichten 1948 über 4 Fälle und beschreiben eine Methode zur Reposition dieser HVB mit Hilfe eines Spezial-Doppelnagelinstrumentes. Merle d'Aubigné hat 1951 in einem Fall eines unstabilen HVB mit Pfannenbruch und Oberschenkelschaftbruch derselben Seite den HVB blutig reponiert, die ausgebrochenen Pfannenteile verschraubt und anschließend eine offene Marknagelung des Oberschenkelbruches ausgeführt. Das Frühergebnis nach 6 Monaten war sehr gut.

Die bisher größte Zusammenstellung über diese Verletzungen stammt von Dehne u. Immermann 1951. Sie haben 42 Fälle zusammengestellt: In der gesamten Literatur fanden sie Berichte über 19 Fälle, 7 weitere Fälle waren nur erwähnt. Sie selbst haben 7 Fälle beobachtet oder behandelt, über 9 weitere Fälle haben sie Berichte durch persönliche Mitteilungen gesammelt. Interessant ist die Feststellung, wie oft die HV übersehen worden ist. Von insgesamt 42 Fällen wurde die HV 15mal primär diagnostiziert, 17mal wurde sie nicht erkannt und 10mal ist es unbekannt, ob die Diagnose gestellt wurde oder nicht. Auch durch die Entdeckung der Röntgenstrahlen ist die Erkennung der HV nicht häufiger geworden: von 1822—1895 wurde bei 16 Fällen in 50%, von 1896—1951 bei 26 Fällen in 60% die HV nicht erkannt.

Daß die HV und HVB beim Vorhandensein eines Oberschenkelschaftbruches derselben Seite leicht übersehen werden können, beweisen auch die Mitteilungen anderer Autoren: Böhler hat 5 veraltete HV mit Bruch des Oberschenkels derselben Seite gesehen. Drossart berichtet bei 4 übersehenen HV und HVB über einen analogen Fall. Detzel berichtet über 4 derartige Verletzte. bei denen nur in einem Fall die HV primär diagnostiziert wurde.

d) Nachbehandlung.

Diese ist bei den reinen HV denkbar einfach. Da nach der Reposition keine Tendenz zur Reluxation besteht, wird das Bein nur auf eine Braunsche Schiene gelagert und zwar so lange, bis es der Verletzte ohne wesentliche Schmerzen in der Hüfte selbsttätig bewegen kann. Dies ist nach einigen Tagen möglich. Wenn dieser Zustand anhält, kann der Verletzte aufstehen. Stellen sich dabei wieder Schmerzen ein, so verordnen wir neuerlich Bettruhe. Der Schmerz ist für uns ein Indicator, daß der natürliche Heilungsvorgang noch nicht abgeschlossen ist und schon durch die physiologischen Bewegungen gestört wird. Die weitere Nachbehandlung besteht lediglich in eventuellen täglichen Heißluftgaben von 5—15 min. Die Anwendung von Massage und passiven Bewegungsübungen ist bei uns verboten.

Bei den stabilen HVB der Gruppe 2 und 3 war die Behandlung ebenso wie bei den reinen HV. Bei den unstabilen Bruchformen der Gruppen 3—5 wurde nach der Reposition ein Extensionsverband für 10—12 Wochen angelegt, in manchen Fällen nur 4—6 Wochen. Die Übungsbehandlung erfolgte dann in der gleichen Weise, wie sie bei BÖHLER in der „Technik der Knochenbruchbehandlung" ausführlich beschrieben ist. Die Stellung des HVB wurde durch regelmäßige Röntgenkontrollen erstmalig nach 24 Std und später alle 1—2 Wochen überwacht. Die Extensionsgewichte wurden, wie bei den zentralen Verrenkungen, so gewählt, daß eine leichte Diastase im Gelenk aufrecht erhalten wurde.

Bei dieser Behandlung konnten von 43 reinen HV jene 24 Fälle, die keine Nebenverletzungen an den unteren Extremitäten hatten, am 2.—25. Tag aufstehen, durchschnittlich am 9.—10. Tag. 10 Fälle mit mehr oder weniger schweren Nebenverletzungen an den unteren Extremitäten bzw. an der Wirbelsäule konnten am 14.—223. Tag aufstehen, durchschnittlich am 75.—76. Tag. 9 Verletzte starben kurz nach der Einlieferung an ihren Nebenverletzungen.

Von 36 HVB sind von 15 stabilen Fällen der Gruppe 2 und 3 sechs ohne Nebenverletzungen der unteren Extremitäten am 8. bis 15. Tag, durchschnittlich am 11. bis 12. Tag aufgestanden. 6 Fälle mit Nebenverletzungen a. d. u. E. standen am 11. bis 160. Tag, durchschnittlich am 47. bis 48. Tag auf. Bei einem Fall (59) wurde eine Arthrotomie mit Entfernung von interponierten Pfannenbruchstücken vorgenommen; er stand am 27. Tag nach dem Unfall bzw. am 21. Tag nach der Operation auf. 2 starben an ihren Nebenverletzungen.

Von 13 unstabilen Fällen der Gruppen 3, 4 und 5, die im Streckverband behandelt wurden, sind 8 Fälle ohne Nebenverletzungen a. d. u. E. am 45. bis 86. Tag aufgestanden, durchschnittlich am 67. bis 68. Tag. 2 Fälle mit Nebenverletzungen am 78. und 91. Tag. Ein Fall (66) wurde übersehen und mußte nach 5½ Monaten operiert werden (subtrochantere Osteotomie). 2 Fälle starben.

Die 3 Kopfbrüche der Gruppe 6 sind am 4. (Fall 73), am 27. (Fall 72) und am 112. Tag (Fall 74) aufgestanden. Die beiden letzteren hatten gleichzeitig nur leichte Verletzungen a. d. u. E., Fall 74 konnte wegen einer gleichzeitigen Ischiadicuslähmung erst nach ca. 3½ Monaten aufstehen.

Von den Fällen der Gruppe 8 war Fall 75 6 Monate im Beckengips fixiert, Fall 77 und 78 wurden je 3 Monate im Beckengips und Fall 76 12 Wochen in Extension nach der Kopfexstirpation ruhiggestellt.

Von diesen Zahlen sind nur die Fälle ohne Nebenverletzungen vergleichbar: Bei den reinen HV und den stabilen HVB Gruppe 2 und 3 sind die Zahlen etwa gleich, und zwar durchschnittlich 9—10 bzw. 11—12 Tage. Bei den unstabilen HVB der Gruppen 3—5 liegt der Durchschnitt infolge der Extensionsbehandlung entsprechend höher: 67.—68. Tag. Die Zahlen mit den Nebenverletzungen a. d. u. E. sind wegen der kleinen Anzahl der Verletzten nicht vergleichbar. So wird z. B. bei den 10 reinen HV mit Nebenverletzungen durch das zufällige Vorhandensein von 2 Schwerverletzten mit 150 und 223 Tagen Bettruhe der Durchschnitt um 30 Tage verschlechtert.

Wenn wir die Nachbehandlungsarten bei den verschiedenen Autoren miteinander vergleichen, kommen wir zu verschiedenen Anschauungen und außerdem auch zu einem interessanten Wandel in der Nachbehandlung im Laufe der Jahre. In den früheren Arbeiten, etwa vor 1920, findet man meist sehr wenig über die Nachbehandlung. In vielen Arbeiten wird nur erwähnt, daß der Verletzte nach einigen Tagen Bettruhe aufgestanden sei und dann „geheilt" das Spital verlassen habe. Spätergebnisse mit längeren Beobachtungszeiten liegen in früheren Arbeiten nicht vor. Es wurde meist weder eine lange Ruhigstellung noch eine frühzeitige energische Bewegungstherapie vorgeschlagen.

Magnus u. Wette sind für eine frühzeitige Bewegungsbehandlung mit Massage und passiven Bewegungen eingetreten. Wette schrieb 1929 wörtlich, daß sie „in der Nachbehandlung die Gelenksfixierung auf ein Mindestmaß (etwa 24 Std) herabsetzen. Frühzeitig wird mit aktiver Behandlung, Bewegungsübungen, Massage begonnen". Er ist der Ansicht, daß „die frühzeitige und energische Bewegungstherapie sich heute wohl fast allgemein durchgesetzt und auch zweifellos maßgebend zur Verbesserung der Behandlungsergebnisse beigetragen habe. Auch er ließe vom ersten Tag an energisch üben und sei doch von Mißerfolgen nicht verschont geblieben". Bei der Nachuntersuchung seiner Fälle fand er allerdings einen hohen Prozentsatz von pathologischen Veränderungen. Von 34 eigenen Fällen hatten nur 8 ein normales Gelenk, 7 hatten Veränderungen vom deformierenden Typ, 12 vom ossifizierenden Typ (Myositis ossificans) und 7 Mischtypen. Es war also bei dieser Nachbehandlungsart besonders die Zahl der Fälle mit Myositis ossificans sehr hoch. In den letzten Jahren tritt nur noch Roth 1940 ebenfalls für eine Nachbehandlung mit aktiven und passiven Bewegungsübungen und zusätzlicher Massage ein. Er hat bei seinen Fällen eine schädliche Wirkung der Massage nicht feststellen können. Wir lehnen diese Art der Nachbehandlung wegen der Gefahr der Erzeugung einer Myositis ossificans ab. Darüber wird noch im Kapitel über diese Spätkomplikation ausführlich gesprochen werden.

Im Laufe der Jahre und zwar besonders zwischen 1931 und 1941 wurden die Mitteilungen über aseptische Kopfnekrosen nach HV immer zahlreicher. Dementsprechend trat auch ein Wandel in der Nachbehandlung dieser Verletzungen ein. Das Pendel schlug jetzt nach der entgegengesetzten Richtung aus. An Stelle von frühzeitiger Mobilisierung und Massage trat in den letzten Jahren besonders in den anglo-amerikanischen Ländern eine Nachbehandlung mit wochen- und monatelanger Ruhigstellung und lange dauernder Entlastung des verletzten Beines.

An vielen Orten wird heute die Nachbehandlung von der Angst vor der Kopfnekrose beherrscht. Man versucht durch entsprechend lange Ruhigstellung im Gipsverband oder in Extension bzw. durch langes Entlasten die Kopfnekrose und ihre üblen Folgen zu verhindern.

So schlägt z. B. Watson-Jones für die reinen HV eine Ruhigstellung im Beckengips von 2 Monaten vor. Armstrong berichtet über die Durchschnittsbehandlung dieser Verletzungen bei Fällen der Royal Air Force (reine HV): 8 Wochen Beckengips, 4 Wochen Bewegungsübungen ohne Belastung, anschließend Weiterbehandlung in einem „rehabilitation centre" durch 4—6 Wochen, also eine Behandlungsdauer von mindestens 4 Monaten. Urist berichtet über die Behandlung in den amerikanischen Lazaretten mit Extension durch 4—8 Wochen. Er selbst schlägt eine Entlastung von 6—8 Wochen vor. Banks hält in einer Arbeit über Kopfnekrosen nach HV und HVB eine Entlastung für 4—6 Monate oder regelmäßige Kontrolluntersuchungen für notwendig. Demgegenüber empfehlen Speed (1942), Christopher (1947), Key u. Conwell (1951) nur eine Ruhigstellung von einigen Tagen bis 2 Wochen; dann lassen sie die Verletzten aufstehen und allmählich belasten. Thompson u. Epstein fanden bei ihren 116 nachuntersuchten Verletzten aller Gruppen von HV und HVB keine wesentlichen Unterschiede im Endergebnis zwischen den Fällen mit und ohne Entlastung.

Um die Kopfnekrose und ihre üblen Folgen zu erkennen und verhüten oder behandeln zu können, muß man wissen, welche Fälle tatsächlich von ihr bedroht sind: von unseren 43 reinen HV bekam ein einziger eine Kopfnekrose mit Einbruch des Kopfes und ein zweiter eine schwere Ernährungsstörung des Kopfes ohne Einbruch, das sind insgesamt 4,5%, also eine sehr geringe Zahl. Im Gegensatz dazu war die Zahl der Kopfnekrosen bei der Gruppe 4 der HVB sehr groß: 4 von 8 Fällen (50%). Wenn die Zahlen auch klein sind, so lassen sie doch erkennen, welche Fälle tatsächlich gefährdet sind. Wir halten es daher für unrichtig, reine HV oder HVB der ungefährdeten Gruppen durch lange liegende Gips- oder Extensionsverbände oder durch monatelange Entlastung behandlungsbedürftig zu erhalten. Denn wenn sich eine Kopfnekrose entwickelt, dann sind auch diese Fixations- und Entlastungszeiten viel zu kurz, um einen eventuellen Einbruch des Kopfes zu verhüten; man müßte dann 1—2 Jahre entlasten lassen und auch mit dieser langen Entlastung ist es immer noch fraglich, ob man damit ein befriedigendes Ergebnis erzielen kann. Zu der gleichen Ansicht über die Frühbelastung kommt auch Paus, der 60 Fälle, davon 52 reine HV und 8 HVB mit Bruch des Pfannenrandes 3—28 Jahre beobachtet hat und mit der Frühbelastung zu guten Ergebnissen gekommen ist. Er sah eine einzige Kopfnekrose bei einem 9jährigen Knaben, bei den Erwachsenen sah er keine.

Wir halten es für wichtiger, die Verletzten nach Abschluß der Behandlung zunächst durch 2 Jahre alle 6 Monate und die weiteren 3 Jahre alle 12 Monate klinisch und röntgenologisch zu kontrollieren, um die Frühsymptome einer Kopfnekrose rechtzeitig zu erkennen. Bei den besonders gefährdeten Fällen der Gruppe 4 der HVB könnte eventuell eine langdauernde Entlastung nach Abschluß der Extensionsbehandlung durchgeführt werden, besonders wenn schon während der Extensionsbehandlung röntgenologische Frühsymptome einer Kopfnekrose festgestellt wurden. Es ist jedoch auch bei einer frühzeitig und streng durchgeführten Entlastung fraglich, ob dadurch in diesen Fällen ein Einbruch des Kopfes verhindert werden kann.

e) Dauer der Behandlung.

Die Dauer des Krankenhausaufenthaltes, der ambulanten Behandlung und die Summe (Dauer der Arbeitsunfähigkeit) sind in Tabelle 7 zusammengestellt. Von insgesamt 79 Fällen sind 10 vor Beginn und 4 während der Behandlung gestorben

Tabelle 7. *Durchschnittliche Behandlungsdauer in Tagen.*

Art der Verletzung	Zahl der Fälle	stat.	ambulant	Summe	Todesfälle vor Beginn oder während d. Behdlg.	Gesamtzahl der Fälle
Reine HV Gr. A . . .	18[1]	10,6	42,9	53,5	0	19
ohne Nebenverletzung .	(17)[2]	(10,1)	(32,5)	(42,6)		
Reine HV Gr. A mit N.V.	15	72,9	106,7	179,6	9	24
HVB Gruppe 2 u. 3 ohne N.V.	8	43,75	73,75	117,5	0	8
HVB Gruppe 2 u. 3 mit N.V.	7	83,4	94,9	178,3	2	9
HVB Gruppe 4 ohne N.V.	4	163,3	77,5	240,8	0	4
HVB Gruppe 4 u. 5 mit N.V.	5	146,8	156,0	302,8	2	7
HVB Gruppe 6 . . .	3	98,0	21,3	119,3	0	3
HVB Gruppe 7 . . .	0	0	0	0	0	0
HVB Gruppe 8 . . .	4	91,75	367,25	459,0	0	4
HVB Gruppe 9 . . .	0	0	0	0	1	1
Summe	65				14	79

[1] 1 Fall nicht mitgerechnet: Fall 19, Oesophaguscarcinom.
[2] Die Zahlen in der Klammer sind die Fälle abzüglich Fall 21 mit der ungewöhnlich langen Behandlungsdauer.

und scheiden für diese Zusammenstellung aus; es bleiben demnach noch 65 Fälle und zwar 34 reine HV Gr. A, 24 HVB der Gr. B und 7 HVB der Gr. C.

34 reine HV Gruppe A. 18 reine HV ohne Nebenverletzungen hatten eine durchschnittliche Behandlungsdauer von 53,5 Tagen, davon 10,6 Tage stationär und 42,9 Tage ambulant. Die längste Behandlungsdauer hatte folgender Fall:

Fall 21, eine 24jährige Erzieherin, die am Tage der Verletzung mit einer Lux. iliaca eingeliefert und sofort reponiert wurde. Der Kopf stand 28 mm kranial der Pfanne. Die Reposition war äußerst schwierig und gelang erst nach 35 min (die längste Repositionszeit überhaupt). Diese Verletzte klagte lange Zeit über Schmerzen in der Hüfte, so daß wir das Auftreten einer Kopfnekrose befürchteten. Bei der letzten Nachuntersuchung, 5 Jahre und 4 Monate nach dem Unfall, gab sie an, daß sie alle 3—4 Monate starke Schmerzen in der verletzten Hüfte habe, die ca. 8 Tage anhalten und dann wieder von selbst verschwinden. Außerdem könne sie nicht auf der verletzten Seite liegen. Die Hüftbeugung war um ca. 10° eingeschränkt, sonst war der klinische und röntgenologische Befund normal. Die Verletzte war 18 Tage in stationärer, 221 in ambulanter Behandlung, insgesamt 239 Tage. Sie bekam nach Abschluß des Krankenstandes eine Schonungsrente von 20% für 6 Monate, dann war sie rentenfrei.

Wenn man diesen Fall mit der ungewöhnlich langen Behandlungsdauer abzieht, bekommt man für die übrigen 17 Fälle folgenden Durchschnitt: Stationäre Behandlung 10,1 statt 10,6 Tage, ambulante 32,5 statt 42,9 Tage, insgesamt 42,6 statt 53,5 Tage.

In diese Berechnung wurde ein Fall einer reinen HV ohne Nebenverletzung nicht einbezogen: Fall 19, ein 62jähriger Mann, der erst am 18. Tage mit einer Lux. iliaca eingeliefert und reponiert wurde. Das letzte Röntgenbild, 9 Monate nach der Verletzung, zeigte deutliche Kapselverknöcherungen an der Kranial- und Caudalseite des Gelenkes. Die Drehbewegungen und die Abduktion waren damals je $\frac{1}{2}$ eingeschränkt. Einige Wochen nach dem Unfall wurde außerdem ein Oesophagus-Carzinom festgestellt, dem der Verletzte etwa 1 Jahr nach dem Unfall erlag. Er war 27 Tage in stationärer Behandlung und ist später wegen seines Carcinoms nicht mehr zu seiner Arbeit zurückgekehrt.

15 reine HV mit Nebenverletzungen hatten eine durchschnittliche Behandlungsdauer von 179,6 Tagen, davon 72,9 Tage stationär und 106,7 Tage ambulant. Die längste Behandlungsdauer hatten die Fälle 2 und 26.

Fall 2, 48 Jahre alt, hatte neben einer hinteren Verrenkung li. einen supra-condylären Oberschenkelbruch und einen offenen bimall. Knöchelbruch re. Er ist wegen der Infektion des offenen Knöchelbruches am 223. Tag aufgestanden und war 245 Tage in stationärer und 213 Tage in ambulanter Behandlung, insgesamt 458 Tage (Fall 5 von OBWEGESER).

Fall 26, 35 Jahre alt, hatte neben einer Lux. iliaca gleichzeitig eine Verletzung der li. Schulter mit Plexuslähmung; in einem Zwischenbefund war die Hüfte am 73. Tag völlig normal. Er war 19 Tage in stationärer, 332 Tage in ambulanter Behandlung, insgesamt 351 Tage.

24 HVB Gruppe B. 8 HVB der Gruppen 2 und 3 ohne Nebenverletzungen hatten eine durchschnittliche Behandlungsdauer von 117,5 Tagen, davon 43,75 stationär und 73,75 ambulant. Hierher gehören auch z. B. die Fälle:

Fall 57, der einen unstabilen HVB hatte und 7 Wochen in Extension liegen mußte. Außerdem hatte er eine alte Peronäuslähmung derselben Seite nach einem anderen Unfall 12 Jahre früher. Er war 60 Tage in stationärer und 95 Tage in ambulanter Behandlung, insgesamt 155 Tage.

Fall 59, bei dem ein Pfannensplitter im Gelenk interponiert war, der operativ entfernt werden mußte. Er war 69 Tage in stationärer, 116 Tage in ambulanter Behandlung, insgesamt 185 Tage.

7 HVB der Gruppen 2 und 3 mit Nebenverletzungen hatten eine durchschnittliche Behandlungsdauer von 178,3 Tagen, davon 83,4 Tage stationär und 94,9 Tage ambulant. Die längste Behandlungsdauer hatte folgender Fall:

Fall 46, 31 Jahre alt, hatte außer dem HVB noch einen offenen Unterschenkelbruch derselben Seite und einen offenen Kniescheibenbruch der anderen Seite. Er war 72 Tage in stationärer und 236 Tage in ambulanter Behandlung, insgesamt 308 Tage.

4 HVB der Gruppe 4 ohne Nebenverletzungen hatten eine durchschnittliche Behandlungsdauer von 240,8 Tagen und zwar: 163,3 Tage stationär und 77,5 Tage ambulant. Die Fälle der Gruppe 5 hatten alle Nebenverletzungen. 5 HVB der Gruppe 4 und 5 mit Nebenverletzungen hatten eine durchschnittliche Behandlungsdauer von 302,8 Tagen, davon 146,8 Tage stationär und 156 Tage ambulant.

Auch bei den Gruppen 4 und 5 wurde zwar eine Unterteilung in Fälle ohne und mit Nebenverletzungen getroffen, doch war nur in einem Fall die Nebenverletzung schwerer als die Hüftverletzung (Fall 71, offener Unterschenkelbruch derselben Seite). In allen übrigen Fällen waren die Nebenverletzungen leichter und haben die Behandlungszeit nicht wesentlich beeinflußt. Infolge der mehrwöchigen Extensionsbehandlung sind auch die stationären Behandlungszeiten fallweise länger als die ambulanten. Die längsten Behandlungszeiten hatten 2 Fälle mit Kopfnekrosen: Fall 67, bei dem später eine Arthrodese ausgeführt wurde, mit 443 stationären und 237 ambulanten Behandlungstagen, insgesamt 680 Tage und Fall 65 mit 77 stationären und 368 ambulanten Behandlungstagen, insgesamt 445 Tage.

7 HVB Gruppe C. Auch bei den beiden restlichen Gruppen 6 und 8 waren die Nebenverletzungen durchwegs geringer als die Hüftverletzung. Aus diesem Grund und wegen der kleinen Zahl wurde keine Trennung der Fälle ohne und mit Nebenverletzung getroffen.

3 HVB der Gruppe 6 hatten eine durchschnittliche Behandlungsdauer von 119,3 Tagen, davon 98 stationär und 21,3 Tage ambulant. Die längste Behandlungsdauer hatte Fall 74 mit insgesamt 256 Tagen wegen seiner Ischiadikuslähmung.

4 HVB der Gruppe 8 hatten eine durchschnittliche Behandlungsdauer von 459 Tagen, davon 91,75 stationär und 367,25 Tage ambulant. Diese Fälle hatten die längste Behandlungsdauer überhaupt, da sie die schwerste Gruppe darstellen und alle operativ behandelt werden mußten.

Genaue Vergleichszahlen über die Behandlungsdauer von HV und HVB sind in der Literatur nur spärlich. Meist sind die Zahlen auch nicht nach reinen HV und HVB aufgeschlüsselt.

DESHANELIDZE (1924) fand bei insgesamt 36 Fällen von HV als durchschnittliche Dauer des Krankenhausaufenthaltes: bei 30 Fällen ohne Nebenverletzungen 12 Tage (1—25 Tage), bei 6 Fällen mit Nebenverletzungen durchschnittlich 45 Tage. WETTE (1929) gibt bei 20 HV ohne schwerwiegende Nebenverletzung die Dauer der Arbeitsunfähigkeit zwischen 15 und 173 Tagen an, durchschnittlich 81 Tage. Er erklärt diese lange Dauer damit, daß der schwerarbeitende Bergmann körperlich leistungsfähiger sein müsse als andere Arbeiter. Aus der Aufstellung über die Berufe unserer Verletzten in Tabelle 8 geht hervor, daß bei uns 67 (84,8%) der Fälle Handarbeiter, zum Teil Schwerarbeiter gewesen sind. PFAB (1938) gibt bei 26 Fällen von HV und HVB zusammen sehr allgemein die Dauer der Arbeitsunfähigkeit mit 3—8 Wochen an. ROTH (1940) fand bei insgesamt 42 Fällen die Dauer der stationären Behandlung für eine reine HV durchschnittlich mit 18 Tagen für HVB mit 33 Tagen. Allerdings wurden die Fälle mit Nebenverletzungen ausgeschlossen. UNGRICHT (1942) fand bei 10 reinen HV eine Arbeitsunfähigkeit von 22—57 Tagen, durchschnittlich 34,5 Tage. Die Gesamtbehandlungsdauer betrug 41,8 Tage. ARMSTRONG (1948) berichtet über eine Behandlungsdauer bei Fällen der Royal Air Force mit reinen HV von etwa 4 Monaten und zwar 8 Wochen Gipsverband, weitere 4 Wochen Entlastung und weitere 4—6 Wochen in einem „rehabilitation centre".

Tabelle 8. *Berufe.*

A. Manuelle Arbeiter		B. Andere Berufe	
1. Hilfsarbeiter	20	1. Beamte	4
2. Eisenbahner	4	2. Student	2
3. Tischler	3	3. Fabrikdirektor	1
4. Landwirte	3	4. Fluglehrer	1
5. Elektrotechniker	3	5. Erzieherin	1
6. Schlosser	3	6. Felleinkäufer	1
7. Kutscher	3	7. Schüler	1
8. Chauffeur	3	8. Privat	1
9. Fleischhauer	2		
10. Bäcker	2	Summe 12 (15,2%)	
11. Magazineur	1		
12. Gartenarbeiter	1		
13. Schuhmacher	1		
14. Werkstättenarbeiter	1	Manuelle Arbeiter: 67 (84,8%)	
15. Schachtmeister	1	Andere Berufe: 12 (15,2%)	
16. Transportarbeiter	1		
17. Gerüstarbeiter	1	Summe: 79.	
18. Kellner	1		
19. Binder	1		
20. Dreher	1		
21. Metallschleifer	1		
22. Kranführer	1		
23. Fräser	1		
24. Schweißer	1		
25. Kellereiarbeiter	1		
26. Maschinist	1		
27. Kohlenarbeiter	1		
28. Tankwart	1		
29. Werkmann	1		
30. Hausbesorgerin	1		
31. Lehrling	1		
Summe 67 (84,8%)			

Tabelle 9. *Literaturübersicht der Arbeiten über HV und HVB mit Nachuntersuchungen.*

Autor	Reine HV	HVB	Summe	Nachuntersuchungen			Beobachtungszeit
				Reine HV	HVB	Summe	
1. Thompson u. Epstein 1951	89	115	204	35	81	116	3 Monate — 19 Jahre 4 Monate, 38 Fälle über 5 Jahre, Durchschnitt 3 Jahre 9 Monate
2. Armstrong 1948	46	55 davon 3 zentrale	101	19	26	45	1—4 Jahre
3. Trojan u. Perschl 1954	43	36	79	34	31	65	61 über 2 Jahre, 48 über 5 Jahre, 27 über 10 Jahre, Durchschnitt 8 Jahre 8 Monate
4. Buus 1938	52	21 davon 1 zentrale	73 davon 4 veraltete	34	17 davon 1 zentrale	51 davon 3 veraltete	Durchschnitt 12,5 Jahre. Außerdem 33 Fälle aus Versicherungsakten verarbeitet
5. Paus 1951	61	9	70	52	8	60	3—28 Jahre. Durchschnitt 15 Jahre
6. Wette 1929	?	?	57	?	?	34	1,5—10 Jahre
7. Roth 1940	20	22 davon 8 zentrale	42	9	10 davon 4 zentrale	19	18 Fälle 1—17 Jahre, 1 Fall 54 Jahre, 8 Fälle über 10 Jahre
8. Urist 1947—1948	15	27	42	9	19	28	2 Jahre
9. Pfab 1938	18	8	26 davon 4 veraltete	16	8	24 davon 4 veraltete	4—18 Jahre, 9 Fälle über 10 Jahre
10. Scheel 1942	22	0	22	17	0	17	4 Monate — 11,5 Jahre, Durchschnitt 4 Jahre 8 Monate
11. Funsten, Kinser u. Frankel 1938	8	12	20 davon 5 veraltete	8	10	18 davon 5 veraltete	3 Monate bis 6 Jahre, Durchschnitt 3 Jahre
12. Obwegeser 1936	10	0	10	7	0	7	0,5—5,5 Jahre
13. King u. Richards 1941	0	10 davon 3 veraltete	10	0	5 davon 3 veraltete	5	1—5 Jahre

12. Nachuntersuchung.

Die überlebenden *65* von *79* Fällen wurden in den Jahren 1948—1953 zur Nachuntersuchung vorgeladen. Davon sind *52* erschienen. Sie wurden von uns immer nach den gleichen Gesichtspunkten nachuntersucht.

Von *3* auswärts wohnenden Verletzten konnten genaue klinische Befunde und Röntgenbilder 9—16 Jahre nach der Verletzung schriftlich eingeholt werden (Fall 11, 63, 75). Von *einem* Verletzten (Ausländer) konnte 4 Jahre nach dem Unfall nur ein genauer klinischer Befund erhoben werden (Fall 41); das letzte Röntgenbild dieses Falles wurde 8 Monate nach der Verletzung gemacht. Von 6 Verletzten lagen genaue klinische und röntgenologische Befunde aus den Jahren 1941, 1942, 1943 und 1947 in den Krankengeschichten bzw. Unfallakten 1,5—10 Jahre nach der Verletzung vor (Fall 1, 2, 3, 30, 62, 72). Sie konnten nicht persönlich vorgeladen werden, da sie teils verzogen, teils gestorben oder vermißt waren. Von *3* Verletzten lagen klinische und röntgenologische Befunde 6 Wochen, 4 und 9 Monate nach der Verletzung bei der Entlassung aus der Behandlung vor (Fall 45, 47, 19). Sie sind inzwischen gestorben.

Tabelle 10. *Beobachtungszeiten bei unseren 65 überlebenden HV und HVB*
Durchschnitt 8 Jahre 8 Monate.

Art der Verletzung		Zahl der Jahre							Summe
		Über 20	15—20	10—15	5—10	2—5	1—2	unter 1	
Reine HV Gruppe A		2	3	11	10	6	1	1	34
HVB Gruppe B	Gr. 2	0	0	2	1	1	0	2	6
Pfannenbrüche	Gr. 3	0	0	3	4	2	0	0	9
	Gr. 4	0	1	1	4	2	0	0	8
	Gr. 5	0	0	0	0	1	0	0	1
HVB Gruppe C	Gr. 6	0	0	1	1	1	0	0	3
Kopf- und	Gr. 7	0	0	0	0	0	0	0	0
Schenkelhalsbrüche	Gr. 8	0	2	1	1	0	0	0	4
	Gr. 9	0	0	0	0	0	0	0	0
Summe		2	6	19	21	13	1	3	65
%		3,1%	9,2%	29,2%	32,3%	20,0%	1,6%	4,6%	100%

Von den 14 Verstorbenen sind 10 innerhalb weniger Stunden an ihren Nebenverletzungen und 4 am 37. bis 167. Tag gestorben. Von diesen 4 sind 3 infolge anderer Verletzungen oder Erkrankungen gestorben. Von seiten der Hüftgelenke hatten diese 3 Fälle keinerlei Beschwerden mehr; sie wurden aber in dem Material der nachuntersuchten Fälle nicht verwertet. Der 4. starb an einem Hüftgelenksempyem nach Arthrotomie zwecks Entfernung eines interponierten Pfannenbruchstückes (Fall 69—1940). Die Dauer der Beobachtungszeit bei allen Gruppen ist in Tabelle 10 ersichtlich.

Es wurden demnach von 34 reinen HV Gruppe A insgesamt 32 länger als 2 Jahre und 26 länger als 5 Jahre, von 24 HVB Gruppe B 22 länger als 2 Jahre und 16 länger als 5 Jahre, von 7 HVB Gruppe C alle länger als 2 Jahre und 6 länger als 5 Jahre beobachtet. Insgesamt wurden von 65 Fällen nur 4 (6,2%) weniger als 2 Jahre beobachtet, davon 3 (4,6%) weniger als 1 Jahr und 1 (1,6%) 1,5 Jahre. 61 (93,9%) wurden länger als 2 Jahre, 48 (73,9%) länger als 5 Jahre, 27 (41,5%) länger als 10 Jahre, 8 (12,3%) länger als 15 Jahre und 2 (3,1%) länger als 20 Jahre beobachtet. Die durchschnittliche Beobachtungszeit unserer 65 Fälle beträgt 8 Jahre 8 Monate. Bei den 61 über 2 Jahre beobachteten Fällen beträgt sie 9 Jahre 3 Monate.

Vergleichsweise umfaßt die Arbeit von THOMPSON u. EPSTEIN 116 nachuntersuchte Fälle, von denen aber nur 38 (32,8%) länger als 5 Jahre beobachtet wurden. Die durchschnittliche Beobachtungszeit beträgt 3 Jahre 9 Monate. Die genaue Zahl der Fälle, die länger als 10 Jahre beobachtet wurden, ist nicht angegeben. PAUS hat über 60 Fälle mit einer Beobachtungszeit von 3—28 Jahren berichtet, im Durchschnitt 15 Jahre. Die genaue Zahl der Fälle, die länger als 5 und 10 Jahre beobachtet wurden, ist nicht angegeben. BUUS hat 51 Fälle mit 52 HV und HVB (eine doppelseitige obturatoria) nachuntersucht. 4 hatten eine Beobachtungszeit von 1—2 Jahren, 7 von 2—5 Jahren, 10 von 5—10 Jahren, 20 von 10—20 Jahren, 8 (9 Hüftgelenke) von 20—30 Jahren und 2 von mehr als 30 Jahren. Es wurden insgesamt 47 länger als 2 Jahre, 40 länger als 5 Jahre, 30 länger als 10 Jahre, und 10 länger als 20 Jahre beobachtet. Die durchschnittliche Beobachtungszeit beträgt 12,5 Jahre.

Vorgang bei der Nachuntersuchung. Bei den von uns persönlich nachuntersuchten Fällen wurden die Befunde nach dem folgenden Schema niedergelegt: Alter, früherer und derzeitiger Beruf, eventueller Berufswechsel, Entstehungsursache, Nebenverletzungen oder Erkrankungen, wenn sie auf die zu untersuchende Verletzung bezüglich Behandlung, Heilungsdauer oder einer weiteren Verschlimmerung einen Einfluß hatten, Art der Behandlung, Dauer der stationären und ambulanten Behandlung.

Subjektive Beschwerden: Prüfung der Fußpulse und der Reflexe. Form und Farbe der verletzten Extremität, Gangqualität und Gangleistung, Prüfung des Trendelenburgschen Phänomens und der maximal möglichen Abduktion im Stehen, Prüfung der Rotation im Stehen, Prüfung der aktiven Beweglichkeit sämtlicher Gelenke beider Extremitäten, beginnend mit den Zehen bis zur Hüfte, Prüfung einer eventuell vorhandenen Beugekontraktur der verletzten Hüfte mit dem Thomasschen Handgriff oder einer eventuell vorhandenen Ad- oder Abduktionskontraktur, Messung der Beinlänge, eventuell reelle oder scheinbare Verkürzung, Messung des Umfanges beider Oberschenkel und Waden. Prüfung der Sensibilität.

Anfertigung eines Röntgenbildes in Form einer Beckenübersichtsaufnahme. Im Falle des Vorhandenseins von krankhaften Veränderungen Anfertigung eines Seitenbildes beider Hüftgelenke, eventuell in Steinschnittlage. Bei manchen Fällen der HVB Gruppe 3 und 4 wurde außerdem eine Drehaufnahme bei 45° Neigung des Beckens zwecks Darstellung der hinteren Pfannenbegrenzung angefertigt.

Abschließend wurde noch festgestellt, ob es sich um einen entschädigungspflichtigen Betriebsunfall gehandelt hat und ob der Verletzte nach dem Unfall eine vorübergehende oder Dauerrente bezogen hat oder noch bezieht.

Bei den Nachuntersuchungen im Jahre 1941, 1942, 1943 und 1947 war in der gleichen Art vorgegangen worden.

13. Folgen der HV und HVB.

a) Frühfolgen.

α) **Todesfälle.** Von unseren 79 Fällen sind 14 (17,7%) gestorben. Davon starben 10 (12,7%) sofort oder wenige Stunden nach der Einlieferung infolge schwerster Nebenverletzungen: Fall 15 (1944), 20 (1945), 28 (1939), 34 (1944), 35 (1929), 39 (1935), 42 (1944), 54 (1942), 70 (1946), 79 (1940). Bei ihnen konnte trotz sofort einsetzender Schockbehandlung der tödliche Ausgang nicht verhindert werden. In 6 Fällen (15, 35, 39, 42, 54, 70) wurde wegen der Schwere des Allgemeinzustandes von der Reposition Abstand genommen. 3mal wurde noch reponiert (20, 28, 34). 1mal (Fall 79) wurde bei einer schweren offenen Zerreißung der Hüfte und zahlreichen schwersten Nebenverletzungen das Bein im Hüftgelenk enucleirt.

4 Verletzte (5%) starben 37—167 Tage nach dem Unfall:

1. Fall 14 am 167. Tag an einer jauchigen Cysto-Pyelitis als Folge einer gleichzeitigen Luxationsfraktur von Th XII—L I mit Querschnittslähmung (1943).

2. Fall 38 am 82. Tag an einem metapneumonischen Empyem. Er hatte trotz seiner 64 Jahre neben einer vorderen unteren HV einen schweren offenen Schienbeinkopfbruch derselben Seite und einen Bruch des 4. Lendenwirbels gut überstanden. Er war am 35. Tag aufgestanden und hatte alle Wirbelübungen mitgemacht. Von seiten der Hüfte hatte er keine Beschwerden mehr. Am 62. Tag erkrankte er plötzlich an einer Lungenentzündung und erlag am 82. Tag einem metapneumonischen Empyem (1934).

3. Fall 49 am 37. Tag an einem Anfall von Asthma cardiale. Er ist wegen eines gleichzeitigen offenen Unterschenkelbruches der anderen Seite noch nicht außer Bett gewesen. Er bewegte das eingerenkte Hüftgelenk frei und hatte keine Beschwerden (1944).

4. Fall 69 am 104. Tag an einer Sepsis bei Hüftgelenks-Empyem. Das Empyem war die Folge einer blutigen Reposition des HVB wegen Zwischenlagerung von knöchernen Pfannenteilen in den Gelenkspalt (1940).

PICH stellt in seiner Arbeit fest, daß es keine Statistik über Todesfälle bei HV und HVB gibt. Er führt nur 4 Autoren (PRADERWAND, STRUPPLER, OBWEGESER, WETTE) und sich selbst an, die über teils Früh- teils Spättodesfälle nach diesen Verletzungen berichten. Außerdem teilen Früh- und Spättodesfälle mit: KNEER 2 Frühfälle und 1 Spätfall bei 31 Verletzten, ARMSTRONG 2 Fälle (1 Früh- und 1 Spätfall) bei 43 HVB, und THOMPSON u. EPSTEIN 5 Frühfälle bei 204 HV und HVB.

Einen besonders interessanten Fall berichtet GOERINGER: 37jähriger Soldat, vordere obere HV re., außerdem offener Trümmerbruch der distalen Oberschenkelhälfte und offener Trümmerbruch der proximalen Schienbeinhälfte li. Die Oberschenkelgefäße waren durch den Oberschenkelkopf komprimiert und nicht durchgängig. Als sich der Verletzte nach einer entsprechenden Schockbehandlung 5 Std später erholt hatte, wurde die HV eingerichtet. Sie wurde zuerst in eine hintere Verrenkung überführt und dann eingerenkt. Dabei kam es plötzlich zu einer Zunahme der Atemfrequenz, zunehmender Cyanose und Atemstillstand: 3 min später trat der Tod ein. Die Obduktion ergab eine Pulmonal-Embolie als Todesursache. Der Thrombus stammte aus der komprimierten Oberschenkelvene und hatte sich dort offenbar während der ersten 5 Std gebildet.

β) **Amputationen und Enucleationen** (2,5%).

1. Fall 55 hatte einen hinteren oberen HVB (Gruppe 3) mit Abscherung eines Teiles des hinteren Pfannenrandes erlitten. Primäre Ischiadicuslähmung. Puls am Fußrücken und hinter dem inneren Knöchel primär nicht tastbar. Beim Umlagern auf den Operationstisch sprang die Hüfte von selbst ein. Die Ischiadicuslähmung war auch unmittelbar nach der Reposition unverändert, begann sich aber 3 Tage später zurückzubilden. Die Fußpulse waren auch nach der Reposition nicht tastbar. Da aber der Puls in der Kniekehle noch tastbar war, bestand offenbar ein Arterienverschluß (Embolie?) knapp distal der Kniekehle. Wegen des schweren Schockzustandes konnte primär bei dem 56jährigen Verletzten ein Eingriff an der Arterie nicht durchgeführt werden. Es wurde versucht, mit gefäßerweiternden Mitteln intra-arteriell die Durchblutung des Beines zu verbessern. Trotzdem begannen die Zehen am 3. Tag nekrotisch zu werden, die Gangraen griff schließlich auf den Unterschenkel über, so daß das Bein am 11. Tag oberhalb des Kniegelenkes abgesetzt werden mußte (1944).

Bei der Nachuntersuchung, 8 Jahre später, war die verletzte Hüfte klinisch normal. Im Röntgenbild sah man lediglich eine etwas stärkere Callusbildung in der Umgebung des abgebrochenen Pfannenrandstückes, aber keine Arthrose, keine Zeichen einer Kopfnekrose.

2. Fall 79 hatte eine schwere offene Zerreißung der re. Hüfte mit Luxation des Oberschenkelkopfes nach vorne oben, Zertrümmerung der re. Darmbeinschaufel, außerdem einen offenen Bruch des re. Oberschenkelschaftes, eine traumatische Amputation des li. Unterschenkels und einen geschlossenen Oberschenkelschaftbruch li. erlitten. Das re. Bein mußte in der Hüfte enucleiert und das li. in der Bruchstelle des Oberschenkels abgesetzt werden. Er starb 6 Std nach der Einlieferung (1940).

γ) **Gefäßstörungen.** Diese haben wir als direkte Verrenkungsfolgen nur bei einer vorderen oberen Verrenkung gesehen: Fall 34 zeigte eine Durchblutungsstörung und Gefühlsstörung des verletzten Beines mit fehlenden Fußpulsen infolge direkter Kompression der Oberschenkelgefäße und des Nervus femoralis durch den Hüftkopf. Nach erfolgter Einrichtung ging die Durchblutungs- und Sensibilitätsstörung sofort zurück, die Pulse am Fuß waren wieder tastbar (1944). Hierher gehört auch der eben zitierte Fall von GOERINGER mit direkter Kompression der Oberschenkelgefäße durch den Hüftkopf. Den bei den Amputationen erwähnten Fall 55 kann man nicht als direkte Verrenkungsfolge auffassen, da der Gefäßverschluß distal des Kniegelenks lag.

δ) **Nervenstörungen.** Lähmungen nach HV und HVB sind relativ selten, sie kommen fast ausschließlich bei hinteren Verrenkungen als Ischiadicus- oder Peronaeuslähmungen vor. Sie sind häufiger bei HVB als bei HV. Während der Verrenkung kann der an der Medial-Hinterseite des Gelenkes verlaufende Nerv durch den Oberschenkelkopf gedehnt oder gezerrt werden. Es kann aber auch ein stark verschobenes Pfannen- oder Kopfbruchstück den schädigenden Druck auf den Nerv ausüben (Operationsbefunde von PLATT, PACHNER, ARMSTRONG).

Bei insgesamt 79 Fällen sahen wir 7 Fälle mit Nervenstörungen (8,9%). 6 waren im Ausbreitungsgebiet des N. ischiadicus (7,6%), 1 am N. femoralis (1,3%). Von den 6 Fällen waren 4 Ischiadicus- und 2 Peronäuslähmungen. Von den 6 Fällen waren 4 schwere Lähmungen (5,1%) und zwar 2 Ischiadicus- und 2 Peronäuslähmungen. 3 Fälle behielten eine Dauerlähmung (3,8%), und zwar 1 Ischiadicus-, 2 Peronäuslähmungen.

Bei unseren 33 reinen hinteren HV (24 obere und 9 untere), sowie bei den 9 vorderen unteren HV haben wir nie Nervenstörungen gesehen. Bei der 1 reinen vorderen oberen sahen wir Paraesthesien im Ausbreitungsgebiet des N. femoralis durch Druck des Oberschenkelkopfes auf den Nerven, die nach der Reposition sofort zurückgingen (Fall 34, 1944). Von den 36 HVB waren 33 hintere und 3 vordere (Fall 72, 76, 79). Bei den 33 hinteren HVB sahen wir 6mal Nervenstörungen (18,2%); auf alle 36 Fälle bezogen sind das 16,7%. Von den 3 vorderen HVB war ein vorderer unterer (Fall 72) und 2 vordere obere (Fall 76, 79). Bei diesen 3 Fällen sahen wir nie Nervenstörungen. Bei insgesamt 66 hinteren HV und HVB beträgt der Prozentsatz 9,1%. In keinem Fall wurde wegen der Lähmung ein operativer Eingriff vorgenommen. Und nun die Aufzählung der 6 Fälle:

Ischiadicuslähmungen. 1. Fall 47 HVB Gruppe 2. Vor der Einrichtung bestand ein motorischer Ausfall der Zehen- und Sprunggelenksbeweglichkeit, das Hautgefühl war im Bereiche des Fußes und des Unterschenkels bis handbreit distal der Kniekehle mit Ausnahme der Innenseite der Wade stellenweise völlig erloschen, stellenweise stark herabgesetzt. Nach sofort durchgeführter Reposition kehrte das Hautgefühl und die Beweglichkeit der gelähmten Gelenke gleich zurück (1944).

2. Fall 71 HVB Gruppe 5. Hinterer HVB mit Bruch des Pfannenbodens und gleichzeitig offener Unterschenkelbruch derselben Seite. Bei der Einlieferung waren die Zehen aktiv nicht beweglich, das Hautgefühl in der distalen Unterschenkelhälfte und im Fuß herabgesetzt. Sofortige Einrichtung des HVB in typischer Weise, Einrichtung des Unterschenkelbruches, Extension 10 Wochen. Am nächsten Tag waren die Zehen wieder aktiv frei beweglich, das Hautgefühl in den Zehen war nach ca. 5 Wochen wieder normal (1949).

Diese beiden ersten Fälle hatten nur leichte Paresen im Bereiche des N. ischiadicus, die sich bald nach der Reposition zurückbildeten. Schwerere Störungen des Ischiadicus hatten die beiden nächsten Fälle:

3. Fall 55, HVB Gruppe 3. Bei der Einlieferung Ischiadicuslähmung mit motorischem Ausfall der Zehen und Sprunggelenke und Sensibilitätsausfall am Fußrücken und an der Streckseite des distalen Unterschenkeldrittels. Unmittelbar nach dem ersten Tag durchgeführten Reposition war die Lähmung unverändert. Nach 3 Tagen begann sie sich spontan zurückzubilden. Am 11. Tag mußte das Bein proximal des Kniegelenkes wegen fortschreitender Gangraen infolge eines Gefäßverschlusses amputiert werden (1944).

4. Fall 74, HVB Gruppe 6. Abscherung des medialen caudalen ventralen Kopfdrittels bei hinterem oberem HVB und Ischiadicuslähmung. Zunächst nur Streckverband, am 4. Tag Reposition, die sehr schwierig war und erst nach 10 min gelang. Es kam dabei zu einer neuerlichen Verschiebung des Kopfbruchstückes, welches nach der Reposition an die Caudalseite des Schenkelhalses zu liegen kam. Die Lähmung war 5 Monate später unverändert und 6 Jahre nach dem Unfall hatte sie sich nur ganz wenig gebessert (1942). Es kam zu einer Kopfnekrose.

Peronaeuslähmungen. 5. Fall 62, HVB Gruppe 4. Schwere Zertrümmerung der linken Hüftpfanne mit Ausbruch von 2 großen Keilen aus dem Pfannendach. Bruch des Pfannenbodens, Luxation des Kopfes nach hinten und kranial. Einlieferung am 9. Tag nach dem Unfall mit kompletter Peronaeuslähmung. Einrichtung der Verrenkung im Streckverband und Extension für 10 Wochen. Es kam zur Kopfnekrose. 9 Monate später beim Abschluß der Behandlung war die Lähmung unverändert. Bei der letzten Nachuntersuchung 5¾ Jahre nach dem Unfall hatte sich die Lähmung kaum gebessert (1941).

6. Fall 65 HVB Gruppe 4. Ausbruch eines großen Keiles aus dem Pfannendach bei hinterem oberem HVB, Einlieferung am Tag des Unfalles mit Peronaeuslähmung. Repositionsversuch am 1. Tag erfolglos, am 4. Tag Reposition. Streckverband für 8 Wochen. Auftreten einer Kopfnekrose. Beim Abschluß der Behandlung 14½ Monate nach der Verletzung und bei der letzten Nachuntersuchung 7 Jahre nach dem Unfall war die Lähmung unverändert (1944).

Die Krankengeschichten dieser 6 Fälle beweisen wieder die Notwendigkeit der sofortigen Reposition bei Vorliegen von Lähmungen: Die Fälle 1—3 wurden sofort reponiert; die Lähmungen bildeten sich entweder sofort zurück oder sie begannen sich vom 3. Tag an zurückzubilden. Die Fälle 4—6 wurden erst nach 4—9 Tagen reponiert; die Lähmungen waren nach 5¾ bis 7 Jahren gar nicht oder nur kaum gebessert. Abgesehen davon hatten die Fälle 4—6 durchwegs schwerere Knochenverletzungen als die Fälle 1—3, woraus man schließen kann, daß die Prognose der Lähmungen mit zunehmender Schwere der Knochenverletzungen schlechter ist. Vielleicht wäre durch eine operative Revision mit Verschraubung oder Entfernung der abgebrochenen Knochenstücke bei den Fällen 65 und 74 die Prognose der Lähmung besser gewesen, wenn man den Nerv frühzeitig, womöglich am 1. Tag, von dem schädigenden Druck der Bruchstücke befreit hätte.

Entsprechend der Seltenheit der Nervenverletzungen bei HV und HVB sind auch die Mitteilungen in der *Literatur* recht spärlich. Eine kurze Zusammenstellung der mitgeteilten Fälle findet sich in Tabelle 11.

Tabelle 11. *Ischiadicus- und Peronaeuslähmungen bei HV und HVB.*

Autor	Reine HV				HVB				Summe
	Zahl der Fälle	Isch.	Per.	Summe	Zahl der Fälle	Isch.	Per.	Summe	
1. THOMPSON u. EPSTEIN 1951	71 hintere	1	6	7 9,9%	115	2	17	19 16,5%	186 hintre 18 vordere 204:26 = 12,7% 186:26 = 14%
2. CAUCHOIX u. TRUCHET 1951	—	—	—	—	175 Pfanne 27 Kopf	1	3	21 12% 4 14,8%	202:25 = 12,4%
3. ARMSTRONG 1948	46	1	0	1 2,2%	55	1	5	6 10,9%	101:7 = 6,9%
4. TROJAN u. PERSCHL 1954	43	0	0	0	36	4	2	6 16,7%	79:6 = 7,6%
5. URIST 1947, 1948	15	0	0	0	27	0	4	4 14,8%	42:4 = 9,5%
6. PFAB 1938	18	3	0	3 16,7%	8	0	0	0	26:3 = 11,5%
7. HIRSCH 1899	14	1	0	1 7,1%	—	—	—	—	14:1 = 7,1%
8. DROSSART 1938	2	2?	0	2?	2	2?	0	2?	4:2
9. GIULIANI 1933	3	0	0	0	1	1	0	1	4:1
10. ISENSCHMID u. RIEBEN 1941	—	4	0	4	—	1	0	1	5
11. PLATT 1932	—	1	0	1	—	1	0	1	2
12. PACHNER 1937	—	0	1	1	—	2	0	2	2
13. BONN 1924	—	0	1	1	—	—	—	—	1
14. WESTERBORN 1928	—	—	—	—	—	1	0	1	1
15. WEIL 1931	—	1	0	1	—	—	1	—	1
16. CLAVELIN 1936	—	—	—	—	—	0	1	1	1

Anmerkung: Aus den Arbeiten 1—9 ist die Häufigkeit der Ischiadicus- und Peronaeuslähmungen an Hand von größeren Zahlen bei HV und HVB ersichtlich. In den Arbeiten 10 bis 16 sind nur Einzelfälle von Lähmungen mitgeteilt.

CAUCHOIX fand bei einer Zusammenstellung von 175 Literaturfällen von HVB mit Bruch der Pfanne 21 (12%) Nervenstörungen, bei 27 Kopfbrüchen 4 (14,8%) und zwar 1 Ischiadicus- und 3 Peronäuslähmungen.

ARMSTRONG sah bei 101 HV und HVB 7 Nervenverletzungen (6,9%), davon 2 Ischiadicus- und 5 Peronaeuslähmungen. Bei 46 reinen HV war 1 Ischiadicuslähmung (2,2%), bei 55 HVB 1 Ischiadicus- und 5 Peronaeuslähmungen (insgesamt 10,9%).

Nur in 1 Fall bildete sich die Lähmung vollkommen zurück. Es war eine Peronaeuslähmung bei einem HVB mit Pfannenbruch, der 5 Tage nach der Verletzung operiert wurde. Man fand ein Pfannenbruchstück, welches einen direkten Druck auf den Nerv ausübte und die Lähmung verursacht hatte. Es wurde reponiert und verschraubt, die Lähmung bildete sich innerhalb von 6 Monaten fast vollständig zurück. Bei 2 weiteren Fällen wurde erst nach 7 Monaten eine Neurolyse vorgenommen; diese erholten sich nur teilweise. 4 Fälle wurden nicht operiert und blieben gelähmt.

URIST sah 4 Peronaeuslähmungen bei 27 HVB mit Bruch der Pfanne (14,8%); es handelte sich immer um schwere Trümmerbrüche der Pfanne, die sich unblutig nicht reponieren ließen. Von diesen 4 Fällen trat die Lähmung einmal erst nach einem mehrstündigen Transport im Krankenwagen auf, in einem anderen Fall erst nach einigen Stunden, in welchen ausstrahlende Schmerzen im ganzen Bein geäußert wurden und nachdem ein unblutiger Repositionsversuch unternommen worden war. In 2 Fällen entstand die Lähmung nach 2 unblutigen Repositionsversuchen. Von diesen 4 Fällen kam es nur einmal zu einer teilweisen Rückbildung der Lähmung. URIST schließt aus diesen 4 schweren Zwischenfällen, daß alle HVB mit Trümmerbrüchen der Pfanne primär blutig reponiert und die unblutige Reposition nicht erst versucht werden sollte.

Zusammenfassend läßt sich aus den eigenen und den Literaturfällen folgendes sagen: Die Nervenverletzung ist um so schwerer und die Prognose um so ungünstiger, je schwerer das Trauma und je schwerer die Knochenverletzung ist. In unseren 3 ersten Fällen ging die Lähmung sofort, bzw. nach 3 Tagen zurück. Diese 3 Fälle wurden alle am ersten Tag reponiert. In den übrigen 3 Fällen erfolgte nur eine geringe oder gar keine Rückbildung der Lähmung. Sie wurden alle erst am 4.—9. Tag eingerichtet. Wahrscheinlich wäre die Prognose bei einer sofortigen Reposition besser gewesen.

Zur Frage eines operativen Eingriffes im Falle des Bestehens oder Auftretens einer Lähmung bei HVB mit Abbruch von Pfannen- oder Kopfteilen nehmen wir folgenden Standpunkt ein:

THOMPSON u. EPSTEIN haben zwar berichtet, daß sich von 14 Peronäuslähmungen bei HV und HVB 11 spontan und 3 nach Operationen zurückbildeten. Bei 6 HVB mit Peronaeuslähmungen, die operiert wurden, haben sich nur 3 vollständig, 1 nur teilweise und 2 gar nicht zurückgebildet. Es ist allerdings der Zeitpunkt der Operation nicht angegeben. Dem gegenüber hat ARMSTRONG gezeigt, daß von seinen 7 Fällen nur in einem einzigen Fall eine völlige Wiederherstellung eintrat, bei dem eine Frühoperation am 5. Tag ausgeführt wurde. Dabei fand man ein abgesprengtes, großes Pfannenbruchstück, das einen Druck auf den Nerv ausübte. 2 später operierte Fälle erholten sich nur teilweise, 4 nicht operierte Fälle blieben gelähmt. Wir möchten uns deshalb dem Standpunkt von ARMSTRONG anschließen und in solchen Fällen von HVB für eine Frühoperation womöglich am 1. Tag eintreten; das gilt besonders für Fälle, bei denen die Lähmung erst nach der Reposition auftritt.

Bei den Operationen wurde nie eine Durchtrennung des N. ischiadicus beobachtet, die Lähmung kam offenbar nur infolge einer Dehnung oder Zerrung des Nerven zustande. Merkwürdig ist die Tatsache, daß in der überwiegenden Zahl der Fälle die Lähmung nur im Bereiche des N. peronaeus und nicht im Bereiche des ganzen Ischiadicusstammes beobachtet wurde.

b) Spätfolgen.

α) **Myositis ossificans.** Bei unseren 65 überlebenden Fällen sahen wir 6mal (9,2%) Verknöcherungen im Sinne einer Myositis ossificans. Davon war 1 Fall (75) (1,5%) mit einer ausgedehnten Myositis und knöchernen Ankylose des Gelenkes. 5 Fälle (7,7%) hatten leichtere Kapsel-, Bänder- und Muskelverknöcherungen.

Tabelle 12. *6 eigene Fälle von Myositis ossificans bei 65 überlebenden HV und HVB (9,2%).*

Art der Verletzung	Schwere der Myositis		Zeitpunkt der Reposition	Summe	Gesamtzahl der Fälle
	mittelschwer	schwer mit Ankylose			
Reine HV Gruppe A	2 Fall 19	0	unblutig 18. Tag	2	34
	Fall 36		unblutig 4. Tag		
HVB Gruppe B Pfannenbrüche	0	0	—	0	24
HVB Gruppe C Kopf- und Schenkelhalsbrüche	Fall 73	1 Fall 75	unblutig 2. Tag blutige Repos. 13. Tag	4	7
	3				
	Fall 77		Kopfexstirpation 35. Tag		
	Fall 78		Kopfexstirpation 1. Tag		
Summe	5	1		6	65

Von Fall 41 (Ausländer) konnte 4 Jahre nach dem Unfall nur ein klinischer Befund ohne Röntgenbild eingeholt werden. Die freie Beweglichkeit des Hüftgelenkes läßt den Schluß zu, daß schwerere röntgenologische Veränderungen höchstwahrscheinlich nicht vorhanden sind. Das letzte Röntgenbild wurde 8 Monate nach dem Unfall gemacht und zeigt einen normalen Befund. Die Fälle 30, 45 und 47, die weniger als 2 Jahre beobachtet wurden, haben Röntgenbilder, die 1,5 Jahre, 6 Wochen und 4 Monate nach der Verletzung angefertigt wurden und keine Verknöcherungen zeigen. Da sich die Myositis ossificans schon frühzeitig zu entwickeln pflegt — bei Fall 19 sahen wir schon 18 Tage nach dem Unfall beginnende Verknöcherungen —, können die Fälle 30, 41, 45 und 47 bei der Statistik über die Myositis ossificans mitgezählt werden.

10 Fälle (15,4%) hatten bedeutungslose, minimale Verkalkungen in den Kapselansätzen oder in der Umgebung eines ausgebrochenen Knochensplitters, die klinisch keine Störungen verursachten und wegen ihrer geringfügigen Ausdehnung nicht zum Krankheitsbild der Myositis ossificans gezählt wurden.

Bei 34 überlebenden reinen HV sahen wir 2mal (5,9%) Myositis 9 Monate und 22 Jahre nach dem Unfall. Beide Fälle waren nicht am 1. Tag, sondern erst am 4. und 18. Tag eingerichtet worden. Die Kalkeinlagerungen fanden sich immer an der Stelle, wo der verrenkte Kopf in den Weichteilen gelegen und einen schädigenden Druck auf das umliegende Gewebe ausgeübt hatte. Die übrigen 3 Fälle der reinen HV, die erst verspätet am 2. Tag eingerichtet worden sind (Fall 3, 6, 23), zeigten 9, 12 und 3 Jahre später keine Verknöcherungen. Fall 23 bekam eine Ernährungsstörung des Kopfes ohne Einbruch. Fall 6 zeigte eine kleine Cyste im lateral-kranialen Kopfteil, die möglicherweise als lokale Durchblutungsstörung aufzufassen ist. Fall 3 war völlig normal. 4 Fälle, die am ersten Tag eingerichtet wurden (7, 16, 17, 43), hatten bedeutungslose minimale Kapselverkalkungen ohne nennenswerte klinische Ausfälle.

Von den 24 überlebenden Fällen der Gruppe B (HVB mit Pfannenbrüchen) bekam kein einziger eine Myositis ossificans. Nur bei 6 Fällen der Gruppe 2 und 3 traten wieder minimale Kapselverknöcherungen ohne klinische Ausfälle auf (44, 45, 48, 51, 56, 60). 6 Fälle wurden nicht am ersten Tag reponiert und bekamen keine Verknöcherungen. Bei 4 davon trat eine Kopfnekrose auf (61, 62, 65, 67), bei 2 nicht (59, 69).

Von den 7 überlebenden Fällen der Gruppe C (HVB mit Bruch des Kopfes oder Schenkelhalses) bekamen 4 (57,1%) eine Myositis ossificans. Davon war nur 1 schwerer Fall mit knöcherner Ankylose, die übrigen 3 hatten nur leichtere Verknöcherungen. 1 Fall (73) wurde erst am 2. Tag eingerichtet, 1 Fall (75) wurde erst am 13. Tag blutig reponiert, bei einem Fall wurde erst am 35. Tag (77) und bei einem am ersten Tag (78) eine Exstirpation des Kopfes bei gleichzeitigem Schenkelhalsbruch ausgeführt. Ein Fall wurde erst am 4. Tag eingerichtet und bekam keine Myositis (74); er bekam eine Kopfnekrose.

Heute würden wir in den beiden letzten Fällen 77 und 78 eine primäre Hüftplastik mit einem Plexiglaskopf ausführen.

Die Myositis ossificans traumatica ist vor etwa 200 Jahren zum erstenmal beschrieben worden. Seither sind die verschiedensten Theorien aufgestellt worden, die das Auftreten dieser Erkrankung erklären sollen. BÖHLER hat 1935 in seiner Arbeit über ,,Die Ursachen der Myositis ossificans traumatica nach Ellbogenverrenkungen" an Hand von 65 Fällen nachgewiesen, daß ,,die Myositis ossificans traumatica nicht eine Unfallfolge, sondern eine Behandlungsfolge ist, und zwar die Folge von früh einsetzenden passiven Bewegungen und Massage".

MAGNUS und WETTE haben die Ansicht vertreten, daß das Luxationstrauma allein durch seine ausgedehnten Gefäß- und Muskelzerreißungen schon die Disposition für die Entstehung einer Myositis ossificans schaffe. Nach der Ansicht von BÖHLER kommt es aber trotz dieser angeblichen Disposition nur unter besonderen Umständen zu einer Myositis und zwar 1. wenn verspätet reponiert wird, d. h. nach Ablauf von 24 Std, 2. wenn nicht schonend und unzweckmäßig reponiert wird, z. B. durch Überstreckung bei der Ellbogenluxation, wobei noch weitere Muskelzerreißungen gesetzt werden, 3. wenn unzweckmäßig mit Massage und passiven Bewegungen nachbehandelt wird.

Die Richtigkeit dieser Behauptungen beweisen unsere Fälle: Von den 47 nachuntersuchten HV und HVB (Tabelle 6), die innerhalb der ersten 24 Std schonend reponiert wurden, hat nicht ein einziger eine Myositis ossificans bekommen. Die 4 Fälle mit stärkeren Verknöcherungen wurden alle verspätet eingerichtet und zwar am 2.—18. Tag. Die Verknöcherungen entstanden vorwiegend dort, wo der Kopf in der Muskulatur gelegen und seinen schädigenden Druck auf die Umgebung ausgeübt hatte (BÖHLER). Die restlichen 2 Fälle mit Verknöcherungen (77 und 78) wurden nicht reponiert. Bei ihnen wurde einmal am 35. Tag und einmal am 1. Tag der Kopf exstirpiert. Bei den übrigen 10 Fällen sind die Verknöcherungen so minimal und klinisch völlig bedeutungslos, daß man sie nicht zum Krankheitsbild der Myositis einreihen kann. Andererseits muß man feststellen, daß nicht jede HV oder HVB, die verspätet eingerichtet wird, eine Myositis bekommen muß. Es wurden außerdem noch 10 weitere überlebende Fälle verspätet eingerichtet und zwar am 2.—30. Tag, die keine Myositis bekamen.

In der Literatur finden sich ebenfalls zahlreiche Fälle von Myositis, die durch verspätete und unzweckmäßige Reposition entstanden sind: THOMPSON u. EPSTEIN sahen unter 116 nachuntersuchten Fällen nur 2mal eine schwere Myositis (1,7%). Einer davon wurde erst am 12. Tag eingeliefert. An den 3 aufeinanderfolgenden Tagen wurden 3 Repositionsversuche unternommen. Die Krankengeschichte des 2. Falles ist nicht wiedergegeben. PLATT sah eine Myositis bei einer Iliaca, die erst nach 3 Wochen unter großen Schwierigkeiten eingerichtet wurde: 2 Repositionsversuche waren vergeblich, erst der 3. war erfolgreich. BUNNE richtete eine 4 Monate alte Obturatoria unter großen Schwierigkeiten ein und sah im Anschluß daran eine Myositis und eine Kopfnekrose. Besonders schädlich ist es auf Grund dieser Mitteilungen, wenn mehrere gewaltsame Repositionsversuche an mehreren aufeinanderfolgenden Tagen unternommen werden. Durch diese Maßnahmen wird die schon verletzte Muskulatur immer wieder neuerlich geschädigt, es kommt zu neuen Einrissen und Blutungen, die später ausgedehnte Verknöcherungen nach sich ziehen.

Außer diesen verspäteten unblutigen Repositionsversuchen können auch verspätete blutige Repositionen zu einer ausgedehnten Myositis führen. Unser Fall 75 bekam nach einer blutigen Reposition am 13. Tag die schwerste Myositis aller unserer Fälle, die mit einer knöchernen Ankylose endete. Fall 77 bekam ebenfalls eine Myositis, da der Kopf erst am 35. Tag exstirpiert wurde. Im Gegensatz dazu bekam der Fall 78 auch eine Myositis, obwohl der Kopf schon am ersten Tag exstirpiert wurde. Außerdem hatten wir inzwischen noch Gelegenheit, einen auswärts behandelten ähnlichen Fall zu sehen: Bei einem HVB mit Bruch des Kopfes wurde ebenfalls in der 2. Woche eine Hüftplastik mit einem Plexiglaskopf ausgeführt. Auch dieser bekam eine schwere Myositis.

Es scheint allerdings auch bei diesen Fällen individuelle Verschiedenheiten und eine entsprechende Disposition eine Rolle zu spielen: So bekam unser Fall 59 keine Myositis, obwohl bei ihm am 6. Tag eine blutige Reposition wegen Interposition von Pfannensplittern ausgeführt wurde. Dieser Fall lag allerdings insofern anders: Es wurde bereits am ersten Tag ein Repositionsversuch unternommen, der Kopf konnte sich aber wegen der interponierten Bruchstücke nicht vollständig in die Pfanne einstellen, sondern stand etwas lateral. Er war aber nicht völlig luxiert, sondern nur etwas subluxiert und übte keinen schädlichen Druck mehr auf die umgebenden Muskeln aus. Möglicherweise ist es auch nicht gleichgültig, ob man am 6. oder 13. Tag operiert, ohne daß wir bisher eine Begründung dafür angeben können. Der Fall 69, bei dem am 43. Tag aus der gleichen Indikation eine blutige Reposition vorgenommen wurde, kann hier nicht mitgezählt werden, da er am 104. Tag an einer Sepsis nach Hüftgelenksempyem starb (1940). Soweit aus diesen Fällen Schlüsse gezogen werden können, muß man sagen, daß eine verspätete blutige Reposition oder andere Operationen nach einer HV oder HVB nicht zu empfehlen sind, da es auch nach diesen Operationen zu einer Myositis kommen kann.

Auch für die Schädlichkeit einer unzweckmäßigen Nachbehandlung gibt es in der Literatur genügend Beweise. MAGNUS und WETTE schreiben, daß sie die Zeit der Ruhigstellung nach einer Hüftverrenkung auf höchstens 24 Std beschränken und dann frühzeitig mit Massage und passiven Bewegungen beginnen. In ihrem Material findet sich eine hohe Zahl von Myositisfällen. WETTE berichtet, daß er bei 57 Fällen 15mal (26%) Spätfolgen vom ossifizierenden Typ gesehen hat, davon bei 34 eigenen Fällen 12mal (35%). ROTH (1940) dürfte einer der wenigen sein, die in den letzten Jahren noch für passive Bewegungen und Massage nach HV eingetreten sind. Im allgemeinen macht sich in der Literatur der letzten Jahre eine gegenteilige Tendenz geltend: man läßt die Verletzten lange im Gipsverband liegen oder entlasten, um eine Kopfnekrose zu vermeiden. Von den 6 Myositisfällen, die ROTH in seiner Tabelle anführt, bereiteten 3 bei der Reposition Schwierigkeiten: 1 HVB wurde erst am 2. Tag reponiert, reluxierte nach einer Woche und mußte dann ein zweites Mal eingerichtet werden; der zweite wurde nach einem mißlungenen Versuch ebenfalls erst am 2. Tag reponiert und der dritte nach mehreren Versuchen am 1. Tag. Die übrigen 3 wurden am 1. Tag ohne Schwierigkeiten reponiert: einer davon wurde mit aktiven und passiven Bewegungen und Massage nachbehandelt, die beiden übrigen nur mit aktiven Bewegungen. Zusammenfassend schreibt ROTH, daß von seinen Fällen 4 HVB mit Massage und 3 davon auch mit passiven Bewegungen behandelt worden waren. Alle 4 bekamen eine Arthrose, keiner eine Myositis. Von 6 Fällen, die mit Massage behandelt worden waren, bekamen 2 eine Arthrose, 2 eine Myositis und 2 hatten keine Veränderungen. Von den 7 Fällen mit Myositis wurden nur 2 mit Massage und ein einziger Fall mit Massage und passiven Bewegungen behandelt. Er kommt auf Grund dieser Ergebnisse zu dem Schluß, daß eine schädliche Wirkung der Massage bei seinen Fällen nicht feststellbar sei.

Ein gegenteiliger, geradezu typischer Beweis für die Schädlichkeit von Massage und passiven Bewegungen findet sich bei ARMSTRONG. Unter 101 HV und HVB sah er nur eine einzige schwere Myositis ossificans. Es war dies der einzige Fall, der nach der Reposition nicht ruhiggestellt, sondern frühzeitig mit „massage and mouvements" durch 10 Wochen behandelt wurde. 8 Monate später hatte er eine ausgedehnte Myositis ossificans mit schmerzhafter Bewegungseinschränkung der Hüfte. Aus dieser Erfahrung zieht ARMSTRONG — ebenso wie wir — den Schluß, daß die Myositis ossificans eine vermeidbare Behandlungsfolge ist. Die von ihm vorgeschlagene Ruhigstellung im Gipsverband von 8 Wochen bei reinen HV halten wir allerdings nicht für notwendig.

Zusammenfassung. Für das Entstehen von Kapsel-, Band- und Muskelverknöcherungen nach HV und HVB halten wir 3 Umstände für verantwortlich: 1. Die verspätete Reposition, das ist nach mehr als 24 Std, 2. die unzweckmäßige Reposition, das ist eine nicht schonende Reposition. Besonders schädlich sind wiederholte Repositionsversuche, die in Abständen von mehreren Tagen unternommen werden oder eine verspätete blutige Reposition, 3. unzweckmäßige Nachbehandlung, das ist Anwendung von Massage und passiven Bewegungen. Infolge dieser Maßnahmen wird der natürliche Heilungsvorgang, der eine entsprechende Ruhe benötigt, immer wieder gestört. Es kommt zu neuerlichen Verletzungen der Muskulatur, die zu ausgedehnten Verknöcherungen führen können.

Daraus geht hervor, daß wir die Myositis ossificans traumatica nach HV und HVB für eine ausschließliche Behandlungsfolge halten. Sie kann — ganz allgemein gesprochen — durch jeden stärkeren mechanischen Reiz ausgelöst werden, der das verrenkte Gelenk nach mehr als 24 Std trifft. Man kann sie durch frühzeitige, schonende Reposition und durch Vermeidung von Massage und passiven Bewegungen in der Nachbehandlung verhüten.

Tabelle 13. *8 eigene Fälle von Arthrosen bei 65 überlebenden HV und HVB (12,3%).*

Art der Verletzung		Schwere der Arthrose			Summe	Gesamtzahl der Fälle
		leicht	mittel-schwer	schwer		
Reine HV Gruppe A		0	1	0	1	34
HVB Gruppe B	Gr. 2	0	1	0	1	6
Pfannenbrüche	Gr. 3	1	0	0	1	9
	Gr. 4	1	0	2	3	8
	Gr. 5	0	0	0	0	1
HVB Gruppe C	Gr. 6	0	2	0	2	3
Kopf- und	Gr. 7	0	0	0	0	0
Schenkelhals-	Gr. 8[1]	0	0	0	0	4
brüche	Gr. 9	0	0	0	0	0
	Summe	2	4	2	8	65

[1] Anmerkung: Gruppe 8, bei 3 von 4 Fällen wurde eine Exstirpation des Kopfes ausgeführt; sie scheiden deshalb für die Statistik der Arthrosen aus. Der 4. bekam eine Ankylose infolge einer ausgedehnten Myositis ossificans.

β) **Arthrosen.** Bei 65 überlebenden Fällen sahen wir 8mal (12,3%) posttraumatische Arthrosen. Nicht einberechnet sind hier die 7 Fälle von Kopfnekrosen mit sekundären arthrotischen Veränderungen. Wenn man von den 65 überlebenden Fällen die 4 Fälle, die nur weniger als 2 Jahre beobachtet wurden, und die 3 Fälle von Exstirpation des Kopfes abzieht, bleiben 58 Fälle. Für sie beträgt der Prozentsatz 13,8%.

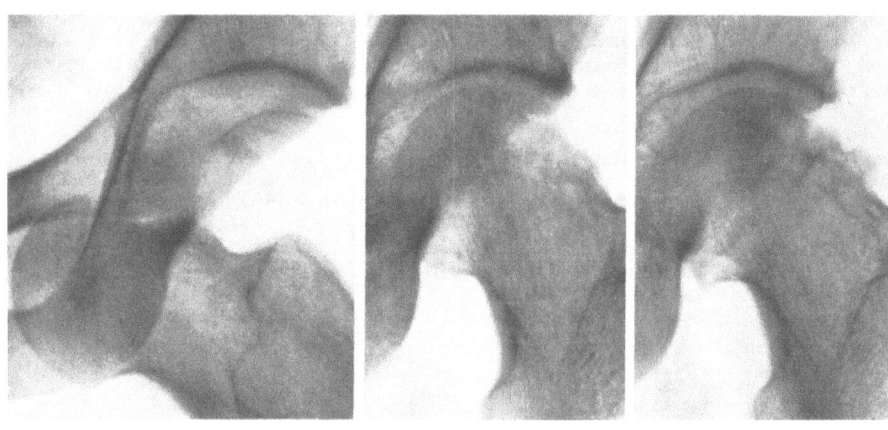

| Abb. 10a. 26. 3. 1939. | Abb. 10b. 24. 4. 1939. | Abb. 10c. 1. 12. 1943. |

Abb. 10 a—c. Fall 72. Unfall 26. 3. 1939; Einlieferung 26. 3. 1939; Reposition: 26. 3. 1939. a 26. 3. 1939; 26jähriger Hilfsarbeiter, vordere untere Verrenkung der linken Hüfte mit Abscherung einer Kopfkalotte (HVB Gruppe 6). Der Defekt im kranialen Kopfteil ist gut sichtbar, die abgescherte Kalotte liegt in der Pfanne. Einlieferung und Reposition am Tag des Unfalles. Aufgestanden am 27. Tag. b 24. 4. 1939: Kontrollbild etwa 1 Monat später. c 1. 12. 1943: 4 Jahre und 8 Monate später: Deutliche Arthrose mit Randwulst am Kopf. Die ersten Veränderungen waren schon 9 Monate nach dem Unfall sichtbar. Nach 2 Jahren war der Randwulst bereits deutlich ausgeprägt und hat sich seither nicht mehr verändert. Gelenkspalt nicht verschmälert. Klinisch: Zeitweise starke, zeitweise geringere Schmerzen. Hüftbewegungen etwa um $^1/_3$ eingeschränkt. Ist seit 1944 in Rußland vermißt.

Bei 34 reinen HV Gruppe A bekam nur 1 Fall eine Arthrose (2,9%, Fall 4). Bei 31 Fällen, die länger als 2 Jahre beobachtet wurden, beträgt der Prozentsatz 3,2%. Fall 24 hatte bereits zur Zeit des Unfalles eine beiderseitige mittelschwere Arthrose, die nach 2,5 Jahren nicht wesentlich schlimmer geworden ist. Fall 29 hatte 12,5 Jahre nach dem Unfall im Alter von

59 Jahren eine ganz leichte beiderseitige Arthrose bei fast normalem klinischem Befund. Diese beiden Fälle wurden nicht zu den posttraumatischen Arthrosen gerechnet.

Bei 24 überlebenden HVB Gruppe B (Pfannenbrüche) sahen wir 5 Fälle mit Arthrosen (20,8%): Bei 22 Fällen, die länger als 2 Jahre beobachtet wurden, betrug der Prozentsatz 22,7%. 2 hatten 3 und 13 Jahre nach dem Unfall ganz leichte arthrotische Veränderungen am Oberschenkelkopf ohne Verschmälerung des Gelenkspaltes und ohne klinische Ausfälle: Fall 53 (1939) und 68 (1949). 1 Fall hatte nach 10¾ Jahren eine mittelschwere Arthrose mit einer mäßigen schmerzhaften Bewegungseinschränkung: Fall 46 (1941). 2 Fälle hatten eine schwere Arthrose: Fall 64 (1943) nach 9 Jahren, bei dem es sekundär zu einer Subluxation des Kopfes gekommen war; Fall 66 (1945) nach 6 Jahren, der nicht reponiert war. Eine Verschmälerung des Gelenkspaltes hatte nur der nicht reponierte Fall 66, die übrigen Fälle nicht.

Von den 7 überlebenden HVB Gruppe C (Kopf- und Schenkelhalsbrüche) wurden alle länger als 2 Jahre beobachtet. Bei 3 Fällen wurde der Kopf exstirpiert. Sie können daher bei der Statistik über Arthrosen nicht mitgezählt werden. Von den restlichen 4 Fällen bekamen 2 HVB Gruppe 6 eine mittelschwere Arthrose ohne Verschmälerung des Gelenkspaltes: Fall 72 (1939, Abb. 10) und Fall 73 (1939).

Auffallend ist der Umstand, daß der Gelenkspalt bei den 8 Fällen nur 2mal verschmälert war (Fall 4 und 66). Dabei nimmt Fall 66 eine Sonderstellung ein, weil bei ihm die Luxation nicht reponiert ist.

Vergleichsweise gibt WETTE bei 34 eigenen und 23 Begutachtungsfällen die Häufigkeit der Gelenksveränderungen vom deformierenden Typ mit 20 (35%) an. Dabei ist aber keine scharfe Trennung zwischen Kopfnekrosen und Arthrosen durchgeführt. PAUS fand in 60 Fällen 12mal (20%) „Hypertrophic Arthritis", wobei in der Hälfte der Fälle die Veränderungen nur geringfügig waren (52 reine HV und 8 HVB mit Bruch des Pfannenrandes). THOMPSON u. EPSTEIN fanden bei 116 HV und HVB 37mal „traumatic arthritis", 31,9% und ARMSTRONG bei 101 Fällen 26%. Diese letzten Zahlen sind aber mit unseren Arthrosen nicht vergleichbar, da zu den Fällen von „traumatic arthritis" auch solche gezählt werden, die nur eine schmerzhafte Bewegungseinschränkung ohne röntgenologische Veränderungen im Sinne einer Arthrose haben.

Röntgenologisch besteht kein wesentlicher Unterschied in dem Aussehen einer genuinen und einer posttraumatischen Arthrose. Es würde zu weit führen, wollte man hier die verschiedenen Theorien aufzählen, die im Laufe der Zeit zur Erklärung der Entstehung der Arthrosen aufgestellt wurden. Wahrscheinlich sind bei der Entstehung der posttraumatischen Arthrosen mehrere Umstände ursächlich beteiligt. Die autoptischen Befunde von WETTE, WITTMOSER u. a. haben ausgedehnte Kapselzerreißungen gezeigt, stellenweise auch Knorpelverletzungen. Bei den HVB hat URIST fallweise sehr ausgiebige Schädigungen des Knorpelüberzuges des Oberschenkelkopfes gefunden.

Die Tatsache, daß die Arthrosen häufiger nach HVB als nach reinen HV auftreten, zeigt, daß die Häufigkeit mit der Schwere der Verletzung zunimmt. Vermutlich sind es vor allem die direkten Schädigungen des Kopfes, die als auslösende Ursache in Frage kommen. Außerdem spielt wahrscheinlich auch die ausgedehnte Kapselzerreißung mit Durchtrennung ernährender Gefäße im Sinne einer Durchblutungsstörung eine wichtige Rolle.

γ) **Kopfnekrosen.** Von allen Spätschäden nach HV und HVB hat die Kopfnekrose (KN) im Laufe der letzten Jahre das größte Interesse beansprucht. In den älteren Arbeiten wird über die Spätschäden überhaupt relativ wenig berichtet. Man findet höchstens Hinweise auf eine nach längerer Zeit eintretende posttraumatische Arthritis („dry arthritis" BIGELOW), doch ist eine genaue Differenzierung in Kopfnekrosen, Arthrosen oder Myositis ossificans nicht möglich.

Die KN wurde vor 36 Jahren zum erstenmal beschrieben. Soweit uns die *Literatur* zugänglich war, hat ELMSLIE als erster 1919 das Auftreten einer „Pseudo-coxalgie" bei einem 4jährigen Knaben 11 Monate nach einer traumatischen HV beschrieben. In der deutschen Literatur hat REHBEIN 1922 als erster über das Auftreten eines „Morbus Perthes" bei einem 8jährigen Knaben 1 Jahr nach einer traumatischen HV berichtet. Vorher hat CESAS 1909 (zitiert bei DYES) einen 16jährigen Knaben beschrieben, bei dem 1 Jahr nach einer traumatischen HV wegen einer Osteochondritis deformans eine Hüftplastik ausgeführt wurde.

Tabelle 14. *7 eigene Fälle von Kopfnekrosen mit Einbruch des Kopfes bei 65 überlebenden HV und HVB (10,8%).*

Art der Verletzung		Zahl der Kopfnekrosen	Zeitpunkt der Reposition	Gesamtzahl der Fälle
Reine HV Gruppe A		1 (doppelseitige Veränderungen)	unblutig 1. Tag	34
HVB Gruppe B	Gr. 2	0	—	6
Pfannenbrüche	Gr. 3	0	—	9
	Gr. 4	4	unblutig 2., 3., 4., 9. Tag	8
	Gr. 5	0	—	1
HVB Gruppe C	Gr. 6	1	unblutig 4. Tag	3
Kopf- und	Gr. 7	0	—	0
Schenkelhals-	Gr. 8	1	blutige Repos. 13. Tag	4
brüche	Gr. 9	0	—	0
Summe		7		65

Wahrscheinlich handelte es sich ebenfalls um eine KN. Doch ist die Diagnosenstellung schwierig, weil keine Röntgenbilder veröffentlicht wurden.

Seit diesen ersten Mitteilungen ist über Fälle von KN nach HV und HVB immer häufiger berichtet worden. Größere Zusammenstellungen stammen von BLUMENSAAT (1936, 15 Fälle), BANKS (1941, 51 Fälle), IBSEN (1944, 49 Fälle). Bei der Durchsicht der Literatur konnten wir 121 Fälle finden, denen wir dann einen Fall von OBWEGESER und 2 Fällen von BÖHLER 7 eigene hinzufügen. Sie sind alle in Tabelle 15 zusammengefaßt.

Bevor wir auf die verschiedenen Theorien über die Entstehung der KN eingehen, sollen erst unsere eigenen 7 Fälle beschrieben werden: Bei diesen 7 Fällen handelt es sich um KN mit Einbruch des Kopfes. Außerdem sahen wir noch 3 Fälle mit Ernährungsstörungen des Kopfes ohne Einbruch. Bei 65 überlebenden HV und HVB sahen wir 7 Fälle von KN mit Einbruch des Kopfes (10,8%) und zwar nur bei hinteren HV und HVB. Wenn man nur die 61 Fälle berücksichtigt, die länger als 2 Jahre beobachtet wurden und von diesen noch die 3 Fälle abzieht, bei denen der Kopf exstirpiert wurde und die daher keine KN bekommen konnten, bleiben 58 Fälle übrig. Der Prozentsatz beträgt dann 12,1%.

Diese Zahl gibt allerdings noch kein richtiges Bild über die tatsächlichen Verhältnisse. Einen Überblick über die tatsächlich gefährdeten Fälle erhält man erst bei der Betrachtung der Verteilung der KN auf die 3 Gruppen A, B und C der HV und HVB.

Bei den 34 überlebenden reinen HV Gruppe A sahen wir 1 KN (2,9%). Bei 31 Fällen, die länger als 2 Jahre beobachtet wurden, beträgt der Prozentsatz 3,2%, bei 25 Fällen über 5 Jahre 4% (Fall 1). Dieser Fall hat auch in der nicht verletzten Hüfte eine schwere Arthrose bekommen.

Bei den 24 überlebenden HVB Gruppe B (Pfannenbrüche) sahen wir 4 KN (16,7%). Bei 22 Fällen, die länger als 2 Jahre beobachtet wurden, betrug der Prozentsatz 18,2%. Alle 4 Fälle gehörten der Gruppe 4 an (61, 62, 65, 67). Von 16 Fällen, die länger als 5 Jahre beobachtet wurden, waren 3 KN (18,8%).

Bei den 7 überlebenden HVB Gruppe C (Kopf- und Schenkelhalsbrüche) sahen wir 2 KN. Da aber bei 3 Schenkelhalsbrüchen der Kopf exstirpiert wurde, können nur 4 Fälle berücksichtigt werden. Der Prozentsatz würde 50% betragen, ist aber wegen der kleinen Zahl nicht verwertbar (74, 75).

THOMPSON u. EPSTEIN fanden bei 30 reinen hinteren HV 3 KN (10%), bei 70 HVB mit Bruch der Pfanne 21 KN (30%) und bei 11 HVB mit Bruch des Kopfes 3 KN (27,3%). Insgesamt bei 116 Fällen (111 hintere und 5 vordere) 27 KN = 23,2%. ARMSTRONG sah 2 KN bei 101 HV und HVB und zwar 1 Fall bei 46 reinen HV und 1 Fall bei 55 HVB bzw. bei 43 hinteren HVB mit Bruch des Pfannenrandes. Von diesen Fällen wurden allerdings nur 45 Fälle nachuntersucht und zwar 19 reine HV und 26 HVB. Dementsprechend beträgt der

Tabelle 15. *Übersicht der bisher veröffentlichten Fälle von Kopfnekrosen nach HV und HVB.*

Autor	Jahres-zahl	Zahl der Kopfnekrosen		Gesamtzahl der Fälle	
		HV	HVB	HV	HVB
1. CESAS	1909	1?	—	—	—
2. ELMSLIE	1919	1	—	—	—
3. REHBEIN	1922	1	—	—	—
4. BONN	1924	1	—	—	—
5. MÜLLER	1924	1	—	—	—
6. BERGMANN	1931	1	—	—	—
7. KIRCHNER	1931	4	—	—	—
8. NICOLAYSEN	1931	1	—	—	—
9. DYES	1932	1	—	—	—
10. ELMSLIE	1932	1	—	—	—
11. GERBER	1933	1	1	—	—
12. GIULIANI	1933	—	1	3	1
13. NIELSEN	1933	1	—	—	—
14. STEWART	1933	—	1	—	—
15. PHEMISTER	1934	2	1	—	—
16. BLUMENSAAT	1936	3	1	—	—
17. BUNNE	1936	1	—	—	—
18. CLAVELIN	1936	1	—	—	—
19. FRÜND	1936	1	—	—	—
20. KAIJSER	1936	1	—	—	—
21. MASSART u. VIDAL	1936	1	—	—	—
22. OBWEGESER-BÖHLER	1936	1	—	10 N.U.:7	—
23. SAGA	1936	4	—	—	—
24. WALDENSTRÖM	1936	1	—	—	—
25. DEL CAMPO u. PRAT	1937	1	—	—	—
26. VOLKMANN	1937	2	—	—	—
27. BÖHLER	1938	—	2	—	—
28. BUUS	1938	5	—	insgesamt 74	—
29. FUNSTEN, KINSER u. FRANKEL	1938	1	5	8 N.U.:8	12 N.U.:10
30. GOLDENBERG	1938	1	—	—	—
31. PFAB	1938	1	1	18 N.U.:16	8 N.U.:8
32. BIRCH-HIRSCHFELD	1939	1	—	—	—
33. KLEINBERG	1939	2	—	—	—
34. MUTSCHLER	1939	1	—	—	—
35. POTTS u. OBLETZ	1939	5	—	—	—
36. PHEMISTER	1940	—	1	—	—
37. ROTH	1940	1	—	20 N.U.:10	22 N.U.:10
38. WALKER	1940	1	—	—	—
39. WATSON-JONES	1940	1	—	—	—
40. BANKS	1941	4	5	—	—
41. KING u. RICHARDS	1941	—	3	—	10 N.U.:5
42. IBSEN	1944	1	—	—	—
43. QUIST-HANSEN	1945	1	—	—	—
44. URIST	1947	1	—	15 N.U.:9	—
45. URIST	1948	—	2	—	27 N.U.:19
46. ARMSTRONG	1948	1(+2)	1	46 N.U.:19	55 N.U.:26
47. FRIDKIN u. LAGUNOVA	1950	5	—	—	—
48. DEHNE u. IMMERMANN	1951	—	3	—	16
49. PAUS	1951	1	—	61 N.U.:52	9 N.U.:8
50. THOMPSON u. EPSTEIN	1951	3	24	89 N.U.:35	115 N.U.:81
51. TROJAN u. PERSCHL[1]	1955	—	4	43 N.U.:34	36 N.U.:31
Summe		73	56		
		129			

[1] In unserer Arbeit sind insgesamt 7 Kopfnekrosen beschrieben; davon wurde 1 Fall schon 1936 von OBWEGESER und 2 Fälle 1938 von BÖHLER mitgeteilt, so daß nur noch 4 neue Fälle dazugekommen sind. N.U. = Nachuntersuchte Fälle.

Prozentsatz der KN bei reinen HV 5,3% und bei den HVB 3,8%, insgesamt 4,4%. FUNSTEN, KINSER und FRANKEL sahen 6 KN bei 20 HV und HVB, wobei auch veraltete Fälle mitgezählt wurden. BUUS hatte 5 KN bei 74 HV und HVB, PFAB 2 KN bei 26 HV und HVB und ROTH 1 KN bei 42 HV und HVB.

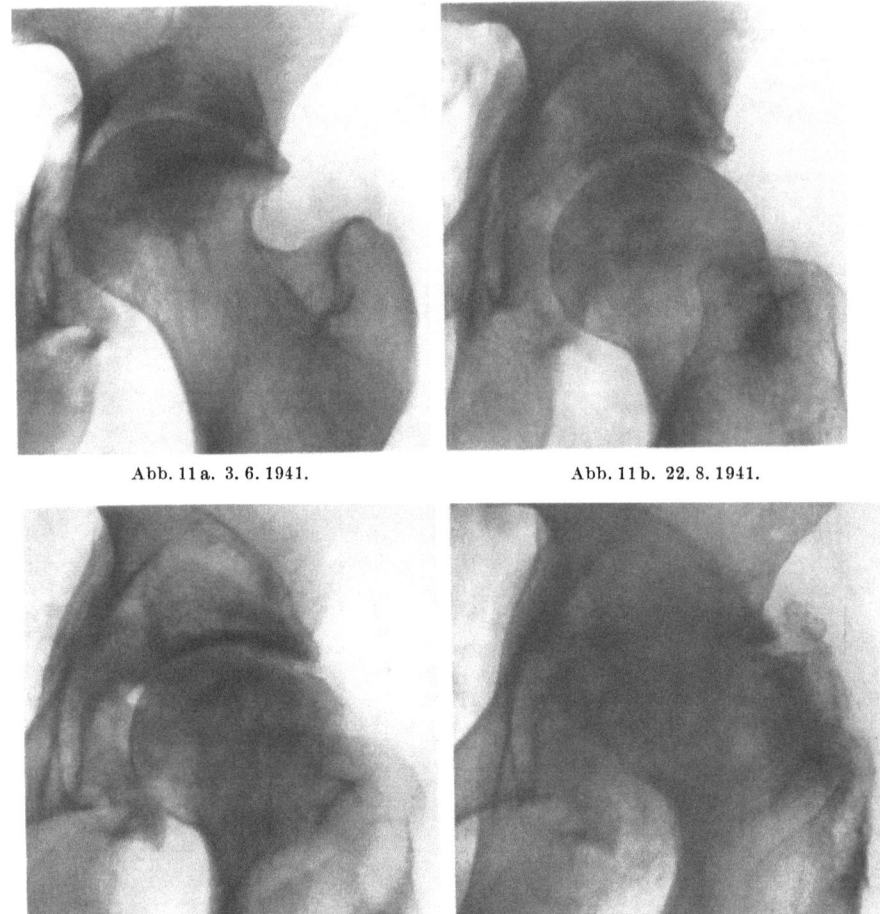

Abb. 11 a. 3. 6. 1941.   Abb. 11 b. 22. 8. 1941.

Abb. 11 c. 16. 4. 1943.   Abb. 11 d. 21. 9. 1944.

Abb. 11 a—d. Fall 62. Unfall: 26. 5. 1941; Einlieferung 3. 6. 1941; Reposition: 3. 6. 1941 im Dauerzug. a 3. 6. 1941: 38jähriger Kellereiarbeiter, hintere obere Verrenkung der linken Hüfte mit Ausbruch von 2 großen Keilen aus dem Pfannendach und Bruch des Pfannenbodens (HVB Gruppe 4). Einlieferung am 9. Tag nach dem Unfall mit Peronaeuslähmung. Gleichzeitig Bruch des Pfannenbodens der rechten Hüfte ohne Verschiebung und schwere Serienrippenbrüche. Reposition im Dauerzug, Extension 10 Wochen. Aufgestanden am 92. Tag nach dem Unfall, nicht entlastet. b 22. 8. 1941: Etwa 3 Monate nach dem Unfall: der Kopf an richtiger Stelle, die Bruchstücke haben sich ziemlich gut angelegt. Die kraniale Kopfhälfte ist etwas kalkdichter, der Gelenkspalt noch normal weit. c 16. 4. 1943: Etwa 2 Jahre nach dem Unfall: Kopfnekrose mit Zusammenbruch des kranialen Kopfteiles, Verschmälerung des Gelenkspaltes. d 21. 9. 1944: Etwa 3 Jahre nach dem Unfall: Totalnekrose des Kopfes, dieser ist noch weiter zusammengebrochen, starke Verschmälerung des Gelenkspaltes, schwere sekundäre arthrotische Veränderungen. Klinisch: Schwäche des linken Beines und starke Unsicherheit beim Gehen. Wenig Schmerzen. Sehr starke Bewegungseinschränkung der linken Hüfte. Atrophie des linken Beines. Verletzter ist 1947 gestorben.

Sowohl bei THOMPSON u. EPSTEIN als auch in unserem Material waren die KN häufiger nach HVB als nach HV. Aus der Aufstellung der Literaturfälle in Tabelle 15 geht hervor, daß von den 129 Fällen die KN 73mal nach reinen und nur 56mal nach HVB beobachtet wurde. Diese Tatsache scheint in Widerspruch zu den Ergebnissen von THOMPSON u. EPSTEIN und unseren Fällen zu stehen. Dieser Widerspruch dürfte wohl so zu lösen sein, daß in manchen von den Literaturfällen nur von Hüftverrenkungen die Rede ist und manchmal auch keine primären Bilder vorhanden sind, so daß man annehmen kann, daß es sich in manchen von diesen Fällen nicht um reine HV, sondern um HVB gehandelt hat. Außerdem haben auch die HVB in den letzten Jahren infolge der Zunahme des Autoverkehrs zugenommen, so daß in den neueren Arbeiten die KN bei den HVB überwiegen.

Nicht aufgenommen wurden in diese Tabelle die KN nach Brüchen des Pfannenbodens mit zentraler Subluxation oder Luxation des Kopfes. Wir fanden 2 Fälle und zwar bei CHANDLER u. KREUSCHER 1932 und bei QUIST-HANSEN 1947.

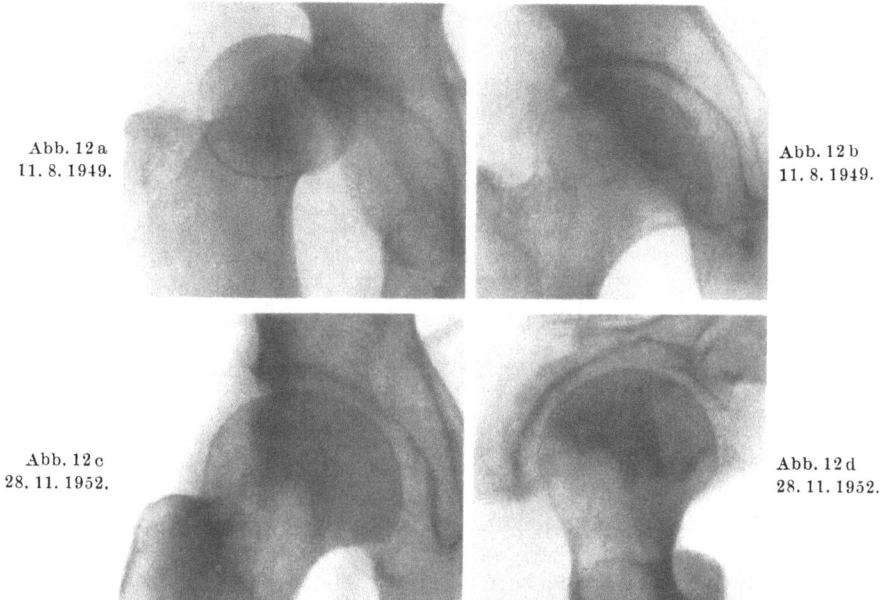

Abb. 12 a
11. 8. 1949.

Abb. 12 b
11. 8. 1949.

Abb. 12 c
28. 11. 1952.

Abb. 12 d
28. 11. 1952.

Abb. 12 a—d. Fall 23. Unfall: 10. 8. 1949; Einlieferung: 11. 8. 1949; Reposition: 11. 8. 1949. a 11. 8. 1949: 61jähriger Landwirt, reine hintere obere Verrenkung der rechten Hüfte, Einlieferung und Reposition am 2. Tag nach dem Unfall. b 11. 8. 1949: Röntgenkontrolle nach der Reposition, normale Verhältnisse. Aufgestanden am 8. Tag. c und d 28. 11. 1952: 3¼ Jahre nach dem Unfall: etwa ²/₃ des Kopfes erscheinen kalkdichter und cystisch verändert als Ausdruck einer Ernährungsstörung des Kopfes. Bisher kein Kopfeinbruch sichtbar. Diese Veränderungen waren bereits bei einer Kontrolluntersuchung etwa 2 Jahre nach dem Unfall deutlich sichtbar. Klinisch: Schmerzen bei Bewegungen, besonders nach längerem Gehen, Gang hinkend mit 1 Stock. Abduktions-, Beuge- und Außendrehkontraktur, starke schmerzhafte Bewegungseinschränkung der rechten Hüfte. Der Verletzte steht weiter in Beobachtung.

Als typisch sei ein Fall genauer beschrieben[1]:

Fall 62 Lux. iliaca links mit Ausbruch von 2 großen Knochenkeilen aus dem Pfannendach, Zertrümmerung des Pfannenbodens (Gruppe 4) und Peronaeuslähmung bei einem 38jährigen Kellereiarbeiter. Einlieferung am 9. Tag nach dem Unfall. Reposition im Dauerzug mit 10 kg. Das Röntgenbild nach 8 Tagen zeigt die Luxation reponiert, die Pfannenbruchstücke hatten sich verhältnismäßig gut angelegt. Extension durch 10 Wochen. 3 Monate nach dem Unfall aufgestanden und belastet. Bereits 9 Wochen nach dem Unfall war die craniale Kopfhälfte etwas kalkdichter, 12 Wochen nach dem Unfall war diese Kalkdichte noch deutlicher geworden, der Kopf aber noch nicht deformiert. Der Verletzte war nie schmerzfrei, doch waren die Schmerzen nie sehr stark. 2 Jahre nach dem Unfall ausgedehnte Kopfnekrose: Der kranial-laterale Kopfteil stark deformiert, eingebrochen, cystische Veränderungen der Struktur, Gelenkspalt stark verschmälert. 3 Jahre nach dem Unfall war die Hüfte in 25° Beugung, leichter Außendrehung und Adduktion fast unbeweglich, der Gang nur mit einem Stock möglich und unsicher. Schmerzen besonders bei Witterungswechsel. Die Peronaeuslähmung war kaum gebessert. Das Röntgenbild zeigte eine Totalnekrose des Kopfes, er war noch stärker zusammengebrochen, die Struktur zur Gänze fleckig und stark sklerosiert (Abb. 11).

---

[1] Die Krankengeschichten unserer 7 eigenen Fälle können jederzeit von uns angefordert werden. Teilweise sind die Fälle schon bei BÖHLER beschrieben.

Bei den 65 überlebenden Fällen haben wir außer den 7 KN mit Einbruch des Kopfes in 3 Fällen (4,6%) Ernährungsstörungen ohne Einbruch des Kopfes beobachten können. Bei den 58 Fällen (abzüglich 4 Fälle, die weniger als 2 Jahre beobachtet wurden und 3 Fälle mit Exstirpation des Kopfes) betrug der Prozentsatz 5.2%. Die schwersten Veränderungen zeigte der Fall Nr. 23 (Abb. 12).

Zeitpunkt des Auftretens der KN und Art der röntgenologischen Veränderungen. Bei der reinen HV (Fall 1) bestand zirka 2½ Jahre Beschwerdefreiheit. Wann die ersten röntgenologischen Veränderungen auftraten wissen wir nicht. Nach 4½ Jahren hatte er eine ausgedehnte KN. Von den 6 HVB war Fall 61 15 Monate beschwerdefrei und Fall 67 5 Monate. Fall 62, 65 und 74 waren nie ganz beschwerdefrei. Bei Fall 75 kam es zu einer schmerzfreien Ankylose. Als erste röntgenologische Veränderung sahen wir eine Abflachung und stärkere Kalkdichte des kranialen Kopfteiles.

Fall 65 zeigte diese beiden Veränderungen schon 5 Wochen nach dem Unfall. Fall 62 hatte schon nach 9 Wochen eine stärkere Kalkdichte der kranialen Kopfhälfte, Fall 61 nach 12 Wochen eine leichte Abflachung des Kopfes und Fall 75 nach 3½ Monaten einen beginnenden Einbruch. Im weiteren Verlauf wurde die Struktur des Kopfes und insbesondere des kranialen Drittels fleckig, der Gelenkspalt schmäler und der Kopf sank immer stärker zusammen. So trat bei Fall 74 nach 3 Monaten die fleckige Struktur des Kopfes und die Verschmälerung des Gelenkspaltes in Erscheinung. Leider wurden nicht alle Fälle in regelmäßigen Zeitabständen kontrolliert, um das Fortschreiten der krankhaften Veränderungen zu verfolgen. Die Ausdehnung der KN war verschieden: In den Fällen 61 und 62 brach der ganze Kopf zusammen, während in den übrigen Fällen 1, 65, 74 und 75 nur die kraniale Hälfte bzw. das kraniale Drittel einsank. Bei Fall 67 wurde nach 13½ Monaten eine Arthrodese ausgeführt, so daß man nicht sagen kann, ob vielleicht später der ganze Kopf nekrotisch geworden wäre.

Bei den in der *Literatur* mitgeteilten Fällen sind die Frühveränderungen selten angegeben. Das Auftreten der subjektiven Beschwerden und der röntgenologischen Veränderungen erfolgt vermutlich häufig zu verschiedenen Zeitpunkten. Oft ist es so, daß der Verletzte mehrere Monate bis 5 Jahre beschwerdefrei ist, selbst Sport betreiben kann und erst dann beim Auftreten von Schmerzen wieder den Arzt aufsucht. Dann wird eine ausgedehnte KN festgestellt, die wahrscheinlich schon mehrere Monate oder Jahre bestanden hat. Es ist jedenfalls sicher, daß auch bei starken röntgenologischen Veränderungen gar keine oder nur geringe Beschwerden bestehen können (Fall 61, Schmerzen erst nach 15 Monaten trotz schwerer anatomischer Veränderungen und auch später nur geringe subjektive Beschwerden).

Potts u. Obletz haben 5 Fälle von KN mitgeteilt, die 2—5 Jahre nach dem Unfall beschwerdefrei waren. Von dem ersten Fall ist ein Röntgenbild 4 Monate nach dem Unfall wiedergegeben, das schon ganz deutliche Zeichen einer KN erkennen läßt. Trotzdem war dieser Verletzte noch etwa 2¾ Jahre beschwerdefrei. Nielsen bringt das Röntgenbild eines Jugendlichen 4 Jahre nach der HV, das eine ausgebildete Teilnekrose des Kopfes zeigt. Der Verletzte war subjektiv völlig beschwerdefrei, objektiv bestand nur eine geringe Abduktionsbehinderung. Vermutlich treten in den meisten Fällen die ersten röntgenologischen Veränderungen einige Monate bis 2 Jahre nach dem Unfall auf. Daß aber auch noch nach mehr als 2 Jahren eine KN auftreten kann, beweisen folgende Fälle: Peterson, HVB mit Kopfbruch, blutig reponiert, nach 2 Jahren gutes Ergebnis, keine sicheren Zeichen einer KN sichtbar. Im Laufe der nächsten 2 Jahre stärkere Beanspruchung der Hüfte im Kriegseinsatz und nach 4 Jahren Kopfnekrose mit Einbruch. Banks, Fall 7, röntgenologisch 20 Monate nach dem Unfall noch keine sichere KN, dafür aber nach 4½ Jahren. Armstrong erwähnt einen Fall, bei dem die ersten klinischen Symptome erst nach 3 Jahren und die ersten röntgenologischen Symptome erst nach 5 Jahren aufgetreten sind.

Man wird demnach bei der Angabe über den Beginn des Auftretens einer KN besser vom Beginn der subjektiven Beschwerden oder vom Beginn der röntgenologischen Veränderungen sprechen. Um die letzteren rechtzeitig zu erfassen, sind wir nun dazu übergegangen, jede HV und HVB in den ersten 2 Jahren nach der Verletzung alle 6 Monate und die weiteren 3 Jahre alle 12 Monate regelmäßig nachzuuntersuchen. Nach 5 Jahren scheinen KN nach HV und HVB nicht mehr aufzutreten.

Altersverteilung der KN. Unsere einzige reine HV mit KN war 17 Jahre alt. Von den 6 HVB war das Alter 25, 33, 37, 38, 45 und 63 Jahre, durchschnittlich etwa 37 Jahre. Von den in der Literatur gefundenen 122 Fällen mit KN ist das Alter der Verletzten nur 70 mal angegeben. Das Durchschnittsalter betrug etwa 28 Jahre.

Es wäre nun interessant festzustellen, in welchem Alter die KN relativ am häufigsten auftreten. Da es bisher keine genügend große Einzelarbeit darüber gibt, sind diese Feststellungen nur auf Grund von Sammelstatistiken möglich. QUIST-HANSEN und IBSEN haben aus der Literatur 42, bzw. 49 Fälle von KN herausgesucht und altersmäßig aufgeschlüsselt. Diese haben sie 235, bzw. 269, bzw. 370 gesammelten und altersmäßig aufgeschlüsselten Fällen von HV gegenübergestellt. Sie fanden dabei ein deutliches Überwiegen der relativen Häufigkeit der KN im *Wachstumsalter*. Nach IBSEN ist das 2. Dezennium und zwar besonders das 15.—20. Lebensjahr am meisten bedroht. QUIST-HANSEN hat die Dezennien noch nach 5jährigen Abständen unterteilt und dabei die größte relative Häufigkeit im 6.—15. Lebensjahr gefunden, während KN bei Kindern unter 5 Jahren bisher nur 2mal in der Literatur mitgeteilt worden sind (ELMSLIE, QUIST-HANSEN). In diesem Zusammenhang sind die Versuche von MÜLLER interessant, der im Experiment traumatische Epiphysenlösungen des Oberschenkelkopfes und Hüftverrenkungen erzeugt hat. Er fand KN aber nur bei Tieren im „Adoleszentenalter", während bei ganz jungen und bei erwachsenen Tieren keine KN auftraten.

Diese Zusammenstellung über die Altershäufigkeit der KN würde nach unserer Ansicht noch einer Ergänzung bedürfen. HVB mit Bruch der Pfanne scheinen im Kindesalter sehr selten vorzukommen. In unserem Material fanden wir keinen, in der Literatur nur einen Fall bei PHEMISTER. Unser jüngster Fall der HVB Gruppe 3 war 19 Jahre alt (Fall 53). Die KN treten deshalb im Jugendalter fast nur nach reinen HV auf, weil es HVB kaum gibt. Bei den Erwachsenen hingegen treten die KN häufiger nach HVB auf. Es wäre deshalb wichtig, bei allen diesen Aufstellungen die reinen HV von den HVB zu trennen. Dadurch würde sich die Häufigkeit der KN nach reinen HV wahrscheinlich noch mehr gegen das Jugendalter verschieben. Bei den KN nach HVB wären wahrscheinlich nur Erwachsene betroffen.

Bei unseren 7 Fällen von KN handelt es sich nur einmal um einen Jugendlichen. Dieser Umstand ist zum Teil durch die Tatsache zu erklären, daß im Unfallkrankenhaus vorwiegend Betriebsunfälle und Erwachsene zur Behandlung kommen und Verletzungen bei Kindern nur eine kleine Rolle spielen. Unsere jüngste HV, die allerdings erst 1951 zur Behandlung kam und nicht in dieser Serie enthalten ist, war ein 6jähriges Mädchen, das sofort reponiert wurde und 19 Monate nach dem Unfall einen vollkommen normalen klinischen Befund hatte. Röntgenologisch war der Kopf auf der verletzten Seite etwas größer und der Hals etwas plumper. Es waren aber keine sicheren Zeichen einer KN zu sehen. Das Kind steht weiter in Beobachtung. Von den restlichen 6 Jugendlichen dieser Serie im Alter von 13—20 Jahren (Fall 3, 16, 22, 33, 37, 53) hatten alle 3—16 Jahre nach dem Unfall völlig normale Gelenke. Von den insgesamt 7 Fällen bei Jugendlichen sind 6 am 1. Tag eingerichtet worden. Ein Fall (3) wurde erst am 2. Tag eingeliefert und reponiert (20 Jahre alt).

Die Ursachen der KN. Die überwiegende Zahl der Autoren, die über HV und HVB berichten, nehmen eine Zirkulationsstörung als Ursache der KN an (MÜLLER, BLUMENSAAT, PHEMISTER, NICOLAYSEN, WALKER, BANKS, KING u. RICHARDS, RITTER u. a.). Nur wenige Autoren halten eine direkte traumatische Kopfschädigung als Ursache für wahrscheinlich (KAIJSER, VOLKMANN). Unserer Meinung nach kann eine KN sowohl durch eine direkte traumatische Kopfschädigung, als auch durch eine Zirkulationsstörung hervorgerufen werden. Um diese beiden Gruppen voneinander trennen zu können, muß man folgende Fälle auseinanderhalten: 1. Reine HV und HVB und 2. HV bei Kindern und Jugendlichen einerseits und HV bei Erwachsenen andererseits.

KN durch direkte Kopfschädigung. Die Trennung von reinen HV und HVB ist hier besonders wichtig: Wie schon eingangs erwähnt, ist der Entstehungsmechanismus bei den reinen HV einerseits und bei bestimmten Gruppen von HVB andererseits grundsätzlich verschieden. Bei den reinen HV kommt die Verletzung meist durch einen Hebelmechanismus zustande, wobei der Oberschenkelkopf wenig oder gar nicht beschädigt wird. Bei vielen HVB, besonders bei den Armaturenbrettverletzungen, wird der Kopf durch einen direkten Schlag auf das Knie gegen die hintere oder hintere kraniale Pfannenbegrenzung geschlagen, schert dabei entweder einen kleinen oder größeren Teil der hinteren Pfannenwand ab (Gr. 3) oder sprengt einen mehr oder weniger großen Keil und kleinere Bruchstücke aus dem massiven kranial dorsalen Teil der Hüftgelenkspfanne — dem Pfannendach — aus (Gr. 4). Ob ein HVB Gr. 3 oder 4 beim Unfall entsteht, dürfte zum Teil davon abhängen, ob sich die Hüftgelenke im Augenblick des Unfalles in stärkerer Beugung befinden (Gr. 3) oder mehr gestreckt sind (Gr. 4). Von 8 Fällen der Gr. 4 waren 5 derartige Autounfälle.

Dabei gelangen ganz erhebliche Kräfte zur Entfaltung, denn es gehört ein großer Kraftaufwand dazu, um aus einem so massiven Knochenteil, wie es das Pfannendach ist, einen oder mehrere Keile auszusprengen. Ist es doch dieser Knochenteil, der das Körpergewicht zu tragen hat. Die dabei entstehenden Kräfte wurden von KING u. RICHARDS berechnet. Bei einem 75 kg schweren Körper, der bei einer Stundengeschwindigkeit von 75 Meilen eine solche Verletzung erleidet, entspricht die einwirkende Gewalt einem Gewicht von 5 Tonnen, das 1 Fuß tief herunterfällt. Warum es dabei häufiger zum Bruch der Pfanne, als zum Bruch des Kopfes kommt, dürfte vielleicht in der größeren Elastizität des Kopfes seinen Grund haben. In ganz seltenen Fällen kommt es zum Bruch der Pfanne und des Kopfes zugleich (RIEDEL, BASSET, POILLEUX u. EDELMANN).

Diese großen Gewalten wirken gleichzeitig auf den Kopf und das Pfannendach ein und es ist verständlich, daß dabei auch der Oberschenkelkopf einen beträchtlichen Schaden erleidet. Das beweisen die Operationsbefunde von URIST. Er fand bei seinen operierten HVB, daß fast in allen Fällen die Gelenkfläche des Oberschenkelkopfes beschädigt war, ohne daß man diesen Schaden im Röntgenbild hätte sehen können. In 5 Fällen sah er Einkerbungen am Oberschenkelkopf an der Stelle, wo der Kopf gegen den Pfannenrand geschlagen worden war. Einmal sah er eine flächenhafte Impressionsfraktur des Kopfes von 2 cm im Durchmesser, als ob der Kopf von einem Hammerschlag getroffen worden wäre.

Diese Schädigungen des Oberschenkelkopfes sind, wie gesagt, im Röntgenbild nicht sichtbar und wurden deshalb auch bisher nicht entsprechend gewürdigt. Sie treten wegen der großen Elastizität des Kopfgewebes nicht in Erscheinung. Daß dies tatsächlich so ist, beweisen die Versuche von JÖRG BÖHLER: er hat 29 frische Oberschenkelköpfe von Leichen verschieden starkem Druck ausgesetzt und dabei Impressionsfrakturen der Köpfe erzeugt. Interessanterweise richteten sich die Köpfe infolge der Elastizität ihres Gewebes nach Aufhören des Druckes wieder auf, so daß makroskopisch fast nichts zu sehen war. Besonders interessant war ein Versuch, bei dem ebenfalls eine Impressionsfraktur des Kopfes erzeugt worden war, worauf der einwirkende Druck dann allmählich herabgesetzt wurde. Und während noch ein Druck von 50 kg auf dem Kopf lastete, richtete sich dieser wieder ganz auf und hob infolge seiner Elastizität das Gewicht von 50 kg in die Höhe.

Man kann sich nun auf Grund dieser Experimente vorstellen, daß bei der großen Gewalteinwirkung während des Unfalles der Kopf komprimiert wird und gewissermaßen eine subchondrale Impressionsfraktur erleidet; nach Aufhören der Gewalteinwirkung richtet sich der Kopf infolge seiner Elastizität wieder auf, so daß der Schaden im Röntgenbild nicht sichtbar wird. Bei dem unelastischen, spröden Pfannendach ist dies nicht möglich; es kommt daher zum Ausbruch von einem oder mehreren Knochenkeilen.

Diese Tatsachen erklären auch die auffallende Häufigkeit der KN bei einer bestimmten Gruppe von HVB. Bei den Fällen der Gruppe 3 ist die auf den Kopf einwirkende Gewalt geringer, da schon eine kleine Kraft genügt, um den hinteren Pfannenrand abzuscheren. Bei den Fällen der Gruppe 4 erleidet der Kopf immer einen schweren Schaden, wenn er aus dem massiven

Pfannendach eines oder mehrere Bruchstücke aussprengt. Dementsprechend kommt es bei der Gruppe 4 wahrscheinlich oft zu subchondralen Impressionsfrakturen, die später zusammenbrechen und als Kopfnekrose in Erscheinung treten (4 von 8 Fällen der Gruppe 4). Auch bei den beiden klinisch guten Fällen dieser Gruppe (63 und 68) sieht man im Röntgenbild eine geringe Abflachung des Kopfes als Ausdruck einer stattgefundenen Impressionsfraktur. Bei Fall 74 mit dem Kopfbruch liegt ebenfalls eine direkte Kopfschädigung vor. Bei Fall 75 dürfte infolge des gleichzeitigen Schenkelhalsbruches die Durchblutungsstörung des Kopfes die Ursache der KN sein.

Auf Grund aller dieser angeführten Tatsachen sind wir der Ansicht, daß die KN bei einer bestimmten Gruppe von HVB (Gr. 4) die Folge einer direkten traumatischen Kopfschädigung und nicht einer Zirkulationsstörung ist.

KN als Folge einer Zirkulationsstörung. Die Mehrzahl der Autoren nimmt an, daß die Zirkulationsstörung infolge von Gefäßzerreißungen bei der HV, ähnlich wie beim Schenkelhalsbruch, die Ursache der KN ist. Dabei ist es wichtig, die Fälle des Wachstumsalters von den Fällen bei Erwachsenen zu trennen, weil die Ernährungsbedingungen des Kopfes bei diesen beiden Gruppen verschieden sind.

Die Blutversorgung des Oberschenkelkopfes erfolgt aus 3 Quellen: 1. Die wichtigsten Gefäße ziehen in dem Kapselüberzug des Halses zum Kopf, welcher gewissermaßen als viszerales Blatt der Kapsel den Schenkelhals bis zum Knorpelüberzug des Kopfes bedeckt. 2. Die Gefäße des Lig. teres und 3. die Gefäßverbindungen, die in der Spongiosa des Schenkelhalses zum Oberschenkelkopf ziehen. Im Wachstumsalter sind die Verhältnisse durch das Vorhandensein der Epiphysenfuge anders wie beim Erwachsenen. Diese wird von keinen oder nur unbedeutenden Ästchen durchzogen, so daß die 3. Versorgungsquelle des Kopfes durch die Spongiosa des Schenkelhalses wegfällt.

Die Rolle des *Lig. teres* in der Blutversorgung des Kopfes war lange Zeit umstritten. CHANDLER u. KREUSCHER, NORDENSON, SCHWAIGER haben die Blutversorgung des Kopfes durch systematische anatomische Untersuchungen des Lig. teres untersucht. Sie fanden an Serienschnitten von über 100 Fällen an Ligamenten aller Altersklassen in der überwiegenden Zahl der Fälle mehrere gut ausgebildete Gefäße, die sich im Oberschenkelkopf verfolgen ließen und mit den Kopfgefäßen anastomosierten. Mit zunehmendem Alter waren obliterierende arterio-sklerotische Prozesse an diesen Gefäßen nachweisbar. Diese anatomischen Befunde stimmen auch mit den Beobachtungen von SCHMORL, GREIFENSTEIN, PALMER, PHEMISTER u. a. überein, die bei nekrotischen Köpfen nach Schenkelhalsbrüchen in größerer oder kleinerer Ausdehnung lebendes Knochengewebe in der Umgebung der Fovea zentralis fanden. Daß beim Schenkelhalsbruch des Jugendlichen die Gefäße des Lig. teres die Ernährung des ganzen Kopfes übernehmen können, zeigt der Fall von SCHMORL. Er fand bei einem Schenkelhalsbruch eines Jugendlichen trotz vollständiger Durchtrennung des synovialen Halsüberzuges einen vollständig lebenden Kopf ohne Nekrosen. Interessant ist in diesem Zusammenhang auch die Beobachtung von WALDENSTRÖM, der 5 Epiphysenlösungen des Oberschenkelkopfes blutig reponierte und mit einem Knochenspan fixierte. In 3 Fällen wurde das Lig. teres durchtrennt und es kam zur KN. In 2 Fällen wurde es geschont und es trat keine KN auf. Er berichtet außerdem über eine starke arterielle Blutung aus dem Lig. teres bei dessen Durchtrennung. Diese 5 Fälle sind aber mit den normalen Verhältnissen nicht ohne weiteres vergleichbar, da es beim Vorhandensein einer schon längere Zeit bestehenden Epiphysenlösung unter den geänderten pathologisch-anatomischen Verhältnissen zu einer stärkeren Blutversorgung der Kopf-Epiphyse durch die Gefäße des Lig. teres gekommen sein könnte.

Auf Grund ihrer Untersuchungen messen CHANDLER u. KREUSCHER und außerdem auch KLEINBERG der Zerreißung des Lig. teres eine ursächliche Bedeutung bei der Entstehung der KN zu. Bei der Beurteilung dieser Frage müssen die Fälle von Erwachsenen und jugendlichen KN getrennt betrachtet werden. Soweit Operations- und Obduktionsbefunde nach HV mitgeteilt sind, war das Lig. teres bei Erwachsenen immer durchtrennt. Trotzdem ist das Auftreten einer KN nach reinen HV ein sehr seltenes Ereignis. Wenn tatsächlich die Zerreißung des Lig. teres die Ursache sein sollte, dann müßte die KN vermutlich häufiger auftreten. Ferner tritt die KN nicht in der Gegend der Fovea centralis auf, sondern in der Regel im kranialen Kopfteil. Man muß deshalb annehmen, daß die Zerreißung des Lig. teres beim Erwachsenen nicht die Ursache der Kopfnekrose sein kann, sondern daß wohl außerdem noch zahlreiche Zerreißungen von Kapselgefäßen notwendig sind, um die Ernährung des Kopfes ernsthaft zu gefährden.

Anders liegen die Verhältnisse im Wachstumsalter. Hier haben die Beobachtungen von Schmorl und Waldenström gezeigt, daß das Lig. teres eine bedeu-
tende Rolle in der Blutversorgung des Oberschenkelkopfes spielen kann. Man kann
sich daher vorstellen, daß durch die Zerreißung dieses Bandes bei gleichzeitiger
Zerreißung von Kapselgefäßen eine KN ausgelöst werden könnte. Im Experiment
konnte Nussbaum allerdings nur bei Durchtrennung des Lig. teres *und* zirkulärer
Umschneidung des Schenkelhalsüberzuges eine Nekrose des Oberschenkelkopfes
erzeugen, die dem Befund einer *Perthesschen* Erkrankung gleichkam.

Dollinger hat einen 11jährigen Knaben mit einer veralteten hinteren HV operiert, bei
dem er das Lig. teres nur gedehnt, aber nicht zerrissen fand. Wie oft das Band bei der HV von
Kindern erhalten bleibt, läßt sich schwer feststellen, da Operationsbefunde von dieser bei
Kindern seltenen Verletzung sehr spärlich sind und Obduktionsbefunde von uns überhaupt
nicht in der Literatur gefunden werden konnten. Es wäre also auch möglich, daß das Auftreten einer KN beim Kind davon abhängt, ob das Lig. teres überhaupt zerrissen wird und daß
diese Komplikation seltener auftritt, wenn das Lig. teres erhalten bleibt.

Die anatomischen und röntgenologischen Veränderungen bei den KN nach HV
und HVB sind von denen nach Schenkelhalsbrüchen nicht wesentlich verschieden.
Bei beiden Gruppen kommt es nach verschieden langer Zeit zu den typischen Veränderungen: Kalkdichte des kranialen Kopfsegmentes, Auftreten von zystischen
Veränderungen in der Struktur des Kopfes, Verschmälerung des Gelenkspaltes
und später Einbruch des Kopfes im kranialen belasteten Anteil. Es kann entweder
der ganze Kopf zusammenbrechen oder nur ein Teil der kranialen Hälfte.

Es war daher sehr naheliegend, daß die überwiegende Mehrzahl der Autoren, die sich mit
diesen Problemen beschäftigten, für beide Gruppen die gleichen Ursachen angenommen haben.
Beim Schenkelhalsbruch werden die beiden Hauptversorgungsquellen des Kopfes, die Gefäße
der Hals-Kopf-Spongiosa vollständig und die Gefäße des Kapselüberzuges des Halses in mehr
oder weniger starkem Ausmaß durchtrennt. Von dem Ausmaße der Störung der Blutversorgung
beim Unfall hängt unserer Meinung nach das weitere Schicksal des Kopfes ab, ob er ernährt
und durchblutet bleibt oder nicht. Diese Theorie über die Entstehung der KN nach Schenkelhalsbrüchen hat sich heute bei der Mehrzahl der Autoren durchgesetzt. In analoger Weise nehmen viele Autoren an, daß ebenso bei der HV infolge der ausgedehnten Kapselzerreißungen der
Kopf aus der Ernährung ausgeschaltet wird und der Nekrose verfällt. Rein theoretisch erscheint
diese Erklärung recht plausibel und wahrscheinlich zu sein. Der Vergleich mit dem Schenkelhalsbruch stimmt aber vor allem deshalb nicht, weil bei der HV die Gefäße zwischen Schenkelhals und Kopf in der Spongiosa nur dann verletzt werden, wenn gleichzeitig ein Schenkelhalsbruch vorliegt. Die Ernährung kann deshalb bei der HV nie so ausgiebig gestört werden, wie
beim Schenkelhalsbruch.

Außerdem erklärt die Theorie der vasculären Genese der KN eine Tatsache
nicht. Wieso kommt es, daß in den bisher größten Arbeiten von Thompson und
Epstein und in unserem Material die Zahl der KN nach reinen HV viel geringer
ist, als nach bestimmten HVB. Wenn nur eine Störung der Gefäßversorgung
die Ursache der KN wäre, dann müßte die Zahl der KN nach HV und der KN nach
HVB mindestens gleich sein, da doch die Weichteilzerreißungen nach reinen HV
mindestens ebenso schwer sind, wie nach HVB. Ritter hat in der Diskussion über
dieses Thema bei der 16. Tagung der „Deutschen Gesellschaft für Unfallheilkunde" 1952 die Theorie der primären Gefäßschädigung als alleinige Ursache der
KN vertreten. Das gehäufte Auftreten der KN nach HVB mit Bruch des Pfannendaches hat er so zu erklären versucht, daß er bei diesen Verrenkungsbrüchen „eine
ausgedehntere Zerreißung der allein über den hinteren Kapselüberzug in den Hüftkopf eintretenden Gefäße" angenommen hat, wodurch eine besondere Häufung
der KN in diesen Fällen erklärt wäre. Uns erscheint dieses Argument nicht stichhaltig, denn es ist nicht einzusehen, warum ausgerechnet bei den HVB mit Bruch
des Pfannendaches mehr Gefäße zerrissen werden sollten, als bei den einfachen
reinen HV und bei allen anderen Gruppen der HVB.

Tatsächlich sind aber die Fälle der KN nach HVB bei Thompson u. Epstein
und bei uns bedeutend häufiger als nach reinen HV. Diese Tatsache ist für uns

ein Grund zur Annahme, daß die KN keine einheitliche Ursache haben kann. Die morphologischen Veränderungen sind etwa die gleichen, die Ursachen können aber verschieden sein. Wir sind aus den oben angeführten Gründen der Ansicht, daß wenigstens bei einer bestimmten Gruppe von HVB mit Bruch des Pfannendaches die KN die Folge einer direkten Kopfschädigung ist. Außerdem gibt es sicher Fälle, bei denen die KN durch eine Durchblutungsstörung ausgelöst wird (z. B. bei Jugendlichen). Dafür spricht auch das gehäufte Auftreten der KN bei Fällen, die nicht am ersten Tag reponiert wurden.

KN und Zeitpunkt der Reposition. Von unseren 7 KN wurde die eine reine HV am 1. Tag eingerichtet (Fall 1) und 6 HVB am 2. bis 13. Tag. Außerdem wurden von den 34 reinen HV 5 am 2. bis 18. Tag reponiert, davon 3 Fälle am 2. (3, 6, 23), einer am 4. (36) und einer am 18. Tag (19). Von diesen bekam Fall 23 eine Ernährungsstörung des Kopfes ohne Einbruch, Fall 6 hatte bei einer gleichzeitigen angeborenen Dysplasie beider Hüften nach 12 Jahren eine kleine Cyste im Oberschenkelkopf, die übrigen 3 Fälle hatten keine Durchblutungsstörung. Von 31 HVB wurden außerdem noch 4 Fälle am 2. bis 43. Tag reponiert: 1 Fall am 2. Tag (73), 1 Fall am 6. Tag (59), 1 Fall am 29. Tag (64) und 1 Fall am 43. Tag (69). Diese 4 bekamen keine KN.

Auf Grund der Tatsache, daß 6 von 7 KN bei Fällen aufgetreten sind, die erst verspätet eingerichtet wurden, könnte man einwenden, daß es also doch in erster Linie die Durchblutungsstörung ist, die als ursächlicher Faktor für die KN die Hauptrolle spielt. Dem muß entgegengehalten werden, daß von allen verspätet eingerichteten Fällen aber ausgerechnet wieder vorwiegend diejenigen eine KN bekommen haben, bei denen wir eine schwere primäre Kopfschädigung annehmen, und zwar: 4 HVB mit Bruch des Pfannendaches, 1 HVB mit Bruch des Oberschenkelkopfes und schließlich 1 HVB mit Bruch des Schenkelhalses. Bei letzterem ist die KN als Durchblutungsstörung infolge des zusätzlichen Schenkelhalsbruches ohne weiteres zu erklären. Von den übrigen 5 reinen verspätet eingerichteten HV hatte nur einer eine schwere Durchblutungsstörung ohne Einbruch (23), keiner eine KN mit Einbruch. Von den 4 verspätet eingerichteten HVB hatten 3 Fälle der Gruppe 3 (59), Gruppe 4 (64) und Gruppe 6 (73) nach 4—12 Jahren keine KN. 1 Fall der Gruppe 5 (69) starb während der Behandlung und scheidet bei dieser Betrachtung aus.

Blumensaat sah KN bei 4 Fällen, bei denen die Reposition am 1. Tag durchgeführt worden war. Es erschien ihm daher zweifelhaft, ob der Zeitpunkt der Reposition eine entscheidende ursächliche Rolle bei der Entstehung der KN spielen könnte. Immerhin ist aber auch bei ihm in den restlichen 8 von 12 Fällen die Reposition erst nach 2 Tagen bis 4 Monaten erfolgt. Buus fand, daß von 40 KN 25 in den ersten 48 Std reponiert worden waren und 15 später.

Wir sind der Ansicht, daß bei der Entstehung der KN eine verspätete Reposition als ursächlicher Teilfaktor eine große Rolle spielt. Von den 7 eigenen Fällen wurde nur ein einziger am 1. Tag reponiert und 6 erst später. Soweit der Zeitpunkt der Reposition bei den Literaturfällen von KN nach HV und HVB angegeben ist, fanden wir besonders bei Kindern und Jugendlichen eine relativ hohe Zahl von Fällen, die nicht am ersten Tag reponiert worden waren. Von den bisher mitgeteilten 122 Literaturfällen (abzüglich die 7 eigenen Fälle) ist das genaue Repositionsdatum nur 47mal angegeben. Davon wurden nur 22 Fälle in den ersten 24 Std reponiert, die restlichen 25 einige Tage oder Wochen später. Von diesen 25 verspätet eingerichteten Fällen waren 11 weniger als 20 Jahre, 11 über 20 Jahre alt und 3mal war das Alter nicht angegeben. Es sind von den verspätet reponierten also verhältnismäßig viel Jugendliche, wenn man bedenkt, daß die HV im Jugendalter seltener vorkommt als beim Erwachsenen.

Man kann sich auch vorstellen, daß die Blutversorgung des Kopfes beim längeren Bestehen der Luxation gefährdet sein muß, wenn die noch erhaltenen Kapselgefäße längere Zeit in der Luxationsstellung gedehnt und gedrosselt werden, so daß die Zirkulation in ihnen nur im beschränkten Ausmaß oder gar nicht möglich ist; dasselbe gilt von den Gefäßen des eventuell erhaltenen Lig. teres bei Kindern. Bei diesen verspätet reponierten Fällen wäre demnach die KN vermutlich als Folge einer Durchblutungsstörung zu erklären.

Verhütung und Behandlung der KN. Wir wollen bei der Erörterung dieser Fragen die Fälle von KN infolge direkter Kopfschädigung und die Fälle infolge einer Durchblutungsstörung trennen. Die direkte Kopfschädigung mit Impression des Kopfes bei bestimmten HVB ist an und für sich eine unabwendbare Unfallfolge und bei diesen Fällen nicht zu verhüten. Aufgabe der Behandlung muß es sein, diese schwer geschädigten Köpfe so lange zu schonen und vor vorzeitiger Belastung zu bewahren, bis die zerstörten Knochenteile wieder durch neues Knochengewebe ersetzt sind und bis der Kopf wieder tragfähig geworden ist. Nur so kann man einen späteren Zusammenbruch des geschädigten Kopfes vermeiden.

In welchen Fällen die Gefäßzerreißungen so schwer sind, daß es infolge der Durchblutungsstörung zu einer Ernährungsstörung und Nekrose des Kopfes kommt, läßt sich nicht voraussagen. Aufgabe der Behandlung muß es hier wieder sein, möglichst rasch normale Zirkulationsverhältnisse herzustellen, damit der Blutumlauf in den noch erhaltenen Kapselgefäßen möglichst bald wieder in normalem Umfang möglich ist.

Unserer Meinung nach kann man zur Verhütung der KN und ihrer Folgen durch folgende therapeutische Maßnahmen beitragen: Man soll die Luxation möglichst *frühzeitig* innerhalb der ersten 24 Std *reponieren*, um möglichst rasch normale Zirkulationsverhältnisse zu schaffen. Zur Vorbeugung des Zusammenbruches des geschädigten Kopfes wird von allen Autoren eine lang dauernde *Entlastung* des verletzten Beines empfohlen. Es wäre möglich, daß man in Frühfällen durch eine wirklich streng durchgeführte Entlastung den Einbruch des Kopfes vermeiden könnte. Diese Behandlung müßte sich dann aber über 1—2 Jahre erstrecken, jedenfalls so lange, bis der geschädigte Kopfteil durch neues Gewebe ersetzt und wieder tragfähig geworden ist.

Ein besonderes Problem ist die strenge *Durchführung der Entlastung*, die in vielen Fällen schwierig ist. Die Entlastung mit Stützkrücken wird von den Verletzten nicht immer streng durchgeführt, besonders wenn sie keine Schmerzen haben; man weiß daher nie genau, ob tatsächlich entlastet wurde oder nicht.

Bei den nekrosegefährdeten HVB der Gruppe 4 wird bei konservativer Behandlung im Dauerzug der Kopf die ersten 3 Monate durch die Extension entlastet. Die Zuggewichte sollen so groß gewählt werden, daß im Hüftgelenk eine leichte Diastase entsteht (BÖHLER). Damit wird jedenfalls jeglicher Druck auf den geschädigten kranialen Kopfteil vermieden. Wir würden eine solche entlastende Extensionsbehandlung auch dann vorschlagen, wenn wir infolge starker Verschiebung oder Irreponibilität der Bruchstücke eine blutige Reposition und Verschraubung durchführen müßten. Wenn sich nach diesen 3 Monaten schon Frühveränderungen in Form einer leichten Abflachung oder Verdichtung des kranialen Kopfteiles zeigen, würden wir es für zweckmäßig halten, das Bein für weitere 6—12 Monate zu entlasten, um einen Einbruch des geschädigten Kopfes zu verhüten. Aber auch wenn nach Beendigung der Extensionsbehandlung noch keine röntgenologischen Frühsymptome feststellbar sind, wäre eine weitere Entlastung und regelmäßige 3monatige Röntgenkontrolle bei den schlechten Erfahrungen der Fälle der HVB Gruppe 4 angezeigt.

Ob nun das Endergebnis durch langdauernde Entlastung wirklich gebessert wird, ist noch fraglich. THOMPSON u. EPSTEIN haben jedenfalls bei 116 Fällen gefunden, daß die Endergebnisse der Fälle mit Entlastung und der Fälle mit Frühbelastung bei allen Gruppen von HV und HVB voneinander nicht wesentlich verschieden waren. Maßgebend für das Endergebnis war in erster Linie die Schwere der Verletzung und nicht der Zeitpunkt der Belastung.

Von unseren 7 Fällen ist Fall 1 erst am 76.Tag aufgestanden; bei ihm traten Veränderungen in beiden Hüften auf. Fall 67 hat nach 10 Wochen Extension zunächst belastet und erst beim Auftreten von Schmerzen 5 Monate nach der Verletzung zu entlasten begonnen, als bereits deutliche röntgenologische Veränderungen sichtbar waren. Zu diesem Zeitpunkt scheint die Entlastung keinen Sinn mehr zu haben, denn bei ihm ging der Zusammenbruch des Kopfes trotzdem weiter. Fall 74 ist erst nach 4 Monaten aufgestanden und hat dann belastet. Ebenso haben alle anderen Fälle nach Abnahme der Extension gleich belastet. Die übrigen 58 von 65 überlebenden HV und HVB, die keine KN bekamen, haben ebenfalls alle frühzeitig belastet, in keinem einzigen Fall wurde eine längere Entlastungsbehandlung des verletzten Beines durchgeführt.

Wenn infolge der KN bereits schwere Veränderungen im Gelenk vorhanden sind, bleibt nur die Wahl zwischen Arthroplastik oder Arthrodese; dabei wird man sich vermutlich häufiger für eine Arthrodese entscheiden, da oft außer dem Kopf auch die Pfanne schwer geschädigt ist.

δ) **Zusammenfassung der röntgenologischen Veränderungen.** Nach der Besprechung der Spätschäden in Kapitel α, β und γ sollen nun die röntgenologischen Veränderungen dieser 3 Gruppen zusammengefaßt werden. Tabelle 16 zeigt alle Fälle mit röntgenologischen Veränderungen in Verteilung auf die verschiedenen Gruppen. Die Tabelle 17 zeigt die gleiche Verteilung, allerdings sind hier die röntgenologischen Veränderungen nach ihrer Schwere zusammengefaßt. Dabei ergibt sich ein interessantes Bild:

Insgesamt hatten von 65 überlebenden Fällen 34 röntgenologische Veränderungen (52,3%). 15 Fälle (23,1%) hatten leichte Veränderungen, die klinisch völlig bedeutungslos waren. 6 Fälle (9,2%) hatten mittelschwere und nur 13 Fälle (20,0%) hatten schwere Veränderungen. Es hatten also nur 19 Fälle (29,2%) röntgenologische Veränderungen mit gleichzeitigen klinischen Ausfällen.

Von den 34 reinen HV hatten 11 Fälle Veränderungen (32,3%). Davon hatten mehr als die Hälfte bedeutungslose röntgenologische Veränderungen. Nur 2 Fälle hatten schwere Veränderungen. Ebenso hatten die HVB Gruppe 2 und 3 überwiegend leichte, klinisch bedeutungslose röntgenologische Veränderungen.

Ganz anders verhält es sich mit den bösartigen Gruppen 4, 6 und 8. Alle Fälle dieser Gruppen hatten röntgenologische Veränderungen. Bei Gruppe 4 hatten 6 von 8 schwere Veränderungen, Gruppe 6 und 8 hatten teils mittelschwere, teils schwere Ver-

Tabelle 16. *Röntgenologische Veränderungen bei den 65 eigenen überlebenden Fällen.*

Art der Verletzung	Geringfügige Kalkeinlagerungen in der Kapsel	Myositis oss. mittel-schwer	Myositis oss. schwer mit Ankylose	Arthrose leicht	Arthrose mittel-schwer	Arthrose schwer	Leichte Abflachung des Kopfes ohne Nekrose	Durchblutungsstörung des Kopfes ohne Einbr.	Kopfnekrose mit Einbruch	Summe	Gesamtzahl der Fälle
Reine HV Gruppe A	4	2	0	0	1	0	0	3	1	11	34
HVB Gruppe B -Pfannenbrüche Gr. 2	3	0	0	0	1	0	0	0	0	4	6
Gr. 3	3	0	0	1	0	0	0	0	0	4	9
Gr. 4[1]	0	0	0	1	0	2	2[2]	0	4	9	8
HVB Gruppe C Gr. 5	0	0	0	0	0	0	0	0	0	0	1
Gr. 6[3]	0	1	0	0	2	0	0	0	1	4	3
Kopf- und Schenkelhalsbrüche Gr. 7	0	0	0	0	0	0	0	0	0	0	0
Gr. 8	0	2	1	0	0	0	0	0	1[4]	4	4
Gr. 9	0	0	0	0	0	0	0	0	0	0	0
Summe	10	5	1	2	4	2	2	3	7	36	65

[1] Fall 68 hatte eine leichte Abflachung des Kopfes und eine Arthrose: daher die Zahl 9 bei einer Gesamtzahl von 8 Fällen.
[2] Fall 63 und 68.
[3] Fall 73 hatte eine Arthrose und gleichzeitig Verknöcherungen: daher die Zahl 4 bei einer Gesamtzahl von 3 Fällen.
[4] Fall 75 hatte eine Myositis und eine Kopfnekrose.

Tabelle 17. *Leichte, mittelschwere und schwere röntgenologische Veränderungen bei 65 überlebenden HV und HVB.*

Art der Verletzung		Schwere der Veränderungen			Summe	Gesamt-zahl der Fälle
		leicht	mittel-schwer	schwer		
Reine HV Gruppe A		6	3	2	11	34
HVB Gruppe B	Gr. 2	3	1	0	4	6
Pfannenbrüche	Gr. 3	4	0	0	4	9
	Gr. 4	2	0	6	8	8
	Gr. 5	0	0	0	0	1
HVB Gruppe C	Gr. 6	0	2	1	3	3
Kopf- und	Gr. 7	0	0	0	0	0
Schenkelhals-	Gr. 8	0	0	4	4	4
brüche	Gr. 9	0	0	0	0	0
Summe		15	6	13	34	65
%		23,1%	9,2%	20,0%	52,3%	100%

änderungen. Die Tabellen zeigen demnach ein deutliches Überwiegen der schweren röntgenologischen Veränderungen bei den HVB der Gruppen 4, 6 und 8.

Vergleichsweise fanden THOMPSON u. EPSTEIN bei 116 Fällen 66 mit schweren röntgenologischen Veränderungen (56,9%). Davon waren 27 KN, 37 Arthrosen und 2 schwere Myositis ossificans. Auch bei ihnen zeigen vorwiegend die schweren Pfannen- und Kopfbrüche die meisten Veränderungen. HVB mit Schenkelhalsbrüchen kommen in ihrer Arbeit nicht vor. Diese Zahlen sind nicht ohne weiteres mit unseren vergleichbar, da sie nur schwere röntgenologische Veränderungen beinhalten und zwar bei 78 Fällen mit schlechten oder nur genügenden Endergebnissen. PAUS fand bei 60 Fällen nach 3—28 Jahren nur etwa 25% röntgenologische Veränderungen. Auch hier sind nur starke Veränderungen gemeint, denn insgesamt fand er bei 22 von 60 Fällen (36%) Kalkeinlagerungen in den Weichteilen, aber nur in 9 Fällen waren sie stark ausgeprägt. Die Gesamtzahl der röntgenologischen Veränderungen ist so gering, weil von seinen 60 Fällen 52 reine HV und 8 HVB mit Abscherung des hinteren Pfannenrandes waren. Er hatte keine schweren Pfannendach-, Kopf- oder Schenkelhalsbrüche. WETTE fand bei 57 Fällen 47mal (82,5%) röntgenologische Veränderungen. Von 34 eigenen Fällen hatten 26 (76,5%) Veränderungen. ROTH fand bei 15 HV und HVB (ausschließlich 4 zentrale HVB) in 10 Fällen (66,6%) röntgenologische Veränderungen. PFAB hat 24 Fälle nachuntersucht. Davon waren 3 nicht reponiert. Bei den restlichen 21 fand er 12mal (57,1%) röntgenologische Veränderungen.

Der Vergleich mit anderen Statistiken ist manchmal schwierig, weil oft nur die schweren röntgenologischen Veränderungen registriert werden. Leichte Kapselverknöcherungen und leichte Arthrosen ohne klinische Ausfälle, wie wir sie in unsere Aufstellung aufgenommen haben, werden in anderen Statistiken nicht immer mitgezählt.

ε) **Schmerzen und Bewegungseinschränkungen.** Die bei der Nachuntersuchung angegebenen *Beschwerden* wurden immer in der Form wiedergegeben, wie sie der Verletzte schilderte. Es muß aber noch berücksichtigt werden, daß von 65 überlebenden Fällen 44 entschädigungspflichtige Betriebsunfälle waren. Es mögen deshalb in einzelnen Fällen die subjektiven Beschwerden stärker vom Verletzten hervorgehoben worden sein, als sie es verdienten. Bei der Beurteilung der Gesamtergebnisse haben deshalb die subjektiven Beschwerden nur einen beschränkten Wert.

Wir haben die Fälle nach der Stärke ihrer Beschwerden folgendermaßen *unterteilt:* Stufe I: Fälle ohne jegliche Beschwerden. Stufe II: Fälle mit leichten Beschwerden nach starken Anstrengungen oder nach Witterungswechsel, die aber dadurch nicht in ihrer Arbeit behindert sind. Stufe III: Starke Schmerzen, die auch bei leichterer Beanspruchung auftreten und den Verletzten in der Berufsausübung stören. Stufe IV: Dauernd sehr starke Beschwerden, die den Verletzten seine frühere Arbeit nicht mehr ausüben lassen.

Tabelle 18. *Subjektive Beschwerden bei unseren 65 überlebenden HV und HVB.*

Art der Verletzung		Stärke der Beschwerden: 4 Stufen				Gesamtzahl der Fälle
		I	II	III	IV	
Reine HV Gruppe A		16	16	2	0	34
HVB Gruppe B	Gr. 2	1	5	0	0	6
Pfannenbrüche	Gr. 3	5	2	2	0	9
	Gr. 4	1	3	2	2	8
	Gr. 5	1	0	0	0	1
HVB Gruppe C	Gr. 6	0	0	2	1	3
Kopf- und	Gr. 7	0	0	0	0	0
Schenkelhals-	Gr. 8	1	0	1	2	4
brüche	Gr. 9	0	0	0	0	0
	Summe	25	26	9	5	65
	%	38,5%	40,0%	13,8%	7,7%	100%

Die 2 reinen HV der 3. Spalte waren: Fall 23 mit der Ernährungsstörung des Kopfes ohne Einbruch und Fall 10, ein 63jähriger Mann mit gleichzeitigen Genua vara und starken Plattfüßen, wobei die subjektiven Beschwerden wahrscheinlich durch diese zusätzlichen Deformitäten verstärkt wurden. Fall 1 mit der Kopfnekrose hatte bei unbeweglicher Hüfte subjektiv keine Beschwerden.

Die 7 Fälle der 3. Spalte der HVB waren: Gruppe 3: Fall 57 und 59, Gruppe 4: Fall 64 und 67, Gruppe 6: Fall 72 und 73 und Gruppe 8: Fall 78.

Die 5 Fälle der 4. Spalte der HVB waren: Gruppe 4 Fall 65—66, Gruppe 6 Fall 74, Gruppe 8 Fall 76 und 77.

Zusammenfassend hatten 51 von 65 Fällen (78,5%) keine oder nur geringe subjektive Beschwerden und 14 (21,5%) stärkere Beschwerden. Naturgemäß waren mit zunehmender Schwere der Verletzung auch die subjektiven Beschwerden bei den schweren HVB stärker als bei den reinen HV: Bei 34 reinen HV hatten nur 2 (5,9%) starke Beschwerden, bei den gutartigen Gruppen 2 und 3 der HVB hatten 15 Fällen auch nur 2 starke Beschwerden. Von den schweren Fällen der Gruppen 4, 5, 6 und 8 hatten von 16 Fällen 10 (62,5%) starke Beschwerden. Der beschwerdefreie Fall der Gruppe 4 war Fall Nr. 63 und der Fall der Gruppe 8 war Fall 75 (schmerzfreie knöcherne Ankylose der Hüfte). Insgesamt hatten von 31 HVB der Gruppen B und C 12 (38,7%) starke Beschwerden.

Tabelle 19. *Bewegungseinschränkungen bei unseren 65 überlebenden HV und HVB.*

Art der Verletzung		Stärke der Bewegungseinschränkung 3 Stufen			Gesamtzahl der Fälle
		I	II	III	
Reine HV Gruppe A		20	10	4[1]	34
HVB Gruppe B	Gr. 2	3	3	0	6
Pfannenbrüche	Gr. 3	3	6	0	9
	Gr. 4	1	1	6	8
	Gr. 5	0	1	0	1
HVB Gruppe C	Gr. 6	0	2	1	3
Kopf- und	Gr. 7	0	0	0	0
Schenkelhals-	Gr. 8	0	0	4	4
brüche	Gr. 9	0	0	0	0
	Summe	27	23	15	65
	%	41,5%	35,4%	23,1%	100%

[1] Anmerkung: Davon hatte 1 Fall (7) eine starke Bewegungseinschränkung infolge einer gleichzeitigen Querschnittslähmung (Spasmen) und nicht infolge der Hüftverrenkung.

Tabelle 20. *Übersicht über die üblen Folgen bei 14¹ verspätet eingerichteten Fällen von 65 überlebenden Fällen von HV und HVB.*

	Fälle Nr.:													
	64	19	75	62	59	74	65	36	61	73	67	23	6	3
Einrichtungstag	30.	18.	13.	9.	6.	4.	4.	4.	3.	2.	2.	2.	2.	2.
Gruppe der HV oder HVB	4	1	8	4	3	6	4	1	4	6	4	1	1	1
Dauerlähmung (3)	—	—	—	—	—	—	—	—	—	—	—	—	bds.	—
Myositis oss. (4)²	—	+	+	—	—	—	—	+	—	+	—	—	—	—
Arthrose (2)³	+	—	—	—	—	—	—	—	—	+	—	—	—	—
Kopfnekrose mit Einbruch (6)	—	—	+	+	—	+	+	—	+	—	+	—	Cyste	—
Ernährungsstörung des Kopfes ohne Einbruch (2)	—	—	—	—	—	—	—	+	—	—	—	+	—	—
Schmerzen (10)	+	—	—	+	+	+	+	+	±	+	+	+	—	—
Bewegungseinschränkung	+	+	+	+	±	+	+	±	+	±	+	+	±	—
Gesamtergebnis (13)⁴	3	2	2	3	2	3	3	1	2	2	3	3	1	1

± = geringfügige Störung.

¹ Insgesamt wurden 15 Fälle verspätet eingerichtet, davon ist Fall 69 (blutige Reposition am 43. Tag) während der Behandlung gestorben, nur 14 haben überlebt.

² Die restlichen 2 Fälle von Myositis ossificans sind bei Fall 77 und 78 nach einer Kopfexstirpation entstanden.

³ Bei den Kopfnekrosen mit Einbrüchen kam es immer zu sekundären Arthrosen. In dieser Tabelle wurden aber nur die Fälle von primären Arthrosen ohne Kopfnekrosen aufgezählt.

⁴ Gesamtergebnis: 1 = gut, 2 = mittelmäßig, 3 = schlecht.

Bewegungseinschränkungen.

Auch hier haben wir folgende Gruppen unterschieden: Stufe I: Fälle ohne Bewegungseinschränkungen. Stufe II: Fälle mit leichten Bewegungseinschränkungen von 10⁰ bis zu einer Einschränkung sämtlicher Hüftbewegungen von höchstens ⅓ des normalen Umfanges. Stufe III: Fälle mit starken Bewegungseinschränkungen, über ⅓ des normalen Umfanges bis zur völligen Versteifung. Die Zehen, Sprunggelenke und das Knie waren in allen Fällen frei, außer wenn in ihrem Bereich oder in der Nähe dieser Gelenke eine Nebenverletzung stattgefunden hatte.

Von den 34 reinen HV hatten 30 (88,2%) eine freie Beweglichkeit oder eine geringfügige Einschränkung, welche die Gebrauchsfähigkeit nicht beeinträchtigte.

Nur *4 Fälle* (11,8%) hatten eine starke *Bewegungseinschränkung* und zwar: Fall 1 mit unbeweglicher Hüfte. Fall 23 mit einer Ernährungsstörung des Kopfes ohne Einbruch. Fall 19, der am 18. Tag reponiert wurde, ziemlich starke Kapselverknöcherungen bekam und dessen Rotation und Abduktion um die Hälfte des normalen Umfanges eingeschränkt war. Fall 7, dessen Hüfte infolge einer gleichzeitigen Querschnittslähmung aktiv wenig beweglich und auch passiv wegen starker Spasmen stark eingeschränkt war. Die Bewegungseinschränkung war aber in diesem Falle nicht die Folge der HV. Die Zahl der durch die Verrenkung bedingten Einschränkungen beträgt demnach nur 3 (8,8%).

Von den 24 HVB, Gruppe B hatten 18 (75%) eine gute Beweglichkeit. 6 (25%) hatten eine schlechte Beweglichkeit, diese gehören alle der Gruppe 4 an: Fall Nr. 61, 62, 64, 65, 66 und 67. Von den 7 HVB Gruppe C hatte kein einziger eine freie Beweglichkeit. 2 Fälle der Gruppe 6 hatten noch eine relativ gute Beweglichkeit: 72 und 73. Fall 74, sowie alle Fälle der Gruppe 8 hatten eine schlechte Beweglichkeit. Ebenso wie bei der Zusammenstellung der röntgenologischen Veränderungen und der subjektiven Beschwerden ergibt sich auch hier ein ähnliches Bild:

die gutartigen Fälle der Gruppe A (reine HV), sowie die HVB der Gruppen 2 und 3 haben in der Regel eine gute Beweglichkeit. Die schweren Fälle der Gruppe 4, 6 und 8 haben meist eine schlechte Beweglichkeit.

Insgesamt hatten von 65 Fällen 27 (41,5%) ein völlig freies Gelenk, 23 (35,4%) geringe Einschränkungen und 15 (23,1%) starke Einschränkungen. Es waren also 50 Fälle mit freier oder nur wenig eingeschränkter Beweglichkeit (76,9%) und 15 Fälle mit stark eingeschränkter Beweglichkeit (23,1%).

14. Schädliche Folgen durch verspätete Einrichtung.

In den vorhergehenden Kapiteln über Früh- und Spätschäden wurde wiederholt hervorgehoben, daß bestimmte Störungen besonders häufig bei verspäteter Reposition aufgetreten sind. Das gilt für Dauerlähmungen, Myositis ossificans und auch für Kopfnekrosen mit Einbruch des Kopfes.

WETTE hat bei seinem Material einen wesentlichen Einfluß des zwischen Luxation und Reposition liegenden Zeitraumes auf den weiteren Verlauf nicht feststellen können. Auch PAUS schreibt, daß er einen entscheidenden Einfluß der verspäteten Reposition von 24 Std bis 10 Tagen auf das Endergebnis bei seinen Fällen nicht gefunden hat. Anders liegen die Verhältnisse beim Material von THOMPSON u. EPSTEIN. Die Zahl ihrer verspätet reponierten Fälle ist nur klein, die Ergebnisse sind aber dennoch interessant: von 4 reinen hinteren HV, die später als nach 24 Std reponiert wurden, hatte nur einer ein gutes und 3 ein schlechtes Ergebnis. 5 verspätet eingerichtete HVB verschiedener Gruppen hatten alle ein schlechtes Ergebnis. Auch ROTH hat bei allen Fällen, die verspätet eingerichtet wurden, Spätschäden gefunden: Von 19 nachuntersuchten Fällen waren 4 verspätet reponiert worden. Ein 14jähriges Kind bekam eine Kopfnekrose, 2 Erwachsene eine Myositis ossificans und ein 15jähriger Knabe eine Arthrosis deformans.

Da bei unserem Material die Zahl der Komplikationen bei den verspätet reponierten Fällen eindeutig höher war als bei den früh reponierten, sollen diese Fälle nochmals in Form von 3 Tabellen hervorgehoben werden.

Aus der Tabelle 7 ist die Zahl der verspätet eingerichteten Fälle ersichtlich. Tabelle 20 zeigt 14 Fälle von 65 überlebenden HV und HVB, die erst am 2. bis 30. Tag unblutig reponiert wurden. Von diesen hatte nur ein einziger einen völlig normalen Befund. 3 hatten ein gutes Gesamtergebnis, 5 ein mittelmäßiges und 6 ein schlechtes. Alle 3 Dauerlähmungen traten bei verspäteter Einrichtung auf. Von 6 Fällen von Myositis ossificans waren 4 bei verspäteter Reposition entstanden; die restlichen 2 wurden bei 2 operierten Fällen der Gruppe 8 beobachtet, bei denen am 35. bzw. am 1. Tag der Kopf exstirpiert wurde. Von den 8 Arthrosen sind nur 2 bei verspätet reponierten entstanden. Von 7 KN mit Einbruch des Kopfes sind 6, von 3 Ernährungsstörungen des Kopfes ohne Einbruch sind 2 bei verspäteter Reposition aufgetreten. Von den 14 Fällen waren nur 4 ganz schmerzfrei und nur einer hatte eine völlig freie Beweglichkeit.

Tabelle 21. *Häufigkeit gewisser Spätschäden bei früh und verspätet reponierten Fällen.*

	Zeitpunkt der Reposition			nicht reponiert	Summe
	1. Tag	2. Tag	3.—43. Tag		
Dauerlähmung	0	0	3	0	3
Myositis ossificans	0	1	3	2[1]	6
Arthrosen.	5	1	1	1[2]	8
Kopfnekrosen mit Einbruch . .	1	1	5	0	7
Ernährungsstörungen des Kopfes ohne Einbruch	1	2	0	0	3
Gesamtzahl der Fälle	53 (47)	5 (5)	10 (9)	11 (4)	79 (65)

Anmerkung: Die Zahlen in den Klammern sind die überlebenden Fälle.
[1] Fall 77 und 78, die nicht reponiert wurden. Bei ihnen wurde der Kopf exstirpiert.
[2] Fall 66, übersehen und nicht reponiert.

Tabelle 22. Behandlungsergebnisse der 65 überlebenden Fälle, aufgeteilt in die 3 Gruppen der reinen HV, HVB Gruppe 2 und 3 und HVB Gruppe 4—9, die am 1., 2., und 3.—43. Tag eingerichtet wurden.

| | Behandlungsergebnisse der Überlebenden | | | | | | | | | nicht reponiert | Summe |
| | reinen HV Gr. A Reposition am | | | HVB Gr. 2 und 3 Reposition am | | | HVB Gr. 4—9 Reposition am | | | | |
	1. Tag	2. Tag	3.—43. Tg.	1. Tag	2. Tag	3.—43. Tg.	1. Tag	2. Tag	3.—43. Tg.		
Zahl der Fälle	29	3	2	14	0	1	4	2	6	4	65
Vorübergehende Lähmungen	0	0	0	2	0	0	1	0	0	0	3
Dauer-Lähmungen	0	0	0	0	0	0	0	0	3	2[1]	3
Myositis ossificans	0	0	2	0	0	0	0	1	1	1[2]	6
Arthrose	1	0	0	2	0	0	2	1	1	0	8
Kopfnekrose mit Einbruch	1	0	0	0	0	0	0	1	5	0	7
Ernährungsstörung des Kopfes ohne Einbruch	1	2	0	12	0	0	3	0	0	0	3
Gesamtergebnisse Stufe I	28	2	1	2	0	1	3	0	0	0	46
Stufe II	0	0	1	0	0	0	1	1	3	0	9
Stufe III	1	1	0	0	0	0	0	1	3	4	10

[1] Fall 77 und 78, Kopfexstirpation.
[2] Fall 66, übersehen und nicht reponiert.

Tabelle 21 zeigt das Verhältnis der Häufigkeit von Spätschäden bei 3 Gruppen: Reposition am 1., 2. und 3.—43. Tag. Bei den am 1. Tag reponierten sahen wir nie eine Dauerlähmung, nie eine Myositis ossificans, nur eine Kopfnekrose mit Einbruch des Kopfes von insgesamt 7, nur eine Ernährungsstörung des Kopfes ohne Einbruch von insgesamt 3. Lediglich von den 8 Arthrosen sind 5 bei Fällen entstanden, die am 1. Tag reponiert wurden. Wir schließen daraus, daß das Auftreten einer Arthrose mehr durch die Schwere der Verletzung bedingt ist, als durch den Zeitpunkt der Reposition.

Tabelle 22 zeigt eine Aufstellung der Gesamtergebnisse und Spätschäden bei den 3 Gruppen: Gruppe A reine HV, HVB Gruppe 2 und 3, HVB Gruppe 4—9 im Verhältnis zum Zeitpunkt der Reposition.

Die besten Ergebnisse haben die reinen HV und die HVB Gruppe 2 und 3, besonders die frühzeitig reponierten Fälle. Die höchste Zahl an Komplikationen und die schlechtesten Ergebnisse haben die HVB der Gruppen 4—9 und besonders die Fälle, die nicht am 1. Tag eingerichtet wurden.

15. Gesamtergebnisse und Vergleich mit anderen Statistiken.

Bei der Gesamtbewertung der Fälle wurde der Gesamtzustand des Verletzten beurteilt. Die Beurteilung hing im wesentlichen davon ab, ob der Verletzte in seinem Beruf behindert war, bzw. ob er seinen Beruf hatte wechseln müssen oder ob er arbeitsunfähig war. Dem Röntgenbefund kam dabei manchmal nur untergeordnete Bedeutung zu: so wurde z. B. Fall 4, trotz seiner mittelschweren Arthrose als gutes Gesamtergebnis gewertet. Der Verletzte geht seinem Beruf als Fleischer wie vor dem Unfall nach, ist den ganzen Tag auf den Beinen, besorgt seine Einkäufe und führt praktisch ein normales Leben. Er ist in der Ausübung seines Berufes kaum behindert.

Tabelle 23. *Gesamtergebnisse von 65 überlebenden HV und HVB.*

Art der Verletzung		gut (I)	mittelmäßig (II)	schlecht (III)	Gesamtzahl der Fälle
Reine HV Gruppe A (34)		31	1	2	34
HVB Gruppe B	Gr. 2	5	1	0	6
Pfannenbrüche (24)	Gr. 3	7	2	0	9
	Gr. 4	2 }15	2 }5	4 }4	8 }24
	Gr. 5	1	0	0	1
HVB Gruppe C	Gr. 6	0	2	1	3
Kopf- und Schenkel-	Gr. 7	0	0	0	0
halsbrüche (7)	Gr. 8	0 }0	1 }3	3 }4	4 }7
	Gr. 9	0	0	0	0
	Summe	46	9	10	65
	Prozent	70,8%	13,8%	15,4%	100,0%

Zusammenfassend haben wir die Ergebnisse in folgende 3 Gruppen unterteilt: Stufe I: Fälle mit völlig normalem Befund oder geringen subjektiven Beschwerden, geringen Bewegungseinschränkungen oder röntgenologischen Veränderungen. Es handelt sich um Verletzte, die nach dem Unfall gar nicht oder nur unwesentlich in der Ausübung ihres Berufes behindert sind. Stufe II: Fälle mit deutlichen subjektiven, objektiven oder röntgenologischen Veränderungen oder mit Veränderungen aller 3 Faktoren, die durch die Verletzung deutlich beeinträchtigt sind. Stufe III: Fälle mit schweren subjektiven, objektiven und röntgenologischen Veränderungen, die stark behindert sind.

Von 34 reinen HV, Gruppe A, gehören 31 (91,2%) zur 1. Stufe und nur 3 (8,8%) zur 2. und 3. Stufe. Von 24 HVB Gruppe B gehören 15 (62,5%) zur 1. Stufe und 9 (37,5%) zur 2. und 3. Stufe. Die *schlechtesten Ergebnisse hatte die Gruppe 4*. Von 7 HVB Gruppe C gehört keiner zur 1. Stufe, drei zur 2. und vier zur 3. Stufe. Diese Fälle sind die schwersten und haben die schlechteste Prognose.

Insgesamt gehören von 65 Fällen 46 (70,8%) zur 1. Stufe, 9 (13,8%) zur 2. Stufe und 10 (15,4%) zur 3. Stufe. Die verhältnismäßig hohe Zahl an schlechten Fällen ist durch das Vorhandensein der schweren HVB der Gruppen 4, 6 und 8 bedingt. In den übrigen Arbeiten über diese Verletzungen sind Fälle der Gruppe 8 (HV mit Schenkelhalsbruch) bisher nie eingeschlossen worden. Ohne die Gruppen 6 und 8 wären die durchschnittlichen Behandlungsergebnisse wesentlich besser.

Thompson u. Epstein mit dem bisher größten Material von 116 nachuntersuchten Fällen fanden: bei 5 vorderen reinen HV immer sehr gute Ergebnisse, bei 30 reinen hinteren HV 20 sehr gute und gute Fälle und 10 genügend und schlechte Fälle. Insgesamt bei 35 reinen HV 25 gute (71,4%) und 10 (28,6%) genügend und schlechte Resultate. Bei den HVB ihrer Gruppe 2 (hintere HVB mit Ausbruch eines großen Pfannenbruchstückes) fanden sie 7 ($^1/_3$) gute und 15 ($^2/_3$) genügende und schlechte Ergebnisse. Bei ihrer Gruppe 3 bis 5 (Trümmerbrüche der Pfanne, Bruch des Pfannenbodens oder des Kopfes) waren nur 6 Fälle gut und 53 genügend oder schlecht. Wie in unserem Material war die Prognose der HVB mit zunehmender Schwere der Verletzung auch schlechter. Die große Zahl von schlechten Fällen ist durch das Vorhandensein einer großen Anzahl von schweren HVB begründet. (59 Fälle gegenüber 12 unseren Fällen der Gruppe 4—6.) Armstrong hat 46 reine HV und 55 HVB = 101 Fälle beschrieben. Von den 46 reinen HV waren 35 (76%) bei Abschluß der Behandlung (4—7 Monate) normal. Davon wurden 19 nach 3—4 Jahren nachuntersucht: 14 waren normal, 4 hatten Schmerzen und Bewegungseinschränkungen („Arthritis") und einer eine Kopfnekrose. Von 43 HVB mit Bruch des Pfannenrandes waren bei Abschluß der Behandlung (3—8 Monate) 27 (63%) normal. Von 43 wurden 15 nachuntersucht: davon waren 7 sehr gut, 6 hatten Schmerzen und Bewegungseinschränkungen und einer eine Kopfnekrose. Bei einem wurde eine Hüftplastik ausgeführt. 7 Fälle mit Bruch des Pfannenbodens (davon 3 zentrale Lux.) hatten alle Schmerzen und Bewegungseinschränkungen. Von 5 Kopfbrüchen wurden 4 nachuntersucht, davon war nur einer normal. Insgesamt entstand bei 26% der Fälle eine „traumatic arthritis" (Schmerzen, Bewegungseinschränkungen, eventuell Arthrosen) und zwar in etwa 4 Jahren bei 15% der reinen HV, 25% der HVB mit Bruch des Pfannenrandes, 60% der HVB mit Bruch des Pfannenbodens und 100% bei den zentralen Lux. Insgesamt wurden 38 Fälle nach 3—4 Jahren nachuntersucht. Paus hat von 70 Fällen 60, und zwar 3—28 Jahre nach dem Unfall nachuntersucht. Davon hatten nur etwa 10% subjektive, etwa 10% objektive und etwa 25% röntgenologische Veränderungen. Subjektive, röntgenologische und objektive Veränderungen hatten nur 28% (17 von 60). Dazu muß aber gesagt werden, daß von 60 Fällen 52 reine HV und nur 8 HVB mit Bruch des Pfannenrandes waren. Es sind also in dieser Serie keine schweren Trümmerbrüche der Pfanne, des Pfannenbodens, des Kopfes oder Schenkelhalses vorhanden. Buus hat von 73 Verletzten 51 nachuntersucht (52 Hüftgelenke, 1 doppelseitiger Fall). Er fand bei 28 (54%) sehr gute, bei 16 (31%) gute und nur bei 8 (15%) schlechte Ergebnisse. Es waren demnach praktisch 85% in ihrer Arbeit nicht nennenswert behindert und nur 15% hatten schwere Dauerschäden.

Der Vergleich mit anderen Statistiken ist vor allem deshalb schwierig, weil in manchen Arbeiten die reinen HV zusammen mit den HVB beurteilt werden.

Wette berichtet über 57 Fälle, davon 34 eigene. Beobachtungszeit 1,5—10 Jahre. Er fand von 57 Fällen bei 20 (35,1%) Veränderungen vom deformierenden Typ, bei 15 (26,3%) Veränderungen vom ossifizierenden Typ, bei 12 (21,1%) Mischtypen und nur bei 10 Fällen (17,5%) keine Veränderungen. Roth hat von 41 Fällen von HV, HVB und zentralen HVB 19 nachuntersucht (nach 1—54 Jahren); davon waren 4 zentrale HVB. Von den 19 hatten 14 röntgenologische Veränderungen und zwar 7 (37%) vom ossifizierenden Typ und 7 (37%) vom deformierenden Typ. 5 (26%) waren röntgenologisch normal und nur 3 (16%) waren klinisch und röntgenologisch normal. Von den 15 HV und HVB waren 5 (33%) röntgenologisch normal und 3 (20%) klinisch und röntgenologisch normal. Klinisch negativ waren 6 (40%) und positiv 9 (60%). Pfab hatte 26 Fälle, davon 24 nach 4—18 Jahren nachuntersucht. 3 von diesen waren veraltete Luxationen. Von 24 Fällen waren 9 klinisch und röntgenologisch normal (37,5%), 6 hatten intraartikuläre (25%), 3 extraartikuläre (12,5%) und 3 intra- und extraartikuläre Veränderungen (12,5%). 3 nicht reponierte Fälle hatten Ankylosen (12,5%). Urist berichtet über 15 reine HV, von denen 9 nach etwa 2 Jahren nachuntersucht wurden. Davon hatten 5 nur subjektive Beschwerden, 4 waren beschwerdefrei. Ferner berichtet er über 27 HVB, davon 4 Kopfbrüche. Von diesen wurden 19 nach 2 Jahren nachuntersucht. Er fand die besten Ergebnisse bei den Fällen, bei welchen ein großes Bruchstück aus der Pfanne ausgebrochen und blutig reponiert und verschraubt worden war. In mindestens 12 Fällen aller Arten fand er eine „traumatic arthritis".

16. Berentung (Dauerrenten).

Von 79 Fällen sind 10 am 1. Tag und 4 während der Behandlung gestorben. Von den überlebenden 65 Fällen waren 44 unfallversicherte Arbeitsunfälle und 21 nicht versicherte Unfälle. Von diesen 44 waren 24 reine HV, 17 HVB der Gruppe B und 3 HVB der Gruppe C. Von den 24 reinen *HV* waren 15 ohne und 9 mit Nebenverletzungen. Von den 15 reinen HV ohne Nebenverletzungen sind 13 rentenfrei (86,7%). 2 Fälle beziehen eine Dauerrente von 20% (Fall 11) und 25% (Fall 19). Von den 9 reinen HV mit Nebenverletzungen sind 2 rentenfrei. 7 beziehen eine Dauerrente von 20—40%. 2 davon beziehen eine Dauerrente von je 30% wegen Folgen der Hüftverletzung (Fall 1 Kopfnekrose und Fall 23 Durchblutungsstörung des Kopfes ohne Einbruch). Die restlichen 5 beziehen ihre Renten wegen der Folgen der Nebenverletzungen (Fall 2, 8, 13, 18, 41). Von 24 reinen HV beziehen demnach nur 4 Fälle (16,7%) Renten von 20—30% wegen der Folgen der Hüftverletzung.

Von den 17 *HVB Gruppe B* sind 9 ohne und 8 mit Nebenverletzungen. Von den 9 Fällen ohne Nebenverletzungen sind 4 (44,4%) rentenfrei: Fall 47, 48, 60, 68. 5 beziehen Dauerrenten von 4mal je 20% (Fall 50, 51, 57, 59), und 1mal 50% (Fall 67). Von den 8 Fällen mit Nebenverletzungen ist einer rentenfrei (Fall 53). 7 beziehen eine Dauerrente von 10—83⅓%. 3 beziehen eine Dauerrente von 20, 25, 40% wegen Folgen ihrer Hüftverletzung (Fall 64, 62, 66). Die restlichen 4 beziehen ihre Renten von 10—83⅓% wegen Folgen der Nebenverletzungen (Fall 46, 55, 56, 58). Von den 17 HVB Gruppe B beziehen demnach 8 (47,1%) Renten von 20—50% wegen der Folgen ihrer Hüftverletzung. Von den 3 *HVB Gruppe C* hatte nur Fall 74 Nebenverletzungen, die aber weniger schwer waren als die Hüftverletzung. Alle 3 beziehen wegen ihrer Hüftverletzung Dauerrenten von 50, 60 und 70% (Fall 76, 78, 77).

Insgesamt beziehen von 44 HV und HVB 15 Fälle (34,1%) Renten von 20—70% wegen Folgen ihrer Hüftverletzung. Vergleichsweise hatte Wette bei 20 Fällen von reinen HV nach 2 Jahren noch 8 (40%) Dauerrentenbezieher und zwar je 2 Fälle zu 10, 20 und 30% und je 1 Fall 33,3 und 40%.

17. Zusammenfassung.

In den 24 Jahren 1926—1949, wurden im Unfallkrankenhaus Wien 79 frische traumatische HV und HVB behandelt. 43 waren reine HV, 28 HVB mit Bruch der Pfanne, 8 HVB mit Bruch des Oberschenkels.

Wesentlich für den Erfolg der Behandlung war eine sofortige schonende Reposition, die in der Mehrzahl der Fälle in Allgemeinnarkose bei gebeugtem Hüft- und Kniegelenk durch senkrechten Zug am Oberschenkel ausgeführt wurde. Die Nachbehandlung beschränkte sich bei den reinen HV und den stabilen Formen der HVB Gruppe 2 und 3 auf einige Tage Bettruhe, ohne Massage und ohne passive Bewegungen. Anschließend durften die Verletzten das verletzte Bein belasten, wenn dabei keine Schmerzen auftraten. Bei den unstabilen HVB wurde in der Regel im Dauerzug bis zur knöchernen Heilung des Bruches weiterbehandelt. 2mal mußte eine Arthrotomie zur Entfernung von interponierten Pfannenbruch- stücken vorgenommen werden. Bei den unstabilen HVB wurde die blutige Re- position nur für jene Fälle vorbehalten, die sich mit unblutigen Maßnahmen (Dauerzug) nicht reponieren ließen. Wegen der schlechten Ergebnisse der HVB mit Bruch des Pfannendaches (Gruppe 4) mit Hilfe der konservativen Methoden werden wir in Hinkunft dazu übergehen, bei diesen Fällen eine blutige Reposition und Verschraubung der abgebrochenen Pfannendachteile vorzunehmen. Auch bei den unstabilen HVB wurde nach Entfernung des Dauerzuges das verletzte Bein nicht entlastet. Doch scheint eine Entlastungsbehandlung für die nekrosegefähr- deten Fälle der Gruppe 4 manchmal zweckmäßig zu sein.

Von den 79 Fällen wurden 65 nachuntersucht: 27 (41,5%) wurden länger als 10 Jahre, 48 (73,9%) länger als 5 Jahre und 61 (93,9%) länger als 2 Jahre beobachtet.

Von den 79 Fällen sind 10 in den ersten Stunden und 4 während der Behandlung gestorben. 3 an anderen Erkrankungen und einer an einer Sepsis nach Arthrotomie.

Einmal wurde wegen einer schweren offenen Zerreißung das Bein im Hüftgelenk enucleiert. Ein anderes Mal mußte das Bein wegen eines gleichzeitigen Gefäß- verschlusses mit folgender Gangraen oberhalb des Kniegelenkes abgesetzt werden.

Eine vordere obere HV hatte vorübergehend Durchblutungsstörungen infolge des Druckes des Oberschenkelkopfes auf die Beingefäße.

7 Fälle (8,9%) hatten Nervenstörungen: 1 Fall durch direkten Druck des Kopfes auf den Nervus femoralis bei einer vorderen oberen HV.

Die übrigen 6 im Bereiche des Nervus ischiadicus und zwar immer bei HVB, nie bei reinen HV: 3 vorübergehende Ischiadicuslähmungen und 3 Dauerlähmungen (1 Ischiadicus und 2 Peronaeuslähmungen). Für die HVB mit Nervenstörungen halten wir eine Frühoperation mit Reposition oder Entfernung der verschobenen Pfannen- oder Kopfbruchstücke für angezeigt.

Bei den 65 überlebenden Fällen sahen wir 6 Fälle von Myositis ossificans (9,2%), davon war eine schwere Myositis mit knöcherner Ankylose (1,5%), 5 Fälle (7,7%) hatten geringere para-artikuläre Verknöcherungen. Es waren durchwegs Fälle, die nicht am 1. Tag reponiert worden waren. 10mal (15,4%) sahen wir be- deutungslose, minimale Verkalkungen der Kapsel oder der Bänder ohne klinische Ausfälle.

Bei 65 Fällen sahen wir 8mal (12,3%) Arthrosen. Bei 34 reinen HV 1 Fall (2,9%), bei 24 HVB Gruppe B 5 Fälle (20,8%), bei 4 HVB Gruppe C 2 Fälle, 3 Kopfexstirpationen nicht mitgerechnet.

Von 65 Fällen hatten 7 eine Kopfnekrose mit Einbruch des Kopfes (10,8%). Von 34 reinen HV 1 Fall (2,9%). Von 24 HVB Gruppe B 4 Fälle (16,7%). Von 4 Fällen HVB Gruppe C 2 Fälle, 3 Kopfexstirpationen nicht mitgerechnet. Der eine Fall der reinen HV hatte auch in der nicht verletzten Hüfte eine schwere Arthrose, so daß bei ihm wahrscheinlich eine konstitutionelle Komponente ursächlich mitbeteiligt war. Die größte Zahl von Kopfnekrosen hatten die HVB Gruppe 4 (Ausbruch eines oder mehrerer großer Keile aus dem Pfannendach), 4 KN von 8 Fällen (50%). Außerdem hatten 3 Fälle (4,6%) Ernährungsstörungen des Kopfes ohne Einbruch.

Wir sind der Ansicht, daß die Ursache der Kopfnekrose in einer bestimmten Zahl der Fälle, insbesondere bei HVB, eine direkte schwere Schädigung des Kopfes ist. Nur in einer kleineren Anzahl von Fällen dürfte eine Durchblutungsstörung des Kopfes als Ursache anzusprechen sein, wobei eine verspätete Reposition als auslösender Teilfaktor eine große Rolle spielt.

Von 65 Fällen hatten 51 (78,5%) keine oder nur geringe subjektive Beschwerden. Bei 34 reinen HV hatten nur 2 (5,9%), bei 31 HVB 12 (38,7%) starke Beschwerden.

Von 65 Fällen hatten 50 (76,9%) eine gute Beweglichkeit und 15 (23,1%) starke Bewegungseinschränkungen. Von 34 reinen HV hatten nur 3 (8,8%) eine durch die Hüftverletzung bedingte starke Einschränkung. (1 Fall hatte eine Einschränkung infolge starker Spasmen bei Querschnittslähmung.) Von 31 HVB hatten 11 (35,5%) eine starke Bewegungseinschränkung.

Insgesamt hatten von 65 Fällen 46 (70,8%) ein gutes Ergebnis. Von 34 reinen HV hatten nur 3 (8,8%), von 31 HVB hingegen 16 (51,6%) ein mittelmäßiges oder schlechtes Ergebnis. Die schlechten Ergebnisse waren besonders durch die schweren HVB mit Bruch des Pfannendaches, des Oberschenkelkopfes und Schenkelhalses bedingt.

Von 65 Fällen waren 44 unfallversicherte Arbeitsunfälle und zwar 24 reine HV und 20 HVB. Von den 24 reinen HV beziehen nur 4 (16,7%) Renten von 20—30%, von den 20 HVB 11 (55%) Renten von 20—70% wegen der Folgen ihrer Hüftverletzung. Insgesamt beziehen von 44 Fällen 15 (34,1%) Renten von 20—70% wegen Folgen ihrer Hüftverletzung.

Abschließend haben wir gesehen, daß die reinen HV und die HVB der Gruppe 2 und 3 (Pfannenrandbrüche) bei frühzeitiger und schonender Reposition meist gute Ergebnisse liefern. Bei den HVB der Gruppe 4 (Pfannendachbrüche), 6 (Kopfbrüche) und 8 (Schenkelhalsbrüche) sind die Ergebnisse oft schlecht.

IV. Die Pathophysiologie
der postcoenalen Beschwerden (Dumping-Syndrom) bei magenresezierten Geschwürkranken*.

Von

Eitel-Fritz Heller.

Mit 6 Abbildungen.

Inhalt.

Literatur.

ADLERSBERG, D., u. E. HAMMERSCHLAG: The postgastrectomy syndrome. Surgery (St. Louis) **21**, 720 (1947).
— Mechanism of the postgastrectomy syndrome. J. Amer. Med. Assoc. **139**, 429 (1949).

* Aus der Chirurgischen Klinik der Freien Universität Berlin (Direktor: Prof. Dr. F. LINDER).

Altmann, R.: Ein bemerkenswerter Folinsäureeffekt, zugleich ein Beitrag zum Wirkungs-
    mechanismus der Folinsäure. Med. Mschr. 1951, 122.
Alvarez, W. C.: The dumping syndrome: what makes it and how to avoid it. Gastroenterology
    13, 212 (1949).
Auguste, C.: Pathogenie et traitment médical du dumping-syndrome. 4. Europ. Gastro-
    enterol.-Congr., Travaux I, 417 (1954).
Axer, P.: Nachuntersuchung von Magenresezierten unter besonderer Berücksichtigung der
    hypoglykämischen Zustände, der Pankreasveränderungen und der Veränderungen des
    Blutes. Inaug.-Diss. Köln 1938.
Babb, L. I., A. B. Chinn, R. M. Stitt, P. S. Lavik, St. Levey, H. Krieger and W. E. Abbott:
    Evaluation of protein and fat metabolism in postgastrectomy patients. Arch. Surg. 67,
    462 (1953).
Barnes, C. G.: Hypoglycaemia following partial gastrectomy. Lancet 1947 II, 536.
Baumgärtel, T.: Neue Ergebnisse der Coliforschung. Erg. inn. Med. 65, II, 445 (1945).
Beckermann, F.: Über spontane Hypoglykämie nach Magenoperationen. Dtsch. med. Wschr.
    1933, 683.
Begemann, H., W. Keiderling u. F. Walter: Der Einfluß der Folsäure auf die Eisen-
    resorption. Klin. Wschr. 1953, 881.
Berg, H. H.: Mißerfolge nach Magenoperationen. Chirurg 1932, 318.
Bergmann, G. v.: Die „Krankheiten" nach Magenoperationen. Im Handb. d. Inn. Med.,
    2. Aufl., Berlin 1926.
Berkman, J. M., and F. J. Heck: Symptoms following partial gastric resection. Gastroentero-
    logy 1945, 85.
Best, F.: Über sekundäre Magenschrumpfung nach Billroth II und ihr Einfluß auf das Zu-
    standekommen des Dumping-Syndroms. Chirurg 1954, 453.
Biebl, M.: „Interpositions-Billroth I" mittels ausgeschalteter Dünndarmschlinge, ein neues
    plastisches Anastomosierungsverfahren bei der Magenresektion, mit Gültigkeit nur für das
    Ulcus. Zbl. Chir. 1947, 1568.
Blond, K.: Die Beziehungen des sog. Circulus vitiosus nach Gastroenteroanastomose zum
    Ulcus pepticum jejuni postoperativum. Ein Beitrag zur spasmogenen Ulcusgenese. Arch.
    klin. Chir. 135, 281 (1925).
Boller, R.: Der operierte Magen. Wien 1947.
— Der operierte Magen und damit in Zusammenhang stehende Fragen. Wien. med. Wschr.
    1954, 317.
— Der operierte Magen. In: Der Magen und seine Krankheiten. Wien 1954.
— u. K. Überrack: Der Einfluß der Magenacidität auf die Zuckerbelastungskurve. Wien.
    Arch. klin. Med. 22, 307 (1932).
Boman, K.: The sequale of gastrectomy. Act. chir. Scand. 105, 424 (1953).
Bramstedt, F.: Neue Untersuchungen zur proteolytischen Leistung des Magensaftes. Dtsch.
    Arch. klin. Med. 197, 537 (1950).
Brauch, F.: Zur pathologischen Physiologie des resezierten Magens. Klin. Wschr. 1939, 53.
Brockmann, A. W.: Vitamin C. Grundlagenforschung und gegenwärtige therapeutische Ver-
    wendung. Arzneimittelforsch. 1, 109 (1951).
Browne, D. C., R. E. Mitchell jr., G. McHardy and G. E. Welch: Evaluation of surgical inter-
    vention in gastric ulcers. J. Amer. Med. Assoc. 144, 807 (1954).
Buchs, S., u. E. Freudenberg: Die Rolle des Kathepsins bei der Eiweißverdauung. Erg.
    inn. Med. N. F. II, 544 (1951).
Bürger, M.: Einführung in die pathologische Physiologie. 3. Aufl. Leipzig 1949.
— u. E. Klotzbücher: Der Nachweis zuckerregelnder Hormone (Insulin, Glukagon) im
    menschlichen Blute durch Transfusion. Z. inn. Med. 2, 43 (1947).
— u. G. E. Konjetzny: Über die Nahrungsausnützung nach Totalexstirpation des Magens.
    Zbl. Chir. 1929, 1154.
Butler, T. J.: A study of the significance of reactive hypoglycemia following gastrectomy.
    Gastroenterology 19, 99 (1951).
— u. W. M. Capper: Experimental study of 79 cases showing the early post-gastrectomy
    syndrome. Brit. med. J. 1951 I, 1177.
Chinn, A. B., P. S. Lavik, L. I. Babb, G. W. Buckaloo, R. M. Stitt and W. E. Abbott:
    Blood isotope levels following a test meal of J 131 — labelled protein. J. Labor. u. Clin.
    Med. 42, 377 (1953).
Christlieb, W.: Blutzuckerkurven und Magensaftproduktion bei verschiedenen Magen-
    erkrankungen. Dtsch. Arch. klin. Med. 181, 415 (1938).
Counseller, V. S., J. M. Waugh u. T. O. Clagett: Report of surgery of stomach and duo-
    denum. Proc. staff meet. Mayo Clin. 21, 17 (1946), z. n. R. Lewissohn: J. Amer. Med.
    Assoc. 134, 571 (1946).
Culver, P. J.: The dumping syndrome. Med. Clin. North Am. 33, 1321 (1949).

Custer, M. D., H. R. Butt and J. M. Waugh: The so-called „Dumping syndrome" after sub-total gastrectomy. A clinical study. Ann. Surg. **123**, 410 (1946).

Darrow, C. D., and E. L. Pratt: Fluid therapy. Relation to tissue composition and the expenditure of water and electrolyte. J. Amer. Med. Assoc. **143**, 365 u. 432 (1950).

Debray, Ch., F. Pergola et Y. Muffang: Les épreuves d'hyper et d'hypoglycémie provoquée des les gastrectomisés. Arch. mal. apar. digest. **39**, 42 (1950).

Deganello, U.: Arch. ital. di Biol. **33**, 118 (1900), z. n. C. Henschen: Arch. klin. Chir. **162**, 621 (1930), u. G. Monasterio: Klin. Wschr. **1939**, 1385.

Demmer, F.: 70 Jahre Magenchirurgie. Rückblick und Ausblick auf Grund neuer Forschungsergebnisse. Münch. med. Wschr. **1955**, 869.

Denéchau, D.: Les suites médicales éloignées de la gastroentérostomie. Diss. Paris 1907, z. n. E. Nyman: 4. Europ. Gastroenterol.-Congr., Travaux I, 381 (1954).

Dibold, H., u. M. Taubenhaus: Untersuchungen über das Verhalten atoxylresistenter Lipase nach Operationen am Magen. Klin. Wschr. **1933**, 857.

Dienst, C.: Über Wechselwirkungen zwischen Nieren und Magen. Klin. Wschr. **1939**, 541.

Duesberg, R., u. W. Schröder: Pathophysiologie und Klinik der Kollapszustände. Leipzig 1944.

Duve, Ch. de: Glucagon, the hyperglycemic-glycogenolytic factor of the pancreas. Lancet **1953 II**, 99.

Edlbacher, S., u. F. Leuthardt: Lehrbuch der physiologischen Chemie. 2. Aufl. Berlin 1954.

Elkeles, A.: Peptic ulcer in the aged and gastric carcinoma in their relationship to arteriosclerosis. Amer. J. Roentgenol. **52**, 797 (1953).

Enderlen, E., E. Freudenberg u. E. v. Redwitz: Experimentelle Untersuchungen über die Änderung der Verdauung nach Magen- und Darmoperationen. Klin. Wschr. **1923**, 210.

— u. E. v. Redwitz: Zur operativen Behandlung des chronischen Magengeschwürs. Münch. med. Wschr. **1922**, 1683.

Esselier, A. F., u. P. Jeanneret: Wässerige Lösungen — Elektrolytlösungen zur parenteralen Infusionstherapie. Wissenschaftl. Tabellen (Geigy) 1955.

Evans, E. I.: Potassium deficiency in surgical patients: its recognition and management. Ann. Surg. **131**, 945 (1950).

Farmer, D. A., and R. H. Smithwick: The effect of partial exclusion of bile and pancreatioc juice on the acidity of the gastric contents in the postgastrectomy patient. Surgery (St. Louis) **35**, 557 (1954).

Fehr, A. N., u. W. Ott: Dumping-Syndrom und Eisenmangelzustände. Helvet. chir. Acta **17**, 308 (1950).

Ferner, H.: Studien über die Histiophysiologie des Inselsystems der Bauchspeicheldrüse und den Diabetes mellitus. Virchows Arch. **319**, 390 (1951); **320**, 277 (1951).

— Der Diabetes mellitus als Relationsverschiebung der beiden inkretorischen Komponenten des Inselsystems. Mat. med. Nordmark IV, 97 (1952).

— Disk.-Bemergk. Verh. deutsch. Ges. Verdkrht. XVI (1952); Verh. Ber. **1953**, 127.

— Das hyperglykämisierende Prinzip des Pankreas sowie über Gefäßverhältnisse und Innervation der Inseln. Acta neurovegetativa (Wien) **1954**, 47.

Finsterer, H.: Ausgedehnte Magenresektion bei Ulcus duodeni statt der einfachen Duodenalresektion bzw. Pylorusausschaltung. Zbl. Chir. **1918**, 434.

— u. F. Cunha: The surgical treatment of duodenal ulcer. Surg. etc. **52**, 1099 (1931).

Fischer, R.: Die Kaliumanwendung in der Chirurgie. Chirurg **1955**, 40.

— u. F. Thedering: Sinn und Zweck der präoperativen Eisentherapie bei Magenresektionen. Medizinische **1954**, 393.

— — Präoperativer Einsatz von Kobalt-Eisen zur Behandlung des larvierten Eisenmangels. Chirurg **1955**, 371.

Fisher, J. A., W. Taylor and J. A. Cannon: The dumping-syndrome: correlation between its experimental production and clinical incidence. Surgery etc. **100**, 559 (1955).

Fleckenstein, A.: Der Kalium-Natrium-Austausch als Energieprinzip in Muskel und Nerv. Berlin-Göttingen-Heidelberg 1955.

Friedemann, M.: Das Magen-Zwölffingerdarmgeschwür und seine Behandlung. Jena 1950.

Freudenberg, E., u. S. Buchs: Über die zweite Protease des Magensaftes, das Kathepsin. Schweiz. med. Wschr. **1940**, 249.

Fromme, A., u. G. Klug: Rückblick auf 6 Jahre Magenchirurgie. Bruns Beitr. **188**, 275 (1954).

Glaessner, C. W.: Disturbances in sugar metabolism after subtotal gastrectomy. Amer. J. Digest. Dis. **12**, 157 (1945), z. n. Th. E. Machella: Gastroenterology **14**, 237 (1950) u. a.

Glatzel, H.: Ulcuspersönlichkeit und Ulcuserlebnis. Die Bedeutung der abnormen Erlebnisreaktion in der Ätiologie des Ulcus pepticum ventriculi und duodeni. Erg. inn. Med. **65**, II, 504 (1945).

— Über die Ursachen der Ulcuskrankheit. Med. Klinik **1947**, 9.

Glazebrook, A. J.: Functional disorders of small bowel after gastrectomy and vagotomy. Correlation of radiographic and kymographic studies. Lancet **1952 I**, 895.

Glazebrook, A. J., and R. B. Welbourn: Some observations of the function of the small intestine after gastrectomy. Brit. J. Surg. **40**, 411 (1952).
— and F. Wrigley: A teaspoonful of baking-soda. Lancet **1952 II**, 1097.
Goecke, C.: Beiträge zur Morphologie des Magens nach Resektionen. Bruns Beitr. **49**, 294 (1916).
Goetze, O.: Neue Ziele der Magenresektionsmethodik. Verh. Dtsch. Ges. Chir. **44**, 239 (1920).
Gohrbandt, E.: Disk. Bem. z. Biebl. Zbl. Chir. **1947**, 1595.
Goldeck, H., u. E. Gadermann: Zum Eisenstoffwechsel nach Magenresektion. Ärztl. Wschr. **1954**, 39.
— I. Müller u. D. Remy: Hämatologische Untersuchungen bei Magenresezierten. Beitr. klin. Chir. **182**, 294 (1951).
— u. D. Remy: Indikationen der intravenösen Eisentherapie. Ärztl. Wschr. **1952**, 1132.
— D. Remy u. Ping-kwan Pang: Die diagnostische Bedeutung der Eisenresorption im oralen Belastungsversuch. Dtsch. Arch. klin. Med. **199**, 239 (1952).
Golden, R.: Functional obstruction of efferent loop of jejunum following partial gastrectomy. J. Amer. Med. Assoc. **148**, 721 (1952).
Goligher, J. C., and T. R. Riley: Incidence and mechanism of the early dumping syndrome after gastrectomy. A clinical and radiological study. Lancet **1952 I**, 630.
Greif, St., u. G. Mittelbach: Untersuchungen über einige Folgezustände nach Resektionen wegen Magen- und Zwölffingerdarmgeschwür. Wien. med. Wschr. **1953**, 80.
— u. E. Morro: Resektions-Hypoglykämie. Münch. med. Wschr. **1951**, 1161.
Grunert, H.: Der Einfluß der großen Magenresektion auf den Säurebasenhaushalt. Zbl. Chir. **1948**, 365.
— Postoperative Stoffwechselstudien unter besonderer Berücksichtigung der Magenresezierten. Zbl. Chir. **1950**, 1490 u. 1629; **1951**, 62.
— Zur Prophylaxe und Therapie des „Dumpingsyndroms" und anderer Störungen, die dem Billroth II folgen, sowie zur Anazititätsbehandlung im allgemeinen. Zbl. Chir. **1953**, 500.
— Neue Gesichtspunkte zur Magensaftsubstitution. Ist die bisher geübte Substitutionstherapie berechtigt? Ärztl. Wschr. **1953**, 815.
Gütgemann, A.: Zur Frage der radikalen und palliativen Operation des Oesophaguskarzinoms. Verh. Dtsch. Ges. Chir. 1953, Arch. klin. Chir. **276**, 357 (1953).
— Leserantwort. Dtsch. med. Wschr. **1954**, 1463.
Guleke, N.: Neuere Probleme der Magenchirurgie. Verh. dtsch. Ges. Chir. 1951, Arch. klin. Chir. **267**, 319 (1951).
Haberer, H. v.: Meine Erfahrungen mit 183 Magenresektionen. Arch. klin. Chir. **106**, 553 (1915).
— Zu dem Aufsatz von H. Finsterer usf. Zbl. Chir. **1918**, 680.
— Ulcus ventriculi, Ulcus duodeni, Ulcus pepticum jejuni, mit besonderer Berücksichtigung der chirurgischen Therapie. Arch. klin. Chir. **1922**, 122.
— Indikationsstellung für die chirurgische Behandlung bei bösartigen und gutartigen Erkrankungen des Magens und Duodenums. Sammlg. Abh. Verd.- u. Stoffw.-Krankh. VIII, Heft 7, Halle 1923.
— Verbesserungsmöglichkeit der Fernergebnisse nach operativer Behandlung des Magen- und Zwölffingerdarmgeschwürs. Münch. med. Wschr. **1950**, 23.
Hadorn, W., u. G. Riva: Die Störungen der Kaliämie und ihre klinische Bedeutung. Schweiz. med. Wschr. **1951**, 761 u. 792.
Hartmann, G.: Der „Duodenalreflex" als tödliche postoperative Komplikation. Wien. klin. Wschr. **1947**, 413.
Heilmeyer, L.: Die Eisentherapie und ihre Grundlagen. Leipzig 1944.
— Im Lehrbuch der speziellen Pathologischen Physiologie, 5. Aufl. Jena 1944.
— u. H. Begemann: Blut und Blutkrankheiten. Im Handb. inn. Med., 4. Aufl. Berlin-Göttingen-Heidelberg 1951.
Heinrich, G.: Die Bedeutung des Eisenstoffwechsels für die Magenchirurgie. Ärztl. Wschr. **1953**, 432.
— Die Wirkung der Folsäure auf die Eisenresorptionsstörung nach Magenresektion. Ärztl. Wschr. **1954**, 609.
— Über Eisenstoffwechsel bei Magenresezierten. Dtsch. med. J. **1954**, 60.
Hellemans, N.: The so called „Dumping-syndrome" after partial gastric resection for peptic ulcer. Acta med. Scand. **148**, 367 (1954).
Hempel, E.: Beitrag zur Frage der Resektion zur Ausschaltung beim schwer resezierbaren Ulcus duodeni. Zbl. Chir. **1951**, 1697.
Henley, F. A.: Gastrectomy with replacement. Hunterian lecture delivered at the Royal College of Surgeons of England. Ann. Roy. Coll. Surg. **13**, 141 (1953).
Henning, N.: Die Bakterienbesiedlung des gesunden und kranken Magens. Arch. Verd.krkh. **47**, 1 (1930).

HENNING, N.: Über die Ursachen der Beschwerden nach Magenoperationen. Sitzung med. Ges. Leipzig, ref. Münch. med. Wschr. 1931, 553.
— Über die Gastritis nach Magenoperationen. Zbl. Inn. Med. 1933, 49.
— Im Lehrbuch der speziellen Pathologischen Physiologie, 5. Aufl. Jena 1944.
HENSCHEN, C.: Über das Spätblutbild der Magenresezierten im Zusammenhang mit der Frage des Vorkommens von Resektionsanämien und deren Prophylaxe. Arch. klin. Chir. 162, 621 (1930).
HERTEL, E.: Verdauungsphysiologische Unterschiede zwischen Billroth I und Krönlein-Mikulicz (Billroth II). Klin. Wschr. 1929, 1904.
HESS, W.: Chirurgie des Pankreas. Basel 1950.
HERTZ, A.: The cause and treatment of certain unfavorable after-effects of gastroenterostomy. Ann. Surg. 58, 466 (1913).
HESSE, X.: Die Gastroenterostomie im Röntgenbilde. Z. Röntgenk. 14, H. 5 u. 6, ref. Zbl. Chir. 1912, 1421.
HILLEMAND, P., L. D. MAFFEI et B. HILLEMAND: Rèsultats terdifs la gastrectomie 2/3 pour ulcère. Arch. mal. Appar. Dig. 41, 747 (1952).
HÖPKER, W.: Beiträge zum Hypoglykämieproblem. 1. Mitteilung: Die Physiologie der Hypoglykämie. Ärztl. Forsch. 1950 I, 641.
HOFFMANN, H.: Unsere Erfahrungen über die Chirurgie des Magens. Mittlgn. Hamburg. Staatskrankenanst. XII, H. 11, ref. Zbl. Chir. 1912, 130.
—, V.: Klinische Krankheitsbilder nach Magenoperationen. Münch. med. Wschr. 1939, 332.
— Beschwerden nach Magenoperationen. Münch. med. Wschr. 1952, 691.
— Die Operationen beim Magen-Zwölffingerdarmgeschwür und ihre Indikation. Wien. med. Wschr. 1954, 387.
HOLTZ, F.: Vorgänge im Magendarmkanal nach peroraler Glykosegabe. Klin. Wschr. 1929, 1768.
IRVINE, W. T.: Postprandial symptoms following partial gastrectomy. Brit. med. J. 1948 II, 514.
IVY, A. C.: A brief review of the physiology of the duodenum. Radiol. 9, 47 (1927).
— M. I. GROSSMANN and W. H. BACHRACH: Peptic ulcer. Philadelphia-Toronto 1950.
JAEGER, E.: Untere Duodenalstauung. Med. Mschr. 1949, 583.
JÄGER, F.: Zur Pathogenese und Therapie des Ulcus pepticum (vom Standpunkt des Chirurgen betrachtet). Med. Klin. 1949, 1149.
JASÍNSKI, B.: Resorptionstypen nach peroraler Eisenbelastung mit Ferronium. Schweiz. med. Wschr. 1950, 59.
— u. W. OTT: Larvierter Eisenmangel, ein wesentlicher Teilfaktor des Dumping-Syndroms bei Magenresezierten. Schweiz. med. Wschr. 1951, 1141.
JOB, C., u. E. KUX: Beitrag zur Physiologie des thorakalen Sympathicus. Klin. Wschr. 1950, 130.
JONAS, S.: Über die nach Gastroenterostomie auftretenden Beschwerden und das radiologische Verhalten des anastomosierten Magens. Arch. Verd.krankh. 14, 656 (1908).
JUNGHANNS, H.: Die Operationsprognose beim Altersulcus am Zwölffingerdarm und Magen. Ärztl. Wschr. 1949, 193.
JUSTIN-BESANÇON, L., M. LAMOTTE, S. LAMOTTE-BARRILLON, P. BARBIER et P. BOIVIN: Etude critique des symptomes post-prandiaux observé chez les gastrectomiesés. Sem. Hôp. Paris 30, 2211 (1954).
KALK, H.: Das erfolglos operierte Magengeschwür. Chirurg 1936, 381.
— u. E. MEYER: Blutzuckerspiegel und Magensekretion. Z. klin. Med. 120, 692 (1932).
KATSCH, G., u. M. GÜLZOW: Die Krankheiten der Bauchspeicheldrüse. Im Handb. inn. Med. 4. Aufl. Berlin-Göttingen-Heidelberg 1952.
— u. H. PICKERT: Die Krankheiten des Magens. Im Handb. inn. Med., 4. Aufl. Berlin-Göttingen-Heidelberg 1953.
KEUTEL, H. J.: Nachuntersuchungsergebnisse operativ behandelter Magenerkrankter. Zbl. Chir. 1953, 81.
KLEIMAN, A., and R. GRANT: Report at a meet. Amer. Coll. Surg., Chicago 1953, ref. Pfizer Spectrum 1954, Nr. 27.
KLEINSORGE, H., u. W. HÜBNER: Die Wirkung von Tetraäthylammoniumbromid auf den Blutzucker. Klin. Wschr. 1952, 348.
KLIMA, A.: Über einige wichtige Folgen der Gastroenteropathien und Spätfolgen nach Magenresektionen. Wien. klin. Wschr. 1954, 361.
KNICK, B.: Die erhöhte Plasma-ACTH-Aktivität während der Insulinhypoglykämie. Acta neurovegetativa (Wien) 1954, 316.
KONJETZNY, G. E.: Die Entzündung des Magens. Im Handb. d. spez. patholog. Anatomie u. Histol. Berlin 1928.
— Mißerfolge nach Magenoperationen. Chirurg. 1932, 402 u. 433.
KORÁNYI, A.: Die nach Magenoperationen auftretende spontane Hypoglykämie. Arch. klin. Med. 178, 353 (1936).

KRAFT-KINZ, J.: Über die postoperativen Komplikationen nach Magenresektion wegen chronischem Magen- und Zwölffingerdarmgeschwür. Zbl. Chir. **1955**, 481.

KÜHLMAYER, R.: Eine experimentelle Untersuchung über die Kaliumverteilung im Organismus und Kaliumausscheidung bei ausgiebiger intravenöser Kaliumzufuhr. Dtsch. Z. Chir. **271**, 475 (1954).

— Die Bedeutung des Kaliums in der Chirurgie. Wien. klin. Wschr. **1952**, 501.

— Die tödlichen Spätkomplikationen in der Ulcuschirurgie. Dtsch. Z. Chir. **278**, 477 (1954).

LAKE, N. C.: The aftermath of gastrectomy. Brit. med. J. **1948** I, 285.

LANG, N., C. OEHME u. G. SCHLINDWEIN: Die Bedeutung der Salzsäure des Magensaftes für die alimentäre Blutzuckerkurve. Klin. Wschr. **1952**, 145.

LAPP, F. W., u. H. DIBOLD: Magentätigkeit in ihrer Beziehung zum Blutzuckerspiegel. Dtsch. Arch. klin. Med. **173**, 550 (1932).

— Blutzuckerablauf in seiner Beziehung zum resezierten Magen. Klin. Wschr. **1933**, 547.

LASCH, F.: Diagnostische und therapeutische Untersuchungen bei Störungen des Kaliumstoffwechsels. Medizinische **1953**, 1043.

LINDENSCHMIDT, TH. O.: Pathophysiologische und therapeutische Probleme des operierten Magens. Chirurg **1954**, 299.

— Erwiderung (z. GRUNERT). Chirurg **1954**, 542.

— P. BRAMSTEDT u. W. D. HEINRICH: Erkennungen und Behandlung von Proteolysestörungen nach Gastroenterostomie und partieller Magenresektion. Dtsch. med. Wschr. **1953**, 472.

— Klinische und experimentelle Untersuchungen zur Proteolyse des operierten Magens. Erg. Chir. **39**, 198 (1955).

LONGMIRE, W. P., and J. M. BEAL: Construction of substitute gastric reservoir following total gastrectomy. Ann. Surg. **135**, 637 (1952).

LOOGEN, F., u. H. WOLTER: Zur Frage des Zusammenhanges zwischen der perniciösen Anämie und operativen Eingriffen am Magen. Medizinische **1952**, 962.

LOURIA, X.: New Yorker chirurgische Gesellschaft, Jan. 1929, z. n. C. HENSCHEN: Arch. klin. Chir. **162**, 621 (1930).

MACHELLA, TH. E.: The mechanism of the postgastrectomy „dumping" syndrome. Ann. Surg. **130**, 145 (1949).

— Mechanism of the post-gastrectomy dumping syndrome. Gastroenterology **14**, 237 (1950).

McDONALD, O. G., M. G. GILLESPIE and R. H. LA BREE: Treatment of duodenal ulcer bei subtotal gastric resection. Arch. Surg. **67**, 444 (1953).

McLEAN, L. D., W. HAMILTON and TH. O. MURPHY: An evaluation of segmental gastric resection for the treatment of peptic ulcer. Surgery (St. Louis) **34**, 227 (1953).
for the treatment of peptic ulcer. Surgery **34**, 227 (1953).

McPHEE, J. W.: Disorders of motility of the small bowel. Lancet **1953** I, 678.

MAIER, O.: Über die Nachteile der Gastroenterostomie als Ulcusoperation. Dtsch. Z. Cir. **172**, 117 (1922).

MALYOTH, G., u. H. W. STEIN: Die Oxydation anomerer Zucker. Klin. Wschr. **1952**, 14.

MARTIN, L., and H. EISENBERG: The relationship of potassium to the electrolytes and to the proteins of the gastric juice of man. Gastroenterology **15**, 326 (1950).

MARKS, L. J.: Potassium deficiency in surgical patients. Ann. Surg. **132**, 20 (1950).

MELCHIOR, R.: Die prinzipielle Lebensumstellung der Operierten als eine Vorbedingung für gute Dauerresultate der Magenresektion bei der Ulcuskrankheit. Dtsch. med. Wschr. **1950**, 745.

MERTEN, R.: Die Klinik und die Chemie der Proteinasen des menschlichen und tierischen Organismus, ihre besondere Bedeutung in seinen Abwehrleistungen und in der klinischen Diagnostik. Erg. inn. Med. N. F. II, 49 (1951).

MEURLING, S.: Postcibal symptoms after partial gastrectomy for peptic ulcer. Acta Soc. Med. Upsal. suppl. 3. Uppsala 1953, z. n. ST. WALLENSTEN, Acta chir. Scand. Suppl. 191.

MEYER, P. F.: Zur peroralen Zuckerbelastung. Z. klin. Med. **121**, 455 (1932).

MEYER-BURGDORFF, H.: Der operierte Magen. Leipzig 1930.

— Die pathologische Physiologie des Verdauungskanals nach Magenresektion. Chirurg **1934**, 601.

MEYTHALER, F., u. E. KÜHNLEIN: Der hypoglykämische Symptomenkomplex. Verh. dtsch. Ges. Verd.- u. Stoffw.krkh. XVI (1952), Verh. Ber. **1953**, 158.

— u. G. ROSSOW: Kohlenhydratstoffwechselstörungen nach Magenoperationen. Ther. Gegenw. **1949**, 79.

MIMPRISS, T. W., and M. C. BIRT: Partial gastrectomy for peptic ulcer. Brit. J. med. **1948** II, 1095.

MIX, C. L.: „Dumping stomach" following gastrojejunostomy. Surg. Clin. North Amer. **1922** II, 617.

MONASTERIO, G.: Über die agastrischen Anämien. Klin. Wschr. **1939**, 1385.

MOORE, F. D., W. P. CHAPMAN, M. D. SCHULZ and C. M. JONES: Resection of the Vagus Nerves in peptic ulcer. J. Amer. Med. Assoc. **133**, 741 (1947).
— H., u. H. HARKINS: A critical evalution of the Billroth I gastric resection. Surgery (St. Louis) **32**, 408 (1952).
— R. J. SCHLOSSER, J. K. STEVENSON, H. N. HARKINS and H. H. OLSON: Clinical analysis of Billroth I and Billroth II subtotal gastric resections. Arch. Surg. **1953**, 4.
MORAWITZ, P.: Agastrische Anämien und ihre Beziehungen zur Anaemia perniciosa. Arch. Verd.krkh. **47**, 305 (1930).
— Entstehung der Beschwerden nach Magenoperationen und ihre Behandlung. Chirurg **1932**, 265.
— u. N. HENNING: Über jejunale Sondenernährung. Klin. Wschr. **1929**, 681.
MUIR, A.: Postgastrectomy Syndroms. Brit. J. Surg. **37**, 165 (1949).
MUNCK, O.: On the pathogenesis of the dumping-syndrome. Acta med. Scand. **148**, 329 (1954).
NISSEN, R.: Die chirurgische Behandlung des chronischen Magen- und Zwölffingerdarm-geschwürs. Dtsch. med. Wschr. **1952**, 1277.
— Erhaltung des Antrum statt totaler Gastrektomie bei der Operation des hochsitzenden Magengeschwüres. Schweiz. med. Wschr. **1954**, 439.
NYMAN, E.: On the nature and occurence of the postcibal (dumping) syndrome. 4. Europ. Gastroenterol.-Congr., Travaux I, 381 (1954).
OGILVIE, SIR H.: Gastrectomy. A human experiment. Lancet **1947 II**, 377.
O'NEILL, TH.: The dumping syndrome. An operation for its prevention. Brit. med. J. **1950 I**, 15.
OTT, W., u. B. JASÍNSKI: Nachuntersuchungen zum Thema Dumping-Syndrom und larvierter Eisenmangel. Gastroenterologia (Basel) **1954**, 14.
PAVLOVSKY, A.: Alterationes de les Elementos figurados de la sangre an los gastrectomizados. In: Patologia del estomago operado (2. Argent. Kongr. d. Gastroenterologen, 1953), S. 17.
PERMAN, E.: The so-called Dumping syndrome after gastrectomy. Act. med. Scand. Suppl. **196**, Vol. 128, 361 (1947).
PFISTERER, H.: Disk. Verh. Dtsch. Ges. Chir. 1951, Arch. klin. Chir. **267**, 75 (1951).
— Milch- und Zuckerempfindlichkeit nach Magenresektion. Arch. klin. Chir. **275**, 528 (1953).
— Kathepsin und Pepsin nach Magenresektion und Gastrektomie. Dtsch. Z. Chir. **280**, 123 (1955).
PLAGGE, H.: Die Magenresektion nach Billroth I beim Ulcus ventriculi. Zbl. Chir. **1952**, 1643.
PONTES, J. F., and D. P. NEVES: Adrenal stimulation in the dumping syndrome. Gastroentero-logy **23**, 431 (1953).
PORGES, O.: Über Dünndarmkatarrh ohne Dickdarmkatarrh. Z. klin. Med. **109**, 28 (1928).
— Bemerkungen zu „Jejunitis" von REHDER. Dtsch. Arch. klin. Med. **173**, 330 (1933).
PULCHERIO FILHO, G. B.: Radiologia del estomago operado. In Patologia del estomago operado (2. Argent. Kongr. d. Gastroenterologen 1953), S. 160.
PULVERTAFT, C. N.: The results of partial gastrectomy for peptic ulcer. Lancet **1952 I**, 225.
— The postgastrectomy stomach remnant. J. Fac. Rad. **5**, 19 (1953).
— Electrocardiographic changes in the dumping syndrome. Lancet **1954 II**, 325.
RAJZ: Die Funktion des Pankreas nach Magenresektion. Z. Chir. (GREKOV), **5**, 31 (1949), ref. Dtsch. Z. Verdgs.- usw. Krkh. **10**, 228 (1950).
RANDALL, H. T., D. V. HABIF, J. S. LOCKWOOD and S. C. WERNER: Potassium deficiency in surgical patients. Surgery **26**, 341 (1949).
RAPPERT, E.: Akute postoperative Duodenaldilatation mit Duodenalreflex. Wien. klin. Wschr. **1948**, 189.
RAUCH, R. F.: An evaluation of gastric resection for peptic ulcer. Surgery (St. Louis) **32**, 638 (1952).
— u. R. N. BIETER: The treatment of postprandial distress following gastric resection. Gastroenterology **23**, 347 (1953).
REHDER, H.: Jejunitis. Dtsch. Arch. klin. Med. **172**, 622 (1932).
— Schlußwort. Dtsch. Arch. klin. Med. **173**, 332 (1933).
REICHERT, H.: Über die Bedeutung des Kaliums und der Kaliumzufuhr im postoperativen Stadium. Diss. Berlin (Freie Univ.) 1954.
REISCHAUER, F.: Zur Frage der postoperativen Passagestörungen des Magens. Beitr. klin. Chir. **144**, 639 (1928) u. **145**, 101, 229 u. 397 (1929).
REMY, D.: Zur Pathogenese der hypochromen agastrischen Anämie. Klin. Wschr. **1951**, 346.
— H. GOLDECK u. H. A. PANTELMANN: Die postalimentären Beschwerden des Magenoperier-ten und ihre Beziehungen zum Eisenmangel. Z. klin. Med. **150**, 455 (1953).
RENTCHNICK, P., et H. C. PLATTNER: Le „Dumping Syndrome" et le troubles founctionales consécutifs à la gastréctomie. Praxis **42**, 173 (1953).
RIEDER, W., u. C. WEHBERG: Spätresultate bei ausgedehnter Magenresektion wegen Ulcus ventriculi und Duodeni. Zbl. Chir. **1934**, 198.

Roberts, K. E., H. T. Randall, H. W. Farr, A. P. Kidwell, G. P. McNeer and G. T. Pack: Cardiovascular and blood volume alterations resulting from intrajejunal administration of hypertonic solutions to gastrectomised patients. The relationship of these changes to the dumping syndrome. Ann. Surg. **140**, 631 (1954).

Röpke: Disk. Verh. Dtsch. Ges. Chir. **1912 I**, 170.

Rohkrämer, H.: Hypoglykämie und Zentralnervensystem. Acta neurovegetativa (Wien) **9**, 129 (1954).

Ross, F., and E. Meadows: The treatment of peptic ulceration by extensive partial gastrectomy with gastro-duodenostomy. Surgery (St. Louis) **32**, 426 (1952).

Rost, F., u. Th. Naegeli: Pathologische Physiologie chirurgischer Erkrankungen. 2. Aufl. Berlin 1938.

Schechter, S. E., and H. Necheles: Postprandial symptoms following subtotal gastrectomy for peptic ulcer and their relationship to the glucose tolerance curve. Gastroenterology **12**, 258 (1949).

Schenk, W. H.: Ist Diätbehandlung nach der Magenresektion wegen des Geschwürleidens gerechtfertigt? Medizinische **1952**, 1222.

Schindler, R.: Gastritis. New York 1947, z. n. M. E. Steinberg: Surgery etc. **88**, 453 (1949).

Schlatter, C.: Über Ernährung und Verdauung nach vollständiger Entfernung des Magens — Oesophagoenterostomie — beim Menschen. Beitr. klin. Chir. **19**, 757 (1897).

Schmauss, K. A.: Zur Frage der Operation des chronischen Magen- und Zwölffingerdarmgeschwüres. Arch. klin. Chir. **194**, 448 (1949).

Schmiedeck, R.: Über den Anastomosenwulst nach Resectio ventriculi mit Gastroenterostomie. Bruns Beitr. **183**, 247 (1951).

Schmilinsky, H.: Die Einleitung der gesamten Duodenalsäfte in den Magen (innere Apotheke). Zbl. Chir. **1918**, 416.

Schofield, I. E., and P. St. G. Anderson: Post-gastrectomy syndrome. Deviation of the afferent loop from the gastrointestinal anastomosis. Brit. med. J. **1953 I**, 598.

Schrade, W.: Nachkrankheiten nach Magenoperationen. Dtsch. med. Wschr. **1952**, 1086.

— u. R. Heinecker: Über die alimentäre Kollapsneigung der Magenresezierten. Medizinische **1954**, 43 u. 79.

— Alimentäre Kreislaufstörungen als Ursache des sogenannten Dumping-Syndroms. Schweiz. med. Wschr. **1955**, 481.

Schröder, C. H.: Alimentäre Lipämie bei normalem und bei operiertem Magen. Dtsch. Z. Chir. **238**, 239 (1932).

— H.: Zur Klinik der Hypovitaminosen. Berlin. med. Z. **1951**, 93.

Schüller, L.: Klinische und experimentelle Untersuchungen über die Funktion des Magens nach Gastroenterostomie und Pylorusresektion. Mitt. Grenzgeb. Med. u. Chir. **22**, 715 (1911).

Schümann, H.: Betriebsstörungen der Anastomose beim Billroth-I-Magen. Beitr. klin. Chir. **188**, 316 (1954).

Schütte, E.: Mineralstoffwechsel. In Physiologische Chemie (Flaschenträger-Lehnartz). Berlin-Göttingen-Heidelberg 1954.

Schulten, H.: Lehrbuch der klinischen Hämatologie. Stuttgart 1953.

— Physiologie und Pathologie des Eisenstoffwechsels. Dtsch. med. Wschr. **1953**, 117.

Schunk, J., u. G. Schmitt: Tagesschwankungen der Magenazidität. Dtsch. med. Wschr. **1955**, 347.

Schwartz, A., J. Rheingold and H. Necheles: Amer. J. Digest Dis. **9**, 151 (1942), z. n. Th. E. Machella: Gastroenterology **14**, 237 (1950) u. a.

Schwietzer, C. H.: Eiweißmangel als ätiologisches Moment der Hämochromatose. Dtsch. med. Wschr. **1952**, 17.

Sebening, X.: Vergleichende Betrachtungen über die amerikanische und deutsche Magenchirurgie. Zbl. Chir. **1932**, 2968.

Singmaster, L., and G. C. Engel: An evaluation of subtotal gastrectomy for gastric and duodenal lesions. A postoperative survey of one hundred cases. Gastroenterologia (Basel) **17**, 1 (1951).

Smith, C. A.: Esophagoduodenostomy, total gastrectomy and the postgastrectomy syndrome. Surg. Clin. North Amer. **34**, 457 (1951).

— F. H.: Potassium deficiency in gastrointestinal diseases. Gastroenterology **16**, 73 (1950).

— W. H.: Potassium lack in the postgastrectomy dumpingsyndrome. Lancet **1951 II**, 745.

— R. Fraser, K. Staynes and J. M. Willcox: Clinical tests for liability to postprandial attacks of palpitation and weakness after gastric operations. Lancet **1953 II**, 530.

Soskin, S, u. R. Levine: Carbohydrate Metabolism. 2. Aufl. Chicago 1952.

Spang, K.: Das Altersulkus des Magens und Zwölffingerdarms, Klinik und Pathogenese. Dtsch. med. Wschr. **1947**, 605.

Spath, F.: Studium über die Funktion des resezierten Magens. Dtsch. Z. Chirurgie **233**, 563 (1931).

STAHNKE, E.: Ist eine diätetische Nachbehandlung nach Resektion wegen Ulcus ventriculi bzw. duodeni notwendig? Chirurg 1951, **543**.

STAPLER, N. M.: Vagotomy as a cure for post-gastrectomy dumping syndrome; case report. Gastroenterology **13**, 341 (1949).

STEINBERG, M. E.: A double jejunal lumen gastrojejunal anastomosis. Surgery etc. 88, 453 (1949).

STEINFORTH, H., u. E. M. SCHRÖDER: Zur Frage der Anämie und der Eisenresorption nach Magenresektion. Zbl. Chir. **1954**, 1213.

STICH, R.: Operationen am Magen. Fehler und Gefahren bei chirurgischen Operationen, Bd. 1, 3. Aufl. Jena 1954.

STOCKER, H. E.: Der Pankreasschaden als 2. Krankheit des Ulcusleidens. Zbl. Chir. **1938**, 1239.

STRAATEN, TH., u. M. HÜNERMANN: Die hypoglykämischen Zustände bei Magenkranken in ihrer Bedeutung für die Magenchirurgie. Med. Klin. **1936**, 562.

— Klinische Untersuchungen über die Blutzuckerregulation nach Magenoperation. Arch. klin. Chir. **195**, 62 (1939).

STUHLFAUTH, K.: Das Dumping-Syndrom als Beispiel eines viszeroviszeralen Reflexes nach Magenoperationen. Dtsch. med. Wschr. **1954**, 1376.

— Das Dumping-Syndrom nach Magenresektion als Beispiel eines viszeroviszeralen Reflexmechanismus. Z. klin. Med. **152**, 346 (1954).

SUTHERLAND, E., and C. CORI: Influence of insulin preparations on glycogenolysis in liver slices. J. of Biol. Chem. **172**, 737 (1948) u. **188**, 531 (1951), z. n. E. ZIEGLER: Bull. Galencia, Bern 1954, u. Mat. med. Nordmark **VI**, H. 8 ff. (1954/55).

THEDERING, F.: Über die Steuerung der Eisenresorption. Medizinische **1953**, 1224 u. 1255.

TOMODA, M.: Technik der totalen Gastrektomie mit Ersatzmagen. Chirurg 1952, 264.

TYBERGHEIM, I.: Arch. int. Physiol. **60**, 105 (1952), u. **61**, 104 (1953), zit. n. CH. DE DUVE: Lancet **1953 II**, 99.

VISICK, A. H.: Ann. R. Coll. Surg. Engl. **3**, 266 (1948), z. n. C. N. PULVERTAFT: J. Fac. Rad. **5**, 19 (1953).

— Measured radical gastrectomy. Review of 505 operations for peptic ulcer. Lancet **1948 I**, 505 u. 551.

VOET, R., G. BELCHOR and M. MAUR: Algunas modeficaciones humorales en los operados del estomago. In Patologia del estomago operado (2. Argent. Kongr. d. Gastroenterologen 1953), S. 35.

WAGNER, S.: Die gegenwärtige Behandlung des Ulcus ventriculi und duodeni. Therapiew. **4**, 360 (1954).

WALLENSTEN, ST.: Results of the surgical treatment of peptic ulcer by partial gastrectomy according to Billroth I and II methods. A clinical study based on 1256 operated cases. Acta chir. Scand. Suppl. 191.

WANKE, R.: Operierte chirurgische Mißerfolge des Ulcusleidens und der chronischen Gastritis. Dtsch. Z. Chir. **220**, 263 (1929).

WARREN, K. W.: Pancreatic considerations in gastric surgery. J. Amer. Med. Assoc. **154**, 803 (1954).

— R., and E. C. MEADOWS: Subtutal gastrectomy or vagotomy for peptic ulcerations. Early results and postoperative Symptoms. New. Engl. J. Med. **240**, 367 (1949).

WATSON, A. B.: Partial gastrectomy for simple ulcer. A review of the endresults of 132 cases with a criticism of the Polya operation. Brit. J. Surg. **34**, 360 (1947), ref. Zbl. Chir. **1950**, 1765.

WEITHALER, K.: Bericht über Anämien nach Billroth II. Wien. klin. Wschr. **65**, 103 (1953).

— A., and I. W. MAC PHEE: The afferent loop syndrome. Lancet **1952 II**, 1189.

WELLS, CH., and A. C. BREWER: The surgery of duodenal ulcer. Brit. J. Surg. **35**, 354 (1948).

— CH., and R. B. WELBOURN: Postgastrectomy syndroms. A study in a applied physiology. Brit. med. J. **1951 I**, 546.

WEZLER, K.: Gutachten über Peripherin (Fa. Homburg) 1954.

— u. K. THAUER: Beiträge zur Frage der Auswertung kreislaufaktiver Stoffe im Tier- und Menschenversuch. Arch. exper. Path. **201**, 105 (1953), Selbstref.

Wissenschaftliche Tabellen, Basel 1953 (Fa. Geygy) u. 1955.

WÖHRLE, M.: Untersuchungen über die Hypoglykämie nach Magenoperationen. Dtsch. Arch. klin. Med. **179**, 411 (1937).

ZEISE, G.: Beitrag zur Therapie des Dumping-Syndroms. Med. Klin. **1953**, 1508.

ZENKER, R.: Die Eingriffe in der Bauchhöhle. In: Operationslehre Berlin-Göttingen-Heidelberg 1951.

ZOLLINGER, R. M., and St. O. HOERR: Gastric operations. Troublesome postoperative Symptoms with special reference to carbohydrate ingestion. J. Amer. Med. Assoc. **134**, 575 (1947).

ZORRILLA, J. I.: Radiologia del estomago operado. In: Pathologia del estomago operrado (2. Argent. Kongr. d. Gastroenterologen 1953), S. 118.

In zunehmendem Maße gewinnen bestimmte Beschwerden, die bei Magenresezierten als Operationsfolge zu beobachten sind, allgemeines Interesse. Als neues medizinisches Schlagwort wurde die Bezeichnung „Dumping-Syndrom" eingeführt, die lediglich eine Übersetzung für den deutschen Begriff der Sturzentleerung darstellen dürfte. Weitere neu eingeführte Bezeichnungen für ähnliche oder gleichartige Beschwerden sind das Syndrom der zu- und abführenden Schlinge. Alle diese Benennungen haben gemeinsam, daß sie solche Beschwerden von Magenresezierten kennzeichnen, die in Abhängigkeit von der Nahrungsaufnahme, also post*coenal*, post*prandial* oder post*cibal* aufzutreten pflegen (cena oder coena = die Mahlzeit, das Essen; prandium = das Spätfrühstück oder die Vormahlzeit, im Gegensatz zur Hauptmahlzeit coena; ciba = die Speise; alle daraus abgeleiteten Adjektiva werden aber — auf dem Umweg über englischen bzw. amerikanischen Sprachgebrauch — synonym benutzt). Die Theorien und Hypothesen, die diese Beschwerden zu erklären versuchen, sind zahlreich und oft voller Widersprüche untereinander und in sich. Es schien deshalb eine notwendige Aufgabe zu sein, aus einer Sichtung der Literatur heraus einen Überblick zu gewinnen. Dieser Versuch ist, gestützt auf die eigenen Erfahrungen an Magenresezierten, die teils an unserer Klinik, teils anderwärts operiert wurden, im folgenden unternommen.

A. Historische Entwicklung des Fragenkomplexes.

Die Beschäftigung mit diesen unerwünschten Folgen der Magenresektion ist keineswegs erst ein Ereignis der letzten Jahre. Vielmehr waren derartige Bilder schon früh (DENÉCHAU 1807, JONAS 1908) bemerkt, wenn auch sehr viel uniformer aufgefaßt worden. Recht bald hatte man auch das Augenmerk auf die *röntgenologisch* rasche Entleerung des Magens oder Magenrestes durch die Gastroenterostomose gelenkt: „Weiter klagten einige Patienten mit sehr gut drainierenden Anastomoseöffnungen (bei Gastroenterostomie), durch die der Speisebrei schon während des Essens den Magen verließ, über Beschwerden, die vielleicht gerade auf die schnelle Überfüllung des Darmes zurückzuführen sind" (H. HOFFMANN 1912). HESSE (1912) gibt die Zahl der Gastroenterostomien, die im Röntgenbild beschleunigte Entleerung zeigen, mit 68% an. 1913 wird das klinische Bild von HERTZ beschrieben, 1916 erwähnt GOECKE in einer gründlichen Studie den lebhaften Heißhunger und das durch größere Nahrungsmengen hervorgerufene Druckgefühl und Brennen im Zusammenhang mit rascher Entleerung nach Billroth II. Endlich erscheint 1922 die Studie von C. L. MIX „Dumping stomach" following gastrojejunostomy", auf die die Bezeichnung des Syndroms zurückgeht. Daß der Ausdruck „dumping" im ganzen Text nicht wieder auftaucht, sondern lediglich bei einer Röntgenbildbeschriftung gebraucht wird, sei nur nebenbei vermerkt. — Inzwischen hat sich in Deutschland und Österreich die Bezeichnung „Sturzentleerung" als *Röntgenbefund* eingeführt (ENDERLEN u. V. REDWITZ 1922, V. HABERER 1923, HENSCHEN 1929), gelangt aber erst später zu größerer klinischer Bedeutung. Unverbindlich hinsichtlich der klinischen Erscheinungen, trägt dieser Begriff doch den Beigeschmack des Inkorrekten, wenngleich nicht immer Vermeidbaren — dies besonders beim „Kleinen Magen" (v. HABERER 1922). Im Vordergrund standen damals solche funktionellen Deutungen noch nicht; MAIER (1922) berichtet z. B. aus v. HABERERS Klinik über Ziehen in der Magengrube, Schwächegefühl, Schlaflosigkeit (bei einer nach Billroth I Operierten, 8 Wochen p. op.), die „zweifellos Adhäsionsbeschwerden" sind. In den von der Schriftleitung des „Chirurg" 1932 veranlaßten Arbeiten über Beschwerden bei Magenoperierten findet sich der Begriff der Sturzentleerung nicht, doch weisen die Autoren (MORAWITZ, BERG, KONJETZNY) alle eindringlich auf die rasche Speisebreiausschüttung hin. Im Laufe der nächsten Jahre wird aber der röntgenologische Begriff der Sturzentleerung ärztliches Allgemeingut (MEYER-BURGDORFF 1930, 1934).

Für die Entwicklung der Operationstechnik standen zwangsläufig mehr oder weniger mechanische Probleme im Vordergrund. Die Berücksichtigung funktioneller Abläufe trat dagegen zurück und beschränkte sich im wesentlichen auf eine ausreichende Minderung der Säurewerte des Magensaftes, die zur Verhinderung des Rückfall- und des Anastomosengeschwürs nur von wenigen als nicht obligat betrachtet wurde und wird. So scheint der Rouxsche Begriff der „inneren Apotheke" — durch SCHMILINSKYs (1918) Operationsvorschlag bekannt geworden — für die Ablehnung der Braunschen Anastomose beim Billroth II auch heute noch nicht überholt zu sein (KÜHLMAYER 1954). Gegenüber der Gastroenterostomie, die heute nur noch von wenigen vorwiegend geübt wird (DEMMER 1955), hat sich die

Magenresektion zur Behandlung der Geschwürskrankheit trotz v. HABERERs (1915) frühem und energischen Eintreten erst vor 25 Jahren im deutschen Sprachraum allgemein durchgesetzt. Heute hat hier die Entwicklung der Technik hinsichtlich einiger Standardformen, besonders des Billroth II in seinen Variationen nach KRÖNLEIN, v. HACKER, HOFMEISTER usw., einen gewissen Abschluß gefunden (vgl. FROMME 1954, KÜHLMAYER 1954, KRAFT-KINZ 1955). Die Frage Billroth I — Billroth II war zugunsten des letzten entschieden (GULEKE 1950, V. HOFFMANN 1954). 1951 hat ZENKER betont, daß eine Magenresektion nun einmal ein verstümmelnder Eingriff sei und auch die Gastroduodenostomie keine physiologischen Verhältnisse wiederherstelle (HERTEL 1929). Dennoch scheint diese Meinung einer gewissen Revision zu bedürfen.

Zwar wird sicherlich die Mehrzahl jener amerikanischen Chirurgen, die teilweise sehr für den Billroth I plädieren, erst seit etwa 10 Jahren zur Magenresektion übergegangen sein: COUNSELLER u. WAUGH berichten noch 1944 aus der Mayoklinik von 30% Gastroenterostomien beim Ulcus duodeni; MCDONALD et al. (1953) geben aus ihrer Klinik an, daß Pyloroplastik und Gastroenterostomie bis 1938 in gleicher Zahl wie die Resektion ausgeführt wurden; selbst RIEDELs bei uns vergessene Querresektion (1904!) taucht in Varianten wieder auf (MACLEAN et al. 1953). Aber es fehlt auch an gewichtigen Stimmen nicht, und manches regt zu erneuter Prüfung an.

Als BIEBL 1947 seine Methode des „Interpositions-Billroth I" (Zwischenschaltung einer isolierten Jejunumschlinge) mitteilte, stieß er in der Diskussion auf allgemeine Ablehnung. E. GOHRBANDT gab das Prädikat „physiologisch der Weg, aber nicht das Material". Interessanterweise wurde aber das gleiche Verfahren neuerlich von F. A. HENLEY (1953) als „Gastrectomy with replacement" in seiner Hunter-Gedächtnisvorlesung propagiert, und für das Vorgehen bei der Totalexstirpation besteht nach amerikanischem Vorgang (LONGMIRE u. BEAL 1952) heute auch in Deutschland die Tendenz, weniger die Rouxsche Anastomose zu verwenden, als vielmehr ausgeschaltetes Jejunum als Zwischenstück zwischen Oesophagus und Jejunum zu pflanzen, weil die postoperative Umstellung dann besser vertragen wird (GÜTGEMANN 1953, 1954; vgl. C. A. SMITH 1954). TOMODAS (1952) und das daran anlehnende Vorgehen von NISSEN (1954; persönl. Mitteilung), die bei totaler Gastrektomie mit termino-lateraler Oesophagojejunostomie und Braunscher Anastomose den Duodenalstumpf seitlich in den (anatomisch) zuführenden Schenkel pflanzen, bestätigen das nur (vgl. auch PFISTERER 1955). Übrigens glaubte auch HERTEL (1929) bereits dem Verfahren des Billroth I als dem kleineren Übel den Vorzug geben zu müssen.

Zusammenfassung: Schon etwa 25 Jahre vor Anerkennung der Magenresektion als Methode der Wahl gegenüber der Gastroenterostomie zur Geschwürsbehandlung wurden erstmals funktionelle Störungen, die in Abhängigkeit von der Nahrungsaufnahme einsetzten, als Folge der neugeschaffenen Magendarmverbindung beschrieben. Im weiteren Verlauf ging aber das Interesse an diesen Fragen gegenüber der Entwicklung einer möglichst weitgehenden standardisierten Operationstechnik zurück. Erst in jüngerer Zeit wird die Bedeutung jener Störungen, die schon bald mit besonderen Begriffen (Sturzentleerung: 1922; Kleiner Magen: 1922; Dumping stomach: 1922) verbunden worden waren, stark betont. Ein besonderer Antrieb zur Klärung dieser funktionellen Fragen ergab sich besonders aus den Problemen, die in der Nachbehandlung von Gastrektomierten zu lösen waren.

B. Einteilung und Häufigkeit des Auftretens postcoenaler Beschwerden.

1. Literaturüberblick.

Die Sorge um die Verhütung des Anastomosen- bzw. Rezidivgeschwüres, deren Prozentsatz heute bei 2—3 liegt (FRIEDEMANN 1950, GULEKE 1950, ZENKER 1951, V. HOFFMANN 1954, STICH 1954, WALLENSTEN 1954) hat neuerdings unter den Problemen der Operationsfolgen nicht mehr den gleichen Vorrang wie einst. Sie ist weitgehend abgelöst von der Suche nach Wegen, die der Entstehung der postcoenalen Beschwerden zuvorkommen oder sie zu verhindern vermögen.

Seit ADLERSBERG u. HAMMERSCHLAG (1947) pflegt man diese Beschwerden unter klinischen Gesichtspunkten in zwei Hauptgruppen zu teilen: Setzen sie während oder kurz nach dem Essen ein, werden sie jetzt allgemein als „*frühe*" postcoenale Beschwerden gekennzeichnet, denen die nach 1½ bis 2 Std beginnenden, „*späten*" postcoenalen Beschwerden gegenüberstehen. Während letztere eindeutige Beziehungen zum Zuckerstoffwechsel aufweisen, sind die Ursachen wie auch die Erscheinungsformen der frühen Beschwerden außerordentlich mannigfaltig und werden entsprechend unterschiedlich bewertet. In der Erfassung der Operationsergebnisse findet das den ersten Niederschlag und wird hier besonders deutlich, wenn die von verschiedenen Autoren angeführten Vergleichsergebnisse der beiden Operationsmethoden Billroth I und Billroth II einander entgegengehalten werden (Tabelle 1). Soweit diese Statistiken nicht an der zu kleinen Zahl kranken, haben sie alle offenbar den Fehler des ungleichen Ausgangsmaterials, bedingt durch die verschiedene Indikation für die jeweilige Methode. Bisher hat wohl nur Wallensten (1954) ein ausreichendes Material unter Vermeidung dieses Fehlers bearbeiten können. Da er aber (s. Tabelle 1) mittlere und starke postcoenale Beschwerden zusammenfaßt, ist das Ergebnis des Billroth II möglicherweise ungünstiger ausgedrückt, als es sonst der Fall wäre.

Tabelle 1. *Postcoenale Beschwerden nach Billroth I und II.*

Autor	Billroth I			Billroth II		
	Gesamt-zahl	Beschwerden haben	= %	Gesamt-zahl	Beschwerden haben	= %
Wells u. Brewer (1948)				363	0	0
O'Neill (1950	22	4	18,3	117	24	22,2
Butler u. Capper (1951)	102	0	0	558	79	14,1
Goligher u. Riley (1952)	45	33	73,3	113	85	75,25
Moore et al. (1953)	79		40,0	61		44,3
Kühlmayer (Klinik Denk, 1954)			30,0			19,0
Schümann (1954)	430	davon stark: 1	10,0 / 0,3	338		10,0
Wallensten	190	davon mittel u. st.	19,0 / 5,3	320		29,4 / 16,6

Ähnlich verhält es sich mit dem Versuch der Auswertung von Zahlenangaben der Literatur über die Häufigkeit des postcoenalen Beschwerdekomplexes. So hat Henley (1953) unter 48 Nachuntersuchten, die nach Billroth II operiert waren, nur zwei Beschwerdefreie. Ivy, Grossmann u. Bachrach (1950) erhalten bei einem Überblick über 1835 Fälle verschiedener Autoren eine Durchschnittszahl von 10,5%, doch schwanken die Angaben in den einzelnen Arbeiten zwischen 30% (Allen u. Welch 1941) und 2,6% (Gaviser). Waugh (1953) gibt ca. 25% an, Strauss (ebenda) bei einer Serie von 1800 Resektionen 10%. Beachtlich ist das Vorgehen von Custer et al. (1946), die in zwei Untersuchungsreihen am gleichen Patientenmaterial je nach Erfahrung des Untersuchers und Eindringlichkeit der Befragung 5,6 bzw. 12,5% der Erfaßten über postcoenale Beschwerden klagen hörten. Das wird auch deutlich, wenn speziell die schlechtere Verträglichkeit von Milch und Zucker (Louria, Klinik v. Haberer 1929, v. Hoffmann 1939) herausgestellt wird. Hempel (1951) gibt einen Hundertsatz von 38 an, Keutel (1953) von 41,3. Nach unseren eigenen Untersuchungen scheinen diese Ziffern angemessen zu sein, wenn auch v. Hoffmann (1952) nur 8,6% angibt (= 32 von

366 Resezierten; anscheinend unter anderen Gesichtspunkten wird aber 1954 für die leichten Beschwerden wieder ein Satz von 50% mitgeteilt).

Die Zusammenstellung von Ivy und Mitarbeiter ist erweitert wiedergegeben (Tabelle 2). Die Auswertung zahlreicher Arbeiten scheitert daran, daß die Aufgliederung unter sehr verschiedenen Gesichtspunkten erfolgt oder bei Bezugsziffern keine eindeutigen Verhältnisse bestehen. Weiter wird oft unterschieden zwischen „Dumping" im engeren Sinne (s. u.!) und postcoenalen Beschwerden, sowie zwischen leichteren Beschwerden (Ergebnis „gut") und ernsteren. GOLIGHER u. RILEY (1952) nahmen als Maßstab die Nahrungsmenge, die noch beschwerdefrei vertragen wurde, gemessen an dem, was der Patient in gesunden Tagen als Normalmenge aß. Bemerkenswert ist, daß sich ihre Zahlenangaben, nämlich nach 6 Monaten ca. 75%, nach 18 Monaten noch 45% mit postcoenalen Beschwerden, trotzdem noch eben im Rahmen der auch von anderen mitgeteilten Ergebnisse halten, wie Tabelle 2 zeigt. Angesichts so unterschiedlicher Bewertungsgrundlagen wird aber auf eine summarische Zusammenfassung entsprechend der Tabelle von Ivy verzichtet.

Tabelle 2. *Die Häufigkeit postcoenaler Beschwerden.*

Autor	Ges.-fall-zahl	Beschwerden haben	= %	durch Beschwerden arb. unf.	= %	Bemerkungen
BRUUSGARD	364	56	15,6	5	1,4	
CUSTER et al. I	500	28	5,6	16	3,2	
II	112	14	12,5			
ALLEN u. WELCH	129	39	30,0	3	2,3	zit. n. IVY, GROSSMAN u.
MATEER			14,0			BACHRACH, in Peptic Ulcer, Philad.-Toronto, 1950
GAVISER	416	11	2,6			
RANSOM	147	21	14,3	1	0,7	
SMITH u. JORDAN	167	23	13,8			
Zusammen	1835	192	10,5	25 (v. 1140)	2,5	
BROWNE et al. (1954)	447		10,0			„Dumping"; Ernährungsstörung, Anämie usw. ih weit. 10%
BUTLER u. CAPPER (1951)	660	79	11,9			
HENLEY (1953)	48	46	96,0			in 30% Galleerbrechen
				Zucker-intoleranz:		
HEMPEL (1951)	42	5	11,9	16	38,0	
HOFFMANN, V. (1952)	366			32	8,6	
KEUTEL (1953)	369				41,3	
PULVERTAFT (1952)	632		32,7			
RAUCH (1952)	893		38,0			in 20% hypoglyk.Erschg.
MUIR (1949)	124		75,0			umfaßt Resekt. wegen Frühca. (17) u. Ulcuspept. jejuni (7)
NISSEN (1952)			8,0			
PLAGGE (1952)	174	14	8,1	1	0,6	
MIMPRISS u. BIRT (1948)	233	47	22,0	8	3,6	
SINGMASTER u. ENGEL (1951)	96	9	8,2			darunter kein „Dumping". Weit. 4 wegen Magenca. Resezierte rückfällig

Der besondere Wert der Angaben von Pulvertaft (1952) sei hier betont, weil sie an einer Nachsorgestelle (follow up clinic) gewonnen wurden. Nachuntersucher war nicht nur der operierende Chirurg, sondern ein unabhängig voneinander urteilendes, ärztliches Gremium verschiedener Disziplinen. Dabei konnte, unter strenger Beachtung des Urteils des Patienten selbst, aus einem Längsschnitt der Beobachtungen bis zu 10 Jahren geschöpft werden.

Übrigens hat schon 1929 Henschen den Nutzen dieser — ursprünglich amerikanischen — Einrichtung einer Nachsorge für die Magenoperierten unterstrichen. Allgemein beherzigt wurde dieser Vorschlag aber nicht.

Die Mehrzahl der Untersucher ist offensichtlich stark von einer sehr subjektiven Beurteilung des Beschwerdegrades abhängig. Zudem fühlt sich ein Magenreszierter sehr oft deshalb beschwerdefrei, weil er bald gelernt hat, unverträgliche Speisen zu meiden und auch „den Appetit darauf zu verlieren", so daß ihm diese Art der Diätetik gar nicht mehr zum Bewußtsein kommt.

Schließlich widerstrebt es dem Nachuntersucher, durch betontes Fragen den Patienten auch auf die Geringfügigkeiten erst aufmerksam zu machen, solange er nicht von allein in diese Richtung gehende Klagen hört.

Viel ernster zwar steht es mit jenen Beschwerden, die den Lebenszuschnitt eines Patienten ganz erheblich einschränken, ihn arbeitsunfähig und endlich zum „Magenkrüppel" (Butler u. Capper 1951) machen. Die Anzahl solcher Operierter ist jedoch wesentlich geringer. Von Ivy et al. sind 0,7 bis 3,2% angegeben, durchschnittlich 2,2%. Diese Zahlen entsprechen durchaus den Mitteilungen anderer Autoren. Sie decken sich mit den eigenen Ergebnissen.

Zusammenfassung: Die postcoenalen Beschwerden werden heute allgemein in *frühe* und *späte* Beschwerden unterteilt; die letzten stehen in klarer Beziehung zum Zuckerstoffwechsel, die frühen Beschwerden sind in Ursache und klinischen Erscheinungen vielfältig. Sie werden äußerst unterschiedlich bewertet, wie am besten aus vorliegenden Vergleichen zwischen den Ergebnissen des Billroth I und II hervorgeht. Ferner zeigt sich, daß Autoren, die hohe Hundertsätze von postcoenalen Beschwerden angeben, auch leichte und leichteste Fälle mit einbeziehen, die häufig die Symptome nur passager gezeigt haben. Bei genügend eindringlicher Befragung kann man fast bei jedem Magenresezierten Hinweise auf eine vorübergehende Symptomatik finden (Pulvertaft 1952). Am häufigsten ist diese sicher in der unmittelbar postoperativen Umstellungsphase. Sieht man von diesen, momentan zwar mitunter ernst erscheinenden, sich für den Gesamtverlauf aber doch als mehr oder weniger harmlos erweisenden Vorkommnissen ab, so dürfte der Satz von Resezierten mit solchen Beschwerden, die die Lebensführung langfristig stärker beeinträchtigen, zwischen 10 und 25% liegen; von diesen wiederum ist etwa $1/8$ bis $1/5$ wirklich schwer betroffen.

2. Eigene Ergebnisse.

Eine Übersicht über 106 Kranke, die in einer Zweijahresperiode 1952/54 ausschließlich wegen eines Magen- oder Zwölffingerdarmgeschwürs bzw. einer Pylorusstenose an unserer Klinik operiert wurden, geben die nachfolgenden Aufstellungen. An den Eingriffen waren 5 Operateure beteiligt, stets wurden die Resektionen etwa zur Hälfte ausgeführt. In allen Fällen wurde die Anastomose terminolateral und retrocolisch im Sinne der zweiten Billrothschen Methode angelegt und auf Zweidrittel bis knapp zur Hälfte der Magenstumpföffnung eingeengt (nach Hofmeister). Einige Aufhängenähte fixierten die zuführende Schlinge an der kleinen Kurvatur. Die Technik entspricht dem Vorgehen von K. H. Bauer.

Von den 103 überlebenden Patienten konnten sämtliche nachuntersucht werden. 78 waren Männer, 25 Frauen. Ulcus duodeni oder resultierende Pylorusstenose

Tabelle 3. *Operationsstatistik des eigenen Krankengutes.*

Operationstyp	Anzahl	im Anschluß an Operation verstorben	später verstorben
Billroth II	95	1 (sklerosier. Peritonitis)	2 (Pneumonie; Apoplexie — beide nach mehr als 1 Jahr.
Resektion z. Ausschaltung = Technisch Billroth II	11	—	—
Gesamtzahl	106	1 / 106 = 0,94%	

waren 58mal der Anlaß zur Operation, bei den übrigen Operierten handelte es sich um Träger von Magengeschwüren. Einmal wurde gleichzeitig mit dem Zwölf-fingerdarmgeschwür die Gallenblase entfernt (Lithiasis, chronisch rezidivierende Entzündung). Der Operierte wird in Tabelle 4 in der Gruppe derer geführt, bei denen postcoenal mittelstarke Kreislaufreaktionen auftraten; doch kam es bei ihm mitunter auch zu Galleerbrechen. Vorübergehend hätte er auch in die Gruppe derer mit starken Reaktionen eingereiht werden können.

Über die Häufigkeit der postcoenalen Beschwerden in diesem Krankengut unterrichtet Tabelle 4. Dabei ist zu beachten, daß sie Aufschluß über die Gesamt-zahl der Operierten, und zwar am jeweiligen Untersuchungstag, gibt, also keine Unterteilung nach dem Zeitpunkt aufweist, an dem sich der Patient gerade in bezug auf die Operation befand; es wird weiter unten nochmals auszuführen sein, daß für gewöhnlich die Resultate, wenigstens was die postcibalen Beschwerden anlangt, mit der zeitlichen Entfernung von der Operation besser werden. In unserer Reihe haben wir nach ½ Jahr etwa 68%, nach 1 Jahr 79% und nach mehr als 2 Jahren 85% gute Ergebnisse (naturgemäß keine echten Hundert-sätze!).

Weiter hat sich gezeigt, daß die Länge der Anamnese vor der Operation keine Bedeutung für den Erfolg haben dürfte — eine Erfahrung, die man vielleicht auch gegen eine Überwertung der psychischen Faktoren anführen sollte.

Tabelle 4. *Häufigkeit der postprandialen Beschwerden im eigenen Krankengut.*

Postcoenale Beschwerden			
Beschwerdetyp	Anzahl	= %	Bemerkungen
keine Beschwerden	36	34,95	71,28% praktisch ohne Beschwerden
nur selten bei einzelnen Speisen	7	6,7	
mit Kreislaufreaktionen ⎰ leicht	29	28,16	46,54% „Dumping"
im Sinne des Dumping- ⎱ mittel	15	14,56	
Syndroms stark	5	4,85	
Galleerbrechen	10	9,71	vereinzelt zeitweilig Kreislauf-reaktionen
Rezidivverdacht, röntgenologisch bisher nicht bestätigt	1	0,97	

Schließlich sei an Hand dieser Unterlagen noch die Frage gestreift, ob Ulcus ventriculi oder Ulcus duodeni als Grundleiden die Entwicklung der postcoenalen Beschwerden begünstigte. Die Meinungen darüber sind nicht einheitlich, und

Literatur läßt sich kaum auswerten, da exakte Belege, besonders eine zahlenmäßig ausreichende Fundierung, fehlen. Wir hatten bei Trägern von Zwölffingerdarm-geschwüren zwar summarisch etwas bessere Resultate, eine Aufschlüsselung nach dem zeitlichen Abstand von der Operation läßt aber — dann freilich unter dem Einwand zu geringer Zahlen — erkennen, daß eine solche Feststellung wahr-scheinlich nicht genügend begründet ist. Ich möchte daher diesem Faktor als dispositionellem Moment keine zu große Bedeutung beimessen.

Zusammenfassung: Eine Übersicht über 106 Magenresezierte der eigenen Klinik aus den Jahren 1952/54 wird gegeben. Die Operationsmortalität betrug 0,93%. nachuntersucht werden konnten 103 Patienten. Von diesen zeigten 46,54% Be-schwerden im Sinne des Dumping-Syndroms (s. u.), nimmt man die Gruppe mit milden Symptomen (Operationsergebnis ,,gut") heraus, so bleiben 28,12% mit erwähnenswerten postcoenalen Beschwerden. Da eine Einteilung nach dem zeit-lichen Abstand von der Operation zeigt, daß die Ergebnisse mit der Zeit besser werden, da ferner ein Teil der Nachuntersuchten erst ½ Jahr zuvor operiert worden war, liegt der angegebene Satz im Bereich der auch von anderen ge-nannten Zahlen. Ob durch ein Ulcus ventriculi oder duodeni die Operations-indikation bedingt war, scheint für die Entwicklung der Beschwerden ohne Ausschlag zu sein.

C. Das klinische Bild.

1. Symptomatik.

Auf allgemein gehaltene Fragen pflegen die betroffenen Patienten fast stets nur ,,Beschwerden beim oder nach dem Essen" anzugeben, vielleicht noch Übelkeit. seltener, daß ihnen geradezu schlecht wird. Scheint damit das klinische Bild einer gewissen Monotonie (Custer et al. 1946, Stuhlfauth 1954) zu unterliegen, so kann doch ein näheres Ausfragen eine reiche Zahl von Symptomen aufdecken. Teils setzen sie bereits nach dem ersten Bissen ein, teils erst nach beendigter Mahlzeit, in der Mehrzahl der Fälle nach 10 bis 30 min vom Beginn der Mahlzeit gerechnet.

Die *abdominalen* Beschwerden sind: Druck, Völle, mitunter sogar Schmerz. der dann oft in die Gegend links des Nabels, seltener nach rechts ausstrahlt (wiewohl das bei ein und demselben Patienten wechseln kann), vereinzelt Koliken. Gurren und Rumoren, fauliges oder bitteres Aufstoßen, Erbrechen von reinem oder mit Speiseresten vermischtem Magen-Darmsaft, auch ,,Galleerbrechen"; andererseits Stuhldrang und ,,gastrogene" Diarrhoe, Harndrang (Machella 1949), ja selbst Urina spastica (Schrade u. Heinecker 1954).

Dagegen bestehen die *allgemeinen* Klagen in: Appetitlosigkeit, Übelkeit, auf-steigender Hitze, Blutandrang und Kopfdruck, Mattigkeit, Schwächegefühl, Kribbeln in den Fingern, Schwindel, Schweißausbruch, Trockenheit auf der Zunge, Druck auf der Brust, heftigem Herzklopfen, Schwarzwerden vor den Augen. Gähnen, Ermüdung, die bis zur Schläfrigkeit gehen kann, und schließlich kollaps-artigen Zuständen. Schrade u. Heinecker (1954) wollen Patienten gesehen haben, die von derartigen Kollapsanfällen Narbenmale trugen.

Gewöhnlich belästigen nur einige dieser Symptome den Patienten (als Syndrom) und kommen ihm differenziert nur selten zu Bewußtsein. Nicht immer stehen die abdominalen im Vordergrund, wenngleich Druck und leichtes Völlegefühl relativ häufig sind. Auch diese Erfahrung erklärt zu ihrem Teil die so stark von einander abweichenden statistischen Untersuchungsergebnisse.

2. Abhängigkeit von Tagesrhythmus.

Meist pflegt nicht jede Mahlzeit zu postprandialen Beschwerden zu führen; die Morgenmahlzeit ist zweifelsohne bevorzugt. Dazu trägt offensichtlich bei, daß zum Frühstück häufig gesüßte heiße Getränke auf nüchternen Magen und in der Hast genossen werden, ein Punkt, auf den wir noch zurückkommen müssen. Aber auch der Übergang vom Schlaf- zum Wachrhythmus scheint eine Rolle zu spielen. Dieser ist ja nicht nur eine Umstellung aus einer mehr vagusbetonten Situation, sondern der gesamte Stoffwechsel erfährt Impulse, wie sich aus dem Verhalten der Harn-pH, der Alkalireserve etc. schließen läßt. Auch die Magenazidität unterliegt nach neueren Untersuchungen (SCHUNK u. SCHMITT 1955) anscheinend unabhängig von den Mahlzeiten Tagesschwankungen. Die Säuregrade scheinen im Laufe des (Wach-)Tages zu steigen.

Ein eigener Patient hatte allmorgentlich vorübergehend seine Beschwerden, besonders bei süßen Suppen und dergleichen. Zum Nachmittagskaffee aber vertrug er Milchkaffee, Marmeladebrote und Kuchen ohne Einschränkung.

In zweiter Linie ist das Mittagessen öfter von Anfällen gefolgt. Vielfach dürfte hier ein Zusammenhang mit der Quantität bestehen, obwohl man in der Klinik immer wieder Patienten beobachten kann, die schon bald nach der Operation unter Ausnützung gutmütigen Pflegepersonals oder wohlmeinender Mitpatienten wahllos Riesenmengen verzehren, ohne mit den geringsten Beschwerden gestraft zu werden. Daß bestimmte Nahrungsmittel besonders geeignet sind, postcibale Beschwerden auszulösen, wurde erwähnt. Aber auch hier sind, wie das erwähnte Beispiel zeigt, Einflüsse des Tagesrhythmus zu verzeichnen. Andererseits spielen natürlich Eßgewohnheiten, die ja auch mit dem Tagesablauf verbunden sind, eine gewisse Rolle. So vermögen heiße oder sehr kalte Getränke — selbst bei Nichtoperierten, sehr Labilen — eine typische Symptomatik auszulösen (ALVAREZ 1949).

3. Zeitliche Abhängigkeit von der Operation.

Eine prinzipielle zeitliche Abhängigkeit der Syndrome von der Operation ist nicht nachzuweisen. Sicher aber sind sie in der ersten Zeit nach der Operation am häufigsten zu beobachten. Meist setzen sie ein, wenn der Patient zum erstenmal in sitzender Haltung die Mahlzeit einnimmt (WELLS u. WELBOURN 1951), und pflegen nach 1—2 Wochen (bei sämtlichen Patienten von MOORE u. HARKINS 1952) bis wenigen Monaten (BERKMAN u. HECK 1945, SCHECHTER u. NECHELES 1949) wieder zu schwinden. Die Beschwerden können aber in einzelnen Fällen über Jahre bestehen bleiben. Merkwürdig ist besonders, und das wird mehrfach erwähnt, daß die Beschwerden in heftiger Form auch noch einsetzen können, wenn seit dem operativen Eingriff schon viele beschwerdefreie Jahre vergangen sind (PULVERTAFT 1952, STUHLFAUTH 1954). — WALLENSTEN (1954) konnte in seiner Studie eine zeitliche Abhängigkeit dagegen nicht sicherstellen.

4. Lebensalter, Geschlecht.

Ob das Lebensalter des Patienten zum Zeitpunkt der Operation eine Rolle hinsichtlich der Prädisposition zum postcoenalen Beschwerdekomplex spielt, läßt sich nicht eindeutig beantworten. MEURLING (1953) und WALLENSTEN (1954) finden keine Unterschiede in den verschiedenen Altersgruppen, PULVERTAFT (1952) verweist auf die schlechteren Ergebnisse bei den in höherem Alter Resezierten, während wir bei unseren Nachuntersuchungen gerade bei den Alten günstige Resultate feststellen konnten. Möglicherweise spielt eine gewisse Rolle das Vorliegen zweier Ulcustypen: a) das sogenannte „verschleppte Ulcus" (JUNGHANNS

1949), dessen Anamnese weit zurückreicht und dann erst im vorgerückten Lebensalter seines Trägers operiert wird; b) das „Altersulcus", das eine vorwiegend arteriosklerotische Grundlage (Spang 1947, Elkeles 1953) hat. Zwar räumt Spang dem Altersuculus die besseren Chancen für das Freiwerden von Beschwerden ein, doch fehlen hierfür bisher ausreichende Unterlagen, die auch den histologischen Befund berücksichtigen.

Nach Meurling (1953) und Wallensten (1954) sind magenresezierte Frauen, besonders die nach Billroth II Operierten, wesentlich häufiger Träger postcibaler Beschwerden, als es bei den Männern der Fall ist. Unser eigenes Material ist zu klein, um hierzu eine Äußerung zu gestatten.

5. Psychischer Hintergrund.

Zweifellos muß darüber hinaus das Augenmerk auf gewisse psychische Faktoren gerichtet werden. Wenigstens zeigte sich bei unseren Untersuchungen, daß besonders bei Rentnern und Pensionären, die einerseits einen ausreichenden Unterhalt, andererseits aber auch ihren Lebensinhalt teils in Liebhaberarbeiten, teils in weniger aufreibenden Nebenbeschäftigungen neu gewonnen hatten, günstige Resultate erzielt werden konnten. Besonders jene, die als Kleingärtner, wie man das in Berlin nicht selten findet, einer Beschäftigung an frischer Luft nachgingen, erschienen ausgeruht und rüstig und entrieten damit zugleich einer sonst häufiger hervortretenden Labilität.

Für die Frage, warum diese Operationsfolgen früher meist nicht so starke Beachtung fanden, gilt auch folgendes zu bedenken. Die Magenresektion war zunächst ein zur großen Chirurgie gehöriger Eingriff, für den geringere nachbleibende Beschwerden gegenüber denen vor der Operation einfach in Kauf genommen wurden. Dieser Vergleich ist ja für den Operierten der nächstliegende und leitet in einer ganzen Reihe von Fällen tatsächlich auch die vollkommene Genesung ein. Die zunehmende Hast und Nervosität, besonders der Großstadtbevölkerung, die anstatt eines ruhigen und tätigen Gleichmaßes den Operierten zu rasch wieder erfaßt, verträgt aber meist schon leichtere Belastungen nicht mit der gleichen Geduld. Der Mensch hat dafür „keine Zeit". Gemütlichkeit und etwas Zeitaufwand bei der Mahlzeit, die unstreitig die Beschwerden etwas eindämmen können, werden nicht aufgebracht. Desgleichen spielt hier hinein die mangelnde Lebenssicherheit, die nicht nur die Möglichkeit einer zweckentsprechenden „Diät" betrifft (und anscheinend auch bei den vom letzten Krieg nicht unmittelbar betroffenen Völkern um sich greift). Die Auswirkung dieser Unsicherheit konnten wir bei einem Patienten, ehemaligen Kurzstreckenweltrekordinhaber, ganz ausgeprägt beobachten.

In der Zeit der Arbeitslosigkeit steigerten sich seine postcoenalen Beschwerden öfter bis zum Erbrechen; seit der sensitive, 57jährige Mann — für einen Arbeitsuchenden im ungünstigsten Alter! — wieder in gehobener, ihn vollständig ausfüllender Stellung tätig ist, gehen die Beschwerden ständig zurück und sind für seine Lebensführung ohne praktische Bedeutung. Auch zum sportlichen Training drängt er nun wieder.

Daß einsichtige Patienten diese Dinge selbst erkennen, mag der nachfolgende Briefauszug zeigen.

Der Schreiber hatte zuerst über stärkere postprandiale Beschwerden zu klagen gehabt, sie „kommen ohne System, manchmal wochenlang nicht, bisweilen mehrere Tage hintereinander", wie der Patient damals schrieb. „Das Übelsein dauert meist nicht länger als eine Stunde und bessert sich schnell, wenn ich mich hinlege. Das Ganze ist also auszuhalten und gar nicht zu vergleichen mit dem Zustand der letzten Jahre, in denen ich laufend an Ulcera litt." — Ein späterer Brief enthielt dann den interessanten Verlauf: „Im Januar 1953 bei der Untersuchung zur Anerkennung meiner Kriegsdienstbeschädigung wurde eine ziemlich starke

Stumpfgastritis festgestellt. Dazu kam, daß ich über ein Gewicht von 55 kg nicht hinauskam...
Das alles beeindruckte mich. Daher ging ich zu einem namhaften Internisten, der mir zur
Psychoanalyse riet... Ehe ich diesen schwerwiegenden Entschluß faßte, zog ich noch einen
anderen Internisten zu Rate ..., der fast zur gleichen Zeit wie ich am Magen operiert wurde
nach etwa 12jährigem Geschwürleiden. Unsere Fälle verliefen ganz parallel, auch was die
nachoperativen Erscheinungen anbetraf. Er riet von der Psychoanalyse dringend ab und trö-
stete mich. Ich sollte mich innerlich umstellen und nicht immer auf eine Besserung warten.
Mit einem halben Magen könne eben nicht jeder so leben wie mit einem ganzen. Ich habe mich
nun tatsächlich umgestellt und fühle mich subjektiv sehr viel besser, obwohl mein Gewicht
unverändert niedrig ist. Gewisse äußere Umstände, wie der Bezug einer schönen neuen
Wohnung nach jahrelangem Suchen, mögen auch mitgewirkt haben. Die häufigen Übelkeits-
zustände nach der Nahrungsaufnahme sind bis auf wenige Fälle, die meist unerklärlich und
nicht voraussehbar sind, verschwunden ... vertrage ich eigentlich alles, auch beträchtliche
Mengen Alkohol, die ich allerdings nur selten zu mir nehme."

Die Schilderung dieser Beispiele soll aber keineswegs besagen, daß ein postcoenaler Beschwerdekomplex stets eine erhebliche psychische Labilität *voraussetzt;* vielmehr bestehen meist wechselseitige Beziehungen, die wir auch in unserer
synoptischen Aufstellung (Tafel 1) zu verdeutlichen suchten. Zwar wird meist ein
gewisser Zusammenhang mit den Eigenheiten, die GLATZEL (1945/47) für den Ulcusträger überhaupt herausarbeitete, sehr oft gegeben sein, d. h. die Gesamtpersön-
lichkeit wird vielfach richtunggebende Geltung erlangen. Dagegen aber, daß
psychische Faktoren grundsätzlich den Ausschlag geben, spricht schon die Tatsache, daß auch bei völlig Gesunden allein durch jejunale Sondeninstillation
höherprozentiger Traubenzuckerlösung in $^9/_{10}$ der Fälle regelmäßig dumpinggleiche
Beschwerden auszulösen sind, die lediglich in der Schwere individuell variieren
(SCHRADE 1952, MACHELLA 1949, FISCHER et al. 1955). Wir halten es daher nicht
für angängig, schlechte Spätergebnisse einfach mit „psychopathischen Zügen"
der Betroffenen (SCHENK 1952) abzutun.

Zusammenfassung: Die postcoenale Symptomatik läßt sich in zwei Haupt-
gruppen teilen: in die allgemeinen (Übelkeit, Blutandrang, Schwäche, Schwindel,
Herzklopfen usw.) und in die abdominalen (Druck, Völle, Koliken, Erbrechen usw.)
Symptome. Mehrere davon treten meist gemeinsam auf. Dieses Auftreten ist sehr
oft vom Tagesrhythmus abhängig, am häufigsten führt die Morgenmahlzeit zu
Beschwerden. Welchen Einfluß die zeitliche Entfernung von der Operation und
das Lebensalter zur Zeit des Eingriffes haben, läßt sich bisher nicht schlüssig sagen.
Doch scheint mit der Länge der seit der Operation vergangenen Zeit eine gewisse
Tendenz zu besseren Ergebnissen zu bestehen. Nach MEURLING (1953) und
WALLENSTEN (1954) weist das weibliche Geschlecht eine relativ höhere Zahl von
Beschwerdeträgern auf. Zweifellos kommt auch psychischen Faktoren Bedeutung
zu. Eine gewisse Rolle mag die „Ulcuspersönlichkeit" im Sinne von GLATZEL
(1945/47) spielen; da sich die Symptomatik andererseits auch beim Gesunden experimentell erzeugen läßt, dürften psychische Momente weniger für die Auslösung
als vielmehr für das Fertigwerden mit den Beschwerden ihre Bedeutung haben,
wobei dann allerdings eine gewisse Wechselwirkung statthat.

D. Faktoren, die an der Entstehung der Syndrome
beteiligt sein können bzw. sein sollen.

Die Tafel auf S. 184 gibt im Groben eine Übersicht über die Beschwerden
nach Magenresektionen, ihre möglichen Ursachen, wie sie von verschiedenen
Autoren diskutiert werden, und ihre Zusammenhänge. Eine Vollständigkeit wurde
bei diesem Schema nicht zu erreichen versucht. Die Gliederung dieses Abschnittes
erfolgt in unmittelbarer Anlehnung an die Tafel.

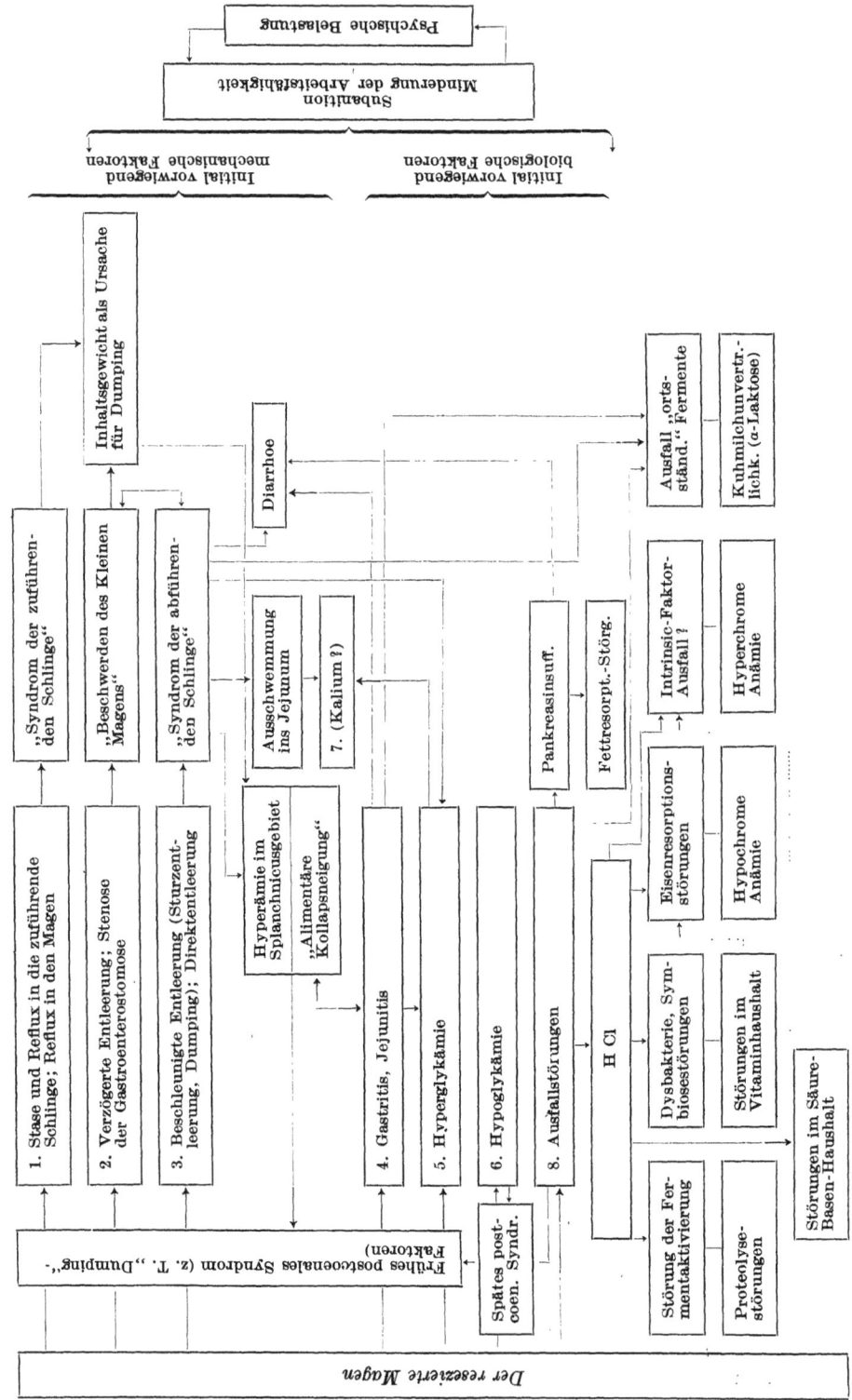

I. Kreislaufstörungen, vegetatives System.

Bei der Aufzählung der klinischen Einzelsymptome wurde bereits die Bedeutung vasomotorischer und kreislaufregulatorischer Vorgänge offenkundig. Ihnen eine Vorrangstellung zuzuweisen, ist ohne weiteres berechtigt. Darum werden ihre Grundlagen vorgreifend erörtert, ohne vorerst den Modus der Auslösung im einzelnen zu diskutieren.

Es soll hier eingefügt werden, daß der Begriff des „Dumping" bei den meisten Autoren enger umgrenzt gebraucht wird: Neben den abdominalen Beschwerden sind Kreislaufregulationsstörungen *obligatorisch*. Da nun Kreislaufveränderungen auch bei anderen postcibalen Syndromen auftreten, z. B. bei den auf einer hypoglykämischen Phase beruhenden späten Beschwerden oder u. U. beim Syndrom der zuführenden Schlinge, werden diese Syndrome gelegentlich auch dem „Dumping-Syndrom" *im weiteren Sinne* zugerechnet. Das führt naturgemäß zu Unklarheiten. Wir halten uns daher an die oben angeführte Definition: *frühes Auftreten eines oder mehrerer der abdominalen Symptome mit zusätzlichen Kreislaufregulationsstörungen*, soweit sie nicht einem anderen, als typisch herauszuarbeitenden Syndrom zugehören. Diese Definition wird im weiteren nur bei entsprechend bezogenen Literaturzitaten durchbrochen.

Nach dem Vorgang von CUSTER (1946) hat MACHELLA (1949/50) berichtet, daß er in allen Fällen, die nach Glukosebelastung Dumpingbeschwerden äußerten, gleichzeitig mit dem Beginn der Sensationen einen Blutdruckanstieg — systolisch *und* diastolisch — konstatieren konnte, verbunden mit einer Erhöhung der Pulsfrequenz. Einzelne Untersucher (PERMAN 1947, LAKE 1948, BOMAN 1953) sind zu anderen Resultaten gelangt. Doch wurde diese Frage von SCHRADE (1952) und SCHRADE u. HEINECKER (1954/55) sowie STUHLFAUTH (1954) in eingehenden Untersuchungen geklärt. Bei den meisten Fällen ergab sich ein Blutdruckanstieg mit Zunahme der Pulsfrequenz, oder aber aus dem anfänglichen Blutdruckanstieg entwickelte sich ein plötzlicher Blutdruckabfall, dem auffallenderweise in einer Zahl von Untersuchten auch die Pulsfrequenz parallel ging. Es wurde bereits erwähnt, daß diese Feststellungen auch bei Gesunden getroffen werden können, denen Traubenzuckerlösung durch die Jejunalsonde verabreicht wird.

Kreislaufanalysen nach dem Verfahren von WEZLER-BÖGER ließen folgendes erkennen (SCHRADE u. HEINECKER 1954/55):

Bei einem Magenresezierten mit Beschwerden setzten die ersten Veränderungen schon wenige Minuten nach der Zuckergabe ein, wie es auch im Elektrokardiogramm nachgewiesen werden konnte (ebenso PULVERATFT 1954, s. auch unten!). Der systolische Blutdruck sank nach anfänglicher Konstanz bei Verkleinerung der Amplitude ab, das Schlagvolumen verminderte sich um ein Drittel, während Minutenvolumen und Herzleistung zunächst nur geringfügig abfielen. Zum Zeitpunkt des Kollapses mit Erbrechen war der Höhepunkt erreicht, dabei war der elastische Widerstand erniedrigt, der periphere Widerstand aber stark angestiegen. Das somit entstehende Bild wird zwar, wie SCHRADEs Wiedergaben zeigen, in Einzelfällen dem Typ des Spannungskollapses von DUESBERG u. SCHRÖDER (1944) angenähert, wechselt aber von Fall zu Fall doch mehr oder weniger.

Der Körper versucht also den alimentären Reiz, der zu einer Änderung der Blutverteilung führte, durch eine meist „sympathicotone" Kreislaufeinstellung abzufangen. Dementsprechend findet sich auch beim gesunden Magenresezierten unter der Zuckerbelastung die anfängliche Zunahme der Pulsfrequenz, zugleich fällt aber der periphere Strömungswiderstand ab, Herzleistung, Schlagvolumen und Minutenvolumen werden vermehrt. Damit kommt es zum Anstieg beider Blutdruckwerte. Ein sich anbahnender Umschlag infolge der Hyperämie im Splanchnicusgebiet kann kompensiert werden.

Auch im Liegen kann diese Kompensation nachgewiesen werden. Beim „Gesunden" kommt es hier sogar zu überschießenden Regulationen. STUHLFAUTH (1954) untersuchte

Dumping-Patienten im Liegen. Er fand dabei stets eine Senkung des peripheren Widerstandes, demgemäß aber auch keine oder nur milde Symptome.

Diese in Einzelversuchen aufgedeckte sympathicotone Kreislaufeinstellung wurde auch anderweitig und unabhängig davon zu belegen versucht. Insbesondere hat W. H. Smith (1953) in den postcoenalen Beschwerden die Auswirkung eines adrenalinartigen Körpers sehen wollen, nachdem er zuvor schon (1951) auf das Fehlen des normalen postcibalen Temperaturanstieges (gemessen am Mittelwert der Temperatur beider Hände) verwiesen hatte. Pontes u. Neves (1953) haben als Ausdruck eines Adrenalinstimulans einen Abfall der Eosinophilen verzeichnet, wurden aber von Nyman (1954) und Roberts et al. (1955) nicht bestätigt.

Dabei kann primär durchaus ein zumindest lokales Überwiegen parasympathischer Einflüsse bestehen („territorialer Vagotonus", Schule v. Noorden). Schon Reischauer (1930) hat in seinen Studien von einer durch postoperativen „Sympathicusausfall" bedingten „Pseudovagotonie" gesprochen, Perman (1947) findet die Schwächezustände Magenresezierter ähnlich denen nach Sympathektomie, Machella (1949), Culver (1949) u. a. sehen die frühen postcoenalen Beschwerden überhaupt als Folgen einer Vagotonie an. Stapler (1949) berichtete über erfolgreiche Vagotomie in einem Fall.

In diesem Zusammenhang sei erwähnt, daß Hillemand et al. (1952) für 35 von 113 Magenresezierten ein gemindertes oder geschwundenes *sexuelles* Bedürfnis angaben. Unter den eigenen Nachuntersuchten führte allerdings nur eine dieser Klage spontan.

Auguste (1954) berichtete über eine Ausdehnung des blinden Fleckes im Gesichtsfeld während des postcoenalen Anfalles, eine nachweisbare Hörminderung sowie eine Herabsetzung der galvanischen Erregbarkeit des Vestibularis, die nach seinen Befunden nicht zentral bedingt sein konnten, sondern durch *neurovaskuläre* Störungen ausgelöst waren.

Natürlich spricht dies alles nur bedingt gegen sympathicotone Regulationsvorgänge des Kreislaufes im postcoenalen Anfall, mögen sie nun die Kompensation herbeiführen oder nicht. Und wie bei den meisten Beobachtungen, die das Unzweckmäßige einer scharfen Gegenüberstellung von Sympathico- und Vagotonie berühren, erweist sich die Beiziehung des Gesetzes von der Ausgangslage und des Kippschwingungsprinzipes Selbachs (1949) als Sic et non der Deutungsversuche vegetativer Störungen. Das heißt, mit phasenhaften Abläufen ist zu rechnen: sympathicotoner Beginn, und mehr oder weniger ausgeprägter Umschlag in eine mehr vagotone Lage. Die Untersuchungen von Schrade u. Heinecker (1954/55) belegen das nur.

Hinzu kommt, daß sich im Splanchnicusbereich zwei Aufgabengebiete überschneiden: die Beweglichkeit der Intestina sowie die Sekretion der Verdauungssäfte einerseits, die aufs Ganze abgestimmte oder wenigstens sich auswirkende Regelung der Durchblutung andererseits. Daraus erklären sich wohl die meisten der widersprechenden Befunde und auch Ergebnisse von therapeutischen Maßnahmen.

In logischer Folge seiner Befunde empfiehlt Schrade (1954) ein Präparat, das die sympathicotone Grundstellung unterstützt, d. h. also bei ausreichend gemindertem peripherem Widerstand die Förderleistung des Herzens vermehrt. Ihm hat sich eine chemische Verbindung der Ephedrinbase mit Theophyllin unter Zusatz von Theophyllin-Diäthanolamin (Peripherin „Homburg") bewährt, wie auch schon Schechter u. Necheles (1949) und Irvine (1948) Gutes von reinen Ephedringaben sahen. Da das genannte Präparat (Peripherin) eine quantitativ und qualitativ veränderte Wirkung gegenüber einer einfachen Mischung der genannten Bestandteile hat (Wezler 1954) und somit die Mängel entfallen, die Duesberg u. Schröder (1944) am Euphyllin bei der Behandlung des Kreislaufkollapses angedeutet haben, ist die Wirkung gut, wenn das Medikament rechtzeitig verabreicht wird. Gute Ergebnisse hatten wir auch mit 1-(3-Oxyphenyl)-1-oxy-2-aethylamino-aethan-hydrochlorid (Effortil Boehringer). Es ist aber verständlich, daß der Effekt nicht immer ausreicht, da die Minderung des peripheren Widerstandes bei gleichzeitig dilatiertem Splanchnicusgebiet eine erhebliche Mehrleistung des Herzens fordert, der es, wie sich aus Schrades Mitteilung ergibt, nur durch erhebliche Frequenzsteigerung gerecht werden kann, ohne daß die subjektiven Symptome ausreichend vermieden werden.

Zu der Annahme einer Hyperämie im Splynchnicusgebiet steht aber eine Maßnahme im Gegensatz, die diese eher noch fördert. So wird mehrfach die Sympathicus- bzw. Splanchnicusanaesthesie empfohlen (CAPPER, Disk. z. MACHELLA 1949, WELLS u. WELBOURN 1951). Begründet wird sie mit der Tatsache, daß nach der Magenresektion die Sympathicusbahnen des Bauchraumes nicht vollkommen ausfallen, da sie nach zusätzlicher Vagotomie bzw. Vagusresektion allein noch als Leiter von Schmerzimpulsen aus dem Bauchraum in Frage kommen (MOORE et al. 1947). Aber so einfach liegen die Verhältnisse nicht, daß man mit Fug von einer Blockade sprechen könnte. Denn einerseits konnte CAPPER auf den über die Anaesthesiezeit hinaus anhaltenden Effekt hinweisen, während andererseits CULVERS Patientent in nach der Splanchnicusinfiltration prompt Beschwerden bekam. Ähnliches sahen wir beim Tragen von Leibbinden. SCHRADE u. HEINECKER (1954/55) haben das empfohlen, weil es das Absacken des Blutes in den Bauchraum verhindern hilft. Wir fanden aber Patienten, die das Tragen der Leibbinde wegen Zunahme der Beschwerden ablehnen. Schließlich kann die Dämpfung auch des Vagus, nämlich mit Atropin, durchaus befriedigende Effekte haben (MACHELLA 1949, CULVER 1949, RENTCHNICK u. PLATTNER 1953), obgleich Dumpingfälle nach Vagotomie (ohne Magenresektion) sehr wohl bekannt sind (MOORE et al. 1947, WARREN u. MEADOWS 1949, W. H. SMITH 1951).

Man kann daher die postcoenalen Beschwerden nicht *nur* als ein Problem orthostatischer Kreislaufregulationen ansehen, denen gegenüber die Vorgänge im und am Magen-Darmtrakt gänzlich zurücktreten.

Wir beobachteten einen Patienten, der auch im Liegen starke postcibale Beschwerden bekam. Selbst eine während der Mahlzeit fortlaufende Dauertropfinfusion (mit Kaliumzusatz nach MARKS, s. u.) konnte das Auftreten der Symptome nicht verhindern. Drückender Schmerz links des Nabels wurde bei leichtem Schweißausbruch geklagt, während eine Reduktion der Kreislaufverhältnisse im klinischen Aspekt eine untergeordnete Rolle spielte.

Nach allem sind also die postcoenalen Symptome, auch die von seiten des Kreislaufs, nicht nur eine Folge der in Unordnung gebrachten Physiologie (PULVERTAFT 1954), sondern ebenso die Folge des mehr oder weniger mangelhaften Versuches, eine Ordnung aufrecht zu erhalten oder wieder herzustellen. Wir stimmen daher RENTCHNICK u. PLATTNER (1953) sowie STUHLFAUTH (1954) bei, wenn sie die Mehrzahl der postcoenalen Symptome als Auswirkung eines viscero-visceralen Reflexbogens aufgefaßt wissen wollen, der zwischen Darm und Blutgefäßen ausgespannt ist.

Zusammenfassung: Die Auswirkung von Kreislaufstörungen tritt bei den meisten postprandialen Syndromen stark hervor. Für das Dumping-Syndrom sind sie integrierender Bestandteil. In der Mehrzahl sind sie durch eine primäre Hyperämie im Splanchnicusgebiet zu erklären, die der Organismus mehr oder weniger erfolgreich zu kompensieren versucht. Primär besteht häufig die Tendenz zu einem zumindest ,,territorialen Vagotonus", der der Splanchnicushyperämie Vorschub leistet und den viscero-visceralen Reflex vom Darm zu den Gefäßen einleitet. Der Kompensationsversuch erfolgt meist durch anfangs sympathicotone Kreislaufstellung, kann aber in eine mehr parasympathische Steuerung, ja auch in krisenhaften Abbruch münden. Dieser phasenhafte Ablauf dürfte die Ursache eines Großteils der unterschiedlichen Wirkungen von therapeutischen Maßnahmen sein (Kippschwingungsprinzip!), die demnach auch zeitlich richtig eingesetzt sein wollen. Aus der mangelnden Koordination von Darmtätigkeit und Kreislaufregulation ergeben sich weiter verschiedene Angriffspunkte für die Behandlung. mit denen sich zugleich wiederum die von Fall zu Fall so wechselnde Wirksamkeit erklärt.

II. Initial vorwiegend mechanische Faktoren.

1. Stase und Reflux in die zuführende Schlinge (bei Billroth II); Galle- und Duodenalsaftreflux in den Magen.

Das Einfließen von Kontrastbrei in den zuführenden Schenkel bei Patienten, die nach Billroth II operiert wurden, ist vor dem Röntgenschirm nicht ganz selten zu verfolgen, meist ohne, daß klinische Erscheinungen bestehen, also bei „Gesunden". Allerdings gibt BOLLER (1954) eine Füllung in 89% der Resezierten mit Dumping-Syndrom und in 70% der Resezierten mit Beschwerden überhaupt an. Unsere eigenen Untersuchungsergebnisse decken sich damit nicht.

Zur Röntgenkontrolle kamen 87 Patienten; ein Reflux fand sich bei 40 (45,8%), resp. ohne Reflux waren 47 (54,2%).

Tabelle 5. *Häufigkeit des Refluxes in die zuführende Schlinge im eigenen Krankengut.*

Grad des Refluxes	keine oder leichte Beschwerden	Beschwerden im Sinn v. Dumping	Galleerbrechen o. Kreisl.reakt.
Reflux nur in den Anfangsteil (26)	17	9/40 (20,3%)	0
Auffüllung der ganzen Schlinge (14)	9	4/40 (10%)	1/40 (2,1%)
Gesamt:	26	13/40 (30,3%)	1/40 (2,1%)

Wie sich aus Tabelle 5 ergibt, hatten also von diesen 87 Patienten 14 (16,1%) postcoenale Beschwerden bei röntgenologisch nachgewiesenem Reflux in die zuführende Schlinge, ein Dumping-Syndrom 13 (14,9%). Dieser Satz steht also in keinem Verhältnis zu der Häufikeit postcoenaler Beschwerden in der Gesamtreihe unserer Nachuntersuchten (29,12%). Das scheint nicht für eine ätiologische Beziehung zu sprechen.

1951 gab STAHNKE an, daß Füllung der zuführenden Schlinge mit einem sofortigen, funktionell ausgelösten Stop in der abführenden Schlinge verbunden wäre. bis sich der zuführende Schenkel wieder entleert hätte. Dieses Spiel könne sich bei der Nahrungsaufnahme mehrfach wiederholen und sei mit Sofortbeschwerden verbunden. Zwanzig Jahre früher (BERG 1932) wurde dagegen der rein mechanische „Pelotteneffekt" betont: die aufgefüllte zuführende Schlinge sollte die abführende pelottenartig abdrücken und somit die Entleerung verhindern. Klinisch gehen diese resultierenden „Sofortbeschwerden" denen des Kleinen Magens (s. u.) weitgehend parallel. SCHENK (1952) allerdings führt sie als frühe Beschwerden auf eine Stauung im afferenten Schenkel zurück. Unsere eigenen Erfahrungen, wenigstens bei den Röntgenuntersuchungen, können weder STAHNKE noch BERGS Pelotteneffekt bestätigen. Tritt wirklich rückläufige Füllung mit nachfolgender Stase ein, die wahrscheinlich durch spastischen Verschluß, wohl auch Abknickung der zuführenden Schlinge durch das Füllgewicht bedingt ist, so findet diese dann meist als Erbrechen von gallegemischtem Speisebrei, und zwar nicht in unmittelbarer Folge der Mahlzeit, statt (PULVERTAFT 1953). Zugleich schwinden Übelkeit und Druckgefühl im Oberbauch.

Wir dürfen hier einflechten, daß manche Autoren den Reflux von Nahrungsbrei in den zuführenden Schenkel bei Billroth II gutheißen, da die Saftlockung aus Leber, Bauchspeicheldrüse und Zwölffingerdarm so am besten gewährleistet sei. Reflux in den *Magen* müsse allerdings zur Vermeidung einer Gastritis verhindert werden. Übrigens entspricht das — entgegen dessen eigener Bewertung des Refluxes in die zuführende Schlinge — durchaus BOLLERS (1954) Ansicht, daß die unzureichende Entleerung der großen Bauchdrüsen am Zustandekommen der postprandialen Beschwerden wesentlich beteiligt sei, wie auch aus der guten Wirkung galletreibender Mittel (Dehydrocholsäure) geschlossen werden könne.

Unter diesem Gesichtspunkt hat STEINBERG (1949) eine besondere Anastomosentechnik entwickelt („Pantaloon"-, „Stiefelhosen"-Plastik). — Eine kurze Bemerkung sei noch zur Anlage der Schlinge erlaubt. In England, besonders aber Amerika, scheint die Jejunumschlinge auch heute noch nicht ganz selten isoperistaltisch, d. h. zuführender Schenkel an der großen Kurvatur („Links-rechts-Anastomose") anastomosiert zu werden; dies ist aber wohl für das hier erörterte postprandiale Galleerbrechen nicht unbedingt von Belang. Bedeutung scheint es dagegen in der ersten postoperativen Phase zu haben, da die isoperistaltische Schlinge offenbar leichter zur Abknickung neigt und damit die Unsicherheit des Duodenalstumpfes durch Rückstauung fördert (FINSTERER u. CUNHA 1931, MIMPRISS u. BIRT 1948).

Für das postcoenale Galleerbrechen haben WELLS u. MACPHEE (1952) betont, daß das zur Rede stehende Syndrom eine Füllung der zuführenden Schlinge röntgenologisch meist nicht nachweisen läßt. Das klinische Bild wurde von ihnen, von WELLS u. WELBOURN (1951) sowie von PULVERTAFT (1952) herausgearbeitet. PULVERTAFT hat klinisch drei besondere Typen des Galleerbrechens voneinander abgegrenzt. Uns scheint, daß sich einigermaßen sicher nur die ersten beiden vom dritten (nicht postcoenalen) differenzieren lassen. Auf jeden Fall ist aber eine Kenntnis der Syndrome auch in therapeutischer Hinsicht von Belang.

a) Etwa 15—60 min nach der Mahlzeit wird ein „Mundvoll" Galle erbrochen. Mitunter kommt es auch nur zu bitterem Aufstoßen. Die erbrochene gallige Flüssigkeit enthält *keine* Speisereste. Mit dem Erbrechen schwindet die kurz zuvor einsetzende Übelkeit, die seltener mit einem meist nach rechts ausstrahlenden Oberbauchschmerz verbunden ist, prompt. Hunger und Appetit können so rasch wieder einsetzen, daß es zu „zwei Mahlzeiten in einer Viertelstunde" (WELLS u. MACPHEE 1952) kommt. Übrigens hatten auch BERKMAN u. HECK (1945) schon beobachtet, daß einzelne Patienten nach dem Erbrechen gut weiteressen konnten.

Dieses Erbrechen ist typisch für nach Billroth II Resezierte und aus dem zeitlichen Ablauf erklärbar. Der Magen wird etwas beschleunigt entleert, die gerade vom Dünndarm her gut auslösbare Sekretion von Galle und Pankreassaft trifft — unter Voraussetzung eines leichten, wie auch immer verursachten kurzfristigen Stauung — auf die ungeschützte Magenschleimhaut, und das Erbrechen setzt reflektorisch ein. Zuerst hat wohl WATSON (1947), ähnlich MUIR (1949) diese Annahme geäußert, für einen gleichen Mechanismus treten die übrigen Autoren ein. Schließlich hat BOMAN (1953) in einer röntgenologischen Studie eine Bestätigung erbracht. PULVERTAFT (1953) hält indessen diese Frage noch nicht für gänzlich geklärt. Während der Röntgenuntersuchung beobachtete er nämlich einen Resezierten, der noch vor völliger Entleerung des Magens erbrach; es handelte sich um eine mit Bariumbrei gemischte Mahlzeit, von der in dem galligen Erbrochenen nur kleine Flocken gefunden wurden. Man könnte hier einerseits an den von REISCHAUER (1929) postulierten „spastischen Magen-Darmblock" denken, andererseits an V. HOFFMANNS (1939) Begriff der „nutritiven Hypersekretion", der ja die hier aufgezeigten Formen des galligen Erbrechens umgreift.

In manchen Fällen (PULVERTAFTS Typ 3) kommt es zu diesem Erbrechen nur nach kräftigen Diätfehlern, insbesondere nach reichlichem Fettgenuß; es tritt dementsprechend seltener auf und sollte sich dadurch abgrenzen lassen. Ein Zusammenhang mit einer besonders langen zuführenden Schlinge scheint zu bestehen; wenigstens darin ergäbe sich eine Übereinstimmung mit STAHNKE (1951). WELLS u. WELBOURN (1951) sprechen von der afferenten Schlinge als einer Verlängerung der Gallen- und Pankreassaftwege.

b) Von diesen während oder kurz nach dem Essen erfolgenden Formen des Galleerbrechens läßt sich jenes Erbrechen abgrenzen, das von WELLS u. WELBOURN (1951) als „großes Galleerbrechen" gekennzeichnet wurde. Von den postprandialen Beschwerden unterscheidet es sich durch seine zeitliche Unabhängigkeit. Schon Tage, meist aber wenige Stunden zuvor leiden die Patienten an Übelkeit, Druck in der Magengegend, der oft nach rechts ausstrahlt, Appetitlosigkeit und Völle. Schweißausbruch und Herzklopfen, kurz Zeichen der Splanchnicusreizung und unzureichender Kreislaufregulation treten hinzu, bis schließlich das Erbrechen von ¼ bis 1 ½ l rein galliger Flüssigkeit die Beschwerden rasch beendet. Kündigt sich das Erbrechen langfristig an, kann der Stuhl entfärbt werden.

Derartige Brechanfälle sind nicht häufig, oft kommen sie abends. Daß sie einmal in nicht großem zeitlichem Abstand einer Mahlzeit folgen können, ist zu beachten; sie dürfen dann nicht mit dem obenbeschriebenen postcoenalen Erbrechen verwechselt werden. Das von V. HOFFMANN (1939) beschriebene morgentliche Nüchternerbrechen scheint hierher zu gehören. Auf seine Ansicht über die Auslösung wurde schon hingewiesen; die englischen Autoren betonen das mechanische Moment der Abknickung mit nachfolgender Stauung im afferenten Schenkel.

Für eine solche Möglichkeit spricht manches. Besonders lassen sich die allgemeinen Phänomene auf Grund des seltener zu beobachtenden Duodenalreflexes (HARTMANN 1947) gut erklären: dabei handelt es sich um einen in die ersten postoperativen Tage fallenden Verschluß der zuführenden Schlinge, der, aus verschiedener Ursache entstehend und infolge des Fehlens von Erbrechen meist nicht erkannt, im reflektorisch ausgelösten Kreislaufkollaps zum tödlichen Ausgang führt. RAPPERT (1948) hatte Gelegenheit, in einem solchen Falle rechtzeitig eingreifen zu können. Durch Druck auf das völlig überdehnte Duodenum ließ sich intra operationem jeweils mit der Regelmäßigkeit des Experimentes ein Kreislaufkollaps herbeiführen. Ähnliche Fälle wurden von MIMPRISS u. BIRT (1948), SCHMAUSS (1949) und STICH (1954) berichtet.

Nach unserer eigenen Erfahrung spielt bei diesen Syndromen sicher nicht nur eine fixe mechanische Abknickung der zuführenden Schlinge eine Rolle, da sich meist die Beschwerden durch Spasmolytica bei rechtzeitiger Gabe kupieren lassen. Uns bewährten sich besonders ein synthetisches Spasmolyticum der Asta-Werke (Avacan) und Hyoscin-N-butylbromid (Buscopan der Firma Boehringer Sohn), jenes mit neuralem und muskulärem, dieses mit rein neuralem Angriffspunkt. Weiter konnten wir bei einer Patientin das Auftreten entsprechender subjektiver Beschwerden beobachten, ohne daß es beim plötzlichen Aufhören derselben zu einem Erbrechen gekommen wäre; röntgenologisch war eine etwas lange zuführende Schlinge nachweisbar. Endlich spricht für einen mitunter rein funktionellen Entleerungsverzug der zuführenden Schlinge, daß WELLS u. WELBOURN (1951) dieses Erbrechen am häufigsten nach gleichzeitig mit der Magenresektion vorgenommener Cholecystektomie fanden. Wir können dies aus eigener Erfahrung bestätigen. Weiter bestehen ja auch gewisse Parallelen zu dem klinischen Bild der von JAEGER (1949) beschriebenen funktionellen Duodenalstenose.

Der Vollständigkeit halber sei noch auf jene anatomische Rarität verwiesen, die v. HABERER (1923) als „Syphon-Schlinge" des Duodenum zitiert.

Selbstverständlich kann ein Reflux aus dem Duodenum, wenn anscheinend auch seltener, ebenso beim Billroth I-Magen auftreten und Beschwerden verursachen (GOECKE 1916, WELLS u. WELBOURN 1951).

Zusammenfassung: Reflux in den afferenten Schenkel ist röntgenologisch nicht selten zu beobachten (bei 40 von 87 Nachuntersuchten). In BOLLERS (1954) großem Material scheint ihm für die Entstehung des Dumping-Syndroms, das allerdings nicht näher definiert ist, Bedeutung zuzukommen. Unsere eigene kleine Reihe erlaubt diese Folgerung nicht.

Dagegen ist, unabhängig hiervon und zugehörig zu V. HOFFMANNS (1939) nutritiver Hypersekretion, ein „Syndrom der zuführenden Schlinge" herauszuarbeiten, das sich in zwei Typen aufteilen läßt: a) während kurz nach dem Essen rasch einsetzende Übelkeit, auch Druck im rechten Oberbauch, die durch plötzliches Erbrechen eines „Mundes voll Galle" vollständig beendet werden, so daß manche Patienten „zwei Mahlzeiten in einer Viertelstunde" einnehmen. Dem Erbrochenen sind meist keine oder nur wenige Speiseflocken beigemischt. —

b) über Stunden oder Tage bestehen sich immer mehr steigernde, gleichartige Beschwerden, die das Gesamtbefinden stark beeinträchtigen können und schließlich mit dem großen „Galleerbrechen", das gewöhnlich unabhängig von einer Nahrungsaufnahme erfolgt, ihr Ende finden. Das Erbrochene ist rein gallig. — Die Ursachen für beide Formen liegen entweder in funktionell-spastischen Stenosen des zuführenden Schenkels oder in einer mechanischen Entleerungsbehinderung durch Abknickung (lange Schlinge?).

Auch beim Billroth I-Magen kann Galleerbrechen auftreten, eine funktionelle Duodenalstenose kann hier beteiligt sein.

Rechtzeitig gegeben, können Spasmolytica die Anfälle verhindern.

2. Verzögerte Entleerung des Magens.

Druck im Oberbauch, Völlegefühl, Appetitlosigkeit sind die klinischen Hauptmerkmale der verzögerten Entleerung, Merkmale, die ohne Zuhilfenahme der Röntgenuntersuchung eine Klärung kaum gestatten. Dagegen ist das Erbrechen älterer Speisereste, das aber nicht häufig vorkommt und durchaus auch gallig sein kann, als charakteristisch zu bezeichnen. Früher wurde der Magenausgangsstenose viel mehr Wert beigelegt als heute. MORAWITZ (1932) konnte noch geradezu einen Stenosetyp beschwören, nachdem schon v. BERGMANN (1926) unter den „Krankheiten" nach Magenoperationen der Entleerungsverzögerung erhebliche Bedeutung zugemessen hatte. JÄGER (1948) vermochte dagegen aus einem Untersuchungsgut von etwa 4000 Magenkranken unter 152 Magenoperierten, die also offensichtlich wegen bestehender Beschwerden röntgenkontrolliert wurden, nur drei mit verzögerter Entleerung festzustellen; das sind also 2%. Bezogen auf gesunde Magenresezierte wird der Prozentsatz bei der heutigen Operationstechnik noch erheblich niedriger liegen. Unter unseren eigenen Nachuntersuchten fanden wir überhaupt keinen mit einer nennenswerten Entleerungsverzögerung. Dennoch hält STAHNKE (1951) zumindest daran fest, daß ein im Magen verbleibender Speiserest als Boden für aufwandernde Keime und durch die allmähliche Vergärung die postoperative chronische Gastritis fördere.

Als Ursache für die verzögerte Entleerung sind mechanische Abflußbehinderungen anzusehen, die sowohl eine Folge rein technischer Unzulänglichkeit wie auch funktioneller Veränderungen der Anastomose sein können. Während die von GOETZE (1920) aufgezeigte Ventilbildung durch Einstülpung der großen Kurvatur des Magens ins Jejunum und die von BLOND (1925) angenommene „spastische Inkarzeration" der zur Anastomose benutzten Jejunumschlinge — trotz vereinzelt mitgeteilter dadurch verursachter Ileusfälle — kaum Bedeutung haben, scheinen entzündliche Veränderungen (Anastomositis nach BOLLER 1947, die sogar in Sklerosierung übergehen kann (SCHMIEDECK 1951)) eher Anlaß zur Entleerungsstörung zu geben. Vom Billroth I-Magen sind derartige Vorkommnisse in der ersten operativen Nachphase ja bekannt.

BUTLER u. CAPPER (1951) haben nach eingehenden Untersuchungen geglaubt, das Dumping-Syndrom auf den durch das Magenfüllgewicht ausgeübten Zug an Kardia und Rest des kleinen Netzes zurückführen zu müssen. Während vor allem die vasomotorischen Störungen durch eine einfache Dehnung von Magen und Jejunum mit einem Gummiballon nicht zu erreichen waren, gelang dies mit quecksilbergefüllten Ballons. Die Vorstellung vom Zug als Reiz auf den Splanchnicus wurde dadurch gefestigt, daß die Beschwerden im Liegen ausblieben. Sie wird von SCHOFIELD u. ANDERSON (1953) geteilt. — Gegen diese Theorie sprechen indessen folgende Überlegungen. Haben BUTLER u. CAPPER auch beobachtet, daß die postcoenalen Beschwerden oftmals schon vor Füllung des Jejunum eintreten, so ist das doch kein konstanter Befund. Außerdem sind die Symptome des Dumping sehr viel häufiger, als röntgenologisch eine Entleerungsverzögerung nachgewiesen werden kann, und diese muß doch vorausgesetzt werden, wenn das nötige

Füllgewicht erreicht werden soll. Wells u. Welbourn (1951) betonen zudem,
daß die Beschwerden des überdehnten Magens mit (gemischtem) Erbrechen
prompt beendet werden; das gleiche müßte ja aber auch bei entgegengesetzter
Entleerung, nämlich ins Jejunum, der Fall sein (und ein totaler Verschluß steht
ja beim Dumping-Syndrom gar nicht zur Diskussion).

In der Übersichtstafel (S. 184) ist als Syndrombezeichnung „Beschwerden des
kleinen Magens" eingesetzt worden.

Ursprünglich wurde sie u. W. ohne ein festumrissenes klinisches Bild gebraucht. v. Haberer
(1918) führte in Antwort auf Finsterers (1918) Vorschlag der hohen Resektion zur Ausschaltung ganz allgemein Beschwerden an, „die auf die Kleinheit des Magenrestes zu beziehen
waren". Wie erwähnt, wurde 1922 in diesem Zusammenhang der Ausdruck Sturzentleerung
gebraucht, und 1923 demonstrierte Haberer diese Folgen an einer Patientin, die später
Straaten (1936) als typisch für die Fälle mit hypoglykämischen Erscheinungen in Beschlag
nahm. Die Schilderung von Finsterer u. Cunha (1931) entsprach ganz dem klinischen Bild
v. Haberers: Dyspnoe, Völle, Übelkeit etc. Schließlich zählte v. Haberer 1950 die Symptome
des kleinen Magens mit Hitzegefühl, Schweißausbruch, Nausea im Sinne hypoglykämischer
Anfälle auf. — Nach der oben dargelegten zeitlichen Trennbarkeit von frühen und späten
postcoenalen Beschwerden läßt sich der vorerwähnte Fall v. Haberers keineswegs als hypoglykämischer Natur aufrecht erhalten, traten die Beschwerden doch „kaum ist das Essen
unten" ein. — In diesem Sinne führt auch Stich (1954) als Folge ausgedehnter Magenresektionen an: sofortiges Hochkommen eingenommener Flüssigkeiten (!), leichte Darmstörungen
wie Koliken und Diarrhoen, besonders häufig sei die Angabe, daß ausnehmend schwere und
reichliche Kost nicht vertragen würde.

Es ist nach diesen Schilderungen verständlich, daß funktionell-biologische und
rein mechanische Faktoren einander entgegengehalten wurden, hatte doch schon
1911 Schüller gezeigt, daß eine pralle Füllung des resezierten Magens möglich ist.
Nach neueren Untersuchungen von Goligher u. Riley (1952) tritt sie, bei gut
funktionierender Anastomose, aber erst ein, wenn mindestens der obere Dünndarm
gut aufgefüllt ist. Wir müssen daher feststellen, daß der Terminus „Beschwerden
des kleinen Magens" gegensätzliche Vorstellungen beinhaltet und somit als kausale
Definition nicht geeignet ist. Er umfaßt:

a) die Magenausgangsstenose, wie es Berg (1932) deutlich ausgedrückt hat;
der Beschwerdemechanismus ist dann wesentlich vom Magenfüllgewicht, weniger
von der Wanddehnung abhängig (Butler u. Capper 1951). Dabei kann die
Stenose relativ sein, indem die Magenfüllung schneller erfolgt als die Entleerung.
Das trifft indessen nicht nur für den *kleinen* Magen zu.

b) die ungenügende Reservoirfunktion. Dies umfaßt wiederum: Beschwerden, die
auf veränderten Stoffwechselverhältnissen beruhen als Folge mangelnder Durch-
mischung und Verdauung im Magenrest sowie auf dem Fortfall der geringen
Resorption im Magen; doch kann der letzte Punkt vernachlässigt werden.

c) Beschwerden, die den Syndromen der abführenden Schlinge zuzuzählen sind,
da der Magenrest lediglich noch eine „Verlängerung der Speiseröhre" (Best 1954)
ist. Denn das bedeutet schließlich nichts anderes als beschleunigte Magenentleerung
— s. v. Haberer (1922) —. Unter diesem Gesichtspunkt auch haben Ivy et al.
(1950) und V. Hoffmann (1952) die Beschwerden des kleinen Magens dem Dumping-Syndrom zugeordnet (vgl. Gastroenterologenkrongreß Paris 1954). Es sperrt
sich eben nicht der Magen weitere Speisen aufzunehmen, sondern das Jejunum.

So ist auch die Sorge Meyer-Burgdorffs (1934) um die Ausbildung eines „*Nachmagens*"
im Dünndarm bei ausgedehnter Resektion zu verstehen, obgleich dieser röntgenologische
Befund anscheinend doch nicht so häufig ist. Immerhin erhoben ihn Goligher u. Riley (1952)
in etwa einem Viertel ihrer Nachuntersuchten; und zwar fanden sie ihn auch beim Billroth I
mit Erweiterung von Duodenum und Flexur bei der Röntgenkontrolle. Man muß wohl annehmen, daß gewisse funktionell-spastische Vorgänge am Ende des zum Nachmagen erweiterten Darmabschnittes ursächliche Bedeutung haben. — Wir selbst sahen entsprechende Dilatationen nur nach totaler Gastrektomie, Zorilla (1953) auch nach Billroth I am Duodenum
bei einem „Dumper", während Pulcherio Filho (1953) sogar Bilder mit erweiterter zu- *und*
abführender Schlinge vorweisen konnte.

Zusammenfassung: Die früher als Hauptursache der Resektionsbeschwerden angesehene Magenausgangstenose spielt heute keine Rolle mehr. Sie ist in weniger als 2% der operierten Mägen zu beobachten. Eine gewisse Bedeutung hat die Anastomositis, die aber nicht unbedingt zur Stenose führen muß. Wie durch die Stenose die akuten Beschwerden ausgelöst werden, ist umstritten. Einerseits scheinen sie eine Folge der Magenwanddehnung zu sein, wesentlicher ist aber wohl das Magenfüllgewicht und der dadurch verursachte Zug am *Rest* des kleinen Netzes (Splanchnicusreizung).

Hierher gehören zu einem Teil auch die Beschwerden des kleinen Magens. Bei den meisten Fällen sind sie aber gleichbedeutend mit rascher Dünndarmauffüllung und gehören somit zu den Syndromen der abführenden Schlinge. Als kausale Definition ist diese Bezeichnung also nicht zu verwenden.

3. Beschleunigte Entleerung.

Die Bezeichnung bezieht sich auf den Magen. Es wurde aber bereits deutlich, daß der funktionelle Vorgang mit „überstürzte Jejunal- (bzw. auch Duodenal-) Auffüllung" richtiger gekennzeichnet wäre.

Unter Benutzung einer Ballonsonde nach Ivy (1926/27, 1929) hatte man zunächst versucht, durch Dehnung des abführenden Schenkels die entsprechenden Beschwerden auszulösen. Da dies mehrfach gelang, fand die Theorie von der Überdehnung des Jejunum als einer Syndromursache zahlreiche Anhänger (Custer, Butt u. Waugh 1946, Adlersberg u. Hammerschlag 1947, Berkman u. Heck 1947, Irvine 1948, Machella 1948, Muir 1949, Schechter u. Necheles 1949, Fisher et al. 1955 u. a.), zumal auch röntgenologisch die Ausweitung der oberen Jejunalschlinge beim Billroth II gelegentlich festgestellt wurde. Auch fanden Ivy et al. (1950), daß die Dehnung des Magens mit der Ballonsonde keine oder geringe, die des Dünndarms aber deutliche Schmerzen verursacht. Eine weitere Stütze brachte Machella (1949/50), dessen Ergebnisse starke Beachtung fanden, denn fast alle späteren Anhänger dieser Theorie berufen sich auf ihn. Neben der Schmerzhaftigkeit der Dehnung mit der Ballonsonde glaubte er nämlich einen deutlichen Flüssigkeitseinstrom von der Darmwand in das Lumen nachweisen zu können. Diese solle eine zusätzliche Volumenvermehrung und damit auch Verstärkung der Wandspannung mit sich bringen. In diesem Sinne spräche auch die Möglichkeit, die Beschwerden mit Gaben besonders hypertonischer Lösungen, neben Zuckerlösungen z. B. Magnesiumsulfatlösungen, die Beschwerden zu provozieren. Schrade u. Heinecker (1954) fanden als Bestätigung einen Anstieg der Erythrocytenzahl während des Anfalls, Roberts et al. (1954) eine Plasmavolumenminderung und Vermehrung des Erythrocytenvolumens (bei gleichzeitigen Zeichen einer Sympathicotonie als Regulativ). Pulvertaft (1954) hingegen konnte solche Schwankungen im Blut nicht sicherstellen.

Gegen die Annahme einer einfachen, passiven Dehnung des oberen Dünndarms wurden aber doch mehrfach Einwände gebracht. So erzielte Devine (z. n. Zollinger u. Hoerr 1947) *keine* Beschwerden mit der Ballonsonde, Glazebrook u. Welbourn (1952) gelang dies nur bei drei von 23 Resezierten, Babb et al. (1953) bei einem von 8. Bei unseren eigenen Untersuchten fanden wir nur leichte Erscheinungen von Druckgefühl, das in die Nabelgegend und etwas links davon lokalisiert wurde. Gleiche Erfahrungen machten Schrade u. Heinecker (1954) bei Gesunden, denen die Ballonsonde bis ins Jejunum geführt worden war.

Den postprandialen Beschwerden entsprach dieses Druckgefühl in keinem Fall. Es gelang uns auch nicht, sie bei einzelnen Versuchen mit 50 cm³ 30%iger Magnesiumsulfatlösung, die bei Operierten mit der Sonde intrajejunal verabreicht wurden, zu provozieren.

GLAZEBROOK (1952) nahm Messungen des sich auf einen Gummiballon aus-wirkenden Darmwanddruckes unter Reizflüssigkeiten vor: in den Fällen mit Be-schwerden fand er eine ungeordnete und beschleunigte, teils krampfartig ablaufende Peristaltik, die den Ergebnissen der gleichzeitigen Röntgenkontrolle entsprach. Er folgert daraus in Übereinstimmung mit der Auffassung von WELLS u. WEL-BOURN (1951), nicht die Dehnung, sondern die ungeregelte Spannungs- und Tonus-vermehrung der Darmwand sei von Belang. MACPHEE (1953) beschrieb eine Seg-mentation des Dünndarms unter Verlust der normalen Fiederung bei der Röntgen-untersuchung mit Kontrastbrei.

Auch auf Grund allgemeiner röntgenologischer Erfahrungen lassen sich Ein-wände erheben.

Bereits SCHÜLLER (1911) fand bei mehrfacher Röntgenuntersuchung des gleichen Magen-resezierten das eine Mal sehr rasche, das andere Mal unauffällige Entleerung bei Gebrauch der gleichen Kontrastflüssigkeit. Später zeigten ENDERLEN u. v. REDWITZ (1922), daß der Ent-leerungsmodus wesentlich auch von der Beschaffenheit des Mageninhaltes bestimmt wird, die Sturzentleerung von Kontrastbrei daher keineswegs einen Rückschluß auf das allgemeine Verhalten des Magens bei einer regulären Mahlzeit gestatte. Von BOLLER (1947) und PULVER-TAFT (1954) wurde das neuerlich bestätigt. Dennoch gehen die Meinungen auseinander. JÄGER (1949) vertritt die Ansicht, Magenresezierten mit Sturzentleerung auch von Kontrast-brei gehe es meistens nicht gut, und sämtliche 9 Patienten mit Dumping-Symptomen von W. H. SMITH (1953) hatten röntgenologisch eine Sturzentleerung.

In BOLLERS (1954) Untersuchungsgut kamen jedoch auf 100 Patienten mit — nicht enger definiertem — Dumping-Syndrom nur 11 mit Sturzentleerung. SINGMASTER u. ENGEL (1951) hatten unter 100 Nachuntersuchten 90mal eine beschleunigte Entleerung, aber in keinem Fall ein Dumping-Syndrom unserer Definition. HELLEMANS (1954) fand ebenfalls bei keinem seiner Nachuntersuchten, der eine röntgenologische Sturzentleerung hatte, wesentliche Beschwerden. Ebensowenig ist selbst bei sehr rascher Entleerung mit Regelmäßigkeit eine auch nur kurzfristige Dehnung der oberen Jejunumschlinge nachzuweisen (WOLLAEGER, Disk. z. MACHELLA 1950, HELLEMANS 1954). Die Beobachtungen am eigenen Patientengut (Strahleninstitut der Freien Universität Berlin) entsprechen dem vollkommen. Eine regelrechte Sturzentleerung mit raschester Auffüllung sogar des ganzen Dünndarms fanden wir unter den 87 Kontrollierten zwar 15mal, stärkere postcoenale Beschwerden unter diesen jedoch bei keinem! Vier gaben leichtere Beschwerden an, drei davon haben gleichzeitig einen Reflux in die zu-führende Schlinge und sind mit in Tabelle 5 enthalten.

Ein weiteres Gegenargument ist das Vorkommen gleichartiger Beschwerden auch bei Nichtoperierten, wenngleich auch diese eine beschleunigte Magen-entleerung zeigen (ALVAREZ 1949). Ferner ist bei nichtresezierten Ulcusträgern. die sich lediglich der Vagotomie unterwarfen, der postcoenale Beschwerde-komplex beobachtet worden (MOORE et al. 1946, WARREN u. MEADOWS 1949. W. H. SMITH 1951), ebenso nach Billroth I (CULVER 1949, GOLIGHER u. RILEY 1952, ZOLLINGER u. HOERR 1947, W. H. SMITH 1951, MOORE u. HARKINS 1952).

Ist in diesen Fällen auch eine rasche Duodenalpassage wahrscheinlich, so entspricht das doch keineswegs dem „dump", wie es einst MIX (1922) schilderte. Zur Kritik an diesem Ter-minus ist also reichlich Gelegenheit.

Inwieweit die zwingende Voraussetzung für die Dilatation des obersten Dünn-darmabschnittes, nämlich eine Verhinderung raschen Weiterflusses des herein-stürzenden Speisebreies, tatsächlich bei Beschwerdeträgern mit ausreichender Häufigkeit gegeben ist, diese Frage wird bislang überhaupt nicht aufgeworfen. *Anhaltende* spastische Verschlüsse der abführenden Schlinge wurden anscheinend nur von GOLDEN (1953) beschrieben, der sie röntgenologisch nachweisen und opera-tiv bestätigen konnte. Klinisch besteht dann das Bild des hochsitzenden Darm-verschlusses.

Ein *weiteres* Syndrom der abführenden Schlinge hat PULVERTAFT (1953) mitgeteilt: bei *antekolischer* Gastroenterostomose kann es selten einmal durch adhäsives Heranraffen des abführenden Schenkels an den Milzhilus zu seiner Abknickung kommen. Klinisch äußert sich das in postprandialer Übelkeit, in Völlegefühl und schließlich in Erbrechen von Speisebrei, dem meist keine Galle beigemischt sein soll. Röntgenologisch läßt sich das Syndrom von der Magenausgangsstenose und von den Syndromen der zuführenden Schlinge durch eine kontrastarme Fragezeichenform in Anschluß an die Gastoenterostomose (VISICK 1948) abgrenzen, die der abgeknickten Schlinge entspricht.

Wenn demnach der *Sturz*entleerung nicht die große Bedeutung zukommt, wie die inzwischen eingebürgerte Nomenklatur glauben macht, so bleibt doch kein Zweifel, daß die rasche Jejunumauffüllung (die auch beim Billroth I-Magen erfolgen kann), besonders aber die Kurzschließung des Duodenum (PULVERTAFT 1952) beim Billroth II-Magen entscheidende Faktoren sind. BOMAN (1953) bemerkt mit Recht, daß die wenig oder gar nicht vorgedaute Nahrung den oberen Dünndarm stärker beansprucht und somit die Hyperämie in diesem Gebiet verstärkt. Die Kollapsbereitschaft könne durch Infektionskrankheit, ein beliebiges neues Operationstrauma und auch durch psychische Belastung gesteigert werden. Insofern gewinnt der Begriff der beschleunigten Entleerung einen anderen Aspekt, er wird gelöst von der engen mechanischen Vorstellung einfacher Distension des oberen Dünndarms, und die Syndrome der abführenden Schlinge werden damit Zwischenglieder zu den biologischen Faktoren.

Zusammenfassung: Die beschleunigte Auffüllung des oberen Dünndarmes, besonders beim Billroth II-Magen mit gleichzeitigem Kurzschluß des Duodenum, ist zweifellos von wesentlichster Bedeutung für die Entstehung postcoenaler Beschwerden. Die Theorie von der Überdehnung des obersten Dünndarmabschnittes als wichtigsten auslösendem Moment für alle einsetzenden Reaktionen befriedigt jedoch nicht, selbst wenn der nachweisbare Flüssigkeitseinstrom aus dem Plasma durch die Darmwand ins Lumen als zusätzlicher osmotischer Faktor in Rechnung gestellt wird. Weder macht nämlich die Dehnung des oberen Dünndarmes mit einer Ballonsonde mit genügender Regelmäßigkeit entsprechende Beschwerden, noch kann, auch im Anfall, röntgenologisch eine solche Erweiterung des oberen Dünndarmabschnittes ausreichend häufig nachgewiesen werden. Alles spricht vielmehr dafür, daß die ungeordnet und beschleunigt ablaufende Peristaltik, die nicht zu einer umschriebenen Wanddehnung, sondern zu einer ungeordneten Spannungsvermehrung der Darmwand führt, der eine Hauptfaktor ist (woraus sich auch erklärt, daß eine schußartige Füllung des gesamten Dünndarmes nicht unbedingt zu wesentlichen Beschwerden führen muß: offenbar läuft die Peristaltik zwar überstürzt, aber immer noch koordiniert ab). Der andere Hauptfaktor ist der Reiz, den eine ungenügend vorgedaute Nahrung durch das massive Auftreten auf die Dünndarmschleimhaut ausübt, so daß die physiologische alimentäre Hyperämie ins Pathologische gesteigert wird. Somit ist auch als *das* Syndrom der abführenden Schlinge das Dumping-Syndrom (unserer Definition) zu bezeichnen. — Ein weiteres postcoenales Syndrom der abführenden Schlinge von minderer Wichtigkeit besteht in Übelkeit, Völle und Erbrechen gallenfreien oder -armen Speisebreies und läßt sich gegenüber der Magenausgangstenose und den Syndromen der zuführenden Schlinge röntgenologisch differenzieren. Es kommt nur bei antekolischer Anastomose vor.

III. Initial vorwiegend biologische Faktoren.

4. Gastritis und Jejunitis.

Auf die Stumpfgastritis hat besonders KONJETZNY (1928) verwiesen. Daß sie Bedeutung hat, ist unbestritten. Aber die Ansichten darüber unterliegen einem deutlichen Wandel. WANKE (1929) stellte die Gastritis als Ursache des chirurgisch

nicht heilbaren Magengeschwürs heraus, und noch Morawitz (1932) sagte:
„Gastritis ist die häufigste Ursache postoperativer Magenbeschwerden", fügte
jedoch skeptisch hinzu: „Leider weiß man aber nicht, wie häufig sich solche
Gastritis in Operationsmägen findet, ohne subjektive Symptome zu machen."
Auch Rieder (1934) betont die Häufigkeit der Gastritis. Nach Henning (1931/
33/44) ist die Schleimhautentzündung die häufigste Nachkrankheit, ebenso wird
sie von Melchior (1950) beurteilt. Klinisch geht sie mit Druck, Völle, Schmerzen,
Übelkeit, Mattigkeit, Erbrechen, Abmagerung, beschleunigtem Stuhlgang unmittelbar nach der Mahlzeit mit Dünndarmschleim, Seifen und Fettsäuren einher
(Kalk 1936). Aber gerade diese Schilderung der Symptomatik, die sich volkommen
mit der Darstellung der postcoenalen Beschwerden durch Custer et al. (1946)
deckt, zeigt ja, daß die Erscheinungen in keiner Weise spezifisch sind. So hat
Boller (1954) endlich hervorgehoben, daß die Stumpfgastritis röntgenologisch
viel zu häufig diagnostiziert wird. Unter je 100 Dumping-Fällen konnte er sie
jeweils nur 15mal finden!

Möglicherweise bestehen hier aber auch nationale bzw. rassische und geographische Unterschiede. Auch im zeitlichen Längsschnitt scheinen Änderungen vorzuliegen. 1932 berichtete
Sebening, daß er in Amerika die Begleitgastritis makro- und mikroskopisch auffallend selten
fand, und schrieb dem die damals befriedigenden operativen Erfolge mit der Gastroenterostomie in Amerika zu. Nicht viele Jahre später, besonders aber 1947, klagt Schindler schon
über die zahlreichen Fälle von Stumpfgastritis in den amerikanischen Krankenhäusern.

Das klinische Bild der Jejunitis, das viele Gemeinsamkeiten mit dem Dumping-
Syndrom aufweist, wurde seit 1928 von Porges herausgearbeitet. Eine für unsere
Übersicht interessante Erweiterung erfuhr seine Darstellung durch Rehder
(1931), der im Anschluß an Morawitz und Henning (1929) mitteilte, daß auch
nach Jejunalsondenfütterung ein „Vagusreflex" auftreten könne, der dem „Dünn-
darmschock" bei Jejunitiskranken entspräche. Die klinischen Erscheinungen,
zunächst als „Ringkrampfsyndrom" beschrieben, bezeichnete Rehder als „jejunokardiales Syndrom": durch Darmspasmen ausgelöste Herz- und Kreislauf-
sensationen, einschließlich Schweißausbruch und Schwindel.

Dabei soll der eine „Ring" durch den Pylorus, der andere durch eine retroperistaltische
Welle im Jejunum gebildet werden. Porges (1932) hielt den Reflex als spezifisch für das
Jejunum, eine Ansicht, die auch durch unsere Darstellung des Syndroms der abführenden
Schlinge gestützt wird. Andererseits sind aber gerade auch vom Duodenum, wie der Duodenal-
reflex beweist, besonders heftige Reaktionen auslösbar.

Die Bedeutung der Jejunitis liegt aber, abgesehen von der erhöhten Reizbarkeit
der Darmwand, ganz besonders in ihrer Einschaltung in einen sich steigernden
Circulus. Die große Beanspruchung des Jejunum durch den unmittelbaren Speise-
austritt aus dem Magen beim Billroth II oder durch beschleunigte Passage beim
Billroth I begünstigt die Schleimhautreizung und unterhält nicht nur eine digestive,
sondern eine dauernde Hyperämie (Konjetzny 1932), wodurch wiederum eine
ungeregelte postcoenale Splanchnicushyperämie begünstigt wird. — Wohl in
diesem Sinne ist auch das neuerliche energische Eintreten von Porges (Disk. z.
Adlersberg u. Hammerschlag 1949) für die ursächliche Bedeutung der Enteritis,
speziell Jejunitis im Zusammenhang mit den postcoenalen Beschwerden der Magenoperierten zu verstehen.

Immerhin gewinnt Kalk (1936) wenigstens der Stumpfgastritis, die durch Reflux aus
dem Duodenum erzeugt und unterhalten werde, eine tröstliche Seite ab, sofern sie nur zur
Schleimhautatrophie führt: die dadurch entstehende weitere Säureminderung bis zur Hist-
aminrefraktion hilft das Rezidiv- und Anastomosenulcus verhüten.

Zusammenfassung: Während man lange Zeit der „Stumpfgastritis" größte
Bedeutung für die Beschwerden der Magenoperierten zumaß, stellt sich immer
mehr heraus, daß dies sicher nur für einen kleinen Teil der Fälle zutrifft. Dagegen
hat die Jejunitis wesentliches Gewicht für die postcoenalen Beschwerden, wie

sich schon aus der weitgehenden klinischen Übereinstimmung („Dünndarm-schock", „Jejunokardiales Syndrom") ergibt. Die Entwicklung eines Circulus: Reizung durch massiven Speiseübertritt aus dem Magen — Schleimhautent-zündung — erhöhte Reizbarkeit wirkt sich besonders auf die kreislaufregulatori-schen Verhältnisse aus.

5. Hyperglykämie.

Nachdem SCHWARTZ et al. (1942) die Hyperglykämie für die postcoenalen Beschwerden verantwortlich gemacht hatten, verwies besonders GLAESSNER (1945) auf den hohen alimentären Blutzuckergipfel bei Magenresezierten und sah im hyperglykämischen Schock die Hauptursache der postprandialen Symptome. WINKELSTEIN (Disk. z. ZOLLINGER u. HOERR (1947) teilte diese Auffassung. Tat-sächlich werden ja auch oft steile Blutzuckergipfel von mehr als 300 mg-% er-reicht. — Aus mehreren Erwägungen stieß diese Theorie auf Ablehnung: 1. Durch intravenöse Dextrosegabe lassen sich beim Magenresezierten mit postprandialem Beschwerdekomplex extrem hohe Blutzuckerwerte erzielen. Beschwerden treten dabei aber nicht auf; die intravenöse Zuckerzufuhr beeinflußt weder Blutdruck noch Pulsfrequenz merklich (MACHELLA 1949). 2. Bei peroraler Belastung zeigen keineswegs die Patienten mit den stärksten Beschwerden auch die höchsten Zuckergipfel (BOLLER 1947, 1954, SCHRADE 1952). 3. Auch bei hohem Blut-zuckerspiegel treten keineswegs immer Beschwerden auf. 4. Meist setzen die Be-schwerden schon vor Erreichen des Blutzuckergipfels ein, wie vielfach gezeigt wurde (MACHELLA 1949, SCHRADE 1952, JUSTIN-BESANÇON 1954) und wie auch unsere kurvenmäßigen Darstellungen (Abb. 1 und 2) bestätigen.

Wenn daher eine ursächliche Bedeutung der Hyperglykämie im Sinne eines Schocks geleugnet werden muß, so ist sie doch andererseits als Ausdruck eines dysregulierten Geschehens zu werten, zeichnet sich doch die Mehrzahl der Magen-resezierten, besonders wenn sie nach Billroth II operiert sind, durch raschen und hohen Blutzuckeranstieg nach peroraler Belastung aus. — Allgemein wird die Ansicht vertreten, daß der Blutzuckeranstieg nach peroraler Gabe vorwiegend eine Frage der Resorption im Dünndarm ist. Die Resorption im Magen spielt demgegenüber eine geringe Rolle, dürfte aber unter pathologischen Umständen, z. B. bei Bestehen einer Gastritis (vgl. LAPP u. DIBOLD 1932) etwas höher ein-zuschätzen sein. Welche Bedeutung sie möglicherweise für die A-Zellen des Inselsystems hat, ist bisher nicht bekannt.

Die stärkste Resorption findet offenbar im Jejunum statt. Sie hängt beim Gesunden von zahlreichen Bedingungen ab, von denen einige angeführt seien:

a) Vom Ausstoß aus dem Magen.

Durch Zumischung seiner Sekrete vermag er zwar die eingebrachte Lösung in Richtung Isotonie zu verändern, doch erfährt dieser Vorgang seine Begrenzung durch das Nachlassen der Sekretion bei gleichzeitiger Azidanitätsminderung in der hyperglykämischen Phase. Dem-gemäß ist die Austreibungszeit um so länger, je höher die Zuckerkonzentration im Magen ist (MEYER 1932). Es ist möglich, daß dadurch eine Art Neuabstimmung zwischen Glukagon (s. u.!) und Insulin erzeugt wird, die die Aufnahme der nachfolgenden Zuckermenge ohne wei-tere erhebliche Blutzuckerspiegelschwankungen im Sinne eines negativen Staub-Effektes gewährleistet. — Kompliziert wird der Austreibungsmechanismus aber durch die Feststellung von HOLTZ (1929, Tierversuche), daß die Austreibungszeit aus dem Magen mit immer erneuter Zufuhr resorbierbarer Substanz allmählich kürzer werde.

b) Von der Länge des gefüllten Darmabschnittes, d. h. von der Oberfläche, nicht dem Volumen der Füllung (vgl. PFISTERER 1953!).

Beim Gesunden soll in der Gegend des Treitzschen Bandes (bzw. Muskels!) röntgenologisch ein gewisser Stopp für Zuckerlösungen nachweisbar sein (SCHMIDT, z. n. HOLTZ 1929). Dem-nach dürfte auch hier eine gewisse mechanische Regulationsmöglichkeit bestehen. Gewöhnlich ist im engen Dünndarm die Glukosekonzentration, unabhängig von der im Magen, gleichsinnig niedrig (HOLTZ).

c) Von der Salzsäurekonzentration, die mit der Glukoselösung ins Duodenum einfließt.

Dieser Effekt ist unabhängig von der Möglichkeit einer Wirkung im Sinne des Mehringschen Reflexes (Verzögerung der Austreibung aus dem Magen bei ungenügender Alkalisierung des Duodenalinhaltes), da er auch bei Instillation durch die Duodenalsonde nachzuweisen ist. Die Anwesenheit von Salzsäure mindert die Resorption also nicht durch Drosselung des Nachschubs aus dem Magen, wie es noch BOLLER u. ÜBERRACK (1932) annahmen, sondern macht einen davon unabhängigen Effekt (WÖHRLE 1937). Damit stimmt überein, daß Superazide gewöhnlich flachere Blutzuckerbelastungskurven zeigen (BOLLER u. ÜBERRACK 1932, MEYTHALER u. ROSSOW 1949), was allerdings nicht ganz regelmäßig der Fall ist (CHRIST-LIEB 1938).

d) Von der Art des zugeführten Zuckers.

Einmal ist die Konzentration von Belang, werden doch höhere Konzentrationen in größerer Menge auch von Gesunden nicht vertragen, und es kommt dann nicht nur beim Magenresezierten zu einer alimentären Glykosurie. Zum anderen hat aber die molekulare Struktur ausschlaggebende Bedeutung. Denn im Widerspruch zu den Diffusionsgesetzen werden beim Gesunden Hexosen mit ungleicher Geschwindigkeit resorbiert. Die Auswirkung auf den Phosphorylierungsprozeß, die hierbei eine Rolle spielt, ist nur zu einem kleinen Teil erforscht. So weist die Enzymbeteiligung folgende Abhängigkeit von der Zuckerart auf: z. B. wird die Phosphoryleaseaktivität von der α-Glukose stärker gehemmt als von der β-Glukose, und die Transphosphorylierung ist verbunden mit dem oxydativen Abbau eines geringen Anteils des verfügbaren Zuckers, wodurch Energie, die wahrscheinlich für den Transport erforderlich ist, freigesetzt wird. Die unterschiedlichen Oxydationszeiten der Zucker (MALYOTH u. STEIN 1952) spielen hierbei eine Rolle.

Durch die Beigabe von Kontrastmitteln läßt sich zeigen, daß die Resorptionsgeschwindigkeit nicht vom Passagetempo abhängig ist. Bekanntlich führt Glukose, intrajejunal in ausreichender Menge gegeben, zum raschesten und höchsten Blutzuckeranstieg (und beim Resezierten auch am konstantesten zu den Symptomen des Dumping-Syndroms). Eine Abflachung der Blutzuckerkurven führt über Lävulose zur Xylose, während sich Galaktose und Sorbose wechselnd verhalten. Für die Auslösung der Beschwerden bestehen also scheinbar direkte Zusammenhänge (MACHELIA 1949, W. H. SMITH 1951, SCHRADE 1952). Aber STUHLFAUTH (1954) betont mit Recht, daß diese Zusammenhänge „zwischen der Resorbierbarkeit der Zucker und der Provokation der Kreislaufregulationen" erst noch weiter zu klären sind, da eben die Blutzuckerkurven der Kreislaufreaktion nachhinken. Offensichtlich besteht aber eine Beziehung zwischen der Resorbierbarkeit der Zucker (und nicht nur dieser) und dem Grad der Hyperämie im Splanchnicusgebiet.

Für den Magenresezierten ergibt sich ein Ausfall der Regulationen, die unter a) und b) beschrieben wurden. Also auch ohne Sturzentleerung kommt es zu vorzeitiger Ausschüttung der wenig oder gar nicht veränderten hypertonischen Zuckerlösung in den Dünndarm, womit sich zugleich die unter d) skizzierten Auswirkungen ergeben. Zum Ausgleich des Staubeffektes, wie oben gezeigt, fehlt beim Magenresezierten dann aber oft der Nachschub aus dem Magen (BOLLER 1947, GREIF u. MITTELBACH 1953). Das unter c) genannte Regulativ fällt für den Resezierten ebenfalls aus, und zwar nicht nur relativ infolge mangelnder Salzsäureproduktion, sondern absolut. Beim Magenresezierten (und bestimmten Achylikern) vermag Hinzufügen von Salzsäure zur Zuckergabe die rasche Resorption bzw. den raschen Blutzuckeranstieg nicht abzubremsen (WÖHRLE 1937, LANG et al. 1952). Somit zeigt sich, daß neben relativ groben, mechanischen Störungen durch die Magenresektion (besonders nach Billroth II) auch feinere Dysregulationen aufzudecken sind. Ihre Ursachen sind kaum andeutungsweise bekannt oder stehen noch völlig offen. Ausfälle in der Sekretinproduktion der Darmwand wurden erörtert (WÖHRLE 1937, LANG et al. 1952). PARENTI u. DOMENICONI (1940) haben auf den Ausfall von Duodenalhormonen (deren bisher eine „ganze Reihe isoliert" worden sind; HESS 1950) hingewiesen. Dagegen läßt sich immerhin einwenden, daß die Versuche WÖHRLES auf Duodenalinstillation auch bei den Nichtoperierten beruhen (Achyliker). Störungen im Bereich des

Pankreas (KATSCH u. GÜLZOW 1952) im Sinne der *Begleit*pankreatitis können zwar fermentative Ausfälle machen, betreffen aber wahrscheinlich den Stoffwechsel der Kohlenhydrate erst sekundär. Eine chronische, mehr oder weniger leichte Pankreatitis ist aber als einer der an der Hyperglykämie möglicherweise beteiligten Faktoren nicht vollkommen auszuschließen. Auf einem einfachen Insulin*mangel* beruht die alimentäre Hyperglykämie sicher nicht, und Funktionsveränderungen im Komplex der A-Zellen sind ein noch kaum in Angriff genommenes Problem.

Auch eine nur kurze Orientierung ist daher erheblich mit Hypothesen belastet, worauf ausdrücklich aufmerksam gemacht sei. — Die A-Zellen finden sich vorwiegend in den Langerhansschen Inseln, kommen aber auch außerhalb davon im Pankreas vor. Sie zeichnen sich hier durch eine enge Bindung an sympathische Nervenelemente und eine typische, kapillarnahe Lagerung aus (FERNER 1951/52/53). Auch in der Schleimhaut des Magens, vornehmlich des Fundus, und des oberen Dünndarmabschnittes wurden sie in größerer Zahl nachgewiesen. Man nimmt an, daß sich extra- und intrapankreatische A-Zellen mit je etwa $\frac{1}{2}$ g Gewicht (MEYTHALER u. KÜHNLEIN 1953) an Zahl nicht nachstehen. Nach BÜRGER (1949) stellt man sich die Wirkung ihres Hormons, des Glukagon, so vor, daß auf einen alimentären Zuckerreiz hin Glukagon in vermehrter Menge in die Blutbahn geworfen wird und das Glykogen in der Leber mobilisiert. Diese Glykogenolyse erfolgt anscheinend durch eine Aktivierung der Phosphorylase (SUTHERLAND u. CORI 1948/51, DE DUVE 1953). Der so freigegebene Zucker wird dann in der Insulinphase wieder in den Geweben deponiert, d. h. durch den Synergismus von Glukagon und Insulin wird ein „homeostatischer Mechanismus" (SOSKIN 1940) aufrecht erhalten. Dabei besteht zwischen Insulin und Glukagon offenbar ein echter Synergismus, denn unter Insulingaben bei gleichzeitiger Adrenalinapplikation fällt das Muskelglykogen auf sehr niedrige Werte ab, während gleichzeitig laufende Glukagonverabfolgung das Muskelglykogen unverändert läßt (TYBERGHEIN 1952/53). Es erscheint dabei beachtlich, daß die Hormone des Inselsystems (und die der Darmwand) über Pfortader und Leber in den Kreislauf gelangen.

Bisher blieb die Frage offen, ob die alimentäre Hyperglykämie nicht reine Folge einer reaktiven Adrenalinämie sei. Die Mitteilung von WEIL-MALHERBE an ROHRKRÄMER macht dies jedoch unwahrscheinlich: bei intravenöser Insulingabe fand sich noch vor Einsetzen der reaktiven Adrenalinämie eine „dramatische Senkung des venösen Adrenalingehaltes", also zu einem Zeitpunkt, an dem sich die primäre Insulinhyperglykämie bereits bemerkbar macht. Eine Bestätigung dieser Ergebnisse durch Nachuntersucher ist uns allerdings nicht bekannt.

Aus Ergebnissen von BÜRGER u. KLOTZBÜCHER (1947) zu schließen, scheint die Erhöhung des Blutzuckergehaltes in der Pankreasarterie nicht nur eine Insulinproduktion hervorzurufen, sondern auch eine solche von Glukagon. Zwar dürfte dieses vielleicht infolge der kapillarnahen Lage der A-Zellen rascher in die Leber gelingen; liegt diesem zeitlichen Vorsprung indessen nicht die Hormonproduktion der A-Zellen in der Magenwand zugrunde? — Jedenfalls kennzeichnet diese gleichzeitige Hormonproduktion den Synergismus, der vor voraussetzt, daß ein rechtzeitiges Absinken der Glykogenolyse in der Leber gewährleistet ist. Eine Blockierung der Tätigkeit der A-Zellen — im Sinne einer Schwellenbildung durch eine bestimmte Blutzuckerhöhe — ist diskutabel, da reduzierende Stoffe hemmend auf die askorbinsäurereichen A-Zellen wirken.

Zweifellos erfolgt die Steuerung der Glukagonproduktion nicht nur auf humoralem, sondern auch auf nervösem Weg von zentral her. Die topographische Beziehung zu sympathischen Geflechten läßt vermuten, daß die A-Zellen hier ihre Impulse empfangen; ob auf diesem Wege auch eine Hemmung möglich ist, weiß man bisher nicht. Wäre dies der Fall, böte sich eine Erklärung für den Salzsäureeffekt von WÖHRLE an.

Die geschilderten Vorstellungen stimmen allerdings nicht mit der Auffassung von MEYTHALER u. ROSSOW (1949) überein. Danach gelangt der beschleunigt resorbierte Zucker (beim Magenresezierten) via Pfortader in die Leber und wird dort bis zu einer bestimmten Menge festgehalten; der überschießende Anteil geht weiter ins Blut. Nimmt man an, daß das Verhältnis von durchgelassener zu angebotener Zuckermenge (individuell) immer konstant bleibt, so wäre eine resultierende Hyperglykämie also die direkte Folge massiver Resorption: sog. Resorptionstheorie.

Angesichts der bisher bekannten Einzelheiten scheinen aber die Verhältnisse doch sehr kompliziert zu sein. Unbedingt kommt der Leber zumindest *eine* aktive Leistung zu, nämlich die der Glykogenolyse (wie SOSKIN u. LEVINE gezeigt haben, spielt sie gegenüber dem Pankreas für die Aufrechterhaltung des homeostatischen Mechanismus sogar die Hauptrolle). Das bedeutet indessen Durchblutungssteigerung auch dieses Organs, die sich der Hyperämie im Darmbereich noch aufpfropft und somit Kollapserscheinungen noch weiter Vorschub leistet. Setzen daraufhin nun sympathicotone (adrenalinämisierende) Kreislaufvorgänge in dieser Phase ein, so würde dies einerseits wiederum die Hyperglykämie begünstigen, andererseits die periphere Glykogenie, besonders in der Muskulatur, stören. Eine Auswirkung auf das allgemeine Schwächegefühl wäre denkbar und ließe Veränderungen des Jonengleichgewichtes, vorzüglich des K$^+$, auch in diesem Zusammenhang betrachten.

Zusammenfassung: Wenn auch ohne ursächliche Bedeutung für die postcoenalen Beschwerden, ist die alimentäre Hyperglykämie, die beim Magenresezierten relativ häufig und ausgeprägt zu beobachten ist, doch ein sehr eindrucksvolles Zeichen mangelnder physiologischer Regulation und Korrelation. Da besonders Zuckergenuß zu Beschwerden führt, werden einige hierbei bekannte Regulationen herausgestellt: ein geregelter Ausstoß aus dem Magen, eine koordinierte Verteilung im Dünndarm, Beimischung von Salzsäure in ausreichender Konzentration entfallen beim Resezierten; dagegen treten unphysiologische Resorptionsvorgänge, die beim Gesunden z. T. durch intraduodenale oder -jejunale Sondeninstillation reproduzierbar sind, in den Vordergrund. Eine deutliche Abhängigkeit von der molekularen Struktur der Zucker besteht hinsichtlich der Höhe der Blutzuckergipfel und auch der Stärke der ausgelösten Beschwerden. Da diese aber gewöhnlich vor Auftreten der Hyperglykämie einsetzen, lassen sich die Beziehungen noch nicht klar übersehen. Ausschlaggebend sind offenbar die oben geschilderten Kreislaufregulationsvorgänge, zumal die Symptome im wesentlichen dem Dumping-Syndrom entsprechen. Auf die mögliche Beteiligung von Pankreasstörungen und Störungen der bisher noch unzureichend geklärten Funktion der A-Zellen muß hingewiesen werden. Die Vorgänge sind aber sehr kompliziert und vielfach nur hypothetisch erfaßt, Resorptions- und glykogenolytische Theorie stehen für die Erzeugung der Hyperglykämie einander gegenüber. Unbestritten ist indessen die führende Rolle der Leber in der Aufrechterhaltung eines homeostatischen Mechanismus, der den Ausgleich zwischen Glykogenolyse und -genese bewirkt. Die vermehrte Beanspruchung dieses Organs dürfte die Splanchnicushyperämie verstärken, eine reaktive Sympathicotonie mit Adrenalinstimulierung aber wiederum den homeostatischen Mechanismus beeinträchtigen.

6. Hypoglykämie.

Der Antrieb zu intensiverer Beschäftigung mit den postcoenalen Beschwerden geht wesentlich auf die Untersuchungen von BECKERMANN (1933) und von LAPP u. DIBOLD (1933) über die hypoglykämischen Zustände bei Magenoperierten zurück. Tatsächlich ist der Befund hypoglykämischer Nachschwankungen nach peroraler Traubenzuckerbelastung bei den Magenresezierten häufig, wie STRAATEN u. HÜHNERMANN (1936, 1939), AXER (1938), später unter vielen anderen W. H. SMITH (1953) gezeigt haben. Aber seit der Abgrenzung der frühen postcoenalen Syndrome hat sich deutlich gezeigt, daß dem späten, hypoglykämischen Syndrom nach der Häufigkeit nur geringe Bedeutung zukommt. Sah noch LAKE (1948) in der Hypoglykämie die Hauptursache aller postcoenalen Beschwerden, so wiesen die Mitteilungen von BUTLER (1951) schon anderes aus: bei rund einem Drittel von 231 magenresezierten Patienten fand er zwar nach der Belastung erniedrigte Blutzuckerwerte, aber nur bei 5,2% klinische Symptome. Übrigens waren solche etwa in der Hälfte der Fälle schon präoperativ nachzuweisen, womit BUTLER im Gegensatz zu HÜHNERMANN u. STRAATEN (1939) steht. — MUIR (1949) sah ebenfalls nur bei 6 von 124 Magenresezierten leichte hypoglykämische Erscheinungen, und auch in unserem eigenen Patientengut spielen sie keine

Rolle. Demnach gehen also die hypoglykämischen Nachschwankungen in der großen Mehrzahl der Fälle nicht mit klinischen Erscheinungen einher (BOLLER 1947).

LAPP u. DIBOLD (1933) konnten sich bereits auf KALK u. MEYER (1932) berufen, die auch bei intraduodenaler Sondeninstillation von Traubenzuckerlösung Blutzuckerkurven mit entsprechenden Nachschwankungen gefunden hatten, aber wohl keine entsprechenden klinischen Erscheinungen, da sie derartiges nicht erwähnten.

Andererseits besteht die hypoglykämische Phase keineswegs mit Regelmäßigkeit bei Beschwerdeträgern (frühe Syndrome). Ferner ist sie keine Folge eines sehr hohen Blutzuckeranstieges, wenn sie auch in diesen Fällen häufiger auftritt (CHRISTLIEB 1938 u. a.). CULVERS Patientin zeigte nach der Anlage einer totalen Gastroenterostomose einen rasch erreichten und hohen Blutzuckergipfel ohne hypoglykämische Nachschwankung, während nach der Umwandlung in einen Billroth I — FINSTERER (terminolaterale Gastroduodenostomie) der Blutzuckergipfel etwas niedriger lag, aber von einer deutlichen hypoglykämischen Schwankung gefolgt war. Schon STRAATEN u. HÜNERMANN (1936) hatten festgestellt, daß die Art der Resektion für den Eintritt der alimentären Hypoglykämie nicht sehr wesentlich sei, wenngleich sie den Wert schubweiser Entleerung betonen.

KORÁNYI (1936) hatte die Beobachtung gemacht, daß bei 72 in Splanchnicusanaesthesie operierten Patienten hypoglykämische Beschwerden, deren Stärke übrigens unabhängig von dem Grade der Hypoglykämie war, auftraten. In Tierversuchen konnte er dann durch Alkoholinfiltration des Ganglion coeliacum ebenfalls hypoglykämische Blutzuckerwerte erzielen.

Nach den heutigen theoretischen Vorstellungen von Glukagon wäre damit zu rechnen, daß es sich hierbei um eine Störung auch der vom Zentrum her über den Sympathicus koordinierten Funktion der A-Zellen handelt. Die Anaesthesieart würde dann den durch den operativen Eingriff gesetzten Schaden also noch verstärken. Die Ergebnisse von JOB u. KUX (1950) hinsichtlich der Blutzuckerverhaltens nach operativer Splanchnicusdurchtrennung könnte man als Stütze verwerten.

Ob es richtig ist, den sich in der Hypoglykämie auswirkenden „funktionellen Hyperinsulinismus" des Magenresezierten (W. H. SMITH 1953) lediglich als Folge eines „territorialen Vagotonus" (LAPP u. DIBOLD 1933, ähnlich GREIF u. MORRO 1953) aufzufassen, stehe dahin. Jedenfalls spricht die Erfahrung, daß Hexamethoniumbromid und gleichartige Ganglienblocker die frühen postcoenalen Beschwerden erheblich zu mildern vermögen, nicht dafür. Da diese Stoffe nämlich auch den Blutzuckerspiegel für längere Zeit senken (KLEINSORGE u. HÜBNER), müßte man ja dann an Stelle der frühen vermehrt Spätbeschwerden finden.

Selbstverständlich handelt es sich um eine Korrelationsstörung der an der Aufrechterhaltung eines konstanten Blutzuckerspiegels beteiligten Inkrete. Die Behauptung indessen, daß Ulcuskranke ohnehin zu Störungen endokriner Drüsen neigen (DEBRAY et al. 1950), dürfte wohl nur schwer zu präzisieren sein. Auch die Annahme einer Sensibilisierung des Körpers gegen das eigene Insulin, die BARNES (1947) aus dem relativ späten Auftreten hypoglykämischer Erscheinungen nach der Operation schließen zu können glaubt, erscheint wenig fundiert.

MEYTHALER u. KÜHNLEIN sehen in dem Verlust an A-Zellen durch die Resektion eine ursächliche Bedeutung (1952). Das ist nicht stichhaltig. Wir haben gesehen, daß die Hauptmenge der A-Zellen im Magenfundus anzutreffen ist. Bei der üblichen $\frac{1}{2}$- bis $\frac{2}{3}$-Resektion ist die Minderung des A-Zellenbestandes wohl unerheblich; im übrigen wissen wir von anderen endokrinen Organen, daß sie erheblich verkleinert werden können, ehe funktionelle Ausfälle eintreten. Dieser Auffassung entspricht ja auch die relative Seltenheit hypoglykämischer Beschwerdebilder bei Magenresezierten.

Zusammenfassung: Hypoglykämische Nachschwankungen sind bei Magenresezierten ziemlich häufig, machen aber nur in etwa 5—6% ihres Vorkommens ein *spätes* postcibales Syndrom. Bei hohen alimentären Blutzuckerspiegeln finden sich zwar häufiger hypoglykämische Nachschwankungen, sind aber nicht gesetzmäßig davon abhängig; auch die klinischen Erscheinungen sind nicht daran gebunden. Die Operationsmethode hat für das späte postprandiale Syndrom anscheinend keine Bedeutung.

Auch die hypoglykämischen Anfälle der Magenresezierten sind Ausdruck der allgemeinen Korrelationsstörung; mehr sollte auch die Bezeichnung ,,funktioneller Hyperinsulinismus'' nicht beinhalten. Der Verlust an A-Zellen infolge der Operation dürfte ohne Belang sein.

7. Hypokaliämie.

Unter den im Zusammenhang mit den Kreislauferscheinungen gewerteten Phänomenen haben Müdigkeit und Abgeschlagenheit an Veränderungen des Serumkaliumspiegels denken lassen. 1951 zeigte W. H. SMITH, daß es im Zusammenhang mit den Dumping-Beschwerden tatsächlich zu einem Abfall der Serumkaliumwerte kommen kann.

Seine Versuche nahm er mit peroraler Belastung durch eine Standardmahlzeit vor, die Kaliumbestimmungen erfolgten nüchtern, nach 1 und nach 2 Std, umfaßten damit die Phase der eigentlichen Dumping-Symptome also kaum noch!

Er fand die niedrigsten Werte meist nach 2 Std. Im Extrem betrug die Differenz zwischen Ausgangs- und tiefstem Wert etwa 6 mg-% (Original: in meq/1), meist weniger bis zu 1,45 mg-%. Bei gesunden Kontrollpersonen betrugen die Schwankungen dagegen nur wenig über 1 mg-%. Mit Gaben von hypertonischen Flüssigkeiten erzielte er ähnliche Veränderungen des Kaliumspiegels.

Weitere Angaben, neben diesen 6 Dumping-Fällen von SMITH (1951), finden sich bei PULVERTAFT (1954) über 13 Patienten, bei denen die Schwankungen nicht über die Fehlerbreite hinausgingen, bei MUNCK (1954) über 5 Fälle, deren Kaliumspiegel zur Zeit der stärksten Beschwerden entweder unverändert oder nur wenig gefallen war, später indessen bei allen gering absank, ferner bei ROBERTS et al. (1954), die sowohl bei Magenresezierten wie bei intrajejunaler Sondeninfusion von Traubenzuckerlösung bei Gesunden ein deutliches Absinken des Kaliumspiegels, am ausgeprägtesten jeweils nach 75—80 min, fanden, schließlich bei JUSTIN BESANÇON et al. (1954), die in einer Studie über das Verhalten des Serumkalium bei 13 Resezierten unter bestimmten Bedingungen berichteten.

Bei eigenen Untersuchungen erwies sich das von SMITH angegebene Probefrühstück für unsere Resezierten als zu reichlich. Wir haben uns daher auf die Gabe von Traubenzuckerlösung, die ja, wie gezeigt, am sichersten zu postcoenalen Beschwerden führt, beschränkt. Uns lag daran, die Kaliumwerte in der Zeit des frühen postcoenalen Beschwerdekomplexes zu erfassen, da die damals vorliegende Arbeit von SMITH (1951) die Kaliumspiegel erst danach wiedergab. Wir untersuchten 7 Magenresezierte, die z. T. nicht an unserer Klinik operiert waren und während dieser Zeit typische Dumpingsyndrome aufwiesen. Hinzu nahmen wir eine Patientin nach Gastrektomie und einen Patienten, bei dem nach Kardiaresektion wegen eines umschriebenen Magenkrebses Antrum und Pylorus hatten erhalten werden können. Vergleichsuntersuchungen erfolgten bei 5 Gesunden.

Die Kaliumbestimmungen wurden mit dem Flammenphotometer der Firma Dr. Lange/Berlin, Modell IV, ausgeführt, wobei die Fehlerbreite (s. Diss. REICHERT 1954) für die gefundenen Werte nicht ins Gewicht fällt.

Abb. 1 zeigt deutlich den raschen Abfall des Kaliumspiegels bereits innerhalb der ersten 10 min von 17,3 auf 15 mg-%. Zum gleichen Zeitpunkt setzen die ersten subjektiven Beschwerden des Patienten ein, die sich dann rasch steigern und erst allmählich abklingen. Abdominelle und vasomotorische Erscheinungen gehen dabei nicht parallel. Der Gipfel der Beschwerden — der Patient mußte sich gegen Ende legen, obwohl die schlimmste Übelkeit vorüber war — fällt weder mit dem Blutzuckergipfel, noch mit dem Kaliumtiefpunkt zusammen.

Es sei erwähnt, daß 75 g Traubenzucker in 150 cm³ Tee meist ohne stärkeren Brechreiz vertragen wurden, während 100 g Traubenzucker mit 225 cm³ Tee bei mehreren Magenresezierten zu heftigem Erbrechen führte.

Abb. 2 gibt den Verlauf bei einem Patienten wieder, der nur ziemlich kurzdauernde und nicht allzu heftige Beschwerden bekam. Bereits nach 5 min ist der Kaliumspiegel deutlich abgefallen (—1,3 mg-%), während sich die Blutzuckerkonzentration noch nicht deutlich geändert hat. Erst als sich der Patient zu erholen beginnt, wird der Blutzuckergipfel erreicht. Zur Zeit des Kaliumminimums mit 14,3 mg-% hatte der Patient seine Beschwerden bereits wieder überwunden!

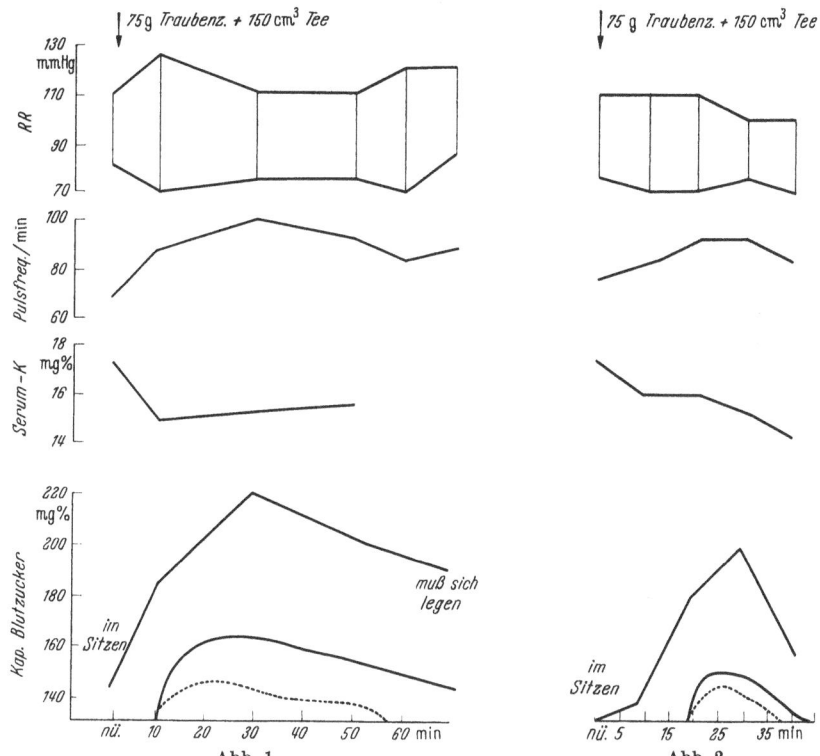

Abb. 1 u. 2. Verlauf von Puls und Blutdruck unter gleichzeitiger Kontrolle des Blutzucker- und Serum-Kaliumspiegels. Der Verlauf von subjektiven und objektiven Beschwerden ist kurvenmäßig angedeutet. Weiteres s. Text!

Übelkeit { Aufstoßen, Würgen, Brechreiz ——— Magendruck, Brennen, Brechreiz
Schwäche, leichtes Schwitzen, ------- Hitze, Schweiß, Herzklopfen,
Mattigkeit   Schwäche
Erythrocytenzahl während II praktisch unverändert.

Nach diesen Befunden ist damit zu rechnen, daß der Kaliumspiegel des Serums schon sehr rasch abzusinken beginnt. PULVERTAFT (1954) fand zwar — in Übereinstimmung hiermit — nach seiner Meinung auf das Kalium zu beziehende Veränderungen im Elektrokardiogramm bereits nach 5 min, glaubte aber trotzdem nicht an so rasche effektive Veränderungen in der Konzentration dieses Elektrolyts. Auf den Wert des Elektrokardiogramms werden wir noch zurückkommen.

In den weiteren Untersuchungen wurden die Serumkaliumwerte in halbstündlichen Abständen bestimmt:

Das Verhalten des Serumkaliums bei den gesunden Vergleichspersonen, die subjektiv keine besonderen Reaktionen auf die Traubenzuckerbelastung zeigten, ist in Abb. 3 eingetragen. Es traten Schwankungen auf, die durch ein Absinken um 1—2 mg-% nach 30 min gekennzeichnet waren. War der anfängliche Abfall nicht so ausgeprägt, sank der Kaliumspiegel nach

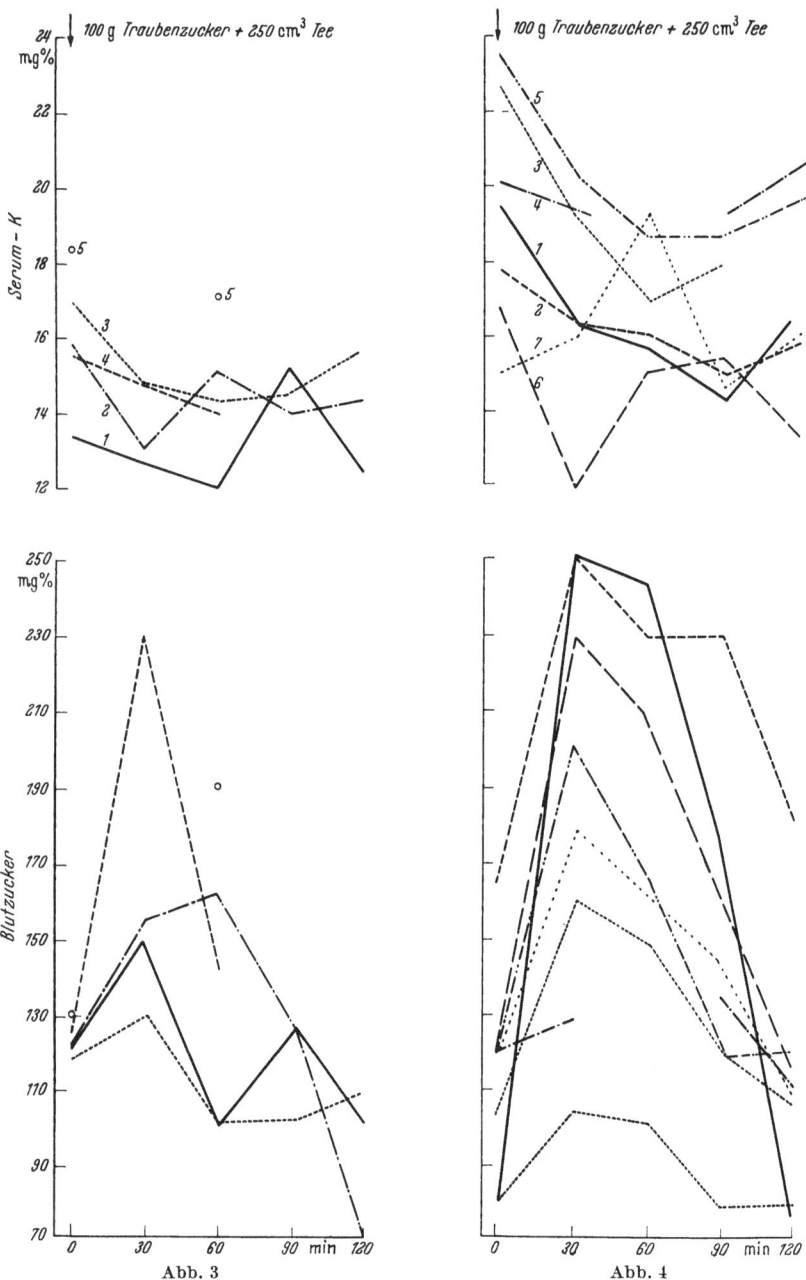

Abb. 3. Gesunde Versuchspersonen zwischen 23 und 32 Jahren. EKG's wurden angefertigt von 3, 4 und 5 nüchtern und jeweils nach 35 min.

Abb. 4. 1—5: Patienten mit postcoenalen Beschwerden (2 ♀, 3 ♂) im Alter von 36 bis 57 Jahren. 1 und 2 erbrachen je nach etwa 25 min, EKG's wurden unmittelbar darauf (30 min) angefertigt. 5 erbrach noch nach 40 min, EKG's nach 30 und 79 min. — Bei 6 handelt es sich um einen Kardiaresezierten, bei dem Antrum und Pylorus erhalten blieben (4 Wochen p. op.). Bei 7 handelt es sich um eine total Gastrektomierte mit Oesophagojejunostomie (ROUX). Sie hatte nach 25 min starke Beschwerden, erbrach aber nur wenig. EKG nach 30 min. — Nüchtern — EKG's von sämtlichen Patienten. — Zuckerkurven von 3: die niedrigere zur Kaliumkurve gehörig, venös; die höhere wurde einige Tage zuvor gewonnen, kapillar.

weiteren 30 min nochmals ab, so daß nunmehr eine deutliche Differenz zum Ausgangswert bestand.

Bei den 5 Magenresezierten (Abb. 4) findet sich ein deutlicher Abfall. Er war besonders stark bei denen, die — fast alle zwischen der 20. und 30. min — erbrochen hatten. — Auffällig ist dagegen die Kaliumkurve der Gastrektomierten mit einem vorübergehend stärkeren Anstieg und der rasche, aber schnell auspendelnde Verlauf der Kaliumwerte bei dem Kardiaresezierten (Untersuchung etwa 5 Wochen nach der Operation).

Im allgemeinen zeigen also Gesunde wie Resezierte ein zur Blutzuckerkurve gegenläufiges Verhalten der Serumkaliumwerte; die Ergebnisse bei den Resezierten stimmen mit denen von JUSTIN-BESANÇON et al. gut überein, die betonen, daß die Gegenläufigkeit aber nicht proportional erfolgt. Dagegen berichtet STUHL-FAUTH (1954) ohne Angaben von Einzelheiten, daß er 20—30 min nach ,,Instillationsbeginn" (bei Gesunden, Ulcusträgern, Dumpingpatienten?) keinen Abfall des ,,Serumkaliumspiegels unter die Norm" fand. Über den Begriff der Norm werden wir jedoch noch zu sprechen haben.

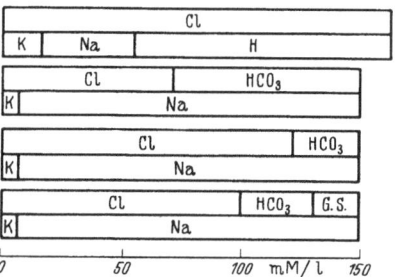

Abb. 5. Diagramm der Konzentrationsverhältnisse in gastrointestinalen Sekreten: Magen-, Pankreas-, Dünndarmsaft, Lebergalle (von oben nach unten. G. S. = Gallensäuren). Nach DARROW u. PRATT (1950).

Lassen sich aus den Befunden eines absinkenden Kaliumspiegels Schlüsse für das postcoenale Syndrom ziehen?

Der stärkere Kaliumabfall gerade bei den Patienten, die postcoenal erbrachen, könnte sehr wohl für eine Ausschwemmung von Flüssigkeit und Elektrolyten in den Magen-Darmkanal sprechen.

Den Anteil des Kalium an den Verdauungssäften zeigt ein Diagramm (Abb. 5) von DARROW u. PRATT (1950). MARTIN u. EISENBERG (1950) fanden, daß auch beim salzsäurearmen oder -freien Magensaft Kalium in einer Menge von 10—27 meq/l vorkommt, d. h. bis zu etwa 1 g im Liter. Ähnliche Werte gaben sie für Magenresezierte an, doch bleibt hier natürlich fraglich, inwieweit überhaupt reiner Magensaft bei diesen gewonnen werden kann (vgl. das skeptische Urteil BOLLERS 1954, und die Ergebnisse von FARMER u. SMITHWICK 1954). — Im Dünndarmsaft können die Kaliumwerte sogar noch höher liegen.

Den Flüssigkeitsverlust in den Darm machen die Verminderung der Plasmamenge (ROBERTS et al. 1954), ein Anstieg des Hämatokritwertes (SCHRADE u. HEINECKER 1954, ROBERTS et al.), eine Vermehrung der Erythrocytenzahl (SCHRADE u. HEINECKER) wahrscheinlich, wohingegen allerdings PULVERTAFT (1954) postcoenal weder eine Änderung des Hämatokritwertes (packed-cell-volume) noch eine solche des Bluteiweißspiegels nachzuweisen vermochte.

Aber dieser Kaliumverlust in den Darmkanal, käme ihm wirklich Bedeutung zu, wäre nur eine der Ursachen, die an den Veränderungen des Serumspiegels beteiligt sind. Zu enge Beziehungen bestehen auch zu anderen Mineralien, ganz besonders aber zum Zuckerhaushalt. Allerdings sind diese Verhältnisse sehr verwickelt und wenig übersichtlich (DARROW u. PRATT 1950, HADORN u. RIVA 1951): Hypoglykämie kann mit Hyperkaliämie (Morbus Addison), aber auch mit *Hypo*kaliämie einhergehen (Insulinschock), Hypokaliämie wiederum mit Hyperglykämie (paroxysmale Lähmung, provoziert durch große Kohlenhydratmengen). Weitere Beziehungen, die aber nicht zu akuten Änderungen des Kaliumspiegels führen, bestehen zum Eiweißstoffwechsel.

Wenn auch die Verabreichung hypertonischer Lösungen (beim Magenresezierten) zur Senkung des Kaliumspiegels zu führen scheint (SMITH 1951, ROBERTS et al. 1954), so ist sie doch bei Glukosebelastung ausgesprochener. Für eine gewisse Abhängigkeit von der Zuckerzufuhr spricht auch der eigene Befund, der bei einem an typischen Dumping-Beschwerden leidenden Manne erhoben wurde: nach üblicher Klinikmahlzeit war der Kaliumspiegel von vorher 19,4 mg-% trotz heftiger Beschwerden nach 45 min auf 20 mg-% gestiegen, während nach einer anderen

Mahlzeit, die sogar unmittelbar von Erbrechen gefolgt war, der Kaliumspiegel
nach 45 min unverändert blieb; nach der Traubenzuckerbelastung hingegen — die
beiden Mahlzeiten waren zuckerfrei gewesen! — ergab sich eine „typische" Kaliumkurve.

Wenn nun auch bei Gesunden gewisse Schwankungen des Kaliumspiegels vorzuliegen scheinen, wenn, wie aus der Arbeit von ROBERTS et al. (1954) zu entnehmen ist, durch intrajejunale Sondenverabreichung von Traubenzucker ebenfalls solche Schwankungen ausgelöst werden können, dann ist natürlich die Annahme naheliegend, daß es sich bei den Magenresezierten lediglich um einen stärkeren Grad von Reaktionen handelt, die auch dem Gesunden eigentümlich sind.
Aber weder diese, noch eine gegenteilige Auffassung sind bisher ausreichend zu
belegen, obgleich bestimmte Befunde dafür sprechen, daß es sich beim Resezierten
um einen völlig anderen Ablauf handeln könnte. FLECKENSTEIN (1955) gibt in seiner
Monographie, gestützt auf andere, als Effekt parenteraler Adrenalingabe eine Erhöhung des Kaliumspiegels an, während ihn Insulin, wie allgemein bestätigt, senkt.
Bei Magenresezierten hingegen fanden JUSTIN-BESANÇON (1954) nach intramuscu-
lärer Gabe von 1 mg Adrenalin einen Abfall des Kaliums, der als Kurve dargestellt,
derjenigen nach Traubenzuckergabe etwa entspricht. Dagegen hatte intravenös
gegebenes Insulin (2 E/kg Körpergewicht) den bekannten Effekt. Die Zahl der
Untersuchten reicht aber nicht aus, um die Ergebnisse als bindend zu betrachten,
zumal die ersten Minuten post injectionem bisher nicht berücksichtigt wurden.

Daß die Schwankungen des Kaliumspiegels im Serum der Ausdruck des —
koordinierten oder inkoordinierten — Zusammenwirkens verschiedener Faktoren
sind, läßt sich indessen sehr wohl daraus erkennen. Inwieweit möglicherweise ACTH
und eine Stimulierung der Nebennierenrinde (vgl. hierzu KNICK 1954) hinein-
spielen, läßt sich nur vermuten; allerdings verweist der Befund fehlenden Eosino-
philenanstiegs im Blut diese Zusammenhänge vorerst immer noch in den rein
theoretischen Bereich.

Daß die Hypokaliämie selbst wiederum eine Bedeutung für manchmal auftretende postcoenale Schwächezustände haben kann, ist nicht zu bestreiten.
SMITH et al. (1953) dachten etwa an einen phasenhaften Ablauf: erst Adrenalin-
dann Hypokaliämieeffekt. Schon 1951 hatte SMITH diese These durch elektro-
myographische Untersuchungen und durch das Elektrokardiogramm zu stützen
versucht. Die elektrischen Untersuchungen ergaben ein Absinken der Aktions-
potentiale um etwa 20% bei Reizung des Ulnaris, auch mit dem Dynamometer soll
ein Absinken der groben Kraft nachzuweisen sein. Eine Bestätigung der elektro-
myographischen Untersuchungen steht indessen noch aus, JUSTIN-BESANÇON et al.
(zusammen mit LEFEBVRE) sahen bei einem allerdings nicht sehr ausgeprägten
postcibalen Schwächezustand diese objektiven elektrischen Veränderungen nicht.

Der Wert, der dem Elektrokardiogramm für Diagnostik und Beurteilung des
Kaliumverhaltens zukommt, ist unseres Erachtens solange gering, als man beide
nicht nur als Ausdruck übergeordneter Koordinationsstörungen betrachtet, sondern eins für das andere gelten lassen will.

Denn als Maß der Kaliämie versagt das Elektrokardiogramm selbst bei groben Änderungen und kann immer nur als Hilfsmethode betrachtet werden. PULVERTAFT (1954) sah im
EKG Hypokaliämiezeichen, ohne mit Labormitteln einen erniedrigten Kaliumspiegel nachweisen zu können. HADORN u. RIVA (1951) berichten umgekehrt, daß EKG-Veränderungen
bei bleibend niedrigem Serumspiegel schwanden. Auch ROBERTS et al. (1954) konnten bei Vergleichsuntersuchungen eine direkte Beziehung zwischen EKG und Elektrolyten nicht nachweisen.

Die „akute" Hypokaliämie kann nicht absolut aufgefaßt werden, sie ist vielmehr ein ganz relativer und funktioneller Begriff, der nur individuell und situ-
ationsmäßig festgelegt werden kann. Damit ergibt sich sofort die Frage, wie groß

der Spielraum für die Schwankungen des Kaliumspiegels sei, ohne zu einer „Dekompensation" zu führen: ist er individuell höchst unterschiedlich, was bleibt dann wirklich noch exakt greifbar? Tabelle 6 zeigt nur, wie unterschiedlich die Auffassungen von einem „noch normalen" Kaliumwert unter diesen Umständen sein *müssen*.

Nicht weiter sei hier die Frage berührt, wie auch klimatische Verhältnisse (stärkeres Schwitzen, größerer Flüssigkeitsverbrauch) gerade den Kaliumhaushalt zu beeinflussen scheinen. Ferner wissen wir, daß der Kaliumspiegel innerhalb der sog. „Norm" von der aktuellen Ernährung abhängig ist: Vegetarier mit ihrer kaliumreichen Kost haben hochliegende Spiegel; andererseits weist das daraufhin, daß man von einer absoluten Hypokaliämie wirklich nur bei sehr niedrigen Werten sprechen darf, soweit es logischerweise überhaupt statthaft ist. Unter den gesunden Vergleichspersonen wies eine in unseren Untersuchungen den niedrigsten Spiegel mit 12 mg-% nach einem Nüchternwert von 13,4 mg-% auf, ohne daß dabei oder auch früher oder später irgendein dahingehendes klinisches Zeichen zu bemerken war.

Tabelle 6. *Kalium „normal" werte (nach Literaturangaben).*

Autor	Serum-K, mg-%	Normalw. (meq/l)	Bemerkungen
HEILMEYER (1944)	18,5—23		
RANDALL et al. (1949)	14,9—18	(3,8—4,6)	Ohne Symptome auch höhere Werte bis 20,7 (5,3)
EVANS (1950)	14,9—17,6	(3,8—4,5)	Ab 10,1 (2,6) liegt sicherer Kaliummangel vor
MARKS (1950)	17,0	(4,25)	
F. H. SMITH (1950)	—	– –	Unterste Grenze des nicht unbedingt Pathologischen: 11,7 (3,0)
HADORN u. RIVA (1951)	15,5—21		Mittelwert 18
GEYGY-Tabellen (1953)	12,1—21,5	(3,1—5,5)	Mittelwert 15,34 (4,18)
LASCH (1953)	17—21,99		
EDLBACHER-LEUTHARDT (1954)	12—25		
KÜHLMAYER (1952)	14—20		
REICHERT (1954)	17—22		
FISCHER (1955)	14,8—19,5		Unterer Grenzwert 14,5
ESSELLIER u. JEANNERET (1955)	16—22		Mittelwert 20

Eine aktuelle Schwankung, die beim Gesunden ohne Reaktion bleibt, könnte demnach bei dem einen Magenresezierten Ursache für Beschwerden sein, während bei dem anderen eine etwas größere Senkung des Kaliumspiegels von untergeordneter Bedeutung ist und der eigentliche Grund der Beschwerden vorwiegend in anderen Faktoren liegt. Man darf auch nicht übersehen, daß das extrazelluläre Kalium, das praktisch durch das Serumkalium repräsentiert wird, keine Aussage über den soviel größeren Bestand des Körpers an intrazellulärem Kalium (Konzentration 540—620 mg-%) gestattet, wenn es sich um aktuelle Verschiebungen handelt. Und gerade diesen Verschiebungen zwischen extra- und intrazellulärem Kalium kommt ja bei akuten Zuständen alle Bedeutung zu.

Zweifellos liegen die Verhältnisse bei länger chronischem Verlauf von Stoffwechselstörungen anders, hier gestattet der Kaliumspiegel eher Rückschlüsse auf den Zellbestand.

Doch ist das für die vorliegenden Fragen ohne Belang. Bei den Magenresezierten handelt es sich sicher nicht um ein chronisches Kaliumdefizit.

Im Energiehaushalt nimmt nach Fleckenstein (1955) das Kalium eine Schlüsselstellung ein. Die Verschiebung des Jons durch die Muskelzellmembran in den extrazellulären Raum ist die wichtigste aktuelle Energiequelle. Dieses Prinzip trifft auch für den Herzmuskel zu. Andererseits ist wiederum Glukose für die Aufspeicherung bzw. Gewinnung der Energie erforderlich. Es wird daher verständlich. wenn z. B. ein „hypokaliämisches" oder nach Höpker (1951) hypoxämisches Elektrokardiogramm sowohl durch Kaliumzufuhr, wie auch durch Traubenzuckerapplikation — in diesem Falle unter Fortbestehen der Hypokaliämie! — normalisiert werden kann.

Wir können die mitunter auftretenden elektrokardiographischen Veränderungen im postcoenalen Anfall unter diesen Umständen hinsichtlich der Kaliämie nur sehr kritisch betrachten. Die der Hypokaliämie zugeschriebenen Veränderungen im Elektrokardiogramm sind ohnehin ja wenig charakteristisch (Hadorn u. Riva 1951).

Am frühesten werden ST-Senkung, T-Abflachung, Verlängerung der QT-Zeit gefunden.

Bedenkt man nun, daß schon die Kreislaufreaktionen im postcoenalen Anfall eben einer Hypoxämie Vorschub leisten, so wird man nur selten ein Elektrokardiogramm als wirklich hypokaliämisch bezeichnen können. Munck (1953) betrachtet allenfalls auftretende Veränderungen im Elektrokardiogramm als Folge einsetzender sympathicotoner Kreislaufregulationen, Schrade u. Heinecker (1954/55) deuten die Befunde im Sinne der koronaren Durchblutungsminderung, und in unseren eigenen Untersuchungen lassen sich nur 2 mal elektrokardiographische Abweichungen erkennen, die man bedingt im Sinne einer Hypokaliämie verwerten könnte (gemäß Besprechung mit Petermann, 1. Medizinische Klinik der Freien Universität). Die von einzelnen Vergleichspersonen gewonnenen Elektrokardiogramme zeigten indessen überhaupt keine Veränderungen nach peroraler Traubenzuckerbelastung.

Problematisch wie der ganze Komplex sind auch die therapeutischen Erfolge durch Kaliumsubstitution. Durch perorale Gaben zur Mahlzeit ist ein Erfolg nicht zu erwarten, wie sich schon aus dem frühzeitigen Sinken des Kaliumspiegels schließen läßt. Das wird auch von anderen Untersuchern (Boman 1953, Pulvertaft 1954) bestätigt. Smith (1951) glaubt zwar nicht den gesamten postcoenalen Anfall, wohl aber wenigstens bis zu einem gewissen Grade die anschließenden Schwächezustände beeinflussen zu können. Wenn hingegen einzelne die Anfälle mit Kaliumgaben gut beeinflußt haben wollen (Kleiman u. Grant 1953, Grunert 1953), so bleibt nur die Frage, ob diese Beurteilungen objektiv sind, werden doch schon normalerweise im Verlauf einer halben Stunde nur etwa 17% des zugeführten Kaliums resorbiert (s. Schütte 1954). Eine Dauermedikation von Kalium ist ohnehin nicht erforderlich, da eine Depotbildung im Organismus nicht erfolgt. Die postoperativen Kaliumverluste, soweit sie nicht heute ohnehin bereits von vornherein berücksichtigt und ausgeglichen werden, holt der Organismus später auf jeden Fall auf, wie die „normalen" Ausgangswerte der meisten Untersuchungen zeigen (vgl. auch Voet 1953).

Auch von kontinuierlicher intravenöser Dauertropfinfusion „Marksscher Lösung" (mit 0,2% Kaliumchlorid, wobei unsere Lösung nicht ganz der ursprünglich von Marks angegebenen entspricht) vor, während und nach der Mahlzeit sahen wir bei einem Dumpingpatienten nicht die geringste Wirkung, die Beschwerden waren unverändert. Auch ein anderer Patient äußerte die gleichen Beschwerden wie bei der ersten Untersuchung mit Traubenzuckerbelastung, als wir ihm beim zweitenmal zusätzlich kleine Mengen einer 3%igen Kaliumchloridlösung langsam intravenös injizierten. Die fortlaufende Aufzeichnung des Elektrographen zeigte keine Unterschiede der Herzstrompotentiale.

Zusammenfassung: Senkung des Blutkaliumspiegels im und nach dem postcoenalen Anfall bei Magenresezierten wurde wiederholt beschrieben. Eigene Untersuchungen bestätigen das. Es konnte gezeigt werden, daß der Beginn des Kaliumabfalls rascher einzusetzen scheint, als man bisher annahm. Bei peroraler Zuckerbelastung verlaufen Blutzucker- und Kaliumkurve gegensinnig, aber nicht proportional; höchster bzw. niedrigster Wert fallen zeitlich weder miteinander noch mit dem Höhepunkt der Beschwerden zusammen. In weniger ausgeprägtem Maße wurde dieses Verhalten von Blutzucker und Kaliumspiegel auch bei Gesunden nach peroraler Traubenzuckerbelastung beobachtet. Beschwerden traten dabei in keinem Fall auf. Bei den Resezierten scheinen Traubenzuckergaben die deutlichsten Änderungen des Serumkaliums herbeizuführen. An der Minderung des Kaliumspiegels ist die Ausscheidung in die Verdauungssäfte möglicherweise beteiligt. Inwieweit dem Kaliumabfall im Serum auch eine vom Gesunden verschiedene Reaktion zugrunde liegen könnte (Fallen des Kaliumspiegels beim Resezierten, Steigen beim Gesunden nach Adrenalininjektion?), muß bei der unzureichenden Durchforschung dieser Frage offenbleiben. Jedenfalls ist das Verhalten des Serumkaliums nur als Ausdruck übergeordneter Regulationsvorgänge zu betrachten, das unter Umständen sekundär für postcoenale Schwächezustände Bedeutung haben kann. Der Wert des Elektrokardiogramms für die Beurteilung dieser akuten Schwankungen des Kaliumspiegels ist gering, für diese kann auch der Begriff der Hypokaliämie nur relativ gefaßt werden, abhängig vom Ausgangswert und von der individuellen „Kompensationsfähigkeit".

Der peroralen Kaliumgabe zur Mahlzeit kann demnach keine Wirkung auf diese relativ schnell ablaufenden Vorgänge zukommen, wie sich das uns auch praktisch bestätigt hat; nicht einmal die fortlaufende parenterale Kaliumzufuhr scheint die postcoenalen Beschwerden wesentlich zu beeinflussen.

8. Ausfallstörungen.

Säureminderung des Magensaftes: Die Säureminderung des Magensaftes als erstrebtes (jedoch unphysiologisches!) Operationsergebnis führt zu zahlreichen Weiterungen, denen der Organismus nur durch seine ganz erheblichen funktionellen Reserven gerecht werden kann. BOLLER u. ÜBERRACK (1932) haben schon im Zusammenhang mit der Magensekretion die Frage nach den Auswirkungen auf den Säurebasenhaushalt aufgeworfen, 1939 ist DIENST auf dieses Thema für den anaciden Magen eingegangen, der gewisse Parallelen zum resezierten Magen aufweist. HENNING (1944) streift sie kurz. Beim Magenresezierten fällt die sog. „Verdauungsalkalose" meist aus, da eben eine ausgiebige Säureauscheidung mit dem Magensaft als eine der Vorbedingungen dafür fehlt. Allerdings beweist auch sorgfältiges Untersuchen nicht immer auch das tatsächliche Fehlen eines sauren Magensaftes (HENNING 1933, BOLLER 1954, SCHUNK u. SCHMITT 1955). Auch FARMER u. SMITHWICK (1954) konnten an nach Billroth II Resezierten, denen primär eine Duodenaldrainage angelegt worden war, sehr schön zeigen, daß der „alkalische Magensaft" des Resezierten vorwiegend eine Folge des Refluxes und nicht des völligen Darniederliegens der Säureproduktion ist. Dennoch scheint dem Magenresezierten eine gewisse Neigung zu einer mehr azidotischen Stoffwechsellage eigen zu sein, wenn auch durchaus nicht völlig geklärt ist, wie es zu diesen „chronisch sich summierenden Bilanzstörungen" (KATSCH u. PICKERT 1952) kommt. Durch Umlagerung der Phosphateliminierung vom Darm in die Nieren vermag jedenfalls der Körper in vermehrter Säureausscheidung mit dem Harn das Säurebasengleichgewicht aufrecht zu erhalten.

Grunert (1948) betont die Verschiebung nach der azidotischen Seite, doch weist der eine von ihm in Zahlenwerten mitgeteilte Fall eine Verminderung der Alkalireserve auf, die man noch als an der Grenze der Norm liegend bezeichnen kann: dies beweist letztlich nur das erstaunliche Vermögen des Organismus zur Kompensation und das zähe Festhalten an einer gewissen Mittellage.

Ist also auch mit einer Einschränkung der Alkalireserve mehr oder *minder* (vgl. Lindenschmidt 1955) zu rechnen, so bedarf es doch offensichtlich besonderer Umstände, sie wirklich zu erschöpfen. Inwieweit langfristige hohe Salzsäuregaben dabei eine Rolle spielen, ist bisher nicht geklärt. So fragt es sich sehr, ob diese Minderung der Alkalireserve bei den postprandialen Beschwerden tatsächlich eine Rolle spielt.

Die Beobachtung von Glazebrook u. Wrigley (1952), daß sowohl bei manchen Magenresezierten wie auch bei einzelnen Patienten mit anfangs superazider, dann aber anazid gewordener Gastritis nicht Salzsäuregaben, sondern „ein Teelöffel voll Natron" die postcoenalen Beschwerden minderten, könnte für einzelne Fälle vielleicht in diese Richtung weisen, so wie es auch Wagner (1954) dargelegt hat. Allerdings läßt sich diese Annahme schwer mit den Ergebnissen der weiteren Untersuchungen von Glazebrook u. Wrigley in Einklang bringen. Sie fanden unter Natriumbikarbonatgaben röntgenologisch die durch perorale Zuckerbelastung ausgelöste Hypermotilität des Dünndarmes, die ja nicht gerade als Kennzeichen einer Azidose gewertet werden kann, deutlich gemindert.

Grunert (1953) schlägt die Gabe von Salzen organischer Säuren, vor allem Kalium, vor, um eine Hebung der Alkalireserven zu erzielen. Inwieweit dies indiziert ist, kann nur im Einzelfall festgelegt werden, da die chronischen Gaben organischer Säuren sich wiederum nachteilig auf die Eisenresorption auswirken kann (Zitronen- und Milchsäureanämie nach Heilmeyer (1944). Eine Kaliumanreicherung im Organismus über die oben erwähnten Normalwerte des Serumkaliums hinaus ist überdies bekanntlich nicht möglich, wie bereits ausgeführt wurde.

Pankreas: Da sich der Salzsäuremangel auch auf die äußere Pankreassekretion auswirkt, seien deren Störungen an dieser Stelle eingeordnet, wiewohl andere Faktoren eine ebensolche Rolle spielen. Vorweggenommen sei, daß durch die Operation organische Schädigungen der Bauchspeicheldrüse gesetzt werden können, wie letzthin Warren (1954) zusammengefaßt hat. Dennoch dürften jene Fälle sehr in der Minderzahl sein, bei denen auf die Dauer Pankreasschäden im Vordergrund stehen. Nach Ciminata (z. n. Rost 1938) finden sich histologishe Veränderungen des Organs als gewöhnliche Resektionsfolge nicht. Schon Schröder (1932) konnte herausstellen, daß um so geringere Störungen, besonders der Fettresorption, nachzuweisen waren, je länger die Magenresektion zurücklag. Zumindest in der ersten postoperativen Zeit ist aber doch mit Störungen zu rechnen, da ja beim Gesunden die Magenverweildauer fettreicher Nahrung vom Pankreas her mitbestimmt wird, wozu Duodenalpassage und funktionstüchtiger Magenausgangsverschluß erforderlich sind (Brauch 1939). Insofern können beim Billroth I-Magen die Verhältnisse günstiger liegen, wie auch beim Billroth II ein gewisser Reflux in die zuführende Schlinge daher nicht unbedingt als schädlich anzusehen ist. Das wurde bereits dargelegt. — Weiter müssen Störungen im Spiel des Sphincter Oddi in der ersten postoperativen Phase in Betracht gezogen werden.

Dibold u. Taubenhaus haben geglaubt, postoperativ atoxylresistente Lipase im Serum häufiger nachweisen zu können, wurden aber von Axer (1938) nicht bestätigt. (Lipasen sind je nach ihrer Herkunft gegen bestimmte Gifte, wie z. B. Chinin oder Atoxyl resistent und können dadurch differenziert werden. Pankreaslipase zeichnet sich durch Resistenz gegen Atoxyl aus). Da für einen direkten Zusammenhang zwischen solchen Störungen nach der Magenresektion und den postcoenalen Beschwerden kein Anhalt besteht, soll auf diese Frage hier nicht weiter eingegangen werden.

Bürger u. Konjetzny (1929) haben bei einer total Gastrektomierten gefunden, daß der Fetthaushalt gegenüber Kohlenhydrat- und Eiweißhaushalt doch stärker

betroffen ist. Wesentlich halten sie an diesen Störungen besonders den Salzsäuremangel, weil damit der adäquate Reiz für die Pankreassekretion fehle. Auch RAJZ
(1949) fand bei der Mehrzahl der von ihm darauf untersuchten Magenresezierten
eine Pankreassubfermentie; allerdings fehlen weitere gleichartige Ergebnisse.

Daß die Zahl jener, bei denen eine Begleitpankreatitis (KATSCH u. GÜLZOW 1952), durch
Übergreifen des Ulcusprozesses schon vor der Operation eingeleitet, eine gewisse Rolle spielt,
ist bei entsprechenden topographischen Verhältnissen sicher. Kann man die Pankreatitis
auch nicht als Operationsfolge bezeichnen, so ist sie möglicherweise doch nicht ganz selten.
STOCKER (1938) gibt sogar mehr als 30% an!

Die sog. „gastrogene" Diarrhoe mag hin und wieder hier ihren Ursprung haben. Häufiger
werden sich Gastrojejunitis, rasche Magenentleerung und Wandlung der Keimflora mit den
Störungen in der Produktion von Duodenal- und Pankreassekret summieren. ADLERSBERG
u. HAMMERSCHLAG (1949) sind dem für die frühen postcoenalen Beschwerden nachgegangen.
— Es ist auffallend, wie gut diese, häufig explosiv der Mahlzeit folgenden Durchfälle oft auf
nur wenige Tropfen Salzsäure, die sicher nicht in der Lage sind, das Magen-pH wesentlich zu
beeinflussen, und auf Gaben von Pankreasfermenten bzw. -extrakten reagieren können.

Proteolysestörungen und Eiweißresorption: Bis zu einem gewissen Grade sind
auch die Proteolysestörungen nach Magenresektion von der Minderung der Salzsäureproduktion abhängig. Sie können zu postcoenalen Beschwerden führen.
Klinisch findet sich Inappetenz, Druck- und Völlegefühl, gelegentlich Diarrhoe.
Die Möglichkeit einer Beteiligung am Dumping-Syndrom im Sinne einer Poten-
zierung hält LINDENSCHMIDT (1954/55) für gegeben, aber nicht für bewiesen.

1836 entdeckte SCHWANN das Pepsin als die Eiweißspaltung beschleunigenden Wirkstoff
im sauren Magensaft. Bis in die jüngste Zeit hinein wurde dieses Ferment schlechthin als *das*
eiweißverdauende Prinzip des Magens angesehen. Nachdem aber festgestellt war, daß die
Pepsinwirkung ihr Optimum bei einem recht niedrigen pH, etwas unter 2, erreicht, nachdem
also klar war, daß zur Erzielung einer entsprechenden H-Jonenkonzentration im sub- oder
anaziden Magensaft die Gabe ganz erheblicher Mengen von Salzsäure erforderlich wird
(ENDERLEN u. v. REDWITZ 1922, MORAWITZ 1932 u. a.), an die sich zweifellos nur eine Minderzahl von Magenresezierten mit dennoch gutem Ergebnis hält, müßte man annehmen, daß die
Eiweißverdauung des Magens bei diesen Individuen in ausreichendem Maße vom Pankreas-
und Dünndarmsaft übernommen werden kann. Besonders legten das natürlich die Erfahrungen bei Gastrektomierten (SCHLATTER 1897: „Ausnutzung der Eiweißstoffe eine vorzüg-
liche", BÜRGER u. KONJETZNY 1929) nahe. Das Trypsinoptimum liegt zwar in erheblich alkalischem Bereich bei pH 8, doch werden auch in weniger alkalischem Milieu unter Anwesenheit
von Galle Albumosen ausgefällt und damit der Trypsinverdauung zugänglich gemacht. Diese
ist demnach auch bei Gallereflux in einen nicht vollkommen anaziden Magen oder Magenstumpf möglich, wenngleich herabgesetzt. Trotzdem fand SPATH (1931) im Magensaft Rese-
zierter keine Minderung der proteolytischen Wirksamkeit, und BABB et al. (1953) konnten
an Hand der modernen Methode der Eiweißbelastung mit J 131-markierten Albuminen feststellen, daß der Resorptionsmodus der Magenresezierten gegenüber dem Gesunden anscheinend nicht signifikant unterschieden ist. Übrigens spricht diese Tatsache auch gegen
eine mehr als vorübergehende Pankreasfunktionsstörung, da sich bei einer solchen mit der
gleichen Methodik typische, vom Gesunden abweichende Befunde ergeben (CHINN et al. 1953).

1940 entdeckten FREUDENBERG u. BUCHS, daß neben dem Pepsin im Säuglingsmagen ein
weiteres eiweißspaltendes Ferment wirksam ist, das sich als identisch mit dem vom Zellstoff-
wechsel her bekannten Kathepsin erwies. Bald fand man das Kathepsin auch beim Erwachsenen. An der Verdauung im Magen und obersten Dünndarm ist es beteiligt. Diese Ergebnisse
blieben nicht ohne Auswirkung auf die Auffassung der Proteolysevorgänge im resezierten Magen.

Kathepsin unterscheidet sich vom Pepsin durch ein Wirkungsoptimum im leicht sauren
Bereich von pH 3,0—6,0, es ist durch größere Thermostabilität ausgezeichnet (Optimum bei
60—70°) und wird durch Schwefel und Blausäure aktiviert. Hinsichtlich der Aziditätsver-
hältnisse füllt es also die bisher bestehende Lücke zwischen Trypsin und Pepsin aus. BUCHS u.
FREUDENBERG (1951) gaben folgendes Schema:

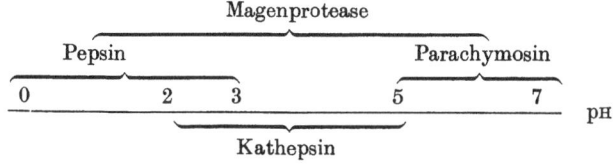

Die bisher herrschenden Vorstellungen zweifeln sie an, indem sie die Wirkungsbereiche so gegenüberstellen:

Magensekret	Magenchymus
rein	= Sekret + gepufferte Lösung
pH 1—2	pH 3—6
Maximale Pepsinwirkung	viel Substrat
kein Substrat	keine Pepsinwirkung

Ähnlich liegen die Verhältnisse für die Wirkungsmöglichkeit des Pepsin im oberen Dünndarm, wo ja während der Verdauung beim Gesunden zunächst ein noch leicht saures Milieu herrscht (Enderlen, Freudenberg u. v. Redwitz 1923). Also muß hier das Kathepsin, das die Eiweißmoleküle vorwiegend im isoelektrischen Punkt angreift und bei ihrem Abbau mit derselben Größenordnung der Moleküle endet wie das Pepsin, einen ganz bedeutenden Anteil der Proteolyse übernehmen.

Es darf noch erwähnt werden, daß sich wieder eine mehr unitarische Anschauung (Buchs u. Freudenberg 1951) von den an der Eiweißverdauung beteiligten Fermenten durchsetzt. Eine strikte Trennung von Pepsin und Kathepsin sei nicht möglich, lediglich eine Wirkungstrennung lasse sich durch Inaktivierung durchführen. Nach Merten (1951) sollen beide Fermente von derselben Proteinase stammen, eine Charakterisierung resultiere erst aus der Vergesellschaftung mit verschiedenen Begleitstoffen. So sollen Oxydation und Reduktion auch nicht auf das Enzym selbst, sondern auf die Aktivatoren einwirken. Schließlich sei es auch wahrscheinlich, daß das Kathepsin selbst wiederum ein Komplex von verschiedenen Teilfermenten ist, ähnlich wie das für das Trypsin zutrifft.

Bramstedt (1950) gab daher folgenden Ablauf der normalen Magenproteolyse: Beginn mit der Kathepsindauung, erst allmählich durch zunehmende Säureproduktion in Verbindung mit der durch die Verdauung geminderten Pufferungskapazität der Nahrung entsteht ein der Pepsinwirkung annähernd adäquates pH, das auch dieses zur Wirkung kommen läßt. Katsch u. Pickert (1951) haben erwähnt, daß auch an die Auswirkung der Speisebreischichtung innerhalb des Magens zu denken ist — ein höchst wichtiger Ausfall demnach für den Magenresezierten.

Die Eiweißverdauung im Magenrest ist daher von verschiedenen Faktoren abhängig: postoperativer Form, Größe und Motilität des Stumpfes, Reflux von Dünndarmsaft, Art und Ausdehnung der Schleimhautveränderungen wie Gastritis, Kanzerose etc. (nach Lindenschmidt, Bramstedt u. Heinrich 1953). Vielfach wird das pH die Einleitung der Verdauung durch Kathepsin gestatten. Aber selbst eine funktionierende Schleimhaut vorausgesetzt, hängt die Möglichkeit der Kathepsindauung wohl weniger von dem Reflux in den Magen, als vielmehr von der Magenverweildauer ab. Da eine Normazidität nur selten besteht, liegen nach der Resektion für die Neutralisation des Mageninhaltes nach der Entleerung in den Dünndarm ja ganz andere Verhältnisse vor als beim nichtoperierten Magen. Sie wird leichter möglich sein und somit die Wirkungsmöglichkeiten des Kathepsins einschränken. Hierauf ist der Entleerungsmodus durch den neugeschaffenen Magenausgang also von erheblichem Einfluß.

Ob die Bildung von röntgenologisch nachweisbaren „Digestionskammern" allgemeine Bedeutung hat, diese Frage dürfte angesichts des doch nicht so häufigen Röntgenbefundes (s. o.) zu verneinen sein.

Die Proteolyse im anaziden Magenstumpf ist gänzlich vom Reflux des Dünndarmsaftes abhängig, d. h. es besteht nur mehr eine reine Trypsinwirkung. Tritt ein Reflux nicht ein, wird die Eiweißverdauung zwangsläufig vollkommen in den Dünndarm verlegt.

Über die feineren Differenzierungen der Fermentwirkung im resezierten Magen läßt sich durch einen Magermilchprobetrunk Aufschluß gewinnen, eine Methodik, die von Bramstedt (1952) entwickelt wurde.

Es hat sich gezeigt (Lindenschmidt, Bramstedt u. Heinrich 1953, Pfisterer 1955), daß gewöhnlich in den ersten 3 bis 6 Monaten nach der Operation eine Verdauungsinsuffizienz besteht, die sich nach dieser Anpassungszeit ausgeglichen zu haben pflegt.

Demnach würden diese Störungen auffallend länger erhalten bleiben, als gewöhnlich die postprandialen Beschwerden auftreten. Es ist aber doch zu bedenken, daß in vielen Fällen schon vor der Operation ein gewisses Eiweißdefizit besteht, das die Operation selbst nur noch erhöht.

Auf 100 cm³ Blutverlust kommt ein Verlust von etwa 4 g Plasma- und 16 g Zelleiweiß, d. h. bei einem Blutverlust von etwa 300—400 cm³ gehen 60—80 g hochwertigsten Körpereiweißes verloren. Dazu kommt noch pro Tag der Verlust von ca. 100—150 g körpereigenen Eiweißes während der ersten 5 postoperativen Tage (KATSCH u. PICKERT 1952). Ein Ausgleich durch parenterale Blut-, Plasma- oder sonstige Eiweißgaben wird diesen Verlust biologisch kaum vollwertig ersetzen können.

Es ist nun aber bekannt, daß eine schlechte Eiweißbilanz wiederum die Magensaftsekretion einschränkt. Gerade unter diesen Gesichtspunkten erscheint daher die von LINDENSCHMIDT (1954/55) geforderte Überbrückung der Anpassungsphase mit zweckmäßiger Fermentsubstitution berechtigt; sie kann einen chronischen, latenten Eiweißmangel verhüten helfen, der nach WEITHALER (1953) bei Resezierten immer häufiger zu beobachten sein soll. Man darf somit wohl nicht zu Unrecht annehmen, daß sich auf diese Art die am Zustandekommen der postcoenalen Beschwerden beteiligten Faktoren einengen lassen. Während sich die Pepsinsalzsäuregabe für eine solche Fermentsubstitution aus den dargelegten Ergebnissen heraus nicht länger vertreten läßt, darf man von angesäuerten Fermentmischpräparaten eine befriedigende Wirkung erwarten. Im Falle einer vollkommenen Achylie dagegen, die ja oft genug bei chronischer Begleitgastritis auch schon vor der Operation bestand, sollte man sich auf die Gabe der Pankreasfermente beschränken.

Zugleich auch als Nachtrag zu dem unter „Hyperglykämie" Besprochenen müssen noch Beobachtungen über die Eiweißresorption angeschlossen werden. Während eine schlechte Eiweißverdauung als Sofortfolge eher zu allgemeinen postprandialen Beschwerden, weniger zum Dumping-Syndrom beitragen dürfte, sind gerade Kreislaufreaktionen, z. T. allerdings abgeschwächt, mit Aminosäuregemischen bzw. aufgespaltenen Eiweißhydrolysaten auszulösen (MACHELLA 1949, SCHRADE u. HEINECKER 1954, STUHLFAUTH 1954). MACHELLA sah die Ursache der Reaktionen in der osmotischen Wirkung, SCHRADE und STUHLFAUTH konnten aber sicherstellen, daß der Beschwerdegrad von der Leichtigkeit, mit der die Resorption erfolgt, abhängig ist, also wenigstens im Beginn ähnliche Verhältnisse wie bei der Traubenzuckergabe vorliegen.

Dysbakterie und Vitaminmangel: Die Einwanderung von Keimen in sonst keimarme oder -freie Darmschleimhautgebiete bei Anaziden und bei Magenresezierten ist bekannt.

Vor allem hat man der Aufwanderung der gramnegativen Dickdarmflora im Zusammenhang mit den Beschwerden Magenresezierter Beobachtung geschenkt (ENDERLEN u. v. REDWITZ 1922, MORAWITZ 1932, HENNING 1930, 1933, MEYER-BURGDORFF 1934, KATSCH u. PICKERT 1952, GREIF u. MITTELBACH 1953, PAVLOVSKY 1953). Ohne Zweifel kommt der Salzsäure bei der Reinhaltung von Magen und oberen Dünndarm eine erhebliche Bedeutung zu, die durch weitere chemische Stoffe, wie z. B. Rhodanwasserstoff unterstützt wird. Perorale Salzsäuregaben scheinen die Keimarmut nicht wiederherstellen zu können. So findet man fast mit Regelmäßigkeit im an- und auch subaziden Aushebermaterial beim Resezierten Colistämme, von denen anzunehmen ist, daß sie aus dem Dickdarm aufwandern.

Das heißt aber nicht nur, daß damit einzelne Keimarten mit ihrem Einwirken auf bestimmte Nahrungsstoffe zu ortsfremder Ansiedlung gelangen, sondern die gesamte Symbiose der Darmkeime und des Wirtsorganismus unterliegt einer Umstellung.

Die Variabilität speziell des Bact. coli commune, das in *seinem* Wirtsorganismus eine biologische „individuelle" Anpassung („persönliche" Colirassen von ESCHERICH) erfährt, hat BAUMGÄRTEL (1945) zusammenfassend geschildert. In Abhängigkeit von pH-Änderungen des Dünndarms können sie zu pathogenen Paracolibakterien entarten und zu Störungen im Bereich von Leber, Gallenwegen und Pankreas führen. Auch an die Fähigkeit einer pathologisch entarteten Coli — Aerogenes — Flora, Histidin in Histamin umzuwandeln, ist zu erinnern: Schleimhautschwellung und -reizung werden dadurch unterhalten. Eine Schwächung der gesamten Abwehrleistung tritt ein, die Besiedlung auch mit fremden Keimen von außen her wird ermöglicht. Auswirkungen z. B. auf eine bestehende Jejunitis ergeben sich von selbst. — Daß hier auch gewisse therapeutische Möglichkeiten liegen, sei nur angedeutet.

Weiter wird infolge dieser Symbiosestörungen nach unseren heutigen Kenntnissen, abgesehen von Gärungs- und Fäulniserscheinungen (vgl. auch STAHNKE 1951 und PFISTERER 1951) vornehmlich die Vitaminzufuhr bzw. die Verwertung der Vitamine und ihrer Vorstufen betroffen (SCHRÖDER 1951). Wenn trotzdem ausgesprochene Vitaminmangelbilder bei Magenresezierten seltener sind, so besagt das einerseits, daß die Vitaminzufuhr mit der Nahrung meist überschießend ist. zum anderen, daß zu den symbiotischen Faktoren noch weitere, wie z. B. rasche Passage des Speisebreies oder Schleimhautentzündung kommen müssen. Die Entzündung kann von den ortsfremden Keimen begünstigt werden (MORAWITZ 1932. HENNING 1933 u. a.). Auch mit der Entwicklung von Wirkungskreisläufen ist zu rechnen; z. B. wird Vit. C von Colistämmen in starkem Ausmaß zerstört (BROCKMANN 1951), C-Hypovitaminosen führen aber zur Herabsetzung der Widerstandsfähigkeit der Schleimhäute, und diese ermöglicht wieder eine pathologische Keimflora. MUIR (1949) glaubt vereinzelt skorbutähnliche Bilder bei Magenresezierten gesehen zu haben.

Ebenso verhält es sich mit den Vitaminen der B-Gruppe, die ja z. T. auch von Bakterien gebildet werden, worin sich die Symbiose sinnfällig ausdrückt (KLIMA 1954). Den Vit. B-Mangel beim Resezierten hat WEITHALER (1953) herausgestellt. Besonderes Interesse hat das Vit. B 12 gefunden. Bekanntlich verbrauchen einige Colistämme dieses Vitamin sehr reichlich. Der Zusammenhang mit bestimmten Anämieformen ist naheliegend (GOLDECK u. GADERMANN 1954, GREIF u. MITTELBACH 1953, KLIMA 1954, LOOGEN u. WOLTER 1952). Auch die Folsäurebildung, die normalerweise durch ortsständige Bakterien erfolgt, ist gestört; das kann sich auf die Eisenresorption auswirken (ALTMANN 1952, BEGEMANN et al. 1953).

Störungen der Vit. D-Resorption werden diskutiert, zumal im Hinblick auf Osteoporosen nach Magenoperationen. Sichere Nachweise fehlen indessen, sind doch auch die kalkfixierende Wirkung des Vit. C und der Säurebasenhaushalt (GRUNERT 1951) zu berücksichtigen.

Um den Nachweis von Vitamin A-Mangelstörungen haben sich ADLERSBERG u. HAMMERSCHLAG (1947, 1949) bemüht. Spontan erniedrigte Vitamin A-Blutspiegel fanden sie praktisch nicht.

Unter Belastung wurde unter 20 Resezierten nur einer festgestellt, der eine mäßig gestörte Resorption aufwies. Bei CULVERS (1946) Patientin war die (allerdings auch vorher noch ausreichende) Vit. A-Resorption nach Umwandlung eines Billroth II in einen Billroth I gebessert. — Die Überlegung erscheint berechtigt, daß auch ein Vit. A-Mangel über die Schilddrüse, die eine hemmende Funktion ausübt (JÜRGENS 1952), in den Zuckerstoffwechsel eingreifen kann.

„Ortsständige Fermente": Auf die in verschiedenen Dünndarmabschnitten unterschiedliche Resorptionsgeschwindigkeit von Disacchariden, gemessen am Blutzuckerspiegel, ist PFISTERER (1953) eingegangen. Die Resorption im Jejunum ist schlechter als die im Duodenum (intraoperative Untersuchungen), was auf einen Saccharasemangel zurückgeführt wird. Beim Billroth II ergibt sich somit ein gewisser Ausfall ortsständiger Fermente. Ferner wird α-Laktose offenbar schlecht, β-Laktose besser gespalten. Die α-Laktose enthaltende Kuhmilch wird oft nicht gut vertragen (V. HOFFMANN 1954).

Zu den Besonderheiten dieser fermentativen Vorgänge gehört, daß z. B. β-Galaktase erst nach Milchgenuß nachweisbar wird („adaptive Fermentbildung"). Man kann daher in Erwägung ziehen, daß bei den Resorptionsdifferenzen in höheren und tieferen Darmabschnitten sowohl das herrschende pH wie auch die Störung eines aboralwärts verlaufenden Reflexes, der die Fermentproduktion steigert, eine Rolle spielt. Auch gibt es z. B. bei den Oligasen ja keine ausgesprochene Spezifität für ein bestimmtes Substrat, vielmehr hängt ihre Wirkung lediglich von den pH-Verhältnissen ab. Deshalb ist zumindest interessant, daß PFISTERER (1951) unter Milchempfindlichen 78% und unter solchen, die Milch gut vertragen, nur 49,6%

Anazide fand. Schließlich kann aber auf die oben erwähnten Ergebnisse von MALYOTH u. STEIN (1951) über die Zuckerresorption verwiesen werden.

Das Vorkommen einer Milchallergie als Regelerscheinung bei Magenresezierten wird zwar immer wieder erörtert (z. B. HELLEMANS 1954), wurde aber schon vor längerem von PFISTERER (1951) abgelehnt.

Unter der Voraussetzung, daß im wesentlichen Milchzucker (α-Laktose) Ursache für die Milchunverträglichkeit sei, ergeben sich gewisse Folgerungen: die Aufspaltung der Zucker ist verzögert; die rasche Resorption indessen scheint gerade die Voraussetzung für das Auftreten von Dumping-Symptomen zu sein. Damit müßte übereinstimmen, daß die Beschwerden nach Milchgenuß keine Kreislaufbeteiligung zeigen (SCHRADE u. HEINECKER 1954). Wir können das allerdings nicht voll bestätigen, während PFISTERER (1953) und V. HOFFMANN (1954) die Milchunverträglichkeit (und die des Rohrzuckers) mehr weniger eindeutig zum Dumping-Syndrom zählen und als Milchgetränk eine β-Galaktose-angereicherte Fertigmilch für Magenresezierte vorschlagen, die gut bekömmlich sein soll.

Anämie und Eisenmangel: Über Anämie nach Magenoperation (Gastrektomie) war zuerst von DEGANELLO (1900, z. n. HENSCHEN 1930) berichtet worden. Die z. T. widersprechenden Meinungen suchte HENSCHEN 1930 zusammenzufassen. Einen neuen Anstoß erhielt diese Frage durch die Möglichkeit, mit Serumuntersuchungen Einblick in den Eisenstoffwechsel zu gewinnen. So führte die klinische Ähnlichkeit von Eisenmangelerscheinungen mit Symptomen des Dumping-Syndroms zu Untersuchungen in dieser Richtung (FEHR u. OTT 1950, JASÍNSKI u. OTT 1951).

Klinisch findet man beim Eisenmangel folgende Symptomatik: Müdigkeit, verminderte Leistungsfähigkeit, Kopfschmerz, Schwindelgefühl, Schwäche, Herzklopfen, Beengungsgefühl in der Brust; Gewichtsabnahme bzw. schlechte Zunahme; Glanzlosigkeit der Kopfhaare, welke Haut, Brüchigwerden der Nägel; glatte Zunge mit atrophischen Papillen, Mundwinkelrhagaden, Schluckbeschwerden und Dysphagie von Plummer-Vinson (HEILMEYER 1944, WEITHALER 1953, FISCHER u. THEDERING 1954, KLIMA 1954). Abgesehen von den Schluckbeschwerden wurde ein Zusammenhang mit der Nahrungsaufnahme bisher nicht diskutiert, und für die postcoenalen Syndrome kämen ja nur einzelne der angeführten Symptome in Frage.

Als Normwerte werden für Männer etwa 100—120 γ-% , für Frauen etwa 20 γ-% weniger angegeben. — Ein Eisenmangel gibt sich jedoch nicht immer in niedrigen Serumwerten zu erkennen. In diesen Fällen nämlich sind die Serumwerte normal, es findet sich aber bei oraler Belastung ein abnorm hoher Anstieg. Dieser wird aus dem Eisenhunger des Organismus gedeutet, da bekanntlich die Eisenresorption normalerweise lediglich durch den Bedarf des Organismus gesteuert wird. Es handelt sich dann also um einen *larvierten* Eisenmangel. Infolge der unterschiedlichen Form der Belastung sind aber die Angaben darüber, welche Serumeisenmenge als Ausdruck des Hungers gelten soll, nicht einheitlich. Nimmt man die Belastung beim Magenresezierten mit Ferrum reductum vor, werden recht erhebliche Mengen benötigt. Dieses Vorgehen ist daher unzweckmäßig. Im allgemeinen wird Ferro gluconicum (Merck, Sandoz), Ferrostabil oder Ferrochlorid benutzt. Dennoch fallen die durchgehend niedrigen Belastungskurven einiger Untersucher auf (HEINRICH 1953/54, WEITHALER 1953). Meist wird eine Dosierung von 132 oder 176 mg angewandt. Für die letzte Menge nennt JASÍNSKI (1950) als unteren, den Eisenhunger kennzeichnenden Grenzwert einen Anstieg auf 175 γ-%. STEINFORTH u. SCHRÖDER (1954) nehmen eine Erhöhung des Ausgangswertes um mindestens 50 γ-%, was ungefähr der Beurteilung von JASÍNSKI entspricht. — Auf Einzelheiten der Theorien über die Resorption kann nicht eingegangen werden; darüber und über den Transport im Blut unterrichtet z. B. SCHWIETZER (1952). Auch auf THEDERING (1953) kann verwiesen werden.

Bei niedrigen Belastungskurven ist nur eine bedingte Aussage über die tatsächlich resorbierte Menge von Eisen möglich. Es ist möglich, daß das angebotene Eisen zwar gut resorbiert, aus dem Serum aber sehr rasch in das eisenverarmte Gewebe abgegeben wird.

Dies nimmt man besonders für Sideropenien bei Infekten und bei Tumoranämien an (JASÍNSKI 1950, GOLDECK et al. 1952, SCHULTEN 1953).

In solchen Fällen ist auch dem Eiweißstoffwechsel und dem Eiweißbestand des Organismus Beachtung zu schenken: Verschiebungen nach der Globulinseite und innerhalb der feineren Eiweißfraktionen können wichtig sein (WEITHALER 1953, THEDERING u. FISCHER 1954). Umgekehrt darf man übrigens aus der gewöhnlich guten Resorptionsfähigkeit mit ansteigenden Kurven des Serumeisens bei Magenresezierten schließen, daß der Vorrat an eisenbindenden Proteinen ausreichend ist, was für eine intravenöse Eisenapplikation Bedeutung hat (GOLDECK u. REMY 1952).

Folgende Fragen ergeben sich: wie oft tritt die Anämie, wie oft die Sideropenie nach der Magenresektion auf, welches Verhältnis haben sie zueinander? Schließlich: welche Beziehungen bestehen zu den postcoenalen Beschwerden und ist die Sideropenie wirklich eine Folge der Resektion?

1929 hat HENSCHEN mitgeteilt, daß weder v. HABERER, noch FINSTERER, noch v. REDWITZ in ihrem Operiertengut Anämien hatten. Er selbst gibt bei 77 Nachuntersuchungen nur 3 mit Anämie an, die aber jeweils auch durch eine andere Erkrankung zu erklären war. Dagegen hatten GREIF u. MITTELBACH (1953) unter 200 Resezierten 62 mit hypochromen Anämien. STEINFORTH u. SCHRÖDER wiederum (1954) fanden unter 125 Resezierten nur 8 Anämische, das sind nur 2% mehr als bei 280 nichtoperierten Vergleichspersonen ohne Auswahl. Allerdings berücksichtigten sie nur Männer. HEILMEYER u. BEGEMANN (1951) haben aber gerade betont, daß die postoperative Anämie besonders Frauen betrifft, weil, im Falle auch nur leichter Resorptionsstörungen, bei ihnen infolge der physiologischen Blutverluste die Eisenvorräte des Organismus sehr viel rascher erschöpft werden, als es beim Manne möglich ist. WELLS u. WELBOURN (1951) geben bei den Männern 15%, bei den operierten Frauen den doppelten Satz an, WEITHALER (1953) nennt unter den nach seiner Meinung in den letzten Jahren häufiger auftretenden Anämiefällen nach Magenresektion 14 Männer und 21 Frauen.

WALLENSTEN (1954) hatte bei 411 Resezierten (296 Männer und 115 Frauen) folgende Ergebnisse: nach Billroth I bei den Männern 59% Anämien (Hämoglobin unter 13,6 γ-%), = 80%), bei den Frauen 28,3 % (!) Anämien (Hämoglobin unter 11,5 γ-% = 70%); nach Billroth II bei den Männern 74%, bei den Frauen 61% Anämien. Gerade das Verhältnis Männer mit Anämie zu Frauen mit Anämie bei Billroth I zeigt aber, wie auch hier die Auswertung größerer statistischer Unterlagen im Stich lassen kann. Seztt man nämlich bei den Männern die gleiche Grenze für das Hämoglobin wie bei den Frauen, so blieben nur noch 7,6% Anämien (bzw. 18,3% bei Männern nach Billroth II).

Über die Häufigkeit von Sideropenien kann WALLENSTEN (1954) bisher als einziger mit Hundertsätzen aufwarten (400 Resezierte, 149 nach Billroth I, 251 nach Billroth II) wenngleich die Aufteilung in Männer und Frauen wenigstens für diese keine echten Hundertsätze mehr ermöglicht (!). Als Normalwert des Serumeisen sind bei beiden Geschlechtern 90 γ-% und darüber gesetzt. Dann haben nach Billroth I eine Sideropenie 45,6 % der Männer und 64,4% der Frauen; nach Billroth II haben einen Eisenmangel 41,5% der Männer und 60,3% der Frauen.

In den meisten Mitteilungen anderer Autoren wurden Resezierte mit Beschwerden berücksichtigt, so daß weitere Hundertsätze zum Vergleich noch ausstehen. GOLDECK et al. (1951) berichteten zunächst über 36 Männer und 3 Frauen, die vor 3—15 Jahren operiert worden waren. In keinem Fall bestand eine Anämie, weder Eisenwerte noch peripheres oder Markblut ließen Störungen der Erythropoese oder des Eisenstoffwechsels erkennen. In einem Nachtrag hierzu teilten dann aber REMY et al. (1953) die Ergebnisse von Untersuchungen an weiteren 30 Resezierten mit, die Eisenmangel aufwiesen. STEINFORT u. SCHRÖDER (1954) fanden bei 50 Operierten (= 7 Frauen, 41 Ulcusresektionen, 9 Carcinomoperationen, von diesen 4 Gastrektomien) 36 mit larviertem Eisenmangel. HEINRICH (1923) stellte bei seinen sämtlichen Untersuchten (21) bereits niedrige Nüchternwerte fest.

Der larvierte Eisenmangel wird als pränämisches Stadium angesehen, darin sind sich die meisten Untersucher einig (HEILMEYER u. BEGEMANN 1951, SCHULTEN 1953, WEITHALER 1953, FISCHER u. THEDERING 1954, HEINRICH 1954/55, KLIMA 1954). MONASTERIO urteilte zwar, daß die „agastrischen" Anämien nach den Befunden des Knochenmarkes nicht auf einen Eisenmangel zurückzuführen seien, doch konnte sie nicht gleichzeitig das Serumeisen kontrollieren. Immerhin fände sie heute eine Stütze bei STEINFORTH u. SCHRÖDER (1954), die in ihrem Untersuchungsgut Sideropenie und Blutbild unabhängig voneinander fanden. Die zeitliche Entwicklung spiele zwar für die Sideropenie eine Rolle, bei den Anämien sei aber eine zeitliche Abhängigkeit, wie sie andere Untersucher annehmen, nicht zu erkennen. Nur 2 Patienten mit schwerer Anämie zeigten diese erst fast 15 Jahre nach der Operation. Auch WALLENSTENs Statistik läßt zwischen Sideropenie und Anämie keine klaren Beziehungen erkennen. Geradezu als Kuriosum kann man auch in seinen Untersuchungen bemerken, daß die Anämie bei über 50jährigen Frauen ebenso häufig festzustellen war, wie bei den jüngeren (die also noch im Zyklus standen). Man kann hier höchstens annehmen, daß diese älteren Frauen nicht mehr in der Lage waren, die jahrelangen Eisenverluste auszugleichen.

Die Frage nach dem Zusammenhang zwischen Eisenmangel und Dumping-Syndrom wird ebenfalls sehr unterschiedlich beantwortet. FEHR u. OTT (1950) stellten bei 8 Dumping-Patienten stets Eisenmangel fest, JASÍNSKI u. OTT (1951) berichteten über 45 Fälle mit postcoenalen Symptomen, die einen Eisenmangel bei fast in allen Fällen fehlender Anämie zeigten. Unter 5 eigenen Patienten mit

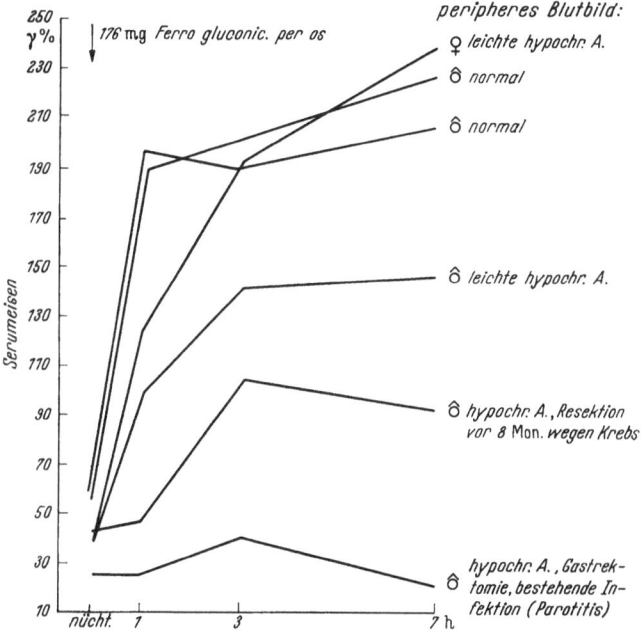

Abb. 6. Eisenbelastungskurve bei Magenresezierten und einer Gastrektomierten (A. = Anämie) (6 Fälle). Die Untersuchungen verdanken wir der Zusammenarbeit mit der Kinderklinik der Freien Universität Berlin (Dozent Dr. WIESNER).

Beschwerden hatten alle einen erniedrigten Nüchternspiegel, 4 gute Resorption nach Belastung, einer nur einen mäßigen Anstieg des Serumeisens (Abb. 6). Andererseits fanden wir unter 90 untersuchten Magenresezierten der oben analysierten Gruppe wiederholt extrem niedrige Eisenspiegel, ohne daß postcoenale Beschwerden bestanden, Nur einmal lag der Hämoglobingehalt unter 75%.

In 9 Fällen bestanden Eisenspiegel von 25—35 γ-%. 4 davon waren beschwerdefrei, 4 hatten leichte, eine Resezierte stärkere Beschwerden.

REMY et al. (1953) hatten unter den erwähnten insgesamt 69 Resezierten 10 mit postcoenalen Symptomen. Diese verteilten sich gleichmäßig auf die Gruppe mit und auf die Gruppe ohne Sideropenie. STEINFORTH u. SCHRÖDER (1954) hatten in ihrer Serie 4 Patienten mit Dumpingsyndrom. In keinem Fall wurde ein Eisenmangel nachgewiesen.

Demnach ist der Eisenmangel keine direkte Ursache der postprandialen Beschwerden, scheint sie aber zu begünstigen. Anders können die günstigen Berichte von lang anhaltenden Eisengaben beim Dumpingsyndrom nicht beurteilt werden (FEHR u. OTT 1950, JASÍNSKI u. OTT 1951, OTT u. JASÍNSKI 1954). Trotzdem muß betont werden, daß Eisentherapie allein nicht ausreicht. Auch der von ZEISE (1953) berichtete, außerordentlich günstig verlaufene Fall, ist, wie uns bekannt ist, später rückfällig geworden und sprach auf Eisengaben nicht mehr an.

Der Eisenmangel ist bei den meisten Magenpatienten nicht ekklatant. Oft haben sie schon vor der Operation Bluttransfusionen erhalten. Dennoch sollte das mögliche Vorliegen eines Eisenmangels auch vor der Operation schon bedacht werden. Denn die Bluttransfusion füllt zwar den Kreislauf auf, mit ihr ist aber weder der Gewebeeisenbedarf noch der Bedarf der eisenhaltigen Fermente (Cytochrome, Katalasen, Peroxydasen) berücksichtigt. Das mit der Transfusion zugeführte Eisen kann der Körper erst nach Wochen für das Gewebe nutzen; in dieser Zeit kann ein Eisenmangel entstanden sein, der die bald nach der Operation auftretenden postcibalen Symptome u. U. begünstigt (FISCHER u. THEDERING 1954). Gerade in solchen Fällen ist eine präoperative Eisentherapie angezeigt (GOLDECK u. REMY 1953, FISCHER u. THEDERING 1954/55).

Es kann daher nicht schlechthin bejaht werden, daß die Anämie des Resezierten eine reine Folge des Verlustes an Magenanteilen (nicht des Gesamtmagens!) sei; die Bezeichnung „agastrische" Anämie (MORAWITZ 1930) sollte beim resezierten Magen nicht mehr benutzt werden. Und auch die Bezeichnung „Resektionsanämie" (HENSCHEN 1929) sollte nicht mehr beinhalten als „Anämie beim Magenresezierten". Denn darin liegt eine gewisse Diskrepanz, daß der Magenresezierte, wie die Belastungsversuche zeigen, durchaus zu einer guten Eisenresorption in der Lage ist.

Zwar wird von einigen dem Salzsäuremangel für eine geminderte Resorption noch eine größere Rolle beigemessen (z. B. HEINRICH 1953/54). Aber HEILMEYER (1944) hatte bereits nachgewiesen, daß die Resorption auch beim Achyliker möglich ist; durch Galle kann das Nahrungseisen weitgehend resorptionsfähig gemacht werden.

So können auch beim Gastrektomierten recht gute Resorptionskurven gewonnen werden (STEINFORTH u. SCHRÖDER 1954), wiewohl das nicht die Regel ist. Andererseits wird Ferrum reductum, wie schon erwähnt, vom Magenresezierten in der Tat sehr viel schlechter resorbiert.

Offenbar spielt eine ganz erhebliche Rolle auch hier das Passagetempo des zugeführten Eisens durch den Darm, da die Resorption vornehmlich im oberen Dünndarm stattfindet. GOLDECK u. GADERMANN (1954) konnten sehr schön die Resorptionsverbesserung beim Resezierten im Liegen demonstrieren. Neben Vit. C ist ferner anscheinend die Folsäure von Bedeutung (ALTMANN 1952, BEGEMANN 1953). Wie BEGEMANN et al. (1953) fand HEINRICH (1954) durch Folsäurebeifügung zu Eisengaben einen wesentlich höheren Anstieg des Eisenspiegels im Serum beim Resezierten.

Vereinzelt mag ein Vit. B 12-Mangel bei der Entstehung hyperchromer Anämieformen der Resezierten beteiligt sein, jedoch handelt es sich auch dann nicht immer um typische Perniziosaformen. Diese kommen zwar nach Magenresektion vor (HENSCHEN 1929, HEILMEYER u. BEGEMANN 1951, KATSCH u. PICKERT 1952, LOOGEN u. WOLTER 1952, GREIF u. MITTELBACH 1953, KLIMA 1954), sind aber selten (WALLENSTEN 1954: 1/416) und nur als indirekte Operationsfolge anzusehen. Die Resektion ist nur einer der Faktoren, die zum Manifestwerden der Krankheit führen, eine „dispositionelle Minderwärtigkeit" des Magendarmtraktes (LOOGEN u. WOLTER 1952) ist Vorbedingung. Eisenmangel spielt dann lediglich im Regenerationsstadium eine Rolle (GOLDECK u. REMY 1951). — Anders bei totaler Gastrektomie: nach Ablauf einer *ausreichenden* Zeit tritt regelmäßig eine makrocytäre, perniziöse, hier nun tatsächlich agastrische Anämie auf (SCHULTEN 1953, F. H. SMITH 1954).

Zusammenfassung: Infolge der geminderten Magensäureausscheidung ist beim Resezierten mit einer gewissen Verschiebung der Stoffwechsellage nach der azidotischen Seite hin zu rechnen; doch hält der Organismus gewöhnlich eine volle Kompensation aufrecht. Lediglich die sog. Verdauungsalkalose erscheint gemindert oder fällt ganz aus, doch ist ein sicherer Zusammenhang mit den postprandialen Beschwerden nicht erkennbar. Die Möglichkeit, die Alkalireserve durch langfristige hohe Salzsäuregaben weiter zu belasten, sollte bei der Betreuung der Magenresezierten aber nicht übersehen werden. — Reflektorisch abhängig von der

Säureausscheidung des Magens ist die äußere Pankreassekretion; auch sie wird, zumindest vorübergehend, also von der Magenresektion betroffen, ganz besonders aber, wenn sie nach Billroth II erfolgt, da dann die Duodenalpassage entfällt. Vorübergehende oder länger anhaltende Fettresorptionsstörungen können gefunden werden, während die Eiweißresorption nicht im gleichen Maße leidet. Langfristige Pankreasstörungen werden zwar immer wieder diskutiert, ob sie zahlenmäßig einen hohen Anteil haben, ist aber umstritten. — Für die Eiweißverdauung im resezierten Magen ergibt die Berücksichtigung des (allerdings in seiner Wichtigkeit noch nicht allgemein anerkannten) Kathepsins neue Gesichtspunkte: keine reinen Pepsingaben, sondern kathepsinhaltige Fermentgemische, um den pH-Möglichkeiten des resezierten Magens Rechnung zu tragen. Liegt eine vollständige Anazidität vor, bleibt ohnehin nur die Unterstützung der Dünndarmproteolyse. Diese Grundsätze haben ganz besonders im ersten ½ Jahr nach der Operation, in der sog. „Anpassungs-" oder „Umstellungs"phase Gültigkeit. Wenn diese Störungen sich auch nicht in unmittelbaren postcoenalen Syndromen äußern, so haben sie doch sicher einen indirekten Einfluß auf sie. — Die Umstellung der oberen Dünndarmflora ist in nicht geringem Maße von der minderen Salzsäureausscheidung abhängig. In der Mehrzahl der resezierten Mägen dürften Colistämme nachweisbar sein. Eine Auswirkung dieser veränderten Symbiose ergibt sich auf die Vitaminzufuhr und -bereitung. Dennoch sind wirkliche Vitaminmangelzustände bei den Magenresezierten nicht so sehr häufig. Reichliche Vitaminzufuhr ist also nicht so sehr auf spezielle Symptome als vielmehr auf die Erreichung eines guten Allgemeinzustandes ausgerichtet. — Eine geringere Bedeutung haben die Störungen der sog. „ortsständigen" Fermente, die von lokalen Schleimhautgegebenheiten und dem örtlichen pH-Milieu abhängig sind. Für die Milchunverträglichkeit beim Magenresezierten wurde ein Zusammenhang mit der schlechter resorbierbaren bzw. aufspaltbaren α-Laktose wahrscheinlich gemacht. — Anämien, die als Eisenmangelfolgen aufgefaßt werden müssen, treten bei Magenresezierten häufiger auf, doch schwanken die Beurteilungen sehr, je wie der Begriff der Anämie umgrenzt wird. Die Häufigkeit des Vorkommens liegt zwischen 10 und 40% (im eigenen Untersuchungsgut nur 1 von 90 unter 75% Hämoglobin) und ist bei den Frauen wohl etwas größer als bei den Männern. Mit etwa gleicher Häufigkeit auch der Sideropenie ist beim Magenresezierten zu rechnen, obwohl dies nach den unterschiedlichen Literaturangaben eine gewisse Simplifizierung bedeutet. Im eigenen Untersuchungsgut fanden wir in 15/90 Serumeisenspiegel unter 80 γ-%. Wenn Anämie und Eisenmangel nach der Literatur nicht in klarer Relation stehen, so ist das wohl darauf zurückzuführen, daß die Sideropenie bei vielen Anämischen in ihrer larvierten Form vorliegt und die Untersuchungen daraufhin bisher nicht umfangreich genug sind. Eine Beziehung zu den postcoenalen Symptomen besteht indirekt, wie sich zwar nicht aus statistischen Unterlagen, wohl aber aus teilweise recht guten Ergebnissen der Eisenmedikation belegen läßt. Eine rechtzeitige, schon präoperativ eingeleitete Auffüllung der Eisendepots des Körpers erweist sich daher als zweckmäßig, besonders wenn Ulcusträger chronisch geblutet haben. Blutübertragungen reichen hierfür nicht aus, da das so dem Körper zugeführte Eisen erst relativ spät auch für das Gewebe nutzbar wird. Postoperativ wird der Eisenmangel zweifellos durch die veränderten Verhältnisse des Verdauungskanals weiter verstärkt, was sich besonders deutlich mit der verbesserten Resorption im Liegen zeigen läßt.

E. Präventive und korrigierende operative Maßnahmen.

Wie bereits eingangs erwähnt, hat gerade die stärkere Beachtung der post-coenalen Beschwerden in den letzten Jahren erneut die Frage nach der besten Operationsmethode aufwerfen lassen. Unsere Übersicht über die an der Entstehung dieser Symptome beteiligten Faktoren hat gezeigt, daß der „physiologische" Weg durch das Duodenum auch beim Resezierten sicher nicht ohne Bedeutung ist.

Aber folgende Ergebnisse sind doch aufschlußreich, wie sie sich in den Daten von GOLIG-HER u. RILEY (1952, s. Tabelle I) oder bei ROSS u. MEADOWS (1952) ausdrücken: bei Billroth I schweres Dumping keinmal, leichtes in 3%, Beschwerden des kleinen Magens (vgl. unsere Ausführungen!) in 31%, Rückfallgeschwüre in 15,5%, davon bisher allerdings noch keins reoperiert (bezogen auf 65 Operierte); bei Billroth II in 11% schweres in 15% leichtes Dumping, Beschwerden des kleinen Magens in 19%, kein Rückfallgeschwür (bezogen auf 91 Operierte! Berücksichtigt man diese Gefahr des Rezidivs, kommt man also mit WALLENSTEN (1954) zu einer sorgfältigen Indikation nicht nur des Eingriffs überhaupt, was eine Selbst-verständlichkeit sein sollte, sondern auch der Methode, so ist der Billroth I in knapp einem Drittel der Fälle angezeigt. Man kann aber in Rechnung stellen, daß beim Billroth II die Ergebnisse nicht ganz so ungünstig liegen, wie sich nach WALLENSTENS Aufschlüsselung ergibt, und daß ferner die Magenchirurgie nicht nur an den Glanzstätten operativer Kunst betrieben wird (BROWNE et al. 1954). So wird verständlich, daß mancher Klinikleiter im Interesse des Patienten wie der sorgfältigen Grundausbildung des jungen Chirurgen an einer minutiös festgelegten, stets exakt durchführbaren Standardmethode festhält.

Sind die Möglichkeiten, den physiologischen Weg — im Sinne des Billroth I — von vornherein beizubehalten, auch beschränkt, so ist um so einleuchtender, daß man in verzweifelten Fällen nach einer Magenresektion versucht hat, ihn wieder-herzustellen. Denn wenn die operative Korrektur zwangsläufig zunächst die mecha-nischen Vorstellungen berücksichtigt, so trifft sie doch zugleich den Ablauf der Funktion.

Unter diesen Gesichtspunkten wird immer wieder in der jüngeren Literatur auf PERMAN (1947) verwiesen, der mehrfach erfolgreich Billroth II-Mägen in Billroth I-Typen umge-wandelt hat. 1950 teilte v. HABERER mit, daß er diese Korrektur ebenfalls früher schon öfter ausgeführt hat. Die Mitteilungen weiterer Autoren (ZOLLINGER u. HOERR 1947, KIERNAN 1953, HENLEY 1953) bestätigen diese therapeutische Möglichkeit. Aber CULVER (1949) zeigte an seiner Patientin, wie dem der volle Erfolg auch versagt bleiben kann, ohne daß man diese unerfreulichen Resultate irgendwie erklären kann.

Oft wurde die größere Anfälligkeit der terminolateralen totalen Anastomose für post-prandiale Beschwerden gezeigt. Auch hierüber gehen naturgemäß die Meinungen auseinander. Immerhin zeigt sich in der anglo-amerikanischen Literatur die Tendenz zur Zweidrittel-anastomose von HOFMEISTER, wobei die Klappenbildung gegen die zuführende Schlinge (keine eigentliche Erfindung von HOFMEISTER!) zu Recht oder zu Unrecht in den Vorder-grund gestellt wird (OGILVIE 1947). Letzthin wurde wieder einmal angeführt, daß bei der totalen Anastomose ja nicht deren Größe, sondern das Lumen der abführenden Schlinge maß-gebend sei für das Entleerungstempo des Magens (SINGMASTER u. ENGEL 1951 u. a.): nur 40 Jahre zuvor hatte RÖPKE (1912) schon diesen Kommentar zu REICHELs Operationsmethode geäußert.

STEINBERG hatte 1945 seine „Reithosenanastomose" angegeben, wobei durch doppel-flintenartiges Aneinanderlegen der beiden Darmschenkel und ausgedehnte Enteroanasto-mose bewußt eine Art Nachmagen geschaffen wird. O'NEILL (1950) gab eine Doppelklappen-anastomose zur Vermeidung der raschen Magenentleerung an. SCHOFIELD u. ANDERSON sprachen sich für eine besonders angelegte Y-Anastomose bei antekolischem Billroth II aus. Gegen jede der Methoden sind Einwände zu erheben. Als Normoperationen sind sie selbst-verständlich Übertreibungen, und es ist wohl zu bezweifeln, daß sie jemals wirklich der beste Ausweg sind.

Vor übereilten Korrekturoperationen kann nicht dringlich genug gewarnt werden. Sie sind ein allerletzter Ausweg in verzweifelten Fällen, bei denen die konservativen Mittel erschöpft sind.

Zusammenfassung: Die operative Korrektur des resezierten Magens wegen postcibaler Beschwerden ist als letzter Ausweg nach vergeblichem Einsatz aller konservativen Mittel zu betrachten. Am ehesten ist an eine Umwandlung des nach

Billroth II operierten Magens in einem Billroth I zu erwägen. Eine Reihe anderer
Operationen (Doppelklappenbildung, Reithosenanastomose usw.) wurden angegeben, dürften aber nur selten in Betracht zu ziehen sein. Als Routinemethoden
können sie nicht diskutiert werden. — Der geübte Operateur kann sich von vornherein in ausgewählten Fällen für die Ausführung des Billroth I entscheiden; der
Vorzug des Billroth II, eine überall ausführbare Standartmethode zu sein, wird
davon nicht berührt.

F. Zusammenfassende Erörterung der konservativen Maßnahmen zur Verhinderung und Behandlung postprandialer Beschwerden.

Die postcoenalen Beschwerden der wegen Geschwürskrankheit Magenresezierten sind ein so häufiges, zumindest passager zu beobachtendes Ereignis, daß die
Nachbehandlung der Operierten von vornherein darauf Rücksicht nehmen sollte.
In etwa 10—25% bleiben diese Beschwerden über längere Zeit bestehen oder
treten nach mitunter jahrelangen beschwerdefreien Perioden auf. Schwere Formen, die Arbeitskraft und Lebensführung wesentlich beeinträchtigen, sind seltener (bis zu 5%) und können durchaus als Operationsrisiko angesprochen werden.

An der Entstehung der Syndrome sind fast immer mehrere oder zahlreiche
Faktoren beteiligt; doch stehen öfter einzelne im Vordergrund und erlauben eine
mehr gerichtete Therapie. Die Zahl dieser Faktoren auf das Unvermeidliche
einzuengen, muß aber bereits das Ziel der Operationsvorbereitung sein. Eine Aus-
lese ,,Prädisponierter'' erschiene wünschenswert, und mitunter gelingt es dem
Erfahrenen, ,,Typen mit ungünstigem Risiko'' vor dem Eingriff auszusondern.
Aber dem sind Grenzen gesetzt, eine generelle Eliminierung solcher Geschwür-
sträger ist ohnehin ausgeschlossen. Um so mehr ist an der alten Regel festzuhalten,
daß nur eine strenge Indikation zum Erfolg in der Magenchirurgie führen kann.

Ziel aller präoperativen Maßnahmen ist, den Patienten in möglichst gutem
Zustand dem Eingriff zuzuführen. Zwei Punkte erscheinen besonders beachtens-
wert: 1. Der Eiweißbestand soll ausreichend sein, nach Möglichkeit sollen Reserven bestehen. U. U. ist auch parenterale Eiweißzufuhr zu erwägen. 2. Dem roten
Blutbild gilt nicht nur erhöhtes Augenmerk, vielmehr sind gegebenenfalls auch
die erforderlichen Konsequenzen daraus zu ziehen. Hypochrome Anämien be-
deuten bei Geschwürsträgern fast immer Eisenmangel.

Bluttransfusionen beheben den Eisenmangel des Gewebes erst relativ spät; intravenöse
Eisenzufuhr ist deshalb oftmals rationeller, auch bei solchen Patienten, deren Ulcera chronisch in Spuren geblutet haben.

Selbst bei normalem Blutbild kann ein Eisenmangel vorliegen. Da Eisen-
bestimmungen im Serum nicht überall durchführbar sind, verdienen Anamnese
und klinisches Bild besondere Aufmerksamkeit, um entsprechende Hinweise (glatte
Zunge, Mundwinkelrhagaden, welke Haut, brüchige Nägel) nicht zu übersehen.

Während der Operation ist der Blutverlust zu beachten; grundsätzlich zu
transfundieren, dürfte übertrieben sein, größere Blutverluste sollten aber stets
ausgeglichen werden. Dagegen wird postoperativ die übliche Flüssigkeits- und
Elektrolytenzufuhr generell betrieben. Kaliumverluste sollten berücksichtigt
werden; allerdings ist dies keine Angelegenheit der Routine, sondern sollte individuell geschehen. — Bei unkompliziertem Verlauf pflegen Störungen des Wasser-
und Salzhaushaltes rasch ausgeglichen zu werden, so daß hier ein direkter Zusammenhang mit postcoenalen Beschwerden nicht gegeben erscheint.

Nach einer gewissen postoperativen Umstellungsperiode, die u. E. nicht zu
lange ausgedehnt werden sollte, haben wir dem Magenresezierten, vor allem wenn
postcoenale Beschwerden bestanden, folgenden Leitzettel in die Hand gegeben:

Leitzettel für Magenresezierte.

Keine strenge Diät (wie vor der Operation), aber schlecht vertragene Speisen zunächst aus dem Küchenzettel streichen (Hausfrau soll Liste anlegen!).

Mahlzeiten: mindestens 5. Nicht zu reichlich, erst allmählich zulegen. *Gut kauen — Zeit lassen!* Morgenmahlzeit: möglichst „trocken" beginnen, wenig gesüßtes Getränk erst danach (notfalls im Liegen während der ersten Zeit).

Eiweißreiche Kost, aber nicht übertrieben: weichgekochtes Ei (nicht mehr als zwei am Tag); weißes Fleisch (Geflügel, Kalb), auch Brägen. Fisch: Schellfisch, Kabeljau, Dorsch, fettarmer Barsch, Schlei, Hecht gekocht. — Weitere Fleischkost schrittweise aufbauen — Räucherware zunächst unzweckmäßig; Tee- und feine Leberwurst gestattet. — Quark und Käse versuchsweise. Trinkmilch in kleinen Mengen.

Fettigkeiten: Butter (etwa 30—40 g am Tag). Öl und Fett erst nach 3—4 Monaten versuchsweise.

Brot: nicht frisch; von Weißbrot bald auf Grau- und Schwarzbrot übergehen.

Mehlspeisen: zumal bei süßen (sog. „feinen Speisen") Vorsicht!

Süßigkeiten: anfangs unzweckmäßig, später allmählich versuchen, aber nicht zur ersten Mahlzeit (Marmelade).

Alkohol: zunächst unzweckmäßig, später niemals nüchtern (kaltes Bier!).

Kartoffeln: anfänglich Brei, später in jeder Form. Kartoffelsalat ohne Öl und Fett! Bratkartoffeln später fettarm versuchsweise.

Gemüse: Blumenkohl, Karotten, fein passierter Wirsing und Spinat. Kopf- und Blattsalat (kein Öl!).

Obst: auch rohes Obst, möglichst geschält, versuchsweise.

Hülsenfrüchte: anfänglich nicht, später frisch und zart.

Rauchen: verboten!

Medikamente: nach ärztlicher Anordnung!

Sehr vorteilhaft ist, wenn man in persönlicher Rücksprache mit der Ehe- bzw. Hausfrau die einzelnen Punkte eingehend besprechen kann. Der schlechten Verträglichkeit von Milch und Zucker in einer gewissen Anzahl von Fällen ist Rechnung zu tragen. Da die Verträglichkeit aber beim gleichen Patienten im Laufe des Tages nicht immer gleich ungünstig ist, läßt gerade hier eine sorgfältige Führung vieles ausgleichen, so daß man weder zu teuren Fabrikpräparaten greifen noch den Milchgenuß vollkommen verbieten muß.

Eine Milchkur, die auch heute noch viele Magenresezierte in Anlehnung an ihre Geschwürsdiät ziemlich oft durchführen, ist nicht empfehlenswert.

Die Auflockerung erfolgt dann schrittweise. Schließlich ist ja das Ziel, auch durch *würzigere und pikantere* Kost die *verbliebene Magensaftsekretion wieder in den Verdauungsvorgang* einzuschalten, soweit es im Einzelfall möglich ist (Gastritis, Jejunitis!).

Es dürfte zweckmäßig sein, während des ersten halben Jahres die Proteolyse zu unterstützen. Bei Subaziden scheinen sich kathepsinhaltige Präparate zu bewähren, bei Anaziden ist die Dünndarmproteolyse mit Pankreasfermentpräparaten zu unterstützen. Anhaltende Salzsäuregaben sind nach den heutigen Anschauungen nicht mehr gerechtfertigt. Doch hat auch hier jeder Schematismus zu unterbleiben, einzelne Patienten reagieren ganz ausgezeichnet auf kleine Salzsäuregaben.

Für die postprandialen Beschwerden gilt das Wort eines wegen Duodenalulcus Operierten: „Früher hatte ich Schmerzen, wenn ich nichts aß, jetzt bekomme ich sie, wenn ich esse" (Glazebrook u. Wrigley 1952). Der postcibale hypoglykämische Anfall ist aus dem zeitlichen Ablauf und aus der Reaktion auf Zuckerzufuhr zu erkennen. Seine Behandlung erfolgt praktisch mit einer „zweiten" Mahlzeit.

Die Syndrome der zuführenden Schlinge, gekennzeichnet durch galliges Erbrechen, nach unseren Erfahrungen aber auch nur durch bitteres Aufstoßen, das die Beschwerden plötzlich beendet, lassen sich durch sorgfältige Exploration nicht ganz selten feststellen. Das Halten des Gewichtes, oft auch Gewichtszunahme — aber keineswegs immer — können ein Zeichen sein, daß es sich nicht eigentlich um Verdauungsstörungen handelt. Spasmolytica wie Hyoscin-N-butylbromid (Buscopan) oder -(N-(β-diaethylaminoaethyl))-amino-phenylessigsäureisoamylester-hydrochlorid (Avacan), das sich uns besonders bewährte, können diese Erscheinungen recht günstig beeinflussen.

Auf Mangelerscheinungen ist bei den Magenresezierten sorgfältig zu achten. Eine gewisse Großzügigkeit in der Verordnung ist hier mitunter unumgänglich. Vitamingaben, besonders B-Komplex, sind zweckmäßig. Für Eisenmangelerscheinungen gilt, was bereits über die Operationsvorbereitung gesagt wurde. Kombinationen der Eisenapplikation mit der Gabe von Spurenelementen (Mangan, Kobalt) werden günstig beurteilt, auch Beifügung von Folsäure hat sich bewährt.

Einem Kaliummangel, auch einem transitorischen, kommt offenbar keine ursächliche Bedeutung zu. Eine derartige Medikation, besonders peroral, erweist sich damit als überflüssig.

Stehen Kreislaufreaktionen im Vordergrund, können sich recht erhebliche Schwierigkeiten ergeben. Oft genügt es, wenn die Betroffenen unmittelbar nach der Mahlzeit ruhen. Treten die Sensationen aber bereits während der Mahlzeit auf, halten sie häufig auch noch im Liegen an. Eine einfache, aber nicht immer erfolgreiche Maßnahme ist das Tragen einer Leibbinde. Präparate, die den peripheren Kreislauf günstig beeinflussen, sind das 1-(3-Oxyphenyl)-1-oxy-2-aethylaminoaethan-hydrochlorid (Effortil von Boehringer u. S.) und eine chemische Verbindung der Ephedrinbase mit Theophyllin unter Zusatz von Theophyllin-Diäthanolamin (Peripherin Homburg), die beide auch nüchtern, d. h. vor der Mahlzeit gegeben werden können. Bei Patienten, deren psychische Labilität die vasomotorischen Dysregulationen noch forciert, erweisen sich Sedativa als unentbehrlich.

Ein eigentliches Dilemma entsteht, wenn Gastritis und Jejunitis ursächlich im Vordergrund stehen, da deren diätische Behandlung der sonst zweckmäßigen „Hausmannskost" des Magenresezierten entgegensteht. Es handelt sich dann meist auch um schwer betroffene Patienten, für die stationäre Untersuchung und Therapie angezeigt ist. Keimflora und u. U. antibiotische Stoßbehandlung sind dann zu erörtern, wenn dies natürlich auch nur als Einleitung der Gesamtbehandlung angesehen werden kann, da eine Dauerbeeinflussung der Keimflora sehr schwierig ist.

Splanchnicus- und Grenzstranginfiltration gehören nicht in einen ambulanten Behandlungsplan, das gleiche gilt für die eingreifenderen ganglioplegischen Mittel: sie sind der Klinik vorbehalten.

Abschließend sei festgestellt, daß die Behandlung der postcoenalen Beschwerden äußerst befriedigend sein kann. Es gibt aber den erwähnten kleinen Prozentsatz, der schließlich eine gewisse Polypragmasie erheischt; diese gehört jedoch in die Klinik und ist nur nach Ausschöpfung aller diagnostischen Möglichkeiten einzusetzen.

Zusammenfassung. Da die am Zustandekommen der postprandialen Beschwerdebilder beteiligten Faktoren sehr zahlreich sind, ist bereits präoperativ durch entsprechende Vorbereitung deren Zahl auf das Unvermeidliche einzuengen. Nach der Operation bewährt sich eine alsbaldige Überleitung des Patienten zu einer zweckmäßigen, aufgelockerten Diät, die schließlich zu einer durchschnittlichen Hausmannskost erweitert wird. Entsprechende Anweisungen sind nicht nur dem Patienten, sondern vor allem der Hausfrau zu geben. Berücksichtigung der Tagesschwankung in der Verträglichkeit bestimmter Speisen, Eingehen auf die Eigenart bestimmter Beschwerden können in vielen Fällen zu zielstrebiger Abhilfe führen. Hilfsmaßnahmen und Medikamente werden erörtert, mit denen es gelingt, befriedigende Behandlungsergebnisse zu erreichen.

V. Erfahrungen und Behandlungsergebnisse an 57 frischen Hüftpfannenbrüchen mit zentraler Luxation des Oberschenkelkopfes*.

Von

Fritz Wechselberger.

Mit 21 Abbildungen in 59 Einzeldarstellungen

Inhalt.

Literatur.

AREILZA: Resulta dos experimentales clinicos de la pression transversales de la pelvis. Madrid 1891.

ARREGGER: Beitrag zur Kenntnis der zentralen Luxation des Oberschenkels im Hüftgelenk. Dtsch. Z. Chir. **71**, (1904).

ARMSTRONG, J. R.: Traumatic dislocation of the hip joint. J. Bone Surg. **30**, 430—445 (1948).

BASTOS, A.: Dos casos de huntimento del fondo de la cavidad cotiloidea. Progr. Chir. **3** (1914).

BERENT: Protusio acetabuli und Unfall. Röntgen- u. Laborat.-Prax. **5** (1933).

BIGELOW: The mechanism of dislocation and fractures of the hip. Philadelphia 1896.

---

* Aus dem Unfallkrankenhaus Wien (Leiter: Prof. Dr. LORENZ BÖHLER).
Gewidmet Prof. Dr. L. BÖHLER zum 70. Geburtstag.

Böhler, L.: Technik der Knochenbruchbehandlung im Frieden und im Kriege, 13. Aufl. Wien: Verlag Maudrich 1951.
— Ist die Myositis ossificans traumatica eine Unfallfolge oder eine Behandlungsfolge? Münch. med. Wschr. **1936,** 594.
— Diskussion zu Mandl, F.: Die Chirurgie der Nebenschilddrüsen und der Kalkstoffwechsel. Wien. klin. Wschr. **1935,** 812.
— Diskussion zu Mandl, F.: Myositis ossificans. Wien. klin. Wschr. **1936, 793.**
— Die Ursachen der Myositis ossificans traumatica nach Ellbogenverrenkungen. Fortschr. Röntgenstr. **53,** 823 (1936).
— J.: Experimentelle Untersuchungen über die Ursache der sog. Kopfnekrose nach Verrenkungen und Verrenkungsbrüchen des Hüftgelenks. Chirurg **24,** 344—349 (1953).
Bosch: Beitrag zur Kasuistik der zentralen Hüftgelenksluxationen. Schweiz. Med. Wschr. **1921,** Nr. 49.
Caby, M.: Fracture du cotyle avec déplacement intrapelvien de la tête. Reduction songlante du fragment iliaque. Mém. Acad. Chir. **75,** 525 (1949).
Campbell, G.: Posterior Dislocation of the Hip with Fracture of the Acetabulum. J. Bone Surg. **XVIII.,** 842—650 (1936).
— G.: Protrusio acetabuli. Brit. J. Surg. **22,** 85 (1934).
Cauchoix, J., et P. Truchet: Les Fractures articulaires de la hanche. Revue d'Orthopédic **37,** n⁰ 3—4, p. 266—332 (1951).
Cooper, A.: A treatise on dislocation and fractures of the joint. London 1842 case LXXII p. 114, cit. von H. Sommer Inaug.-Diss. Leipzig 1907.
Coote: Lancet, Sept. **30,** 1865 (1865).
Cottalorda, J.: Les fractures per enforcement de cavité cotyloide. Presse méd. **1923,** 388.
Contarina, A.: Sulla terapia della lussazione centrale del femor. Estratto de La chirurgia degli organi do movimento **XVI,** 3 (1931).
Cubbins, W. R., J. J. Collahan: S. G. O. **LI,** n. 3, 387 (1930).
Dshanelidze: Arch. klin. Chir. **130,** 566—580 (1924).
Dupuytren: Leçons orale de clinque chirurg. t. II. Paris 1832.
Ebner: Beckenfrakturen und ihre Nebenverletzungen. Beschreibung eines Falles von Anspießung eines Blinddarmes mit Infektion der Bruchstelle des Hüftgelenks und Oberschenkels durch Gasbildner. Inaug.-Diss. Freiburg/B. 1929.
Eliason, E. L., Murray and Wright: Surg. etc. **XLVI,** 509—517 (1928).
Ettore: Considerazioni su 170 casi di fratture del bacino. Milano Estratto dall Arch. di Ortop. **XLIV,** (1928).
Féré, et Peruchet: Rev. de Chir. (1889).
Filippini: Contributo allo studio delle modalita di fratture ossea del bacino. Estrato dall. Rivista. August 1930.
Finsterer, H.: Über Beckenluxationen. Dtsch. Z. Chir. **110,** (1911).
Franke: Zur Therapie der Luxatio coxae central. Zbl. Chir. **47,** 849 (1918).
Funsten, R.: Deshboard dislocation of the hip. J. Bone Surg. **20,** 124—152 (1938).
Fuller, W.: Further observations on acetabular fractures with intra pelvis or central dislocation of the femoral head. Ref. u. Z. Orthop. **28,** 614 (1911).
Gama: Gazette medicale de Paris **1837.**
Gazotti, L.: Sulla crura della lusazione central del femore. Ortopedia e Traumatologia dell apparato Motore Nr. 4, 1929.
Girand, et Valnet: Rapport d. Jaques Leveuf. Bulletin d'Academie de Chir. **75,** 368—388 (1947).
Gold, E.: (Eiselsberg) Zur Frage der Prognose und Behandlung der Beckenbrüche im Bereiche der Hüftpfanne. Wien. klin. Wschr. **1929.**
Graessner: Zur Kasuistik der Hüftgelenkspfannenbrüche. Dtsch. Z. Chir. **64,** 566—584, Fall 2.
Halstead: Central dislocation of the femur with fracture of the acetabulum. New York Medical 13. 11. 1909.
Haudeck, M.: Verhandlung der k. k. Gesellschaft der Ärzte in Wien 1909. Wien. klin. Wschr. **1909,** 475.
— Wien. klin. Wschr. **1913,** 1243—1246.
Helferich: Frakturen und Luxationen. 10. Aufl. S. 303. München: J. F. Lehmanns Verlag 1922.
Hellmich: Luxatio zentralis femoris. Inaug.-Diss. Berlin 1913.
Henschen: Die traumatische Luxatio zentral. femor. mit besonderer Berücksichtigung ihrer geburtshilflichen Bedeutung. Beitr. klin. Chir. **LXVII** (1909).
Hesse: Inaug.-Diss. in Kiel 1904.
Heymann, u. Papurt: The Treatment of intracapsular fracture of she hip joint. Reprint from Surg. Gynecolog. and Obstretrics **LIII,** 250—254 (1931).

Hutchinson: Some of the rare forms of fracture and dislocation. Med. times and gazette London I, 193 (1866).

Hummrich, E.: Ein Beitrag zur Kasuistik der Luxatio femor. zentralis. Inaug.-Diss. Rostock 1914.

Karitzky, B.: Bruns' Beiträge 167, 577 (1938).

Katz: Zentrale Luxation des Oberschenkelkopfes mit Darmruptur. Beitr. klin. Chir. 33, (1902).

König, E.: Zur Behandlung der sog. zentralen Hüftluxation. Zbl. Chir. 60, 1710—1712 (1935).

Koichi-Fujinami: Wiener klin. Rundschau 1910, 482.

Krönlein: Die Lehre von den Luxationen. Dtsch. Chir. 1882, 25.

Kühlmayer, R.: Über zentrale Hüftluxationen. Klin. Med. 2, 325 (1947).

Kusmin: Über Beckenfrakturen. Wien. med. Jahrbuch 1882, 105.

Lendrich: London med. gazette, XXXIII. p. reg. i. Schmidts J. B. 26, 337 (1839).

Lesshaft: Anat. Hefte 3, 173 (1893).

Leveuf, J., et Pakowski: Bull. Memorires Soc. de Chir. Paris LVIII, p. 818—825 (1932).

— Traite d'Ortopedic t. IV p. 2912. Masson Edit. Paris 1937.

Leydig, and Key: Treatment of Fractures of the Pelvis, Surgery, Gynecol. and Obstetrics 68, 508—514 (1939).

Lexer, E.: Operation der zentralen Hüftluxation. Dtsch. Z. Chir. 225, 289—295 (1930).

Loepp: Luxatio femoris zentralis traumatica. Inaug.-Diss. Halle-Wittenberg 1913.

Lucchese, G.: Fratture del Cotile. Estratto dall' Archivio Italiano di Chir. XXIX, p. 719—748 (1931).

Magnuson, P.: Fractures S. 203. J. P. Luppincott 1942.

Malgaigne: Traité des fractures et des luxations, Tome II. Paris 1885.

Matti, H.: Frakturen und ihre Behandlung. 2. Aufl. Julius Springer-Verlag 1931.

Melchior: Behandlung der zentralen Hüftluxation. Zbl. Chirurgie 32, 548 (1918).

Messerer: Über Elastizität und Festigkeit der menschlichen Knochen. Stuttgart: Enke 1880.

Müller, M.: Über Luxatio zentral. femor. Inaug.-Diss. Breslau 1910.

Niessen: Zugverbände und Lagerung bei Beckenbrüchen. Der Chirurg 4, Heft 10 (1932).

Ohandijanian: Etude sur l'enforcement de l'acetabulum la tête du femur. Rev. méd. Suisse rom. XXII, 211—227 u. 329 (1902).

Peters, G. A.: Fract. of the acetabulum impaction of head femur etc. resection. New York patholog. society, The american medical Times II, 260 (1861).

Paal: Über Beckenbrüche, Behandlung und Resultate. Arch. orthop. Unfall-Chir. 30, Heft 4 (1931).

Putti: Chirurg. Org. Mov. XI, 530 (1927).

Rahmann, H.: Über die zentrale Luxation des Schenkelkopfes. Brun's Beitr. 72, (1920).

Rechenberg: Ein Fall von Luxatio femor. zentral. Inaug.-Diss. Kiel 1904.

Rusche: Über Beckenluxationsfrakturen. Inaug.-Diss. Bonn 1912.

Sanchez, G.: Annales Servicio de Traumatologia Valencia del Dr. Lopez-Trigo. S. 121—130 (1948).

Sassos, N.: Ein Beitrag zur Luxatio femoralis zentral. Inaug.-Diss. Berlin 1912.

Schapiro, J.: Über zentrale Hüftgelenksluxation. Berl. klin. Wschr. 1909.

Schloffer: Allmähliches Entstehen einer Luxatio femoris zentralis. Verh. dtsch. Ges. Chir. 26. Kongreß, 1907.

Schinz: Altes und Neues zur Beckenossifikation. Fortschr. Röntgenstr. 30, (1922).

Selka: Multipler Beckenbruch mit Verletzung des Hüftgelenkes und Pfannenbodenvortreibung. Röntgenpraxis 6 (1934).

Siedam-Grotzky: Luxatio zentral. femor. Charité Annalen Berlin. XXXVII, (1912).

Simon, W.: Über die Luxation. Beitr. klin. Chir. 45, 555 (1905).

Sommer: Das Hüftgelenk. Neue dtsch. Chirurgie 41, 345—381 (1928).

— Dissertation Leipzig 1907.

Springer: Über traumatische Luxatio femoris zentralis s. d. bei Coxitis tubercul. (Prag) Z. orthop. Chir. 30 (1914).

Stocker: Luxatio zentralis femoris. Inaug.-Diss. München 1911.

Schröder: Fracture of the acetabulum with displace of the femoral head into the pelvic cavity. Ref. Zbl. Chir. (1910).

Thévénot: Soc. d. Se. Med. Lyon med. 1903 und Revue de Chir. 1904, 263.

Thompson u. Epstein: Comm. Meeting of American Academy of Orthopaedic Surgeons. Chicago 1950.

Tillmann: Lehrbuch der spez. Chirurgie, 5. Aufl., Bd. 1.

Urist, M. R.: J. Bone Surg. (Am.) 30a, 699—727 (1947); Amer. J. Surg. LXXIV, 586 (1948).

Virevaux: L'enforcement traumatiques de la cavité cotyloide étude experimentale et clinique Ollier. Thèse de Lyon 1899, Nr. 149.

Watson, J.: Fracture and Joint Injuries t. I. S. 624—627 Livingstone éditeur Edinburgh 1946.

WACKELY: Fractures of the pelvis. A analysis of cases. Brit. Surg. **17**, 000 (1929).

WECHSELBERGER, F.: Zweizeitige zentrale Hüftgelenksverrenkung. Arch. Orthop. u. Unfall-Chirurgie **46**, 426—428 (1954).

WESTERBORN: Beiträge zur Kenntnis der Beckenbrüche und Beckenluxationen. Monographie. Upsala: Verlag Almqvist u. Wiksells 1928.

WILMS: Zentrale Luxation des Schenkelkopfes. Dtsch. Z. Chir. **71**, 603—608, Fall 1 u. 2 (1904).

WINTERSTEIN, O.: Zur Behandlung der Luxatio coxae zentralis, mit Zug am Trochanter maj. Zbl. Chir. **60**, 1710—1712 (1933).

WÖRNER: Zur Frage der Luxatio zentralis femoris. Beitr. klin. Chir. **56**, 185 (1908).

WOLF: Zur Luxatio femoris zentralis. Beitr. klin. Chir. **52**, 561—572 (1907).

1. Einleitung: Begriffsbestimmung der zentralen Hüftluxation.

Über die sog. zentrale Hüftgelenksluxation und deren Begriffsbestimmung als selbständiges Krankheitsbild im Rahmen der Beckenverletzungen bestehen schon seit ihrer ersten Veröffentlichung große Meinungsverschiedenheiten. So gibt es bis heute keine einheitliche Definition des Begriffes und keine allgemein anerkannte Einteilung. Heute ist man wohl allgemein der Ansicht, daß nicht so sehr die wechselnde Form des Pfannenbruches, sondern vielmehr die Luxation des Oberschenkelkopfes das Wesen und die Eigenart dieser Verletzung charakterisiert.

Der Zweck dieser Arbeit war, die Ursachen der Früh- und Spätschäden nach zentralen Hüftgelenksluxationen aufzusuchen und die nicht allzuguten Behandlungsergebnisse, wie sie eine Großzahl der bisher veröffentlichten Fälle zeigen, zu bessern.

2. Statistisches.

Der Raritätsbegriff hat sich lange gehalten, da von zahlreichen Autoren in der frühröntgenologischen Zeit immer nur vereinzelte Fälle veröffentlicht wurden. Er ist erst in den letzten Jahren aus der Literatur verschwunden. Das ist nur zum Teil auf die zunehmende Hast und Geschwindigkeit des Verkehrs zurückzuführen, vor allem aber auf die zunehmende Zahl der diagnostizierten Fälle durch routinemäßige Röntgen-Beckenübersichtsaufnahmen.

Wir haben am Unfallkrankenhaus in Wien von 1926 bis 1951 479 959 Verletzte behandelt, von diesen 69 702 stationär. Darunter waren 754 Beckenbrüche zu verzeichnen.

Die Zahl der Beckenbrüche ergibt somit keinen so hohen Prozentsatz, wenn wir der zunehmenden Zahl der Verkehrsunfälle Rechnung tragen. Unter diesen 754 Beckenbrüchen sind 159 (21%) mit Beteiligung des Pfannenbodens und bei

Tabelle 1. *Statistisches über die zentrale Hüftluxation im Rahmen der Beckenbrüche.*

Autor	Becken-brüche	Pfannenboden-brüche	Zentrale Hüftluxation
WESTERBORN	278	47 (18%)	20 (7,19%)
ETTORE	167	31 (18,8%)	8 (4,79%)
WECHSELBERGER-L. BÖHLER .	754	159 (21,08%)	57 (7,55%)

Autor	Verletzte	Hüftluxation	Pfannen-bodenbrüche	Zentrale Hüftluxation
ARMSTRONG	52,000	101	7	3
URIST	25,000	58	16	
WECHSELBERGER ⎫	(479,959)			
L. BÖHLER ⎰	69,702	141	159	57

Tabelle 2. *Literaturübersicht mit der Anzahl der veröffentlichten Fälle von zentraler Hüftluxation.*

Autor	Veröffentlichung im Jahre	Anzahl der Fälle	Autor	Veröffentlichung im Jahre	Anzahl der Fälle
Dupuytren . . .	1832	1	Stocker . . .	1911	1
Gama	1837	1	Delitala . . .	1912	
Lendrich	1839	1 (alt)	Lambotte . . .	1912	
Sanson	1842	1	Melchior . . .	1912	
Astley Cooper .	1842	1	Sassos	1912	2
Faure	1846	1	Siedam-Grotzky	1912	1
Moore	1851	1 (alt)	Shillern . . .	1912	4 (alte)
Morel-Lavale .	1851	1	Vaughan . . .	1912	1
Beaugrand . . .	1851	1	Hellmich . . .	1913	1
Peters	1861	1	Lorenz	1913	1 (alt)
Coote	1865	1	Hummrich . . .	1914	5
Hutchinson . .	1866	1	Rahmann . . .	1920	16
Kilner	1872	1	Whitmann . .	1920	
Böckel	1873	1	Bosch	1921	10
Sands	1876	1	Chauvin e Hagem	1922	
Lawson	1878	11	Catterina . . .	1927	
Krönlein . . .	1882	1 (bilat)	Putti	1927	
Barron	1884	1	Basset	1928	1
Vaquez	1887	1	Berard	1928	
Holmes	1887	1	Contarina . . .	1928	1
Gallez	1889	1	Ettore	1928	8
Lauenstein . . .	1890	1	Maquot	1928	1
Godlee	1896	1	Lemin	1928	1
Virevaux	1899	1	Eliason-Murray-		
Bennet	1900	1	Wright . . .	1928	15
Paul	1901	1	Westerborn . .	1928	20
Graessner . . .	1901	1	Cottalorda . .	1929	10
Katz	1902	1	Piercaecini . .	1929	3
Ohandijanian .	1902	1	Truzzi	1930	1
Arregger . . .	1904	1	Cubbins Conley	1930	5
Hesse	1904	1	Pandolfini . .	1930	
Rechenberg . .	1904	1	Catterina . . .	1930	
Wilms	1904	4	Lucchese . .	1931	3
Simon	1905	1	Rouvillois . .	1931	1
Wolff	1907	2	Leveuf et	1932	2
Schloffer . . .	1907	1	Pakowski . .		
Sommer	1907	1	König	1935	2
Henschen . . .	1909	1	Catenat . . .	1938	
Müller	1909	3	Gebroelle . .	1939	
Amante	1909	1	Levin	1943	
Schröder . . .	1909	1	Petrigmann . .	1943	
Haudeck	1909	1	Humphris . .	1947	1
Henschelin . .	1909	1	Quist-Hansen .	1947	1
Koichi-Fujinami	1910	1	Khülmayer . .	1947	13
Legros	1910	1	Armstrong . .	1948	3
Dollinger . . .	1911	1	Luzes	1949	1

strenger Diagnosenstellung 57 mit sogenannter zentraler Hüftgelenksluxation. Das heißt also, daß bei unserem Krankengut, das sich hauptsächlich aus Betriebsunfällen zusammensetzt, bei jedem 5. Beckenbruch der Pfannenboden mitbeteiligt und daß bei jedem dritten davon der Oberschenkelkopf mehr oder weniger nach zentral verschoben ist.

Bei diesen 57 Fällen sind 7 veraltete zentrale Hüftgelenksluxationen nicht eingerechnet, das sind solche Fälle, die nicht in der ersten Woche nach dem Unfall in unser Krankenhaus zur Behandlung gekommen sind. Außerdem wurden

2 pathologische Fälle von zentraler Hüftgelenksluxation nicht miteingerechnet. Unsere Prozentsätze decken sich ungefähr mit den Angaben der Weltliteratur.

Unsere Verhältniszahlen weichen nur von ARMSTRONG und URIST ab, das liegt darin, daß wir hauptsächlich Betriebsunfälle und weniger Verkehrsunfälle zur Behandlung bekamen. Obige Autoren entnehmen ihr Material von den Auto- und Flugzeugunfällen der englischen und amerikanischen Armee im letzten Kriege. Bei diesen überwiegen die reinen Hüftluxationen und die Abscherungsbrüche des Pfannenrandes.

3. Nomenklatur und historischer Nachweis.

Die in der deutschen Literatur gebräuchliche Bezeichnung „zentrale Hüftgelenksverrenkung" und „luxatio coxae centralis" ist eigentlich nicht exakt. Es sollte eigentlich Pfannenbodenbruch mit Luxation des Oberschenkelkopfes nach zentral heißen. Auf ähnliche Weise bezeichnen die Engländer diese Verletzung richtig, aber umständlich. In der anderen fremdsprachigen Literatur finden sich verschiedene Bezeichnungen, aber der Begriff der zentralen Hüftgelenksverrenkung ist vielfach nicht abgegrenzt.

Den Begriff und die Nomenklatur hat als erster in der deutschen Literatur KRÖNLEIN 1882 in seiner „Lehre von den Luxationen" gebraucht. Die nächste deutsche Bearbeitung erschien 1902 von KATZ. Erstmalig finden sich über die Luxatio femoris centralis in den Werken des Dänen CALLISEN 1788 Andeutungen. Anfang des 19. Jahrhunderts finden sich fast ausschließlich bei französischen und englischen Autoren Mitteilungen darüber; COOPER (1823), GAMA, DUPUYTREN, MOORE, MOREL-LAVALE, VIREVAUX, COOTE. KRÖNLEIN beschrieb die zentrale Hüftgelenksluxation wie folgt: „Bei gleichzeitigem Knochenbruch des Beckens wird der Femurkopf durch eine, die Trochantergegend meist direkt betreffende außerordentliche Gewalt wie ein Rammpfahl durch den berstenden Pfannengrund in die Beckenhöhle hineingetrieben."

Sehr lange wurde darüber diskutiert, wie weit der Begriff der zentralen Hüftgelenksluxation zu ziehen sei, und es bestanden darüber große Meinungsverschiedenheiten. ARREGGER stellt dabei noch die Forderung, daß der Femurkopf, wenn nicht ganz, so doch mit seiner größten Circumferenz im Beckeninneren stehen müsse, um von einer zentralen Luxation zu sprechen. WILMS wieder berichtet von 4 eigenen Fällen. 2 davon zeigen, daß der Schenkelkopf nicht durch die zertrümmerte Pfanne in das Becken hineingetreten war, sondern die Pfanne in toto vor sich her in das Beckeninnere vorgeschoben hatte (Gruppe 2). Über einen solchen Fall berichtet auch HESSE.

HENSCHEN (1909) bezeichnet als zentrale Hüftluxation im engeren Sinne nur jene Fälle, bei denen der Schenkelkopf nur zentrisch durch den Pfannengrund getrieben ist. Er unterscheidet auch noch

Tabelle 3. *Häufigkeit unserer eigenen 57 Fälle von zentraler Hüftgelenksluxation in den Jahren von 1926—1950.*

Jahr	Anzahl	Jahr	Anzahl
1926	0	1939	2
1927	0	1940	0
1928	0	1941	4
1929	0	1942	5
1930	1	1943	5
1931	1	1944	3
1932	1	1945	3
1933	1	1946	6
1934	0	1947	6
1935	2	1948	6
1936	0	1949	3
1937	2	1950	4
1938	2		

eine exzentrische Form, bei der die Verschiebung nach teilweiser Zertrümmerung einer Pfannenhälfte oder einer vertikalen, schrägen oder horizontalen Spaltbresche einwärts nach dem Beckeninneren stattgefunden hat. „Denn nicht die sehr wechselnde Form des Pfannenbruches, sondern die typische Luxation des Oberschenkelkopfes charakterisiert Wesen und Eigenart der Verletzung."

Man hat gestritten, ob es überhaupt einen reinen Pfannenbruch gibt. SIMON glaubte nicht, der zentralen Hüftluxation den Charakter eines selbständigen Krankheitsbildes geben zu können, da er angeblich fast nie eine isolierte Pfannenfraktur, sondern stets eine Pfannenfraktur fand, die mit Brüchen am Beckenring kombiniert war. WÖRNER (1907) berichtete über 4 Fälle und sagt: „Stückbrüche des Beckens mit Dislokation der Beckenfragmente mitsamt dem Femur gehören nicht zum vorliegenden Krankheitsbild." WÖRNERs und auch die besonders von SIMON und ARREGGER zusammengestellte Literatur zeigen, daß die Bruchspalten der Pfanne mehr oder weniger sich auf die Nachbarschaft fortsetzen, dennoch ist an dem klinischen charakteristischen Bild des isolierten Bruches der Hüftgelenkspfanne mit Durchtritt des Kopfes festzuhalten und zwar durch einmalige Gewalt (3 Fälle). Von den bis zu dieser Zeit veröffentlichten Fällen würden nur 16 der strengen Definition der zentralen Hüftluxation genügen. RAHMANN (1921) bezeichnet 10 von seinen 16 Fällen von zentraler Hüftgelenksluxation als reine Perforation. LORENZ (1913) sagt von der zentralen Hüftgelenksluxation,

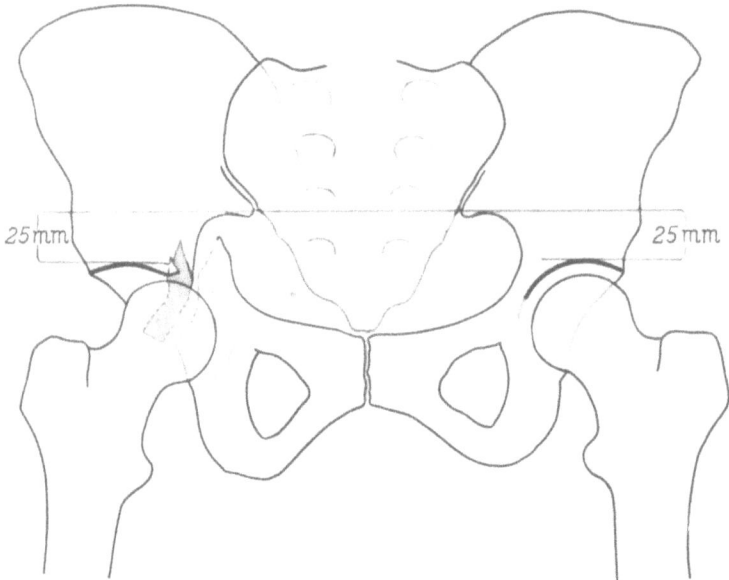

Abb. 1 a

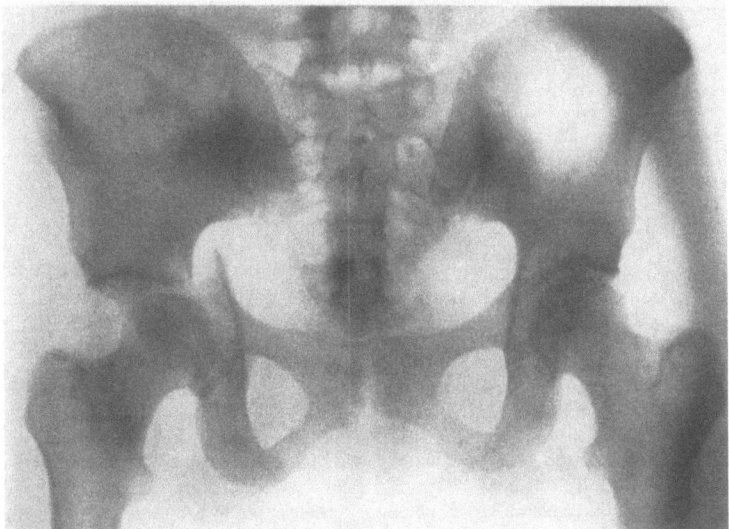

Abb. 1 b

Abb. 1 a u. b (Fall 2). Zeichnung und Röntgenbild einer zentralen Hüftverrenkung der Gruppe I. Das Pfannendach steht auf der verletzten und auf der gesunden Seite in der gleichen Höhe. Der Schenkelkopf ist gegenüber dem erhaltenen Pfannendach nach medial subluxiert. Im ganzen Beckenbereich kein weiterer Bruch zu erkennen. Dieser reine Verrenkungsbruch ist sehr selten (nur 2 von 57 Fällen). Die {Abb. 1 a ist entnommen aus BÖHLER, „Technik der Knochenbruchbehandlung", Verlag Maudrich, Wien, 12. Auflage.

daß in diesem Falle die Ränder der Pfanne intakt sind, während der Pfannenboden in Teile oder als Ganzes zertrümmert und unter Einwirkung der Gewalt in das Innere der Beckenhöhle getrieben wird und den Schenkelkopf nachfolgen läßt. KAAR sagt, daß neben der reinen Durchstoßung der Pfanne die Verletzung bisweilen mit weiteren Beckenbrüchen kompliziert ist. WESTERBORN hat in der Literatur keinen Fall von zentraler Hüftgelenksluxation gefunden, in dem sicher bewiesen ist, daß der Bruch auf den Pfannenboden beschränkt ist. In den verschiedenen Publikationen kommt immer wieder das alte Lehrbuchdogma von KRÖNLEIN von der isolierten Pfannenfraktur bei der zentralen Hüftluxation auf, wo der Verfasser von lochförmigen Brüchen spricht. Auch solche Fälle sind nach WESTERBORN selten, bei denen der

Abb. 2a   Abb. 2b

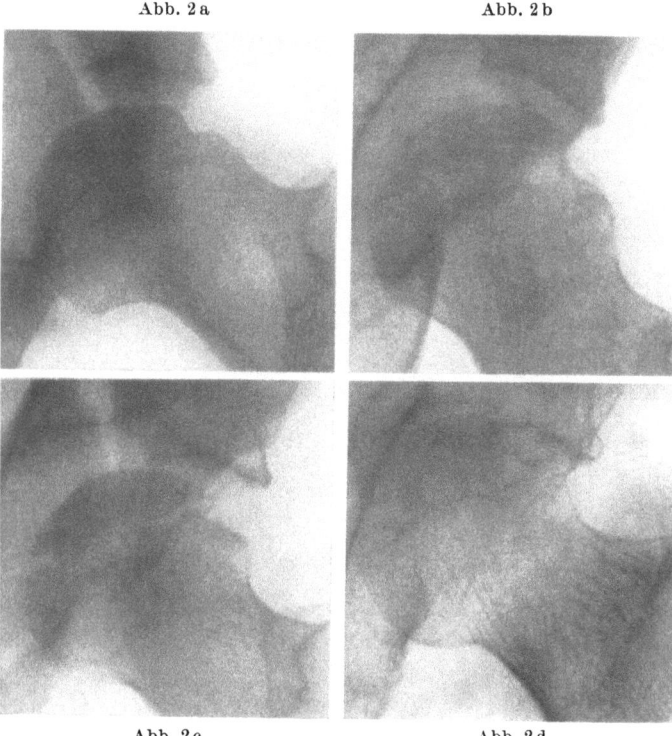

Abb. 2c   Abb. 2d

Abb. 2a—d. Verschiedene Impressionen am Schenkelkopf am Übergang des Knorpels in den Knochen an der Kranialseite bei Verrenkungsbrüchen der Gruppe I nach dem Einrichten. Auf Abb. a—c ist die Diastase im Hüftgelenk gut zu sehen. Abb. 2a gehört zu Fall 30 und Abb. 13. Abb. 2b gehört zu Fall 32 und Abb. 8. Abb. 2c gehört zu Fall 7. Abb. 2d gehört zu Fall 26 und Abb. 11.

Bruch auf die Pfanne und ihre nächste Umgebung, den Pfannenrand beschränkt ist. Nur durch Zertrümmerung der ganzen Pfannengegend sei eine zentrale Verschiebung möglich, ohne daß gleichzeitig der Bruch durch den vorderen Teil des Beckenringes eindringt. In den meisten seiner Fälle handelt es sich um Quer- und Y-Brüche durch die Pfanne. Damit der Schenkelkopf in diesen Fällen in das kleine Becken eindringen kann, müssen die Fragmente weggeschoben werden. Dies scheint im allgemeinen durch mediale Verschiebung der unteren Fragmente zu geschehen und dies ist nicht anders möglich, als daß der Bruch durch den vorderen Teil des Beckenringes geht. Alle seine Fälle von zentraler Hüftgelenksverrenkung wiesen solche vordere Brüche auf. Der Gelenkskopf verläßt den oberen Teil der Pfanne und schiebt die unteren Teile vor sich her, wobei er sich eventuell zwischen die Fragmente drängt. WÖRNER und PASSET rechnen diese Fälle nicht zu den zentralen Hüftgelenksluxationen, sondern zu den sogenannten Beckenstückbrüchen. Unserer Ansicht nach sind auch diese Fälle als zentrale Hüftgelenksluxation (z. H. L.) aufzufassen. Wenn der Begriff der z. H. L. beibehalten werden soll, so müssen sinngemäß alle Fälle von wirklicher Zentralverschiebung des Oberschenkelkopfes mit eingeschlossen sein. Das Charakteristische ist doch hierbei die Verschiebung des Oberschenkelkopfes und nicht der Verlauf und die Anzahl der Bruchspalten.

4. Einteilung.

Bei der Durchsicht unseres Röntgenmateriales, bei besonderem Augenmerk auf die Spätfolgen sind uns zwei voneinander vollkommen verschiedene Gruppen aufgefallen. Diese unterscheiden sich vor allem durch:

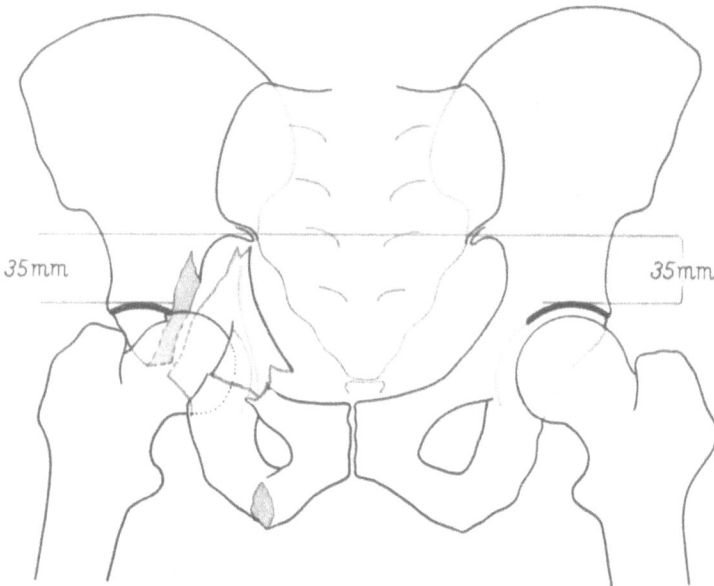

Abb. 3a

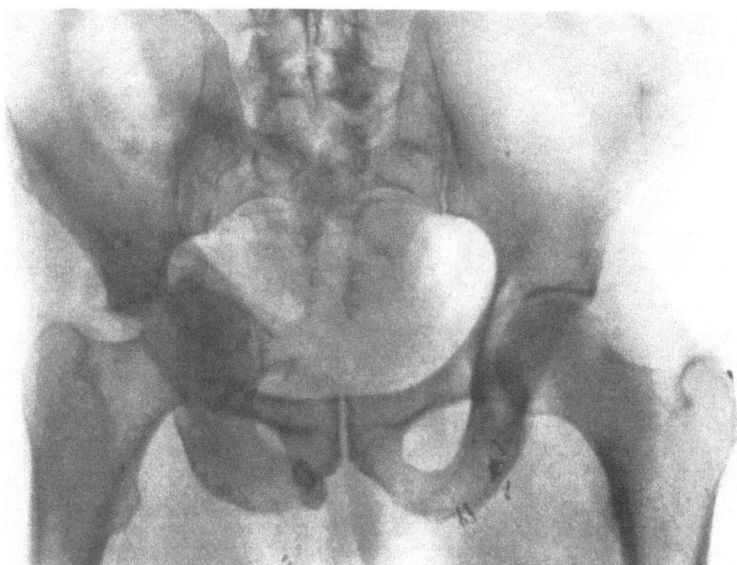

Abb. 3b

Abb. 3a u. b (Fall 15). Zeichnung und Röntgenbild einer gewöhnlichen zentralen Hüftverrenkung der Gruppe I mit Splitterung der Pfanne. Das Pfannendach steht auf der verletzten und auf der gesunden Seite in der gleichen Höhe. Der Schenkelkopf ist gegenüber dem Pfannendach nach medial subluxiert. Abb. 3a ist entnommen aus BÖHLER, „Technik der Knochenbruchbehandlung", Verlag Maudrich, Wien, 12. Auflage.

1. ihre Entstehung,
2. den typischen Verlauf der Bruchspalten,
3. ihre Prognose.

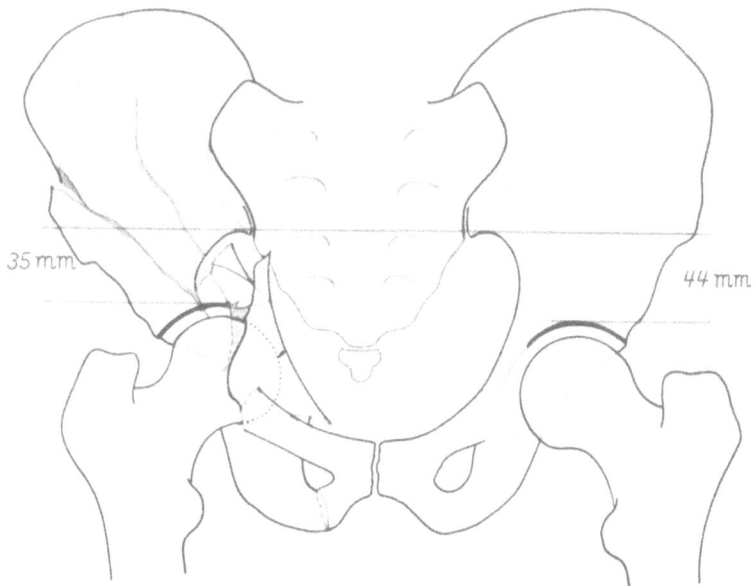

Abb. 4a

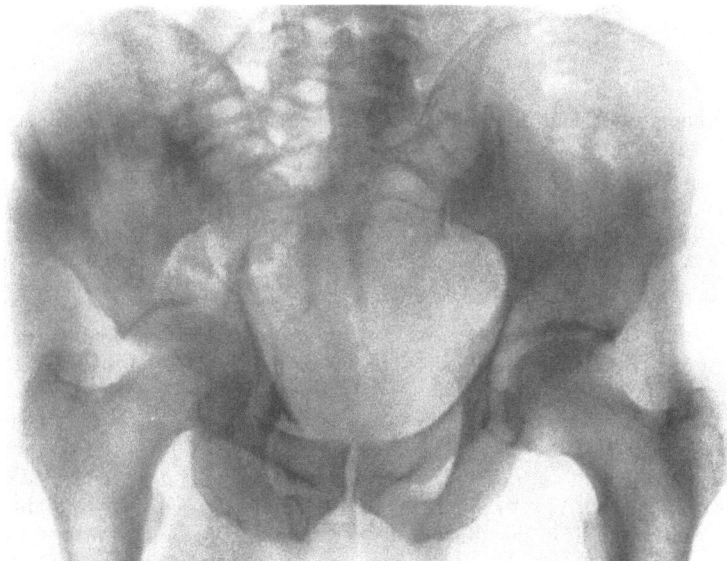

Abb. 4b

Abb. 4a u. b (Fall 53/21). Zeichnung und Röntgenbild einer zentralen Hüftverrenkung der Gruppe II. Die zerbrochene Pfanne steht auf der verletzten Seite 9 mm höher als auf der gesunden. Der Schenkelkopf ist gegenüber dem Pfannendach nicht subluxiert, sondern mit der ganzen Pfanne nach medial und kranial verschoben. Abb. 4a ist entnommen aus BÖHLER, ,,Technik der Knochenbruchbehandlung'', Verlag Maudrich, Wien, 12. Auflage.

Bei der *ersten Gruppe* sind die lateralen $^2/_3$ des Pfannendaches erhalten und der mediale Anteil der Pfanne ist entweder allein ausgebrochen (Abb. 1) oder es ist gleichzeitig zum Bruch des oberen und unteren Schambeinastes gekommen (Abb. 3). Der Kopf ist gegenüber dem Pfannendach mehr oder weniger gegen das Beckeninnere subluxiert. Typisch ist noch eine auffällige Stufe in der Konturbegrenzung des Pfannendaches. Manchmal findet man eine Impression an der lateralen Begrenzung der Kopfoberfläche (Abb. 2). Dies konnten wir bei 5 von 32 Fällen dieser Gruppe feststellen. Die Impression entspricht der Stelle der größten Beanspruchung des Kopfes während des Traumas. An dieser Stelle wird der Kopf an die Stufe des stehengebliebenen Pfannendachanteiles angepreßt. Bei diesen Fällen sehen wir vor allem als Spätfolge Ernährungsstörungen mit oder ohne Einbruch des Kopfes. Bei der Mehrzahl der Fälle kommt es aber nach unserer Ansicht während der Gewalteinwirkung zum Zusammenpressen des Kopfes, der sich jedoch nach dem Aufhören der Gewalteinwirkung sofort wieder aufrichtet, so daß der Kopf im Röntgenbild normal erscheint. JÖRG BÖHLER hat dies in seinen experimentellen Untersuchungen nachweisen können. Die Verletzungen dieser Gruppe entstehen wahrscheinlich durch eine direkte Gewalteinwirkung auf den Trochanter.

Die Fälle der *zweiten Gruppe* entstehen wahrscheinlich durch Einwirkung einer Gewalt auf den Darmbeinkamm und gleichzeitig auf den Trochanter. Dadurch kommt es zum Zusammenbruch der ganzen Beckenhälfte. Der vordere Anteil der Darmbeinschaufel ist abgebrochen, außerdem kommt es zum Bruch des oberen und unteren Schambeinastes und zum Ausbrechen eines großen Knochenstückes längs der Linea innominata (Abb. 4).

Der Schenkelkopf rückt mit der zerbrochenen Pfanne nach medial und kranial gegen das Beckeninnere. Es kommt zu keiner Subluxation des Kopfes in bezug auf die Gelenkspfanne, deren grobe Form im wesentlichen erhalten bleibt. Das zerbrochene Pfannendach steht immer 5—10 mm höher als das der gesunden Seite (Abb. 4). Die Fälle dieser Gruppe II sind in bezug auf die Spätfolgen der Kopfnekrose günstiger zu beurteilen. Wir selbst haben bei dieser Gruppe keine Kopfnekrose beobachten können. Dies ist dadurch zu erklären, daß der Kopf mit der zerbrochenen Pfanne in die Tiefe sinkt, ohne daß eine besondere Gewalt auf ihn ausgeübt wird.

Ganz selten kommen kombinierte Formen (Gruppe III) vor, welche die charakteristischen Bruchspalten der Gruppe II zeigen und zusätzlich eine Subluxation des Kopfes gegenüber dem Pfannendach (Abb. 21). Diese sind wahrscheinlich so entstanden, daß das Trauma zuerst auf den Beckenkamm und dann besonders noch auf den Trochanter oder umgekehrt einwirkte.

Gruppe I: 32 (= 56%) frische, eigene Fälle. Dazu gehören zentrale Hüftluxationen, bei denen der Bruchspalt am Pfannenboden von caudal-lateral nach kranial-medial zieht. Die Bruchspalten können röntgenologisch auf den Pfannenboden beschränkt sein. Diese Fälle sind sicher selten. Wir konnten unter unserem Material jedoch 2 Fälle beobachten, bei denen nachweislich auf der ganzen Serie von Beckenübersichtsaufnahmen im übrigen Beckenbereich keine Fraktur nachweisbar ist (Abb. 1). WESTERBORN hat unter seinen Fällen keinen beobachtet und schreibt, daß er auch in der übrigen Literatur keinen solchen Fall gefunden habe, bei dem mit Sicherheit zu beweisen war, daß sich der Bruch auf den Pfannenboden beschränkte. Häufiger kommt es bei den Fällen dieser Gruppe zu einer Vergesellschaftung mit einem vorderen Beckenringbruch bis zu den schweren Formen, wo das distale Bruchstück mit Scham- und Sitzbeinästen mit dem Oberschenkelkopf zentral luxiert ist. Charakteristisch im Röntgenbild ist die Stufe im Hüftgelenk (Abb. 1 u. 3).

Zu dieser Gruppe gehört auch die als klassisch beschriebene Form der z. H. L., der isolierte Pfannenbodenbruch in Form eines Stück- oder Trümmerbruches, bei denen der Oberschenkelkopf subluxiert, oder vielmehr mit seinem größten Teil ins Becken ragt. Dabei sind der kranial-laterale und der distal-laterale Teil der Pfanne unverletzt.

Die schwerste Form dieser Gruppe ist eine Luxationsfraktur, bei der auch Bruchspalten durch den medialen Anteil des Pfannendaches gehen, die sich bis in die Beckenschaufeln fortsetzen; auch finden sich hier Bruchflächen, die quer, dicht über der Pfanne verlaufen. Diese Bruchform ist selten. Das Charakteristische der Gruppe I ist jedoch ausgeprägt in einer Subluxation des Kopfes in bezug auf das stehengebliebene Pfannendach nach medial.

Gruppe II: 23 (40%) frische, eigene Fälle. Bei diesen Fällen ist auch der kraniale Anteil der Hüftgelenkspfanne ausgebrochen. Dabei können wir immer Bruchspalten im vorderen Anteil der Darmbeinschaufel finden, die häufig bis zur Mitte des Pfannendaches verlaufen. Auch findet sich in einigen Fällen ein Bruchspalt durch die Mitte der Darmbeinschaufel zur Incisura ischiadica major verlaufend. Häufig sind dabei vordere Beckenbrüche, an denen das Schambein am Übergang zum Sitzbein an beiden Ästen gebrochen ist. Die große Form der Pfanne bleibt jedoch erhalten und es ist vielmehr das ganze Pfannenmassiv, das mit dem Oberschenkelkopf in die Tiefe geschlagen wurde. Eine richtige Stufe wie in der Gruppe I ist meist nicht auffällig erkennbar (Abb. 4).

Kombinierte zentrale Hüftverrenkung (Gruppe III): 2 Fälle (4%). Das sind schwere Zertrümmerungsbrüche, bei denen der Oberschenkelkopf mit den Bruchstücken der Pfanne nach zentral verrenkt ist. Das Charakteristische dafür ist der Ausbruch eines großen kranial-dorsalen Keiles vom Pfannendach an der Hauptabstützfläche des Oberschenkelkopfes und einer typischen Stufenbildung an der Gelenksfläche (Abb. 21).

Andere Einteilungen. Es gibt auch andere Einteilungen nach rein anatomischen Gesichtspunkten. So die Einteilung nach DANTON, der die Einteilung auf das Ausmaß der Luxation bezieht. HENSCHEN unterscheidet zentrische und exzentrische Pfannenbrüche, und teilt sie auch ein in einfache Fissuren, einfache Brüche mit Depression der Pfanne und Brüche mit zentraler Verschiebung des Schenkelkopfes. Bei den exzentrischen Pfannenbrüchen unterscheidet er solche mit Ausbrüchen eines unteren und solche mit Ausbrüchen eines oberen dreieckigen Fragmentes. Als besondere Gruppe nimmt er noch ringförmige Aussprengungen der Pfanne und kombinierte Pfannenbrüche, wo außer dem Pfannenbruch mit seinen direkten Ausläufern noch andere Beckenbrüche vorhanden sind, an. COTTALORDA unterscheidet zwischen Frakturen und Fissuren mit oder ohne zentrale Luxation des Oberschenkelkopfes. Er unterteilt letztere in solche Fracture par Decallotement, Fracture rectiligne, Fracture typique à trois fragments, Fracture toilée à quatre. BOYER unterscheidet horizontale, vertikale und sternförmige Frakturen. WESTERBORN teilt seine Fälle nach klinisch-röntgenologischen Studien und auch nach dem Verlauf der Frakturspalten ein. CAUCHOIX und TRUCHET teilen stufenweise von der Lésion initiale bis zur Luxation intrapelvienne und Deplacement intrapelvienne de la tête. Er unterteilt dabei noch nach verschiedenen Bruchformen des Pfannenbodens. MERLE DE AUBIGNÉ teilt nach anatomisch-therapeutisch-prognostischen Gesichtspunkten ein. KÜHL-MAYER teilt seine 13 Fälle auf Grund der Nachuntersuchung und in bezug auf die eingeschlagene Therapie ebenfalls in 3 Gruppen ein und zwar ebenso nach dem Ausmaß der Luxation. In der amerikanischen Literatur findet sich oft keine Trennung zwischen Pfannenbrüchen und Luxationen.

5. Entstehung.

Durch den verschiedenen typischen Verlauf der Bruchflächen bei unseren 2 Gruppen von z. H. L. nehmen wir Traumen an, die

1. direkt auf den großen Rollhöcker einwirken (Gruppe I),
2. gleichzeitig auf den großen Rollhöcker und den Darmbeinkamm einwirken (Gruppe II).

Ob die einmalige Einwirkung einer Kraft genügt, eine z. H. L. zu erzeugen, ist fraglich. Dieser alte Lehrbuchsatz von KRÖNLEIN wurde durch die Beobachtung von zweizeitigen oder allmählich entstehenden z. H. L. schon bezweifelt. So haben SCHLOFFER, LUCCHESE und auch wir eine zweizeitige z. H. L. beobachtet.

Der *Entstehungsmechanismus* einer z. H. L. ist sicher kompliziert. So konnte für eine Anzahl von Fällen ein Trauma angenommen werden, das sich aus einer Vielzahl von Komponenten zusammensetzt, die gerade beim Hüftgelenk mit seiner großen Beweglichkeit und seinem komplizierten Mechanismus eine unglaublich große Zahl von Kombinationsmöglichkeiten zuläßt. Es läßt sich nicht mit der Stellung des Gelenkes und der Wirkungsrichtung der Kraft allein klären, sondern es kommt auch darauf an, ob der Oberschenkel oder das Becken oder beide fixiert sind. Es kommt auf die Lage des Beckens an, die Wirkungsweise der Kraft der Unter-, Oberschenkel- oder der Schenkelhalsachse. Auf den Kontraktionszustand der Muskulatur und der Bänder, auf den Abwehrreaktionsreflexzustand, auf die Bremswirkung der Gelenksflüssigkeit, den Einwirkungspunkt der Kraft an der Hüftpfanne, auf die Größe und auf die Geschwindigkeit der Kraft.

Die angegebenen *Anamnesen* sind mit wenigen Ausnahmen ungenau und dem Verletzten nicht mehr genau erinnerlich. Einwirkungsrichtung der Kraft auf Grund von Hämatomen, Hautabschürfungen und Schwellungen festzustellen und auch die Wirkungsrichtung zu erklären, sind rein theoretische Versuche. Der Verletzte kann es fast nie angeben, der Arzt, der den Befund niederlegt, stand nicht dabei als der Unfall passierte. Unserer Ansicht nach spielt wohl sicher die Beschaffenheit des Beckens bei diesem oder jenem Verletzten eine große Rolle und ist teilweise anlagebedingt.

Sektionsbefunde sind bekannt, die vom auffällig dünnen Pfannenboden bei einem plumpen, kurzen Schenkelhals sprechen. Wir haben selbst einen solchen Obduktionsbefund bei einem verstorbenen Verletzten erheben können. Es ist wohl auffällig, daß wir bei unserer großen Zahl von 57 z. H. L. am Unfallkrankenhaus Wien eine Anzahl von alten Leuten haben, bei denen es zu einer z. H. L. und nicht zu einem Schenkelhalsbruch kam oder zu einer Kombination beider Verletzungen. Unsere Untersuchungsergebnisse decken sich dabei nicht mit den Ergebnissen anderer Autoren, wie z. B. WESTERBORN. Wir haben unter unserem Material keinen einzigen Fall einer kombinierten z. H. L. mit einem Schenkelhalsbruch derselben Seite, wohl aber eine 92jährige Frau, die rechts eine z. H. L. und links einen pertrochantären Oberschenkelbruch erlitten hat. Aus den verwertbaren Anamnesen unserer Fälle ist auch nur in seltensten Fällen anzunehmen, daß die Wirkungsrichtung der Kraft in der Achse des Schenkelhalses liegt, sondern eher schräg darauf. Diese Anschauung steht im Gegensatz zu anderen Meinungen, daß die Richtung der Kraft in der Schenkelhalsachse verlaufen müsse, damit eine z. H. L. entsteht. Die Festigkeit des Schenkelhalses ist auf Stauchung sicher stärker als auf Biegung; dies kann jedoch nicht allein erklären, daß nur durch Stauchung in der Richtung der Halsachse eine z. H. L. erzeugt wird und daß es dabei nie zu einem Schenkelhalsbruch kommt.

Um den Verletzungsmechanismus nachzuweisen, wurden zahlreiche *Experimente* und pathologisch-anatomische Versuche angestellt. KUSMIN hat die sogenannten Festigkeitsproben durchgeführt, die von MESSERER fortgesetzt wurden. Experimente wurden auch von THÉVÉNOT, AREILZA, LESSHAFT, WALTER, FÉRÉ und PERUCHET sowie von JÖRG BÖHLER ausgeführt. VIREVAUX gelang es in 4 Fällen, Pfannenbrüche bei 16 Versuchen zu erzeugen, darunter eine z. H. L. WÖRNER, GUIBÉ hatten negative Ergebnisse. SCHRÖDER erhielt 4 Pfannenbrüche. THÉVÉNOT gelang es nur nach Ersatz des Schenkelhalses durch Holz mit Schlägen Pfannenbrüche zu erzeugen. COTTALORDA erhielt Pfannenbrüche in 4 von 7 Fällen. Voll aufklärende und beweisende Ergebnisse wurden nicht erzielt. Auch in der Arbeit von MARSHALL und URIST über die sogenannte „Jeepverletzung" in der US-Armee fehlt gerade bei der z. H. L. die Angabe, in welcher Stellung das Hüftgelenk stehen muß, um gerade eine solche zu erzeugen.

Meiner Überzeugung nach ist es schwer, am Lebewesen und an einem so kompliziert aufgebauten Gelenk, wie es das Hüftgelenk ist, die Entstehung einer z. H. L. rein mechanisch erklären zu wollen, und zwar bei welcher Stellung des Gelenkes und bei welcher Wirkungsrichtung der Kraft es zu einer solchen kommt. Ich glaube auch nicht, daß ein einziges Trauma in Richtung des Schenkelhalses immer allein geeignet ist, eine z. H. L. zu erzeugen, wie es als Lehrbuchsatz von KRÖNLEIN niedergelegt wurde. Es gibt auch Fälle von allmählichem Entstehen einer z. H. L. SCHLOFFER, LUCCHESE haben je einen Fall beschrieben. Wir selbst konnten 2 Fälle einer zweizeitigen Entstehung beobachten.

6. Geschlechtsaufteilung.

Durch die größere Gefährdung des Mannes im Berufsleben und aus dem Umstand, daß wir hauptsächlich Betriebsunfälle zur Behandlung übernehmen, überwiegt der männliche Anteil bei unseren Verletzten bei weitem. Von unseren 57 z. H. L. waren 49 = 85,9% Männer und nur 8 = 14,1% Frauen. WESTERBORN hat unter 20 Fällen 15 Männer und 5 Frauen. KÜHLMEIER hat bei einem anderen Wiener Material bei seinen 13 Fällen 9 Männer und 4 Frauen. COTTALORDAS Zusammenstellung erwähnt auch weniger Frauen. WESTERBORN hält überhaupt Pfannenbrüche bei Frauen für selten und hat solche bei Frauen über 55 Jahre nicht beobachten können. Im Gegensatz dazu haben wir bei unseren Fällen 4 Frauen von über 50 Jahren und sogar eine 92 Jahre alte Frau, bei der auf der einen Seite eine z. H. L. bestand und auf der anderen ein pertrochantärer Oberschenkelbruch. In der o. a. Arbeit von KÜHLMAYER hatten von den 4 angeführten Frauen 2 ein Alter von 69 Jahren.

7. Seitenhäufigkeit.

Wir fanden kein Überwiegen der einen oder der anderen Seite. Bei den 57 frischen Fällen waren 25 rechtsseitige und 32 linksseitige. Eine doppelseitige z. H. L., wie KRÖNLEIN eine veröffentlichte, und ELIASON unter 15 eine hatte, konnten wir nicht beobachten.

Tabelle 4. *Über die Entstehungsursachen der eigenen Fälle.*

Entstehungsursache	Anzahl der Fälle
Auf der Straße ausgerutscht und gestürzt	2
Fall aus einer Höhe unter 3 m	23
Fall aus einer Höhe von 4 m	4
Fall aus Stockwerkhöhe ca. 5 m und höher . . .	11
Durch Verschüttung	3
Von einer umstürzenden Bretterwand getroffen .	1
Vom Auto niedergestoßen (als Fußgänger) . . .	3
Vom Auto niedergestoßen (als Radfahrer)	1
Vom Fahrradfahrer niedergestoßen (Fußgänger) .	1
Motorradsturz (Beifahrer)	2
Autounfall	1
Straßenbahnunfall	1
Eisenbahnunfall (als Lokomotivführer)	1
Sturz vom Pferd	1
Ski-Sturz	1
Beim Klettern abgestürzt	1

Von unseren 57 Fällen waren 28 Arbeitsunfälle. Einer davon war am Weg zur Arbeit verunglückt. Von den 8 Frauen waren nur 2 Arbeitsunfälle. Die meisten

Verletzten kommen aus dem Baugewerbe (45%). Unfälle der Straße machen 30%
aus. Die restlichen 25% setzen sich zusammen aus Unfällen in der Industrie, im
Haushalt und im Sport. Wichtig erscheint mit die Feststellung, daß nicht immer,
wie man annahm, schwerste Traumen notwendig sind, um den Hüftpfannenboden
aufzubrechen und den Kopf zu luxieren, sondern daß bei unseren Fällen in 40%
der Sturz aus einer Höhe unter 3 m erfolgte.

Tabelle 5. *Berufsgruppenverteilung unserer 57 Fälle von zentraler Hüftluxation.*

Im Baugewerbe tätig als:	Maurer	7
	Gerüster	2
	Hilfsarbeiter	10
	Anstreicher	1
	Zimmerer	2
	Tischler	1
	Bauspengler	1
	Elektriker	1
		25
Bei der Arbeit von der Maschine herabgestürzt als:	Schlosser	2
	Monteur	1
	Werkmeister	1
	Kontrollor	1
		5
Vom Kran gestürzt als:	Kranführer	1
Beim Fensterputzen abgestürzt als:	Hausgehilfin	1
Eisenbahnverletzung durch Zusammenstoß als:	Lok-Heizer	1
Gestürzt beim Reinemachen als:	Putzfrau	1
Auf der Straße als Radfahrer verletzt:	Straßenarbeiter	2
	Bäcker	1
Von einem Radfahrer niedergestoßen:	Geschäftsdiener	1
Bei Transportarbeiten vom Auto oder Wagen gestürzt:	Hilfsarbeiter	2
	Landwirtsch. Arbeiter	1
Am Weg zur Arbeit von Straßenbahn oder Motorrad gestürzt:	Hilfsarbeiter	2
Vom Pferd gestürzt als:	Jockey	1
Auf der Straße ausgerutscht und gestürzt, überfahren worden	Kaufmann	1
und von der Stiege gestürzt:	Rechtsanwalt	1
	Pensionisten	1
	Rentner	2
	Private	2
Auf Dienstfahrten im Auto oder am Motorrad verletzt:	Kaufmann	1
	Chauffeur	1
	Mechaniker	1
	Arbeiter	1
		25
Beim Sport verunglückt:	Fleischhauer	1
	Ärztin	1
		2
		57

8. Altersaufteilung.

Von einem bevorzugten Lebensalter zu sprechen ist schwierig, da das Vergleichs-
material des Verletztengutes sich bei den einzelnen Autoren verschieden zusammensetzt. So ist bei uns das bevorzugte Lebensalter das fünfte bis sechste Lebens-
dezennium. Das dürfte bei uns wohl· daran liegen, daß ein größerer Teil der Verletzten im Kriege ins Unfallkrankenhaus eingeliefert wurde, zu einer Zeit, als

jüngere Jahrgänge bei uns nicht im Baugewerbe beschäftigt waren, sondern Kriegsdienst leisteten. Bei Kindern konnten wir, wie auch andere Autoren, keine z. H. L. beobachten. Brüche im Pfannenbereich sind überhaupt bei Kindern wegen der Elastizität des Beckens sehr selten. HENSCHEN gibt als bevorzugtes Lebensalter das zwischen 20 und 30 an. Wir haben in diesen Jahren nur 4 Fälle, davon 3 Männer und 1 Frau. Zwischen 30 und 40 haben wir 9 Fälle, davon 7 Männer und 2 Frauen. Zwischen 40. und 50. Lebensjahr 10 Fälle, davon 9 Männer und 1 Frau. Zwischen dem 50. und dem 60. Lebensjahr, das bei unserem Material als bevorzugtes Lebensalter aufscheint, haben wir 19 (33,5%) Fälle, davon 17 Männer und 2 Frauen. Zwischen 60. und 70. Lebensjahr 10 Männer; zwischen 70. und 80. Lebensjahr 4 Fälle, davon 3 Männer und 1 Frau und schließlich als ältesten Verletzten eine 92jährige Frau, die neben einer z. H. L. auf der anderen Seite einen pertrochantären Oberschenkelbruch hatte.

Tabelle 6. *Über die Altersaufteilung*
WECHSELBERGER-BÖHLER *zum Vergleich* WESTERBORN *(in Klammer)*.

Lebensalter	Gesamtzahl	davon Männer	davon Frauen
21—30	4 (4)	3 (1)	1 (3)
31—40	9 (7)	7 (5)	2 (2)
41—50	10 (2)	9 (2)	1 (0)
51—60	19 (5)	17 (3)	2 (2)
61—70	10 (0)	10 (0)	0 (0)
71—80	4 (2)	3 (2)	1 (0)
92	1	0	1

9. Symptomatologie.

Über die Symptomatologie der z. H. L. liegen sehr viele gute Arbeiten vor, die besonders aus der vorröntgenologischen Ära stammen. Die Diagnose der z. H. L. ist klinisch nicht leicht. Bis zur Jahrhundertwende wurde die Diagnose meist erst bei der Obduktion gestellt. Die routinemäßige Röntgenaufnahme bei Beckenverletzungen hat weitgehenden Anteil zum scheinbaren Ansteigen der frisch diagnostizierten Fälle von z. H. L.

Klinisch lassen an eine z. H. L. denken: schmerzgehemmte Fixation in Beugestellung des Hüftgelenkes bei leichter Außenrotation, Trochanterhochstand, selten meßbare Verkürzung des Beines, Hautabschürfung über dem großen Rollhöcker. Eine Röntgenaufnahme in Form einer Beckenübersicht klärt das Bild auf und sollte bei verdächtigen Fällen nicht unterlassen werden. Daß dies oft geschehen ist, lassen die verhältnismäßig vielen veröffentlichten Fälle erkennen, bei denen die Diagnose nicht gleich nach dem Unfall gestellt wurde. Dabei ist die rasche Diagnosestellung und die sofort nach dem Unfall einsetzende Behandlung gerade bei der z. H. L. von ausschlaggebender Bedeutung.

10. Nebenverletzungen.

Wir unterscheiden 2 Arten von Nebenverletzungen:

1. jene im Bereiche des Beckens,
2. jene außerhalb des Beckens.

Die Häufigkeit der Knochenverletzung im Bereiche der Sitz- und Schambeine bei der z. H. L. wurde bereits bei der Einteilung erwähnt. Auch wurde erwähnt, daß die Fälle sehr selten sind, bei denen der Bruch auf den Pfannenboden beschränkt

ist. WESTERBORN hatte keinen unter seinen 20 Fällen. Er fand auch in der Literatur
keinen Fall, bei dem mit Sicherheit zu beweisen war, daß sonst im Beckenbereich
keine Fraktur vorlag. Wir selbst haben unter unseren 57 Fällen nur 2 Fälle, bei
denen auf der ganzen Serie von Übersichtsaufnahmen des Beckens außerhalb der
Hüftpfanne keine Fraktur erkennbar ist.

Gleichzeitige Brüche des Oberschenkelkopfes und des Schenkelhalses konnten
wir nicht beobachten. Wir hatten nur einen pertrochantären Oberschenkelbruch
an der gegenüberliegenden Seite bei einer 92jährigen Frau und einen Oberschenkelschaftbruch auf derselben Seite. Gefäß- und Nervenstörungen konnten wir bei
unseren frischen Fällen, die wir hier in Betracht ziehen, nicht beobachten. Eine
Caudaläsion, die aufgetreten war, ist auf den gleichzeitig bestehenden Lenden-
wirbelverrenkungsbruch zurückzuführen. Es wird darauf noch bei der Besprechung
der Frühschäden eingegangen werden. Die Nebenverletzungen außerhalb des
Beckens weisen auf die Schwere des Unfalles hin, wobei es sich um Verletzte
handelt, die aus Stockwerkhöhe abstürzten und aus Höhen von 10—12 m, durch
Sturz vom Pferd beim Training und durch Verschüttung beim Einsturz eines
Hauses. Zusammenfassend waren bei den 57 frischen z. H. L. 31 (54,6%) ohne
und 26 (45,4%) mit Nebenverletzungen außerhalb des Beckens.

ELIASON und WRIGHT hatten unter ihren 15 Fällen 8 (53%) mit Brüchen im Beckenbereich. 1 (6%) mit Oberschenkelbruch, 4 (26%) sonstige Frakturen, 5 (33%) lange Röhren-
knochen, 3 (20%) Gehirnquetschung. 5 (33%) Nervenstörungen, davon 2 Ischiadicus und
3 Obturatorius.

Tabelle 7. *Über die Nebenverletzungen der eigenen 57 frischen Fälle.*

Art der Nebenverletzung	Zahl	primäre Todesfälle
Fractura cranii	1	1
Commotio cerebri	3	1
Contusio cerebri	1	1
Rippenbrüche	5	
Harnblasenzerreißung	1	1
Brustwirbelbruch ohne Lähmung	1	
Lendenwirbelverrenkungsbruch (Caudaläsion)	1	
Schulterblattbruch	2	
Subkapitaler Oberarmbruch	1	
Suprakondylärer Oberarmbruch	1	
Ellbogenluxation	1	
Perilunärer Verrenkungsbruch	2	
Geschlossener gleichseitiger Oberschenkelbruch	2	
Geschlossener gegenseitiger Oberschenkelbruch	1	
Offener Unterschenkelbruch, gleichseitig	1	1
Offener Fersenbeinbruch	1	1
Rißquetschwunden, Prellungen	7	
Contusio abdominis — Haematoma retroperitoneale	1	

In obiger Tabelle sind die Nebenverletzungen im Beckenbereich nicht enthalten,
da Brüche im Beckenbereich, wie vorher schon erwähnt, bei fast allen z. H. L.
vorhanden sind. Wir konnten nur bei 2 unserer Fälle solche mit Sicherheit ausschließen. An schwersten Nebenverletzungen im Beckenbereich wäre ein offener
ausgedehnter Beckenbruch, der auch eine Harnblasenzerreißung hatte, zu erwähnen. Diese Harnblasenzerreißung ist in der Tabelle enthalten. Als zweiter Fall
eine Symphysenzerreißung mit Luxation im Kreuz-Darmbeingelenk. Diese beiden
jetzt erwähnten Verletzten sind primär verstorben.

Zurückkommend auf Nervenstörungen bei z. H. L. möchte ich erwähnen, daß ich nur später einmal am Unfallkrankenhaus in Linz einen Fall mit vorübergehendem Sensibilitätsausfall im Bereiche des N. cutaneus femoris med. beobachten konnte. Diese Störung verschwand schlagartig nach Erhöhung des Extensionsgewichtes.

11. Behandlung.

Für die Behandlung gelten die allgemeinen Grundsätze: Einrichtung am ersten Tag, ununterbrochene Ruhigstellung, Übung der nichtfixierten Gelenke. In den Fällen, in denen am ersten Tag eingerichtet wurde, sind die Ergebnisse gut, bei später versuchter Reposition sind sie schlecht. In den meisten Fällen gelingt es bereits nach 3 Tagen nicht mehr, die Bruchstücke des Pfannenbodens zu reponieren. Es kann nur der Kopf herausgezogen werden, der jedoch nach Nachlassen des Zuges wieder zurücksinkt (Abb. 10c). Einen ebenso starken Einfluß auf das Endergebnis hat neben der sofortigen Reposition die Fixation. In ihr liegt die zweite Schwierigkeit bei der Behandlung der z. H. L. Der Zeitpunkt der Reposition unserer 57 Fälle ist in Tabelle 8 ersichtlich.

Tabelle 8. *Zeitpunkt der Reposition bei den 57 eigenen Fällen von z. H. L.*

Art der Verletzung	Reposition am			Nicht reponiert	Todesfall vor oder während der Behandlung	Überlebend	Gesamtzahl der Fälle
	1. Tg.	2. Tg.	3.-7. Tg.				
Gruppe 1	17	4	7	1	3	29	32
Gruppe 2	12	1	3	3	4	19	23
Gruppe 3	---	1	1	—	---	2	2
							57

Bei der Durchsicht unseres Materials zeigt sich, daß es bei anfänglicher vollkommener Reposition zu einer Reluxation der Bruchstücke des Pfannenbodens kam, wenn das Zuggewicht zu gering war, wobei es auch nach neuerlicher Erhöhung des Zuggewichtes und durch Manipulation nicht mehr gelang, die Bruchstücke zu reponieren (Abb. 10d).

Wir behandeln derzeit alle z. H. L. der *Gruppe I* mit einem Längszug an einem suprakondylären Nagel mit einem Gewicht, das dem fünften Teil des Körpergewichtes entspricht, das ist 10—15 kg und mit einem Querzug am Becken und einem Gegenzug am Oberschenkel der verletzten Seite. Bei der *Gruppe II* wird der Längszug in derselben Weise angelegt. Querzüge sind nicht notwendig.

Durch diese Methode ist es uns am ersten oder zweiten Tag meistens gelungen, eine gute Reposition zu erzielen. Man muß jedoch dazu, wie bereits erwähnt, hohe Zuggewichte verwenden, die eine leichte Diastase im Hüftgelenk von 5—6 mm im Vergleich zur gesunden Seite bewirken. Dieses hohe Zuggewicht von $^1/_5$ des Körpergewichtes darf nicht zu früh vermindert werden, da es sonst, besonders in den ersten 3 Wochen nach dem Unfalle, gerne zu einer neuerlichen Subluxation kommt. Für den Seitenzug verwenden wir wegen der Gefahr der Infektion nicht den direkt am Knochen angreifenden Zug, da es auch mit einer gepolsterten breiten Schlinge am Becken und am Oberschenkel bei der Gruppe I mit je 4—5 kg gelingt, den gewünschten Erfolg zu erzielen. Bei der Einrichtung im Dauerzugverband gingen wir in ähnlicher Weise vor, wie bei Oberschenkelbrüchen: Zuerst Bekämpfung eines eventuell bestehenden Schockes. Röntgenaufnahme erst nach örtlicher Betäubung des Hüftgelenkes, dann wird suprakondylär am Oberschenkel nach örtlicher Betäubung ein Steinmann-Nagel geschlagen. Das Bein wird dann auf eine Braunsche oder auf die Oberschenkelschiene gelagert und das Bett wie bei Oberschenkelbrüchen am Fußende hochgestellt. Für den Längszug am supra-kondylären Nagel verwenden wir ein Fünftel des Körpergewichtes, da es, wenn wir nur den siebenten Teil des Körpergewichtes verwendeten, nicht immer gelang, vollständig zu reponieren. Im Krankenzimmer wird dann noch eine gut gepolsterte,

Abb. 5a   Abb. 5b

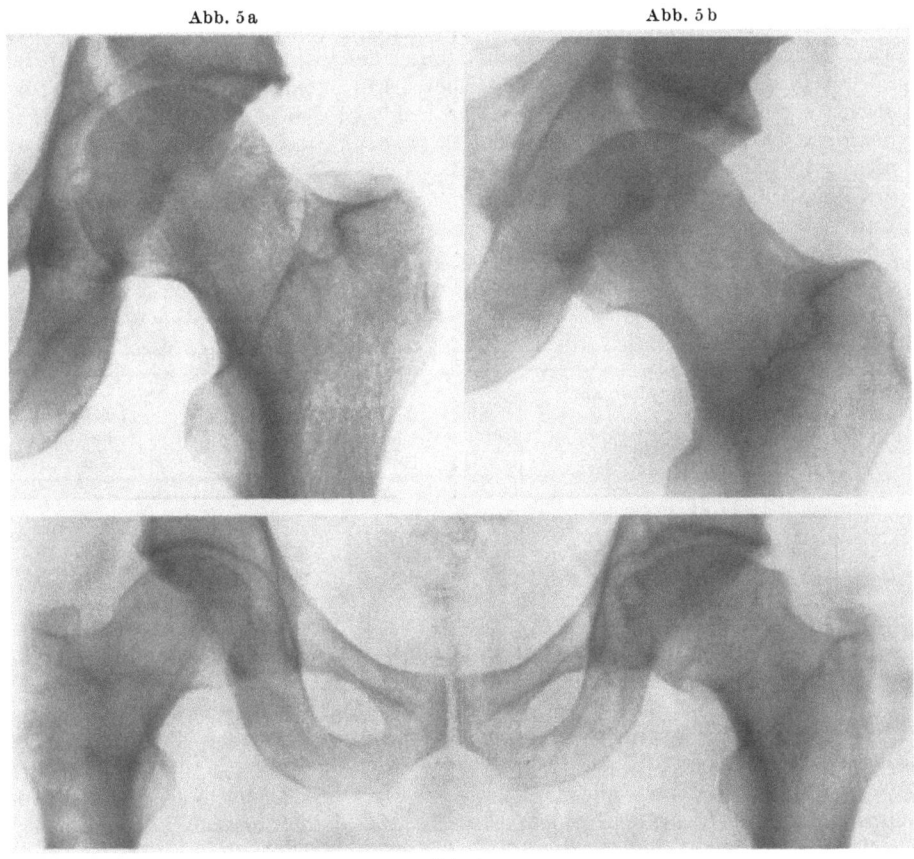

Abb. 5c
Unfall 1. 5. 35. Eingeliefert 1. 5. 35. Eingerichtet im Dauerzug 1. 5. 35.

Abb. 5a (Fall 1). Zentrale Hüftverrenkung der Gruppe I entstanden bei einem 30jährigen Bauarbeiter durch Sturz 4 m tief von einer Leiter. Behandelt im Dauerzug mit 12 kg und Seitenzug 2 kg.

Abb. 5b. Röntgenkontrolle zu Abb. 5a. Diastase im Hüftgelenk von 8 mm. Dies ist der erste von uns behandelte Fall einer zentralen Hüftverrenkung der Gruppe I.

Abb. 5c. Röntgenkontrolle zu Abb. 5a u. b nach 16 Jahren. Zeigt kleinen Randwulst am Schenkelkopf, kein Randwulst am Pfannendach. Schenkelkopf gut ernährt, Gelenkspalt nicht verengert.

12 cm breite Schlinge als Seitenzug am Oberschenkel der verletzten Seite mit einem Zuggewicht von 4—5 kg, über einem Rollenzug angelegt. Bei den zentralen Verrenkungen der Gruppe I wird der Gegenzug mit einer 20 cm breiten Schlinge um das Becken zur gesunden Seite über einen Rollenzug ebenso mit je 4—5 kg angelegt. Eine Röntgenkontrolle soll nach 6 bis spätestens 12 Std im Bett gemacht werden. Dieses Röntgenbild soll neben der vollständigen Reposition der Bruch-stücke die gewünschte Diastase am Hüftgelenk von 5—6 mm zeigen, da dadurch der Oberschenkelkopf entlastet ist. Besonders erscheint dies wichtig bei Fällen der

Gruppe I, bei welcher Impressionen am Kopf und Spongiosafrakturen zu beobachten sind. Sollte noch eine Subluxation bestehen, so empfiehlt es sich vor allem, die Zuggewichte zu erhöhen, besonders für die Seitenzüge. Die zweite Röntgenkontrolle, ebenso in Form einer Beckenübersichtsaufnahme nach 2 bis 3 Tagen ist notwendig, um zu kontrollieren, ob die gute Stellung erhalten geblieben ist und ob die Diastase am Hüftgelenk das erwünschte Maß von 5—6 mm nicht über-

Abb. 6a   Abb. 6b
am 16. 12. 35   am 17. 12. 35

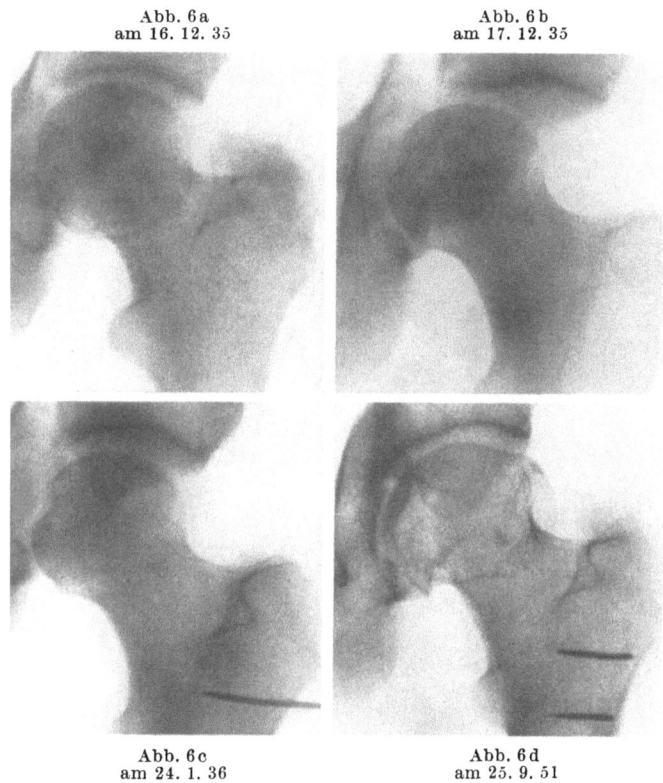

Abb. 6c   Abb. 6d
am 24. 1. 36   am 25. 9. 51
Unfall 16. 12. 35. Einlieferung 16. 12. 35. Einrichtung 17. 12. 35.

Abb. 6a (Fall 2). *Isolierter* Bruch durch den Pfannenboden mit Andeutung einer zentralen Hüftluxation, entstanden bei einer 21jährigen Hausgehilfin durch Sturz vom 3. Stock.

Abb. 6b. Röntgenkontrolle zu Abb. 6a nach 1 Tag. Es ist zu einer starken Subluxation gekommen. Jetzt Anlegen eines Längszuges mit 8 kg.

Abb. 6c. 1 Woche später Seitenzug an 2 Drähten mit 1 kg.

Abb. 6d. Röntgenkontrolle zu Abb. 6a nach 16 Jahren. Der Schenkelkopf ist etwas abgeplattet und zeigt einige cystische Aufhellungen. Randwulst am Kopf und nicht am Pfannendach. Die 2 abgebrochenen Drähte für den Seitenzug sind noch zu sehen. Gute Funktion, keine Schmerzen.

schreitet. In diesem Falle müßte man das Längszuggewicht um 2—3 kg vermindern. Weitere Röntgenkontrollen sind in den ersten 4 Wochen je einmal angezeigt, späterhin alle 14 Tage. Das Zuggewicht am Längszug soll man wegen der Neigung zur Reluxation erst nach der vierten Woche vermindern, die Seitenzüge mit 4—5 kg müssen jedoch bleiben. Die manuelle Reposition in Narkose, die wir für Fälle der Gruppe I verwendeten, führen wir jetzt nicht mehr aus. Es gelang wohl durch manuellen Längszug an beiden Beinen dann maximaler Abduktion der Beine bis zur Lorenz-I-Stellung zu reponieren,, wobei der Kopf aus dem kleinen Becken herausgehebelt wird, durch Abstützen des Trochanter major am unverletzten kranialen Hüftpfannenmassiv. Bei dieser Art der Einrichtung besteht die

Gefahr, daß der bereits durch Impressionen und Spongiosafrakturen geschädigte Kopf neuerlich eingedrückt wird. Besonders bei den Fällen der Gruppe I. Die Fälle der Gruppe II sind überhaupt nicht zur manuellen Reposition durch maximales Abspreizen geeignet, weil das Pfannendach und das Darmbein gebrochen sind und dadurch das Hypomochlion fehlt. Verspätete manuelle Reposition ist sehr gefährlich, da sie eine Kopfnekrose fördert und eine Myositis ossificans entstehen kann.

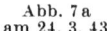

Abb. 7 a
am 24. 3. 43

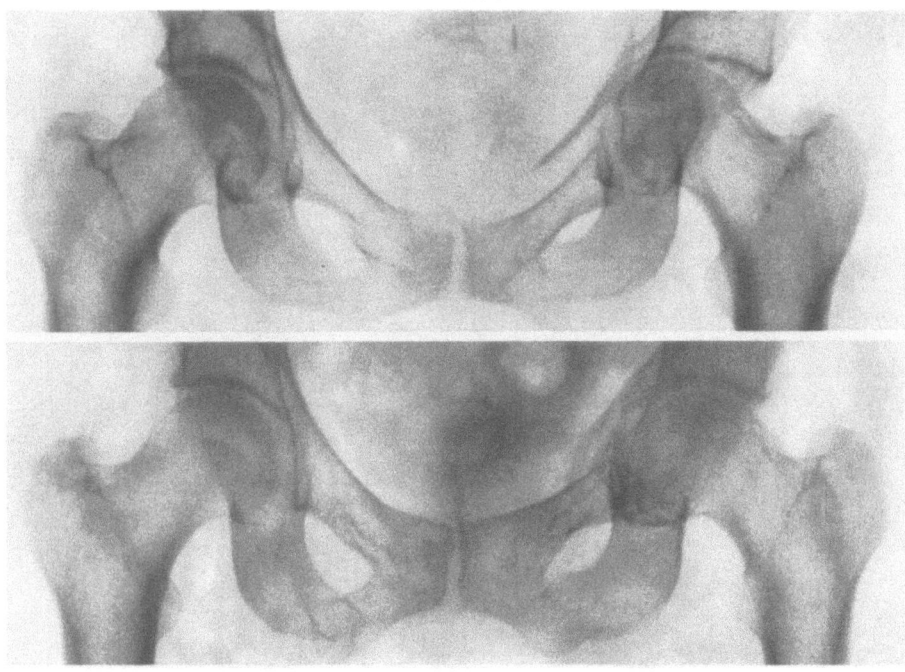

Abb. 7 b
am 16. 8. 51
Unfall 24. 3. 43. Einlieferung 24. 3. 43. Dauerzug 24. 3. 43.

Abb. 7 a (Fall 11). Zentrale Hüftverrenkung der Gruppe I. Entstanden bei einer 60jährigen Putzfrau, die 3 m tief gestürzt ist. Gleichzeitig Bruch des linken unteren und des rechten oberen und unteren Schambeinastes.

Abb. 7 b. Röntgenkontrolle zu Abb. 7 a nach 8 Jahren zeigt gute Einrichtung. Keine Arthrose. Trotzdem Abduktion zur Hälfte und Rotation ¹/₃ behindert. Strecken und Beugen frei. Gang leicht hinkend.

Die Reposition im Schraubenzug haben wir nur ganz selten verwendet. Es gelang nur bei 2 Fällen zu reponieren. Bei 2 weiteren Fällen gelang die Reposition nicht. Einer davon ist erst 3 Tage nach dem Unfall zur Behandlung gekommen. Der Versuch der Ausgleichung einer aufgetretenen Reluxation war auch bei höchster Kraftanwendung immer erfolglos.

Die Einrichtung vom Mastdarm aus haben wir wegen der Gefahr der Darmverletzung immer unterlassen. Primär offen reponiert haben wir niemals, da die Reposition bei ganz frischen Fällen unblutig gelingt und durch die Reposition allein die z. H. L. noch nicht besiegt ist. Die veröffentlichten Ergebnisse primär blutig reponierter frischer z. H. L. sind schlecht und nicht empfehlenswert.

1. Behandlung nach anderen Autoren. LENDRICH, SIMON, WÖRNER und WOLF erklärten jede Intervention für unnötig. Viele andere Autoren jedoch geben unblutige und blutige Behandlungsvorschläge. Die blutigen Methoden versuchen entweder mit einer ruckartigen oder einer langsamen allmählichen Kraftanwendung die Reposition zu erzielen. Die erste Methode wurde von BARDENHEUER, FROEHLICH, GUIBÉ, SILVESTRINI und WHITMAN, die zweite, allmähliche, langsame Reposition wurde von DELITALA, ROUX und SCHRÖDER befürwortet. Obwohl von den gleichen Grundsätzen geleitet, wurde die Reposition und die Fixation durch verschiedene Art des Vorgehens unterschiedlich gestaltet. BARDENHEUER übt unter Zug an den Extremitäten bei Abduktion und Innenrotation des Beines die Reposition aus. Dabei versucht er noch mit dem Finger im Rectum und mit der anderen Hand in der Fossa iliaca den Kopf und die Fragmente in der Pfanne zu reponieren. Die Fixation erfolgt unter Dauerzug. Er verwendet auch den Seitenzug. FROEHLICH bringt die Hüfte in Beugung, während ein Lateralzug mit einem Leintuch in der Richtung des Schenkelhalses ausgeübt wird und dadurch die Reposition erzielt werden soll. SILVESTRINI gibt an, in Narkose die Extremität leicht zu beugen und unter langsam zunehmendem Zug in der Längsrichtung und auch an einem Seitenzug bei leichter Abduktion und Innenrotation des Beines zu reponieren. WHITMAN erzielt durch maximale Abduktion des Beines und durch Abstützen des Trochanters am Darmbein ein Herausheben des Oberschenkelkopfes aus dem Becken, in dieser Stellung legt er zur Fixation seinen Beckenoberschenkelgipsverband an. Unblutige Behandlung mit langsamer Reposition befürwortet DELITALA: Zuerst Dauerzug und dann Gipsverband. ROUX enthält sich jeder forcierten Reposition. Er empfiehlt Längszug von 8 kg und Seitenzug von mindestens 6 kg. Blutige Behandlung durch Verwendung von Schrauben zur Traktion empfehlen BOSCH, DELITALA, FRANKE. GUIBÉ ging operativ vor und zwar abdominal-, extra-, und intraperitoneal. Darstellung des Pfannendaches von innen her, Reposition des Kopfes und der Pfannenfragmente und Entfernung der Splitter. LAMBOTTE geht rein operativ vor und gibt gute Erfolge an. Durch Freilegung des Gelenkes von außen und Reposition durch Zug erreichte er gute Stellung und fixierte dann im Gipsverband. VAUGHAN bedient sich auch eines vorderen Schnittes zur Freilegung des Gelenkes und hebt mit Hilfe eines Hebels den Femurkopf aus dem Becken. Bei Neigung zur Reluxation versuchte er durch Wiederherstellung des Pfannengrundes durch Reposition der Fragmente und Verschraubung derselben entgegen zu wirken. PUTTI gibt die Notwendigkeit an, ob blutig oder unblutig, durch direkten Zug in der Schenkelhalsachse zu reponieren. LEXER operierte die z. H. L.; nach zu früher Belastung kam es jedoch zur Reluxation. Seine Ergebnisse waren schlecht. KÖNIG ging auch operativ vor, da er der Ansicht war, daß die Reposition im Schraubenzug auf die Bruchstücke des Pfannenbodens keinen Einfluß habe. Durch Fixation im Seitenzug und dadurch, daß er erst nach 17 Wochen belasten ließ, hatte er ein recht gutes Funktionsergebnis. SMITH PETERSON meint, daß man alle blutig reponieren soll. Die Nachuntersuchungsergebnisse sprechen jedoch dagegen. Auch CUBBINS und CONLEY gehen operativ vor bei Beugung, Einwärtsrotation und Seitenzug. In letzter Zeit veröffentlichten amerikanische Autoren durch blutiges Vorgehen keine empfehlenswerten guten Ergebnisse. Die Schwierigkeit liegt eben nicht nur allein in der Reposition, sondern vielmehr in der Fixation, die auch mit dem Verschwinden der großen Gipsverbände aus der Behandlung bei direktem Längs- und Seitenzug nicht ausgeschaltet sind. Vielfach wurde wegen Infektionsgefahr die Extension zu früh abgenommen, dann waren die Ergebnisse eben schlecht. Bemerkenswert ist noch die Feststellung von BASTOS, daß es besser sei, keinen Repositionsversuch zu unternehmen, wenn man den Verletzten mit einer z. H. L. nicht in den ersten Momenten gesehen hat.

Zusammenfassend ist zu sagen, daß nach unseren Erfahrungen die besten Ergebnisse durch Einrichtung im Dauerzugverband zu erreichen sind, unter der Voraussetzung, daß in den ersten 2 Tagen die entsprechend hohen Zuggewichte richtig angelegt wurden.

2. Behandlung der eigenen Fälle.

Von unseren eigenen 57 Fällen, die frisch in Behandlung kamen, wurde an 53 primär die Reposition versucht. An 4 Fällen wurde wegen schlechten Allgemeinzustandes von einer Reposition abgesehen. Zwei von diesen Verletzten starben innerhalb von 24 Std. an den Folgen ihrer schweren Nebenverletzungen (Fall 12 und 40/8). Bei einer 92jährigen Frau (Fall 45/13) wurde ebenfalls von einer Reposition Abstand genommen. Bei einem 41jährigen Maurer, der ca. 6 m vom Gerüst abstürzte und schwere Nebenverletzungen hatte und bei dem eine Probelaparotomie durchgeführt wurde, bestand nur eine angedeutete Subluxation im Hüftgelenk, die nicht reponiert wurde. Von den 53 Verletzten, bei denen eine Reposition versucht wurde, gelang es in 33 Fällen vollständig zu reponieren. Bei 20 Verletzten konnte nur eine teilweise oder nicht vollständige Reposition erreicht werden. Erfolgsmäßig gesehen ist die Dauerzugbehandlung der Reposition im Schraubenzug und durch Manipulation überlegen.

Tabelle 9. *Die Reposition ist gelungen (an eigenen Fällen): 33.*

	Gruppe I	Gruppe II	Kombinierte Form
Durch Extension allein	18	8	0
Im Schraubenzug	1	1	0
Durch Manipulation	5	0	0

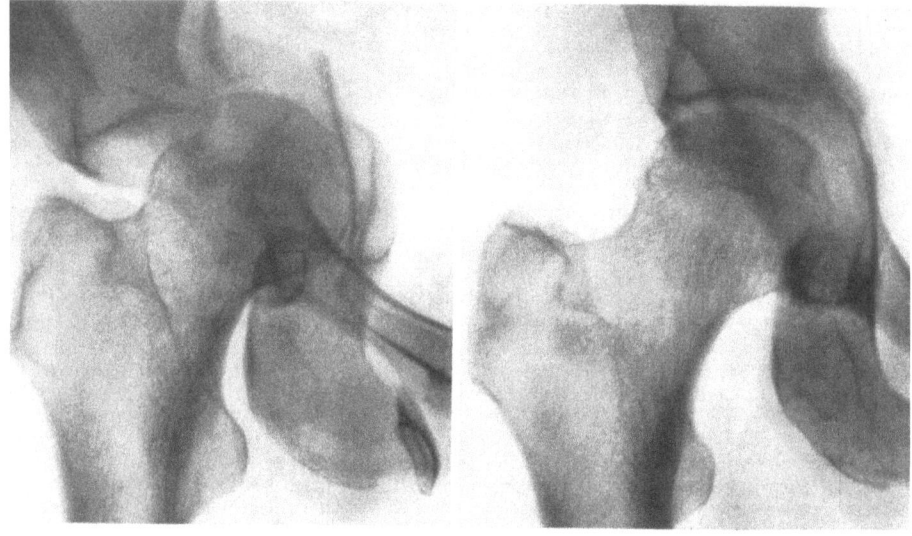

Abb. 8a   Abb. 8b
am 12. 7. 50   am 2. 2. 54
Unfall 12. 7. 50. Einlieferung 12. 7. 50. Einrichtung 12. 7. 50.

Abb. 8a (Fall 32). Zentrale Hüftverrenkung Gruppe I mit starker Verschiebung nach medial und Impression des Schenkelkopfes an der kranialen Knorpel-Knochengrenze, entstanden bei einer 41jährigen Arbeiterin durch Sturz vom Motorrad. Manuelle Einrichtung und Dauerlängszug mit 10 kg und Seitenzüge mit je 5 kg durch 12 Wochen.

Abb. 8b. Röntgenkontrolle zu Abb. 8a. Nach 3½ Jahren Stellung sehr gut. Keine Ernährungsstörung des Kopfes, keine Arthrose, Funktion sehr gut.

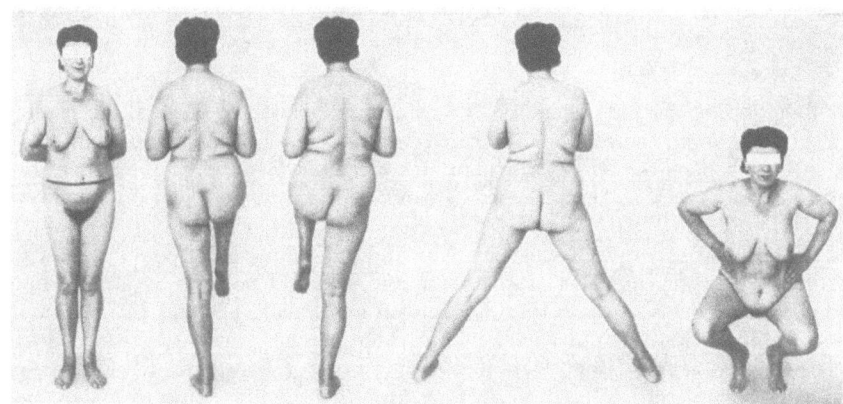

Abb. 8c. Photo zu Abb. 8a u. b. 3½ Jahre nach der Verletzung. Funktion sehr gut, Bewegung aktiv frei, nie Schmerzen.

Die Reposition ist nur unvollständig gelungen (eigene Fälle): 20.

	Gruppe I	Gruppe II	Kombinierte Form
Durch Extension allein	8	5	1
Im Schraubenzug	1	1	0
Durch Manipulation	2	1	1

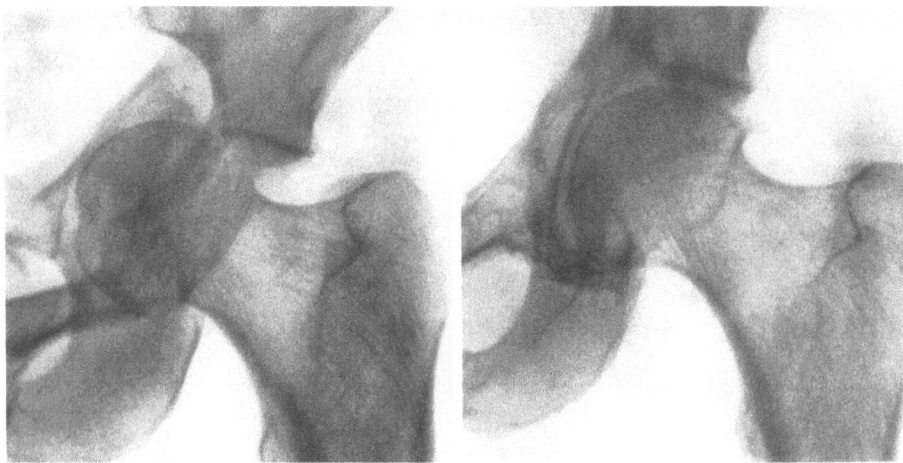

Abb. 9a   Abb. 9b
Unfall 16. 11. 45. Einlieferung 16. 11. 45. Dauerzug 16. 11. 45.

Abb. 9a (Fall 15). Zentrale Hüftverrenkung der Gruppe I mit starker medialer Verschiebung, entstanden bei einem 57jährigen Maurer durch Sturz 1,5 m vom Gerüst. Behandelt im Dauerlängszug mit 15 und später mit 10 kg und Seitenzug mit 5 kg durch 12 Wochen.

Abb. 9b. Röntgenkontrolle nach 5½ Jahren. Gute Einrichtung, geringer Randwulst am Oberschenkelkopf, keine Ernährungsstörungen.

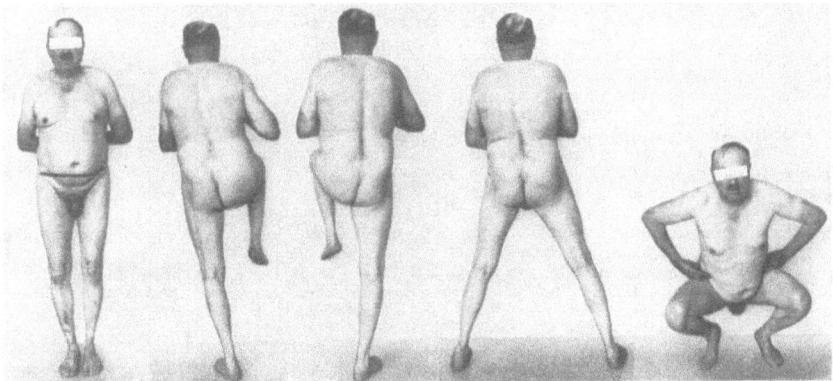

Abb. 9c. Photo zu Abb. 9a u. b. 5½ Jahre nach der Verletzung. Funktion vollkommen normal, keine Beschwerden.

Folgen zu geringen Zuges und zu frühen Abhängens von Zuggewichten. Bei Verwendung von zu geringen Zuggewichten mit $1/_7$ des Körpergewichtes, wie wir sie von 1947—1949 verwendet haben, ist vor allem eine nicht vollkommene Reposition der Bruchstücke des Pfannenbodens zu befürchten. In der Spätfolge sind Arthrosen und Bewegungseinschränkungen des Hüftgelenkes und vereinzelt auch Ernährungsstörungen des Kopfes zu erwarten. Durch das Anhängen von zu geringen Zuggewichten von $^1/_7$ des Körpergewichtes, also ca. 8—10 kg, wird am Beginn der Behandlung gerade die günstigste und einzig mögliche Zeit, das ist der erste und zweite Tag nach der Verletzung, versäumt, um ein vollständiges Repositions-

Abb. 10 a, am 17. 9. 43   Abb. 10 b, am 18. 9. 43   Abb. 10 c, am 28. 9. 43

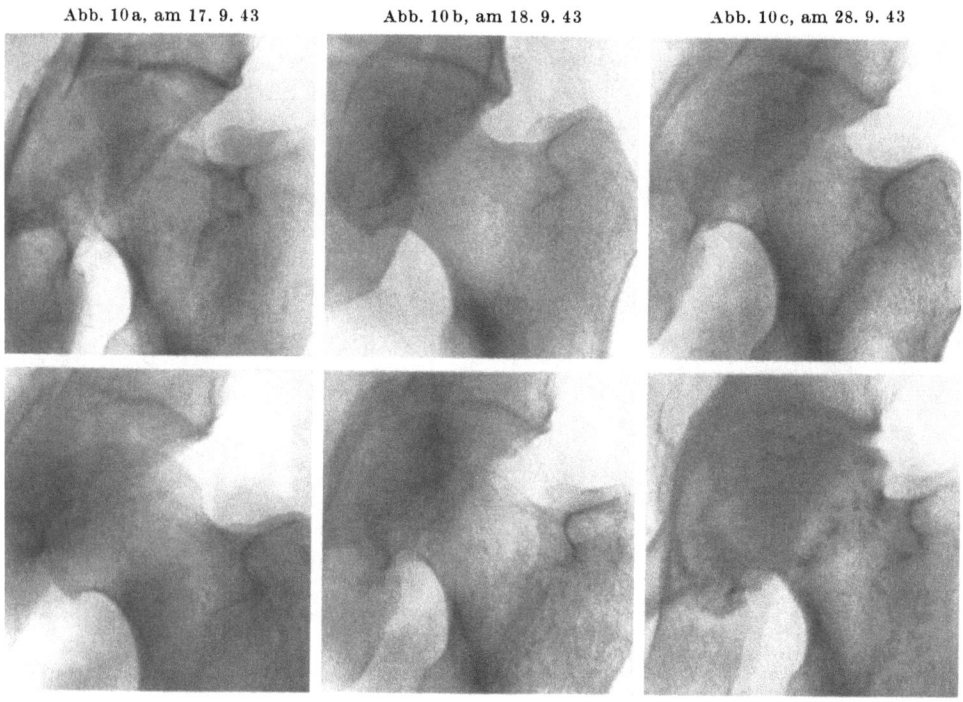

Abb. 10 d, am 6. 10. 43   Abb. 10 e, am 18. 11. 43   Abb. 10 f, am 16. 8. 51
Unfall 17. 9. 43. Einlieferung 17. 9. 43. Dauerzug 17. 9. 43.

Abb. 10 a (Fall 13). Zentrale Hüftverrenkung der Gruppe I mit mäßiger Verschiebung nach medial, entstanden bei einem 67jährigen Zimmermann, der 2,5 m tief stürzte.
Abb. 10 b. Röntgenkontrolle zu Abb. 10 a nach 1 Tag im Dauerzug mit 15 kg. Er ist gut eingerichtet. Das Gewicht wurde auf 12 kg herabgesetzt.
Abb. 10 c. Röntgenkontrolle zu Abb. 10 b nach 11 Tagen. Wegen des zu geringen Gewichtes ist eine neuerliche Subluxation entstanden. Deshalb wurde wieder mit 15 kg gezogen.
Abb. 10 d. Röntgenkontrolle zu Abb. 10 c nach weiteren 8 Tagen. Im Gelenk ist eine Diastase von 12 mm entstanden, aber der Pfannenboden ist dem Kopf nicht mehr gefolgt. Das Gewicht wurde deshalb wieder auf 12 kg herabgesetzt.
Abb. 10 e. Röntgenkontrolle zu Abb. 10 d nach weiteren 6 Wochen. Es ist wieder eine gleiche Subluxation eingetreten wie auf Abb. 9 c.
Abb. 10 f. Röntgenkontrolle zu Abb. 10 a—e nach 8 Jahren. Partielle Kopfnekrose und Arthrose. Der Kopf ist kalkdicht. Der Gelenkspalt ist fast verschwunden. Schmerzen und Kontrakturen.

ergebnis zu erzielen. Bei der Durchsicht unseres Materials zeigte sich, daß es nur am ersten oder zweiten Tag gelingt, eine vollständige Reposition zu erreichen. Zu einem späteren Zeitpunkt gelingt dies auch bei Verwendung von höheren Zuggewichten von $^1/_5$ des Körpergewichtes, also ca. 12—15 kg, nur unvollständig. Dies gilt auch im selben Maße für Repositionsversuche im Schraubenzug und im weitgehendsten auch für die manuelle Reposition. Selbst bei stärkstmöglichem Zug im Schraubenzugapparat „bis sich die Stangen verbiegen" (Fall 14) konnte am 4. Tage nur der Kopf herausgezogen werden, die verschobenen Bruchstücke des Pfannenbodens ließen sich jedoch nicht mehr vollständig reponieren. Ganz selten gelang es bei solchen Fällen, die verspätet in Behandlung kamen, durch maximales Abspreizen bei gleichzeitigem Längszug an beiden Beinen die Bruchstücke des Pfannenbodens herauszuhebeln. Auf die besonderen Gefahren dieses Vorgehens zur Förderung einer Kopfnekrose und zur Erzeugung einer Myositis ossificans wird später noch eingegangen. Bei der Reposition der Bruchstücke am

Abb. 11a, am 16. 12. 48   Abb. 11b, am 2. 1. 49

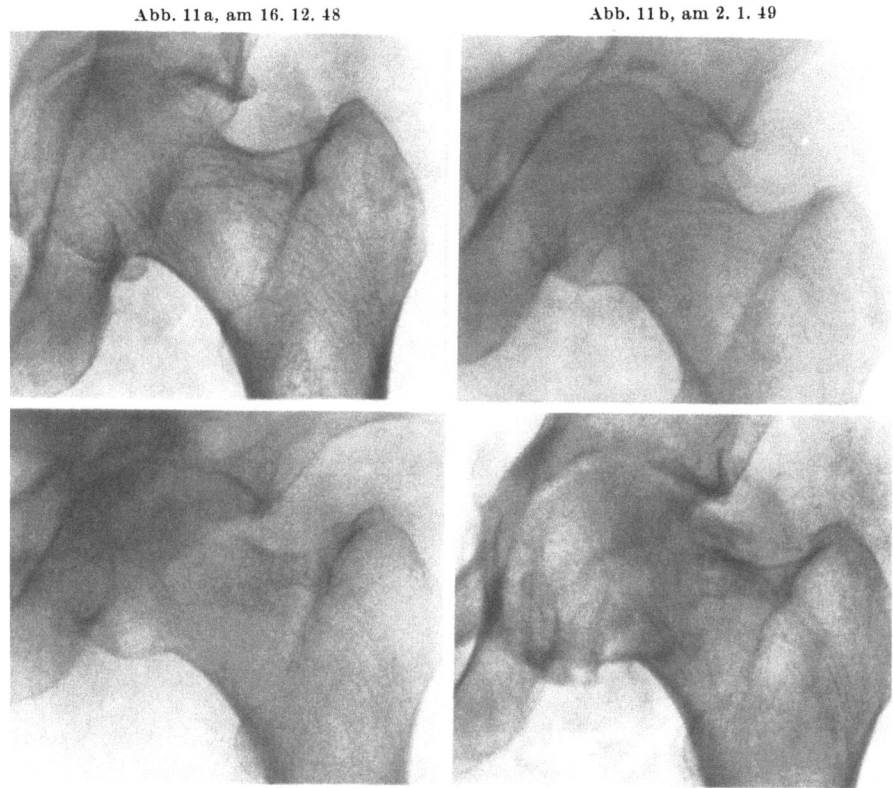

Abb. 11c, am 15. 1. 49   Abb. 11d, am 16. 8. 51
Unfall 16. 12. 48. Eingeliefert 16. 12. 48. Dauerzug 16. 12. 48.

Abb. 11a (Fall 26). Zentrale Hüftverrenkung der Gruppe I mit Einbruch des Schenkelkopfes an der Knorpel-Knochengrenze, entstanden bei einer 67jährigen Frau durch Sturz auf der Straße. Sofort Längszug mit 9 kg und Seitenzug von 3 kg.
Abb. 11b. Röntgenkontrolle zu Abb. 11a nach 16 Tagen. Am 2. Tag wurde ein manueller Einrichtungsversuch gemacht, weil die Verrenkung mit Längszug von 9 kg nicht eingerichtet war. Nach dem manuellen Einrichtungsversuch wieder Längszug mit nur 9 kg. Nach 7 Tagen Längszug auf 5 kg herabgesetzt. Es besteht noch eine zentrale Subluxation.
Abb. 11c. Röntgenkontrolle zu Abb. 11b nach weiteren 13 Tagen bei einem Längszug von 6 kg. Der Gelenkspalt ist stark verschmälert.
Abb. 11d. Röntgenkontrolle zu Abb. 11a—c nach 2,5 Jahren. Leichte Ernährungsstörung des Schenkelkopfes. Randwülste am Kopf. Gelenkspalt verschmälert. Hüftbeugung 150—70⁰. Abduktion zur Hälfte, Rotation ²/₃ behindert. Beschwerden verhältnismäßig gering.

Pfannenboden verhält es sich ähnlich wie bei der Behandlung anderer Frakturen, so zum Beispiel wie bei den Wirbelbrüchen, die sich auch nur in den ersten Tagen nach dem Unfall aufrichten lassen.

Bei den 13 Fällen der Gruppe I und II, bei denen die Reposition durch Extensionszug allein nicht vollständig gelang, wurden zum Teil zu geringe Zuggewichte verwendet ($^1/_{10}$ bis $^1/_7$ des Körpergewichtes). Nur bei einem Fall gelang die

Reposition dann noch verspätet durch Zug an beiden Beinen und durch maximales Abspreizen. Aus diesen Erfahrungen heraus sind wir dazu übergegangen, jetzt wieder Zuggewichte für den Längszug von $^1/_5$ des Körpergewichtes (12—15 kg) und Seitenzüge von 4—5 kg zu verwenden.

Folgen zu frühen Abhängens von Zuggewichten am Beginne und am Ende der Behandlung. In der Erhaltung der reponierten Stellung liegt die Hauptaufgabe.

Abb. 12a, am 24. 3. 47   Abb. 12b, am 24. 3. 47

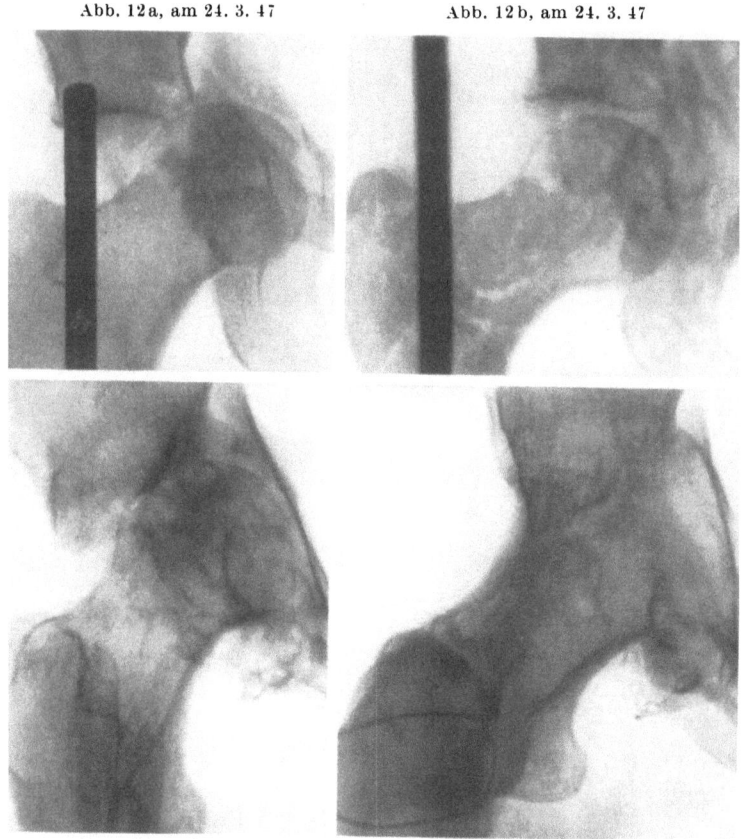

Abb. 12c, am 29. 12. 48   Abb. 12d, am 16. 8. 51
Unfall 19. 3. 47. Eingeliefert 19. 3. 47. Manuelle Einrichtung 24. 3. 47.

Abb. 12a (Fall 18). Zentrale Hüftverrenkung der Gruppe I mit starker Verschiebung bei markgenageltem Oberschenkelschaftbruch, entstanden bei einer 34 Jahre alten Hilfsarbeiterin, die von einem Rettungsauto niedergestoßen worden ist. Am ersten Tag gedeckte Marknagelung. Die zentrale Hüftverrenkung wurde erst nach 5 Tagen entdeckt. Dann manuelle Einrichtung und Dauerlängszug mit 8 kg und Seitenzug mit 3 kg.

Abb. 12b. Röntgenkontrolle zu Abb. 12a nach der manuellen Einrichtung. Stellung gut. Später wurde das Gewicht noch weiter herabgesetzt bis zu 5 kg.

Abb. 12c. Röntgenkontrolle zu Abb. 12a u. b nach 9 Monaten. Es besteht eine Subluxation, weil die Zuggewichte zu gering waren. Einbruch des Schenkelkopfes an der Kranialseite. Gelenkspalt verschwunden. Starke Schmerzen.

Abb. 12d. Röntgenkontrolle zu Abb. 12a u. b nach 6 Jahren. Wegen der starken Schmerzen wurde 2 Jahre nach der Verletzung eine Arthrodese gemacht.

Man sollte viel mehr darauf achten, weil die Endresultate sonst viel schlechter ausfallen als sie eigentlich bei exakter Reposition zu erwarten wären. In der Neigung zur Reluxation in den ersten 4 Wochen durch den starken Muskelzug ist eine zweite Schwierigkeit und Gefahr bei der Behandlung der z. H. L. In Gipsverbänden ist eine solche Fixation, wie mehrere Autoren feststellten, nicht gewährleistet, so bleibt eigentlich nur der Dauerstreckverband. Bei der Behandlung der z. H. L. muß unser Bestreben sein, in den ersten 4 bis 6 Wochen dem Muskelzug entgegenzuarbeiten, der gerade am Hüftgelenk mit seinem komplizierten Mechanismus besonders zur Wirkung kommt.

Abb. 13a, am 16. 11. 49   Abb. 13b, am 23. 11. 49

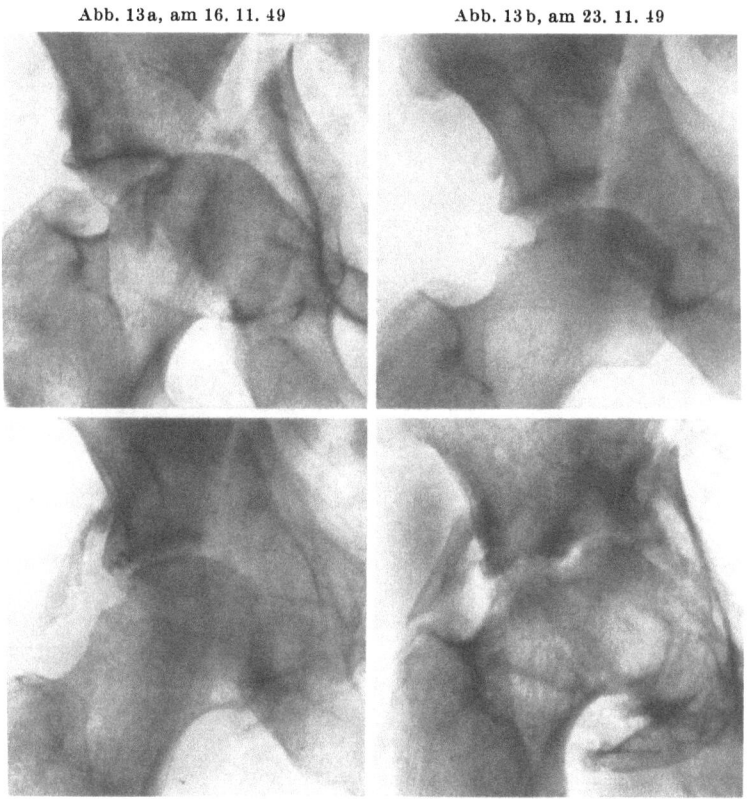

Abb. 13c, am 27. 12. 49   Abb. 13d, am 17. 8. 51
Unfall 11. 11. 49. Eingeliefert 16. 11. 49. Manuelle Einrichtung 16. 11. 49.

Abb. 13a (Fall 30). 5 Tage alte zentrale Hüftverrenkung der Gruppe I mit Einbruch an der Kranialseite der Knorpel-Knochengrenze, entstanden bei einem 62 Jahre alten Landarbeiter durch Sturz aus 3,5 m Höhe von einem Wagen. Sofort nach der Einlieferung Versuch der manuellen Einrichtung, dann Längszug mit 10 kg und Seitenzug mit 3,5 kg.

Abb. 13b. Röntgenkontrolle zu Abb. 13a nach 7 Tagen. Der Verrenkungsbruch ist gut eingerichtet. Im Gelenk besteht eine Diastase von 5 mm. Die Impression an der Lateralseite des Schenkelkopfes ist sehr gut zu sehen. Der Längszug wurde auf 9 kg herabgesetzt.

Abb. 13c. Röntgenkontrolle zu Abb. 13b nach weiteren 34 Tagen. Die Diastase im Gelenk ist verschwunden. An der Kranial- und Caudalseite der Gelenkskapsel sieht man eine Muskelverknöcherung.

Abb. 13d. Röntgenkontrolle zu Abb. 13a—d nach 2 Jahren. Der Schenkelkopf ist eingebrochen. Die Myositis ossificans hat zugenommen.

Durch zu frühes Abhängen der Zuggewichte in den ersten 3 Wochen konnten wir mehrmals eine Reluxation des Oberschenkelkopfes und der Bruchstücke des Pfannenbodens beobachten. Die Zuggewichte wurden meist aus Angst vor Distraktion im Hüftgelenk vermindert, so z. B. beim Fall 13 (Abb. 10), einem 67jährigen Zimmermann mit einer z. H. L. der Gruppe I. Am Tage des Unfalles gelang es durch Nagelextension mit 15 kg vollständig zu reponieren. Am nächsten Tag wurden jedoch 3 kg aus Angst vor Distraktion abgehängt, worauf die Bruchstücke des Pfannenbodens und der Kopf nach zentral subluxierten. 10 Tage danach wurde erst eine Röntgenaufnahme gemacht und daraufhin das Zuggewicht neuerdings auf 15 kg erhöht. Es gelang dadurch jedoch nur mehr den Kopf herauszuziehen. Die Bruchstücke des Pfannenbodens blieben in der Tiefe. Bei der Nachuntersuchung 8 Jahre nach der Verletzung war der Befund klinisch als schlecht zu

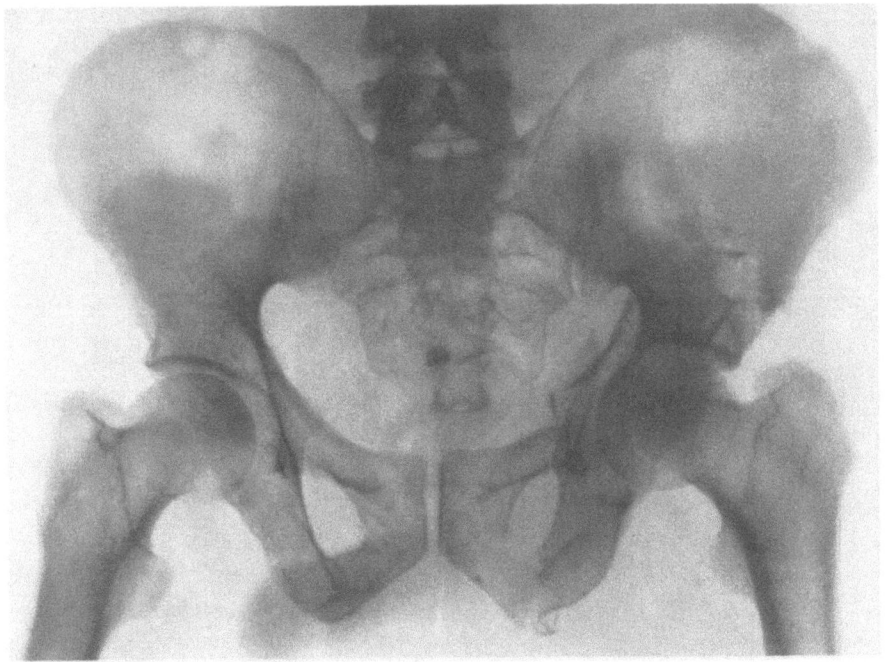

Abb. 14, am 10. 4. 30
Unfall 10. 4. 30. Eingeliefert 10. 4. 30. Dauerzug 10. 4. 30.

Abb. 14 (Fall 33/1). Zentrale Hüftverrenkung der Gruppe II mit Bruch der Beckenschaufel und der Schambeinäste. Der Schenkelkopf ist gegenüber der Hüftpfanne nicht verrenkt, sondern mit ihr nach medial-kranial verschoben. Entstanden bei einem 34 Jahre alten Hilfsarbeiter, der in einen Aufzugsschacht stürzte. Behandlung mit Dauerzug von 10 kg durch 11 Wochen. Es war der 1. Fall einer zentralen Hüftverrenkung, den wir zur Behandlung bekommen haben.

bezeichnen. Er hatte eine Beugekontur im Hüftgelenk von 20⁰, die Rotation der Hüfte war vollkommen gesperrt, röntgenologisch bestand eine Arthrose und eine partielle Kopfnekrose und subjektiv gab er starke Gangbehinderung an.

Bei einem Fall (10) der Gruppe I, einem 59jährigen Hilfsarbeiter, bei dem der Oberschenkelkopf 1,5 cm in die Tiefe geschlagen war, gelang die Reposition am Tag des Unfalles im Schraubenzug und nachfolgender Schienbeinnagelextension vollkommen. Wegen einer geringen Diastase im Hüftgelenk wurde das Zuggewicht um 3 kg, und zwar von 10 kg auf 7 kg, vermindert. Die Subluxation, die daraufhin eintrat, ließ sich im Schraubenzug nicht mehr neuerlich beheben. Der Verletzte ist ins Ausland verzogen. Es liegt von ihm ein ausführlicher Rentenbegutachtungsbefund vor und auch Röntgenaufnahmen 5 Jahre nach der Verletzung. Daraus geht hervor, daß die Beugung und Drehung im Hüftgelenk eingeschränkt war. Röntgenologisch war er noch als gut zu bezeichnen.

Gegen Mitte und Ende der Behandlung, das heißt frühestens nach 4—6 Wochen können die Zuggewichte für den Längszug ohne Gefahr einer Reluxation vermindert werden, da die Muskeln durch die Ruhigstellung schwächer geworden sind. Es genügt oft ein Längszug von 8 kg zur Beibehaltung einer leichten Distraktion am Hüftgelenk von 5—6 mm. Die Seitenzüge von 4—5 kg soll man jedoch nicht vermindern.

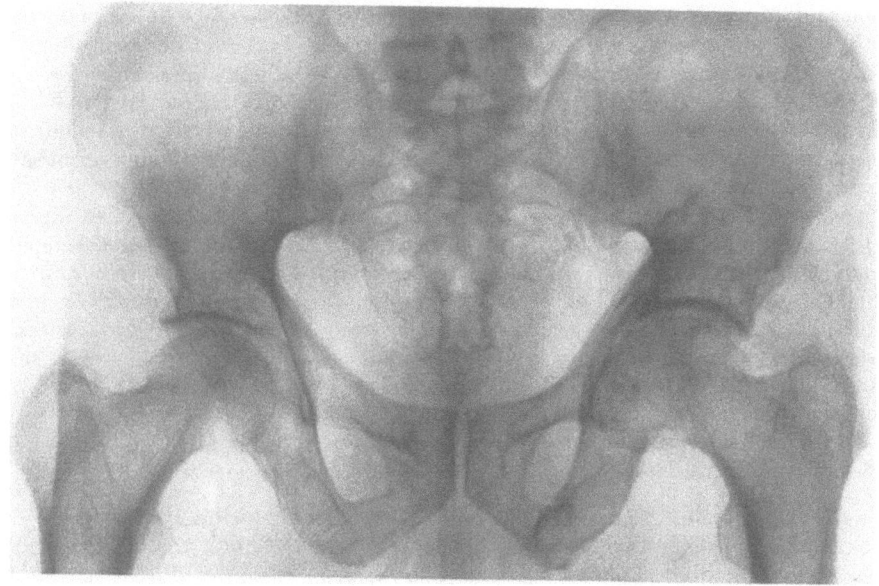

Abb. 15a, am 23. 8. 51

Abb. 15a (Fall 33/1). Röntgenkontrolle zu Abb. 14 nach 21 Jahren. Der Verrenkungsbruch ist in guter Stellung knöchern geheilt. Keine Ernährungsstörungen des Schenkelkopfes, keine Zeichen von Arthrose. Funktion normal.

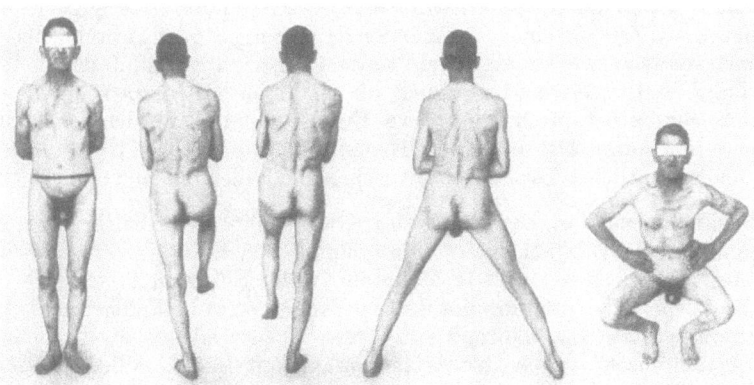

Abb. 15b

Abb. 15b. Photo zu Abb. 14 und 15 nach 21 Jahre langer Beobachtungszeit. Funktion normal. Bewegungen aktiv frei. Nie Schmerzen.

Dauer der Ruhigstellung im Längs- und Seitenzug. Nach unseren Erfahrungen soll die Dauerzugbehandlung bis zum Festwerden der Bruchstücke des Pfannenbodens durchgeführt werden. Wir lassen derzeit den Dauerzugverband 12 Wochen. Für schwerere Fälle sind sogar 14 Wochen zu empfehlen.

Zu dieser verhältnismäßig langen Dauer der Ruhigstellung sind wir durch die Erkenntnis gekommen, daß eigentlich alle Fälle, bei denen eine Ernährungsstörung des Kopfes aufgetreten ist, mit einer einzigen Ausnahme weniger als 10 Wochen ruhiggestellt waren. Es ist nicht anzunehmen, daß in der kürzeren Ruhigstellung die Ursache der Ernährungsstörung liegt, aber doch, daß sie eine solche fördert. Nach unserer Ansicht liegt die Hauptursache für Ernährungsstörungen in einer primären Schädigung des Kopfes während der Gewalteinwirkung. Wie später noch darauf eingegangen wird, treten die Kopfnekrosen fast ausschließlich bei den z. H. L. der Gruppe I auf. Der Kopf ist im Augenblick des Traumas einer größeren Gewalt ausgesetzt; dabei kann es zu röntgenologisch sichtbaren Impressionen am Kopf kommen (Abb. 2) und auch zu nicht sichtbaren Spongiosafrakturen. Wenn der Kopf lange genug entlastet wird, können diese Spongiosafrakturen und Einbrüche innerhalb von 3 Monaten ausheilen und der Schenkelkopf bricht nicht ein. Wenn hingegen die Einrichtung erst verspätet erfolgt, genügt ein Druck von wenigen Tagen, um den Kopf später zusammenbrechen zu lassen. Nach unseren jetzigen Erfahrungen möchten wir auch aus diesem Grunde von einer manuellen Einrichtung durch maximales Abspreizen abraten, weil dadurch der Schenkelkopf neuerlich komprimiert wird. Von unseren 10 Fällen, die leichte Ernährungsstörungen oder Teilnekrosen des Schenkelkopfes zeigten, waren 4 Fälle nur 8 Wochen ruhiggestellt (Fall: 13/Abb. 10, 50/18, 26, 31). Davon hatte der erste eine schwere Ernährungsstörung mit Kopfnekrose, der zweite eine mittelschwere und die beiden letzteren eine leichte.

3. Nachbehandlung. Die Nachbehandlung besteht in einer Übungsbehandlung, wie sie BÖHLER in der „Technik der Knochenbruchbehandlung" ausführlich niedergelegt hat. Die Stellung der Fragmente und des Kopfes werden durch regelmäßige Röntgenkontrollen überprüft und zwar in den ersten 6—12 Std. das erste Mal, nach 2—3 Tagen das zweite Mal, dann wöchentlich einmal durch 4 Wochen und späterhin alle 14 Tage. Nach Abschluß der Behandlung sind alle 6 Monate zunächst durch 2 Jahre Röntgenkontrollen angezeigt. Besonders bei den nekrosegefährdeten Fällen der Gruppe I. Wenn schon während der Extensionsbehandlung röntgenologisch Zeichen einer beginnenden Ernährungsstörung festgestellt wurden, empfehlen manche eine langdauernde Entlastung nach Abschluß der Extensionsbehandlung. Es ist jedoch sehr fraglich, ob bei diesen Fällen, die schon eine Kopfnekrose zeigen, selbst durch eine strenge Entlastung ein Einbruch des Kopfes verhindert werden kann. THOMPSON und EPSTEIN fanden bei ihren Nachuntersuchungen keinen wesentlichen Unterschied zwischen den Fällen mit und ohne Entlastung

4. Behandlungsdauer. Die Dauer des Krankenhausaufenthaltes liegt bei uns zwischen 8 und 14 Wochen; die der ambulanten Behandlung bis zum eventuellen Arbeitsbeginn zwischen 4 und 12 Monaten. In der Literatur finden sich darüber wenig Angaben. WESTERBORN gibt unter 9 Fällen von vollständiger z. H. L. einen als wiederhergestellt an, während von seinen 12 partiellen z. H. L. 5 hergestellt sind. Die Durchschnittszeit der Arbeitsunfähigkeit für die Wiederhergestellten betrug ca. 4½ Monate.

12. Nachuntersuchung.

Von 57 Verletzten sind 7 vor Beginn oder während der Behandlung gestorben. Davon erlagen 4 innerhalb von 24 Std. ihren schweren Nebenverletzungen. Die 3 weiteren sind am 12., 16. und 17. Tag nach dem Unfall gestorben. Von den restlichen 50 sind inzwischen 10 weitere an anderen Leiden, die mit dem Unfall nicht in ursächlichem Zusammenhang stehen, verstorben. Von diesen 10 Verletzten

Tabelle 10. *Durchschnittliche Behandlungsdauer in Tagen.*

Art der Verletzung	Zahl der überlebenden Fälle	Behandlungsdauer in Tagen			Todesfälle vor oder während der Behandlung	Gesamtzahl der Fälle
		stat.	amb.	Summe		
Gruppe I	29	88,85	95,35	184,20	3	32
Gruppe II	19	89,85	105,65	195,50	4	23
Gruppe III	2	85,00	214,00	299,00	——	2
Durchschnitt		87,90	138,33	226,23		57

liegen in 3 Fällen Nachuntersuchungsbefunde und Röntgenbilder vor, die anläßlich einer Rentenbegutachtung gemacht wurden: beim ersten (Fall 3) ein Begutachtungsbefund 3 Jahre nach der Verletzung, beim zweiten (Fall 17) 4½ Jahre nach der Verletzung und beim dritten (Fall 41/9) 5 Jahre nach der Verletzung. Von einem weiteren Patienten (Fall 34/2) liegt ein Nachuntersuchungsbefund vor, der von Prof. L. BÖHLER in seinem 1. Band der „Technik der Knochenbruchbehandlung" (Abb. 627—633) veröffentlicht wurde. Von den restlichen 6 Verletzten sind nur die Endbefunde bei der Entlassung aus der Behandlung vorhanden. Die übrigen 40, derzeit noch lebenden Verletzten, wurden zur Nachuntersuchung vorgeladen. Davon sind 37 erschienen. 2 waren ins Ausland verzogen und nicht mehr erreichbar. Von einem von diesen liegt ein Begutachtungsbefund 5 Jahre nach dem Unfall vor. Der zweite schickte 10 Jahre nach der Verletzung nur einen klinischen Befund. Der dritte gab Nachricht, daß er zur Untersuchung nicht erscheinen wolle, da er völlig beschwerdefrei sei. Es wurden demnach von den 57 frischen, eigenen z. H. L. 37 von uns nachuntersucht. In der nun folgenden Auswertung wurden nur diese 37 persönlich nachuntersuchten Fälle verwertet.

Tabelle 11. *Beobachtungszeiten unserer nachuntersuchten 37 Fälle mit z. H. L.*

Anzahl der Jahre der Beobachtung	21	10—15	5—10	2—5	1—2	Summe
Gruppe I	1	1	4	13	3	22
Gruppe II		2	6	4	1	13
Kombinierte Form . . .			2			2
Summe	1	3	12	17	4	37

Vorgang bei der Nachuntersuchung. Bei der Nachuntersuchung wurden die Befunde nach folgendem Vorgang niedergelegt: Alter, Beruf, Unfallhergang, Diagnose. Nebenverletzung, Art der Behandlung, Dauer der stationären und ambulanten Behandlung, subjektive Beschwerden, Prüfung der Pulse und Reflexe, Gangqualität und Gangleistung, Trendelenburgsches Zeichen, maximales Spreizen der Beine im Stehen. Messung des Fersenabstandes, Richtung der Crena ani zu den Fersen, Prüfung der aktiven Beweglichkeit sämtlicher Gelenke beider Extremitäten, Prüfung einer vorhandenen Beugekontraktur mit dem Handgriff nach THOMAS, Prüfung einer eventuell vorhandenen Ab- oder Adduktionskontraktur. Messung der Beinlänge, eventuelle scheinbare oder reelle Verkürzung, Umfangmessung beider Oberschenkel und Waden, Prüfung der Sensibilität. Röntgenaufnahme in Form einer Beckenübersichtsaufnahme und in interessanten Fällen auch Anfertigung einer Seitenansicht beider Hüftgelenke. Am Schlusse der Untersuchung wurde der Verletzte noch nach einem eventuellen Rentenbezug befragt.

13. Folgen der zentralen Hüftverrenkungen.

Wir unterscheiden Frühfolgen und Spätfolgen. Zu den Frühfolgen gehören Todesfälle, eventuelle Amputationen, Gefäß- und Nervenstörungen. Zu den Spätfolgen gehören vor allem die Kopfnekrose. die Arthrose und die Myositis ossificans.

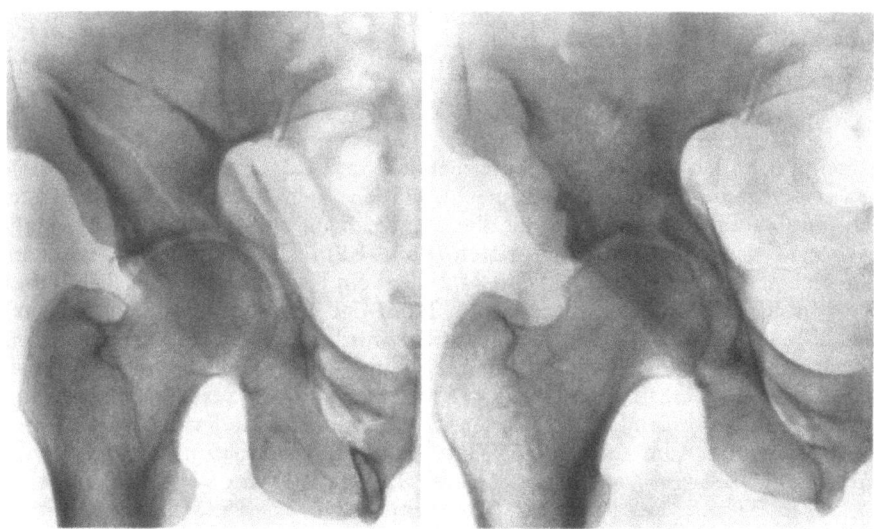

Abb. 16a, am 1. 12. 50   Abb. 16b, am 3. 1. 54
Unfall 1. 12. 50. Eingeliefert 1. 12. 50. Dauerzug 1. 12. 50

Abb. 16a (Fall 55/23). Zentrale Hüftverrenkung der Gruppe II, entstanden bei einem 49 Jahre alten Maurer, der vom 2. Stock abgestürzt ist. Behandlung Dauerzug mit 7 kg durch 10 Wochen.
Abb. 16b. Röntgenkontrolle zu Abb. 16a nach 3 Jahren. Gute Einrichtung, keine Ernährungsstörungen des Schenkelkopfes, keine Zeichen von Arthrose.

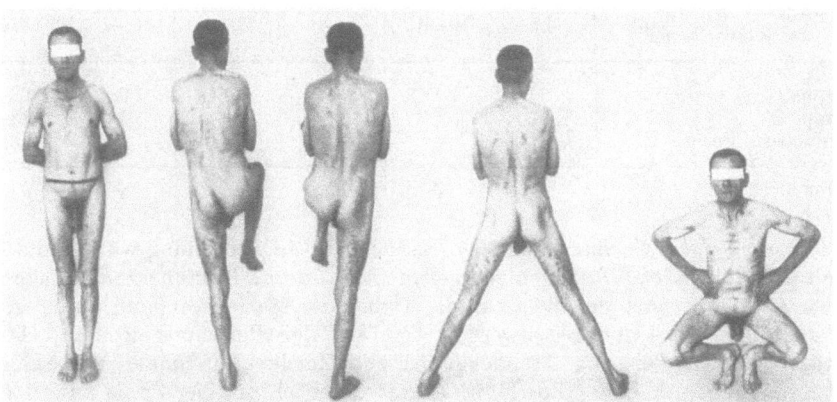

Abb. 16c. Photo zu Abb. 16a u. b. Nach 3 Jahren. Funktion normal. Beweglichkeit aktiv frei, keine Schmerzen.

1. Frühfolgen. *a) Todesfälle:* 7 (12,3%). Von unseren 57 Fällen mit z. H. L. sind 4 (7%) sofort nach der Einlieferung oder innerhalb 24 Std verstorben. Alle 4 hatten ausgedehnte schwere Nebenverletzungen (Fall: 37/5, 1933; 40/8, 1939; 12/, 1943; 21, 1947). Bei ihnen konnte trotz sofort nach der Einlieferung einsetzender Schockbehandlung durch Lokalanaesthesie, Wärmezufuhr und Bluttransfusion der Exitus letalis nicht verhindert werden. In 2 Fällen wurde sogar von einer Reposition durch Extension wegen des schlechten Allgemeinzustandes abgesehen (Fall 12 und 40/8). Bei den anderen 2 Fällen wurde eine Extension durch Nagel noch versucht.

3 Verletzte (5,3%) verstarben im Laufe der Behandlung an den Folgen des erlittenen Unfalles. Und zwar am 12., 16. und 17. Tag nach der Verletzung. Der erste Fall (46/14), ein 53 jähriger Zimmermaler, stürzte aus 3 m Höhe. Er hatte eine z. H. L. der Gruppe II und als Nebenverletzung eine Gehirnerschütterung, einen Schulterblattbruch und Serienrippenbrüche. Er verstarb am 16. Tag nach dem Unfall an einer Lungenembolie ausgehend von einer Thrombose am Unterschenkel der gesunden Seite (Obduktionsbefund). Der zweite Fall (Fall 14), ein 71 jähriger Generaldirektor i. R., wurde bei einem Fliegerangriff verschüttet und kam infolge der Kriegsverhältnisse erst 3 Tage später in Krankenhausbehandlung. Neben einer

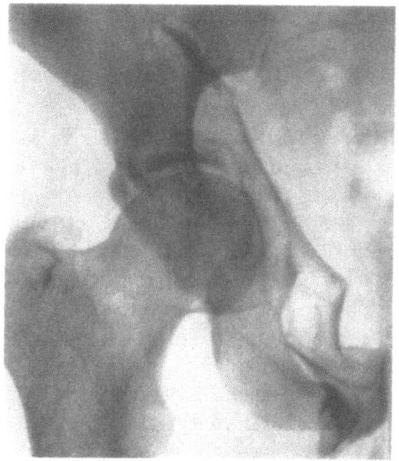 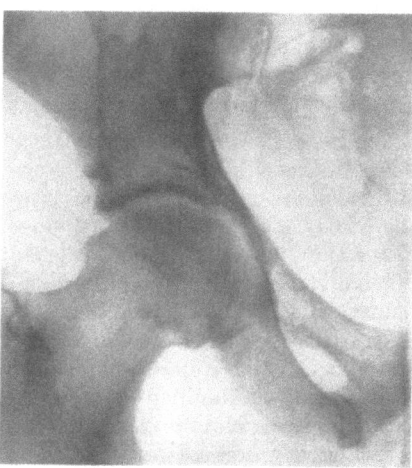

Abb. 17a, am 8. 7. 42   Abb. 17b, am 16. 8. 51
Unfall 8. 7. 42. Eingeliefert 8. 7. 42. Einrichtung im Schraubenzug 8. 7. 42

Abb. 17a (Fall 42/10). Zentrale Hüftverrenkung der Gruppe II mit starker Verschiebung der Bruch-stücke, entstanden bei einem 27 Jahre alten Schlosser durch Sturz von einer Leiter. Eingerichtet im Schraubenzug, dann Dauerzug 10 kg durch 3 Wochen, dann mit 9 kg, im ganzen 11 Wochen.
Abb. 17b. Röntgenkontrolle zu Abb. 17a nach 9 Jahren. Gute Stellung, Schenkelkopf gut ernährt. Mäßiger Randwulst an der Kranialseite des Kopfes. Hüftbeugung 160—60°. Abduktion und Rotation ¹/₃ behindert. Hinkt etwas. Bei längerem Stehen und Gehen Schmerzen.

z. H. L. der Gruppe I hatte er als Nebenverletzung einen Bruch der 6.—8. Rippe links. Er bekam eine Infektion an der Drahtextensionsstelle am Oberschenkel für den Seitenzug mit anschließender arterieller Blutung und Schwellung in der Adduktorengegend. Er verstarb am 17. Tag an einer Pneumonie. Der dritte Fall (Fall 49/17), ein 55 jähriger Hilfsarbeiter, wurde beim Bau von einer umfallenden Bretterwand getroffen. Neben einer z. H. L. der Gruppe II hatte er noch als schwere Nebenverletzung eine Contusio cerebri mit Lähmung der rechten Körperhälfte. Er verstarb am 22. Tag an deren Folgen.

VAUGHAN gab bei seinen 26 gesammelten Fällen 30% Todesfälle an. COTTALORDA 27%, FALLA 50%. KATZ fand in der Literatur 11 Fälle, die in der ersten Woche verstarben. ELIASON hat keinen verloren. Sonst finden sich in der Literatur wenig Angaben über Frühtodesfälle.

b) *Amputationen.* Amputationen mußten wegen einer z. H. L. mit Nebenver-letzungen bei uns nicht durchgeführt werden.

c) *Gefäßstörungen.* Diese haben wir auch nicht als direkte Folge beobachten können.

d) *Darmverletzungen.* Darmverletzungen als Folge einer z. H. L. konnten wir nicht beobachten. Solche wurden beschrieben als Unfallfolge jedoch auch als Behandlungsfolge beim Versuch der Einrichtung der Bruchstücke des Pfannen-bodens vom Mastdarm aus mit Instrumenten und digital.

e) *Nervenstörungen.* Diese konnten wir bei unseren 57 frischen Fällen als direkte Folge der z. H. L. nicht beobachten. Ich selbst habe nur bei einem Fall später

einmal eine vorübergehende Sensibilitätsstörung beobachten können. Nervenstörungen wurden von anderen mehrfach gefunden. ELIASON und WRIGHT hatten
unter ihren 15 Fällen 7 mit Nervenstörungen, davon 2 im Ischiadikus, 3 im Obturatorius. Und 2 mit Sensibilitätsstörung in der Perinealgegend. ARMSTRONG
hatte unter seinen 3 Fällen einen Fall mit Ischiadikusparalyse. Bei unserem Material hatte ein einziger Verletzter eine Caudaläsion, die jedoch auf einen gleichzeitig bestehenden Verrenkungsbruch des 5. Lendenwirbels zurückzuführen war
(Fall 23).

Eine vorübergehende Sensibilitätsstörung am Fußrücken der verletzten Seite
trat im Verlaufe der Extensionsbehandlung bei einem Verletzten auf, die sich
jedoch auch nicht mit Sicherheit mit der z. H. L. in Zusammenhang bringen läßt.
Bei dem Verletzten bestanden als Begleitfrakturen im übrigen Beckenbereich ein
Bruch dicht am Darm-Kreuzbeingelenk derselben Seite (Fall 7, 1941).

2. Spätfolgen. Als Spätfolge tritt schmerzhafte Einschränkung der Beweglichkeit des Hüftgelenkes auf und in seltenen Fällen sogar völlige Versteifung, welche
Ausdruck einer Arthrose mit Kopfnekrose und selten einer Myositis ossificans sein
können. Die Ursache für das Auftreten einer Kopfnekrose und einer Arthrose liegt
in erster Linie in einer primären Schädigung des Kopfes und dann in einer verspäteten und dadurch mangelhaften Einrichtung. Außerdem können Reluxationen,
zu frühes Abhängen der Zuggewichte und zu frühes Belasten Nekrosen des Kopfes
und Arthrosen fördern. Eine vollkommene Versteifung des Hüftgelenks kann dann
eintreten, wenn eine Reposition nicht erreicht wurde, oder durch verspätete Manipulationen im Stadium der entzündlichen Reaktion der Muskulatur eine Myositis
ossificans auftrat. Kopfnekrosen mit Einbrüchen und Ernährungsstörungen ohne
Einbruch stellen den schwersten Grad der Spätfolgen dar. Daher wird der Kopfnekrose im letzten Jahrzehnt ein großes Interesse entgegengebracht.

Tabelle 12. *10 eigene Fälle von Kopfnekrosen mit und ohne Einbruch des Kopfes
bei 37 überlebenden Fällen von z. H. L.*

Art der Verletzung	Zahl der Kopfnekrosen mit Einbruch	Ernährungs- störung ohne Einbruch	Gesamtzahl der Fälle
Gruppe I . .	3[1]	5[2]	22
Gruppe II . .	—	1[3]	13
Gruppe III . .	1[4]	—	2
	4	6	37

[1] Reponiert am 1. Tag (später Reluxation), 5. und 6. Tag.
[2] 2 davon reponiert am 1. Tag und später reluxiert, 2 nicht vollständig am 1. Tag reponiert.
einer am 2. Tag reponiert.
[3] Reposition am 1. Tag nicht vollständig gelungen.
[4] Reposition am 4. Tag nicht vollständig gelungen.

a) *Kopfnekrosen.* Bei der Durchsicht unseres Materials mit besonderem Augenmerk auf das Auftreten von Kopfnekrosen konnten wir die Feststellung machen,
daß solche mit und ohne Einbrüche fast ausnahmslos bei den Fällen unserer
Gruppe I aufgetreten sind. Wir fanden bei den 22 nachuntersuchten Fällen der
Gruppe I die verhältnismäßig große Zahl von 8 Ernährungsstörungen, 5 davon
waren leichter Art (Fall 2, Abb. 6; Fall 9, 20; Fall 26, Abb. 11; Fall 31) und
3 schwerer Art (Fall 13, Abb. 10; Fall 19, Abb. 12; Fall 30, Abb. 13).

Bei der Gruppe II fand sich bei 13 nachuntersuchten Fällen jedoch nur eine
mittelschwere Ernährungsstörung ohne Einbruch mit kalkdichten Herden (Fall

50/18, Abb. 18). Außerdem konnten wir noch eine schwere Kopfnekrose mit Einbruch bei einer kombinierten Form der Gruppe III beobachten (Abb. 21).

Nach unserer Ansicht kommt es eben bei den Fällen der Gruppe I während der Gewalteinwirkung zu einem Zusammenpressen des Kopfes, wobei der Pfannenboden und dann der stehengebliebene Pfannenanteil dem Kopf einen großen Widerstand entgegenbringt. Als Ausdruck desselben konnten wir an 5 Fällen, die alle der Gruppe I angehörten (Fall 7, 14, 26, Abb. 11; 30, Abb. 13; 32, Abb. 2) primär im Röntgenbild eine Impression an der lateralen Begrenzung der Kopfoberfläche feststellen. Es kommt jedoch auch beim Zusammenpressen des Kopfes zu röntgenologisch nicht sichtbaren Spongiosafrakturen. JÖRG BÖHLER hat in seinen experimentellen Untersuchungen nachweisen können, daß der Kopf sich nach dem Aufhören der Gewalteinwirkung sofort wieder aufrichtet, so daß der Kopf im Röntgenbild normal erscheint. Bei den Fällen der Gruppe II kommt es nicht zur Kompression des Kopfes, da der Kopf mit der zerbrochenen Pfanne in die Tiefe sinkt, ohne daß eine besondere Gewalt auf ihn ausgeübt wird. Wenn man die Luxation am ersten Tag durch Extension und entsprechende Seitenzüge einrichtet und diese Züge durch 12 Wochen beläßt, heilen diese Spongiosabrüche im Verlaufe dieser 3 Monate und der Schenkelkopf bricht nicht ein. Wenn die Einrichtung hingegen erst verspätet erfolgt, kann ein Druck von wenigen Tagen genügen, um den Kopf später zusammenbrechen zu lassen.

Von den 3 schweren Kopfnekrosen der Gruppe I wurden 2 verspätet eingeliefert und verspätet behandelt (Fall 30, Abb. 13; Fall 18, Abb. 12). Der dritte Fall (13, Abb. 10), der am Unfallstage eingeliefert wurde, bekam wohl gleich eine ausreichende Extension von $1/5$ des Körpergewichtes, womit die vollständige Reposition erreicht wurde, jedoch wurde am nächsten Tag das Zuggewicht um 3 kg vermindert, wobei eine Reluxation auftrat, die nicht mehr zu beheben war.

Insgesamt konnten wir bei 37 nachuntersuchten Fällen mit z. H. L. 10 Ernährungsstörungen des Kopfes feststellen, davon waren 5 leichte (Abb. 6), eine mittelschwere (Abb. 18) und 4 schwere (Abb. 12, 13, 21) Kopfnekrosen. Bei der Gruppe I war die verhältnismäßig große Zahl von 8 Ernährungsstörungen bei 22 Fällen festzustellen, von denen 5 leicht und 3 schwer waren. Bei der Gruppe II konnten wir nur eine mittelschwere feststellen. Bei der kombinierten Form, bei der der Kopf einer besonders großen Gewalt ausgesetzt erscheint, gekennzeichnet durch einen Ausbruch an der inneren, oberen Begrenzung des Pfannendaches, welches die Hauptabstützfläche des Kopfes ist, hatten wir von den 2 Fällen eine schwere Kopfnekrose (Abb. 21) zu verzeichnen. Nekrosen des Schenkelkopfes mit Einbruch desselben sind nur bei Fällen aufgetreten, welche verspätet mit Manipulation eingerichtet wurden. Da bei unseren 10 Fällen mit Ernährungsstörung und Kopfnekrosen 9 Fälle kürzer als 10 Wochen im Dauerzugverband fixiert wurden, ist anzunehmen, daß durch eine kurze Fixation und dadurch bedingte frühzeitige Belastung ebenfalls eine Kopfnekrose gefördert werden kann.

Tabelle 13. *20 eigene Fälle von Arthrosen bei 37 überlebenden Fällen von z. H. L.*

Art der Verletzung	Schwere der Arthrose			Summe	Gesamtzahl der Fälle
	leicht	mittelschwer	schwer		
Gruppe I . . .	6	—	6	12 (4)	22
Gruppe II . . .	7	—	—	7 (—)	13
Gruppe III . . .	—	1	—	1 (1)	2
	13	1	6	20 (5)	37

In Klammern die Zahl der Fälle mit gleichzeitiger Kopfnekrose.

Nach unseren jetzigen Erfahrungen lehnen wir die manuelle Einrichtung durch maximales Abspreizen ab, da gerade die Fälle der Gruppe I, bei der der Kopf primär am meisten geschädigt wurde, neuerlich komprimiert wird. Anderseits gelingt die manuelle Reposition eben nur bei den Fällen der Gruppe I, wo der laterale Teil des Pfannendaches erhalten blieb und als Hypomochlion für den Trochanter gilt.

Durch die Ergebnisse unserer Nachuntersuchungen, gestützt durch die experimentellen Untersuchungen von JÖRG BÖHLER, sind wir der Meinung, daß die

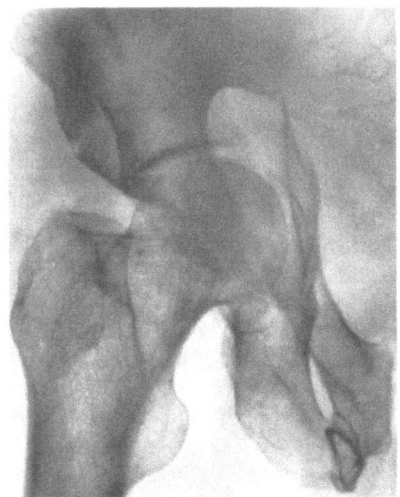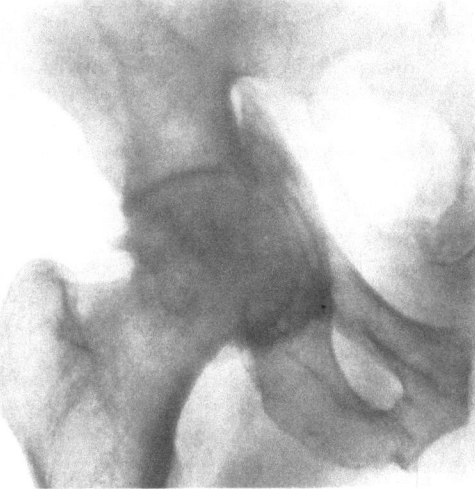

Abb. 18a. am 6. 5. 46   Abb. 18b. am 17. 7. 50
Unfall 6. 5. 46. Eingeliefert 6. 5. 46. Dauerzug 6. 5. 46.

Abb. 18a (Fall 50/18). Zentrale Hüftverrenkung der Gruppe II, entstanden bei einem 50 Jahre alten Elektriker durch Sturz von der Leiter. Dauerzug am ersten Tag mit 12 kg, dann vom 5. Tag an mit 10 kg durch 8 Wochen.
Abb. 18b. Röntgenkontrolle zu Abb. 18a nach 5 Jahren. Es besteht noch eine Subluxation, weil der Dauerzug zu gering war und zu kurze Zeit einwirkte. Schenkelkopf kalkdicht mit Cysten. Starker Randwulst an der Kranialseite des Kopfes und an der Caudalseite der Pfanne. Hüftbeugung 160—80°. Abduktion und Rotation zur Hälfte eingeschränkt. Hinkt, hat Schmerzen.

Kopfnekrose nach z. H. L. nicht die Folge von Gefäßzerreißungen ist, sondern vor allem von der Kompression des Kopfes herrührt.

b) *Arthrosen.* Wir fanden, daß die traumatische Arthrose infolge mangelhafter Einrichtung auftrat, wenn die Kongruenz der Gelenksflächen nicht wiederhergestellt wurde. Wie wir bereits mehrfach feststellten, gelingt es nach dem zweiten Tag kaum jemals mehr, die Bruchstücke des Pfannenbodens vollkommen zu reponieren. Bei solchen Fällen traten fast ausnahmslos Arthrosen als Spätfolgen auf.

Der röntgenologische Befund deckt sich oft nicht mit den angegebenen subjektiven Beschwerden und der Einschränkung der Beweglichkeit im Hüftgelenk. Man sieht öfter im Röntgenbild geringe Arthrosen, die jedoch klinisch viel schwerwiegender in Erscheinung treten als man annehmen könnte. Es kommt jedoch auch das Gegenteil vor. Bei den entschädigungspflichtigen Arbeitsunfällen bestehen oft Schwierigkeiten in der Bewertung der subjektiven Beschwerden durch Aggravationstendenz. So versuchten wir durch Zusammennehmen der subjektiven und objektiven Beschwerden die Endergebnisse in 3 Bewertungsgruppen einzuteilen und zwar in sehr gute bis gute, mittelmäßige und schlechte Ergebnisse.

Bei unseren 37 nachuntersuchten Fällen konnten wir 20 röntgenologisch nachweisbare Arthrosen finden, davon 13 leichte (Abb. 6), eine mittelschwere (Abb. 17) und 6 schwere (Abb. 13, 21). Aufgeteilt auf die Gruppen fanden wir bei den 22 Fällen der Gruppe I 12 Fälle mit Arthrose, davon 6 leichte und 6 schwere. Bei den 13 Fällen der Gruppe II fanden sich 7 leichte Arthrosen. Bei den 2 kombinierten Fällen fand sich eine mittelschwere Arthrose.

Zeitspanne bis zum Auftreten der Arthrose nach z. H. L. Das Auftreten der Arthrose bei nicht vollständiger Wiederherstellung der Gelenkskongruenz ist zeitlich

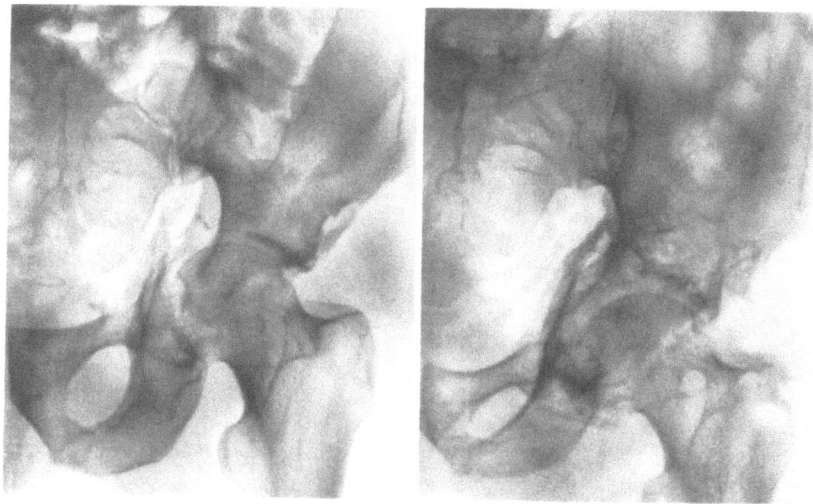

Abb. 19a, am 8. 12. 41   Abb. 19b, am 16. 8. 51
Unfall 8. 12. 41. Eingeliefert 8. 12. 41. Dauerzug 8. 12. 41.

Abb. 19a (Fall 43/11). Zentrale Hüftverrenkung der Gruppe II mit Impression des Schenkelkopfes und Bruch des 2. Lendenwirbels, entstanden bei einem 40 Jahre alten Lokomotivheizer bei einem Zusammenstoß. Längszug mit 12 kg am 1. Tag und mit 15 kg am 2. Tag, am 3. Tag 10 kg und 8 kg durch 11 Wochen.

Abb. 19b. Röntgenkontrolle zu Abb. 19a nach 9 Jahren. Schenkelkopf etwas subluxiert. Schenkelkopf etwas abgeflacht, aber sonst ohne nennenswerte Ernährungsstörungen. Hüftpfanne zeigt sklerotische Ränder und Cysten und starke Randwulstbildung. Hüftbeugung 165—90°. Rotation und Abduktion nahezu gesperrt. Hat eine Abduktionskontraktur und deshalb das Gefühl, daß das Bein zu lang. Schmerzen gering. Hinkt. Ergebnis ungünstig, weil nach 6 Tagen versucht wurde, gewaltsam einzurichten.

schwer festzulegen. Bei dem bevorzugten Lebensalter zwischen 50 und 60 Jahren war bei einigen Verletzten schon primär röntgenologisch eine Arthrose nichttraumatischer Genese festzustellen. Bei Fällen, die primär keine Anzeichen für eine Arthrose zeigten (Fall 53/21), war bereits am Ende der dreimonatigen Behandlung Kalkanlagerung am oberen Pfannenrand zu erkennen. 2 Jahre nach der Verletzung bestand eine röntgenologisch ausgeprägte Arthrose. Bei diesem Fall (53/21) handelte es sich um einen 50jährigen Postpensionisten, der dann als Hilfsarbeiter wieder an einem Bau arbeitete und dabei 3 m abstürzte. 3 Jahre nach der Verletzung ergab der klinische Befund bei einer röntgenologisch ausgeprägten Arthrose jedoch eine auffallend gute Gangleistung bis zu 5 Std im bergigen Gelände. Schmerzen hatte er nur bei längerem Sitzen. Es bestand eine Beugekontraktur von 25° mit scheinbarer Verkürzung und Muskelschwäche des Beines. Bei ihm wurde zur Reposition ein Längszug angelegt, jedoch kein Seitenzug. Nach Abhängen von Längszuggewichten trat eine Subluxation auf, die man ohne Erfolg versuchte, manuell auszugleichen. In der unvollständigen Wiederherstellung der

Gelenkskongruenz wird das frühe Auftreten der Arthrose begründet sein. Bei einem zweiten Fall der Gruppe II (Fall 50/18) handelte es sich um einen 50 jährigen Elektromonteur, der von einer Leiter stürzte. Durch suprakondyläre Nagelextension mit 12 kg gelang eine vollkommene Reposition. Durch Verminderung des Zuggewichtes um 2 kg auf 10 kg trat am fünften Tag eine Subluxation auf. Der Unfall geschah am 6. 5. 1946. Bei der Röntgenaufnahme 4 Wochen später, am 4. 6. 1946, waren bereits die ersten Anzeichen einer Arthrose am oberen Pfannenrand und am 10. 8. 1946 schon deutlich dort und an der Kopfkontur erkennbar.

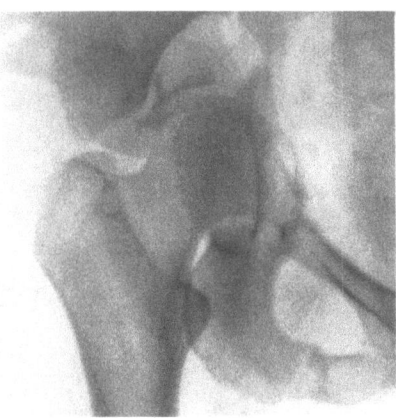 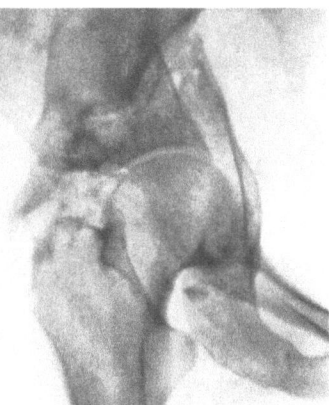

Abb. 20a, am 26. 7. 33   Abb. 20b, am 8. 3. 35
Unfall 19. 7. 33. Einlieferung 26. 7. 33. Dauerzug 26. 7. 33.

Abb. 20a (Fall 36/4). Zentrale Hüftverrenkung der Gruppe II mit ganz besonders starker Verschiebung, entstanden bei einer 35 Jahre alten Ärztin, die beim Klettern 20 m tief abstürzte. Am 7. Tage Längszug mit 10 kg. Nach weiteren 8 Tagen Versuch einer manuellen Einrichtung. Nach weiteren 5 Tagen Einführen einer Schraube in den Troch. major für einen Seitenzug mit 5 kg. Dauerzug durch 10 Wochen.
Abb. 20b. Röntgenkontrolle zu Abb. 20a nach 2 Jahren. Schenkelkopf gut ernährt, Gelenkspalt nur wenig verschmälert. Das äußere Bruchstück mit dem Troch. verwachsen. Beweglichkeit aufgehoben. Geht gut ohne Schmerzen. Leicht hinkend.

3 Jahre später fanden sich arthrotische Randwülste von 6—7 mm Höhe. Bei der Nachuntersuchung 4 Jahre nach dem Unfall war eine röntgenologisch und klinisch ausgeprägte Arthrose vorhanden (Abb. 18). Bei einer Beugekontraktur von 20⁰ gab der Verletzte eine schlechte Gangleistung von nur einer ½ Std. an.

Ein Vergleich mit anderen Autoren ist etwas schwierig. In den neueren Veröffentlichungen von URIST und ARMSTRONG werden unter der „traumatic arthritis" auch solche gezählt, die eine schmerzhafte Bewegungseinschränkung ohne röntgenologische Veränderungen im Sinne einer Arthrose haben.

c) *Myositis ossificans*. Die Myositis ossificans konnten wir nur ein einziges Mal beobachten.

Dieser Verletzte (Fall 30, Abb. 13), ein 62 jähriger landwirtschaftlicher Arbeiter, stürzte am 11. 11. 1949 von einem fahrenden Wagen ca. 3,5 m tief auf den Lehmboden. Er kam erst am 6. Tage nach der Verletzung in das Krankenhaus, nachdem er in der Zwischenzeit zu Hause gelegen war. Es bestand eine z. H. L. der Gruppe I. In Lachgasnarkose wurde mit einem Leintuch ein Längs- und Seitenzug ausgeführt. Das Röntgen zeigte darauf, daß nur der Kopf herausgezogen war. Die Pfannenbodenbruchstücke blieben luxiert. Darauf wurde die Reposition durch maximale Abduktion unter fortwährendem Zug und dann die Adduktion unter Gegenzug mit einem Leintuch in der Leistengegend ausgeführt. Anschließend Nagelextension von 10 kg und Seitenzüge mit je 3,5 kg. Die Bruchstücke des Pfannenbodens haben sich nur wenig herausziehen lassen, von 18 mm auf 15 mm. Eine aufgetretene Distraktion im Hüftgelenk wurde durch Abhängen der Zuggewichte nicht aufrechterhalten. Bereits am 15. Tag nach dem Repositionsversuch oder am 21. Tag nach der Verletzung waren die ersten Anzeichen einer Myositis ossificans zu erkennen. In der Folge trat eine Teilnekrose des Kopfes und eine ausgeprägte Myositis ossificans auf (Abb. 13). Auch in diesem Falle stimmt die Ansicht BÖH-LERS, daß die Myositis ossificans keine Unfalls-, sondern ausschließlich eine Behandlungsfolge sei. In diesem besonderen Fall ist der verspätete, zweimalige, unzweckmäßige, manuelle Repositionsversuch verantwortlich. Beim Versuch der Einrichtung durch starke Abduktion dürfte es zur Zerreißung der im Stadium der empfindlichen Reaktion befindlichen Muskulatur gekommen sein.

Daß eine Myositis ossificans bei Hüftverrenkungen durch unzweckmäßige Massage und passive Bewegungen auftritt, hat auch ARMSTRONG hervorgehoben. Er hat bei seinen Hüftverrenkungen nur eine einzige gesehen, aber gerade diese

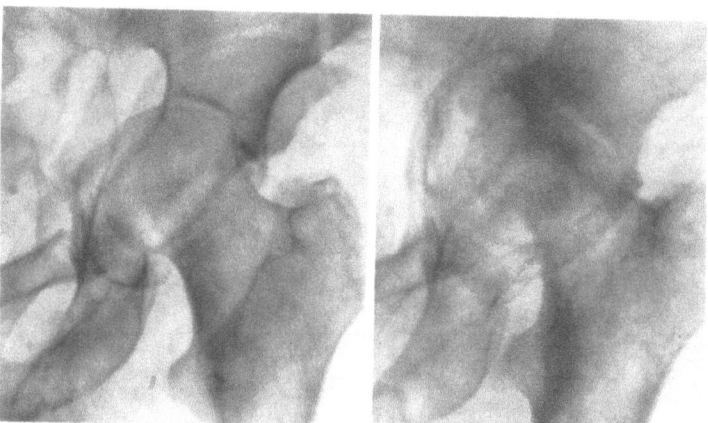

Abb. 21a, am 26. 12. 44   Abb. 21b, am 25. 7. 51
Unfall 23. 12. 44. Eingeliefert 26. 12. 44. Manipulation 26. 12. 44.

Abb. 21a (Fall 56). Kombinierte zentrale Hüftverrenkung der Gruppe III, entstanden bei einem 63 Jahre alten Kaufmann durch Sturz auf Glatteis. Versuch der Einrichtung durch Manipulation 3 Tage nach der Verletzung und Dauerzug mit 15 kg für 3 Tage. dann 12 kg. Am 4. Tage wieder Versuch der Einrichtung durch Manipulation, dann 9 kg. Dauerzug im ganzen 8 Wochen.

Abb. 21b. Röntgenkontrolle zu Abb. 21a nach 7 Jahren. Schenkelkopf stark verschoben. Schenkelkopf eingebrochen, weil verspätet eingeliefert und 2mal Einrichtung durch Manipulation versucht. Hüftbeugung 165—90°. Keine Rotation. Abduktionskontraktur. Gang hinkend, starke Schmerzen.

wurde nach der Reposition nicht ruhiggestellt, sondern mit Massage und passiven Bewegungen behandelt. Diese Erkenntnisse dürften auch BASTOS bewogen haben zu erklären, daß es besser sei, eine z. H. L. in Ruhe zu lassen, wenn man sie nicht sofort nach dem Unfall in Behandlung bekommt.

Zusammenfassend zeigt Tabelle 14 die Häufigkeit der Spätschäden verteilt auf die 3 Gruppen der z. H. L.

Tabelle 14. *Röntgenologische Veränderungen bei 37 eigenen überlebenden Fällen von z. H. L.*

Art der Verletzung	Myositis ossificans	Arthrose			Kopfnekrose mit Einbruch	Ernährungs-störung ohne Einbruch	Zahl der Fälle mit Spätschäden	Gesamtzahl der Fälle
		leicht	mittel	schwer				
Gruppe I	1	6	—	6	3	5	16[1]	22
Gruppe II . . .	—	7	—	—	—	1	8	13
Gruppe III . . .	—	—	1	—	1	—	2	2

[1] Die Zahl der Fälle mit Spätschäden der Gruppe I beträgt 16 und nicht 21 (Summe der Fälle mit Myositis ossificans, Arthrose und Kopfnekrose): 1 Fall hatte eine Myositis und eine Kopfnekrose mit Einbruch, 4 Fälle hatten eine Arthrose und eine Kopfnekrose bzw. eine Ernährungsstörung des Kopfes.

Die Tabellen 15 und 16 zeigen die Häufigkeit der Spätschäden bei früh und verspätet reponierten Fällen. Die einzige Myositis ossificans ist nach einer am 6. Tag
durchgeführten Reposition aufgetreten. Die Kopfnekrosen sind entweder nach
verspäteter Reposition aufgetreten oder bei Fällen, die am 1. Tag nicht vollständig
reponiert wurden oder bei denen es zu einer Reluxation gekommen ist.

Tabelle 15. *Häufigkeit gewisser Spätschäden bei früh und verspätet reponierten Fällen.*

	Zeitpunkt der Reposition			Summe
	1. Tag	2. Tag	3.—7. Tag	
Myositis ossificans	—	—	1	1
Arthrosen	14	2	4	20[3]
Kopfnekrose ohne Einbruch . .	4[1]	1	1	6
Kopfnekrose mit Einbruch . .	2[2]	—	2	4

[1] Davon später reluxiert, 2 nicht vollständig reponiert.
[2] Davon 1 später reluxiert, 1 nicht vollständig reponiert.
[3] Davon 5 mit gleichzeitiger Kopfnekrose.

Tabelle 16. *Behandlungsergebnisse bei 37 überlebenden Fällen von z. H. L.,*
aufgeteilt nach Gruppen und Zeitpunkt der Reposition.

	Gruppe 1 Reposition am			Gruppe 2 Reposition am			Gruppe 3 Reposition am			Summe
	1. Tag	2. Tag	3.—7. Tag	1. Tag	2. Tag	3.—7. Tag	1. Tag	2. Tag	3.—7. Tag	
Zahl der Fälle . .	11	4	7	9	1	3	—	1	1	37
Myositis ossificans	—	—	1	—	—	—	—	—	—	1
Arthrose	8	1	3	6	1	—	—	—	1	20
Kopfnekrose mit Einbruch .	1[1]	—	2	—	—	—	—	—	1	4
Kopfnekrose ohne Einbruch .	4[2]	1	—	1[3]	—	—	—	—	—	6

[1] Spätere Reluxation.
[2] Davon 2 nicht vollständig reponiert, 2 reluxiert.
[3] Nicht vollständig reponiert.

14. Zusammenfassung der Spätresultate.

Die Nachuntersuchungsergebnisse von 37 Fällen unserer z. H. L. während einer
Beobachtungszeit von 2—21 Jahren ergaben: ein sehr gutes bis gutes Ergebnis bei
18 Fällen (48,6%), ein mittelmäßiges Ergebnis bei 10 Fällen (27%), ein schlechtes
Ergebnis bei 9 Fällen (24,4%).

Tabelle 17. *Gesamtergebnis bei 37 überlebenden Fällen von z. H. L.*

Art der Verletzung	Gesamtergebnis			Gesamtzahl der Fälle
	gut (I)	mittelmäßig (II)	schlecht (III)	
Gruppe I . .	12	5	5	22
Gruppe II . .	6	5	2	13
Gruppe III . .	—	—	2	2
Summe . . .	18	10	9	37

Aufgeteilt auf die verschiedenen Gruppen waren von den 22 Fällen der Gruppe I 12 sehr gut bis gut (54,5%), bei keinen oder nur unbedeutenden subjektiven Beschwerden, bei gutem Gang und freier Beweglichkeit des Hüftgelenkes oder nur geringer Einschränkung desselben. Röntgenologisch hatten 2 eine leichte Arthrose.

5 Fälle (22,75%) hatten ein mittelmäßiges Ergebnis mit zeitweisen mäßigen subjektiven Beschwerden, mäßiger Bewegungseinschränkung im Hüftgelenk bei leicht hinkendem Gang.

5 Fälle (22,75%) waren schlecht, sie klagten über Beschwerden, zeigten einen schlechten Gang und eine starke Bewegungseinschränkung in der Hüfte. Röntgenologisch hatten alle 5 eine Ernährungsstörung des Kopfes, 3 davon eine Kopfnekrose mit Zusammenbruch des Kopfes. Es waren 3 Fälle mit primärer Verschiebung, die nicht sofort eingerichtet worden waren und subluxiert blieben.

Von den 13 Fällen der Gruppe II, die nach 2—21 Jahren nachuntersucht wurden, hatten 6 (46,2%) ein sehr gutes bis gutes Ergebnis, 5 (38,5%) ein mittelmäßiges und 2 (15,3%) ein schlechtes Ergebnis. Bei 7 Fällen war eine leichte Arthrose nachweisbar. Einer zeigte eine mittelschwere Ernährungsstörung des Kopfes ohne Deformierung.

Die beiden schweren Fälle der Gruppe III hatten beide ein schlechtes Ergebnis, davon einer eine Kopfnekrose mit Zusammenbruch des Kopfes.

Kurze Zusammenfassung.

Unsere Nachuntersuchungsergebnisse an 57 frischen Fällen von zentralen Hüftverrenkungen, 2—21 Jahre nach der Verletzung, haben ergeben, daß man in der Regel ein gutes Ergebnis erzielen kann, wenn man am ersten Tage im Dauerlängszug mit großen Gewichten ($1/5$ des Körpergewichtes) und bei der Gruppe I mit zusätzlichen Seitenzügen einrichtet und wenn man den Dauerzug 10—14 Wochen beläßt. Verspätete Einrichtung durch Manipulationen ergibt immer schlechte Ergebnisse. Kopfnekrosen und Arthrosen und in seltenen Fällen auch Myositis ossificans.

VI. Die mechanische Hydronephrose und ihre Fähigkeit zur Rückbildung im Experiment*.

Von

Erich Holder.

Mit 75 Abbildungen in 136 Einzeldarstellungen.

Inhalt.

Literatur.

ALBRECHT, H.: Zur Pathologie der Hydronephrose. Verh. dtsch. Ges. Urol. 1921.

ANDLER, R.: Die Atonie des Harnleiters mit Dilatation und Hydronephrose, ihr klinisches Vorkommen und ihre tierexperimentelle Erzeugung. Z. ur. Chir. **17**, 298 (1925).

BACHRACH, R.: Über atonische Dilatation des Nierenbeckens und Harnleiters. Bruns' Beitr. klin. Chir. **48** (1914).

BARD, L.: Du caractère idiopathique de la dilatation du bassinet dans l'hydronephrose. J. d'Urol. **9**, Nr. 4 (1920).

BERBLINGER, W.: Über experimentelle Hydronephrose. Med. Klin. **1924**, 1193.

BIERMANN, U.: Die Entnervung des Nierenstiels zur Beseitigung der ureteren Spasmen und ihrer sympathikotonischen Fernstörungen. Z. Urol. **42**, 44 (1949).

---

* Aus der Chirurgischen Universitätsklinik Heidelberg (Direktor: Prof. Dr. K. H. BAUER). Herrn Professor Dr. K. H. BAUER, meinem hochverehrten Chef und Lehrer, zum 65. Geburtstag gewidmet.

BLATT, P.: Erzeugung von dynamisch-funktionell bedingten Hydronephrosen durch Sympathektomie am Ureter. Z. ur. Chir. 25, 148 (1928).

BLUM, V.: Physiologie und Pathologie des Harnleiters. Z. Urol. 19, 161 (1925).

BOEMINGHAUS, H.: Beiträge zur Physiologie des Harnleiters. Z. ur. Chir. 14, 71 (1924).

— Zur Frage der Hydronephrose nichtmechanischen Ursprungs. (Einfluß der Entnervung der Niere auf die Nierenbecken und die Uretertätigkeit). Dtsch. Z. Chir. 179, 129 (1923).

— Harnstauungsniere, Indikation, Methoden und Aussichten organerhaltender Eingriffe. 40, 54 (1947).

— u. L. ZEISS: Zur Erholungsfähigkeit mechanisch bedingter Stauungszustände im Nierenbeckenharnleitersystem. Z. Urol. 29, 83 (1935).

BOETZEL, E.: Experimentelle Untersuchungen über die Hydronephrose. Beitr. path. Anat. 57, 294 (1914).

BRADFORD, E. H.: Observation made upon dogs to determine whether obstruction of the ureter would cause atrophie of the kidney. Beitr. Med. J. 2, 1720 (1897). Z. n. KAIRIS Arch. klin. Chir. 143, 439 (1926).

BURGHELE, TH.: Hydronphrose. Z. Urol. 29, 587 (1935).

COHN, M.: Nikotinwirkung auf Plexus renalis und Harnleiter. Z. ur. Chir. 25, 189 (1928).

DEUTICKE, P.: Intermittierende Hydronephrose. Z. Urol. 46, 25 (1953).

— Über Hydronephrosen und ihre konservativ-chirurgische Behandlung (Nierenbecken-Plastik). Z. Urol. 38, 213 (1944).

— Hydronephrose. Z. Urol. 38, 281 (1944).

DOBRITZ, F. O.: Über Harnstauungsnieren. Z. Urol. 44, 241 (1951).

DORNES, W., H. LURZ u. B. SACHSE: Beitrag der Rekanalisierung mechanisch verschlossener Ureteren. Z. Urol. 45, 229 (1952).

DUNIN, TH.: Anatomische Untersuchungen über Nierenentzündung und Morbus Brightii. Virchows Arch. 93, 286 (1883).

EKEHORN, G.: Zur Behandlung der durch anorenale Nierengefäße verursachten Hydronephrose. Z. ur. Chir. 10, 122 (1922).

ENDERLEN, E.: Experimentelle und histologische Untersuchungen über Hydronephrose und deren Behandlung. Verh. dtsch. Ges. Chir. 33. Kongr. 1904 S. 181.

ENGELMANN, TH. W.: Zur Physiologie des Ureters. Pflügers Arch. 2, 243 (1869).

ENGLISCH, J.: Über primäre Hydronephrose. Dtsch. Z. Chir. 11, 11 (1897).

FEDOROFF, S. P.: Jahresbericht der Chir. Klinik in Moskau 1894. Z. n. ANDLER. Z. ur. Chir. 17, 259 (1925).

FRAENKEL, L.: Versuche über Unterbindung des Harnleiters. Arch. Gynäk. 64, 438 (1901).

FRITSCH, H.: Nierenexstirpation bei Ureterfistel. Z. gynäk. Chir. 1, 127.

FUTH, R.: Beitrag zur Behandlung der Ureterverletzungen. Zbl. Gynäk. 22, 729 (1898).

GONNERMANN, H.: Erfahrungen bei vornehmlich erhaltenden Operationen wegen Nierensteinleiden. Z. Urol. 46, 119 (1953).

HEINEKE, H.: Die Veränderungen der menschlichen Niere nach Sublimat-Vergiftung mit besonderer Berücksichtigung der Regeneration des Epithels. Zieglers Beitr. path. Anat. 45, 197 (1909).

HINMAN, F.: Experimental hydronephrosis-repair following uretero cystoneostomie in wihte rats with complite ureteral obstruction. J. of Urol. 3, 147 (1919).

HJORT, E. F.: Eine neue Theorie zum Entleerungsmechanismus des Nierenbeckens. Z. Urol. 45, 114 (1952).

— Nierenresektion in der Behandlung großer Hydronephrosen. Z. Urol. 45, 116 (1952).

HOFMANN, W.: Über die Rückbildung pathologischer Veränderungen an Nierenbecken und Harnleiter bei konservativer Therapie. Z. Urol. 24, 894 (1930).

HRYNTSCHAK, TH.: Zur Anatomie und Physiologie des Nervenapparates der Harnblase und des Ureters. II. Mitteilung. Über den Ganglienzellapparat von Nierenbecken und Harnleiter des Menschen und einiger Säugetiere. Z. ur. Chir. 18, 86 (1925).

ISRAEL, A.: Chir. Klinik über Nierenkrankheiten. Berlin 1901. Z. n. ANDLER. Z. ur. Chir. 17, 298 (1925).

JAKSY, J.: Über die auf hydronephrotischer Grundlage entstandene Atrophie der Niere. Z. ur. Chir. 40, 395 (1935).

JOHNSON, F. P.: Renal function in experimental hydronephrosis. J. Exper. Med. 28, 193 (1918). Z. n. KAIRIS, Arch. klin. Chir. 143, 439 (1926).

KAIRIS, Z.: Über die Erholungsfähigkeit der durch Steineinklemmung im Harnleiter blockierten Niere. Z. Urol. 24, 115 (1930).

— Experimentelle Studien über die Folgen der Steineinklemmung im Ureter. Arch. klin. Chir. 143, 439 (1926).

KAWASOYE: Experimentelle Studien zum künstlichen Ureterverschluß. Z. gynäk. Urol. 3, 113 (1912).

KAUFHOLD, N.: Eine Methode zur quantitativen Auswertung der Ausscheidungsurographie für die Beurteilung der Nierenfunktion. Z. Urol. 46, 732 (1953).

KITANI, Y.: Hydronephrotische Atrophie oder hydronephrotische Schrumpfniere. Virchows Arch. 254, 115 (1925).

KORNITZER, E.: Zur Entstehung des hydronephrotischen Nierenschwundes. Z. ur. Chir. 9, 165 (1922).

KOSIC, H.: Beitrag zur Frage der Ureterperistaltik. Z. Urol. 34, 516 (1940).

KROGIUS, A.: Doppelseitige Hydronephrose, verursacht durch angeborene Verengung der beiden oberen Ureterenden. Z. Urol. 24, 333 (1930).

KUMITA: Experimentelle Untersuchung über die nach der Anwesenheit von Steinen auftretenden Veränderungen im Harnapparate. Mitt. Grenzgeb. Med. u. Chir. 20, 1 (1909).

LEBERMANN, F.: Der Wasserversuch bei der Stauungsniere. Z. Urol. 24, 484 (1930).

LICHTENBERG, A. v.: Über den Begriff der Hydronephrose im Allgemeinen. Z. Urol. 18, 585 (1924).

LINDEMANN, G.: Über Veränderungen der Nieren infolge von Ureterunterbindung. Z. klin. Med. 34, 299 (1898).

MAATZ, R.: Über die Muskulatur von Nierenbecken und Harnleiter bei Hydronephrose. Z. Urol. 35, 185 (1941).

MAIER, R.: Die Ganglien in den harnabführenden Wegen des Menschen und einiger Tiere. Virchows Arch. 85, 49 (1881).

MEYER, K. O.: Untersuchungen über mechanische Einwirkungen des Ductus deferens auf den Ureter bei periferen Harnabflußhindernissen. Z. Urol. 41, 79 (1948).

OEHLECKER, F.: Über die Behandlung der Hydronephrose. Z. ur. Chir. 10, 1 (1922).

— Über die Behandlung der Hydronephrose. Z. ur. Chir. 10, 29 (1922).

PFLAUMER, E.: Über reflektorische Anurie. Gibt es einen reno-renablen Reflex? Bruns' Beitr. 122, 326 (1921).

PIEPER, A.: Beitrag zur Nervenversorgung des Ureters. Z. Urol. 44, 17 (1951).

— Neue Untersuchungsergebnisse über Ganglienzellen, sensible Nervenfasern und vegetative Geflechte in der Wandung des Ureters. Z. Urol. 44, 576 (1951).

— Vegetative Nervengeflechte in den Schichten des menschlichen Ureters. Z. Urol. 45, 280 (1952).

— Neurovegetative Gebilde in der Wandung des menschlichen Nierenbeckens und Ureters sowie ein Beitrag zur neurogenen Theorie der Nierensteinbildung. Z. Urol. 46, 382 (1953).

PONFICK, E.: Über Hydronephrose. Zieglers Beitr. path. Anat. 49, 127 (1910).

— Über Hydronephrose des Menschen, auch im Kindes- und Säuglingsalter. Zierglers Beitr. path. Anat. 50, 12 (1911).

PRIMBS, K.: Untersuchungen über die Einwirkung von Bakterientoxinen auf den überlebenden Meerschweinchenureter. Z. ur. Chir. 1, 600 (1913).

PROTOPOPOW, S. A.: Beiträge zur Anatomie und Physiologie der Ureteren. Pflügers Arch. 66, 1 (1897).

RAUTENBERG, E.: Die Folgen des zeitweiligen Ureterverschlusses. Mitt. Grenzgeb. Med. u. Chir. 16, 431 (1906).

RICHTER, W. H.: Neurohistologische Befunde an sympathischen Ganglien insuffizienter Nieren (I. Mitteilung). Z. Urol. 45, 129 (1952).

RIESTER, R.: Zur rechtzeitigen Erkennung einer durch überzählige Nierengefäße bedingten Rückstauungsniere. Z. ur. Chir. 45, 49 (1940).

RUMPEL, A.: Zur Symptomatologie und Diagnose der Hydronephrose. Verh. dtsch. Ges. Urol. 1921.

SCHNEIDER, H.: Untersuchungen über Funktionsstörungen menschlicher Nieren bei Hydronephrosen und bei Verlegungen des Harnleiters. Z. Urol. 29, 385 (1935).

— Untersuchungen über Funktionsstörungen menschlicher Nieren bei Hydronephrosen und bei Verlegungen des Harnleiters. Z. Urol. 29, 487 (1935).

SCHMIDT, A.: Die Rolle der akzessorischen Gefäße bei der Entstehung der Hydronephrose. Z. Urol. 24, 414 (1930).

SEILS, H.: Der Wert der intravenösen Urographie als Nierenfunktionsprüfung. Z. Urol. 45, 592 (1952).

SIMON, E.: Zur Chirurgie der Hydronephrosen. Z. Urol. 38, 255 (1944).

SOLLMAN, T., J. WILLIAM and C. BRIGGS: Experimental atresia of the ureter. J. Exper. Med. 9, 71 (1907).

WEBER, H. F. J.: Dauerresultate bei Nierenbeckenplastiken. Z. Urol. 45, 729 (1952).

WILDBOLZ, E.: Enderfolge organerhaltender Operationen bei Hydronephrose. Z. ur. Chir. 45, 31 (1941).

ZEIS, L.: Konservative Harnleitersteinbehandlung. Z. Urol. 29, 282 (1935).

I. Einleitung:
Begriffsbestimmung der mechanischen Hydronephrose.

Die Erweiterung im oberen Teil des harnableitenden Systems wird hinsichtlich ihrer Ätiologie und andererseits bezüglich des Grades der Erweiterung verschieden definiert: Harnstauungsniere, Verstopfungsniere, Rückstauungsniere und Hydronephrose.

Es sollen im Folgenden unter dem Begriff der „mechanischen Hydronephrose" alle die zwar graduell verschiedenen, formal- und kausalgenetisch jedoch identischen stauungsbedingten Erweiterungen des Nierenbeckenkelchsystems verstanden werden, die bei der unvollständigen und vollständigen Obturation eines Harnleiters entstehen.

Diese Art der Hydronephrose — entstanden durch ein intrauteral gelegenes Abflußhindernis — war der Gegenstand zahlreicher experimenteller Arbeiten von physiologischer, pathologischer und klinischer Seite. Warum?

Einmal interessierten die bei derartigen Stauungszuständen — wie enorm häufig treffen wir sie als Folgezustand einer Harnleitersteineinklemmung an — auftretenden funktionellen Störungen, zum anderen waren und sind doch von enormer Bedeutung die morphologischen Veränderungen zunächst des harnableitenden Teiles und dann vor allem des harn*bereitenden* Teiles der Niere.

Für den Kliniker bedeutsam ist nicht allein die detaillierte Erforschung der Gestalt, der morphologische Befund, und ebensowenig nur die Kenntnis der gestörten Funktion. Der Komplex der Veränderungen ist wesentlich.

Für die mechanische Hydronephrose heißt dies: Gehen die funktionellen Störungen den Veränderungen des morphologischen Befundes parallel? Wie ist die zeitliche Entwicklung dieser Veränderungen und wie lange sind sie versibel? Anders ausgedrückt, vom klinischen Standpunkt aus: Wie lange kann ein obturierender Harnleiterstein bei totalem Verschluß konservativ behandelt werden? Wann ist eine Rückbildung der mechanischen Hydronephrose, wann die Wiederkehr der Funktion nicht mehr zu erwarten?

Ich werde bei der speziellen Fragestellung, die zu den Versuchsreihen führte, über die berichtet werden soll, auf die hier angeschnittenen Fragen nochmals zurückkommen müssen.

II. Frühere experimentelle Untersuchungen
über die mechanische Hydronephrose.

Zur experimentellen Erzeugung einer mechanischen Hydronephrose haben sich praktisch alle Autoren der Ligatur des Harnleiters in irgendeiner Form bedient. Sehr häufig wurden Ureteren von pathologisch-anatomischer Seite, allerdings mit anderer Fragestellung, unterbunden. Diese Versuchsanordnung wurde gewählt zur Erzeugung nephritischer Veränderungen (AUFRECHT, CHARCOT, STRAUSS u. GERMONT; zit. n. DUNIN).

Die Angaben von gynäkologischer Seite hinsichtlich der Folgen nach Ureterunterbindungen bei großen gynäkologischen Operationen divergieren nicht unerheblich: WEINREB findet keine klinisch faßbare Hydronephrose nach Ureterunterbindung, FUTH, FRITSCH und FRAENKEL berichten über das Gegenteil.

Die dann in großer Zahl folgenden, z. T. sehr exakten Arbeiten vornehmlich von pathologisch-anatomischer, aber auch von klinischer Seite, sind sich letzten Endes darin einig, daß durch die Unterbrechung des Harnabflusses als Folge der Harnleiterunterbindung eine Hydronephrose entsteht (BERBLINGER, ENDERLEN,

HINMANN, KAIRIS, KITANI, JAKSY). Durch den entstehenden Überdruck in dem abgeschlossenen Hohlraumsystem kommt es zur Abflachung der Papillen, zum Markschwund und Veränderungen am tubulären und glomerulären Apparat. Die Malpighischen Körperchen bleiben am längsten sowohl in ihrer morphologischen Beschaffenheit wie auch funktionell gesehen relativ intakt. Neben Transsudation von albuminösen Stoffen kommt es zu degenerativen Prozessen, vornehmlich im Bereich der Tubulus-Epithelien. Die Epithelien werden infolge des Druckes zunächst abgeflacht. Dadurch kommt es zu der nie vermißten Erweiterung von Haupt- und Schaltstücken sowie Sammelröhren. Dann verlieren die Epithelien ihre scharfe Abgrenzung und bilden schließlich epitheliale Stränge. Sie heben sich entweder von der Basalmembran ab und schwimmen frei im Lumen oder verkleben untereinander. Diese Veränderungen *müssen* jedoch nicht auftreten. PONFICK hat hervorgehoben, wie wenig regressiv-degenerative Veränderungen am Epithel der Pars contorta auftreten können und dies über den Weg der einfachen Atrophie zugrunde geht.

Neben den degenerativ-regressiven Vorgängen treten jedoch auch progressive auf: Epithelproliferation, zunächst in den Tubuli contorti II. Ordnung, dann aber auch im übrigen Kanalsystem.

Das Endstadium jedoch nach einem *aseptisch* durchgeführten einseitigen kompletten Ureterverschluß ist der Übergang in eine hydronephrotische Atrophie. Nach JAKSY erreicht der hydronephrotische Sack im 12.—14. Monat nach der Ligatur sein Maximum. „Nach diesem Zeitpunkt, wenn schon die Tätigkeit des sezernierenden Teiles aufgehört hat, beginnt dieser cystische Tumor allmählich abzunehmen: Es entsteht eine wirkliche Atrophie des hydronephrotischen Sackes."

Die Tatsachen, daß a) eine vollständige Harnleiterobstruktion über eine Hydronephrose erst allmählich zu einer Atrophie der Niere und nicht sofort zu einer primären Nierenatrophie führt und b) neben den degenerativen Vorgängen im Parenchym auch progressive nachweisbar sind, fordern neben dem Postulat von klinischer Seite dazu auf, ob und bis zu welchem Zeitpunkt eine derartige Hydronephrose noch morphologisch reversibel und die Nierenfunktion reparabel ist.

Diese Frage haben scheinbar — warum „scheinbar", wird später zu erörtern sein — mehrere Autoren, allerdings in nicht übereinstimmender Weise, beantwortet. Ihr Vorgehen war dergestalt, daß durch eine Ureterunterbindung zunächst eine Hydronephrose erzeugt wurde. Die einen haben dann nach einer bestimmten Zeit oberhalb der Unterbindungsstelle den Ureter durchtrennt und eine cutane Ureterostomie angelegt (BÖTZEL, BRADFORD, KAWASOYE, KITANI). Die zweite Gruppe hat den Ureter ebenfalls durchtrennt und den Ureterstumpf in die Blase eingepflanzt (ENDERLEN, HINMANN u. BUTLER, JOHNSON, RAUTENBERG).

Die Ergebnisse sind (KAIRIS):

„BRADFORD hat im Jahre 1897 bei Hunden durch 11—40 Tage dauernde Ureterunterbindung Hydronephrosen erzeugt und eine verschieden lange dauernde Ureterostomie danach ausgeführt. Eine rasche Erholung bei fast allen Tieren wurde nachgewiesen.

ENDERLEN (1904) hat auch die Erholungsfähigkeit in den Frühstadien nachgewiesen, machte aber darauf aufmerksam, daß entzündliche Vorgänge im Gewebe jede Erholung ausschließen können.

Kurz danach hat RAUTENBERG die Ergebnisse seiner an Kaninchen ausgeführten Versuche über die Folgen des zeitweiligen Ureterverschlusses mitgeteilt, wobei er die Unterbindungszeit von ungefähr 4 Wochen als das Maximum der Wiederherstellungsfähigkeit der Niere bestimmt.

KAWASOYE kam 1912 zu folgendem Schluß: Die ausgeschaltete Niere kann am 2. Tage vollständig, am 4. Tage fast vollständig, am 7. Tage unvollständig und am 14. Tage nur noch teilweise ihre frühere Funktion hinsichtlich der Indigocarmin-Ausscheidung wiedergewinnen. Einen totalen Ausfall der Funktion konnte er am 21. Tage feststellen.

Die Untersuchungen BÖTZELS und KITANIS haben die Ergebnisse RAUTENBERGS bestätigt. KITANI faßt diesen Teil seiner Arbeit folgendermaßen zusammen: ,,Auch zu der Frage der Erholungsfähigkeit der hydronephrotischen Niere, welche praktisch-prognostisch für eingeklemmte Steine eine Rolle spielen kann, haben unsere Versuche die schon von anderen gemachten Angaben bestätigt, daß im Frühstadium eine völlige Erholung möglich ist. Vielleicht auch in späterer Zeit, sofern die Atrophie noch nicht zu stark um sich gegriffen hat und nicht eine porogene Nephritis weitere unausgleichbare Veränderungen setzt.''

Nach JOHNSON ist die Erholung der Niere möglich, wenn der Verschluß weniger als 2 Wochen gedauert hat; allerdings dauert die Wiederherstellung sehr lange: Eine Hydronephrose von 7 Tagen braucht 40 Tage, und eine von 2 Wochen braucht 152 Tage, um die normale Funktion wiederzuerlangen. Demgegenüber meinen HINMANN u. BUTLER (1923), daß die Erholungsfähigkeit der Niere nach temporärem Verschluß vorübergehend ist und daß lange Zeit (mehrere Monate) nach der Wiederherstellung des Harnabflusses das Nierenparenchym in Atrophie übergeht.

Schließlich seien die Erfahrungen von SOLLMANN, WILLIAM u. BRIGGS erwähnt: auch nach kurzdauernder Unterbindung, meinen die genannten Autoren, nützt das Anlegen einer Fistel nichts, da die normale Funktion der Niere nicht wieder zurückkehrt.

Diesen Versuchen gemeinsam ist a) die Ureterligatur und b) die spätere quere Durchschneidung des Harnleiters. Haben nicht bereits die Ligatur und vor allem die Kontinuitätsunterbrechung Motilitätsstörungen im Gefolge, die schließlich zu dem Bild der dynamischen Hydronephrose führen?

Neben der großen Zahl von Arbeiten, die sich eingehend mit dem Problem der dynamisch-funktionell bedingten Hydronephrose befassen (ALBRECHT, ALKSNE, BACHRACH, BARD, BOEMINGHAUS, LURZ, DISSE, DOGIEL, ENGELMANN, FEDOROFF, HRYNTSCHAK, ISRAEL, KRAFT, v. LICHTENBERG, MAIER, PASCHKIS, PRIMBS, PROTOPOPOW, RUMPEL, STARLING, STEWART und BARKER) interessierten hier für die spezielle Frage vor allem die Untersuchungen von BLATT. Er konnte in 8 Tierexperimenten nachweisen, daß nach Entfernung der gesamten Ureter-Adventitia in einem umschriebenen Bezirk in Analogie zur periarteriellen Sympathektomie LERICHES nach 2—3½ Monaten Pyelektasien bzw. Hydronephrosen rein dynamisch-funktioneller Ätiologie entstanden waren. Er legt besonderen Wert auf die *vollkommene* Sympathektomie, die nur dann zu der Motilitätsstörung und damit zu einer Hydronephrose führt, wenn sie in der ganzen Circumferenz des Harnleiterstückes ausgeführt wird. Es kommt danach als Folge der Vernichtung der in der Adventitia des Ureters gelegenen Nervenelemente wohl zu einer Koordinationsstörung der Ureterperistaltik, die ihren Ausdruck in der dynamisch bedingten Erweiterung des proximalen Harnleiteranteiles und des Nierenbeckens findet.

Übertragen wir diese Erkenntnisse auf die Versuchsanordnung, wie sie zum Studium der *mechanischen* Hydronephrose und deren Rückbildung angewandt wurde, so darf bindend gefolgert werden:

Bei der *festen* Ureterligatur — und eine solche war zur Erzeugung eines vollständigen Verschlusses notwendig — wird es mit hoher Wahrscheinlichkeit zu einer Durchtrennung der Adventitia kommen. Hieraus ergibt sich wenigstens die

Möglichkeit, daß die „mechanische" Hydronephrose ätiologisch gesehen eine gemischte mit einer dynamischen Komponente darstellt. Nicht nur aus diesem Grunde sind die Aussagen, die auf Grund der Beobachtung nach Entfernung des Hindernisses über die Rückbildung der mechanischen Hydronephrose gemacht wurden, so stark voneinander abweichend und damit auch unsicher, sondern vielmehr die wesentliche Ursache im Komplex dieser ist in der endgültigen Durchschneidung des Harnleiters zu erblicken. Damit wird die Kontinuitätsunterbrechung eine endgültige und mit ihr die Motilitätsstörungen ebenfalls.

Überlegen wir weiter: Bei der einen Gruppe würde der Harnabfluß gewährleistet durch eine cutane Ureterostomie. Daß hierbei eigentlich immer ein ascendierender Infekt auftritt, ist eine bekannte Tatsache. Mit dem ascendierenden Infekt — wenn wir von den Auswirkungen des Infektes auf das Parenchym bei der Rückbildung der Hydronephrose einmal ganz absehen wollen — geht ganz zwangsläufig einher die entzündliche oder toxische Hypo- bzw. Atonie des Harnleiters und auch des Nierenbeckens (ANDLER, THELEN).

Bei der zweiten Gruppe wurde zur Vermeidung des ascendierenden Infektes bei der cutanen Ureterostomie nach Durchtrennung des Ureters der Stumpf in die Blase eingepflanzt. Wenn man von der Möglichkeit der sich hierbei relativ häufig entwickelnden Stenose absieht, haben wir den Befund vor uns, wie er einer Insuffizienz des vesicalen Ureterostiums entspricht. Der hierbei obligate vesico-ureterale Reflux ist selbstverständlich eine weitere Komponente, die die Versuche über die Rückbildungsfähigkeit der Hydronephrose potenzierend im negativen Sinne beeinflußt.

III. Grundlagen für die eigenen Untersuchungen.

Alles in allem: Die Versuchsanordnung mit Ureterligatur zur Erzeugung einer mechanischen Hydronephrose birgt bereits durch die Schädigung der Adventitia die Möglichkeit der Mitwirkung einer dynamischen Komponente in sich. Die Durchtrennung des Ureters + cutane Ureterostomie bedeutet für die Rückbildung der Hydronephrose: neurale + entzündlich bzw. toxisch bedingte Motilitätsstörung, also ein Hemmnis, dessen graduelles Ausmaß unbestimmbar ist. Die Durchtrennung des Ureters + Implantation des Stumpfes in die Blase bedeutet: neurale + hydromechanisch bedingte Motilitätsstörung! Auch dieser Ursachenkomplex für die ungünstige Beeinflussung der Rückbildung einer Hydronephrose ist in seinem Ausmaß graduell nicht bestimmbar.

Sowohl die Entwicklung wie auch die geschaffenen Vorbedingungen für die Rückentwicklung bergen eine Reihe von Faktoren in sich, die sich einzeln oder aber gerade in ihrer Summation in nicht bestimmbarem Ausmaße ungünstig auswirken können, daß nicht nur die differenten Ergebnisse der einzelnen Autoren wohl verständlich sind, sondern auch die Folgerung berechtigt erscheint, daß bindende Rückschlüsse nicht bzw. nur mit großem Vorbehalt gezogen werden sollten und wir die Beantwortung des Fragenkomplexes durch die Ergebnisse dieser Experimente eine „scheinbare" nannten.

Um das sich hieraus ergebende Postulat: Wahrung der Integrität des Ureters zu erfüllen, hat KAIRIS von der Blase her in das Ureterostium kompakte und durchbohrte Verschlußstäbchen — Nachahmung des vollständig und unvollständig obturierenden Harnleitersteines — eingeführt und in einer Versuchsreihe mit 16 Hunden die sich hierbei entwickelnden Veränderungen studiert. Er findet bei 10 auswertbaren Versuchshunden — 5 mit totalem Verschluß und 5 mit unvollständigem Verschluß — bei einer Beobachtungsdauer von 3 Tagen bis 4 Wochen, daß ebenfalls Hydronephrosen entstanden. „Die Entwicklung der Hydronephrose geschah rasch während der ersten Woche, dann aber zeigte sich eine Verlangsamung im Fortschreiten des Prozesses, so daß wir keine sackartige Hydronephrose, wie man sie mit der Ureterunterbindung im Tierversuch bewirkt hat, gesehen haben." Gerade diese Tatsache läßt mich zumindest die Frage stellen: Hat tatsächlich ein totaler Verschluß vorgelegen?

Von 16 Hunden sind bei 6 die Verschlußstäbchen spontan abgegangen! Die Größe der von KAIRIS erzeugten Hydronephrosen entspricht nicht denen, wie man sie durch vollständige Obturation — nicht Unterbindung — nach den angegebenen Zeiten findet. Der Beweis hierfür wird später anzutreten sein. Der Verschluß mit derartigen Stäbchen läßt nur das Ostium verschließen. Ich kann mir nicht vorstellen, daß ein *obturierendes* Glasstück in ein Hundeostium eingeführt werden kann, ohne daß es zumindest zu submucösen Blutungen bzw. Schleimhauteinrissen kommt. Die Integrität des Ostiums scheint mir bei Anwendung der Methode zur Frage der Rückbildung der entstandenen Hydronephrose, also nach Entfernung des Stäbchens, sehr in Frage gestellt. Gerade die Blasenschleimhaut beim Hund ist sehr viel empfindlicher als z. B. beim Menschen. Ich habe bei meinen Tierversuchen gefunden, daß gelegentlich schon etwas brüskes Tupfen auf der Blasenschleimhaut des Hundes zu erheblichen, sich in der Schleimhaut rasch ausbreitenden Blutungen geführt hat. Abgesehen von der hierdurch oder das Stäbchen selbst entstehenden „Wirkung" auf das von PIEPER jüngst gefundene Ganglion vesicoureterale im Ureter-Blasenwinkel, ist die Methode für die entscheidende Frage der Rückbildung von Hydronephrosen aus den bisher genannten Gründen nicht geeignet.

Diese Annahme wird durch die Ergebnisse der Rückbildungsversuche, die KAIRIS mit seiner Methode erhalten hat, bestärkt: „Bemerkenswert ist, daß bei 4wöchiger Dauer (totaler Verschluß) die Erweiterung des Nierenbeckens nicht mehr rückbildungsfähig war. Die histologischen Veränderungen waren hier besonders stark ausgeprägt. Auch erkennt man die Bedeutung der zeitlichen Unterschiede. Hat der völlige Verschluß weniger als 3 Wochen gedauert, so waren die Veränderungen des Nierenparenchyms derart, daß sie sich zum größten Teil zurückbilden konnten. Eine Verschlußdauer des Ureters von 3—4 Wochen genügte bereits, um schwere irreparable Schädigungen herbeizuführen. Die gewählte Frist von 4 Wochen hat zumindest nicht gereicht, um die Vorgänge der Erholung deutlich erkenntlich zu machen. So traf man eine stark hydronephrotisch veränderte Niere und einen erweiterten Ureter an. Dem entsprechen auch vollkommen die histologischen Veränderungen des Nierenparenchyms. Die beschriebenen Veränderungen gelten für Versuche, die einen aseptischen Verlauf aufwiesen."

Es bleibt demnach a) die Forderung:

Erzeugung von Hydronephrosen bei totalem und unvollständigem Verschluß in jeder Höhe des Harnleiters ohne Schädigung vor allem seiner Adventitia und

b) die Fragestellung:

1. Wie sind die funktionellen und morphologischen Veränderungen bei der Entstehung einer mechanischen Hydronephrose in der Zeiteinheit?

2. Wann beginnen die atrophischen Prozesse?

3. Sind sie nur an die Zeitspanne der Stauung oder den Grad der Hydronephrose bzw. an beide gebunden?

4. Ist die mechanische Hydronephrose nach Beseitigung des Hindernisses reversibel?

5. Welche Faktoren spielen hierbei eine Rolle: Zeit? Grad? Infekt?

In eigenen experimentellen Untersuchungen an 40 Hunden wurde versucht, diese Forderung zu erfüllen und die gestellten Fragen zu beantworten.

IV. Eigene tierexperimentelle Untersuchungen.

1. Methode.

Der Harnleiter wurde zur Erzeugung der Hydronephrose mit einem Laminaria-Stift verschlossen. Es wurde so vorgegangen, daß nach einer Unterbauchlaparotomie unter streng aseptischen Kautelen die meist gefüllte und beim Hund erstaunlich mobile Blase vor die Bauchdecken luxiert und durch Punktion zunächst entleert wurde. Danach Eröffnung der Blase durch eine etwa 3—4 cm lange Längsincision an der Vorderfläche unmittelbar oberhalb des Blasenhalses. Von hier aus lassen sich dann die beiden Ostien sehr leicht einstellen. Es wird dann in ein Ostium, je nach Größe desselben und nach Größe des leicht vorher einstellbaren Ureters ein durchschnittlich 2 cm langes Stück eines unmittelbar erst jetzt aus seiner Originalpackung entnommenen Laminariastiftes von wechselndem Durchmesser (1, 2 oder 3 mm) in das Ostium mit einer ganz feinen anatomischen Pinzette eingeführt und mit einem Harnleiterkatheter je nach Bedarf im Ureter hochgeschoben. Die Höhe, in welcher sich der Stift befindet, ist an der Graduierung des Harnleiterkatheters jeweils zu kontrollieren und die endgültige Höhe abzulesen. Größter Vorsicht bedarf es beim Einführen des Stiftes in das Ostium, um die bereits erwähnte Blutung und überhaupt jegliche Läsion der Uretermündung zu vermeiden. Dies ist selbstverständlich ohne weiteres möglich, wird ja die Dicke des Stiftes entsprechend der Weite des Ostiums bzw. der Größe des Ureters gewählt. Der konstante Ureterknick unmittelbar oberhalb des Ostiums beim Hund läßt sich sehr viel leichter und auch schonender überwinden, wenn man nicht von vornherein bereits das nur 2 cm lange Stück, sondern die Spitze des *ganzen* Stiftes einführt und nach Passage des Knickes den aus dem Ostium herausragenden Teil des Stiftes abzwickt und mit dem Ureterenkatheter wie beschrieben dann das kleine Stück von gewünschter Länge hochschiebt. Und nun zu dem meiner Ansicht nach einzigen Unsicherheitsfaktor der sonst so bestrickend einfachen Methode, mit der sich jedweder in der Klinik vorkommende intraureterale Verschluß nachahmen läßt: Die Quellung des Stiftes. Nicht, daß diese in einem gewissen Prozentsatz unterbleiben würde — ich habe es bei den 40 Hunden nicht einmal beobachtet — nein, die *Art* der Quellung ist das Entscheidende. In der Mehrzahl quillt der Stift so, daß seine primäre Form eines zylinderförmigen Stäbchens mit Kreisen als Grundflächen erhalten bleibt und damit bei der bekannten Volumenzunahme um ein Vielfaches total obturiert. Ein kleiner, vorher nicht bestimmter Teil, quillt so, daß die Grundflächen die Kreisform verlieren und sich Ellipsen nähern bzw. bohnenförmig werden. Dieser Nachteil, daß von vornherein nicht gesagt werden kann, ob ein totaler oder unvollständiger Verschluß eintritt, wird durch die sonstigen Vorteile bei weitem aufgewogen. Für uns war der „Nachteil" sehr wesentlich, als er uns in den Stand setzte, nicht nur die Folgen des totalen Verschlusses, sondern auch die des unvollständigen und die Verhältnisse beider nach Entfernung des Hindernisses zu studieren.

Es wurde bei allen 40 Versuchen die Einlage des Laminariastiftes in der gleichen Weise vorgenommen, und ich darf bei den einzelnen Versuchsprotokollen jeweils auf diese Ausführungen verweisen.

2. Verlauf eines Experimentes zur Erzeugung einer Hydronephrose.

Der Verlauf eines *Experimentes* in der *Versuchsreihe* 1 und 2 war folgender: Laparotomie in Evipan-Narkose. Eröffnung der Blase. Ureterenkatheterismus. Abnahme von Nierenurin. Retrogrades Pyelogramm mit 2,0 bis höchstens 3,0 cm³ Uroselectan je nach Gewicht des Tieres. Röntgenaufnahme. Entfernung des UK. Einlage des Laminariastiftes. Blasenschluß. Wundschluß.

In durchschnittlich 8—14tägigen Abständen Anfertigung eines Ausscheidungsurogrammes, wobei je Kilogramm Tier 1 cm³ 80%iges Perabrodil, jedoch nie über 30 cm³ intravenös injiziert worden sind. Die Tiere blieben 18—24 Std vor der Ausscheidungsurographie ohne Nahrung und ohne Wasser.

Trotz dieser Vorbereitung waren wir gezwungen, das hochprozentige Kontrastmittel zu gebrauchen, da nur mit diesem verwertbare Bilder zu erhalten waren. Bei der raschen Ausscheidung beim Hund erreicht man mit der Verwendung von niedrigprozentigem Perabrodil nicht die notwendige Kontrastmittelanreicherung und Konzentration: Die Bilder sind nicht verwertbar.

Nach einer bestimmten Zeit Relaparotomie durch Trans- bzw. Pararectalschnitt auf der Seite der Hydronephrose. Kleinste Incision des Harnleiters unmittelbar oberhalb des gequollenen Laminariastiftes. Einlage eines UK. Urinentnahme. Die je nach Größe der Hydronephrose verschieden große Urinentnahme wird durch *genau* die gleiche Menge Uroselectan ersetzt, d. h. durch den liegenden UK in das Nierenbecken injiziert. Entfernung des UK unter Abklemmen der kleinen Incisionsstelle. Ligatur. Röntgenaufnahme. Tötung des Tieres.

Ektomie beider Nieren. Photographie. Einlegen in 10%iges Formalin. Histologischer Schnitt (Färbung nach Masson-Goldner).

Es versteht sich von selbst, daß die Operationen immer unter den gleichen Bedingungen, zur gleichen Tageszeit, und die Röntgenaufnahmen auf den gleichen Tischen mit *absolut* gleichem Röhrenabstand angefertigt wurden.

Unter diesen Voraussetzungen sind die Pyelogramme hinsichtlich der Größe des kontrastgefüllten Hohlraumsystems *absolut* vergleichbar. Um auch in den Reproduktionen *absolute* Vergleichbarkeit zu erhalten, wurden mit einer Schablone immer gleich große Bildausschnitte (10 × 18), teils im Hoch-, teils im Querformat markiert und bei der Reproduktion im Verhältnis 2:1 verkleinert. Der markierte Röntgenbildausschnitt erhält demnach in der Kopie die Größe von 5 × 9 cm.

Wenn ich sage, daß die Bilder *absolut* vergleichbar, so ist dies nur bedingt richtig. Mit der uns zur Verfügung stehenden Methode des im Röntgenbild auf eine Ebene projizierten Raumes vergleichen wir *Flächen*, bewegen uns also in der zweiten Dimension, während es sich in Wirklichkeit um einen flüssigkeitsgefüllten Hohl*raum*, um einen Begriff der dritten Dimension handelt. Da es jedoch — wie gesagt — keine Methode gibt, um für den benötigten Zweck die Hohlräume größenmäßig zu bestimmen und auch in der täglichen klinischen Praxis nur der Vergleich der Fläche stattfindet, sind wir einen Schritt weitergegangen und haben die Flächen der kontrastgefüllten Nierenbeckenkelchsysteme nach Übertrag vom Original-Röntgenbild auf durchsichtiges Papier planimetrisch bestimmt. Auf diese Weise gelingt es, die Größenzunahme des Hohlraumsystems und in der Versuchsreihe 3, 4 und 5 auch seine Rückbildung kurvenmäßig zu objektivieren.

Ich bin mir klar, daß die planimetrisch bestimmten Werte aus den oben genannten Gründen *absolut* nicht und *relativ* nur bedingt vergleichbar sind. Die Fehlerquelle der Methode wurde weitmöglichst auszumerzen versucht dadurch, daß für jede zu bestimmende Fläche 3 Messungen durchgeführt worden sind und hieraus der Mittelwert errechnet wurde.

3a. Versuchsreihe 1.

Zweck: 1. Untersuchungen über die Entwicklung der Hydronephrose bei *subtotalem* Ureterverschluß in verschiedener Höhe.

2. Vergleich der Pyelogramme mit den entsprechenden Präparatbefunden sowohl makroskopisch wie histologisch.

18*

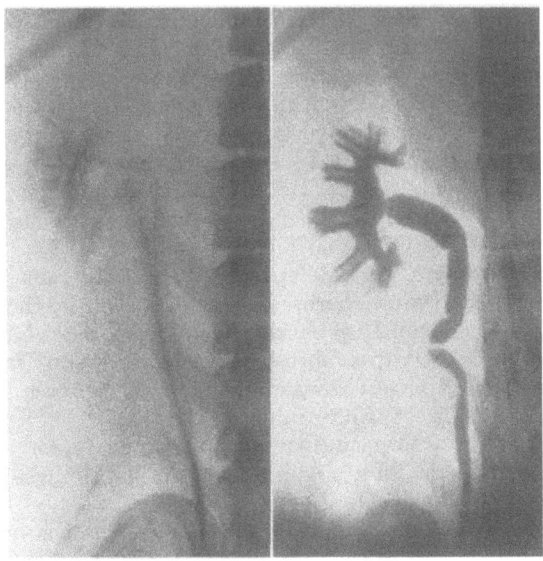

Abb. 1a   Abb. 1b

Abb. 1a u. b. Versuch 1 (Hund Nr. 23). Retrogrades Pyelogramm.
a) Ausgangsbild. Normal.
b) Abschlußbild. Deutliche Erweiterung von Nierenbecken und Kelchen sowie Harnleiter.

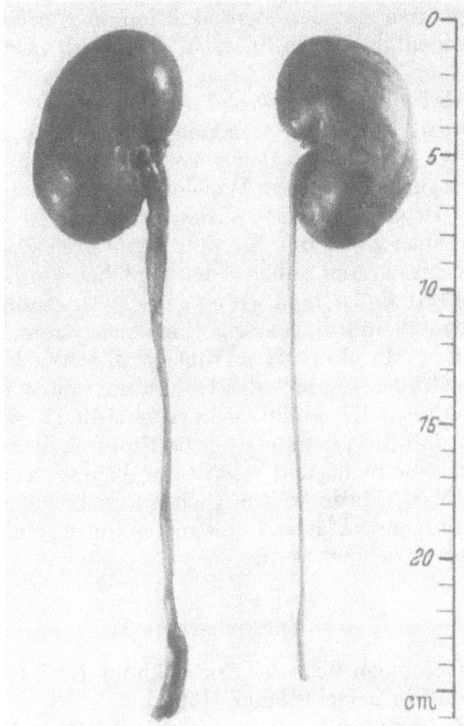

Abb. 2. Versuch 1 (Hund Nr. 23). Makroskopisches Bild bei subtotalem tiefem Verschluß (16 Tage).
Rechts: Mäßige Erweiterung. Linke Niere normal.

3. Ermittlung einer Mittelwertkurve über die Größenzunahme des Nierenhohlraumsystems bei *subtotalem* Verschluß aus der Summe der Kurven, wie sie, für jeden einzelnen Versuch als Resultat der planimetrisch zu bestimmenden einzelnen Fläche in Beziehung gesetzt, zur Zeit zu erhalten sein werden.

1. Versuch: Hund Nr. 23. 19 kg schwerer, 6 Jahre alter, männlicher Schäferhund (Bastard).

11. 2. 54 *Cystotomie:* Retrogrades Pyelogramm rechts (Abb. 1a), Einlegen des Stiftes (Länge 2 cm, ⌀ 2 mm). Endgültige Lage: 5 cm oberhalb des rechten Ostiums. Postop. Verlauf ungestört.

27. 2. 54 *Relaparotomie:* Keine entzündlichen Veränderungen in der Bauchhöhle, insbesondere nicht im Bereich des Nierenbeckens und Harnleiters. *Retrogrades Pyelogramm* rechts (Abb. 1b): Deutliche Erweiterung des Nierenbeckenkelchsystems und des Ureters. Nephrektomie beiderseits. Vertiefung der Narkose bis zum Exitus letalis.

Der *makroskopische Befund* (Abb. 2) zeigt einmal im Vergleich zur gesunden linken Niere die deutliche, wenn auch nicht hochgradige stauungsbedingte Erweiterung des harnableitenden Systems oberhalb des nicht vollständig obturierenden Laminaria-Stiftes mit Ausbildung einer extrarenalen Pyelektasie. (Beim Hund konstantes Fehlen eines extrarenalen Nierenbeckenanteiles unter normalen Verhältnissen). Niere im ganzen nur sehr unwesentlich vergrößert. Makroskopischer Befund genau entsprechend dem Pyelogrammbefund! (Vgl. Abb. 1 b u. 2.)

Histologisch finden sich die bekannten Veränderungen: Kapselräume der Malpighischen Körperchen vielleicht eine Spur erweitert. Erheblich erweiterte Tubuli mit Abflachung der Tubulus-Epithelien. Granuliertes Transsudat vornehmlich in den tubulären Räumen (Abb. 3a).

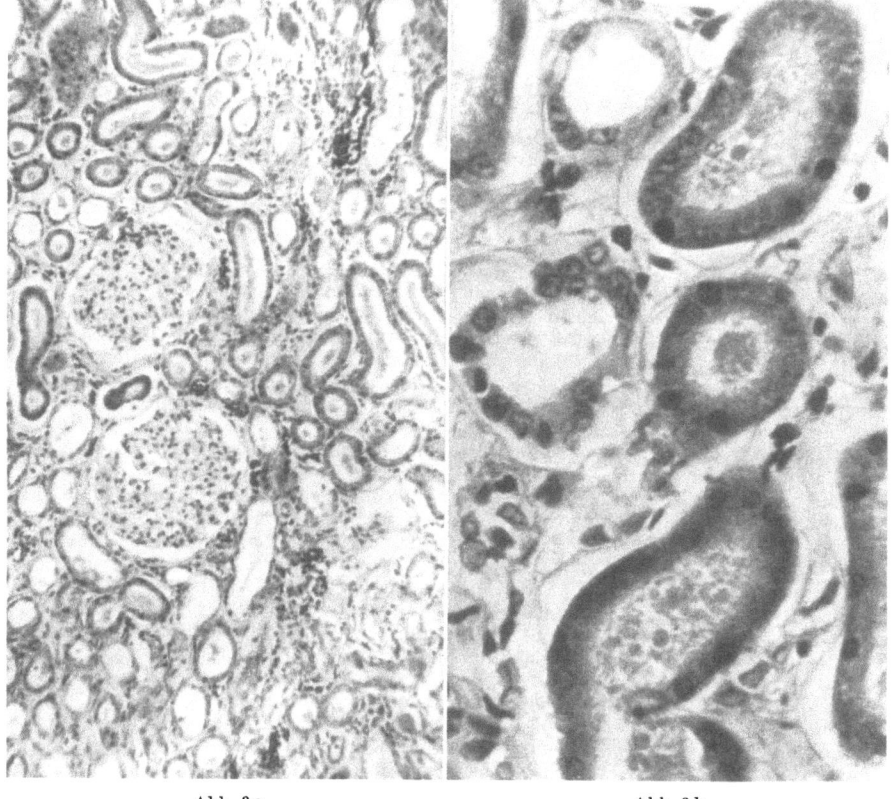

Abb. 3 a   Abb. 3 b

Abb. 3 a u. b. Versuch 1 (Hund Nr. 23). Mikrophotogramme (Ortholux-Leitz).
a) Vergr. 100fach. Angedeutete Erweiterung der Kapselräume. Deutliche Erweiterung der Tubuli mit granuliertem Transsudat im Lumen. (Subtotaler tiefer Verschluß. 16 Tage.)
b) Vergr. 450fach: Derselbe Befund wie in a). Außerdem beginnende unscharfe Zellabgrenzung der Tubuli.

Diese Veränderungen werden besonders deutlich in Abb. 3b, das andeutungsweise auch die beginnende unscharfe Zellabgrenzung der Tubulusepithelien zeigt.

Die *planimetrische Bestimmung* ergibt einen Ausgangswert für das retrograde Pyelogramm von 2,1 cm² und im Abschlußbild eine Fläche von 6,9 cm² (Abb. 4).

2. Versuch: Hund Nr. 9. 7,5 kg schwerer, 1½ Jahre alter, weiblicher Spitzer (Bastard).

14. 12. 53 *Cystotomie:* Ostien und Harnleiter entsprechen der geringen Größe des Tieres, klein. Retrogrades Pyelogramm rechts (Abb. 5a). Einlegen des Laminariastiftes (Länge 2 cm, ⌀ 1 mm). Endgültige Lage: 9 cm oberhalb des Ostiums.

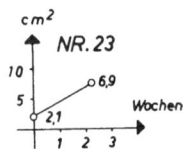

Abb. 4. Versuch 1 (Hund Nr. 23). Flächenzunahme des Pyelogrammbildes bei subtotalem tiefem Verschluß. (16 Tage.)

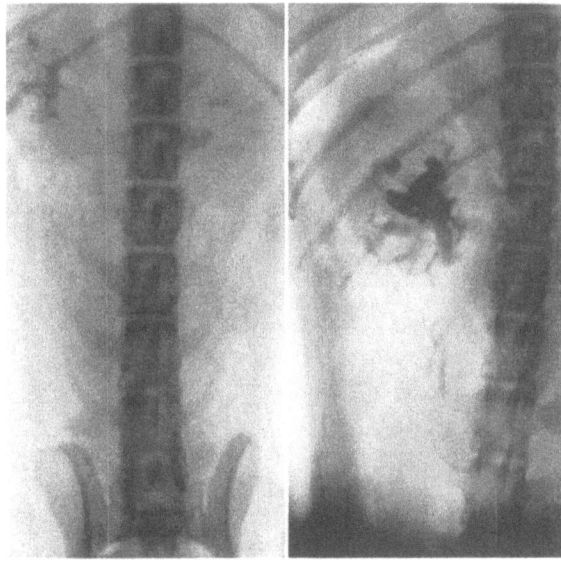

Abb. 5a u. b. Versuch 2 (Hund Nr. 9). Retrograde Pyelogramme. a) Ausgangsbild. Normal. b) Abschlußbild. Deutliche Erweiterung von Nierenbecken und Kelchen. 4 Tage subtotaler mittelhoher Harnleiterverschluß.

Abb. 5a   Abb. 5b

18. 12. 53 Nahtdehiszenz. Daher Relaparotomie: Keine entzündlichen Veränderungen im Bereich des Nierenbeckens und Harnleiters. Stift ordentlich gequollen.

Retrogrades Pyelogramm rechts (Abb. 5b): Deutliche Erweiterung von Nierenbecken, Kelchen und dem dargestellten oberen Harnleiterabschnitt. Ein kleiner Teil des Kontrastmittels ist bei der Füllung aus der nicht dicht haltenden kleinen Incisionsstelle am Ureter ausgeflossen und hierdurch kommt es zu den außerhalb des Hohlraumsystems vorhandenen kontrastmitteldichten Verschattungen. Nephrektomie beiderseits. Vertiefung der Narkose bis zum Exitus letalis.

Makroskopischer Befund (Abb. 6): Rechts Erweiterung des harnableitenden Systems oberhalb des Laminariastiftes. Deutlich sichtbarer — demnach ektatischer — extrarenaler Nierenbeckenanteil. Gestaute Kapselgefäße. Keine entzündlichen Veränderungen im Bereich des Stiftlagers. Links: Normale Niere mit unverändertem Harnleiter.

Histologischer Befund (Abb. 7a u. 7b): Kapselraum der Malpighischen Körperchen erweitert. Tubuli erweitert, Transsudat enthaltend.

Planimetrische Bestimmung (Abb. 8): Ausgangswert 1,4 cm², Abschlußwert 4,7 cm².

3. Versuch: Hund Nr. 3. 9,5 kg schwerer, 2½ Jahre alter, männlicher Schäferhund (Bastard)

27. 11. 53 *Cystotomie:* Retrogrades Pyelogramm rechts (Abb. 9a). Einlegen des Laminariastiftes (Länge 2,5 cm, ⌀ 2 mm). Endgültige Lage: 14 cm oberhalb des Ostiums. Glatter postoperativer Verlauf.

11. 12. 53 *Relaparotomie:* Bauchhöhle frei von entzündlichen Veränderungen. Nierenbecken, Harnleiter und insbesondere Stiftlager nicht entzündlich verändert. Stift gut gequollen, jedoch exzentrisch und daher nicht vollkommen obturierend. *Retrogrades Pyelogramm* rechts (Abb. 9b): Unvollständige Darstellung eines hydronephrotisch erweiterten Nierenbeckenkelchsystems. Nephrektomie beiderseits. Vertiefung der Narkose bis zum Exitus letalis.

Makroskopischer Befund (Abb. 10): Rechte Niere im ganzen größer als die normale linke. Deutliche hydronephrotische Erweiterung eines vergrößerten auch extrarenal gelegenen Nierenbeckens. Harnleiter oberhalb des exzentrisch gequollenen Stiftes ebenfalls erheblich erweitert. Gestaute Venen im Bereich der Nierenkapsel und des oberen Harnleiterabschnittes.

Histologischer Befund (Abb. 11a u. 11b): Kapselraum der Malpighischen Körperchen geringgradig erweitert. Tubuli deutlich ektatisch. Tubulusepithelien abgeflacht. Zellgrenzen teilweise unscharf; feingranuliertes Transsudat im Tubuluslumen. Gefäße erweitert.

Planimetrische Bestimmung (Abb. 12): Ausgangswert 2,7 cm², Abschlußwert 10,3 cm².

4. Versuch: Hund Nr. 26. Bei subtotalem Verschluß in mittlerer Höhe zeigt dieser Versuch praktisch in allen Punkten das gleiche Ergebnis wie der vorhergegangene. Auf eine

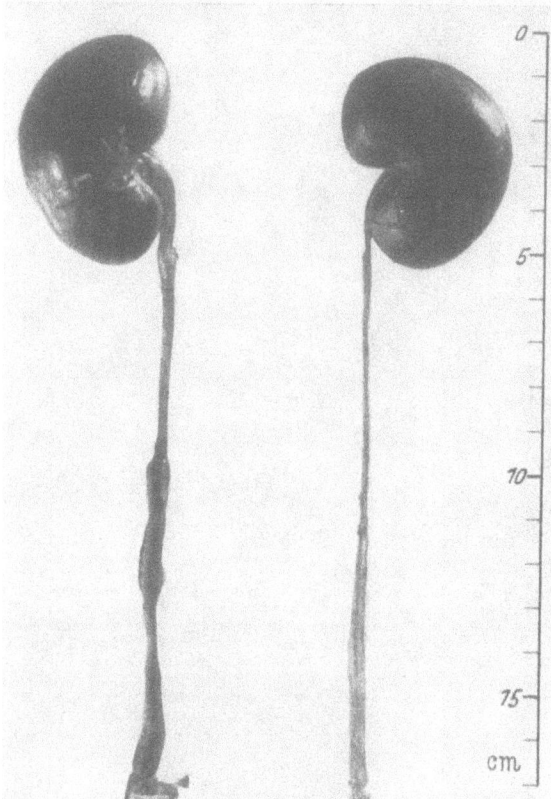

Abb. 6. Versuch 2 (Hund Nr. 9). Makroskopischer Befund bei subtotalem, mittelhohem Verschluß (4 Tage). Stauungsbedingte Erweiterung von Nierenbecken und Harnleiter. Erweiterte Kapselvenen. Linke Niere normal.

detaillierte Beschreibung wird daher verzichtet. Lediglich die Planimeterwerte von 3,9 cm² für das Ausgangspyelogramm und von 17,2 cm² beim Abschluß — dies bedeutet wie im Versuch 3 eine Größenzunahme um das rund 4fache in der gleichen Zeitspanne — werden für die Mittelwertsbestimmung der Verlaufskurve Verwendung finden.

Um etwas über die mutmaßliche, durchschnittliche Größenzunahme der beim subtotalen Harnleiterverschluß entstehenden Hydronephrose im Pyelogrammbild aussagen zu können, haben wir die in den einzelnen Versuchen bestimmten Verlaufskurven in ein Koordinatensystem eingetragen und aus diesem die Mittelwertskurve ermittelt (Abb. 13).

Der bedingte Wert — warum nur bedingt, wird in der kritischen Stellungnahme zu der ersten und zweiten Versuchsreihe zu erörtern sein — dieser Kurve liegt darin, daß aus ihr entnommen werden kann, wieviel die durchschnittliche Größenzunahme des Nierenbeckenkelchsystems, der Hydronephrose, in der Zeiteinheit beträgt. Der Anfangsteil der gleichartigen Kurve der Versuchsreihe 4, in welcher

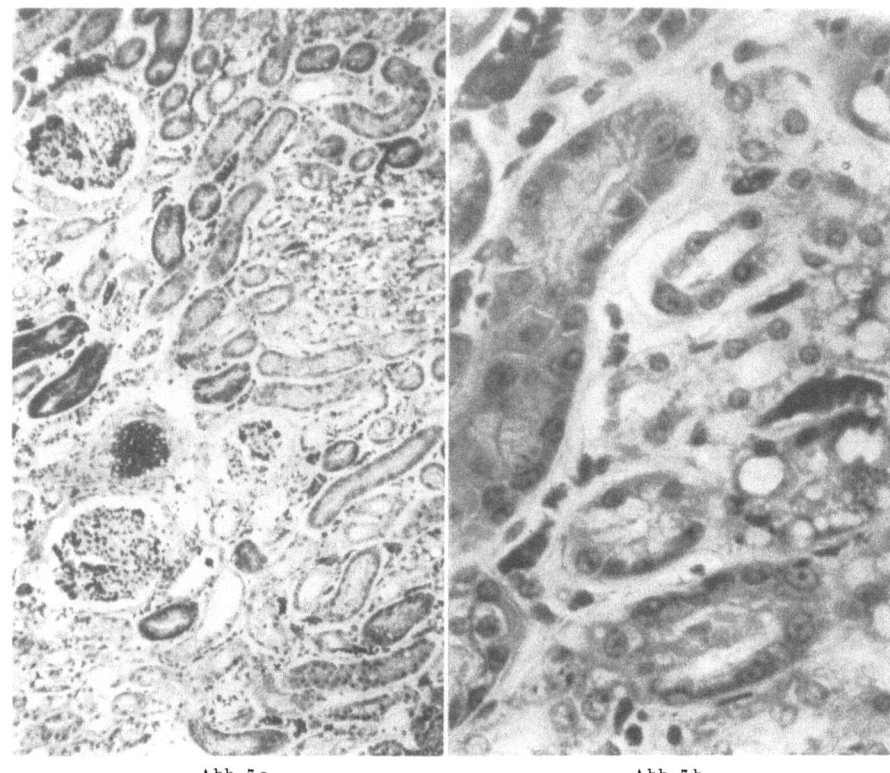

Abb. 7 a   Abb. 7 b

Abb. 7 a u. b. Versuch 2 (Hund Nr. 9). Mikrophotogramme (Ortholux-Leitz).
a) Vergr. 100fach: Kapselräume der Glomeruli erweitert. Tubuli erweitert. Spärliches Transsudat
in den Tubuluslumina. (Subtotaler, mittelhoher Verschluß; 4 Tage.)
b) Vergr. 450fach: Derselbe Befund bei besonderer Darstellung der Tubuli. Die Tubuliepithelien zeigen
zum Teil eine partielle Ablösung von der Basalmembran. (Subtotaler, mittelhoher Verschluß; 4 Tage.)

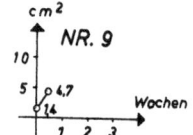

Abb. 8. Versuch 2 (Hund Nr. 9).
Flächenzunahme der Pyelogramm-
bilder bei subtotalem, mittelhohem
Verschluß (4 Tage).

Abb. 9 a u. b. Versuch 3 (Hund
Nr. 3). Retrograde Pyelogramme.
a) Ausgangsbild. Normal.
b) Abschlußbild. Deutliche hydronephrotische Erweiterung des
Nierenbeckenkelchsystems.
Unvollständige Darstellung.

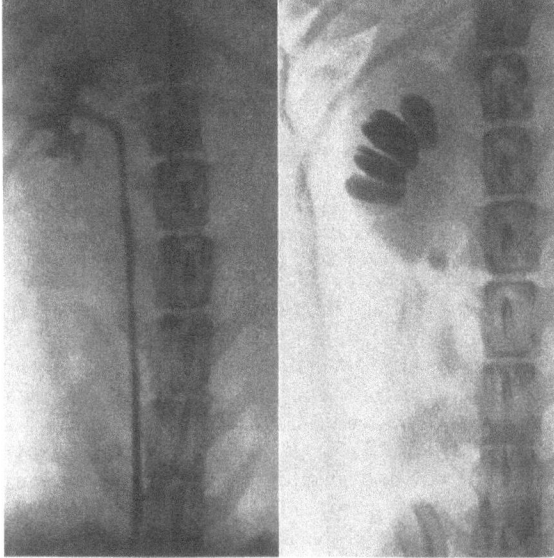

Abb. 9 a   Abb. 9 b

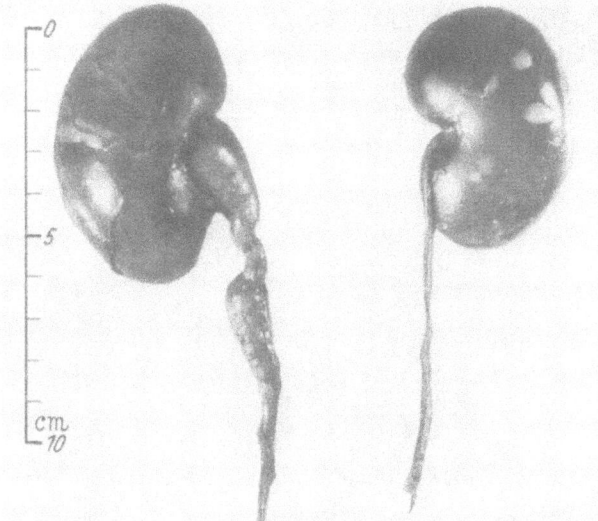

Abb. 10. Versuch 3 (Hund Nr. 3). Makroskopischer Befund bei subtotalem, hohem Ureterverschluß (14 Tage). Rechts: Stauungsbedingte hydronephrotische Erweiterung. Erweiterte Vene der Nierenkapsel und des Ureters. Exzentrische Quellung des Stiftes. Linke Niere normal.

Abb. 10

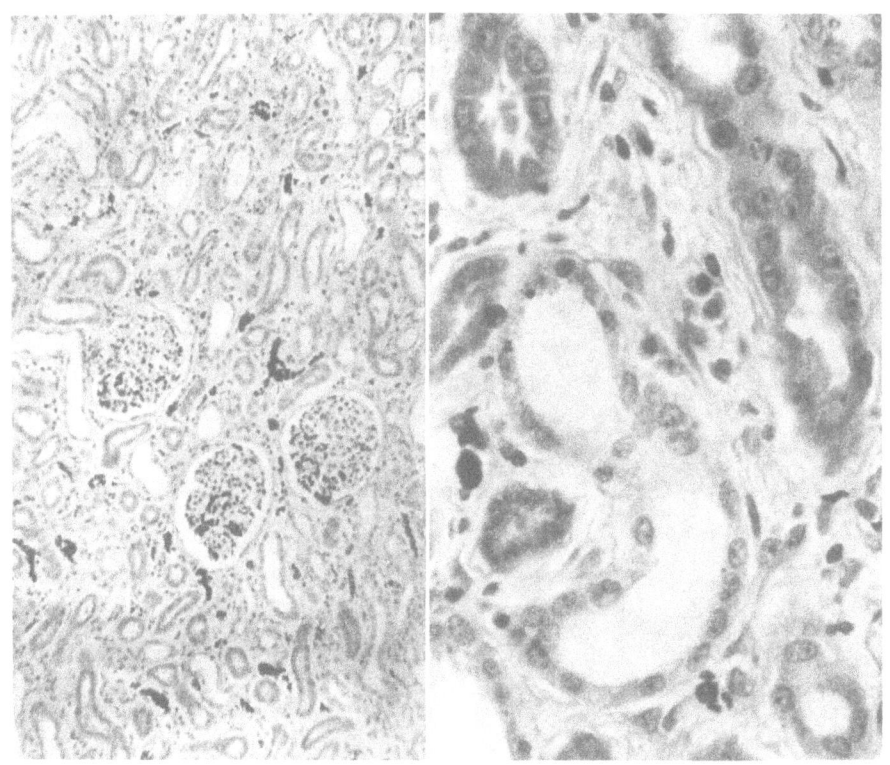

Abb. 11 a   Abb. 11 b

Abb. 11 a u. b. Versuch 3 (Hund Nr. 3). Mikrophotogramme (Ortholux-Leitz). a) Vergr. 100fach: Geringgradige Erweiterung der Kapselräume. Tubuli ektatisch. Tubulusepithelien abgeflacht. Zellgrenzen teilweise unscharf. Transsudat im Tubuluslumen. Gefäße erweitert. (Subtotaler hoher Verschluß; 14 Tage.) b) Vergr. 450fach: Derselbe Befund wie in a) bei besonderer Darstellung der Tubuli. (Subtotaler hoher Verschluß; 14 Tage.)

unter gleichen Bedingungen Hydronephrose zum Studium der späteren Rückbildung erzeugt wurde, deckt sich praktisch mit der der ersten Versuchsreihe —
um dies vorwegzunehmen — so daß diese bei der dort längeren Beobachtungszeit
als Fortsetzung angesehen werden kann.

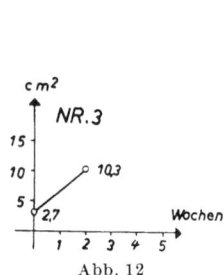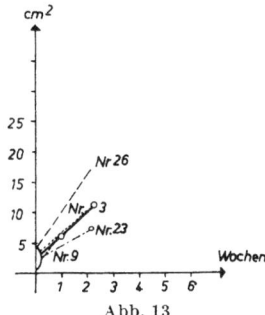

Abb. 12.   Abb. 13

Abb. 12. Versuch 3 (Hund Nr. 3). Flächenzunahme der Pyelogrammbilder bei subtotalem hohem
Verschluß (14 Tage).
Abb. 13. o———o Mittelwert aus der Summe der Kurven bei subtotalem Verschluß.

3b. Ergebnisse der 1. Versuchsreihe.

Durch subtotalen Ureterverschluß mittels in den Ureter vom Ostium her ein-
geführter Laminariastifte entwickeln sich hydronephrotische Erweiterungen des
Nierenbeckenkelchsystems und Ektasien sowie Schlängelung des über dem
Verschluß gelegenen Harnleiterabschnittes. Die Größenzunahme der Hydronephrose in der Zeiteinheit dürfte bei identischem Verschluß abhängig sein von der
Höhe des Ureterverschlusses. Bei hohen Verschlüssen erweitert sich das Hohlraumsystem der Niere etwas schneller als bei tiefsitzenden. Es kamen zur Darstellung

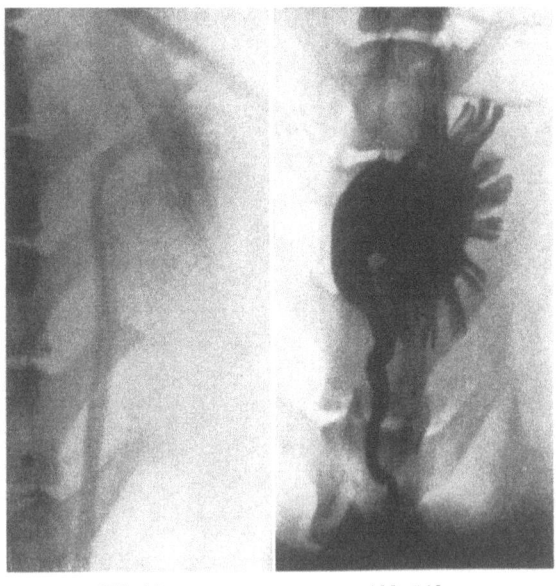

Abb. 14a   Abb. 14b

Abb. 14a u. b. Versuch 5 (Hund Nr. 40). Retrograde Pyelogramme.
a) Ausgangsbild. Normal.
b) Abschlußbild. Deutliche Hydronephrose. (Totaler mittlerer Ureterverschluß; 8 Tage.)

die Veränderungen beim tiefen, mittelhohen und hohen Ureterverschluß mit einer Verschlußzeit von 16 und 4 und 14 Tagen. Die morphologischen Veränderungen im histologischen Bild sind entsprechend dem Grad der Erweiterung graduell verschieden, prinzipiell identisch: Gringfügige Erweiterung des Kapselraumes am

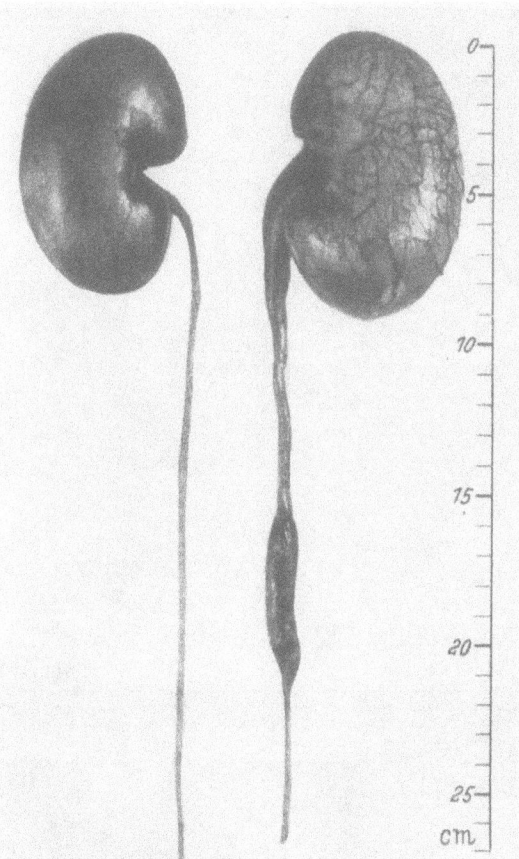

Abb. 15. Versuch 5 (Hund Nr. 40). Makroskopischer Befund bei totalem, mittelhohem Ureterverschluß (8 Tage): Hydronephrose und Hydroureter links über dem konzentrisch gequollenen, total obturierenden Laminariastift. Rechte Niere normal.

Glomerulus. Rasch einsetzende erhebliche Erweiterung der Tubuli mit Abplattung der Tubulusepithelien. Fein- bis grobkörniges Transsudat im erweiterten Tubulusraum. Erweiterte Venen.

4a. Versuchsreihe 2.

Zweck: 1. Untersuchungen über die Entwicklung der Hydronephrose beim *totalen* Ureterverschluß in verschiedener Höhe.

2. Vergleich der Pyelogramme mit den entsprechenden Präparatbefunden sowohl makroskopisch wie histologisch.

3. Ermittlung einer Mittelwertskurve über die Größenzunahme des Nierenhohlraumsystems beim *totalen* Verschluß aus der Summe der Kurven, wie sie, für jeden einzelnen Versuch als Resultat der planimetrisch zu bestimmenden, einzelnen Flächen in Beziehung gesetzt zu der Zeit, zu erhalten sein werden.

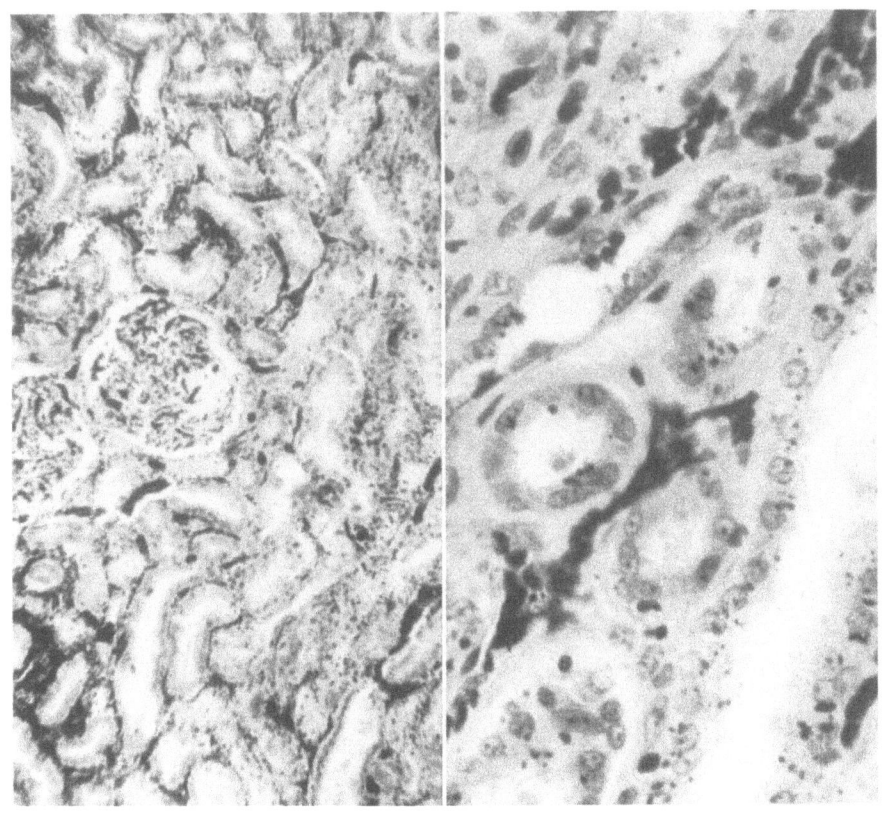

Abb. 16a   Abb. 16b

Abb. 16a u. b. Versuch 5 (Hund Nr. 40). Mikrophotogramme (Ortholux-Leitz).
a) Vergr. 100fach: Kapselräume der Glomeruli unwesentlich erweitert. Erweiterung der Tubuli.
Abflachung der Tubulusepithelien; diese z. T. von der Basalmembran abgehoben. Transsudat in den
Tubuluslumina. Starke Füllung der
erweiterten Gefäße. (Totaler, mittelhoher Ureterverschluß; 8 Tage.)
b) Vergr. 450fach: Derselbe Befund
wie in a) mit besonderer Darstellung
der Tubuli. (Totaler mittelhoher
Ureterverschluß; 8 Tage.)

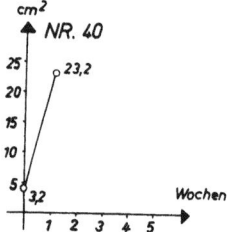

Abb. 17. Versuch 5 (Hund Nr. 40).
Flächenzunahme des Pyelogramm-
bildes bei totalem, mittelhohem
Ureterverschluß (8 Tage).

Abb. 18a u. b. Versuch 6 (Hund
Nr. 32). Retrograde Pyeogramme.
    a) Ausgangsbild. Normal.
b) Sackartige Hydronephrose. Kelche eben noch erkennbar. Totaler
hoher Ureterverschluß (24 Tage).

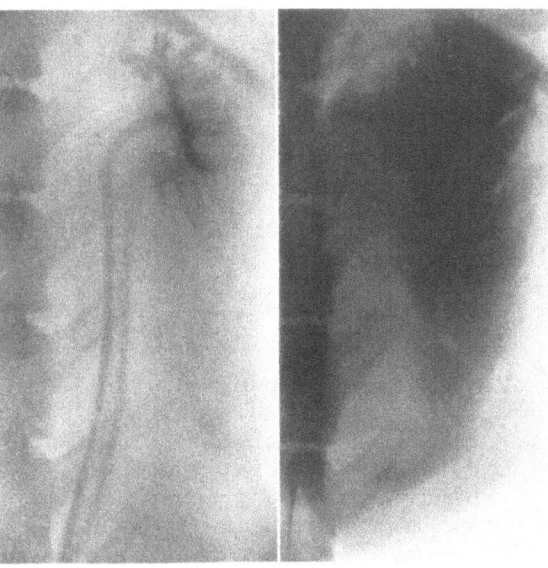

Abb. 18a   Abb. 18b

5. Versuch: Hund Nr. 40. 33,5 kg schwerer, 7 Jahre alter, männlicher Schäferhund (Bastard).

11.5.54 *Cystotomie:* Retrogrades Pyelogramm (Abb. 20). Einlegen des Laminariastiftes (Länge 2,5 cm, ∅ 2 mm). Endgültige Lage: 12 cm oberhalb des Ostiums. Glatter postoperativer Verlauf.

19. 5. 54 *Relaparotomie:* Keine entzündlichen Veränderungen in der Bauchhöhle, am Nierenbecken und Harnleiter. Stift konzentrisch gequollen, total obturierend. *Retrogrades Pyelogramm* (Abb. 21): Deutliche Hydronephrose mit Verplumpung auch der Kelche, deren

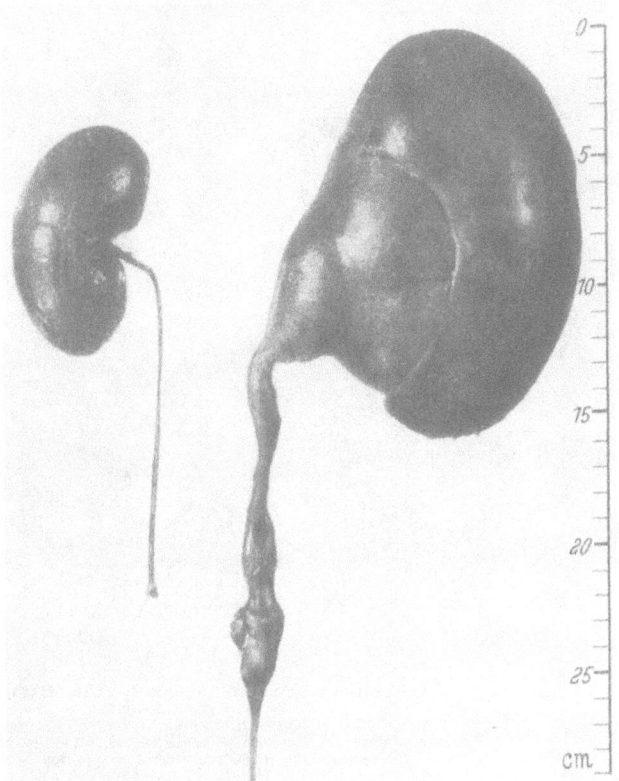

Abb. 19. Versuch 6 (Hund Nr. 32). Makroskopischer Befund bei hohem totalem Ureterverschluß (24 Tage): Sackartige Hydronephrose. Darüber „Parenchymhaube". Stift konzentrisch gequollen. Periureteritis im Bereich des Stiftlagers. Rechte Niere normal. Vgl. die Größen beider Nieren!

Zeichnung jedoch noch auffallend gut erhalten ist. Nephrektomie beiderseits. Verlängerung der Narkose bis zum Exitus letalis.

Makroskopischer Befund (Abb. 15): Linke Niere im ganzen deutlich vergrößert. Auffällige Erweiterung der Kapselvenen. Hydronephrose. Rechte Niere normal.

Histologischer Befund (Abb. 16a u. 16b): Kapselräume der Glomeruli unwesentlich erweitert. Weite Tubuli mit Abflachung ihrer Epithelien, die zum Teil von der Basalmembran abgehoben erscheinen. Transsudat in den Tubuluslumia. Starke Füllung der erweiterten Gefäße.

Planimetrische Bestimmung (Abb. 17): Ausgangswert 3,2 cm², Abschlußwert 23,2 cm² nach 8 Tagen.

6. Versuch: Hund Nr. 32. 28,5 kg schwerer, 5 Jahre alter männlicher Schäferhund (Bastard).

18. 3. 54 *Cystotomie:* Retrogrades Pyelogramm (Abb. 18a). Einlegen des Laminaria-Stiftes (Länge 1,5 cm, ∅ 3 mm). Endgültige Lage: 17 cm oberhalb des Ostiums. Glatter postoperativer Verlauf.

11. 4. 54 *Relaparotomie:* Keine entzündlichen Veränderungen in der Bauchhöhle und im Bereich des Nierenbeckens. Periureteritis in Höhe des Stiftlagers. Stift konzentrisch gequollen; total obturierend. *Retrogrades Pyelogramm* (Abb. 18b): Sackartige Hydronephrose mit eben noch erkennbaren Kelchen. Nephrektomie beiderseits. Verlängerung der Narkose bis zum Exitus letalis.

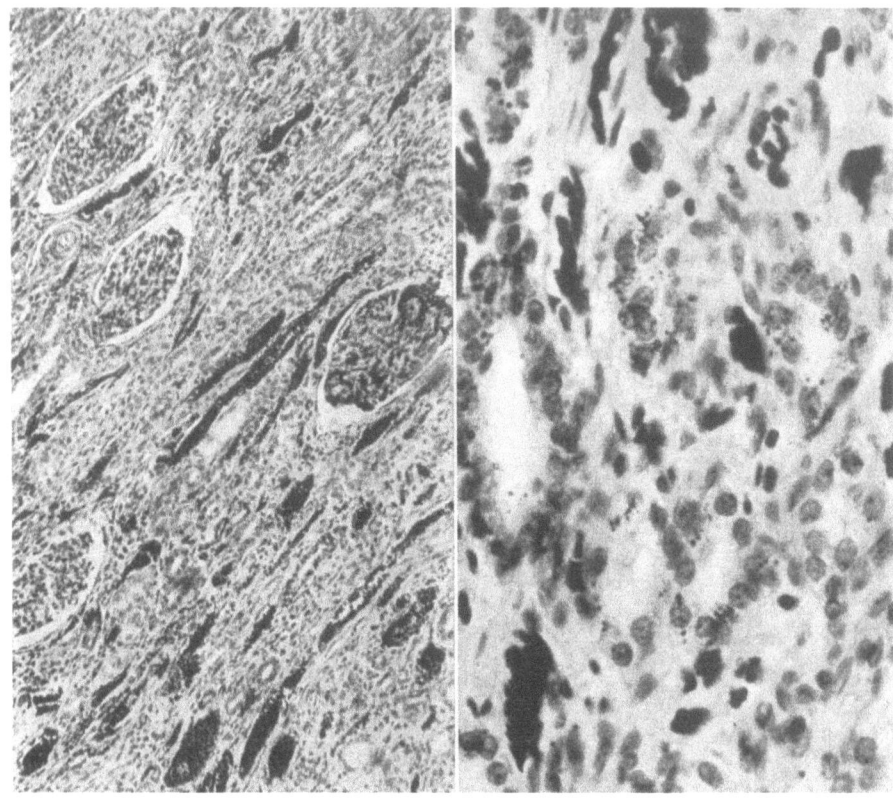

Abb. 20 a   Abb. 20 b

Abb. 20 a u. b. Versuch 6 (Hund Nr. 32). Mikrophotogramme
(Ortholux-Leitz).
a) Vergr. 100fach: Kapselräume der Glomeruli gering erweitert, Kapselmembran verdickt. Tubulusepithelien flach mit Degenerationserscheinungen, z. T. atrophisch. Relative Vermehrung des Interstitiums. Starke
Füllung der erweiterten Gefäße. (Totaler hoher Ureterverschluß; 24 Tage.)
b) Vergr. 450fach: Derselbe Befund wie in a) mit besonderer Darstellung
der Tubuli. (Totaler hoher Ureterverschluß; 24 Tage.)

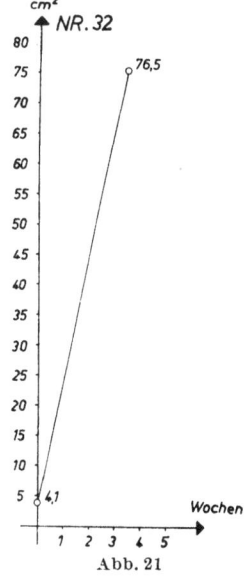

Makroskopischer Befund (Abb. 19): Sackartige Hydronephrose
mit haubenförmig aufsitzendem Parenchymmantel. Enorme Ver-
größerung im Vergleich zur Größe der normalen rechten Seite.
Histologischer Befund (Abb. 20 a u. 20 b): Die Kapselräume der
Glomeruli sind erweitert und die äußere Kapselmembran zeigt
eine beginnende Verdickung. Die Tubulusepithelien sind flach,
haben größtenteils ihre scharfe Begrenzung verloren und zeigen
Degenerationserscheinungen, sind z. T. atrophisch. Relative
Vermehrung des Interstitiums. Starke Füllung der erweiterten
Gefäße.
Planimetrische Bestimmung (Abb. 21): Ausgangswert 4,1 cm²,
Abschlußwert 76,5 cm² nach 24 Tagen.
7. Versuch: Hund Nr. 35. 25 kg schwerer, 3 Jahre alter, männ-
licher Schäferhund (Bastard).
24. 3. 54 *Cystotomie:* Retrogrades Pyelogramm (Abb. 22 a).
Einlegen des Laminariasstiftes (Länge 2,0 cm, ⌀ 3 mm). Endgül-
tige Lage: 6 cm oberhalb des Ostiums.

Abb. 21. Versuch 6 (Hund Nr. 32). Flächenzunahme der
Pyelogrammbilder bei totalem, hohem Ureterverschluß (24 Tage).

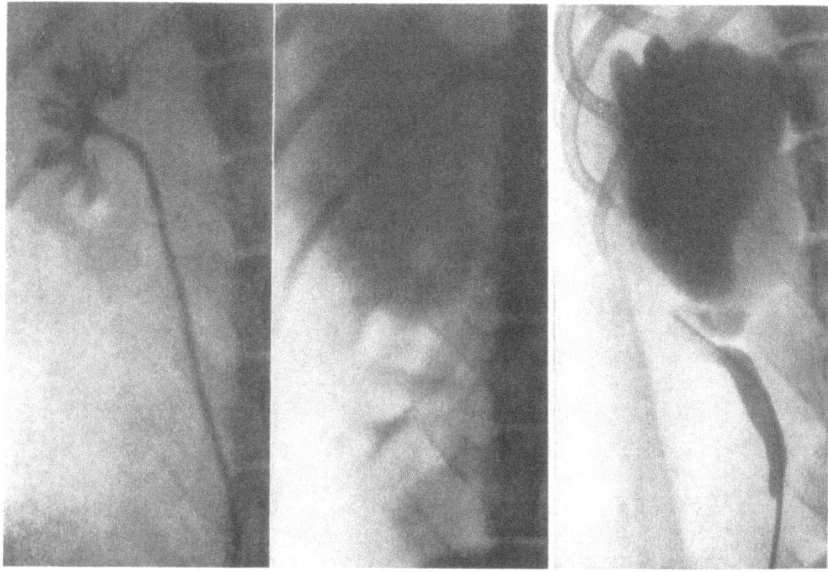

Abb. 22a   Abb. 22b   Abb. 22c

Abb. 22a—c. Versuch 7 (Hund Nr. 35).
a) Retrogrades Pyelogramm. Ausgangsbild.
Normal.
b) Ausscheidungsurogramm. Sackartige Hydronephrose bei totalem tiefem Ureterverschluß; 37 Tage.
c) Retrogrades Pyelogramm. Sackartige Hydronephrose mit noch erkennbaren Kelchen.
Totaler tiefer Ureterverschluß. 44 Tage.

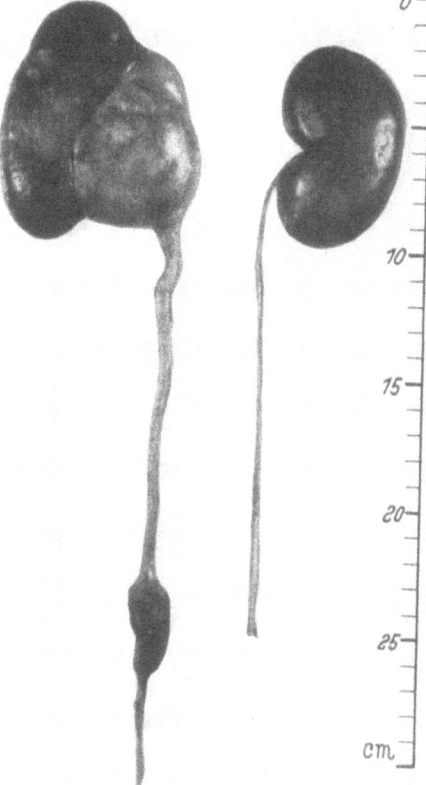

Abb. 23. Versuch 7 (Hund Nr. 35). Makroskopischer Befund bei totalem tiefem Ureterverschluß (44 Tage): Sackartige Hydronephrose rechts. „Parenchymhaube". Stift konzentrisch gequollen. Linke Niere normal.

Abb. 23

30. 4. 54 *Ausscheidungsurogramm* (Abb. 22b): Gute Darstellung einer sackartigen Hydronephrose. Keine Kelchzeichnung mehr erkennbar.

7. 5. 54 *Relaparotomie:* Keine entzündlichen Erscheinungen in der Bauchhöhle, am Nierenbecken und Harnleiter. Stift konzentrisch gequollen, total obturierend. *Retrogrades Pyelogramm* (Abb. 22c): Sackartige Hydronephrose mit eben noch erkennbarer Kelchzeichnung.
Nephrektomie beiderseits. Vertiefung der Narkose bis zum Exitus letalis.

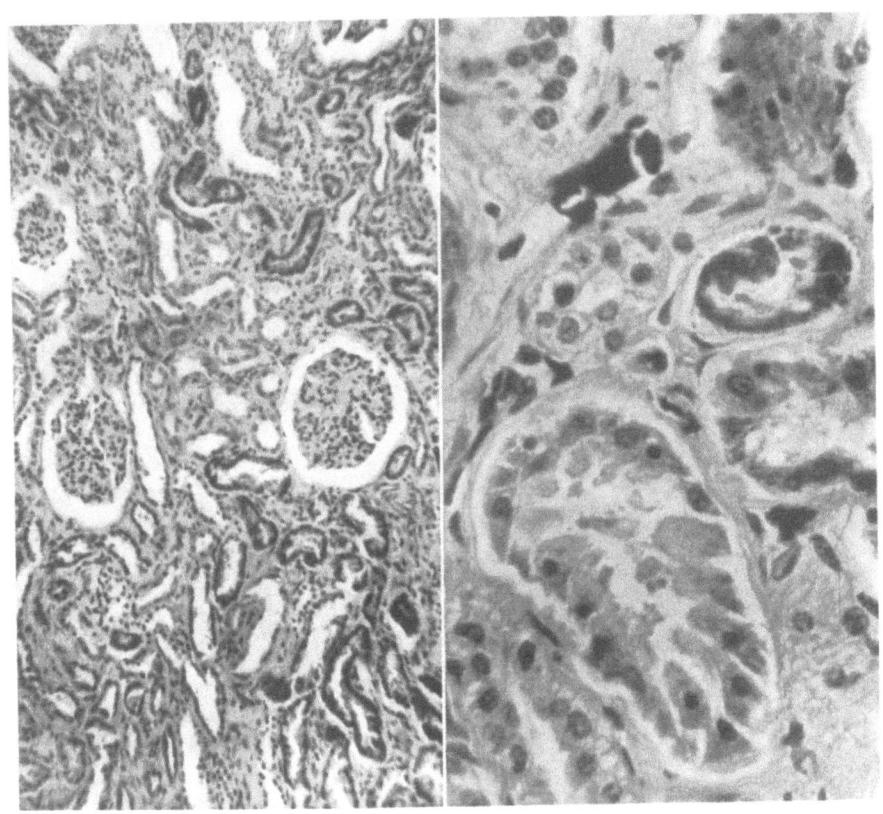

Abb. 24 a   Abb. 24 b

Abb. 24a—c. Versuch 7 (Hund 35). Mikrophotogramme (Ortholux-Leitz).
a) Vergr. 100fach: Glomeruli entrundet. Kapselmembran deutlich verdickt. Tubuli erweitert. Tubulusepithelien abgeflacht. (Totaler tiefer Ureterverschluß; 44 Tage.)
b) Vergr. 450fach: Tubuli. Besonders deutlich: Ablösung der Epithelien von der Basalmembran.
Schwimmen z. T. frei im Tubuluslumen. Verlust der Zellgrenzen zeigt scheinbar epitheliale Stränge.
(Totaler tiefer Ureterverschluß; 44 Tage.)
c) Versuch 7 (Hund Nr. 35). Mikrophotogramm (Ortholux-Leitz). 450fach: Glomerulus. Besonders
deutlich: Erweiterter Kapselraum. Verdickte Kapselmembran. (Totaler tiefer Ureterverschluß; 44 Tage.)

Makroskopischer Befund (Abb. 23): Sackartige Hydronephrose. „Parenchymhaube".
Erhebliche Vergrößerung der rechten Niere im ganzen im Vergleich zur normalen linken.

Histologischer Befund (Abb. 24a, 24b u. 24c) Erhebliche Erweiterung der glomerulären
Kapselräume. Deutliche Verdickung der äußeren Kapselmembran. Tubuli erweitert. Tubulusepithelien abgeflacht, z. T. von der Basalmembran abgelöst und frei im Tubuluslumen schwimmend, durch Verlust der Zellgrenzen scheinbar epitheliale Stränge bildend.

Planimetrische Bestimmung (Abb. 25): Ausgangswert 3,9 cm², Abschlußwert 36,6 cm²
nach 44 Tagen. Die Zwischenwerte ergeben sich aus der Flächenbestimmung der zu diesen
Zeitpunkten gefertigten Ausscheidungsurogramme.

Von den bisherigen Versuchsergebnissen völlig abweichend sind die Resultate
der beiden folgenden. Die Obturation wurde auf genau die gleiche Weise durchgeführt, aber es kam ein entscheidendes, die Situation *völlig* veränderndes Moment
hinzu, der Infekt!

Es entwickelte sich beide Male (Versuch 8 u. 9) über die infizierte Hydronephrose das Bild der sekundären Pyonephrose mit schwersten Parenchymveränderungen und beide Male kam es zur Ruptur am unteren Nierenpol mit massiver Blutung und Entleerung des Eiters in die Bauchhöhle, der die Tiere sofort erlagen.

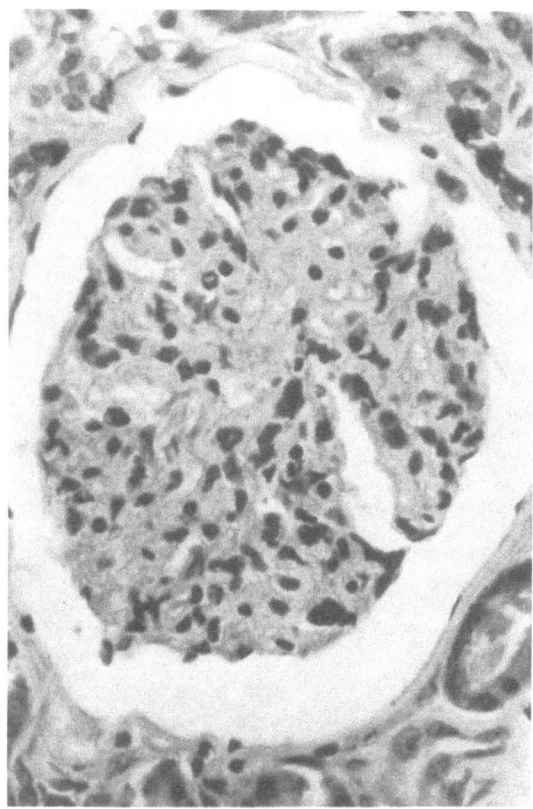

Abb. 24 c

8. Versuch: Hund Nr. 29, 27 kg schwerer, 4½ Jahre alter, männlicher Schäferhund (Bastard).
10. 3. 54 *Cystotomie:* Einlegen des Laminariastiftes (Länge 2 cm, ⌀ 3 mm). Endgültige Lage: 16 cm oberhalb des Ostiums.
26. 3. 54 Exitus letalis (nach 16 Tagen Totalverschluß).
Sektion: Als Todesursache findet sich eine am unteren Pol perforierte Pyonephrose mit massiver Blutung und partieller Entleerung des Eiters in die Bauchhöhle. Nephrektomie beiderseits.
Makroskopischer Befund (Abb. 26): Erhebliche Vergrößerung der linken im Vergleich zur rechten, normal großen Niere. Nierenkapsel und Oberfläche der Niere zeigen entzündliche Veränderungen, fibrinös-eitrige Beläge. Aufgeschnitten findet sich eine mächtige entzündlich verdickte, hochrote Schleimhaut des Nierenbeckens und oberen Harnleiterabschnittes. Der gleiche Bezirk ist stark hydronephrotisch erweitert. Das Parenchym ist brüchig, im Sinne einer Pyonephrose verändert.
Histologischer Befund (Abb. 27): Hochgradige Strukturveränderungen des Nierenparenchyms. Tubuli angedeutet, schemenhaft wahrnehmbar. Einzelne Tubuluszellen noch als solche zu erkennen. Beherrscht wird das Bild von der Blutung und der Entzündung.

9. Versuch: Hund Nr. 27. 29 kg schwerer, 5 Jahre, alter männlicher Schäferhund (Bastard).
26. 2. 54 *Cystotomie:* Einlegen des Laminariastiftes (Länge 2,0 cm, ⌀ 3 mm). Endgültige Lage: 13 cm oberhalb des Ostiums.
23. 3. 54 Exitus letalis (nach 25 Tagen totalem Verschluß).

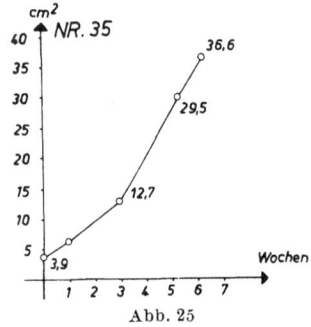

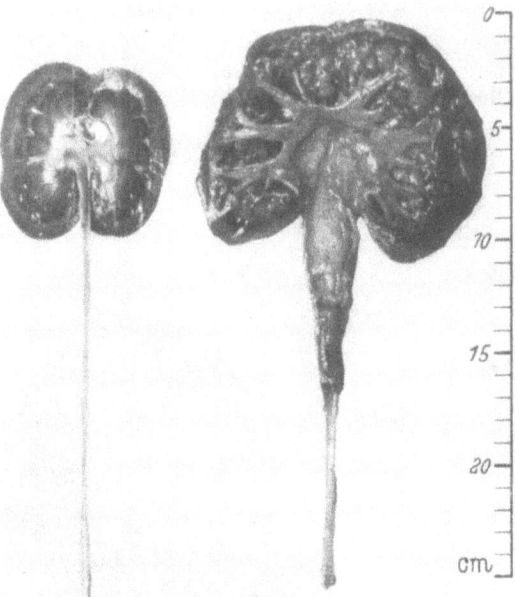

Abb. 25. Versuch 7 (Hund Nr. 35).
Flächenzunahme der Pyelogrammbilder bei totalem, tiefem Ureterverschluß
(44 Tage).

Abb. 26. Versuch 8 (Hund Nr. 29).
Makroskopischer Befund bei totalem
hohen Ureterverschluß + Infekt (16
Tage). Linke Niere aufgeschnitten):
Erhebliche Verdickung der Schleimhaut des stark erweiterten Nierenbeckens und obersten Harnleiterabschnittes. Parenchym aufgelockert,
blutig imbibiert. Rechte Niere o. B.

Abb. 26

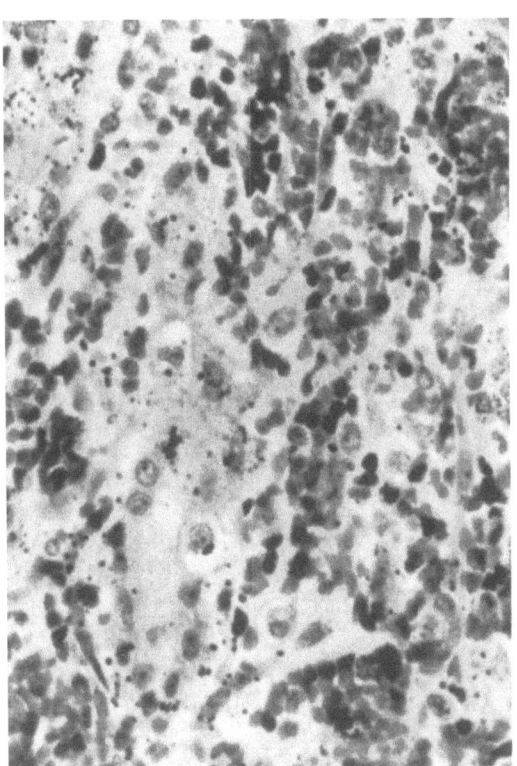

Abb. 27. Versuch 8 (Hund Nr. 29). Mikrophotogramm (Ortholux-Leitz). 450fach. Einzelne Tubulus-
Epithelien als solche noch erkennbar. Angedeutete schwerst degenerativ veränderte Tubuli. Blutungen.
Leukocyten. (Totaler hoher Verschluß + Infekt; 16 Tage.)

Sektion: Als Todesursache findet sich wie im vorhergehenden Fall eine an der Vorderfläche des unteren Poles rupturierte Pyonephrose mit einer Massenblutung in die Bauchhöhle. Nephrektomie beiderseits.

Makroskopischer Befund (Abb. 28): Nierenkapsel links erheblich verdickt. Multiple kleine Rindenabscesse. Hydro-Pyonephrose mit starker Verdickung der Nierenbecken- und Harnleiterschleimhaut im oberen Abschnitt. Nierenparenchym brüchig. Rechte Niere normal.

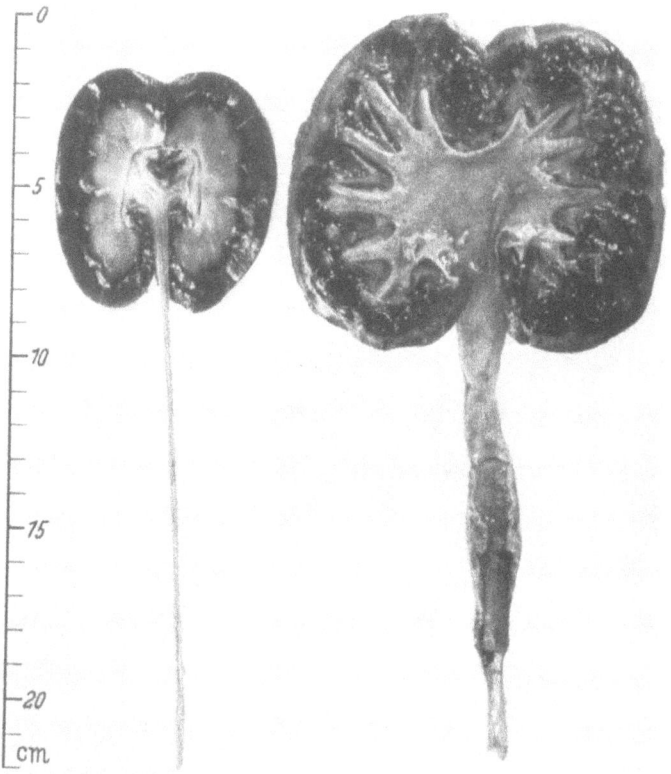

Abb. 28. Versuch 9 (Hund Nr. 27). Makroskopischer Befund bei totalem noch hohem Ureterverschluß + Infekt (25 Tage). Linke Niere (aufgeschnitten): Verdickung der Schleimhaut des erheblich erweiterten Nierenbeckens und oberen Harnleiterabschnittes. Parenchym aufgelockert und blutig imbibiert. Rechte Niere o. B.

Histologischer Befund (Abb. 29): Deutliche relative Zunahme des Interstitiums. Stellenweise noch darstellbare, jedoch im ganzen sehr stark veränderte Tubuli: Flache Epithelien mit nicht mehr vorhandenen Zellgrenzen, degenerative und atrophische Prozesse. Beherrscht wird auch hier das Bild von Leukocyten. Es finden sich jedoch auch plasmacelluläre Elemente und weniger Erythrocyten als im vorigen Fall.

Die beiden nächsten, ebenfalls in diese Reihe gehörenden Versuche (Versuch 10 Hund Nr. 1 und Versuch 11, Hund Nr. 33) bringen in ihren Ergebnissen nichts wesentlich anderes als im Vorhergehenden bereits ausgeführt wurde. Es wird daher auf die detaillierte Wiedergabe verzichtet, und lediglich die Planimeterwerte bei der Ermittlung der durchschnittlichen Größenzunahme in der Zeiteinheit bei den in dieser Serie getroffenen Voraussetzungen werden Verwendung finden. Bei Versuch 11 (Hund Nr. 33) werden 2 Werte eingetragen sein, da es nach der Beseitigung eines primär totalen Verschlusses erneut zu einer vollständigen Obturation durch Harnleiterabknickung gekommen ist.

19*

4 b. Ergebnisse der 2. Versuchsreihe.

Mittels *totalen* Verschlusses des Harnleiters in seinem unteren, mittleren und oberen Abschnitt wurden bei Anwendung der beschriebenen Methode Hydronephrosen erzeugt, deren Größenzunahme in der Zeiteinheit ungleich viel höher ist als beim subtotalen Verschluß. Sie erreichten Werte in wenig mehr als 3 Wochen.

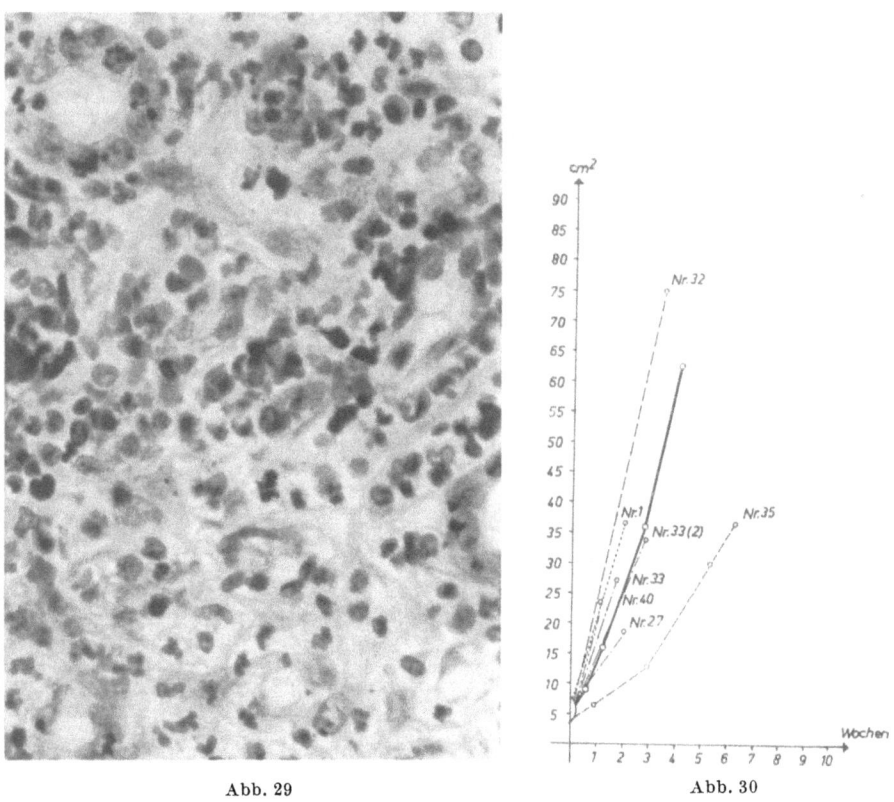

Abb. 29 Abb. 30

Abb. 29. Versuch 9 (Hund Nr. 27). Mikrophotogramm (Ortholux-Leitz) 450fach: Tubuli teilweise erhalten. Tubulusepithelien flach. Zellgrenzen zum großen Teil aufgehoben. Degenerative Veränderungen. Erythrocyten. Leukocyten. Plasmazellen.

Abb. 30. Wie in der ersten Versuchsreihe wurden auch in dieser, der zweiten, die Verlaufskurven, welche die jeweilige Flächenzunahme der Pyelogrammbilder bei totalem Verschluß in einer bestimmten Zeit wiedergeben, zusammen in ein Koordinatensystem eingetragen und die Mittelwertskurve errechnet. Sie zeigt einen sehr viel steileren Verlauf als beim subtotalen Verschluß; d. h. die Entstehung der Hydronephrose ist eine sehr viel schnellere und, quantitativ gesehen, erheblich höhere.

die über dem 18fachen ihres Ausgangswertes, bezogen nur auf die planimetrisch bestimmte Fläche, in Wirklichkeit also noch um ein Vielfaches höher liegen. Die morphologischen Veränderungen sind dementsprechend — graduell gesehen — stärker, prinzipiell jedoch mit den beim subtotalen Verschluß beobachteten identisch.

Die Kapselräume der Glomeruli sind weiter, die Kapselmembran zeigt eine Verdickung. Die Tubuli sind erweitert, die Epithelien abgeflacht, ihre Zellgrenzen teilweise nicht mehr erkennbar. Degenerative und atrophische Prozesse bei relativer Zunahme des Interstitiums werden beobachtet.

Diese Veränderungen treffen wir — graduell verschieden stark ausgeprägt — *nur* bei der *nicht* infizierten Hydronephrose. Kommt ein Infekt hinzu, d. h.

entwickelt sich über die infizierte Hydronephrose das Bild einer Pyonephrose, so sind die Veränderungen *völlig* andersartig: Im histologischen Schnitt ist die Struktur des Nierenparenchyms hochgradig verändert. Beherrscht wird das Bild von Blutungen und der interstitiellen Entzündung. Die Tubuli erfahren schwerste degenerative Veränderungen.

4c. Kritik zu der 1. und 2. Versuchsreihe.

Wenn bei den Versuchen von *totalem* und *subtotalem*, also unvollständigem Verschluß gesprochen wurde, so glaubten wir uns deshalb zu dieser Unterscheidung berechtigt, weil a) der anatomische Befund im Bereich des gequollenen Stiftes und b) die Art der Hydronephrosenentwicklung in der Zeiteinheit für den einen oder anderen den Beweis ergaben. Wir sind uns darüber klar, daß ein subtotaler Verschluß für eine kurze oder längere Zeit zum totalen und auch umgekehrt die vollständige Obturation vorübergehend unvollständig werden kann. Warum sollte es im Experiment anders sein als in der täglichen klinischen Praxis. Streben wir doch im Versuch an, möglichst den menschlichen Krankheitsbildern identische zu erzeugen.

Wir sind uns also klar, daß es vom vollständigen Verschluß über den subtotalen zu dem, der nur eine sehr geringe oder gar keine Stauung bedingt, alle Übergänge möglich sind. Dementsprechend werden auch die morphologischen Veränderungen graduell verschieden sein.

Eingedenk dieser Tatsache haben wir uns trotzdem bemüht, das für den einzelnen Verschluß *Typische* hinsichtlich der Veränderungen im Pyelogramm, im makroskopischen und histologischen Befund herauszustellen. Wenn wir die Größenzunahme der Pyelogrammbilder nach planimetrischer Bestimmung der Flächen in Beziehung zu der Zeit setzten und diese damit kurvenmäßig darstellten, sind wir uns über den bedingten Wert dieser Kurve, insbesondere der Mittelwertskurve, absolut bewußt. *Bedingt* deshalb, weil sich Vorgänge der lebendigen Natur praktisch nie ohne gewissen Zwang schablonisieren und im ,,Durchschnitt'' ausdrücken lassen. Der Wert *überhaupt* liegt darin, daß durch die graphische Darstellung der leicht lesbare Ausdruck für einen Vorgang gefunden wurde, den wir sonst durch Abschätzen der Vergleiche der einzelnen Bilder zu gewinnen suchten.

Schließlich glauben wir aus den bisherigen Untersuchungen folgern zu dürfen, daß man einer pyelographischen klassifizierten, in einem bestimmten Zeitraum bei einem bestimmten Verschluß entstandenen nicht infizierten Hydronephrose einen bestimmten morphologisch-histologischen Befund als gegeben unterstellen darf. Dies wird für die weiteren Untersuchungen über die Rückbildung der auf gleiche Weise erzeugten Hydronephrosen sehr wesentlich sein.

5. Verlauf eines Experimentes bei der Rückentwicklung einer Hydronephrose.

Die nun folgenden 3 Versuchsreihen befassen sich mit den Vorgängen der Rückbildung einer mechanischen Hydronephrose. Der grundsätzliche *Verlauf eines Experimentes* ist auch in der Versuchsreihe 3, 4 und 5 identisch.

Die Einführung des Laminariastiftes erfolgt in der beschriebenen Weise bei eröffneter Blase nach Anfertigung eines retrograden Pyelogrammes als Ausgangsbild. Die Entwicklung der Hydronephrose wird in bestimmten Zeitabständen durch ein Ausscheidungsurogramm kontrolliert. (Nur eine beschränkte Anzahl aus den jeweils in Serien vorliegenden Bildern wird hier zur Darstellung zu bringen sein; ebenso bei den Serien der Rückbildung.) Nach einer bestimmten Zeit Relaparotomie durch Para- bzw. Transrectalschnitt auf der Seite der Hydronephrose zur Beseitigung des obturierenden Hindernisses. Wir haben den gequollenen Laminariastift nach Erhebung des Befundes (Größe der Hydronephrose, Oberflächenbeschaffenheit der Niere, entzündliche Veränderungen, Ureter, Bereich des Stiftlagers) nach kleiner Längsincision des Harnleiters — ganz entsprechend dem Vorgehen bei der typischen Ureterolithotomie — entfernt. Sofortiger Verschluß durch einschichtige extramuköse Knopfnahtreihe bis auf eine kleine Stelle, durch die ein Harnleiterkatheter eingeführt und bis ins Nierenbecken hochgeschoben wird. Urinentnahme. Ersatz durch die gleiche Menge Uroselectan. Röntgenaufnahme. Entfernung des Harnleiterkatheters. Endgültiger Verschluß der Incisionsstelle. Wundverschluß.

Die Rückbildungsvorgänge werden durch laufende Ausscheidungsurogramme in bestimmten Zeitabständen kontrolliert und nachdem das Nierenhohlraumsystem wieder normale Größe erreicht hat oder sich über längere Zeit am Pyelogrammbefund sich nichts mehr ändert, wird zum dritten Mal laparotomiert: Kleinste Incision am Ureter möglichst unterhalb der Stelle, an der der Stift gelegen hatte. Einführung eines Ureterenkatheters. Retrogrades Pyelogramm. Nephroureterektomie. Photographie. Formalin-Fixierung. Histologischer Schnitt (Färbung nach MASSON-GOLDNER).

Die zweite Niere wurde nicht ektomiert. Diese Tiere blieben zur Verwendung für eine andere Fragestellung zunächst am Leben.

Wir haben also die Größe des Nierenbeckenkelchsystems festgelegt:

1. Im retrograden Pyelogramm: a) Am Beginn des Versuches (Ausgangsbild). b) Unmittelbar vor der Beseitigung des Verschlusses (Hydronephrosenbild). c) Am Ende des Versuches nach Rückbildung der Hydronephrose (Abschlußbild).

2. Im Ausscheidungsurogramm: a) Die Zwischenstadien bis zur Entwicklung der Hydronephrose. b) Die Zwischenstadien bei der Rückbildung der Hydronephrose.

Hier sei noch kurz ein Wort über den Wert der Ausscheidungsurographie bezüglich der Darstellung gerade von Hydronephrosen und hinsichtlich der Brauchbarkeit als Funktionsprobe zwischengeschaltet.

Eingedenk der prä- und postrenalen Störmöglichkeiten, die den Wert der Ausscheidungsurographie als Funktionsprobe im *allgemeinen* nicht sehr hoch einschätzen lassen, ist sie im *speziellen* bei den in den Experimenten vorliegenden Versuchsbedingungen doch als Gradmesser der Funktion relativ gut brauchbar. Die absolut gleichen Vorbedingungen, unter denen die Tiere urographiert wurden, lassen die prärenalen Störmöglichkeiten weitgehendst ausschalten. Die postrenalen, unter denen die unterschiedlichen Abflußbedingungen verstanden werden, sind ebenfalls im vorliegenden Experiment keine „Unbekannte" wie sonst, sondern der bekannte und hinsichtlich des Funktionsanteils sehr günstige Faktor: Verlegung des Abflusses in bekanntem Ausmaß. Die Kontrastmitteldichte als Ausdruck einer bestimmten Funktionsleistung — vornehmlich im positiven Sinne — ist natürlich gerade beim hydronephrotisch erweiterten Hohlraumsystem nicht angängig. Dagegen wird — für uns sehr wesentlich — die nachlassende Funktionsleistung, wenn sie erst einen erheblichen Grad erreicht hat, sehr wohl zu beurteilen sein.

6a. Versuchsreihe 3.

Zweck: 1. Untersuchungen über die Rückentwicklung von Pyelektasien bzw. Hydronephrosen gleichen Grades, wie sie zum Teil auch bei sehr lange anhaltender, jedoch nur geringer Stauung entstehen.

2. Darstellung der makroskopischen und histologischen Befunde nach Abschluß der Versuche unter diesen Vorbedingungen.

3. Ermittlung der Mittelwertskurve über die Größenzunahme des Nierenhohlraumsystems bei geringer Stauung und über die Rückbildung nach Beseitigung
des Hindernisses aus der Summe der Kurven, wie sie für jeden einzelnen Versuch

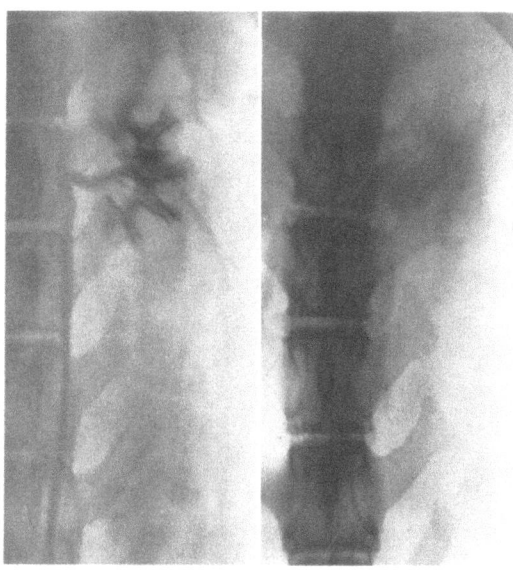

Abb. 31 a   Abb. 31 b

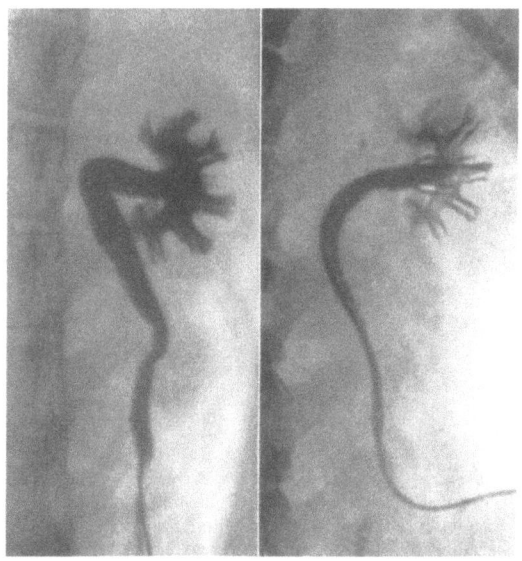

Abb. 31 c   Abb. 31 d

Abb. 31 a—d. Versuch 12 (Hund 25).
a) Retrogrades Pyelogramm. Ausgangsbild. Normal.
b) Ausscheidungsurogramm. Mäßige Erweiterung des Nierenbeckens. Annähernd normale Kelchzeichnung. (20 Tage mittelhoher unvollständiger Verschluß.)
c) Retrogrades Pyelogramm. Pyelektasie. Geringgradige Erweiterung der Kelche. Erweiterung des
oberen Harnleiterabschnittes. (44 Tage mittelhoher unvollständiger Verschluß.)
d) Retrogrades Pyelogramm. Normales Beckenkelchsystem. Oberer Harnleiterabschnitt vielleicht
noch eine Spur erweitert. (Knapp 11 Wochen nach operativer Entfernung des Hindernisses.)

als Resultat der planimetrisch zu bestimmenden einzelnen Flächen — in Beziehung gesetzt zur Zeit — zu erhalten sein werden.

12. Versuch: Hund Nr. 25. 21,5 kg schwerer, 5½ Jahre alter, weiblicher Schäferhund (Bastard).

18. 2. 54 *Cystotomie:* Retrogrades Pyelogramm (Abb. 31a). Einlage des Laminariastiftes (Länge 2,5 cm, ∅ 2 mm). Endgültige Lage: 12 cm oberhalb des Ostiums.

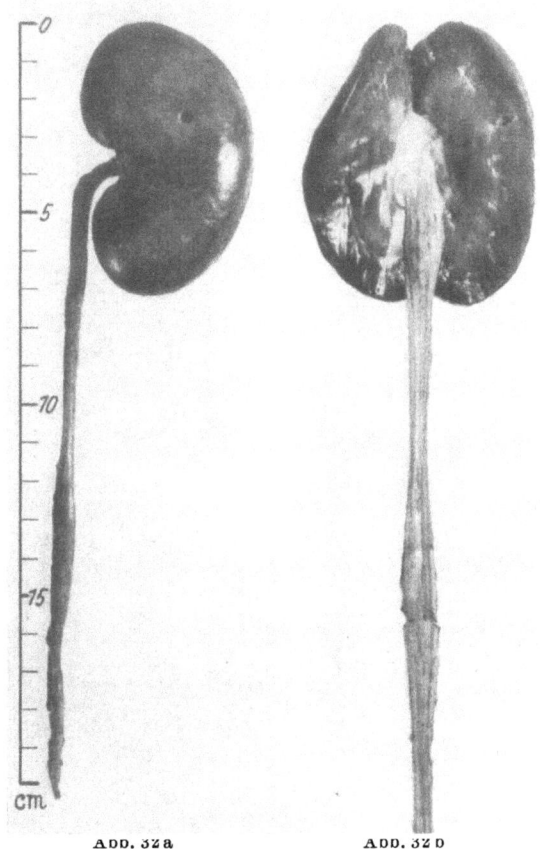

Abb. 32a u. b. Versuch 12 (Hund Nr. 25). Makroskopische Befunde.
a) Normale Niere (geschlossen) nach Rückbildung einer Hydronephrose geringen Grades. Früheres Stiftlager als spindelige Auftreibung des Ureters eben noch erkennbar. Nebenbefund: Kleine Nierencyste.
b) Dieselbe Niere wie in a) (aufgeschnitten). Normales Parenchym, normales Nierenbecken und Harnleiterschleimhaut. Schleimhautfalten im früheren Stiftlager unwesentlich vergröbert.

10. 3. 54 *Ausscheidungsurogramm* (Abb. 31b): Nur geringgradige Erweiterung des Nierenbeckens. Gut erhaltene, praktisch unveränderte Kelche.

2. 4. 54 *1. Relaparotomie:* Keine entzündlichen Erscheinungen in der Bauchhöhle, am Nierenbecken und Harnleiter. Stift *flach,* nur gering stauend. Stiftexstirpation. *Retrogrades Pyelogrammm* (Abb. 31c): Geringgradige Pyelektasie. Oberer Harnleiterabschnitt etwas stärker erweitert. Ureterverschluß. Wundschluß. Glatter postoperativer Verlauf.

Die am 29. 4., 17. 5. und 10. 6. 54 gefertigten Ausscheidungsurogramme lassen zwar die rasche und vollständige Rückentwicklung erkennen, sind jedoch nicht so, daß sie zur Reproduktion bzw. planimetrischen Messung Verwendung fanden.

16. 6. 54 *2. Relaparotomie:* Keine entzündlichen Veränderungen. Stelle des alten Stiftlagers kaum mehr zu sehen. *Retrogrades Pyelogramm* (Abb. 31d): Normales Nierenbeckenkelchsystem, das mit dem Anfangsbild mit Ausnahme des vielleicht etwas erweiterten oberen

Harnleiterabschnittes völlig identisch ist. Nephrektomie links. Normale Beendigung der Operation.

Makroskopischer Befund (Abb. 32a u. 32b): Normal große Niere ohne Parenchymveränderungen. Nierenbecken nicht erweitert. Schleimhaut zart. Stiftlager als feine spindelförmige Auftreibung eben noch erkennbar.

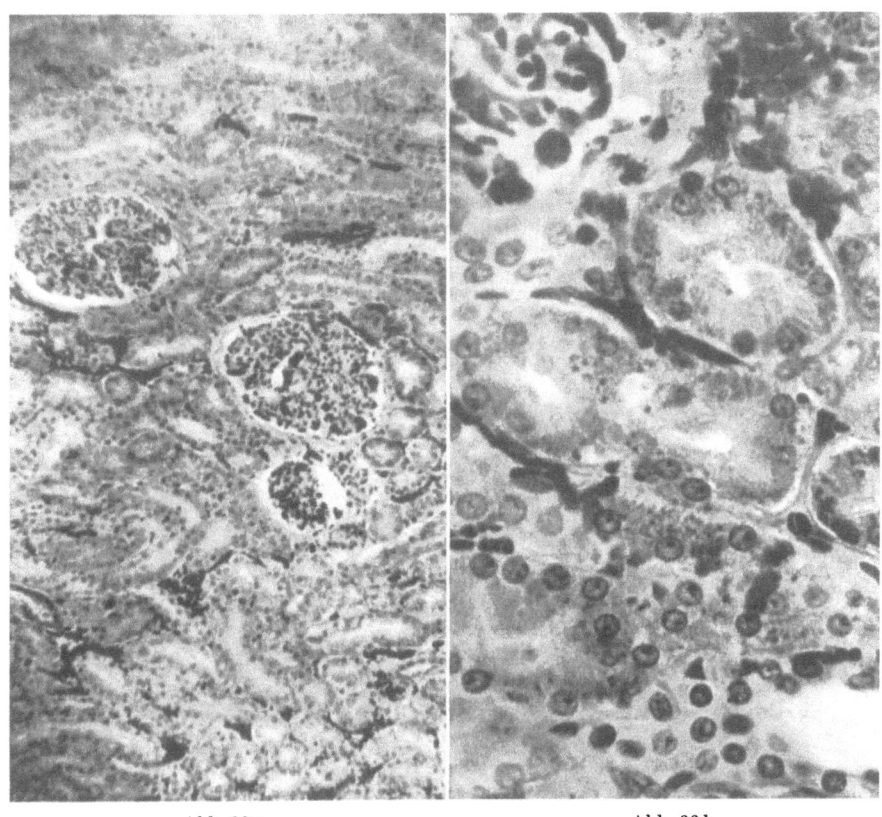

Abb. 33a   Abb. 33b

Abb. 33a u. b. Versuch 12 (Hund Nr. 25). Mikrophotogramme (Ortholux-Leitz).
a) Vergr. 100fach: Normale Glomeruli. Keine verwertbaren krankhaften Veränderungen der Tubuli.
(Zustand nach Rückbildung einer Hydronephrose geringen Grades; 6 Wochen Stauung.)
b) Vergr. 450fach: Derselbe Befund wie in a). Tubuli ohne nennenswerte krankhafte Veränderungen.
(Zustand nach Rückbildung einer Hydronephrose mäßigen Grades; 6 Wochen Stauung.)

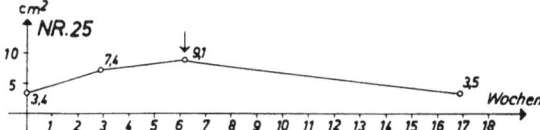

Abb. 34. Versuch 12 (Hund Nr. 25). Flächenzunahme und Abnahme des Pyelogrammbildes bei mittelhohem, unvollständigem Ureterverschluß bzw. nach operativer Beseitigung des Hindernisses.

Histologischer Befund (Abb. 33a u. 33b): Sowohl im Übersichtsbild wie auch speziell bei stärkeren Vergrößerungen sind die Glomeruli und Tubuli ohne krankhafte Veränderungen. Es hat also eine Restitutio ad integrum stattgefunden.

Planimetrischer Befund (Abb. 34): Ausgangswert 3,4 cm², Maximalwert nach wenig mehr als 6 Wochen 9,1 cm², Abschlußwert nach knapp 17 Wochen Versuchsdauer 3,5 cm².

Die übrigen 4 in diese Reihe gehörenden Versuche sind im wesentlichen identisch: geringe Stauung. Entfernung des Hindernisses. Rückbildung. Sie sind different untereinander in der Zeitdauer der Stauung: 4, 6, 16 und 25 Wochen. Die Gesamtdauer der Versuche schwankt zwischen knapp 17 bis nicht ganz 30 Wochen. Da sie in ihren Ergebnissen nicht von den detailliert beschriebenen abweichen, d. h. es trat bei allen eine Restitutio ad integrum sowohl des pyelographischen Befundes, also der Größe, als auch des makroskopischen Befundes auf. Wir beschränken uns daher auf die Demonstration der Verlaufskurven und die wesentlichen histologischen Befunde noch zweier Versuche. Die anderen beiden (Versuch 15, Hund Nr. 2; Versuch 16, Hund Nr. 1) finden ergänzend Verwertung bei der Mittelwertskurve. Bei Hund Nr. 1 und 2 war die Stiftlage eine sehr hohe im Harnleiter, unmittelbar unterhalb seines Abganges aus dem Nierenbecken.

13. Versuch: Hund Nr. 20 (Abb. 35 u. 36). Bei einer Gesamtdauer des Versuches von knapp 17 Wochen wurde die Stauung, die eine Flächenzunahme um das 2½fache im Pyelogrammbild zeigte, etwas über 4 Wochen unterhalten. Die Rückbildung erfolgte rasch und praktisch vollständig. Histologisch finden wir keinen verwertbaren krankhaften Befund. Der Laminariastift war im pelvinen Abschnitt des Harnleiters gelegen.

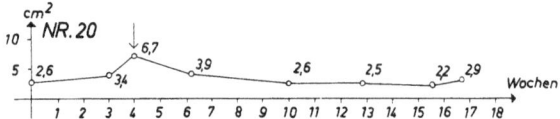

Abb. 35. Versuch 13 (Hund Nr. 20). Flächenzunahme und Abnahme des Pyelogrammbildes bei tiefem, unvollständigem Ureterverschluß bzw. nach operativer Beseitigung des Hindernisses.

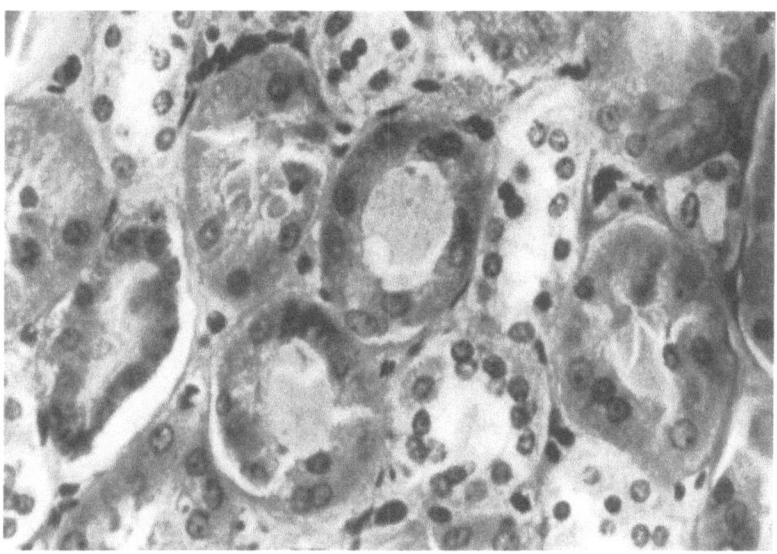

Abb. 36. Versuch 13 (Hund Nr. 20). Mikrophotogramm (Ortholux-Leitz) 450fach: Keine verwertbaren pathologischen Veränderungen. (Zustand nach Rückbildung einer Pyelektasie; 4 Wochen Stauung.)

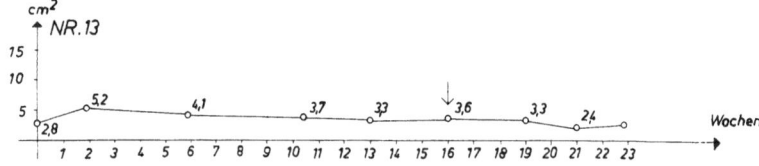

Abb. 37. Versuch 14 (Hund Nr. 13). Flächenzunahme und Abnahme des Pyelogrammbildes bei hohem unvollständigem Ureterverschluß bzw. nach operativer Beseitigung des Hindernisses.

14. Versuch: Hund Nr. 13 (Abb. 37 u. 38). Die Gesamtdauer beträgt knapp 23 Wochen. Dauer der Stauung: 16 Wochen. Flächenzunahme: Nicht ganz das Doppelte des Ausgangswertes. Stiftlage: Hoch (14 cm oberhalb des Ostiums). Größenmäßig gesehen vollständige Rückbildung. Histologisch: Keine verwertbaren krankhaften Veränderungen.

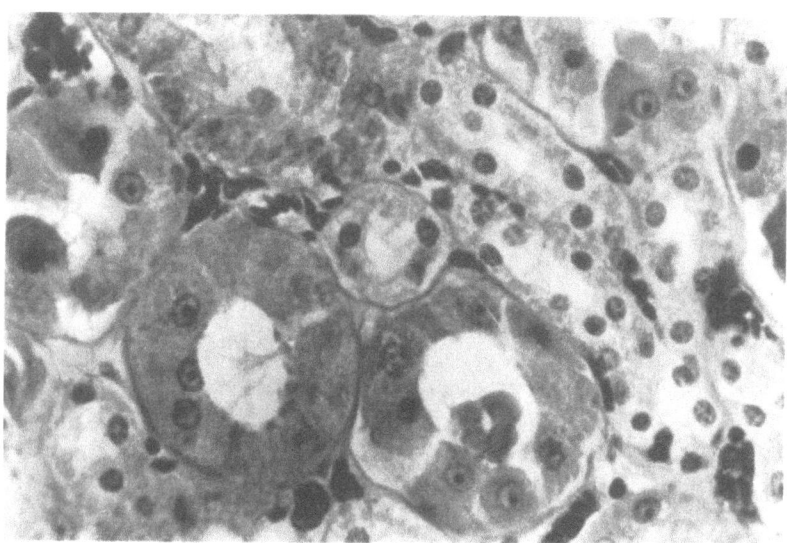

Abb. 38. Versuch 14 (Hund Nr. 13). Mikrophotogramm (Ortholux-Leitz) 450fach: Keine verwertbaren pathologischen Veränderungen. (Zustand nach Rückbildung einer Pyelektasie; 16 Wochen Stauung.)

Überträgt man sämtliche Verlaufskurven, welche die jeweilige Flächenzu- und Abnahme bei geringer Stauung bzw. nach operativer Beseitigung des Hindernisses in einer bestimmten Zeit wiedergeben, in ein Koordinatensystem, dann ergibt dies die in Abb. 39 wiedergegebene Kurvenschar. Die Kurven verlaufen praktisch so identisch, daß der Eintrag der Mittelwertskurve nicht erfolgen kann. Wir werden dieser aber bei der Besprechung der Gesamtergebnisse doch noch begegnen.

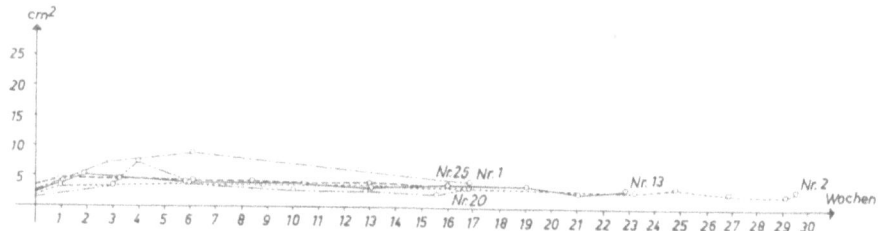

Abb. 39. Verlaufskurven bei geringer Stauung und nach operativer Beseitigung des Hindernisses (Mittelwertkurve nicht eingetragen).

6b. Ergebnisse der 3. Versuchsreihe.

Bei exzentrischer Quellung von Laminariastiften, die verschieden hoch in den Ureter in der beschriebenen Weise eingeführt und deren Stärke, bezogen auf die Größe des Ureters, klein gewählt worden war, wurden stauungsbedingte Erweiterungen des Nierenbeckenkelchsystems — Pyelektasien bzw. Hydronephrosen geringen Grades — erzeugt. Die Größenzunahme — ausgedrückt durch die planimetrisch bestimmten *Flächen* des Pyelogrammbildes — betrug das 2—3fache gegenüber dem Ausgangswert. Mit einer Gesamtversuchsdauer zwischen 16 und

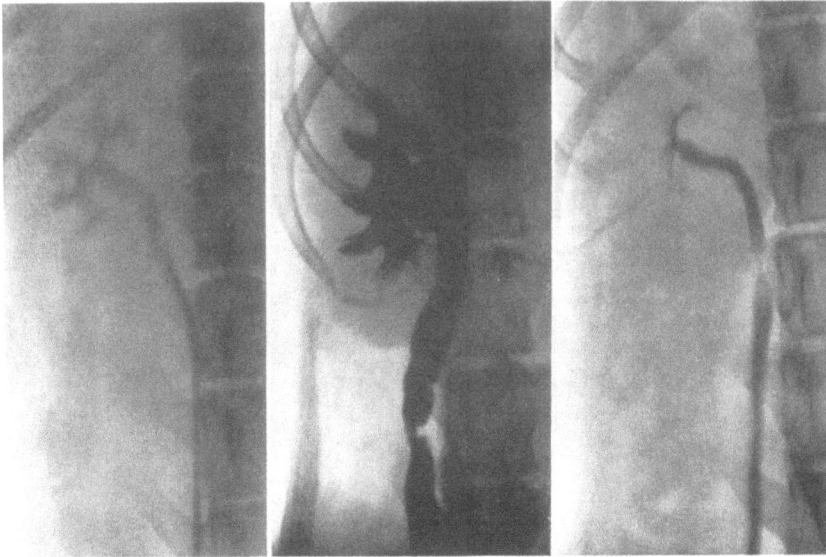

Abb. 40 a   Abb. 40 b   Abb. 40 c

Abb. 40 a—c. Versuch 17 (Hund 14). Retrograde Pyelogramme.
a) Ausgangsbild. Normal.
b) Deutliche Hydronephrose. Verplumpung und Erweiterung der
Kelche. (Subtotaler, hoher Verschluß; 14 Tage.)
c) Normales Nierenhohlraumsystem. Keine Ureterstenose.
(8 Wochen nach operativer Entfernung des Verschlusses.)

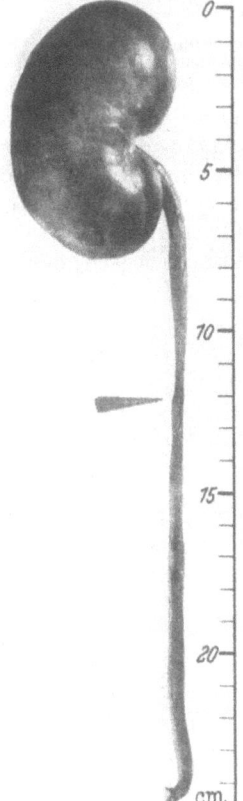

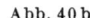

30 Wochen wurden die Stauungszustände 4, 6, 16
und 25 Wochen unterhalten. Nach operativer Entfernung — analog einer typischen Ureterolithotomie — konnte bei diesem Grad der Nierenhohl-
raumsystem-Erweiterungen eine *vollständige* Rückbildung bis zum Ausgangswert festgestellt werden.
Auffällig war die für diesen geringen Grad der Erweiterung doch relativ lange Zeitspanne von 4—5
Wochen bis zur Erreichung des Ausgangsstadiums.
Eine Abhängigkeit der Dauer der Rückbildung
dieser geringgradigen Ektasien verwertbaren Ausmaßes von der Zeitspanne des unterhaltenen Stau-
ungszustandes konnte nicht nachgewiesen werden.
Die histologischen Untersuchungen der nach Beendigung der Versuche exstirpierten Nieren ergaben
ebenfalls keine nennenswerten krankhaften Veränderungen.

7 a. Versuchsreihe 4.

Zweck: 1. Untersuchungen über die Rückbildung
von Hydronephrosen, wie sie bei *subtotalem*, verschieden hohem Ureterverschluß entstehen. (Vgl.
hierzu Versuchsreihe 1.)

Abb. 41. Versuch 17 (Hund 14). Makroskopischer Befund: Normale Niere nach Rückbildung einer Hydronephrose mäßigen
Grades. Früheres Stiftlager durch Pfeil gekennzeichnet. Kein
Volumenunterschied im übrigen Ureter. (18 Wochen nach
operativer Entfernung des Hindernisses.)

Abb. 41

2. Darstellung der makroskopischen und histologischen Befunde nach Abschluß der Versuche unter diesen Vorbedingungen.

3. Ermittlung der Mittelwertskurve über die Größenzunahme des Nierenhohlraumsystems beim *subtotalen* Verschluß und über die Rückbildung nach operativer

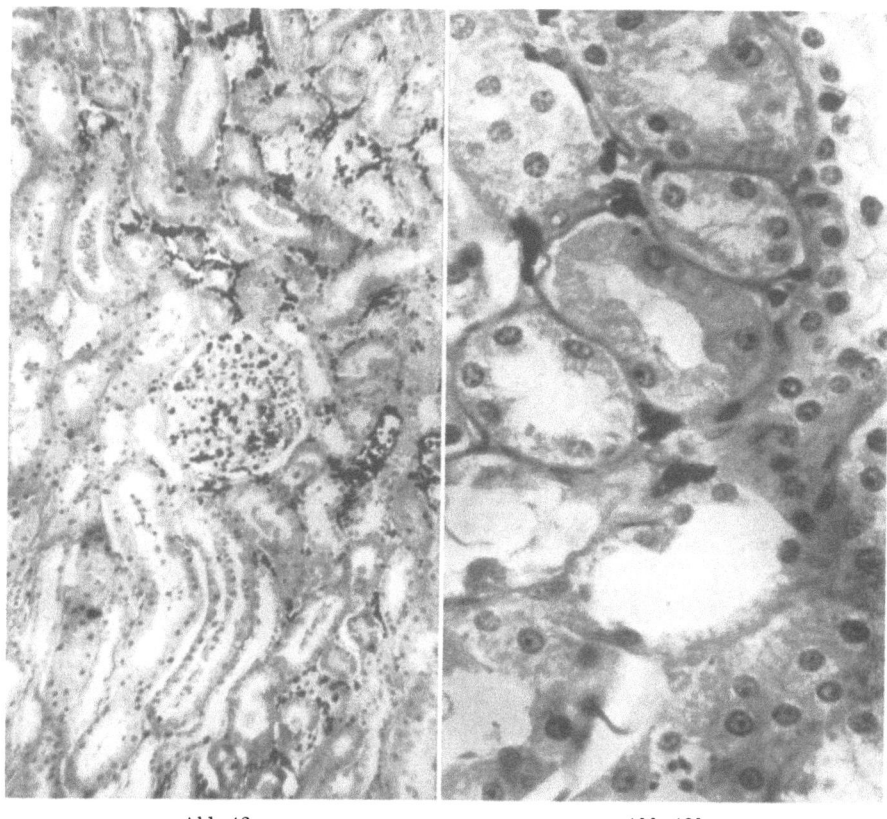

Abb. 42a   Abb. 42b

Abb. 42a u. b. Versuch 17 (Hund 14). Mikrophotogramme (Ortholux-Leitz).
a) Vergr. 100fach: Glomerulus und Tubuli ohne verwertbaren pathologischen Befund. Vereinzelt nur Tubuluslumen. Erythrocyten. (Zustand nach Rückbildung einer Hydronephrose; 14 Tage subtotaler Verschluß.)
b) Vergr. 450fach: Tubulusepithelien im Bereich der Norm. Keine verwertbaren pathologischen Veränderungen. (Zustand nach Rückbildung einer Hydronephrose; 14 Tage subtotaler Verschluß.)

Entfernung des Hindernisses aus der Summe der Kurven, wie sie für jeden einzelnen Versuch als Resultat der planimetrisch zu bestimmenden einzelnen Fläche — in Beziehung gesetzt zur Zeit — zu erhalten sein werden.

17. Versuch: Hund Nr. 14. 21 kg schwerer, 5 Jahre alter, männlicher Schäferhund (Bastard).

6. 1. 54 *Cystotomie:* Retrogrades Pyelogramm (Abb. 40a). Einlegen des Laminariastiftes (Länge 1,5 cm, ⌀ 2 mm). Endgültige Lage: 14 cm oberhalb des Ostiums.

20. 1. 54 *1. Relaparotomie:* Keine entzündlichen

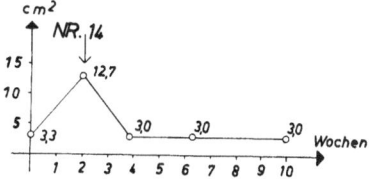

Abb. 43. Versuch 17 (Hund Nr. 14). Flächenzunahme und -abnahme der Pyelogrammbilder bei hohem subtotalem Ureterverschluß bzw. nach operativer Beseitigung des Hindernisses.

Veränderungen in der Bauchhöhle, im Bereich der Niere und des Harnleiters. Niere im ganzen kinderfaustgroß. Erheblich erweiterte Kapselvenen. Hydronephrose. Hydroureter. Stift

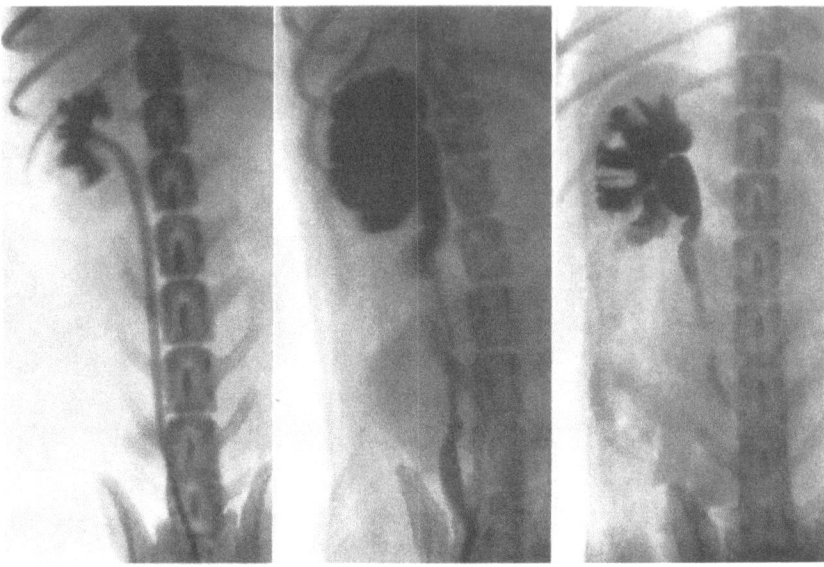

Abb. 44 a   Abb. 44 b   Abb. 44 c

Abb. 44a—c. Versuch 19 (Hund 6). Retrograde Pyelogramme.
a) Ausgangsbild. Kelche etwas plump (überspritzt!).
b) Sackartige Hydronephrose. Kelchzeichnung praktisch aufgehoben. Schlängelung und Erweiterung
des Ureters. (Subtotaler, tiefer Ureterverschluß; 8 Wochen.)
c) *2 Tage* nach operativer Beseitigung des Verschlusses. Dafür erstaunlich weite Rückbildung des
Hohlraumsystems mit deutlich besserer Tonisierung des Harnleiters.

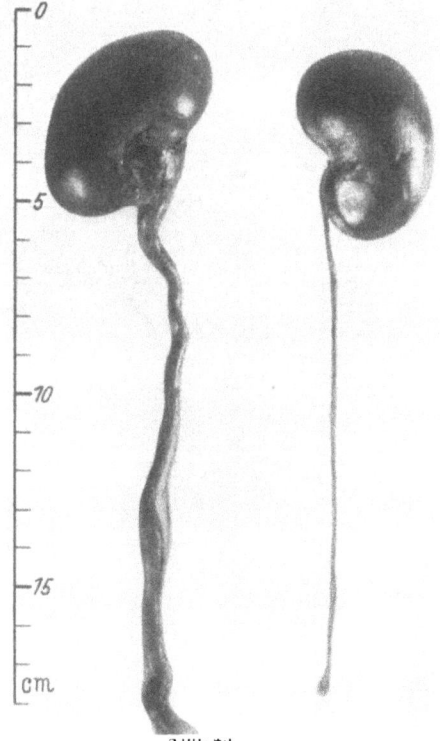

Abb. 45. Versuch 19 (Hund Nr. 6). Makroskopischer Befund: Rechte Niere im Vergleich zur linken sehr deutlich vergrößert.
Nierenoberfläche glatt. Ureter noch deutlich erweitert und geschlängelt. Stiftlager
am untersten Ureterende noch deutlich
erkennbar.

exzentrisch gequollen. Stiftexstirpation. *Retrogrades Pyelogramm* (Abb. 40b): Deutliche Hydronephrose mit erheblicher Verplumpung und Erweiterung der Kelche. Hydroureter. Ureterverschluß. Wundschluß.

17. 3. 54 *2. Relaparotomie:* Keine entzündlichen Veränderungen. Stelle des früheren Stiftlagers kaum mehr aufzufinden. Kleine Incision im unteren Ureterdrittel. *Retrogrades Pyelogramm* (Abb. 40c): Normal großes Nierenbeckenkelchsystem. Oberer Ureteranteil nicht erweitert, eine Stenosierung an der Nahtstelle kann demnach nicht vorliegen.

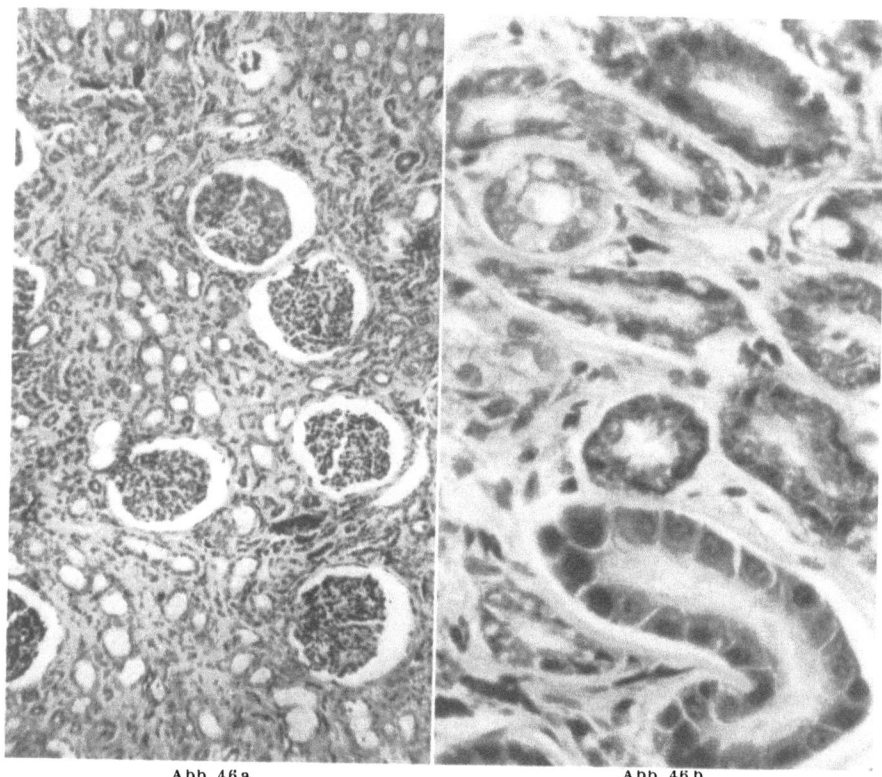

Abb. 46a   Abb. 46b

Abb. 46a u. b. Versuch 19 (Hund Nr. 6). Mikrophotogramme (Ortholux-Leitz).
a) Vergr. 100fach: Kapselraum der Glomeruli noch deutlich erweitert. Kapselmembran verdickt. Tubuli erweitert. Relative Vermehrung des Interstitiums.
b) Vergr. 450fach: Tubulusepithel.en flach, von der Basalmembran abgehoben, Plasmastruktur wabig. Relative Vermehrung des Interstitiums.

Makroskopischer Befund (Abb. 41): Normal große Niere von regelrechter Konfiguration und Oberfläche. Keine Erweiterung von Nierenbecken und Harnleiter. Stelle des früheren Stiftlagers (gekennzeichnet durch Pfeil) mit dem übrigen Uretervolumen identisch. Nahtstelle eben noch erkennbar.

Mikroskopischer Befund (Abb. 42a u. 42b): Sowohl das glomuläre wie auch das tubuläre Bild entspricht der Norm. Meist normallumige Tubuli, zum Teil Erythrocyten enthaltend. Wenn wir uns die histologischen Befunde der unter gleichen Bedingungen, in der gleichen Zeit und im selben Ausmaß entstandenen Hydronephrose der Versuchsreihe 1 (Abb. 11a u. 11b) vor Augen halten, so ist die Restitutio auch des Parenchyms doch eine recht erstaunliche.

Planimetrische Bestimmung (Abb. 43): Ausgangswert 4,2 cm², Maximalwert nach wenig mehr als 2 Wochen 16,1 cm²; Abschlußwert nach knapp 9 Wochen Versuchsdauer 3,7 cm².

19. Versuch: Hund Nr. 6. 8 kg schwerer, 1 Jahr alter, männlicher Schnauzer (Bastard).

7. 12. 53 *Cystotomie:* Retrogrades Pyelogramm (Abb. 44a). Einlegen des Laminariastiftes (Länge 2,0 cm, ⌀ 2 mm). Endgültige Lage: Pelviner Ureterabschnitt.

1. 2. 54 *Relaparotomie:* Keine entzündlichen Veränderungen. Deutliche Hydronephrose. Deutlicher Hydroureter. Stift im pelvinen Ureterabschnitt exzentrisch gequollen. Stift-

exstirpation. *Retrogrades Pyelogramm* (Abb. 44b): Sackartige Hydronephrose mit praktisch völliger Aufhebung der Kelchzeichnung. Ureter erweitert und geschlängelt. Normale Beendigung der Operation.

3. 2. 54 Exitus letalis (im Zwinger totgebissen). Sofortige Sektion: Nierenbecken und Harnleiter bereits wieder überraschend gut tonisiert. *Retrogrades Pyelogramm* rechts (Abb. 44c):

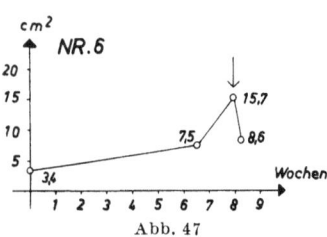

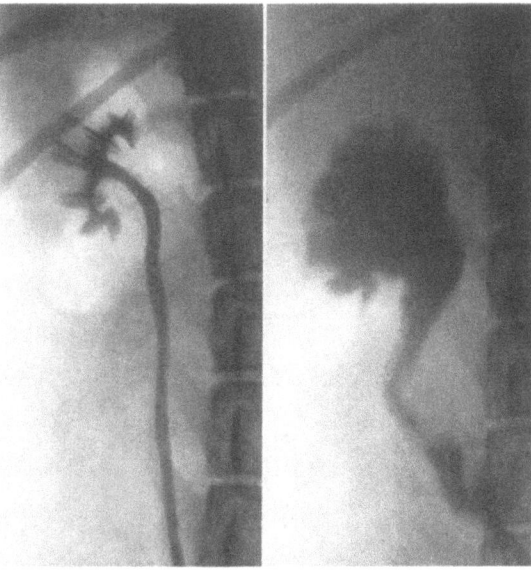

Abb. 47.

Abb. 47. Versuch 19 (Hund Nr. 6). Flächenzunahme und Abnahme der Pyelogrammbilder bei tiefem subtotalem Ureterverschluß bzw. nach operativer Beseitigung des Hindernisses.

Abb. 48a u. b. Versuch 20 (Hund 5). Retrograde Pyelogramme. a) Ausgangsbild. Normal. b) Sackartige Hydronephrose, Hydroureter nach subtotalem, mittelhohem Verschluß; 9 Wochen.

Abb. 48a   Abb. 48b

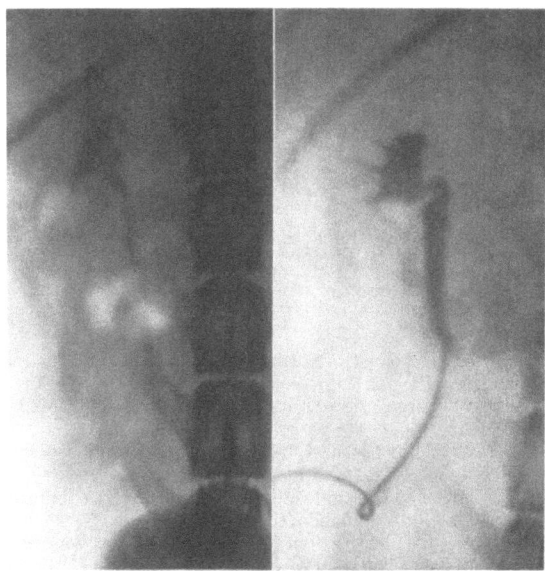

Abb. 48c   Abb. 48d

Abb. 48c u. d. Versuch 20 (Hund 5).

c) Ausscheidungsurogramm. Die Nierenbeckengröße ist fast mit dem Ausgangswert identisch, seine Gestalt verändert. Ureter gut tonisiert, regelrecht verlaufend. (108 Tage = 15½ Wochen nach operativer Entfernung des Hindernisses.)

d) Retrogrades Pyelogramm. Nierenbeckengröße wenig über dem Ausgangswert liegend. Harnleiterknick durch UK vorgetäuscht (Vgl. c). (140 Tage = 20 Wochen nach operativer Entfernung des Hindernisses.)

Hohlraumsystem bereits wieder deutlich kleiner. Kelchzeichnung wieder vorhanden. Schlängelung des Ureters zurückgegangen. Nephrektomie beiderseits.

Makroskopischer Befund (Abb. 45): Rechte Niere noch deutlich größer als die linke normale. Oberfläche glatt. Hydronephrose. Mäßige Schlängelung und Erweiterung des ganzen Harnleiters. Stiftlager am untersten Ende des Harnleiters gut erkennbar.

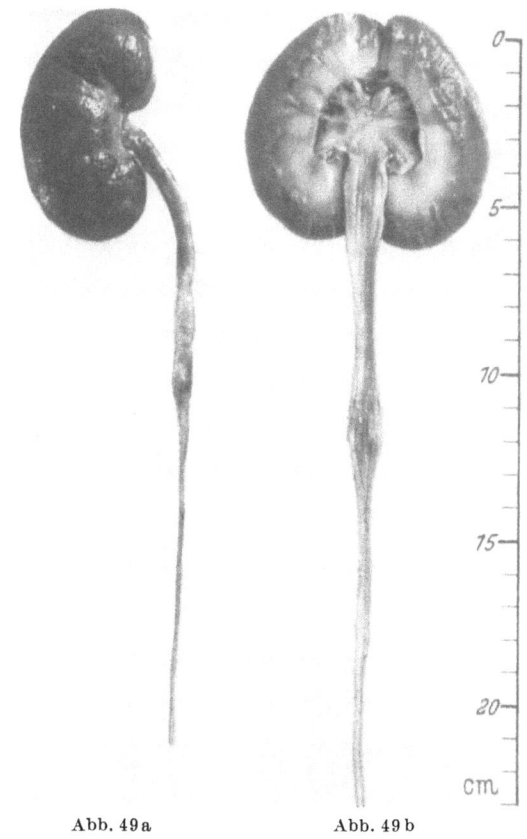

Abb. 49 a   Abb. 49 b

Abb. 49a u. b. Versuch 20 (Hund Nr. 5). Makroskopische Befunde. Rechte Niere (geschlossen). Oberfläche feingekörnt. Radiär verlaufende streifenförmige Einziehungen. Atrophie des Nierengewebes in eine schmale perihiläre Zone. Feine spindelförmige Auftreibung des Harnleiters an der Stelle des früheren Stiftlagers. (Zustand nach 9 Wochen subtotalem Verschluß und 20 Wochen nach Entfernung des Hindernisses.)
b) Rechte Niere (aufgeschnitten). Nierenbecken eine Spur erweitert. Schleimhaut zart. Feine submuköse ältere Blutungen. Schleimhautfalten im Stiftlager vergröbert. Größenverhältnis von Rinde zu Mark nicht verändert. (Zustand nach 9 Wochen subtotalem Verschluß und 20 Wochen nach Entfernung des Hindernisses.)

Mikroskopischer Befund (Abb. 46a u. 46b): Kapselräume der Malpighischen Körperchen erheblich erweitert. Kapselmembran verdickt. Tubuli weit, mit erheblicher Abflachung der Epithelien. Zellgrenzen verwischt. Abhebung von der Basalmembran. Wabige Plasmastruktur. Relative Vermehrung des Interstitiums.

Planimetrische Bestimmung (Abb. 47): Ausgangswert 3,4 cm², Maximalwert nach fast 8 Wochen 15,7 cm², Abschlußwert 2 Tage nach operativer Beseitigung des Verschlusses 8,6 cm².

20. Versuch: Hund Nr. 5. 19 kg schwerer, 3½ Jahre alter, weiblicher Schäferhund (Bastard).

3. 12. 53 *Cystotomie:* Retrogrades Pyelogramm (Abb. 48a). Einlage des Laminariastiftes (Länge 2,5 cm, ⌀ 3 mm). Endgültige Lage: 10 cm oberhalb des Ostiums.

4. 2. 54 *1. Relaparotomie:* Keine entzündlichen Veränderungen. Große Hydronephrose. Hydroureter über dem exzentrisch gequollenen Stift. Stiftexstirpation. *Retrogrades Pyelogramm* (Abb. 48b): Große Hydronephrose mit noch erkennbaren, stark verplumpten und

erweiterten Kelchen. Exzentrisch zum Ureter gelegen. Stiftlager. Normale Beendigung der Operation.

Das *Ausscheidungsurogramm* vom 24. 5. 54 (Abb. 48c) zeigt die Rückbildung des rechten Nierenhohlraumsystems. Es hat fast 4 Monate nach der Entfernung des Hindernisses annähernd seine Ausgangsgröße wieder erreicht. Der Harnleiterabgang verläuft regelrecht, eine Schlingenbildung liegt nicht vor.

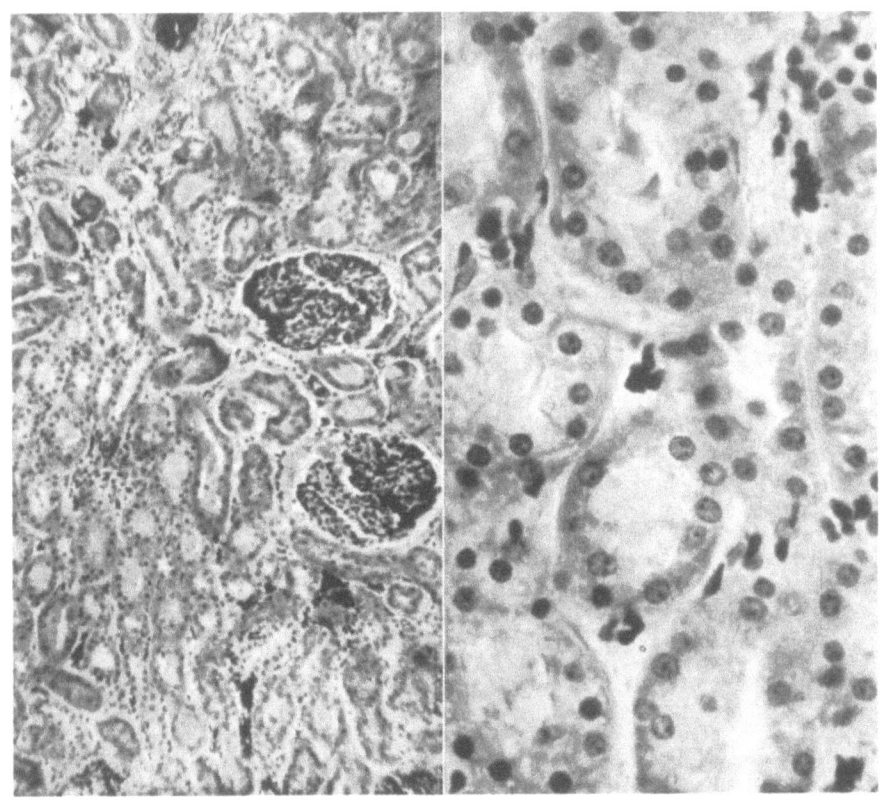

Abb. 50a   Abb. 50b

Abb. 50a u. b. Versuch 20 (Hund Nr. 5). Mikrophotogramme (Ortholux-Leitz).
a) Vergr. 150fach: Kapselräume der Glomeruli auffallend wenig erweitert. Kapselmembran mäßig verdickt. Tubuli etwas weit. (Zustand nach 9 Wochen subtotalem Verschluß und 20 Wochen nach Entfernung des Hindernisses.)
b) Vergr. 450fach: Tubulusepithelien zum Teil etwas flacher als normal, Zellgrenzen gelegentlich unscharf; feinwabige Plasmastruktur. (Zustand nach 9 Wochen subtotalem Verschluß und 20 Wochen nach Entfernung des Hindernisses.)

24. 6. 54 *2. Relaparotomie:* Keine entzündlichen Veränderungen. Die Niere ist normal groß. Die Stelle des früheren Stiftlagers ist reizlos, eine Spur spindelig aufgetrieben. Retrogrades Pyelogramm (Abb. 48d): Durch hochgeschobenen UK wird Schlingenbildung am Harnleiterabgang vorgetäuscht (Vgl. Abb. 48c). Das Nierenbecken erscheint gegenüber dem Ausgangsbild noch etwas weiter, in seiner Gestalt verändert. Die Kelche sind ganz zart gezeichnet. Nephrektomie rechts. Normale Beendigung der Operation.

Makroskopischer Befund (Abb. 49a u. 49b): Die Oberfläche erscheint fein gekörnt. Feine radiäre streifenförmige Einziehungen verlaufen hiluswärts und münden in einen schmalen Saum atrophischen Nierengewebes ein. Leichte spindelige Auftreibung der Stelle des früheren Stiftlagers und Vergröberung der Schleimhautfalten in diesem Bereich. Nierenbecken noch ganz geringgradig erweitert. Schleimhaut zart. Keine auffällige Störung des Größenverhältnisses zwischen Rinde und Mark.

Mikroskopischer Befund (Abb. 50a u. 50b): Kapselräume der Glomeruli auffallend wenig erweitert. Kapselmembran verdickt. Tubuli eine Spur erweitert. Grenzen der Tubulusepithelien zum Teil verwaschen. Feinwabige Plasmastruktur.

Planimetrische Bestimmung (Abb. 51): Ausgangswert 2,3 cm², Maximalwert nach 9 Wochen subtotalem mittelhohem Verschluß 19,8 cm², Abschlußwert nach insgesamt 29 Wochen Versuchsdauer 3,2 cm².

21. Versuch: Hund Nr. 4. 12 kg schwerer, 3 Jahre alter, männlicher Schäferhund (Bastard).

2. 12. 53 *Cystotomie:* Retrogrades Pyelogramm (Abb. 52a). Einlage des Laminariastiftes (Länge 2,0 cm, ∅ 3 mm). Endgültige Lage: 9 cm oberhalb des Ostiums.

Das *Ausscheidungsurogramm* zeigt am 25. 1. 54 (Abb. 52b) die Darstellung einer sackartigen Hydronephrose ohne erkennbare Kelchzeichnung.

27. 1. 54 *1. Relaparotomie:* Keine entzündlichen Veränderungen. Stift exzentrisch gequollen, flach. Niere im ganzen erheblich vergrößert. Sackartige Hydronephrose. Ureter geschlängelt und erweitert. Stiftexstirpation. *Retrogrades Pyelogramm* (Abb. 52c): Sackartige Hydronephrose. Vielleicht am oberen Pol eben noch erkennbare angedeutete Reste einer Kelchzeichnung. Das Bild entspricht genau dem Ausscheidungsurogramm (vgl. Abb. 52b). Normale Beendigung der Operation.

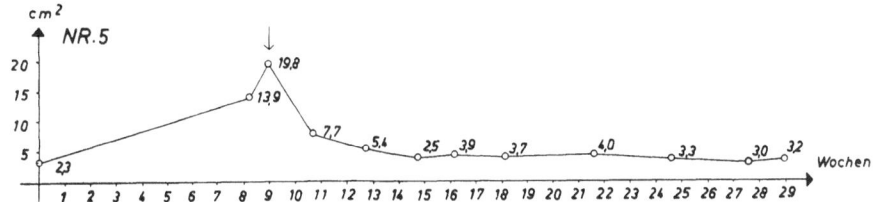

Abb. 51. Versuch 20 (Hund Nr. 5). Flächenzunahme und Abnahme der Pyelogrammbilder bei mittelhohem, subtotalem Ureterverschluß bzw. nach operativer Beseitigung des Hindernisses.

Die *Ausscheidungsurogramme* zeigen:

Am 20. 2. 54 (24 Tage nach Entfernung des Hindernisses) ein noch hydronephrotisch erweitertes Nierenbecken mit verplumpten, aber in ihrer Gestalt der Norm entsprechende Kelche. Schlingenbildung im oberen Harnleiteranteil in Form eines nach medial offenen, querliegenden U.

Am 6. 3. 54 und 14. 6. 54 (Abb. 52d), d. h. 38 bzw. 138 Tage nach operativer Entfernung des Hindernisses eine weiter fortgeschrittene Rückbildung der hydronephrotischen Erweiterung und Besserung der Tonisierung der Harnleiters, der zum Schluß vollständig gestreckt zur Darstellung kommt. Das Nierenbecken entspricht größenmäßig dem Anfangsbefund, während die Form verändert ist. Die Rückbildung der Kelche ist auch formenmäßig eine vollständige.

22. 6. 54 *2. Relaparotomie:* Keine entzündlichen Veränderungen. Rechte Niere entsprechend der linken normal groß. Stelle des früheren Stiftlagers nur schwer auffindbar. Distal davon kleine Ureterincision. *Retrogrades Pyelogramm* (Abb. 52e): Nierenbecken eine Spur weiter als im Ausgangsbild, auch gestaltlich etwas verändert. Normale Kelche. Stiftlager im Pyelogrammbild nicht zu erkennen.

Nephrektomie rechts. Normale Beendigung der Operation.

Makroskopischer Befund (Abb. 53a u. 53b): Die Oberfläche ist glatt. Radiär verlaufende streifenförmige Einziehungen sprechen für atrophische Prozesse, die eindeutig nachweisbar sind durch den Substanzverlust eines breiteren Saums von Nierengewebe im parahilären Bereich. Die Stelle des früheren Stiftlagers ist eben noch erkennbar, die Volumina der verschiedenen Ureterabschnitte also praktisch identisch. Die Schleimhaut des nur sehr geringgradig noch erweiterten Nierenbeckens ist ebenso wie die des Ureters zart, glatt und zeigt nur ganz vereinzelt kleinste Reste älterer submuköser Blutungen. Das Größenverhältnis von Rinde zu Mark in den mittleren Abschnitten ist wenig — entsprechend der Lokalisation der Atrophie — zu Ungunsten des Markes verändert.

Mikroskopischer Befund (Abb. 54a—d): Die Kapselräume der Glomeruli sind auffallend wenig erweitert. Kapselmembran verdickt. Das tubuläre System zeigt ebenfalls mit Ausnahme der noch etwas weiten Tubuli recti und der Abflachung deren Epithelien sonst praktisch keine verwertbaren krankhaften Veränderungen.

Planimetrische Bestimmung (Abb. 55): Ausgangswert 3,5 cm², Maximalwert nach 7 Wochen subtotalem mittelhohem Ureterverschluß 27,0 cm², Abschlußwert nach wenig mehr als 24 Wochen Gesamtversuchsdauer 3,6 cm².

Die folgenden Versuche (18, 22, 23 u. 24, Hund Nr. 7, 15, 22 u. 28) zeigen bei subtotalem Ureterverschluß von 2½, 3 u. 3½ und 8 Wochen Dauer bei Gesamtversuchszeiten zwischen 8 und 21 Wochen nichts Wesentliches, was durch die Wiedergabe der bisherigen Experimente der Reihe 4 nicht schon zum Ausdruck

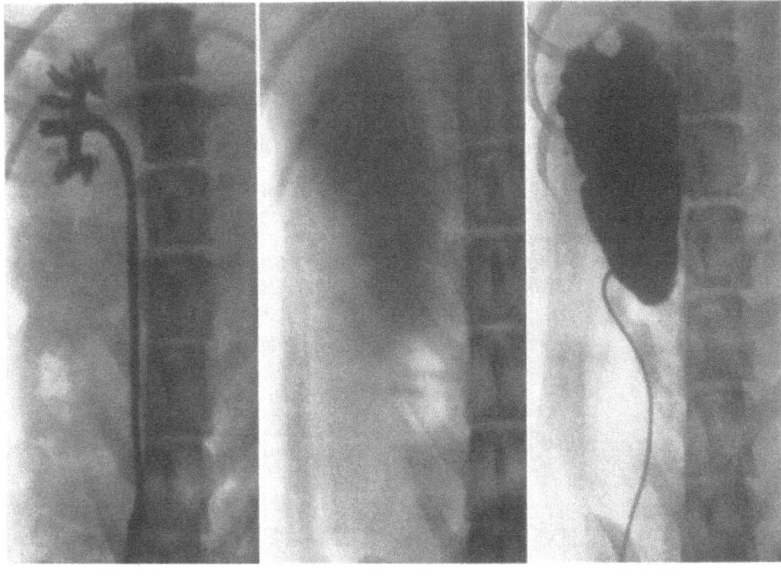

Abb. 52a   Abb. 52b   Abb. 52c

Abb. 52a—c. Versuch 21 (Hund 4).
a) Retrogrades Pyelogramm. Ausgangsbild. Normal.
b) Ausscheidungsurogramm. Sackförmige Hydronephrose. Praktisch aufgehobene Kelchzeichnung.
(54 Tage nach subtotalem Ureterverschluß.)
c) Retrogrades Pyelogramm. Sackförmige Hydronephrose. Befund wie in Abb. 100. (56 Tage nach
subtotalem Ureterverschluß.)

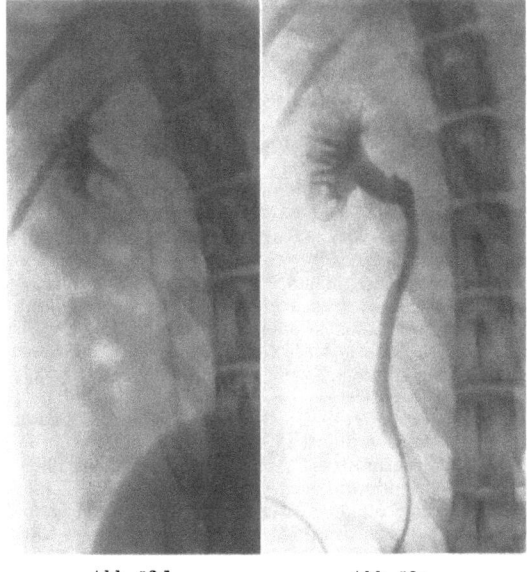

Abb. 52d   Abb. 52e

Abb. 52d u. e. d) Ausscheidungsurogramm. Annähernd normal großes Nierenbecken mit regelrecht
großen und normal konfigurierten Kelchen. Uretertonus der Norm entsprechend. Schlingenbildung fehlt.
(138 Tage nach Entfernung des Hindernisses.
e) Retrogrades Pyelogramm. Nierenbecken eine Spur weiter als im Ausgangsbild (vgl. Abb. 52a),
auch gestaltlich etwas verändert. Kelchkonfiguration und Größe regelrecht.

gekommen wäre. Die Wiederherstellung des Nierenhohlraumsystems bezüglich Größe und Form war praktisch bei allen Versuchen eine vollkommene. Auch histologisch sind die pathologischen Veränderungen nur geringe bzw. fehlen ganz. Die Verlaufskurven über die Flächenzunahme und -abnahme der Pyelogramm-bilder auch dieser 4 Versuche werden selbstverständlich zur Ermittlung der Mittel-wertskurve Verwendung finden.

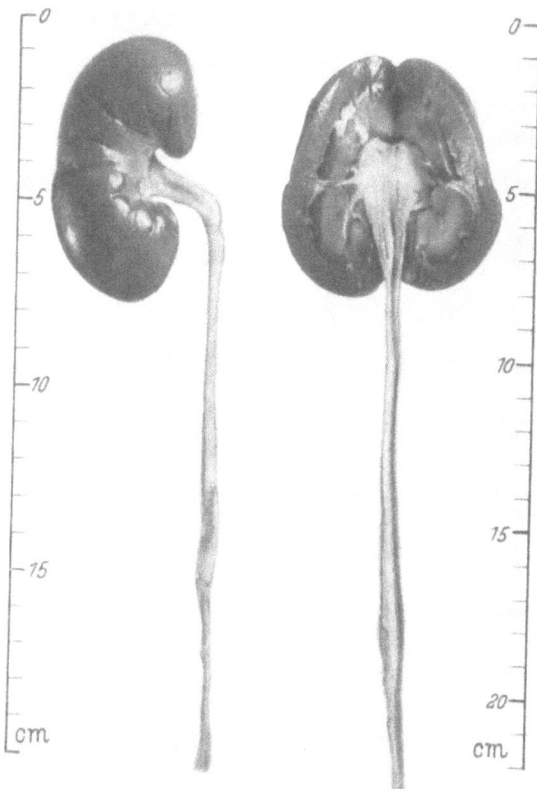

Abb. 53a   Abb. 53b

Abb. 53a u. b. Versuch 21 (Hund Nr. 4). Makroskopische Befunde.
a) Rechte Niere (geschlossen): Oberfläche glatt. Radiär verlaufende streifenförmige Einziehungen. Atrophie des Nierenparenchyms im parahilären Abschnitt. Stelle des früheren Stiftlagers reizlos, praktisch von gleichem Volumen wie die übrigen Harnleiterabschnitte. (Zustand nach 8 Wochen subtotalem Verschluß und 21 Wochen nach Entfernung des Hindernisses.)
b) Rechte Niere (aufgeschnitten): Nierenbecken eine Spur weiter als normal. Feinste Reste submuköser Blutungen. Nierenbecken- und Harnleiterschleimhaut sonst völlig regelrecht. (Zustand nach 8 Wochen subtotalem Verschluß und 21 Wochen nach Entfernung des Hindernisses.)

Hierzu wurden — wie bisher bei jeder Versuchsreihe — sämtliche sich aus ihr ergebenden Verlaufskurven in *ein* Koordinatensystem eingetragen und aus der Kurvensschar die Mittelwertskurve ermittelt (Abb. 56).

7b. Ergebnisse der 4. Versuchsreihe.

Unter identischen Bedingungen wie bei den Experimenten der 1. Versuchsreihe wurden in der jetzigen wieder Hydronephrosen bei *subtotalem* Ureterverschluß in verschiedenen Höhen erzeugt und nach operativer Entfernung des Laminaria-stiftes — analog einer typischen Ureterolithotomie — die Rückbildungsvorgänge der unter diesen Vorbedingungen entstandenen Hydronephrosen studiert. Bei einer Gesamtversuchsdauer zwischen 8 und 29 Wochen wurden die Stauungszustände 2, 2½, 3, 3½, 8 und 9 Wochen unterhalten. Die Größenzunahmen — ausgedrückt durch die planimetrisch bestimmten *Flächen* der Pyelogrammbilder — betrugen bei der kurzen Stauungszeit das 4—5fache, und bei einer Verschlußdauer von

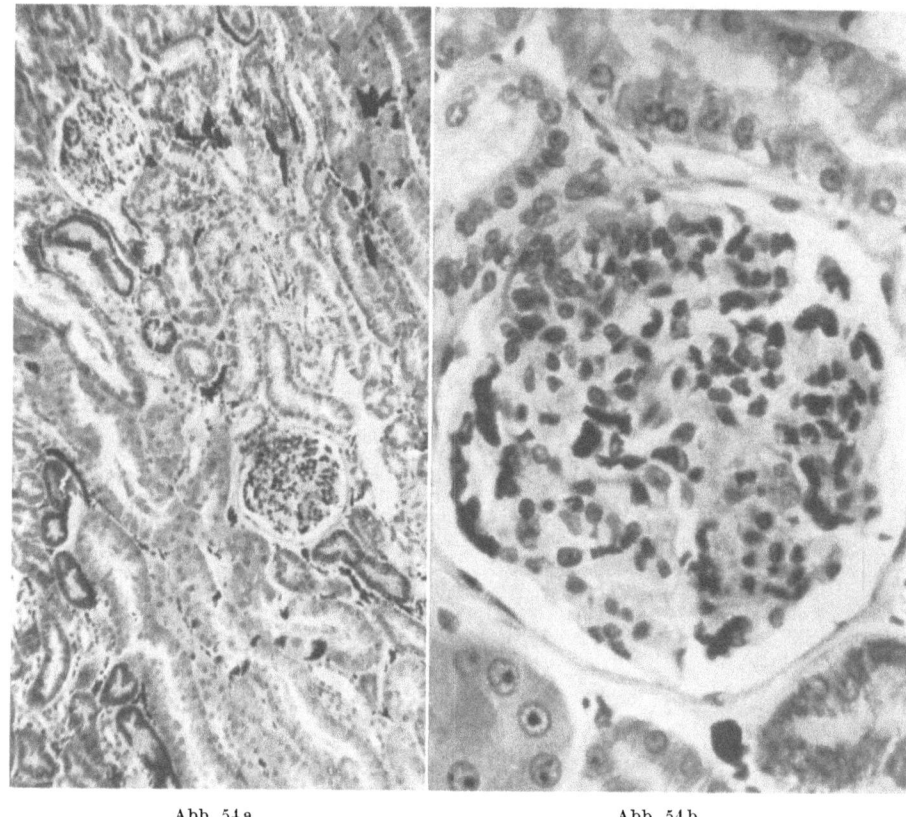

Abb. 54a   Abb. 54b

Abb. 54a u. b. Versuch 21 (Hund Nr. 4). Mikrophotogramme (Ortholux-Leitz).
a) Vergr. 100fach: Kapselräume der Glomeruli relativ wenig erweitert. Kapselmembran verdickt. (Zustand nach 8 Wochen subtotalem Verschluß und 21 Wochen nach Entfernung des Hindernisses.)
b) Vergr. 450fach: Derselbe Befund wie in a). (Zustand nach 8 Wochen subtotalem Verschluß und 21 Wochen nach Entfernung des Hindernisses.)

8 und 9 Wochen das 8fache des Ausgangswertes. In allen Versuchen war die Rückbildung der Größe des Nierenhohlraumsystems und der Wiederherstellung der Nierenfunktion — soweit nach Kontrastmittelanreicherung und -auscheidung im Ausscheidungsurogramm Rückschlüsse zu ziehen erlaubt sind — praktisch eine vollkommene. Die nach Entfernung des Verschlusses einsetzende Größenabnahme verläuft primär sehr rasch. Nach den ersten 2 Wochen sind durchschnittlich Werte erreicht, die nur noch das doppelte des Ausgangsbefundes betragen. Die weitere Rückbildung des erweiterten Hohlraumsystems bis zu einer nur wenig über dem Anfangsstadium liegenden Größe vollzieht sich in den nächsten 3—4 Wochen. Die zweite Phase der Involutionsvorgänge verläuft also etwas langsamer als die erste, so daß der Primärzustand hinsichtlich der Größe des Nierenbeckenkelchsystems nach Entfernung des subtotal obturierenden Hindernisses nach 5—6

Wochen erreicht ist. Der makroskopische und histologische Befund der Niere nach der relativ kurzen Stauungszeit (2—4 Wochen) bei einer Größenzunahme der Fläche bis zum 5fachen des Ausgangswertes lassen ebenfalls keine verwertbaren krankhaften Veränderungen erkennen, so daß man wohl auch hier von einer vollkommenen Wiederherstellung zu sprechen berechtigt sein dürfte.

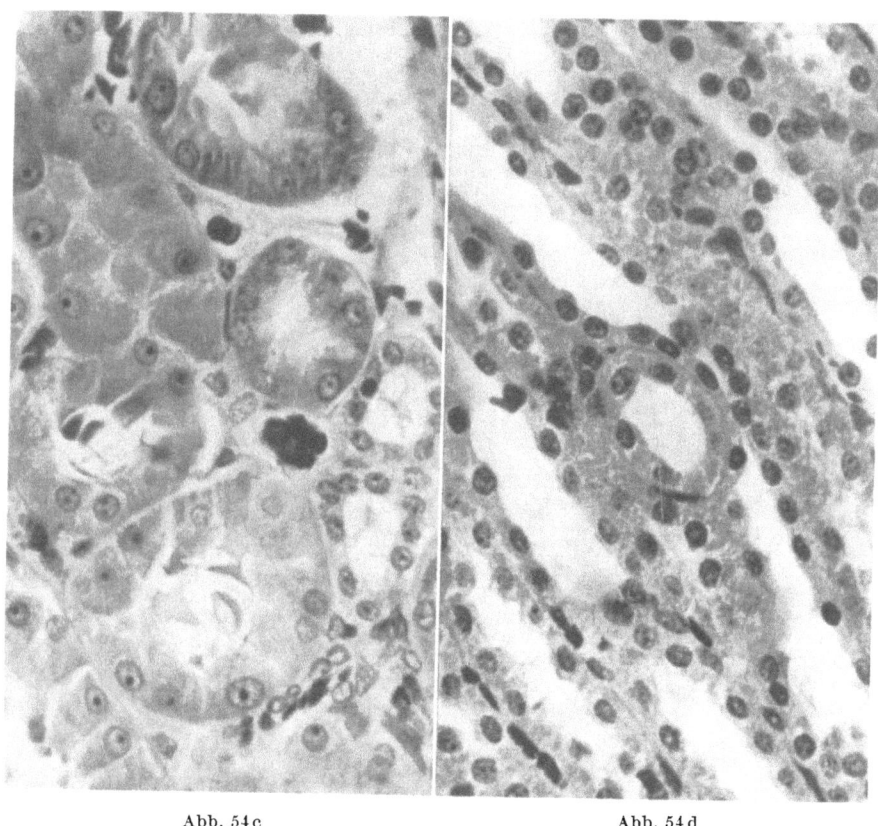

Abb. 54c   Abb. 54d

Abb. 54c u. d. c) Vergr. 450fach: Praktisch keine verwertbaren pathologischen Veränderungen. (Zustand nach 8 Wochen subtotalem Verschluß und 21 Wochen nach Entfernung des Hindernisses.) d) Vergr. 450fach: Tubuli recti wenig erweitert. Epithelien etwas flacher als normal, sonst o. B. (Zustand nach 8 Wochen subtotalem Verschluß und 21 Wochen nach Entfernung des Hindernisses.)

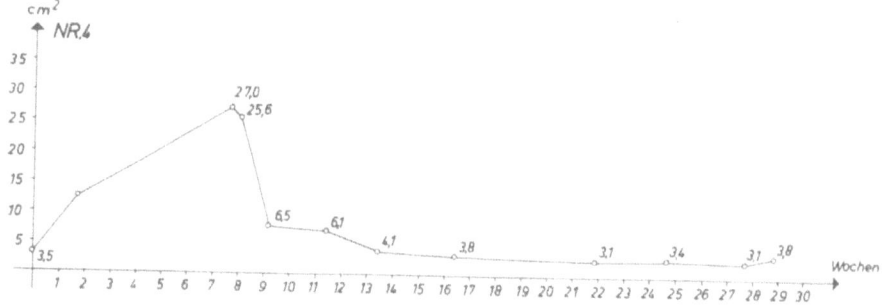

Abb. 55. Versuch 21 (Hund Nr. 4). Flächenzunahme und -abnahme der Pyelogrammbilder bei mittelhohem subtotalem Ureterverschluß bzw. nach operativer Beseitigung des Hindernisses.

Andersartig ist sowohl der makroskopische wie auch histologische Befund nach einem über 8 bzw. 9 Wochen ausgedehnten subtotalen Verschluß bei der 8fachen *Fläche*nzunahme: Die größenmäßig normalen Nieren weisen eine gegen das gesund aussehende Parenchym scharf begrenzte parahiläre Atrophie der Nierensubstanz auf, die unter diesen Vorbedingungen noch relativ geringe Ausdehnung aufweist. Histologisch finden wir bei diesen Versuchen noch mäßig erweiterte Kapselräume der Malpighischen Körperchen mit verdickter Kapselmembran, geringgradig erweiterte Tubuli bei niedrigen Tubulusepithelien, deren Plasma gelegentlich wabige Struktur aufweist. Allerdings fanden sich bei einem Experiment trotz einer bestehenden Atrophie im parahilären Abschnitt im histologischen Bild des übrigen Parenchyms keine verwertbaren krankhaften Veränderungen (Versuch 21).

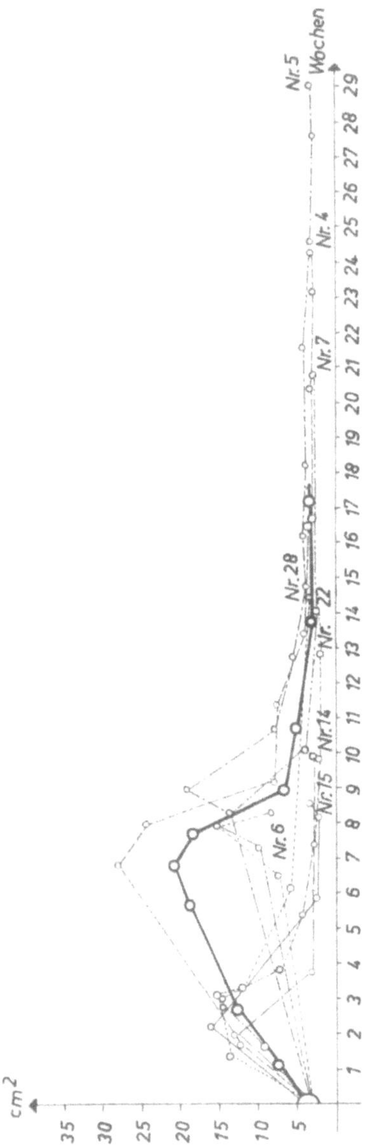

Daß die anabiotischen Vorgänge im Nieren*parenchym* bei der Rückbildung der mechanischen Hydronephrose, der Wiederherstellung der Nieren*hohlraum*größe sicher erheblich nachhinken, erhellt aus den Befunden des Versuches 19: Trotz relativ weit fortgeschrittener Verkleinerung des Beckenkelchsystems nach Entfernung eines subtotalen Verschlusses zeigen die schwersten Veränderungen im Parenchym noch keinen entsprechenden günstigen Befund.

8a. Versuchsreihe 5.

Zweck: 1. Untersuchungen über die Rückbildung von Hydronephrosen, wie sie beim *totalen* verschieden hohen Ureterverschluß entstehen (vgl. hierzu Versuchsreihe 2).

2. Darstellung der makroskopischen und histologischen Befunde nach Abschluß der Versuche unter diesen Vorbedingungen.

3. Ermittlung der Mittelwertskurve über die Größenzunahme des Nierenhohlraumsystems beim *totalen* Verschluß und über die Rückbildung nach operativer Entfernung des Hindernisses aus der Summe der Kurven, wie sie für jeden einzelnen Versuch als Resultat der planimetrisch zu bestimmenden einzelnen Flächen — in Beziehung gesetzt zur Zeit — zu erhalten sein werden.

25. Versuch: Hund Nr. 21. 28 kg schwere, 4 Jahre alte, männliche Dogge (Bastard).

5. 2. 54 *Cystotomie:* Retrogrades Pyelogramm (Abb. 57a). Einlegen des Laminariastiftes (Länge 1,5 cm, ∅ 2 mm). Endgültige Lage: 10 cm oberhalb des Ostiums.

Abb. 56. — o Mittelwert der Summe der Kurven bei subtotalem Verschluß und nach operativer Beseitigung des Hindernisses.

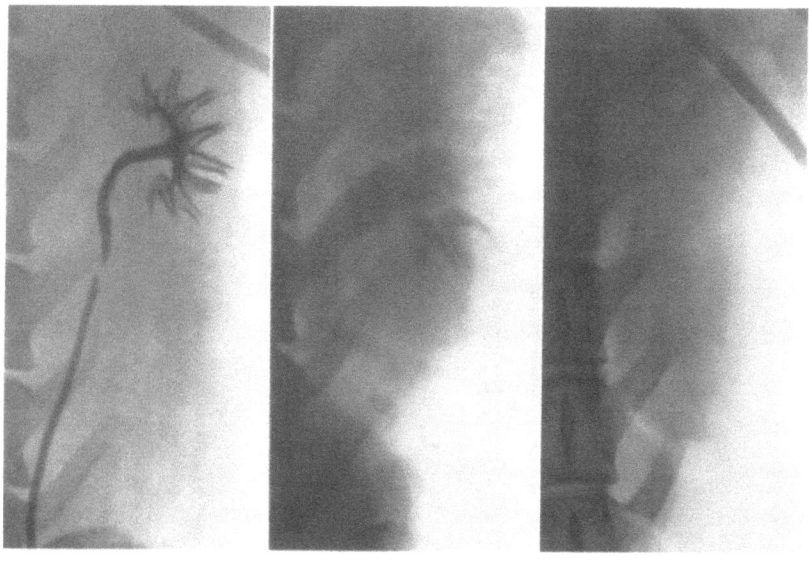

Abb. 57 a   Abb. 57 b   Abb. 57 c

Abb. 57 d

Abb. 57 a—c. Versuch 25 (Hund 21).
a) Retrogrades Pyelogramm. Aus-
     gangsbild. Normal.
b) Ausscheidungsurogramm Hydronephrotische Erweiterung des Nierenhohlraumsystems.   Kelchzeichnung
noch erhalten. (5 Tage nach totalem,
     mittelhohem Ureterverschluß.)
c) *Keine* Kontrastmittelanreicherung
und -Ausscheidung. Sehr großer Nierenschatten. „Funktionslose" Hydronephrose. (14 Tage nach totalem,
     mittelhohem Ureterverschluß.)

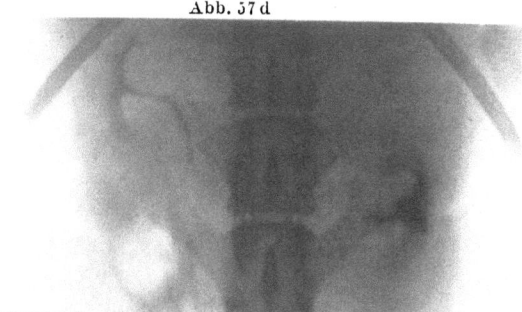

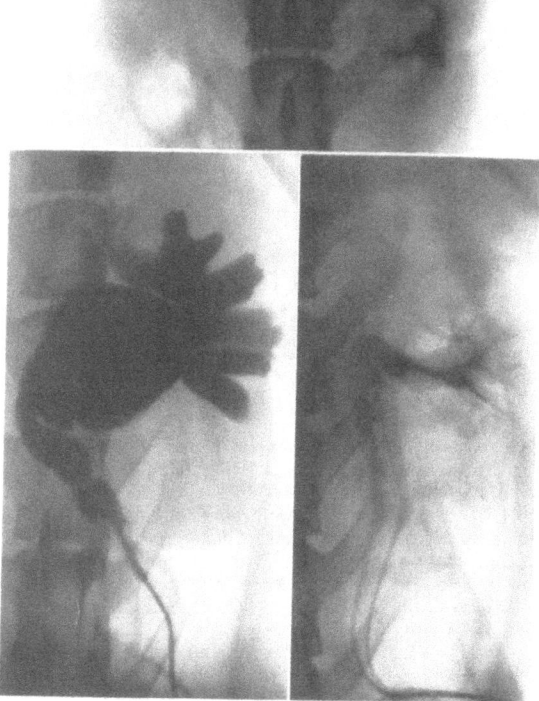

Abb. 57 d—f. d) Ausscheidungsurogramm. Kelchzeichnung normal. Nierenbecken noch geringgradig erweitert.
(49 Tage nach Entfernung des Hinder-
               nisses.)
e) Retrogrades Pyelogramm. Sackförmige Hydronephrose. Starke Erweiterung und Verplumpung der Kelche.
Hydroureter. (17 Tage nach totalem.
     mittelhohem Ureterverschluß.)
f) Retrogrades Pyelogramm. Normale
Kelchzeichnung. Nierenbecken nur
noch sehr wenig erweitert Knickbildung des Ureters, verursacht durch UK.

Abb. 57 e   Abb. 57 f

Die *Ausscheidungsurogramme* zeigen am 10. 2. 54 (Abb. 57 b) bereits eine erhebliche hydronephrotische Erweiterung des ganzen Hohlraumsystems. Die Kelchzeichnung ist noch erhalten. Am 19. 2. 54 (Abb. 57 c) ist keine erkennbare Kontrastmittelanreicherung mehr zu sehen (andere Seite tadellos dargestellt!). Das Hohlraumsystem ist nicht gefüllt. Der Nierenschatten ist sehr groß. Diagnose: „Funktionslose" Hydronephrose.

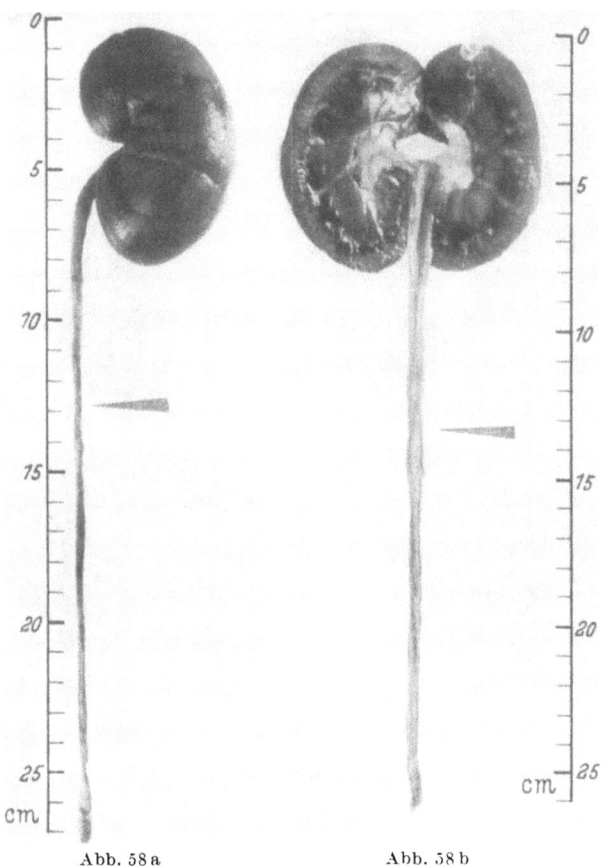

Abb. 58 a   Abb. 58 b

Abb. 58. Versuch 25 (Hund Nr. 21). Makroskopische Befunde.
a) Linke Niere (geschlossen): Normale Größe, Oberfläche glatt. Uretervolumen in ganzer Länge identisch. Früheres Stiftlager praktisch nicht zu erkennen. (Zustand nach 17 Tagen totalem Verschluß und 10 ½ Wochen nach Entfernung des Hindernisses.)
b) Linke Niere (aufgeschnitten): Nierenbecken eine Spur weit. Schleimhaut völlig normal. Geringgradige Vergröberung nur im früheren Stiftlager. (Zustand nach 17 Tagen totalem Verschluß und 10 ½ Wochen nach Entfernung des Hindernisses.)

22. 2. 54 *1. Relaparotomie:* Keine entzündlichen Veränderungen. Laminariastift im mittleren Ureterabschnitt exzentrisch gequollen. Niere über männerfaustgroß. Kapselvenen stricknadeldick. Stiftexstirpation. Nierenurin: dunkelbraun-rot; Alb.: 4⁰/₀₀ Esbach; Sedimente: massenhaft *Erythrocyten*, vereinzelt Leukocyten, reichlich Epithelien. *Retrogrades Pyelogramm* (Abb. 57 d): Große, sackförmige Hydronephrose mit sehr starker Erweiterung und Verplumpung der Kelche. Hydronephrose. Normale Beendigung der Operation.

Das *Ausscheidungsurogramm* zeigt am 12. 4. 54 (49 Tage nach Entfernung des Hindernisses; Abb. 57 e) ist die Kelchzeichnung praktisch wieder normal. Das Nierenbecken selbst noch wenig erweitert.

6. 5. 54 *2. Relaparotomie:* Keine entzündlichen Veränderungen. Normal große linke Niere. Oberfläche nicht verändert. Ureter normal tonisiert. Regelrechter Peristaltikablauf. Früheres Stiftlager nicht zu erkennen. Ureterincision im unteren Drittel. Nierenurin: Albumen Spur; Sediment: vereinzelt Erythrocyten und Epithelien.

Retrogrades Pyelogramm (Abb. 57f): Normale Kelchzeichnung. Nierenbecken noch eine Spur weiter als im Ausgangsbild. Scheinbar hochgezogener Ureter mit Knickbildung, verursacht durch UK. Nephrektomie links. Normale Beendigung der Operation.

Makroskopischer Befund (Abb. 58a u. b): Niere normal groß, Oberfläche glatt, angedeutete Lappung durch 2 Radiärfurchen. Ureter in ganzer Ausdehnung ohne Auftreibung. Nieren-

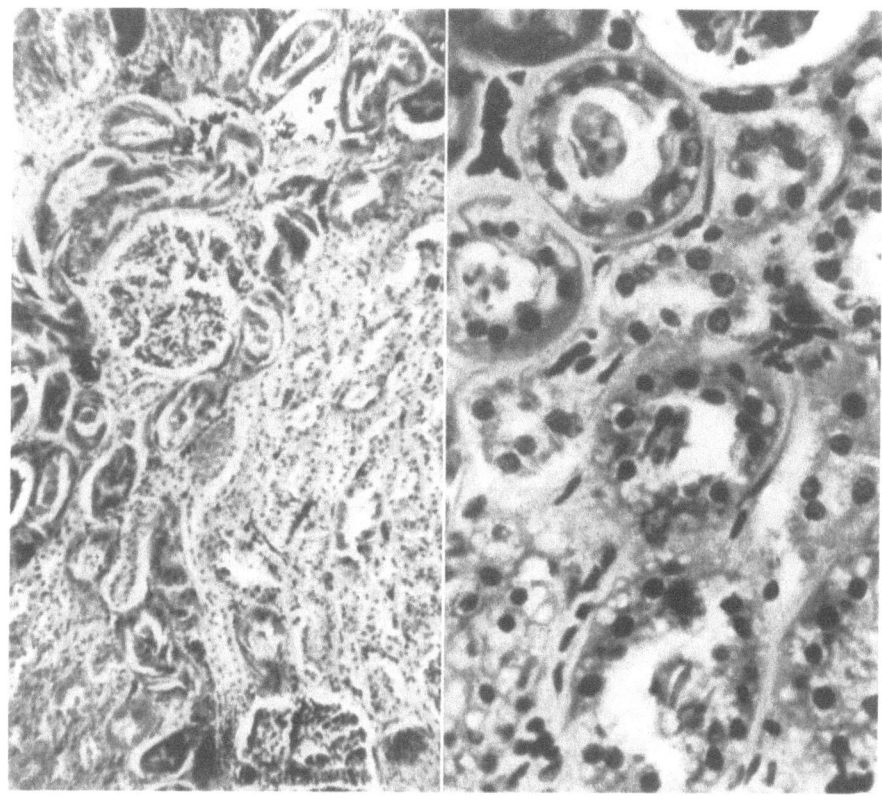

Abb. 59   Abb. 60

Abb. 59. Versuch 25 (Hund Nr. 21). Mikrophotogramm (Ortholux-Leitz) 100fach: Kapselraum der Glomeruli nur wenig erweitert. Kapselmembran geringgradig verdickt. Tubuli etwas weit. Epithelien z. T. von der Basalmembran abgehoben. (Zustand nach 17 Tagen totalem Verschluß und 10½ Wochen nach Entfernung des Hindernisses.)

Abb. 60. Versuch 25 (Hund Nr. 21). Mikrophotogramm (Ortholux-Leitz) 450fach: Tubulusepithelien niedrig, Lumina leicht erweitert, vereinzelt Epithelien enthaltend. Basalmembran z. T. verdickt. (Zustand nach 17 Tagen totalem Verschluß und 10½ Wochen nach Entfernung des Hindernissse.)

becken- und Ureterschleimhaut völlig normal, im Bereich des früheren Stiftlagers (in den Abbildungen durch Pfeil gekennzeichnet) minimal vergrößert. Normales Größenverhältnis von Rinde und Mark.

Mikroskopischer Befund (Abb. 59 u. 60): Kapselräume der Glomeruli relativ wenig erweitert. Kapselmembran leicht verdickt. Tubuli geringgradig erweitert. Tubulusepithelien niedrig. Basalmembran stellenweise verdickt.

Planimetrische Bestimmung (Abb. 61): Ausgangswert 2,0 cm², Maximalwert nach 2½ Wochen totalem, mittelhohem Verschluß 42,9 cm², Abschlußwert nach fast 13 Wochen Gesamtversuchsdauer 2,2 cm².

Wir finden bei diesen Versuchen erstmalig in allen Serien das Zustandekommen einer fehlenden Kontrastmitteldarstellung in der Hydronephrose, die sog. „funktionslose" Hydronephrose. Daß eine schwere Parenchymschädigung mit starker Funktionsstörung bei einem derartigen Grad einer Hydronephrose vorgelegen haben muß, wissen wir aus den Ergebnissen der Versuchsreihe 2 und wird jetzt aus dem erheblichen Eiweißgehalt ($4^0/_{00}$ Esbach) des Nierenurins erneut evident. Daß von einer Funktions*losigkeit* nicht gesprochen werden kann — wenigstens nicht in dem eigentlich mit diesem Ausdruck immer verbundenen Sinn eines *dauernden* Verlustes der Funktion —, beweisen die regelrechte Kontrastmittelanreicherung und -ausscheidung in den Ausscheidungspyelogrammen nach Beseitigung des Hindernisses. Auch der makroskopische und histologische Befund der Niere lassen die ,,Funktionslosigkeit'' der Niere mit Sicherheit ausschließen: Das Parenchym ist praktisch intakt.

26. Versuch: Hund Nr. 19. 17 kg schwerer, $4\frac{1}{2}$ Jahre alter, weiblicher Schnauzer-Schäferhund (Bastard).

25. 1. 54 *Cystotomie:* Retrogrades Pyelogramm (Abb. 62a). Einlage des Laminariastiftes (Länge 1,5 cm, $\emptyset$ 2 mm). Endgültige Lage: 3 cm oberhalb des Ostiums.

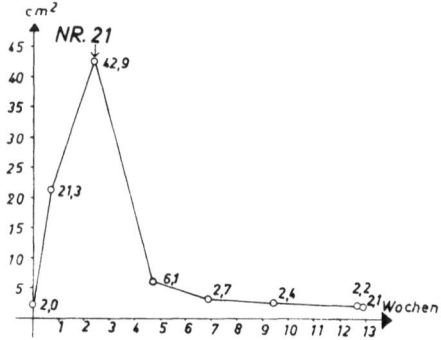

15. 2. 54 *1. Relaparotomie:* Keine entzündlichen Veränderungen. Linke Niere über faustgroß. Große Hydronephrose (,,funktionslos'': im Ausscheidungsurogramm fehlende Darstellung). Stift erheblich konzentrisch gequollen. Stiftexstirpation. *Retrogrades Pyelogramm* (Abb. 62b): Sackförmige, mächtige Hydronephrose. Erhebliche Erweiterung des Harnleiters.

Normale Beendigung der Operation.

Die *Ausscheidungsurogramme* zeigen:

Am 27. 2. 54 (12 Tage nach Entfernung des Hindernisses) noch eine sackfömige Hydronephrose erheblichen Grades. Kelchzeichnung verwaschen.

Am 9. 3. 54 (22 Tage nach Entfernung des Hindernisses) besteht zwar immer noch eine hydronephrotische Erweiterung, die jedoch graduell bereits relativ gering ist und wieder Kelchzeichnung erkennen läßt. Normaler bogenförmiger Ureterabgang.

Abb. 61. Versuch 25 (Hund Nr. 21). Flächenzunahme und -abnahme der Pyelogrammbilder bei totalem, mittelhohem Ureterverschluß bzw. nach operativer Beseitigung des Hindernisses.

Am 6. 5. 54 (80 Tage nach Entfernung des Hindernisses; Abb. 62c) ist die Größe des linken Hohlraumsystems nahezu normal. Deutliche, wenn auch geringgradig verplumpte Kelche vorhanden. Normaler, bogenförmig verlaufender oberer Harnleiterabschnitt.

10. 5. 54 *2. Relaparotomie:* Keine entzündlichen Veränderungen. Linke Niere nicht mehr vergrößert. Ureter gut tonisiert. Regelrechter Peristaltikablauf. Früheres Stiftlager noch etwas verdickt. *Retrogrades Pyelogramm* (Abb. 62d): Nierenbecken und Kelche nur wenig größer als dem Ausgangsbild entsprechend, aber mäßig deformiert. Harnleiterknick durch hochgeschobenen UK (vgl. Abb. 62c).

Nephrektomie links. Normale Beendigung der Operation.

Makroskopischer Befund (Abb. 63a u. b): Bandförmige, vom Hilus radiär zur Konvexität der Niere verlaufende atrophische Bezirke sind gegen die größeren Abschnitte erhaltenen Parenchyms an beiden Polen scharf abgegrenzt. Der Harnleiter zeigt in ganzer Ausdehnung gleiches Volumen. Das frühere Stiftlager ist noch verdickt und die Schleimhaut in diesem Bezirk vergröbert; sonst Nierenbecken- und Harnleiterschleimhaut völlig normal. Besonders deutlich wird die Atrophie im mittleren Anteil der Niere bei der Betrachtung des aufgeschnittenen Organs.

Hierzu kontrastierend der *mikroskopische Befund* (Abb. 64a u. b): Außer den bekannten Veränderungen (leicht erweiterter Kapselraum der Glomeruli mit geringer Verdickung der Kapselmembran, niedrige Tubulusepithelien bei etwas vergrößerten Tubuluslumina) vermitteln die Bilder noch den Eindruck eines funktionstüchtigen Nierenparenchyms.

Planimetrische Bestimmung (Abb. 65): Ausgangswert 2,8 cm², Maximalwert nach 21 Tagen totalem, tiefem Ureterverschluß 42,9 cm², Abschlußwert nach 15 Wochen Gesamtversuchsdauer 3,2 cm².

Auch hier zeigt eine ,,funktionslose'' große Hydronephrose nach Entfernung des Hindernisses hinsichtlich der Größe des Nierenhohlraumsystems praktisch völlige Rückbildung und Wiederkehr normaler Funktion (regelrechte Kontrastmittelanreicherung und -ausscheidung im Ausscheidungsurogramm!). Die unter diesen Versuchsbedingungen (3 Wochen totaler Ureterverschluß, ,,funktionslose'' Hydro-

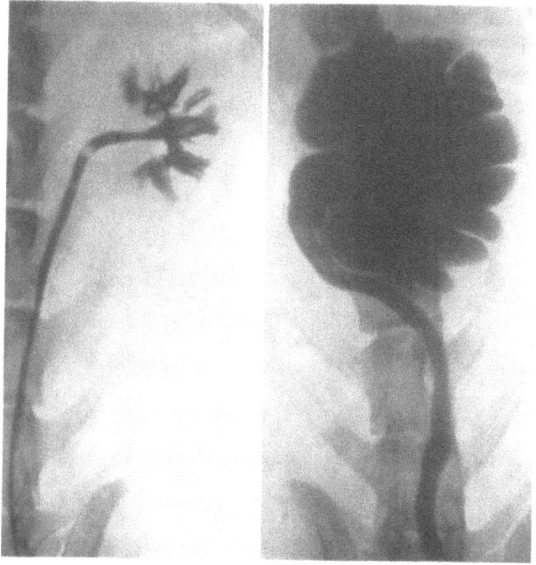

Abb. 62 a   Abb. 62 b

Abb. 62a u. b. Versuch 26 (Hund 19). Retrograde Pyelogramme.
a) Anfangsbild. Normal.
b) Sackartige Hydronephrose („funktionslos": Im Ausscheidungsurogramm fehlende Darstellung!).
3 Wochen nach totalem, tiefem Ureterverschluß.

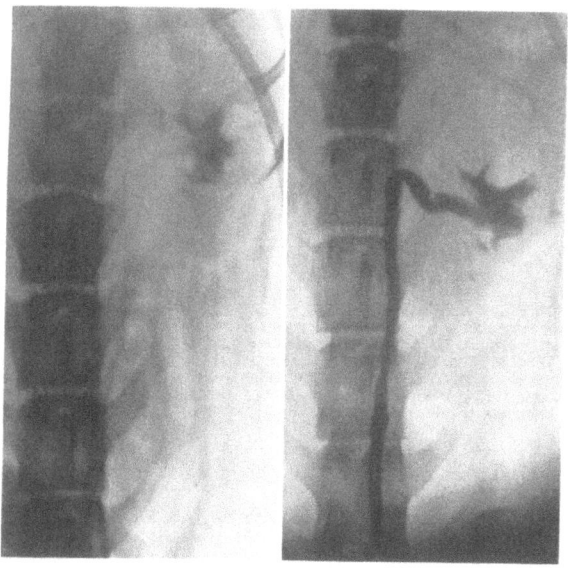

Abb. 62 c   Abb. 62 d

Abb. 62c u. d. Versuch 26 (Hund 19).
c) Ausscheidungsurogramm. Nahezu normal großes Nierenhohlraumsystem; geringgradig verplumpte
Kelche. Normaler bogenförmig verlaufender oberer Ureterabschnitt. (80 Tage nach Entfernung des
Hindernisses.)
d) Retrogrades Pyelogramm. Nierenbecken und Kelche nur sehr wenig vergrößert, jedoch mäßig
deformiert. Harnleiterknick durch hochgeführten UK (vgl. c).

nephrose, operative Beseitigung des Hindernisses, Rückbildung) zustandegekommene Atrophie der Nierensubstanz in den mittleren Abschnitten, kontrastiert zu größeren Anteilen normal aussehenden Parenchyms an den Polen, das auch histologisch außer nur ganz geringen Veränderungen den Befund eines voll funktionstüchtigen Nierengewebes ergibt.

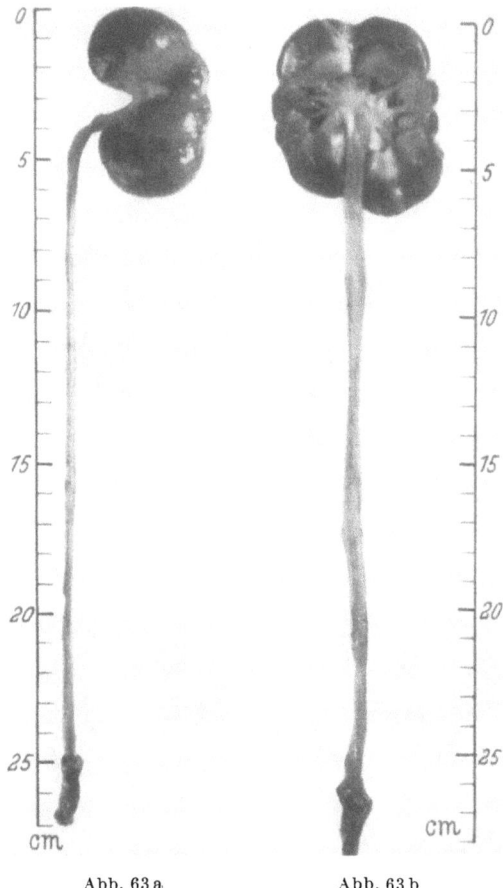

Abb. 63 a   Abb. 63 b

Abb. 63 a u. b. Versuch 26 (Hund 19). Makroskopische Befunde.
a) Linke Niere (geschlossen): Atrophie im mittleren Nierendrittel mit Inseln erhaltenen Parenchyms. Beide Poldrittel zeigen normale Nierensubstanz. Harnleiter o. B. Früheres Stiftlager noch verdickt. (Zustand nach 3 Wochen totalem Verschluß und 7½ Wochen nach Entfernung des Hindernisses.)
b) Linke Niere (ausgeschnitten): Deutliche Parenchymatrophie im mittleren Drittel. Normal weiter Ureter. Nierenbecken- und Ureterschleimhaut o. B., im Bereich des früheren Stiftlagers vergröbert. (Zustand nach 3 Wochen totalem Verschluß und 7½ Wochen nach Entfernung des Hindernisses.)

27. Versuch: Hund Nr. 38. 28,5 kg schwerer, 6 Jahre alter, männlicher Schäferhund (Bastard).
29. 3. 54 *Cystotomie:* Retrogrades Pyelogramm (Abb. 66 a). Einlage des Laminariastiftes (Länge 2,0 cm, ⌀ 3 mm). Endgültige Lage: 7 cm oberhalb des Ostiums.
30. 4. 54 *Relaparotomie:* Keine entzündlichen Veränderungen. Niere über faustgroß. Gestaute Kapselvenen. Hydronephrose. Hydroureter bis zu dem konzentrisch gequollenen Stift. Stiftexstirpation. *Retrogrades Pyelogramm* (Abb. 66 b): Sackförmige Hydronephrose („funktionslos" im Ausscheidungsurogramm). Kelchzeichnung nur noch andeutungsweise vorhanden. Normale Beendigung der Operation.
13. 5. 54 Exitus letalis (im Zwinger totgebissen). Sofortige *Sektion:* Rechte Niere auffallend weit zurückgebildet. Harnleiter nur noch wenig erweitert. Früheres Stiftlager reizlos.

Retrogrades Pyelogramm (Abb. 66c): mäßige Erweiterung von Nierenbecken und Kelchen, deren Konfiguration bereits wieder nahezu der Form entspricht. Nephrektomie beiderseits.

Makroskopischer Befund (Abb. 67): Oberfläche der rechten Niere an einzelnen Stellen etwas eingesunken. Nierenbecken und Harnleiter noch etwas ektatisch. Früheres Stiftlager reizlos (im Bild durch Pfeil gekennzeichnet). Größenmäßig erscheinen die Nieren im ganzen identisch, die rechte mehr gestreckt.

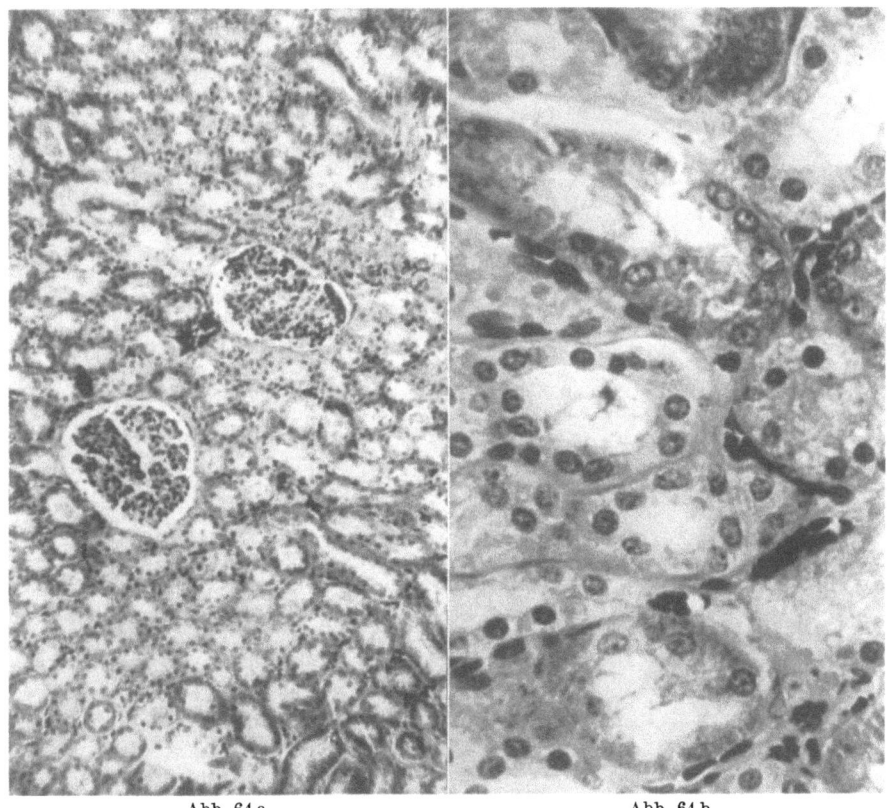

Abb. 64a   Abb. 64b

Abb. 64a u. b. Versuch 26 (Hund Nr. 19). Mikrophotogramme (Ortholux-Leitz).
a) Vergr. 100fach: Glomeruli: Kapsel gering erweitert, Kapselmembran nur wenig verdickt. Tubuli: Lumina etwas vergrößert als normal; Epithelien z. T. niedrig. (Zustand nach 3 Wochen totalem Verschluß und 7½ Wochen nach Entfernung des Hindernisses.)
b) Vergr. 450fach: Tubulusepithelien etwas niedrig und vereinzelt von der Basalmembran abgehoben; sonst o. B. (Zustand nach 3 Wochen totalem Verschluß und 7½ Wochen nach Entfernung des Hindernisses.)

Mikroskopischer Befund (Abb. 68a u. b): Kapselraum der Glomeruli noch ganz wesentlich erweitert; zum Teil Glomeruli atrophisch. Tubuli stark erweitert. Tubulusepithelien flach. Häufig von der Basalmembran einzeln und im Verband abgelöst, im Lumen schwimmend.

Planimetrische Bestimmung (Abb. 69): Ausgangswert 2,6 cm², Maximalwert nach 32 Tagen totalem, niedrigem Ureterverschluß 50,9 cm², Abschlußwert nach knapp 7 Wochen Gesamtversuchsdauer (vorzeitig durch gewaltsamen Tod des Tieres unterbrochen) 7,0 cm².

Die größenmäßige Rückentwicklung der Hydronephrose bei Unterbrechung des Experimentes durch gewaltsamen Tod des Tieres 2 Wochen nach Entfernung des Hindernisses stimmt mit den anderen Versuchen insofern überein, als im gleichen Stadium auch bei diesem noch eine Vergrößerung des Hohlraumsystems gefunden wurde, die das 2—2½fache des Ausgangswertes betrug. Bedeutsam ist, daß der weitgehenden Normalisierung der Nieren*hohlraum*größe der histologische

Befund mit den schweren Veränderungen des Nieren*parenchyms* keineswegs entspricht. Um so auffälliger als der Zeitraum seit der Entfernung des Hindernisses
bereits 2 Wochen betrug und nicht nur 2 Tage wie im Versuch 19, bei dem die
Ergebnisse ähnliche waren. Zu bedenken ist allerdings, daß es sich hier um einen
totalen Verschluß handelte, der 32 Tage bestanden hat.

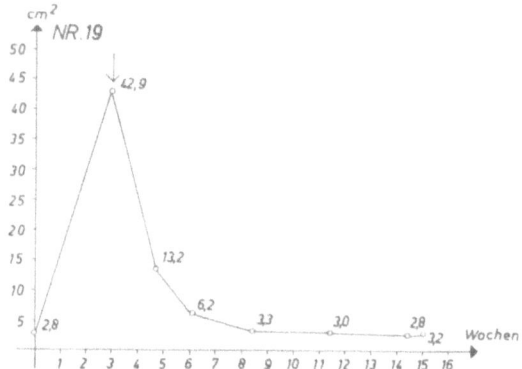

Abb. 65. Versuch 26 (Hund Nr. 21). Flächenzunahme und -abnahme der Pyelogrammbilder bei
totalem, tiefem Ureterverschluß bzw. nach operativer Beseitigung des Hindernisses.

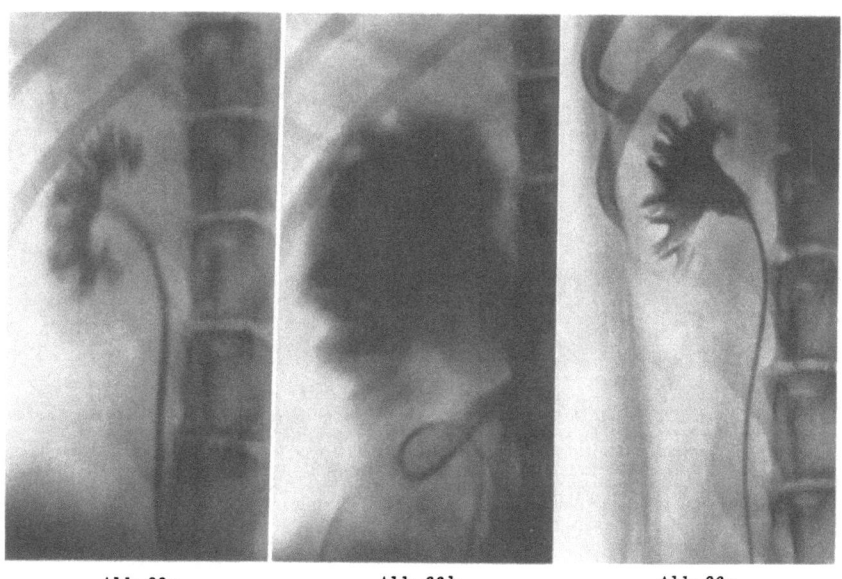

Abb. 66a   Abb. 66b   Abb. 66c

Abb. 66a—c. Versuch 27 (Hund 38). Retrograde Pyelogramme.
a) Ausgangsbild. Normal (etwas überspritzt und veratmet).
b) Sackförmige Hydronephrose („funktionslos" im Ausscheidungsurogramm). 32 Tage nach totalem,
tiefem Ureterverschluß.
c) Noch mäßige Erweiterung des Nierenbeckens und der Kelche, deren Konfiguration nahezu der Norm
entsprechen. (14 Tage nach Entfernung des Hindernisses.)

28. Versuch: Hund Nr. 10. 22 kg schwerer, 4 Jahre alter, männlicher Dobermann (Bastard).
6. 12. 53 *Cystotomie:* Retrogrades Pyelogramm (Abb. 70a). Einlegen des Laminariastiftes
(Länge 2,0 cm, ⌀ 2 mm). Endgültige Lage: 5 cm oberhalb des Ostiums.
14. 1. 54 *Ausscheidungsurogramm* (Abb. 70b): Riesiger Nierenschatten. Keine Darstellung
des Hohlraumsystems („funktionslose" Hydronephrose). (4 Wochen nach totalem Ureterverschluß.)

18.1.54 *1. Relaparotomie:* Keine entzündlichen Veränderungen. Stift konzentrisch gequollen. Niere doppelt mannsfaustgroß. Geschlängelter Hydroureter. Stiftexstirpation. *Retrogrades Pyelogramm* (Abb. 70c): Riesiger Hydronephrosensack ohne jegliche Kelchzeichnung. Normale Beendigung der Operation.

Die *Ausscheidungsurogramme* zeigen:

Am 6.2.54 (19 Tage nach Entfernung des Hindernisses; Abb. 70d) noch eine sackförmige Hydronephrose ohne jegliche Kelchzeichnung. Das Zustandekommen der Darstellung setzt immerhin das Vorhandensein der Nierenfunktion voraus: Die Ausscheidung!

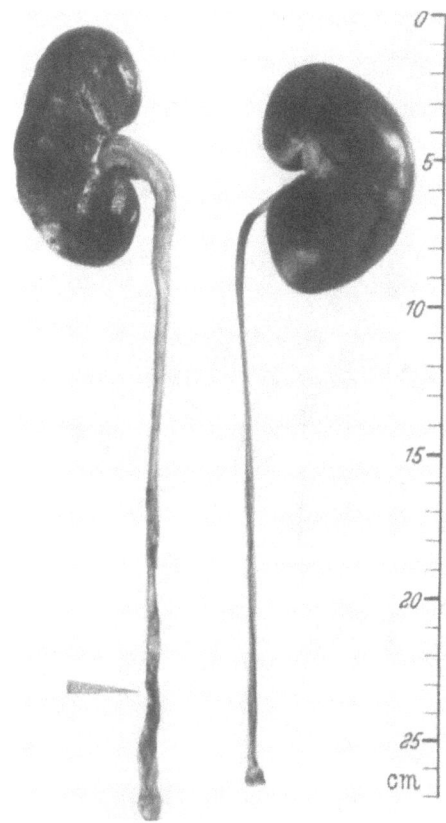

Abb. 67. Versuch 27 (Hund Nr. 38). Makroskopischer Befund. Oberfläche der rechten Niere zum Teil etwas eingesunken. Niere im ganzen etwas gestreckt. Nierenbecken und Harnleiter noch mäßig ektatisch. Früheres Stiftlager reizlos. Linke Niere o. B. (Zustand nach 4½ Wochen totalem Verschluß und 2 Wochen nach Entfernung des Hindernisses.)

Am 7.5.54 (15½ Wochen nach Entfernung des Hindernisses; Abb. 70e) ist die hydronephrotische Erweiterung weiter zurückgegangen. Die Kelchzeichnung ist wieder vorhanden, die Kelchenden sind zart.

28.6.54 *2. Relaparotomie:* Keine entzündlichen Veränderungen. Keine Vergrößerung der linken Niere feststellbar. Normale Ureterperistaltik. Früheres Stiftlager nicht sicher zu bestimmen. Kleinste Incision im unteren Ureterdrittel. *Retrogrades Pyelogramm* (Abb. 70f): Durch Schieflage des Tieres bei der Aufnahme (siehe Wirbelsäule) erscheint die Niere um ihre Längsachse gekantet und die Kelche größtenteils orthograd getroffen. Das Nierenbecken und der obere Harnleiterabschnitt sind gegenüber dem Ausgangswert sicher erweitert, wenn auch nur geringgradig. Nephrektomie links. Normale Beendigung der Operation.

Zur *Darstellung der Kelche* wurde die exstirpierte Niere nochmals mit 2,5 cm³ durch einen UK vom Ureter her gefüllt und eine Röntgenaufnahme angefertigt (Abb. 70g). Sie ergibt, daß die Kelche wieder normal konfiguriert und die Kelchenden ganz zart gezeichnet sind.

Makroskopischer Befund (Abb. 71a u. b): Das im ganzen etwas kleinere Organ zeigt als Ursache hierfür eine parahiläre Atrophie der Nierensubstanz. Angedeutete Lappung des wieder durch radiär verlaufende streifenförmige Gebiete atrophischen Nierenparenchyms. Das Nierenbecken und der oberste Harnleiterabschnitt sind noch ganz geringgradig erweitert, die Schleimhaut zart, glatt, glänzend. Das frühere Stiftlager ist im unteren Ureterabschnitt eben noch erkennbar.

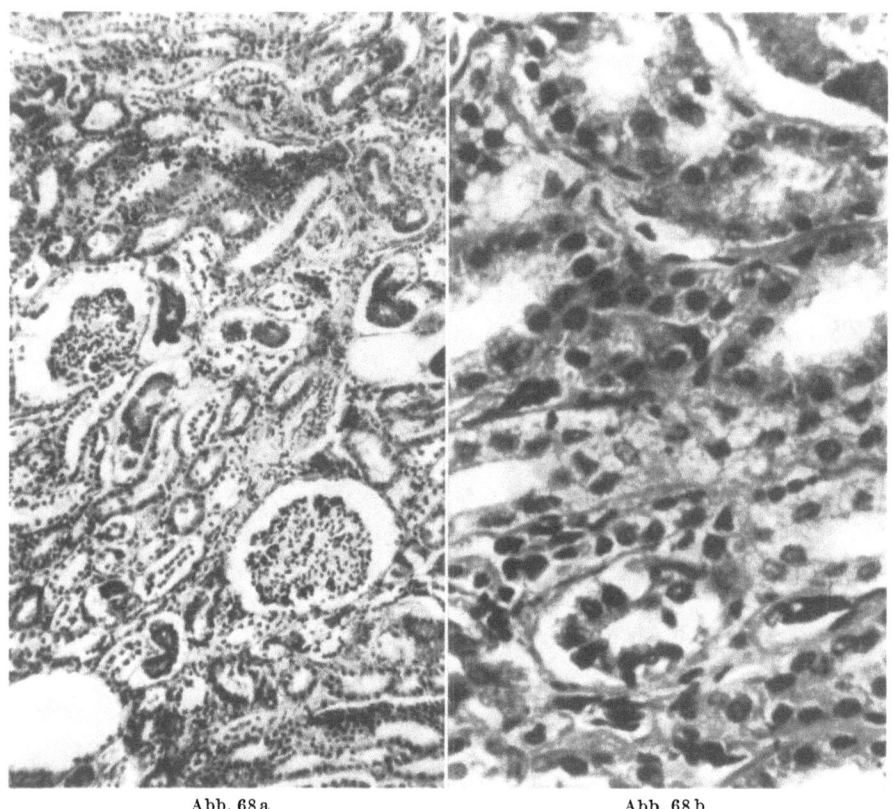

Abb. 68a   Abb. 68b

Abb. 68a u. b. Versuch 27 (Hund Nr. 38). Mikrophotogramme (Ortholux-Leitz).
a) Vergr. 100fach: Kapselräume der Glomeruli erheblich erweitert. Kapselmembran nur wenig verdickt, Glomeruli zum Teil atrophisch. Tubuli erweitert. (Zustand nach 4½ Wochen totalem Verschluß und 2 Wochen nach Entfernung des Hindernisses.)
b) Vergr. 450fach: Tubuluslumina weit. Epithelien niedrig, von der verdickten Basalmembran zum Teil einzeln und auch im Verband abgelöst. (Zustand nach 4½ Wochen totalem Verschluß und 2 Wochen nach Entfernung des Hindernisses.)

Mikroskopischer Befund (Abb. 72a—c): Glomeruli nicht oder nur sehr geringgradig in der mehrfach beschriebenen Weise (erweiterte Kapselräume, Verdickung der Kapselmembran) verändert. Tubuli eine Spur weiter als der Norm entsprechend. Alles in allem jedoch auffallend wenig pathologische Veränderungen. Man hat vielmehr den Eindruck eines voll funktionstüchtigen Parenchyms.

Planimetrische Bestimmung (Abb. 73): Ausgangswert 3,2 cm², Maximalwert nach fast 5 Wochen totalem Ureterverschluß 85,3 cm², Abschlußwert nach 28 Wochen Gesamtversuchsdauer 4,3 cm².

Ganz erstaunlich ist das Ergebnis dieses Versuches: Eine riesige ,,funktionslose" sackartige Hydronephrose, entstanden durch totalen Ureterverschluß während fast 5 Wochen, bildet sich zu einem annähernd normal großen Nierenhohlraumsystem mit regelrecht konfigurierten Kelchen zurück! Ein kleiner Teil des Nierenparenchyms in der Umgebung des Hilus wird atrophisch. Die Hauptmasse der Nierensubstanz zeigt makroskopisch normales Aussehen und im histologischen Bild regelrechte Struktur. Wenn schon der morphologische Befund auch für eine intakte Funktion spricht, so wird dies erhärtet durch die normale Kontrastmittelanreicherung und -ausscheidung mit regelrechter Darstellung des Hohlraumsystems im Ausscheidungsurogramm.

Die beiden folgenden Versuche 29 und 30 (Hund Nr. 24 und 30) sind in ihrer Verlaufsform und ihren Ergebnissen mit den Versuchen 25 und 27 (Hund Nr. 21 bzw. 38) praktisch identisch, so daß auf ihre detaillierte Darstellung verzichtet werden kann. Ihre Verlaufskurven über die Flächenzunahme und -abnahme der Pyelogrammbilder werden bei der Ermittlung der *Mittelwertskurve* (Abb. 74) aus der Summe der einzelnen Verlaufskurven bei totalem Verschluß und nach operativer Beseitigung des Hindernisses Verwendung finden.

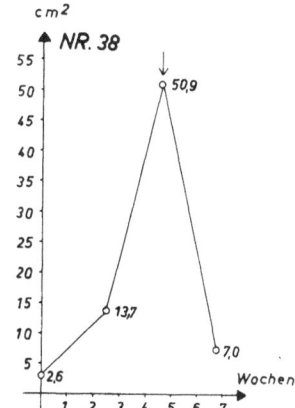

Abb. 69. Versuch 27 (Hund Nr. 38). Flächenzunahme und -abnahme der Pyelogrammbilder bei tiefem, totalem Ureterverschluß bzw. nach operativer Entfernung des Hindernisses.

Es ist noch zu berichten über die Versuchsergebnisse bei den 11 restlichen Hunden:

Nr. 12, 16 und 31 ergaben die typischen Verlaufskurven der geringen Stauung mit vollständiger Rückbildung nach Entfernung des Hindernisses. Wir haben über diese in Versuchsreihe 3 gehörenden Experimente nicht berichtet, da der Kurvenverlauf in dieser Gruppe bei allen Einzelversuchen so kongruent ist, daß eine Aufnahme von 3 weiteren, von den anderen in nichts abweichenden Kurven nicht möglich und auch unnötig war.

Nr. 8, 17 und 31 wurden im Zwinger totgebissen zu einem Zeitpunkt, in dem eine Auswertung des sich bietenden Befundes noch nicht möglich war.

Nr. 39 verendete an einer Mesenterialdrüsen-Tbc. Die Diagnose wurde durch histologische Untersuchung gesichert.

Nr. 11, 34, 36 und 37 befinden sich noch im Versuch.

Bei allen Tieren hatten wir den typischen Verlauf eines subtotalen Verschlusses und der Rückbildung seiner Folgen beobachtet. Auch diese Reihe bedurfte nicht der Vermehrung um weitere Einzelversuche, deren Ergebnisse mit den bereits dargestellten identisch waren. Bei diesen Tieren wurde nach vollzogener Rückbildung durch erneuten Verschluß eine Rezidivhydronephrose erzeugt. Die sich hierbei ergebenden Fragestellungen sind Gegenstand weiterer Untersuchungen.

8b. Ergebnisse der Versuchsreihe 5 und kritische Auswertung der Versuchsreihen 3, 4 und 5.

Unter identischen Bedingungen wie bei den Experimenten der 2. Versuchsreihe wurden wiederum Hydronephrosen bei *totalem* Ureterverschluß in verschiedenen Höhen erzeugt und nach operativer Entfernung der Laminariastifte — analog einer typischen Ureterolithotomie — die Rückbildungsvorgänge der unter diesen Vorbedingungen entstandenen Hydronephrose studiert. Bei einer Gesamtversuchsdauer zwischen 7 und 28 Wochen wurden die Stauungszustände $2\frac{1}{2}$, 3, 4, $4\frac{1}{2}$, 5 und 6 Wochen unterhalten. Die Größenzunahme — ausgedrückt durch die planimetrisch bestimmten *Flächen* der Pyelogrammbilder — betrugen in 2 Versuchen je das 10fache, bei weiteren 2 Experimenten das 15- bzw. 19fache und mit 2 Werten von 21 und maximal 26 lagen sie über dem 20fachen des Ausgangswertes.

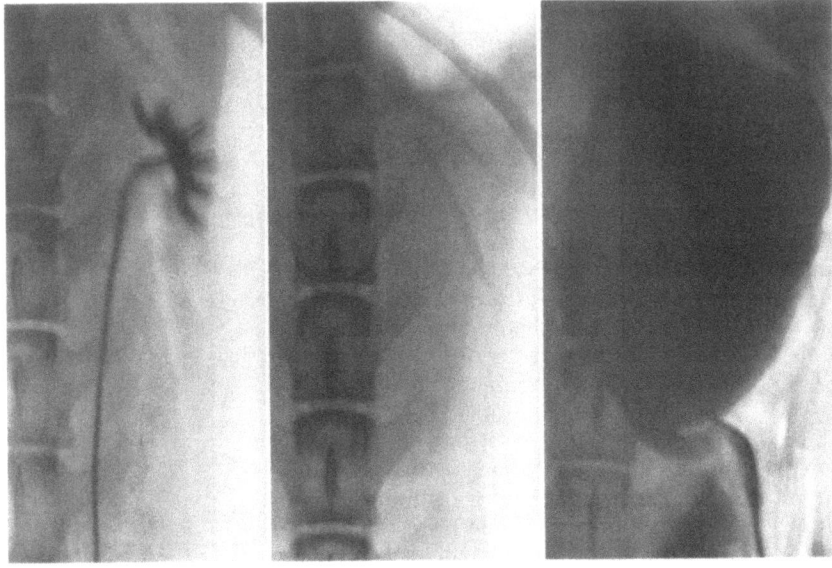

Abb. 70a   Abb. 70b   Abb. 70c

Abb. 70a—c. Versuch 28 (Hund Nr. 10).
a) Retrogrades Pyelogramm. Ausgangsbild. Normal.
b) Ausscheidungsurogramm. Riesiger Nierenschatten. Kontrastdarstellung des Hohlraumsystems.
„Funktionslose" Hydronephrose. (4 Wochen nach totalem Ureterverschluß.)
c) Retrogrades Pyelogramm. Riesige sackförmige Hydronephrose ohne jede Kelchzeichnung. (Fast
5 Wochen nach totalem Ureterverschluß.)

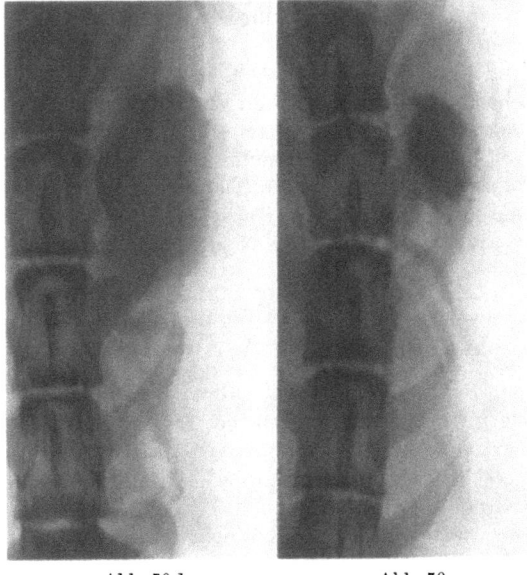

Abb. 70d   Abb. 70e

Abb. 70d u. e. Versuch 28 (Hund Nr. 10). Ausscheidungsurogramme.
d) 19 Tage nach Entfernung des Hindernisses. In der Größe deutlich zurückgegangene aber immer noch
sehr große sackförmige Hydronephrose ohne Kelchzeichnung.
e) 15½ Wochen nach Entfernung des Hindernisses. Nur noch kleine Hydronephrose. Eindeutig
vorhandene Kelchzeichnung.

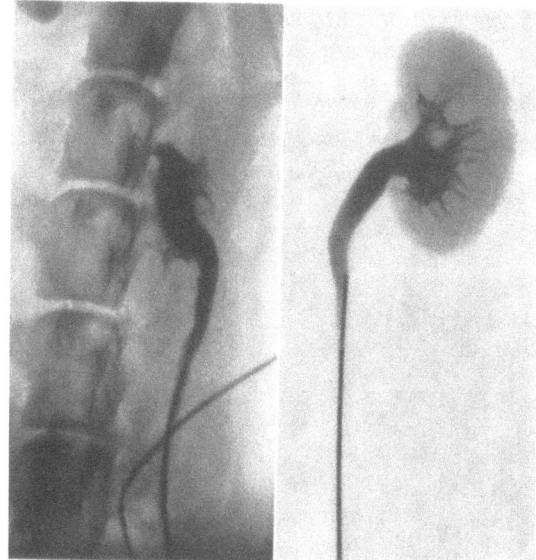

Abb. 70f u. g. Versuch 28
(Hund Nr. 10).
f) Retrogrades Pyelogramm. Durch
Schieflage des Tieres (beachte die
Wirbelsäule) Niere scheinbar um ihre
Längsachse gedreht. Nierenbecken
im oberen Harnleiterabschnitt. Kelche größtenteils orthograd getroffen,
daher nicht beurteilbar. (23 Wochen
nach Entfernung des Hindernisses.)
g) Retrogrades Pyelogramm durch
Füllung der exstirpierten Niere.
Kelchkonfiguration regelrecht.
Kelchenden zart. Nierenbecken und
oberster Harnleiterabschnitt wenig
erweitert. (23 Wochen nach Entfernung des Hindernisses.)

Abb. 70f   Abb. 70g

Abb. 71a u. b. Versuch 28 (Hund
Nr. 10). Makroskopische Befunde.
a) Linke Niere: Parahiläre Atrophie
der Nierensubstanz. Der größte Teil
der Nierensubstanz erscheint intakt.
Nierenbecken bzw. oberster Harn-
leiteranschnitt noch etwas erweitert.
Früheres Stiftlager am untersten
Ureter eben noch erkennbar. (Zustand nach fast 5 Wochen totalem
Ureterverschluß und 23 Wochen
nach Entfernung des Hindernisses.)
b) Linke Niere (aufgeschnitten): Parenchym auffallend wenig verändert
aussehend. Nierenbecken etwas erweitert. Schleimhaut überall glatt,
zart, glänzend. (Zustand nach fast
5 Wochen totalem Ureterverschluß
und 23 Wochen nach Entfernung des
Hindernisses.)

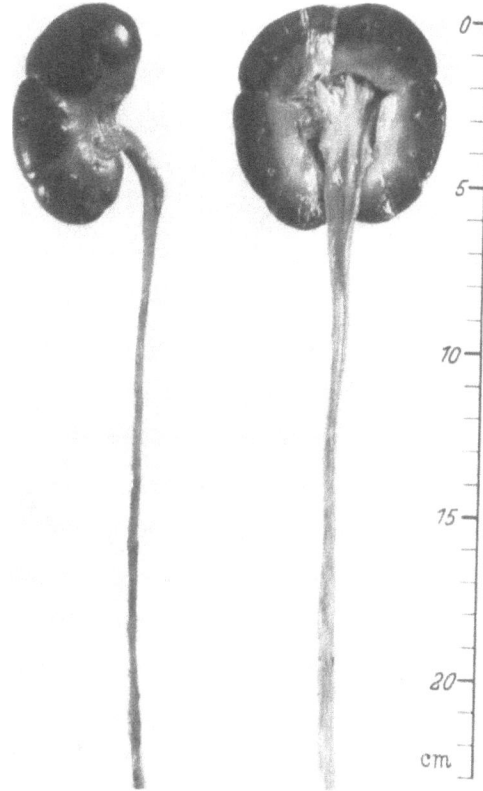

Abb. 71a   Abb. 71b

Alle Hydronephrosen dieser Gruppe waren „funktionslos" geworden, d. h. eine Darstellung des Nierenhohlraumsystems durch Kontrastmittelausscheidung bzw. -anreicherung war nicht mehr zustandegekommen. Daß die „Funktionslosigkeit" eine scheinbare, zum mindesten nicht dauernde oder irreparable war, erhellt aus der Tatsache, daß nach Entfernung des Hindernisses, also nach Weg-

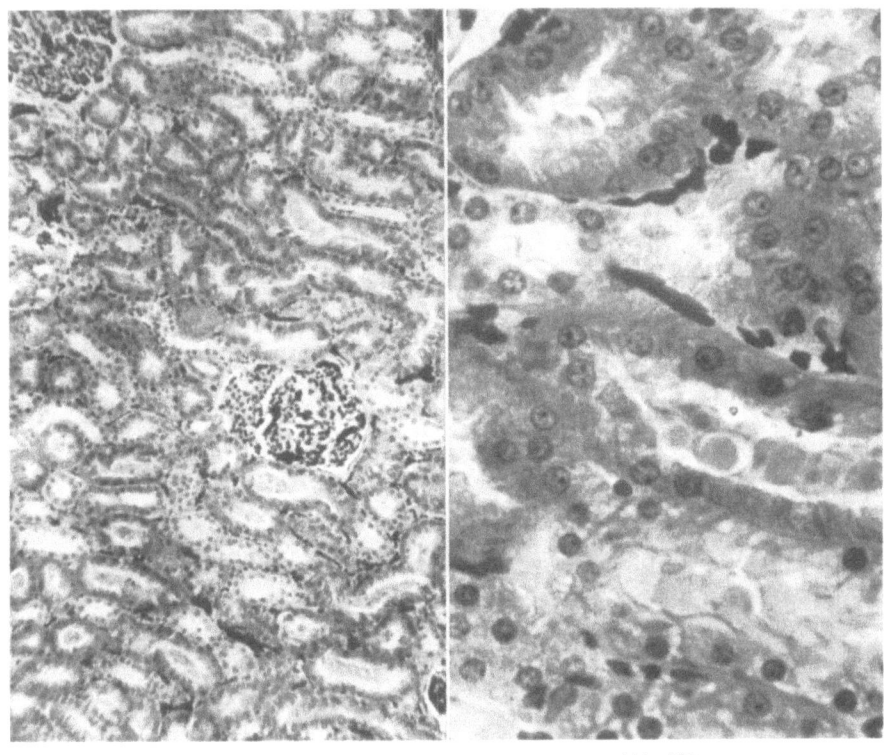

Abb. 72a   Abb. 72b

Abb. 72a u. b. Versuch 28 (Hund Nr. 10). Mikrophotogramme (Ortholux-Leitz).
a) Vergr. 100fach: Glomeruli praktisch unverändert, selten Kapselraum etwas erweitert und Kapselmembran eine Spur verdickt. Tubuli nur wenig weiter als normal. (Zustand nach fast 5 Wochen totalem Ureterverschluß und 23 Wochen nach Entfernung des Hindernisses.)
b) Vergr. 450fach: Tubuli nur wenig erweitert und Epithelien geringgradig abgeflacht.

fallen des Stauungsdruckes mit dem in allen Fällen rasch einsetzenden Kleinerwerden der Nierenhohlraumsysteme, die Nierenfunktion wiederkehrte: Die Kontrastmittelausscheidung bzw. -anreicherung im Ausscheidungsurogramm ergeben wieder regelrecht dargestellte Nierenhohlraumsysteme. Die Schwere der Funktionsstörung bei derartigen Graden der Hydronephrose ist aus den histologischen Befunden der Versuchsreihe 2 abzulesen und wird aus dem höheren Eiweißgehalt der Hydronephrosenflüssigkeit mit Esbach-Werten bis zu $4^0/_{00}$ evident. Die Wiederkehr der Nierenfunktion wird bewiesen a) durch den histologischen Befund: Regelrechte Struktur des Nierenparenchyms mit geringen Veränderungen, die für die Nierenfunktion nicht von Bedeutung sein dürften, und b) durch Besserung des Urinbefundes sowie c) durch die intakte Kontrastmittelanreicherung bzw. -ausscheidung im Ausscheidungsurogramm, wobei der zuletzt genannte Punkt — klinisch gesehen — besonders bedeutungsvoll ist.

Die Geschwindigkeit der Rückbildung nach Aufhebung des Stauungsdruckes durch operative Beseitigung des Hindernisses ist wie bei den Experimenten der

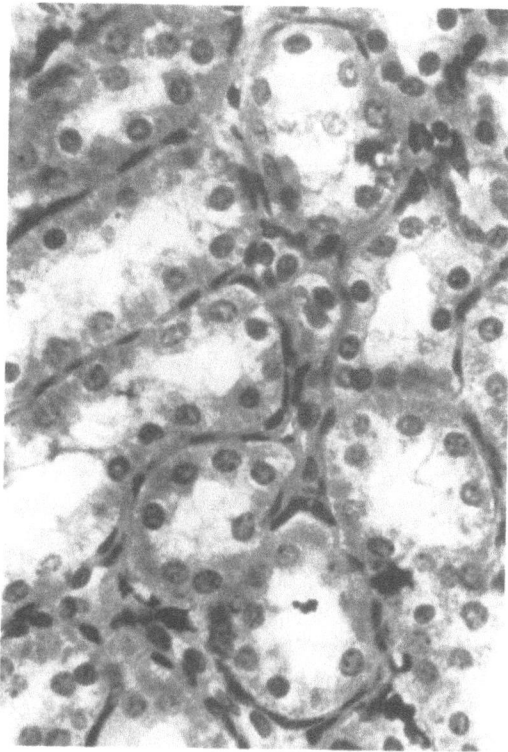

Abb. 72c Versuch 28 (Hund Nr. 10). Mikrophotogramm (Ortholux-Leitz). Vergr. 450fach: Derselbe Befund wie in Abb.72b. (Zustand nach fast 5 Wochen totalem Ureterverschluß und 23 Wochen nach Entfernung des Hindernisses.)

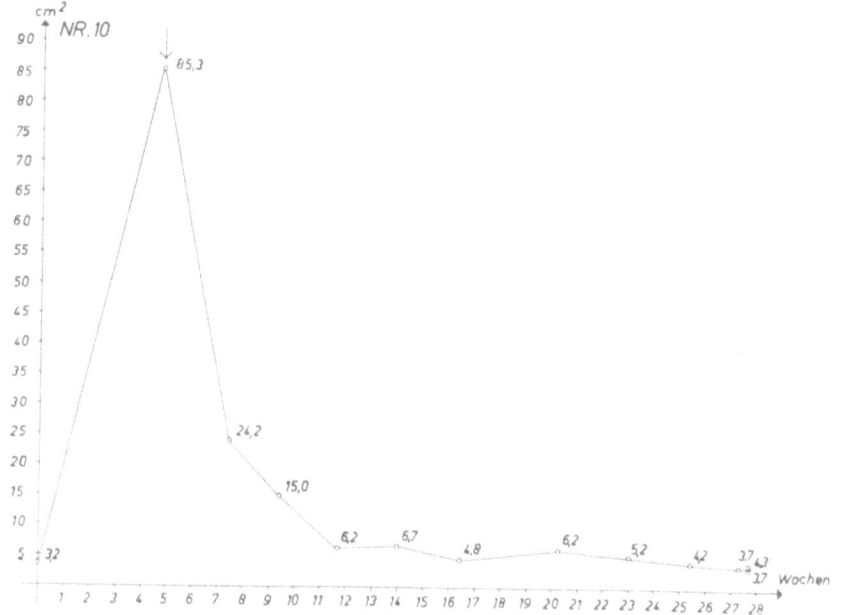

Abb. 73. Versuch 28 (Hund Nr. 21). Flächenzunahme und -abnahme der Pyelogrammbilder bei totalem Ureterverschluß bzw. nach operativer Entfernung des Hindernisses.

Versuchsreihe 4 primär eine sehr rasche und die *Flächen*werte liegen nach rund
2 Wochen wiederum nur noch um das 2—3fache höher als die Ausgangswerte.
Eine Ausnahme macht erwartungsgemäß der Versuch 28, bei dem allerdings der
maximale *Flächen*wert um das 26fache über dem Ausgangswert lag! Nach 5
Wochen war jedoch auch hier die Rückbildung bis zum 3fachen des primären
Pyelogrammbildes vollzogen. Die weitere Rückbildung — auffallend analog der
in Versuchsreihe 4 — erfolgt in den nächsten 3—4
Wochen bis zu Werten, die nur wenig über der
Größe des Anfangsstadiums liegen. Auf dieser Stufe
bleibt sie dann — auch bei Beobachtung über viele
Wochen — stehen.

Die Rückbildung der *Größe* des *Nierenhohlraum*-
systems und die Wiederherstellung der *Nierenfunktion* ist demnach auch beim totalen Ureterverschluß
nach Ausbildung derartiger, zum großen Teil extrem
großer Hydronephrosen bei Stauungszeiten zwischen
$2\frac{1}{2}$ und 6 Wochen eine vollkommene.

Nicht ganz so günstig sind der histologische
Befund des Nierenparenchyms und insbesondere
der makroskopische Befund.

Bei den Versuchsbedingungen dieser Reihe finden
wir je nach Stauungszeit und Grad der Hydronephrose graduell um ein geringes verschieden ausgedehnte parahilär gelegene Bezirke völlig atro-

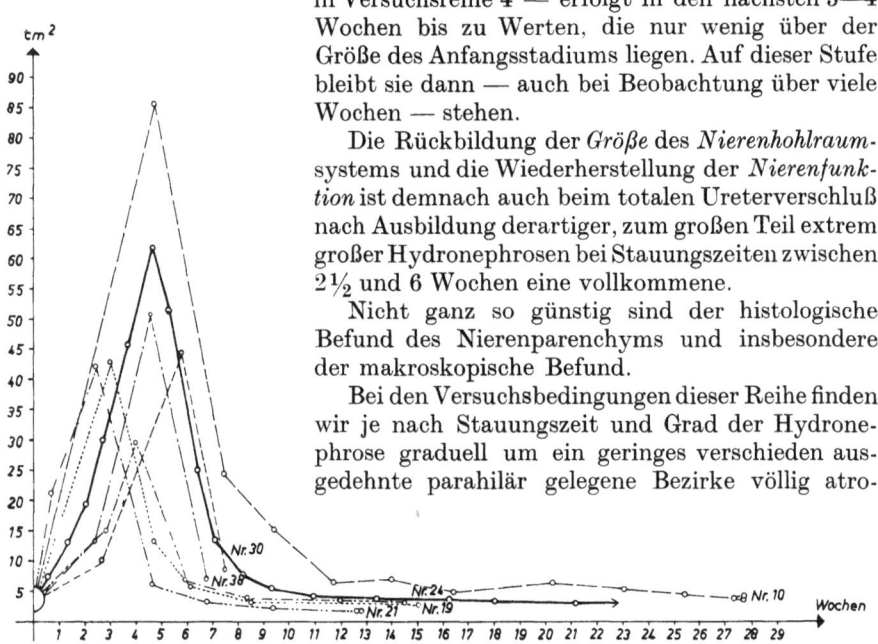

Abb. 74. o———o Mittelwert aus der Summe der Kurven bei totalem Verschluß und nach operativer
Entfernung des Hindernisses.

phischer Nierensubstanz, wobei das erhaltene, gegen die Atrophie scharf ab-
gegrenzte Nierenparenchym mengenmäßig schätzungsweise im Verhältnis 7:1
steht. Mit der irreparabel seiner Struktur als funktionierendes Nierengewebe
verlustig gegangenen Nierensubstanz finden wir andererseits ein Nierenparenchym, das sowohl makroskopisch wie histologisch die Indizien eines voll funktionstüchtigen aufweist. Da es nicht angängig ist anzunehmen, es habe Gebiete
im Parenchym einer Hydronephrose (z. B. Versuch 28, Hund Nr. 10) gegeben,
die ohne Schädigung geblieben wären, muß aus diesen Befunden geschlossen
werden, daß der jeweilige *Grad* der Schädigung der Zelle, des Zellverbandes,
des Gewebes, des Gewebeverbandes oder des Nephron entscheidend dafür ist,
ob noch eine Wiederherstellung stattfinden kann oder ob der bindegewebige
Ersatz des vormals hochdifferenzierten und daher Funktion erfüllenden nekro-
biotisch zugrundegehenden Parenchymabschnittes die unausbleibliche Folge ist.
Die anabiotischen Vorgänge im Parenchym verlaufen sehr langsam und hinken
der Wiederherstellung der Größe des Nierenhohlraumsystems und auch der durch
klinische Mittel faßbaren Funktionsleistung nach, gipfeln aber doch in einer
praktischen Restitutio ad integrum.

Das Initialstadium der nebeneinander herlaufenden anabiotischen und
katabiotischen Vorgänge nach Wegfallen des Stauungsdruckes zeigte uns der
histologische und makroskopische Befund (Abb. 67, 68a u. b) des Versuches 27.

Bereits hier wird deutlich, daß die Geschwindigkeit der zum Zelltod führenden Vorgänge ungleich viel höher ist, als die lange Zeit beanspruchenden Reparationsprozesse bis zur wieder hochdifferenzierten Parenchymzelle. Ganz entscheidend für die Beurteilung anabiotischer Prozesse, die sich nach Aufhebung eines Ureterverschlusses in dem durch Stauungsdruck und dessen Folgen geschädigten Nierenparenchym abspielen, ist die genügend lange Beobachtungszeit. So finden

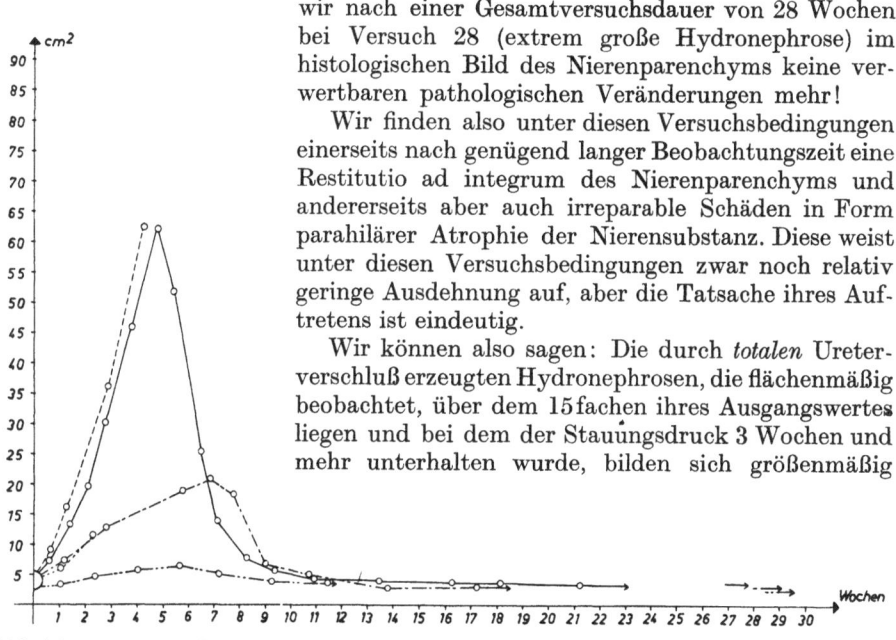

wir nach einer Gesamtversuchsdauer von 28 Wochen bei Versuch 28 (extrem große Hydronephrose) im histologischen Bild des Nierenparenchyms keine verwertbaren pathologischen Veränderungen mehr!

Wir finden also unter diesen Versuchsbedingungen einerseits nach genügend langer Beobachtungszeit eine Restitutio ad integrum des Nierenparenchyms und andererseits aber auch irreparable Schäden in Form parahilärer Atrophie der Nierensubstanz. Diese weist unter diesen Versuchsbedingungen zwar noch relativ geringe Ausdehnung auf, aber die Tatsache ihres Auftretens ist eindeutig.

Wir können also sagen: Die durch *totalen* Ureterverschluß erzeugten Hydronephrosen, die flächenmäßig beobachtet, über dem 15fachen ihres Ausgangswertes liegen und bei dem der Stauungsdruck 3 Wochen und mehr unterhalten wurde, bilden sich größenmäßig

Abb. 75. o———o und o – – –o: totaler Verschluß. o———o und o······o: subtotaler Verschluß. o—·—·o: geringe Stauung.

praktisch vollkommen zurück. Die Wiederherstellung ihrer Funktion ist eine ausgezeichnete. Das schätzungsweise zu $^7/_8$ unter diesen Versuchsbedingungen erhaltenbleibende Nierenparenchym zeigt bei genügend langer Beobachtungszeit (um 25 Wochen nach Entfernung des Hindernisses) praktisch eine Restitutio ad integrum. Das restliche Achtel der Nierensubstanz wird — vornehmlich im parahilären Abschnitt — irreparabel atrophisch.

Einen guten Überblick über die Mittelwertskurven der einzelnen Versuchsreihen und der Möglichkeit ihres Vergleiches untereinander vermittelt uns Abb. 75. In dieser sind die Mittelwertskurven aller Versuchsreihen in ein Koordinatensystem eingetragen. Sie zeigt praktisch identische Kurvenverläufe der Versuchsreihen 2 und 5 sowie des Anfangsteiles der Kurven, die durch die Ergebnisse der Versuchsreihen 1 und 4 gewonnen wurden.

Als fünfte, sehr flach verlaufende Kurve, gibt uns diese Auskunft über den durchschnittlichen Verlauf der Flächenzunahme und -abnahme bei nur geringer Stauung und nach Entfernung des Hindernisses mit der relativ langen Zeitdauer bis zur endgültigen Rückbildung des Hohlraumsystems von normaler Größe.

Praktisch zum gleichen Zeitpunkt erreichen die Kurven, die über die Rückbildung nach totalem und subtotalem Verschluß berichten, die Stelle des doppelten Ausgangswertes. Die Rückbildung bei noch totalem Verschluß ist entsprechend der hier entstandenen ungleich viel größeren Hydronephrose primär eine noch schnellere als nach subtotalem Verschluß.

V. Gesamtergebnisse und Beantwortung der Fragestellung.

Ausgehend von der Tatsache, daß eine Hydronephrose *nur* mechanischen Ursprungs allein zu erzeugen ist, falls die in der Adventitia des Ureters vorhandenen Nervenelemente geschont werden und dies die Voraussetzung für die Auswertbarkeit der Ergebnisse der Studien über die Rückbildung darstellt, wurde mittels verschiedenkalibriger Laminariastifte der Ureter obturiert. Nach einer Cystotomie wurde der Stift durch das Ostium eingeführt und im Ureter mit einem Harnleiterkatheter bis zu der gewünschten Höhe hochgeschoben. Je nach konzentrischer oder exzentrischer Quellung oder Abweichung der zylinderförmigen Beschaffenheit mit Kreisen als Grundflächen zu Körpern mit elliptischen bzw. bogenförmigen Grundflächen bei der Quellung ergaben entweder einen totalen oder subtotalen Verschluß in der gewünschten Höhe oder führten auch mal nur zu einer sehr geringen Stauung. Es wurden also Bedingungen geschaffen, die denen der Steineinklemmung beim Menschen identisch sind und deren Folgen — von der geringen Stauung bis zur extremen Hydronephrose nach totalem Verschluß — in allen Einzelheiten bei allen Variationsmöglichkeiten (Höhe des Verschlusses) studiert und dargestellt werden können. Die Integrität des Harnleiters bleibt bis zur Stiftexstirpation gewahrt. Diese wurde analog einer typischen Ureterolithotomie durchgeführt, ihr Zweck war, mit der Beseitigung des Hindernisses und Wegfallen des Stauungsdruckes die Rückbildungsvorgänge der mechanischen Hydronephrose zu erfassen und darzutun. Praktisch kann man hinsichtlich der Nervenversorgung des Ureters auch nach der Stiftexstirpation noch von einem unversehrten Harnleiter sprechen, ist doch klinisch tausendfach erprobt und nachgewiesen, daß die *Längsincision* im Harnleiter keine nachteiligen Folgen hinterläßt, insbesondere niemals zu einer Atonie, also einer dynamischen Störung führen kann.

Wesentlich ist: Mit dieser Methode gelingt es, die eingangs gestellte *Forderung* zu erfüllen! Erzeugung von Hydronephrosen durch totalen unvollständigen Verschluß in jeder Höhe des Harnleiters *ohne* Schädigung vor allem seiner Adventitia.

Die funktionellen und morphologischen Veränderungen bei der Entstehung derartiger Hydronephrosen — um auf den ersten Punkt meiner Fragestellung einzugehen — sind abhängig von dem Grad der Erweiterung *und* der *Zeit*dauer des unterhaltenen Stauungsdruckes, wobei für den Grad der Erweiterung von ausschlaggebender Bedeutung der Grad der Obturation des Harnleiters und selbstverständlich wiederum die Zeit sind.

Die morphologischen Veränderungen sind beim subtotalen und totalen Verschluß graduell verschieden, je nach der Zeitdauer des unterhaltenen Verschlusses, prinzipiell jedoch identisch: Verschiedengradig erweiterte Kapselräume der Malpighischen Körperchen, graduell ungleich verdickte Kapselmembran. Es sind also keine schweren Veränderungen und der glomeruläre Teil des Parenchyms ist der weitaus resistentere und bleibt demzufolge auch bei Hydronephrosen hohen Grades sehr lange erhalten.

Ungleich viel größer ist die Empfindlichkeit der Zellen im tubulären System: Die Erweiterung der Tubuli setzt sehr rasch ein und geht mit einer Abflachung seiner Epithelien einher. Über die Stadien der Abhebung von der Basalmembran, einzeln oder im Verband, unter Aufhebung der Zellgrenzen epitheliale Stränge bildend oder unter Kollabieren der Lumina und Verkleben der Zellstränge tritt unter Umständen relativ sehr viel rascher als im glomerulären Apparat der Zelltod ein. Entsprechend dem Untergang des parenchymatösen Anteiles kommt es zu einer relativen Vermehrung des Interstitiums.

Mit diesen zum Zeil recht schweren morphologischen Veränderungen gehen parallel die funktionellen Störungen. Beim subtotalen Verschluß — selbst bei einer Zeitdauer von 8 und 9 Wochen — konnten wir eine „Funktionslosigkeit" nicht feststellen, d. h. es war immer noch eine Kontrastmittelausscheidung bzw. -anreicherung und damit eine Darstellung des Nierenhohlraumsystems vorhanden. Dagegen war beim totalen Verschluß schon nach 2½, im Durchschnitt nach 2—3 Wochen bei entsprechender rascher Größenzunahme des Nierenhohlraumsystems um das im Mittelwert 18fache seines ursprünglichen Flächenwertes im Pyelogrammbild zu diesem Zeitpunkt die Niere „funktionslos" geworden (negative Ausscheidungsurographie).

Wir finden also sowohl die morphologischen Veränderungen wie auch funktionellen Störungen beim totalen Verschluß ungleich viel rascher auftreten und ungleich viel schwereren Grad und größeres Ausmaß annehmen als beim subtotalen Verschluß.

Ähnlich verhält es sich bei der Entwicklung der atrophischen Prozesse (Punkt 2 der Fragestellung). Beim subtotalen Verschluß sehen wir ausdehnungsmäßig minimale bleibende Atrophien auftreten nach einer Stauungsdauer von 8—9 Wochen und einem Grad der Hydronephrose, die das 8fache — errechnet durch planimetrische Bestimmung der *Flächen* in den Pyelogrammbildern — ihres Ausgangswertes erreicht hat. Beim totalen Verschluß mit einer Zunahme der Fläche um das 10fache und einer Stauungszeit von 6 Wochen sehen wir ebenfalls atrophische Prozesse geringsten Ausmaßes. Dieselben Veränderungen finden wir bei einer Stauungszeit von 2½ Wochen und einer Flächenzunahme um das 21fache. Sie beginnen alle in der parahilären Substanz und sind gegen das gesunde Nierenparenchym immer scharf abgegrenzt. Die übrigen sind praktisch gleich: Bei verschiedenen Stauungszeiten und entsprechend großer bzw. kleinerer Flächenzunahme bewegt sich, ausgenommen den Versuch mit der extremen Flächenzunahme um das 26fache gegenüber dem Ausgangswert und einer Stauungszeit von 5 Wochen, das Verhältnis des wieder normalen Nierenparenchyms zu dem atrophischen bezüglich ihrer Ausdehnung um 7:1.

Neben dieser irreparablen Atrophie der Nierensubstanz findet sich — wie vorweggenommen — normales Nierenparenchym, d. h. der übrige, ungleich viel größere Teil des Nierengewebes weist sowohl makroskopisch wie mikroskopisch alle Indizien eines voll funktionstüchtigen Nierenparenchyms auf. Dafür spricht auch — klinisch faßbar — die Wiederkehr der Funktion in Form von normaler Kontrastmittelanreicherung bzw. -ausscheidung im Ausscheidungsurogramm.

Aus diesen Ergebnissen läßt sich ohne weiteres bindend schließen, daß nicht nur die Zeitdauer des Verschlusses, sondern auch der Grad der Stauung, anders ausgedrückt die Größe der entstehenden Hydronephrose mit ihren Folgen auf das Parenchym, entscheidend ist (Punkt 3 der Fragestellung). Ob einem der Faktoren in diesem Ursachen*komplex* eine entscheidendere Rolle zukommt als dem anderen, wage ich nur auf Grund der Versuchsergebnisse nicht zu entscheiden.

Um so eindeutiger geht aus ihnen hervor, daß die Rückbildung der mechanischen Hydronephrose, auch die der „funktionslosen" extremen Ausmaßes hinsichtlich ihrer Größe und Funktion nach Beseitigung des sie verursachenden Hindernisses praktisch eine vollkommene ist (Punkt 4 der Fragestellung). Die normale ursprüngliche Größe eines Nierenhohlraumsystems wird nach Beseitigung einer nur geringgradigen Stauung relativ langsam, im Durchschnitt nach 4—5 Wochen *vollkommen* erreicht. Beim subtotalen wie auch beim totalen Ureterverschluß ist nach Beseitigung des Hindernisses das Kleinerwerden der Hydronephrose primär ein sehr schnelles. Nach 2—3 Wochen sind Werte erreicht, die nur noch um das 2—3fache über dem des Ausgangsstadiums liegen. 5—6 Wochen nach Wegfall des Stauungsdruckes finden sich nur noch um ein geringes über dem Anfangsbild liegende Nierenhohlraumsystem-Größen, die nach totalem Verschluß — auch bei Beobachtung über viele Wochen — bestehen bleiben und beim subtotalen nicht in allen Fällen vollends *absolut* zur Norm zurückkehren. Praktisch jedoch ist dieses geringe Mehr an Nierenhohlraumgröße am Ende der Rückbildung gegenüber dem Anfangsstadium bedeutungslos. Dies wird noch augenfälliger, wenn wir uns die zum Teil extremen Größen der Hydronephrose als entscheidendes Zwischenstadium vergegenwärtigen.

Eine noch längere Stauungszeit und eventuell zu erzielende höhere Grade der Hydronephrose wurden absichtlich nicht erzeugt, da sie kein *praktisches* Interesse mehr besitzen, wissen wir doch durch diese Ergebnisse, daß mit dem Erreichen des Stadiums der beginnenden Atrophie und der Kenntnis des Zeitpunktes seines Auftretens die Grenze des Sinnvollen erreicht ist.

Die ganzen Ergebnisse verstehen sich *nur* für den Verlauf bei der unter aseptischen Kautelen entstandenen mechanischen Hydronephrose (Punkt 5 der Fragestellung). Beim Hinzutreten eines Infektes — wir haben dies bei 2 Versuchen beobachtet — ist der Verlauf von den bisher geschilderten ein völlig differenter: Die Destruktion des Nierenparenchyms vollzieht sich ungleich viel scheller, soweit feststellbar, vollständig und wahrscheinlich irreversibel.

Die sich aus diesen Ergebnissen ergebenden *Erkenntnisse für die Klinik* sind dergestalt zu präzisieren:

a) Die Behandlung der Stauungszustände bei Harnleiterobstruktionen, insonderheit Steineinklemmungen, kann eine abwartendere — als allgemein geübt — sein, d. h. die Indikation zum operativen Eingriff kann enger gestellt werden.

b) Die operative Behandlung bei gegebener Indikation kann eine konservierendere — als allgemein geübt — sein, d. h. die Indikation zur Ektomie einer „funktionslosen" Hydronephrose mechanischen Ursprungs sollte enger gestellt werden.

VII. Über den Kardiospasmus und seine Behandlung*.

Von

Rudolf Berchtold.

Mit 10 Abbildungen.

Inhalt.

Literatur.

D'ALLAINES, F., J. L. LORTAT-JACOB, A. GAUCHY: Traitement chirurgical du mega-oesophage (échecs de l'intervention de Heller). Mém. Acad. Chir. **75**, 511 (1949).

ALLISON, P. R.: Peptic ulcer of the oesophagus. Thorax (Lond.) **3**, 20 (1948).

— Obstruction of the gastro-oesophageal junction. Lancet **1949**, 91.

— Discussion on the treatment of achalasia of the cardia. Proc. Roy. Soc. Med. **43**, 425 (1950).

— Reflux oesophagitis, sliding hiatal hernia and the anatomy of repair. Surg. Gyn. u. Obst. **92**, 419 (1951).

ALVAREZ, W. C.: A simple explanation for cardiospasm and Hirschsprung's disease. Gastro-enterology **13**, 422 (1949).

ANTROP: Über die chirurgische Behandlung des Kardiospasmus. Zbl. Chir. **74**, 288 (1949).

ANTTINEN, J. E.: The surgical treatment of achalasia of the esophagus. Acta chir. scand. (Stockh.) **103**, 442 (1952).

ASHERSON, N.: Cardiospasm intermittent: an initial manifestation of carcinoma of the cardia. Brit. J. Tbc. **47**, 39 (1953).

BAER, P., K. SICHER: Association of achalasia of cardia with esophageal carcinoma. Brit. J. Radiol. **20**, 528 (1947).

BALL, R. P., A. C. CRUMP: Megaoesoph. (Cardiosp.): report of a case with subdiaphragmatic herniation of esophagus. Radiology **36**, 575 (1941).

---

* Aus der chirurgischen Universitätsklinik Zürich (Prof. Dr. A. BRUNNER).

334   Rudolf Berchtold:

De Bakey, M. E.: Discussion (Olsen, Kay). J. Thorac. Surg. **22**, 269 (1951).
Barlow, D.: The treatment of cardiospasm by the Heller type of operation. Brit. J. Surg. **29**, 415 (1942).
Barret, N. R., Discussion on treatment of achalasia of the cardia. Proc. Roy. Soc. Med. **43**, 421 (1950).
— and R. H. Franklin: Concerning the unfavourable late results of certain operations performed in the treatment of cardiospasm. Brit. J. Surg. **37**, 194 (1949).
Bell, H. G.: The treatment of cardiospasm by esophagogastrostomy. Surgery (St. Louis) **20**, 104 (1946).
Bénézech, M.: Sur un résultat anatomique d'un mégaoes. traité par oesophagogastrostomie. Mém. Acad. Chir. **77**, 190 (1951).
Bergan, F.: Discussion (Gertz). Acta chir. scand. (Stockh.) **103**, 464 (1952).
Bergeret, M.: Dyskinésie de l'oesophage terminal. Mém. Acad. Chir. **69**, 479 (1943).
Bergqvist, B.: Contribution to the question of limited oesophagitis. Acta oto-laryng. (Stockh.) **34**, 256 (1946).
Berndt, K.: Zum Problem des Kardiospasmus. Zbl. Chir. **64**, 2328 (1937).
Boehm, G.: Kardiospasmus. Med. Klin. **1948**, 69.
Bolot, Challiol et Nègre: Trois cas de cardiospasme oesophagien traités par cardiotomie extra-muqueuse de Heller associée à la neurotomie sous-diaphragmatique des deux pneumogastriques. Mém. Acad. Chir. **75**, 574 (1949).
Bombi, G.: Contributo al trattamento neurochirurgico del megaesofago. Arch. ital. Mal. Appar. diger. **15**, 344 (1948).
Bordasch, F.: Zur Pathologie der Kardia. Bruns' Beitr. **182**, 304 (1951).
Braun, O.: Zur Pathologie der „idiopathischen Oesophagusdilat." Wien. klin. Wschr.**1950**, 913.
Breaky, A. S., Ch. T. Dotter and J. Steinberg: Pulmonary complication of cardiospasm. New England J. Med. **45**, 441 (1951)
Bredt, H.: Morphol. Pathologie des veget. NS im Rahmen einer allg. Pathol. Z. inn. Med. **5**, 453 (1950).
Brücke, F. Th. v., u. P. Stern: Pharmakol. Untersuchungen über die Innervation des Mageneinganges. Arch. exper. Path. u. Pharmakol. **189**, 311 (1938).
— u. H. Jesserer: Vergleichende Auswertung spasmolytisch wirksamer Stoffe am künstl. Kardiospasmus des Kaninchens. Arch. exper. Path. u. Pharmakol. **190**, 515 (1938).
— A. Lindner u. B. Watschinger: Über den Einfluß des DHE auf den künstlichen Kardiospasmus des Kaninchens. Klin. Med. (Wien) **3**, 986 (1948).
Brunner, A.: Lehrbuch der Chirurgie, II, S. 1095. Basel: B. Schwabe 1950.
— Diskussion (Nissen). Helvet. chir. Acta **19**, 322 (1952).
Buckles, M. G.: Surgical treatment of cardiospasm. Amer. J. Surg. **8**, 846 (1950).
Burget, G. E., and W. E. Zeller: Observations on the cardia in unanaesthetized animals. Amer. J. Physiol. **116**, 21 (1936).
Cannon, W. B.: A Law of denervation. Amer. J. Med. Sci. **198**, 737 (1939).
Ceranke, P.: Die idiopath. Oesophagusdilatation und ihre Beeinflussung durch Nitrokörper. Wien. klin. Wschr. **1947**, 681.
Charrier, Gautier et Tedesco: Sur un cas de méga-oesophage monstrueux traité par oeso-phagogastrostomie. Arch. des Mal. Appar. digest. **39**, 256 (1950).
Chauvet, M.: Kasuistischer Beitrag zum Cardiospasmus. Schweiz. med. Wschr. **1946**, 1227.
Chêne, P., et A. Poirier: Les dyskinésies oesophagiennes. Arch. des Mal. Appar. digest. **30**, 449 (1941).
Clagett, O. Th., H. J. Moersch and A. Fischer: Esophagogastrostomy in the treatment of cardiospasm. Surg. Gyn. u. Obst. **81**, 440 (1945).
Clarks, D. E., and W. E. Adams: Transthoracic Esophagogastrostomy for benign strictures of the lower esophagus. Ann. Surg. **122**, 942 (1945).
Cocchi, U.: Kardiospasmus und Ulcus pepticum oesophagi. Gastroenterologia **65**, 341 (1940).
— Zur Röntgendiagnose des Ulcus pept. oesoph. Radiol. clin. (Basel) **22**, 253 (1953).
Constantini, H., et A. Leca: A propos de la section extramuqueuse des fibres musculaires du cardia dans la cure radicale du cardiospasme. Une intervention à tenter: section de la bretelle cardio-oesophagienne et de la „cravatte de suisse". Rev. de chir. **68**, 80 (1949).
Couinaud, C.: Maladie peptique de l'oesophage chez l'adulte. J. de Chir. **66**, 866 (1950).
Crandell, W. B.: Discussion (Olsen, Kay). J. Thorac. Surg. **22**, 270 (1951).
Cross, F. S.: Pathologic changes in mega-esophagus (esophageal dystonia). Surgery (St. Louis) **31**, 647 (1952).
— and O. H. Wangensteen: Role of bile and pancreatic juice in production of esophageal erosions and anemia. Proc. Soc. Exper. Biol. a. Med. **77**, 862 (1951).
Cuypers, I.: Zur Therapie des sog. primären Kardiospasmus. Mschr. Kinderheilk. **96**, 30 (1948).
Davis, E. D. D.: Discussion on treatment of achalasia of the cardia. Proc. Roy. Soc. Med. **43**, 432 (1950).

DELANNOY, E. A.: A propos du traitement du méga-oesophage par l'opération de Heller. Mém. Acad. Chir. **75**, 629 (1949).

DELOYERS, L.: Comment traiter chirurgicalement les échecs de l'opération de Heller pour cardiospasme. Acta gastro-enterol. belg. **13**, 949 (1950).

DEUTSCH, E., u. H. FRISCHAUF: Beitrag zur Behandlung des Kardiospasmus mit hydrierten Mutterkornalkaloiden. Schweiz. med. Wschr. **1951**, 239.

DRAGSTEDT, L., P. V. HARPER, E. B. TOVER and E. WOODWARD: Section of the vagus nerves to the stomach in the treatment of pept. ulcer. Complications and endresults after 4 years. Ann. Surg. **126**, 687 (1947).

— L. R., and E. R. WOODWARD: Appraisal of vagotomy for peptic ulcer after 7 years. J. Amer. Med. Assoc. **145**, 795 (1951).

DUBOURG, G.: 17 mégaoesophages traités par l'opération de Heller. Arch. des Mal. Appar. digest. **38**, 425 (1949).

— et J. J. DUBARRY: 3 cas d'antro-pyloro-bulbites vagotonique par peritonite périoeso-phagienne. Arch. des. Mal. Appar. digest. **38**, 415 (1949).

DUMONT, R.: A propos de onze cas de mégaoesophage traitée par l'opération de Heller. Acta gastro-enterol. belg. **12**, 666 (1949).

EBERLE, J.: Zur Aetiol. der idiopathischen Oesophagusdilatation. Wien. klin. Wschr. **1951**, 67.

EFSKIND, L.: Discussion (GERTZ). Acta chir. scand. (Stockh.) **103**, 463 (1952).

ETZEL, E.: May the disease complex that includes megaoesoph. (cardiospasm), megacolon and megaureter be caused by chronic Vit.-B. deficiency? Amer. J. Med. Sci. **203**, 87 (1942).

FERRARI, R. C.: Sobre trattamento del megaesofago. Acad. argent. Cirug. **34**, 601 (1950).

FICARA, P.: Cardiospasmo recidivante dopo operazione di Heller. Su due casi clinici. Minerva chir. (Torino) **1950**, 505.

FINNEY, J. M. T.: A new method of pyloroplasty. Bull. Johns Hopkins Hosp. **13**, 155 (1902).

FINSTERER, H.: Zur chirurgischen Behandlung des Kardiospasmus. Wien. med. Wschr. **1950**, 31.

FITZGIBBON, J. H.: Diagnosis of lesions near the cardia. J. Amer. Med. Assoc. **142**, 453 (1950).

FONTAINE, R., E. FORSTER et C. L. STEFANINI: Résultats éloignés de 63 splanchnicectomie pour diverses affections. Lyon chir. **41**, 279 (1946).

— et A. GROSSE: La cardio-oesophagotomie extra-muqueuse élargie par voie intrathoracique et associé à la résection des splanchniques et sympathiques dorsaux gauches dans le traitement du mega-oesophagus. Mém. Acad. Chir. **76**, 216 (1950).

FONTANA, L.: Sul trattamento chirurgico secondo Heller del megaesofago da cardiospasm. Ann. ital. chir. **25**, 845 (1949).

FORATTINI, C.: Contributo alla casistica del „megaesofago". Considerazioni patogenetiche e terapeutiche. Gazz. internaz. med.-chir. **56**, 30 (1952).

FREEMAN, E. B.: Conservative treatment of achalasia. Arch. Surg. **41**, 1141 (1940).

FREY, E. K.: Zur Behandlung des Kardiospasmus. Arch. Chir. **186**, 466 (1936).

— Die kardioplastische Oesophago-Gastrostomie. Zbl. Chir. **65**, 2 (1938).

— Diskussion WACHS. Arch. klin. Chir. **200**, 134 (1940).

— u. L. DUSCHL: Der Kardiospasmus. Erg. Chir. **29**, 637 (1936).

FRIEDBERG, ST. A.: Observations on the esophagus following vagotomy. Ann. of Otol. **59**, 751 (1950).

FRITZ, J. M., D. E. CLARKS and W. E. ADAMS: The diagnosis and treatment of cardiospasm. Surg. Clin. N. Amer. **31**, 173 (1951).

GARLOCK, J. H.: Discussion (KAY). J. Thorac. Surg. **22**, 268 (1951).

GEISSLER: Zur Behandlung des Kardiospasmus. Münch. med. Wschr. **1908**, 673.

DE GENNES, LEGER etc.: Dolichomégaoesophage. J. de Radiol. **26**, 169 (1945).

GERTZ, T. CH.: Late results in surgical treatment of achalasia of the esophagus. Acta chir. scand. (Stockh.) **103**, 459 (1952).

GJERTZ, A.: Behandling av achalasia cardiae (s. k. Kardiospasm) med dilatation forcée. Nord. Med. **39**, 1945 (1948).

GILD, A.: Surgical treatment of cardiospasm: cardio-oesophageal myotomy. Med. J. Austral. **1948**, 658.

GILL, D. C., and CH. G. CHILD: Esophagogastrostomy in the treatment of cardiospasm. Surgery (St. Louis) **23**, 571 (1948).

GRAHAM, E. A.: Discussion (WANGENSTEEN). Ann. Surg. **134**, 315 (1951).

— J. M.: Dysphagia with special reference to cardiospasm. Edinburgh Med. J. **59**, 1 (1952).

GRAY, H. K., and I. C. SKINNER: The operative treatment of cardiospasm. J. Thorac. Surg. **10**, 220 (1940).

GOHRBANDT, E.: Zur Chirurg. des veget. Nervensystems. Z. inn. Med. **5**, 468 (1950).

GORE, I., and C. R. LAM: Carcinoma of the esophagus complicating cardiospasm. Rep. of a case. J. Thorac. Surg. **24**, 43 (1952).

Grimson, K. S., R. J. Reeves, J. C. Trent, A. D. Wilson and N. C. Durham: The treatment of pat. with achalasia by esophagogastrostomy. Surgery (St. Louis) 20, 94 (1946).

Gröndahl, N. B.: Cardioplastik ved Cardiospasmus. Nord. med. Ark. 49, 236 (1916).

Grondahl, G. W., and H. F. Haney: Attempt to produce experimental cardiospasm in dogs. Proc. Soc. Exper. Biol. a. Med. 44, 126 (1940).

Guilleminet, M., et M. Bérard: Spasme oesophagien secondaire à une malformation du cardia chez un enfant de 6 ans. Arrêt des accidents par une opération de Heller. Lyon chir. 41, 114 (1946).

Guisez, J.: A propos des pseudo-cancers de l'oesophage. Bull. Soc. belg. Ot. etc. 3, 295 (1938).

Gutteridge, E.: Cardiospasme with thoracic stomach and congenital shortening of the esophagus. Arch. of Otol. 51, 102 (1950).

Guttmann, M. R., and M. U. Simon: The treatment of cardiospasm. Eye, Ear, Nose a. Throat mthl. 29, 245 (1950).

Hacker, V. v., u. G. Lotheissen: Chirurgie der Speiseröhre. Neue dtsch. Chir. 1926, 134.

Hanke, H.: Über den Kardiospasmus und seine Behandlung. Ärztl. Wschr. 1947, 1057.

Harold, J. T.: Cardiospasm with attacks of cardiac asthma. Proc. Roy. Soc. Med. 36, 176 (1942).

Hawthorne, H. R., and H. C. Davis: Esophagocardiomyotomy versus esophagogastrostomy in the surgical management of intractable achalasia. Surg. Clin. N. Amer. 31, 1669 (1951).

— — Esophagocardiomyotomy for intractable achalasia. Delaware Med. J. 23, 32 (1951).

Heller, E.: Extramuköse Kardioplastik beim chron. Kardiospasmus mit Dilat. des Oes. Mitt. Grenzgeb. Med. u. Chir. 27, 141 (1913).

— Die Behandlung des Kardiospasmus. Med. Welt 1932, 1675.

Henschen, C.: Diskussion. Arch. Chir. 186, 20 (1936).

Hepp, J.: A propos de vingt cas de megaoesophage. Mém. Acad. Chir. 75, 508 (1949).

Herminghaus, H.: Die kardiotonische Oesophagusdilatation im Kindesalter. Mschr. Kinderheilk. 97, 21 (1949).

Hess, W. R.: Die funktionelle Organisation des vegetativen Nervensystems. Verlag Benno Schwabe, Basel 1948.

— Symposion über das Zwischenhirn. Helv. phys. Acta Supp. 6 (1950).

Heyrovsky, H.: Kardiospasmus und Ulcus ventriculi. Wien. klin. Wschr. 1912, 1406.

— Kasuistik und Therapie der idiopathischen Dilatation der Speiseröhre. Oesophagogastroanastomose. Arch. klin. Chir. 100, 703 (1913).

Hillemand, P., C. Cherigié, L. Faulong, Andoli et Berthet: Le mégaoesophage et les mégaoesophages fonctionnels. Bull. Soc. méd. Hôp. Paris 58, 319 (1942).

— M. Servelle et R. Viguié: A propos du traitement du mégaoesophage. Bull. Soc. méd. Hôp. Paris 59, 309 (1943).

— M. Servelle, C. Cherigié et R. Viguié: A propos de la pathogénie et du traitement du mégaoesophage. Presse Méd. 1944, 246.

— et Mme Lecoeur: La mégasplanchnie digestive chez les toxicomanes. Bull. Soc. méd. Hôp. Paris 65, 143 (1949).

— R. Viguié, B. Woimant et G. Brule: Les spasmes étagés de l'oesophage. Lille chir. 4, 59 (1949).

— — U.-J. Bernard et Mme Decaudaveine: A propos du traitement chirurgical des mégaoesophages. Mém. Acad. Chir. 76, 816 (1950).

— — — — Le traitement des mégaoesophages. Semaine Hôp. 1951, 3503.

Holtz, P.: Zur Physiologie und Pharmakologie des veget. NS (cholinergische, arterenergische und histaminergische Innervat.) Z. inn. Med. 460 (1950).

Hoover, W. B.: Cardiospasm or achalasia of the cardia; some personal observations and practical considerations with a presentation of 7 cases of cardiectomy. Ann. of Otol. 59, 766 (1950).

Hurst, A.: Discuss. Negus. Proc. Roy. Soc. Med. 36, 85 (1942).

Imfeld, J. P.: Erste klin. Erfahrungen mit Dihydroergotamin (DHE 45). Schweiz. med. Wschr. 1946, 1263.

Johnston, J. H. jr., and G. E. Twente: Esophageal achalasia (cardiospasm). Report of two cases with unusual manifestations. Surg. Gyn. u. Obst. 29, 196 (1951).

Johnstone, A. S., and G. H. Wooler: Cardiospasm. Overseas P. G. Med. J. 3, 399 (1949).

Joyeux, R., et A. Biscaye: A propos du traitement des mégaoesophages sur cinq cas d'opération de Heller. Semaine Hop. 1950, 4798.

Jutras, A., P. Levrier et M. Longtin: Etude radiol. de l'oesophage para-diaphragmatique et du cardia. J. de Radiol. 30, 373 (1949).

Juul, A.: On idiopathic cardiospasm and the results of treatment with Starck's dilatator. Acta oto-laryng. 32, 85 (1944).

Kaufmann, W.: Welches Verfahren empfiehlt sich gegen den sog. Kardiospasmus? Chirurg 21, 400 (1950).

KAY, E. B.: Surgical treatment of cardiospasm. Ann. Surg. 127, 34 (1948).
— Observations as to the etiology and treatment of achalasia of the esophagus. J. Thorac. Surg. 22, 254 (1951).
KNIGHT, G. C.: Sympathectomy in treatment of achalasia of cardia. Brit. J. Surg. 22, 864 (1935).
KNOLL, H.: Zur Frage des Kardiospasmus. Schweiz. med. Wschr. 1945, 477.
KRAMER, PH., and F. J. INGELFINGER: Cardiospasm, a generalised disorder of esophageal motility. Amer. J. Med. 7, 174 (1949).
LAKE, R. A.: Pulmonary changes related to cardiospasm. Ann. Int. Med. 35, 593 (1951).
LANZARA, A.: Interventi radicali per via transtoracica nella cura del cardiospasmo. Policlinico Sez. prat. 1949, 198.
— Osservazioni cliniche di esofagite peptica dopo interventi sul cardia. Arch. Chir. del Thorace 7, 41 (1951).
McLAREN, J. W.: Kymography and its application to oesophageal movement. Brit. J. Radiol. 16, 270 (1943).
LEDER, M. E.: Zur Kenntnis der idiopathischen Speiseröhrenerweiterung. Schweiz. med. Wschr. 1950, 891.
LEFÈVRE, H., et E. AUBERTIN: Sur un cas de spasme de l'extrémité inf. de l'oesophage chez un garçon de 6 ans, guéri par l'opération de HELLER. Arch. des Mal. Appar. digest. 39, 1342 (1950).
LERCHE, W.: The esophagus and pharynx in action. A study of structure in relation to function. Springfield Ill.: Ch. C. Thomas 1950.
LERICHE, R.: De l'action de l'anesthésie splanchnique sur la musculature du tube digestif, en particulier dans les états de dilatation dite atonique. Mém. Acad. Chir. 68, 284 (1942).
— Disc. HEPP. Mém. Acad. Chir. 75, 508 (1949).
LEVRAT, M., R. MASSON et M. DEVIE: Mégaoesoph. secondaire à une encéphalite. Arch. des Mal. Appar. digest. 40, 718 (1951).
LORENZINI, L., et W. MATTIOLI: Sui benefici del curaro negli spasmi dell'esofago. La Chir. torac. 3, 501 (1950).
LORTAT-JACOB, J. L.: Diskussion DUBOURG. Arch. des. Mal. Appar. digest. 38, 432 (1949).
— Chirurgie de l'oesophage. Paris: Ed. méd. Flammarion 1951.
— Inconvénient des anastomoses oesophago-gastriques dans le traitement du cardiospasme. Arch. des Mal. Appar. digest. 40, 334 (1951).
— Peut-on envisager le démembrement des syndromes fonctionnels de l'oesoph. La myomatose diffuse de l'oesoph. Semaine Hôp. 1950, 177.
— Les maladies peptiques de l'oesophage. J. internat. chir. 11, 152 (1951).
— Inconvénients de l'oesophago-gastrostomie dans les échecs de l'opération de HELLER. Arch. des Mal. Appar. digest. 39, 524 (1950).
LOYQUE, J.: Notions actuelles sur le traitement du mégaoesophage. Semaine Hôp. 1950, 2183.
LUBBERS, B. A.: Achalasie der Cardia und Sympathectomie. Schweiz. med. Wschr. 1950, 285.
LÜDIN, M.: Die Dysphagie im Röntgenbild. Radiol. clin. 12, 145 (1943).
MAGENDIE, C., et TINGAUD: Double opération en un temps pour méga-oesophage (op. de HELLER et splanchnicectomie gauche). Presse méd. 1946, 522.
MAINGOT, R.: Surgical treatment of cardiospasm. Postgrad. Med. Minneapolis 5, 351 (1949).
— The surgery of cardiospasm. Overseas P. G. Med. J. 3, 393 (1949).
MALM, A.: Cardioplasty in the surgical treatment of achalasia of the oesophagus. Scand. J. clin. Laborat. Investig. 3, 7 (1951).
MARWEDEL, G.: Die Aufklappung des Rippenbogens zur Erleichterung op. Eingriffe im Hypochondrium und im Zwerchfellkuppelraum. Zbl. Chir. 35, 938 (1903).
MIKULIZ , J. v.: Zur op. Behandlung des stenosierenden Magengeschwürs. Arch. klin. Chir. 37, 79 (1888).
— Zur Pathologie und Therapie des Cardiospasmus. Dtsch. med. Wschr. 1904, 17.
MILHIET, H.: Reflexions sur le mégaoesophage: a propos d'un cas traité par l'intervention chirurgical et a propos dilat. paralytiques expérimentales de l'oesoph. du chien. Presse méd. 1939, 1639.
MITCHELL, G. A. G.: The nerve supply of the gastro-oesoph. junction. Brit. J. Surg. 26, 333 (1938).
MOERSCH, H. J.: Die Behandlung des Kardiospasmus. Arch. Chir. 186, 456 (1936).
MONTANDON, A.: Les bases anatomiques du syndrome d'occlusion myopathique de l'oesophage. Bronchosc. etc. (Fr.) 78 (1949).
MOSHER, H. P.: The esophagus. Surg. Gyn. u. Obst. 60, 403 (1935).
MAINGOT, R.: Surgical treatment of cardiospasm. Postgrad. Med. Minneapolis 5, 351 (1949).
NAGEL, G.: Cardiospasm. California a. west. Med. 71, 285 (1949).
NEGUS, V. E.: The mechanism of swallowing. Proc. Roy. Soc. med. 36, 85 (1942).

Nemours-Auguste, S.: L'extrémité inférieure de l'oesophage normal. Presse méd. **1949**, 960.
— Réflexions sur le reflux cardio-oesophagien. Arch. des Mal. Appar digest. **39**, 865 (1950).
— Etude de la partie terminale de l'oesophage dans le dolichoméga-oesophage. Semaine Hôp. 7 **1950**, 907.
Nese G.: Achalasia oesophagi (cardiospasme). Tidsskr. Norsk. Laegefor. 45 (1949).
Nissen, R.: Surgical diseases of the esophagus. Rev. Gastroenterol. 18, 629 (1951).
— Funktion. und organ. Störungen nach gastro-oesoph. Anastomosen. Helvet. chir. Acta **19**, 314 (1952). ·
Ochsner, A., and M. De Bakey: Surgical Considerations of achalasia. Review of the literature and report of 3 cases. Arch. Surg. **41**, 1146 (1940).
— — and P. T. Decamp: Surgery of the esophagus. Ann. of Otol. **58**, 1171 (1949).
Olivier, Cl., G. Albot et G. Berthet: L'oesophago-gastrostomie dans le traitement du méga-dolichooesophage. Presse méd. **1949**, 498.
Olsen, A. M., and St. W. Harrington: Esophageal hiatal hernias of the short esophagus type: etiologic and therapeutic considerations. J. Thorac. Surg. **17**, 189 (1948).
— — H. J. Moersch and H. A. Andersen: The treatment of cardiospasm (analysis of a 12 year experience). J. Thorac. Surg. **22**, 164 (1951).
Opitz, E.: Zur Ätiologie der kardiotonischen Oesophagusdilatation (sog. Kardiospasmus). Arch. Verdgskrkh. usw. **61**, 21 (1937).
Oury, P.: L'hypotonie oesophagienne. Arch. des Mal. Appar. digest. **38**, 1154 (1949).
Patel, J., et J. P. Binet: Chirurgie du mégadolichooesophage: oesophago-gastrostomie de nécessité ou de principe. Presse méd. **1949**, 268.
Peden, J. K., Ch. F. Schneider and R. D. Bickel: Anatomic relations for the vagus nerves to the esophagus. Amer. J. Surg. **80**, 32 (1950).
Peer, H. M.: Cardiospasm simulating mediastinal tumors. Amer. Rev. Tbc. **63**, 597 (1951).
Pellegrini, R. F. X.: Die operat. Indikationsstellung bei der idiopath. Speiseröhrenerweiterung. Wien. med. Wschr. **1953**, 256.
Pieri, G.: La cura chirurgica del cardiospasmo. Arch. ital. Mal. Appar. diger. **14**, 326 (1948).
— Contributo alla cura operatoria del cardiospasmo. Atti Soc. romana Chir. 8, 21 (1951).
Pljackij, A. M.: Das Vorgehen des Chirurgen beim sog. Cardiospasmus. Chirurgija **5**, 28 (1951); ref. Z. org. Chir. **127**, 150 (1953).
Poppe, J. K., and R. Berg: Epiphrenic esophageal diverticulum associated with cardiospasm. Report of successful diverticulogastric anastomosis. Surgery (St. Louis) **25**, 231 (1949).
Portugalow, S. O.: Über die Operation der Oesophagogastrostomie bei Kardiospasmus. Chirurgija 4, 29 (1950); ref. Z. org. Chir. **122**, 95 (1952).
Potts, W. J.: Congenital deformities of the esophagus. Surg. Clin. N. Amer. **3**, 97 (1951).
Puppel, J. D.: The role of oesophageal motility in the surgical treatment of mega-oesophagus. J. Thorac. Surg. **19**, 371 (1950).
— The pathol. physiology of mega-esophagus. J. Labor. a. Clin. Med. **34**, 1739 (1949).
Rake, G. W.: On the pathology of achalasia of the cardia. Guy's Hosp. Rep. Lond. **77**, 141 (1927).
Ramond, L.: Cardiospasme et méga-oesophage. Presse méd. **1942**, 363.
Redon, H., et J. Lacoste: Deux échecs de l'opération de Heller traités avec succès par la cardioplastie. Mém. Acad. Chir. **75**, 504 (1949).
Rennie, J. B., F. T. Land and S. D. Scott: The short esophagus. Brit. Med. J. **2**, 1443 (1949).
Resano, J. H.: Etude clinique et chirurgicale du brachy-oesophage (à propos de 50 cas personnels). Semaine Hôp. **26**, 931 (1950).
Riccabona, A. v.: Idiopathische Oesophagusdilatation. Mschr. Ohrenheilk. **82**, 88 (1948).
Rieder, W.: Heutiger Stand der Sympathicuschirurgie. Arch. klin. Chir. **186**, 351 (1936).
Ripley, H. R., A. M. Olsen and J. W. Kirklin: Esophagitis after esophago-gastric anastomosis. Surgery (St. Louis) **32**, 1 (1952).
Roessler, W.: Über das Ulcus pepticum oesophagi. Dtsch. Z. Chir. **245**, 333 (1935).
Rudler, J. C.: La thoraco-phréno-lapar. gauche haute. J. de Chir. **67**, 233 (1951).
Rupp, F.: Diskussion. Arch. Chir. **186**, 19 (1936).
Salzer, G.: Operative Behandlung des Kardiospasmus. Wien. klin. Wschr. **1949**, 79.
Santy, P., M. Bérard, Ballivet et Magnin: Traitement chirurgical du syndrome méga-oesophage et cardiospasme (op. de Heller et opérations nerveuses) Presse méd. **1943**, 134.
— — Traitement du mégaoesophage, d'après 27 interventions. Mém. Acad. Chir. **69**, 374 (1943).
— et P. Michaud: Le traitement du méga-oesophage par cardiospasme. A propos de 94 cas d'opérations de Heller. Mém. Acad. Chir. **75**, 804 (1949).
— — Dyskinésie oesophagienne. Arch. des Mal. Appar. digest. Suppl. **5**, 166 (1951).
— — Cardiospasme et cancer de l'oesophage. Lyon chir. **46**, 105 (1951).
Sarasin, R., u. A. Hoch: Die Invagination der Oesophagusschleimhaut in den Magen. Schweiz. med. Wschr. **1951**, 1207.

SAUERBRUCH, F.: Die Chirurgie des Brustteils der Speiseröhre. Beitr. klin. chir. **1946,** 405 (1905).
— Diskussion. Zbl. Chir. **64,** 2329 (1937).
SCOTT, W. J. M.: Idiopathic dilatation of the esophagus. Differentiation of clinical types and successful operations. Ann. Surg. **122,** 582 (1945).
— and G. L. EMERSON: The choice of treatment in idiopathic dilatation of the oesophagus. Rev. Gastroenterol. **18,** 257 (1951).
SHAPIRO, A. L., and G. L. ROBILLARD: The esophageal arteries. Ann. Surg. 131 (1950).
SIFERS, E. C., and G. CRILE: Cardiospasm. A review of 100 cases. Gastroenterology **16,** 466 (1950).
SMITHWICK, R. H., and J. J. KNEISEL: The effect of resection of the sympathetic and parasymp. innervation of the stomach upon gastric acidity. Rev. Gastroenterol. **17,** 439 (1950).
SODEMAN, W. A.: Cardiospasm or achalasia of the esophagus. Amer. J. Med. Sci. **199,** 132 (1944).
SOULAS, A.: Le rétrécissement cardio-phrenique de l'oesophage. Bronchosc. etc. (Fr.) **2,** 141 (1937).
SOUPALT, R.: Disk. SANTY. Mém. Acad. Chir. **69,** 374 (1943).
SWEET, R. H.: Idiopathic dilatation of the esophagus. Surg. Clin. N. Amer. **27,** 1128 (1947).
— The surgical treatment of obstructive lesions of the esoph. Trans. Amer. Acad. Ophthalm. a. Ot., Omaha 118 (1949).
— Advances in surgery of the esophagus. Adv. Surg. **2,** 41 (1949).
— Discussion (OLSEN etc., KAY). J. Thorac. Surg. **22,** 267 (1951).
— Discussion (WANGENSTEEN). Ann. Surg. **134,** 316 (1951).
SWENSON, O., JR. K. MERRILL, E. C. PEIRCE, H. F. RHEINLANDER: Blood and nerve supply to the esophagus. J. Thorac. Surg. **19,** 462 (1950).
SZENES, H.: Zur Pathogenese und Therapie des Kardiospasmus. Wien. klin. Wschr. **1948,** 144.
SCHALM, L.: Late and fatal complication after oesophago-gastrostomy (op. of HEYROVSKY). Arch. chir. neerl. **2,** 166 (1950).
SCHIEBEL, H. M.: Treatment of esophageal achalasia or cardiospasm. Surgery (St. Louis) **20,** 558 (1946).
SCHOUTEN, D. E.: Ein Fall von Kardiospasmus nebst Bemerkungen über die Operation nach KNIGHT. Zbl. Chir. **69,** 669 (1942).
SCHUBERT, K.: Über Oesophagospasmus. Arch. Ohr- usw. Heilk. u. Z. Hals- usw. Heilk. **155,** 269 (1949).
SCHÜTTEMEYER, W.: Sog. Kardiospasmus und stenosierende Oesophagitis. Klin. Wschr. **1949,** 184.
— Der sog. Kardiospasmus und seine Behandlung, zugleich ein Beitrag zu Pathogenese. Berl. Med. Z. **1,** 121 (1950).
STARCK, H.: Neuer Weg zur Behandlung kompliziertester Fälle von kardiotonischer Speiseröhrenerweiterung. Dtsch. med. Wschr. **1942,** 962.
— Die Behandlung der kardiotonischen Oesophagusdilatation, sog. Kardiospasmus. Z. Laryng. usw. **1,** 196 (1948).
— Kardiospasmus. Med. Klin. **1948,** 712.
— Die Krankheiten der Speiseröhre. Med. Praxis Bd. 36, Verlag Dr. D. Steinkopff, Darmstadt, 1952.
STAUDACHER, V. E., e L. BELLI: La motilita esofagea nel megaesofago cardiospastico esperimentale. Arch. ital. Mal. Appar. diger. **16,** 383 (1950).
— — Stenosi congenita del cardia. Chirurgia (Milano) **7,** 288 (1952).
STINSON, W. D.: The effect of thiamin chloride on cardiospasm and achalasia of the esophagus. Ann. of Otol. **50,** 898 (1941).
STRAUSS, G. D.: Stricture of the esophagus associated with operation for duodenal ulcer. Arch. of Otolaryng. **51,** 165 (1950).
TEMPLETON, F. E.: Movements of the esophagus in the presence of cardiospasm and other esophageal diseases. A Roentgenologic Study of muscular action. Gastroenterology **10,** 96 (1948).
TERRACOL, J.: Les maladies de l'oesophage. 2ième éd. Paris: Masson Cie. 1951.
THIEDING, F.: Über Cardiospasmus, Atonie und „idiopathische" Dilatation der Speiseröhre. Bruns Beitr. **121,** 237 (1921).
THOREK, PH.: Diagnosis and treatment of esophageal diseases. J. Amer. Med. Assoc. **148,** 808 (1952).
TSENG, H. C., and Y. K. WU: Cardioplasty for achalasia of the esophagus. Chin. Med. J. **67,** 596 (1950).
TUCKER, G.: Cardiospasm: a pneumatic-mercury dilatator. Ann. of Otol. **48,** 808 (1939).
TUPIN et BARON: A propos d'un cas particulier de cardiospasme. Ann. d'Oto-Laryng. **67,** 70 (1950).

VALDONI, P.: Traitement radical des sténoses oesophagiennes. La prévention de l'oesophagite peptique postop. Presse méd. **1951**, 1216.

VAUX, DE L.: Spasme et rétrécissement cardiophrénique. Brux. méd. **29**, 1121 (1949).

VINSON, P. P.: Cardiospasm. Amer. J. Surg. **56**, 79 (1942).

— Diagnosis and treatment of cardiospasm. South. M. J. **40**, 387 (1947).

VOLLHABER, H. H.: Idiopathische Oes. hypertrophie. Zbl. Path. **88**, 110 (1951).

WACHS, E.: Über Methoden der Kardiospasmusbehandlung und ihre Erfolge. Arch. Chir. **200**, 259 (1940).

WAGEMANN, W.: Über die Behandlung des Kardiospasmus. HNO Beitr. z. Z. Hals- usw. Heilk. **1**, 446 (1949).

WALDENSTRÖM, J., and S. R. KJELLBERG: The roentgenological diagnosis of sideropenic dysphagia (Plummer-Vinsons syndrome). Acta radiol. (Stockh.) **20**, 618 (1939).

WALTON, J.: Discuss. NEGUS. Proc. Roy. Soc. Med. **36**, 85 (1942).

WANGENSTEEN, O. H., and N. L. LEVEN: Gastric resection for esophagitis and stricture of acid peptic origin. Surg. Gyn. a. Obst. **88**, 560 (1949).

— Discussion NISSEN. Rev. Gastroenterol. **18**, 629 (1951).

— A physiologic operation for mega-esophagus: Dystonia, cardiospasm, achalasia. Ann. Surg. **134**, 301 (1951).

— Discussion (OLSEN etc. KAY). J. Thorac. Surg. **22**, 265 (1951).

WANKE, R., u. W. SCHÜTTEMEYER: Kritische Bemerkungen zum sog. Kardiospasmus (sclerosis cardiae). Chirurg **20**, 266 (1949). — Zbl. Chir. **74**, 288 (1949).

WEINBERG, J., A. R. KRAUS, J. STEMPIEN and F. B. WILKINS: Vagotomy in the treatment of duodenal ulcer. Results in 350 cases. Arch. Surg. **62**, 161 (1951).

WEISS, E.: Cardiospasm: a psychosomatic disorder. Psychosomatic Med. **6**, 58 (1944).

WELTI, H. A.: A propos du traitement chirurg. du méga-oesophage: avantages de l'opération de HELLER par voie endothoracique. Arch. des Mal. Appar. digest. **40**, 201 (1951).

WENDEL, W.: Zur Chirurgie des Oesophagus. Arch. klin. Chir. **93**, 311 (1910).

WENDT, H.: Die Gastromegalie und ihre therapeut. Beeinflussung durch Gynergen. Med. Klin. **1946**, 207.

WILCOX, R. S.: Cardiospasm following vagotomy. Amer. J. Surg. **79**, 843 (1950).

WILDEGANS, H.: Pathogenese und Therapie des sog. Cardiospasmus. Med. Klin. **1953**, 2.

WILLIAMS, A. F.: Oesophageal sensation after sympathectomy. Thorax (Lond.) **5**, 40 (1950).

WOLF, ST.: Sustained contraction of the diaphragm, the mechanism of a common type of dyspnea and precordial pain. J. Clin. Invest. **26**, 1201 (1947).

— and TH. P. ALMY: Experimental observations on cardiospasm in man. Gastroenterology **13**, 401 (1949).

WOMACK, N. A.: Discussion (WANGENSTEEN). Ann. Surg. **134**, 316 (1951).

— E. S. BRINTNALL and J. L. EHRENHAFT: Benign obstruction of the lower esophagus. J. Amer. Med. Assoc. **145**, 283 (1951).

WOOLER, G. H.: Cardiospasm. Thorax (Lond.) **3**, 53 (1948). —

WULFF, H. B. and A. MALM: Transpleural cardioplasty in achalasia. Thorax (Lond.) **4**, 243 (1949).

— — Considerations and treatment of achalasia of the esophagus. Acta chir. scand. (Stockh.) **103**, 445 (1952).

1. Einleitung.

Wir haben uns zur Aufgabe gestellt, seit der 1936 in den „Ergebnissen" erschienenen Arbeit von E. K. FREY u. L. DUSCHL die neuere Literatur über den Kardiospasmus aus dem englischen, französischen und deutschen Sprachgebiet zusammenzustellen, soweit sie uns erreichbar war. Aus der Vielheit der Vermutungen, Tatsachen und Erfahrungen möchten wir das gemeinsam als wesentlich Erkannte herausgreifen, nicht nur als Beitrag zur Erforschung der Ursache und Entstehung, des Verlaufs und der Komplikationen des immer noch komplexen Krankheitsbildes, als ganz besonders, um die Indikationsstellung zur Behandlung zu präzisieren. Als Grundlagen dienen uns das frühere Schrifttum bei FREY. DUSCHL 1936 und OCHSNER, DE BAKEY 1940, die Originalarbeiten über die heute noch üblichen Behandlungsmethoden und die neue Literatur bis 1953. Zum Vergleichen und Illustrieren ziehen wir unser eigenes bescheidenes Krankengut heran.

2. Neuere Kenntnisse über das Krankheitsbild und seine Entstehung.

Häufigkeit. Das Krankheitsbild ist kein seltenes. TERRACOL reiht es nach den malignen Tumoren in den zweiten Rang aller Oesophaguskrankheiten ein. Nach MAINGOT beruhen 20% aller Dysphagien auf einem Kardiospasmus, nach WALTON (bei OCHSNER, DE BAKEY) 17% aller Oesophagusläsionen. LÜDIN schreibt von einem ähnlichen Verhältnis von ungefähr 1:6. RENNIE findet unter 139 Patienten mit Dysphagie und Veränderungen des unteren Oesophagus 31 Achalasien, neben 80 Carcinomen, 26 Hiatushernien und 2 Verätzungsstrikturen. Unter 495 von JUTRAS, LEVRIER u. LONGTIN radiologisch festgestellten Speiseröhrenaffektionen ist der Kardiospasmus ungefähr so häufig wie das Neoplasma, aber seltener als Zwerchfellhernien. ALLISON zählt unter 507 Fällen mit stenosierenden Prozessen an der Kardia 60 Kardiospasmen und 340 maligne Tumoren. An unserer Klinik sind unter 375 Oesophaguskrankheiten von 1940—1950 34 Kardiospasmen und 249 Oesophagus- und Kardiacarcinome.

Über die Verteilung des Kardiospasmus auf Frauen und Männer bestehen geteilte Ansichten. Nach FITZGIBBON und WOMACK ist das Leiden häufiger bei Männern. ALLISON und WOOLER treffen es häufiger bei Frauen. SIFERS und TERRACOL finden beide Geschlechter ungefähr gleich befallen. In unserem Krankengut sind 21 Frauen und 13 Männer.

Begriff und Lokalisation. Wenn 1882 v. MIKULICZ der Krankheit den Namen Kardiospasmus gab, so waren damit Symptom und Lokalisation festgehalten. Mit den weiteren Kenntnissen über das Leiden mußten 1936 FREY u. DUSCHL betonen, daß dieser Begriff eben nur ein Symptom bezeichne, ohne das Wesen des Krankheitsbildes zu treffen, das in jedem Fall ein komplexes sei. Sie unterstützten den Vorschlag STARCKS, die Krankheit „*kardiotonische Oesophagusdilatation*" zu nennen. Trotzdem ist noch heute im deutschen Sprachgebiet der Name Kardiospasmus am gebräuchlichsten. Er ist ein Sammelbegriff (BORDASCH) geworden, genau wie es der *Megaoesophagus* im französischen und die *Achalasie* im englischen Sprachgebiet sind. HURST, der 1914 den Begriff der Achalasie (= fehlende Erschlaffung) der Kardia geprägt hat, äußerte sich 1942 dahin, daß es sich um die gewöhnlichste nervöse Störung des Schluckaktes handle. TERRACOL definiert den Megaoesophagus als ein Syndrom, das aus zahlreichen kongenitalen und erworbenen Faktoren resultiert und sich röntgenologisch als allseitige Dilatation und Verlängerung des thorakalen Oesophagus darstellt. Bis es zum klinischen Vollbild mit den Haupterscheinungen der Dysphagie, Regurgitation, dem retrosternalen Schmerz und Gewichtsverlust kommt, vergeht oft eine lange Evolutionszeit (LERICHE) oder eine latente Phase (TERRACOL).

Die Weite des Begriffs läßt auch eine weite *Lokalisation* im Erfolgsorgan zu. Für SANTY und SWEET ist das Hauptmerkmal die idiopathische Dilatation des Oesophagus. Die anatomischen Verhältnisse sprechen gegen eine Verwandtschaft mit dem Pylorospasmus (SANTY). Auch SWEET hat nie an der Kardia einen Spasmus, einen Sphincter oder eine Hypertrophie gesehen. Demgegenüber stehen die Beobachtungen von KAY (in Anlehnung an diejenigen von LERCHE) über eine Hypertrophie der zirkulären glatten Muskelfasern am unteren Ende des Oesophagus. Während der operativen Freilegung der Kardia konnte er diesen sphincterähnlichen Mechanismus kontrollieren, besonders auch seine Entspannung auf Amylnitrit. SALZER[1] hat unter seinen operierten Fällen hin und wieder eine deutliche Muskelhypertrophie an der Kardia konstatiert. Zusammen mit der Septumbildung an der Oesophagus-Magengrenze links hält KAY diesen Schließmechanismus wichtig zur Verhinderung des Rückflusses aus dem Magen.

In ähnlichem Sinn stellte STARCK 1952 aus der Literatur die Faktoren zusammen, die für den Kardiaverschluß maßgebend sein können: die schiefe Einmündung der Speiseröhre, die Faltenbildungen, Muskelzüge vom Magen auf die Kardia, ein Ringmuskel und eine Muskelschlinge vom Zwerchfell aus.

---

[1] Laut persönlicher Mitteilung 1952.

Allison legte dar, daß normalerweise der Winkel zwischen Oesophagus und Magen ausgefüllt ist von Zwerchfellmuskulatur. Während der Inspiration (Sog im Thorax und Druck im Abdomen) besteht für die Kardia (und für Mageninhalt) die Tendenz, ins Mediastinum gezogen zu werden. Mit der Zwerchfellaktion umschließen aber die Zwerchfellschenkel das untere Ende des Oesophagus. Wegen eines Zusammenhangs des Kardiospasmus mit der Hiatushernie hat schon früher Opitz an der Starckschen Klinik 60 Kardiospasmus-Fälle auf Hiatushernien untersucht und darunter keine gefunden. Jutras lokalisierte bei seinen röntgenologischen Untersuchungen einen funktionellen Sphincter in den terminalen Oesophagus. Er hält auch einen Klappenmechanismus der Valvula Gubaroff (an der Innenseite der Incisura cardiaca) für möglich, von der Terracol sagt, sie existiere in Wirklichkeit nicht. Gegenüber der Sphincterbildung verhält sich Terracol ablehnend; vielleicht bestehe ein „äußerlicher" Sphincter, vergleichbar mit dem levator ani. Nemours-Auguste hat sich wiederholt mit der Anatomie des unteren Oesophagusendes befaßt. Auch er verneint einen muskulären Kardiasphincter. (Ein solcher existiere nur bei der Fledermaus!) Beim Kardiospasmus oder Megaoesophagus weist er auf die Tatsache, daß die Verengung des untersten Oesophagusabschnittes (der Rattenschwanz bei der Füllung mit Kontrastmittel) immer oberhalb des Zwerchfells beginne. Beim Normalen könne dieser epikardiale Oesophagusteil in Trendelenburg-Lage oder durch einen Valsalva-Versuch auf dem Röntgentisch zu einer Ampulle ausgeweitet werden (Ampulla phrenica, Vormagen von Luschka). Der Autor wirft die Frage auf, ob nicht diese Ampulle der Sitz der Läsion beim Megaoesophagus sei.

Sifers u. Crile haben 70 Kardiospasmuspatienten auf die *Höhe der Stenosestelle* untersucht: bei 40 war sie über dem Diaphragma, bei 20 am Diaphragma und bei 10 unterhalb davon. Ferner kontrollierten sie bei 44 Patienten den Verlauf der peristaltischen Wellen am Oesophagus. Bei allen sistierte diese Peristaltik auf suprasternaler Höhe, wobei normalerweise diese Wellen über den ganzen Oesophagus verlaufen und beim Herannahen die Kardia öffnen (Hurst, Templeton u. a.). Kramer u. Ingelfinger zeigten experimentell, daß die Oesophagusmotilität beim Kardiospasmus durch herabgesetzten Tonus, mangelnde Propulsion und abnorme Wellenbewegungen charakterisiert ist. Gleicherweise ist auch Puppel der Ansicht, daß die Achalasie vor allem durch eine gestörte Peristaltik bis totale motorische Paralyse des Oesophagus zustande kommt. Deshalb hat der Oesophagus auch nach der Operation nicht die Fähigkeit, zur ursprünglichen Weite zurückzukehren. Puppel wies dies an 2 Patienten nach, deren Kardia nach einer Anastomosenoperation gut durchgängig war und der Megaoesophagus aber atonisch blieb. Zum Vergleich war die Oesophagusperistaltik bei einem Patienten mit reseziertem Kardiacarcinom normal.

Ob die Dysharmonie den ganzen Oesophagus erfasse (Dubourg), bei gleichzeitiger Hypertonie des distalen und Atonie des proximalen Segmentes im Sinne der Dystonie Wangensteens, oder ob die Kardia im Mittelpunkt des pathologischen Geschehens ist und die Stase und Dilatation oberhalb sekundärer Natur sind (Etzel, Schüttemeyer, Wanke), läßt sich nicht ohne Berücksichtigung pathogenetischer Erkenntnisse abwägen.

Pathogenese. Ochsner u. de Bakey, die 1940 umfassend über die Achalasie und speziell über ihre Behandlung berichtet haben, stellten 1949 fest, daß noch immer eine große Kontroverse über Entstehung und Mechanismus des Leidens herrsche. In neuerer Zeit findet man jedoch bei 2 hervorragenden Kennern des Oesophagus ungefähr übereinstimmend, daß sich die verschiedenen Ansichten über den Kardiaverschluß und die Oesophaguserweiterung auf 3 Theorien zurückführen lassen.

Terracol (1951)	Starck (1952)
Kongenitale Theorie („théorie des mégas“)	Primäre Atonie
Theorie des essentiellen Spasmus	Kardiospasmus
Neuro-muskuläre Theorie	Innervationsstörung

Terracol meint, daß besonders beim Dolicho-megaoesophagus ein *kongenitaler* Faktor mitspielt, was schon Hillemand 1944 erwähnte. Bei Kindern dürfte eine kongenitale Mißbildung für einen Kardiospasmus am ehesten wahrscheinlich sein (Herminghaus, Terracol). Die Verwandtschaft mit dem Megacolon congenitum wird weiterhin bestätigt (Alvarez, Frey, Kay).

Basierend auf physiologischen, röntgenologischen und operativen Befunden haben Womack und Mitarbeiter 1951 eine Arbeitseinteilung aufgestellt, die erlaubt, die Fälle je nach dem Entstehungsmechanismus zu sortieren:

I. Lähmung oder Schwäche der quergestreiften Muskeln des oberen Oesophagussegmentes.

Wiederholt wurden primäre Atonien nach Infektionskrankheiten (Frey, Hanke, Levrat) und nach Intoxikationen (Hillemand) beobachtet. Eine primär atonische Form des oesophago-kardialen Symptomenkomplexes besteht auch nach Schouten. Santy nennt sie die „asystolische" Form, währenddem sich die „systolische" durch plötzliche Kontraktionen und Entleerungen nach oben und unten kennzeichnet. Auch Sweet legt Gewicht auf die idiopathische Dilatation des Oesophagus und nicht auf einen ursächlichen Spasmus.

II. Mangel an Peristaltik im unteren Oesophagussegment:

a) Durch Zonen mit erhöhtem Muskeltonus oder Kontraktur, wobei die der Peristaltik folgende Erschlaffung nicht mehr gelingt. Als Ursachen erwähnen hier die Autoren lokale Reize durch Reflux von Magensaft, durch Entzündung und Ulcus.

b) Durch ganglionäre Degeneration. Die Autoren halten die sekundäre Peristaltik im Bereich der glatten Muskulatur zur Entleerung des Oesophagus für wichtig. Sie fragen sich, ob nicht diese Peristaltik dem Auerbachschen Plexus untergeordnet ist.

c) Durch abnormen Tonus infolge nervöser Störungen.

ad a): Verschiedene Autoren (Roessler, Fitzgibbon, Bordasch, Couinaud, Cocchi, Soulas) sind der Meinung, daß zwischen Oesophagitis und Kardiospasmus ein Zusammenhang besteht. Allison beschrieb 1949 ausführlich deren Differentialdiagnose. Wolf u. Almy haben an Normalen durch Verabreichen von heißen oder kalten Speisen und chemischen Zusätzen funktionelle Veränderungen des Oesophagus wie beim Kardiospasmus erzeugen können. Dies veranlaßt sie zur Folgerung, daß der Kardiospasmus eine Art biologische Reaktion auf Beanspruchung ist, funktionell und reversibel im Frühstadium. Sie halten den Oesophagospasmus oder die Oesophagitis für eine frühe oder milde Phase des Syndroms Kardiospasmus.

Auch Barret hält einen erhöhten Reizzustand des unteren Oesophagus als Vorbote der Achalasie.

Nach Wangensteen ist eine Oesophagitis bei Ulcus ventriculi oder duodeni nicht selten, wie auch bekannt ist, daß diese Ulcera oder eine Cholelithiasis (Jutras) mit einem Kardiospasmus vorkommen können. Finsterer fand z. B. unter 21 Fällen von Kardiospasmen 6 solche symptomatische bei Magenulcera. Über die postoperative Oesophagitis und Ulcusbildung wird später die Rede sein. Barret glaubt, daß ein unbehandelter Kardiospasmus nicht mit einer Oesophagitis kompliziert ist. Für Starck besteht auch keine Beziehung mit Hyperchlorhydrie und Ulcus. Ebenfalls aus der Starckschen Klinik hat Opitz gezeigt, daß kein Zusammenhang mit einer Hiatushernie anzunehmen ist.

Nachdem schon bei Mosher eine fibröse Entzündung im Mittelpunkt der Kardiaveränderung war, ist neuerdings für Wanke u. Schüttemeyer der Ausfall der Kardiafunktion im Zustand des sog. Kardiospasmus die Folge einer serös-entzündlichen Veränderung der Kardia und des untersten Oesophagus, was im fortgeschrittenen Stadium zur „Sclerosis cardiae" führt. Die Autoren stellten bei der operativen Freilegung an der Kardia stets entzündlich vergrößerte Lymphknoten fest. Dilatation und Atonie sind nach ihrer Meinung sekundärer Natur. die sich nach operativer Ausschaltung der Stenose zurückbilden können. Auch von russischer Seite (Pljackij) wird eine solche lokale entzündliche Genese des Kardiospasmus bestätigt. In der früheren Literatur wird auf das „Mal de engasgo" hingewiesen, wo als Ursache wahrscheinlich eine Perispleno-hepatitis auf Grund der Malaria in Frage komme (Chene).

ad b): Die Theorie der Ganglienzellendegeneration im Auerbachschen Plexus myentericus hat besonders Rake 1926 vertreten. Etzel überblickte 1942 in Brasilien ein Krankengut von 170 Kardiospasmus-Fällen. Unter 16 autoptisch Untersuchten fand er 3 mit gleichzeitigem Megacolon und Megaureter. Dabei stellte er fest, daß im Oesophagus und Rectum die multipolaren Ganglienzellen des Auerbachschen Plexus dominieren, welchen von anderer Seite die motorische Funktion zugeschrieben wird. Etzel hielt die degenerativen Veränderungen dieser Ganglienzellen für primär und nicht als Folge der Dilatation. Nach seiner Meinung kommt ursächlich eine B_1-Avitaminose in Betracht. Alvarez, Cross und Kay treten in den letzten Jahren für die Theorie der Gangliendegeneration ein. Demgegenüber halten Scott und Maingot die primäre Degeneration nicht für bewiesen, vielmehr sei sie eine Folge der Dilatation, der Entzündung und Fibrose. Auch Kay erwähnt diese Möglichkeit; doch scheine der Verlust an Ganglienzellen im kontrahierten. terminalen Oesophagussegment größer zu sein als im dilatierten. Eine Beziehung zwischen Ganglienzellmangel und Grad der Achalasie könne somit bestehen. Durch die Plexusläsion komme es zu einem Überwiegen des Sympathicus. Die muskuläre Koordination sei nicht mehr möglich. Übereinstimmend glaubt Starck, daß der Vagus über den Plexus die Kontraktion und Erschlaffung der Kardia reguliert. Fällt der Vagus aus, funktioniert jener autonom. Starck sagt wörtlich, daß die Kardia im vaguslosen Zustand von einer mimosenhaften Empfindlichkeit sei.

ad c:) Diese Beobachtung Starcks findet eine Erklärung in der Feststellung Claude Bernards (nach Cannon), daß die Reizbarkeit aller Gewebe zuzunehmen scheint, wenn sie von der dominierenden nervösen Beeinflussung getrennt sind. Cannon selbst zeigte, daß der glatte Muskel durch Destruktion des letzten innervierenden Neurons für chemische Mittel reizbarer wird. Im Sinne Cannons deuten auch Kramer u. Ingelfinger ihre Beobachtungen mit dem starken Vagomimeticum, dem Cholinester Mecholyl (Merck). Damit bewirkten sie beim Kardiospasmus eine tonische, lumenschließende Kontraktion des unteren Oesophagus. Die Autoren schließen daraus, daß beim Kardiospasmus die parasympathische Innervation unterbrochen sein müßte.

Über die *nervöse Regulation der Kardiafunktion* haben 1938 v. Brücke u. Stern festgestellt: An Versuchen mit Kaninchen bestätigten sie das prompte Auftreten eines Kardiospasmus, wenn beide Vagi im Halsteil durchtrennt werden, ferner auch den „scheinbar paradoxen" spasmuslösenden Effekt des Vagolyticums Atropin. Weiter zeigten sie an diesem Kardiospasmus durch Vagusdurchtrennung. daß Adrenalin den Krampf ebenfalls löst, während ihn Acetylcholin, Eserin und Pilocarpin verstärken. Somit mußte angenommen werden, daß sich die im Vagus verlaufenden öffnenden Fasern für die Kardia adrenergisch verhalten, d. h. wie sympathische Fasern. Ergänzend konnte v. Brücke demonstrieren, daß die Schließimpulse für die Kardia durch die Splanchnici gehen und cholinergischer

Natur sind. Zusammenfassend wurde der Mechanismus des Kardiospasmus so gedeutet, daß er durch ein Überwiegen der im Splanchnicus verlaufenden cholinergen Innervation hervorgerufen wird, wenn die adrenergen vagalen Fasern ausgeschaltet sind (v. BRÜCKE, JESSERER).

Der normale Schluckakt (Tonuszunahme im Oesophagus und Tonusverminderung an der Kardia) wäre demnach ein adrenerger Vorgang, dessen Impulse aber im Vagus laufen (SZENES). Neuerdings hat SWENSON an Hunden nachgewiesen, daß der resultierende Kardiospasmus desto größer sei, je mehr Vagusfasern in Zwerchfellhöhe zerstört werden.

DRAGSTEDT hat allerdings nach 509 Vagotomien am Menschen nie einen persistierenden Kardiospasmus gesehen. Eine vorübergehende Dysphagie postoperativ führt er auf eine Traumatisierung des unteren Oesophagus bei der Operation zurück. WEINBERG und Mitarbeiter berichten hingegen über 24 Fälle von Kardiospasmus unter 350 Vagotomien wegen Ulcus duodeni.

Bereits 1921 hat THIEDING darauf hingewiesen, daß mit der „*Dysfunktion im vegetativen System*" ursächlich alle Fälle von Kardiospasmus erfaßt werden können. Inwieweit kongenitale Faktoren oder lokale entzündliche Veränderungen eine Rolle spielen, ist unklar. Die Theorie der Fehlleistung des Vagus, die in der Literatur schon immer gut vertreten war (FREY), hat an Boden gewonnen, nicht zuletzt durch experimentelle Befunde am Mensch und Tier (v. BRÜCKE, MILHIET, KRAMER. SWENSON). Was primär ist, ob der Ausfall des Vagus (STARCK) oder der Ausfall der intramuralen Ganglienzellen (KAY), wissen wir noch nicht. Diese Feststellungen scheinen sich auch in den Stand der neueren Kenntnisse von den Funktionen des vegetativen Nervensystems einordnen zu lassen. Erinnern wir uns an die Versuchsergebnisse v. BRÜCKES, so verlieren diese ihre scheinbare Paradoxie, wenn wir nach HESS die positive (anregende) und negative (hemmende) Wirkung der Innervation nicht auf das anatomische Gebilde (hier Kardia) beziehen, sondern auf das funktionelle Ergebnis. So erkenne man die Ordnung, die verschiedene Organe zu einem harmonisch arbeitenden System zusammenschweißt. HESS betont, daß der in der Peripherie sich auswirkende Antagonismus unter Einbeziehung des Zeitfaktors zur „Synergen Koordination" werde, als „Prinzip organischer Ordnung". In einem Vortrag über die Chirurgie des vegetativen Nervensystems erwähnte auch GOHRBANDT, daß es nur scheinbar Antagonismus, letzten Endes nur Synergismus gebe.

STARCKS Auffassung der „Organneurose" beim Kardiospasmus bestätigt die in der Literatur immer wieder hervorgehobene Bedeutung des nervösen und psychischen „Terrains" für dessen Krankheitsentstehung (ALLISON, DUBOURG, FREY. JOHNSTONE, TERRACOL). Nach WOOLER wirkt fast immer ein psychischer Faktor auslösend.

In unserem eigenen Krankengut haben wir keinen so eindrücklichen Fall über einen akut psychisch bedingten Kardiospasmus, wie ihn SAUERBRUCH (zit. bei FREY) im ersten Weltkrieg erlebt hat (Frau eines Soldaten im Feld, sitzt beim Essen und schluckt in dem Moment einen Bissen, in welchem der Mann zur Tür hereintritt).

Anamnestisch ließ sich nur bei 3 Patientinnen ein begünstigendes „Terrain" nachweisen (schwere Jugend und Hinunterwürgen des Essens unter Tränen, Eßunlust nach dem Tod des Gatten, anstrengende berufliche Stelle mit viel Ärger).

In letzter Zeit vertreten ALLISON, BARRET und KAY die Meinung, daß die psychischen Veränderungen eher Folgen der Oesophagusdysfunktion seien. Die Achalasie-Patienten hätten Grund genug, psychisch alteriert zu sein (BARRET), wenn sie sogar mit der eigenen Familie nicht mehr zusammen essen können.

Seien die psychischen Faktoren primär oder sekundär, die Annahme eines psycho-somatischen Leidens (WEISS) schließt beide Möglichkeiten in sich.

Komplikationen. HEPP warnt davor, den Megaoesophagus für eine absolut gutartige Krankheit zu halten. Wenn auch das Leiden selbst nicht unmittelbar vital gefährlich ist (LERICHE), so stehen zweifellos die Komplikationen von seiten der Respiration oft im Vordergrund. BREAKEY hat 1951 aus der Literatur 63 Fälle von Kardiospasmus mit Lungenkomplikationen gesammelt. Bei 40% davon überwogen die Beschwerden von seiten der Komplikation. Mehr als $^1/_3$ der Patienten führten überhaupt die Beschwerden auf die Lungenkomplikation zurück. Bei ungefähr 12% bestand eine Pneumonie, bei 12% ein Lungenabsceß und bei 6% Bronchektasien. Das Auftreten von nächtlichem Husten und Dyspnoe hat VINSON 1924 in 11,8% seiner 415 Fälle festgestellt, SIFERS sogar in 50% als Folge der Regurgitation. HEPP betont die Gefahr der Aspiration nachts im Liegen. ALLISON (1950) beobachtete in 16% seiner Fälle Lungenkomplikationen, LAKE in 9,6%. Seltener scheint die Kombination Kardiospasmus-Lungentuberkulose zu sein (BREAKEY, CHAUVET). Unter 25 unserer behandelten Patienten hatte nur einer anamnestische Anhaltspunkte und röntgenologische Residuen eines Lungenabscesses links. Auch beim unbehandelten Kardiospasmus kann es durch Stagnation des Oesophagusinhaltes zu Entzündung und Ulceration kommen (TERRACOL), nicht nur durch den Reflux des Magensaftes nach operativen Eingriffen an der Kardia (ALLISON, BARRET, KAY u. a.). OLSEN u. HARRINGTON beobachteten 2 Fälle von sekundärem Brachyoesophagus nach langdauerndem Kardiospasmus (unter 220 Hiatushernien mit Brachyoesophagus der Mayo-Klinik). Sie erwähnen allerdings nicht, ob diese sekundäre Verkürzung durch entzündliche Veränderungen zustande gekommen ist.

Auf die Bedeutung der *Oesophagitis* für die *maligne Degeneration* weist TERRACOL hin. Nach BAER begünstigt der Kardiospasmus die Entstehung eines Oesophagus- oder Kardiacarcinoms. SANTY hält das prozentuale Vorkommen für geringer als die nach älterer Literatur angenommenen 3—7,5%. Da unter seinen Kardiospasmus-Fällen bei 2 das Vorhandensein eines Carcinoms klinisch zweifelhaft, bei der Operation aber eindeutig war, empfiehlt SANTY zur operativen Kardiospasmusbehandlung das transthorakale Vorgehen, wenn es der Zustand des Patienten erlaubt. Treten nach behandeltem Kardiospasmus und symptomfreiem Intervall erneute Dysphagie und Gewichtsabnahme auf, so ist Verdacht auf eine maligne Entartung berechtigt (BAER).

Unter unseren 25 Fällen ist bis heute bei 2 Patienten, 2 und 3 Jahre *nach* der *operativen Behandlung des Kardiospasmus, ein Krebs im unteren Oesophagus* entstanden.

P. G., 1899 geb. Dysphagie seit 1941. Hochgradige Dilatation des Oesophagus. 1947 Oesophagoskopie unverdächtig. Im gleichen Jahr Operation (Prof. BRUNNER): Abdominale Freilegung der Kardia und 9 cm lange Kardio-Myotomie nach HELLER. Kein Tumorverdacht. Nachher war Patient beschwerdefrei bis 1950. Dann erneute Dysphagie und Gewichtsabnahme. Bei der Probethorakotomie links und Freilegung des Oesophagus fand man eine derbe Tumorinfiltration des unteren Oesophagus und der Kardia und ausgedehnte Lymphknotenmetastasen, auch entlang der kleinen Kurvatur. Histologische Diagnose: Mäßig diff. Pflasterzellcarcinom.

X. G., 1914 geb. Seit 1930 zunehmende Dysphagie. 1948 Operation (Prof. BRUNNER): Transthorakale Freilegung des unteren Oesophagus links. Kein Tumorverdacht. Kardioplastik nach MARWEDEL-WENDEL. Nach der Operation beschwerdefrei. Wenige Monate später Haematemesis. Die röntgenologische Diagnose lautete auf chronische Oesophagitis, Ulcusnische an der Oesophagushinterwand distal. Ende 1950 wurde ein Tumor am linken Hypochondrium festgestellt. Bei der Laparotomie (auswärts) fand man an der Cardia einen ausgedehnten Tumor mit großen Lymphknoten in der Umgebung. Histologische Diagnose: Pflasterzellcarcinom.

3. Über die Indikationsstellung zur Behandlung.

Ähnlich wie FREY, DUSCHL ihr Kapitel über die Behandlung der komplexen Krankheit eingeleitet haben, schrieben OCHSNER, DE BAKEY 1940 in ihrem ausführlichen Referat „Man müsse sich nicht wundern, daß auch in den therapeutischen Maßnahmen eine große Variationsbreite bestehe". Es stellt sich nun die Frage, ob sich seither diese Variationsbreite einengen ließ.

In Hinsicht auf die Therapie betonen neuerdings OLSEN, HARRINGTON, MOERSCH und ANDERSEN (Mayo-Klinik) die Wichtigkeit der *Differentialdiagnose* des Kardiospasmus gegenüber den diffusen Spasmen des Oesophagus (non sphincteric spasms). Sie halten diese für ein selbständiges Krankheitsbild oder im Zusammenhang mit organischen Veränderungen im Oesophagus oder übrigen Verdauungstrakt. Sie lehnen in diesen Fällen die Dehnungsbehandlung ab. Im gleichen Sinn unterscheidet auch TERRACOL diese Oesophago-Spasmen vom Megaoesophagus. Bei jenen ist der Spasmus im Vordergrund, bei diesem die Dilatation. STARCK erwähnt aber, daß ein solcher Oesophagospasmus eine „kardiotonische Oesophagusdilatation" (= Kardiospasmus) einleiten kann. Die Behandlung dieser diffusen Spasmen ist eine symptomatische. In gewissen Fällen hat die Endoskopie therapeutischen Effekt, oder die Dehnungsbehandlung kann berechtigt sein (TERRACOL).

Wie so oft das *Stadium* einer Krankheit die Art der Behandlung bestimmt, trifft dies auch besonders beim Kardiospasmus zu. Wir kennen seine lange Evolutionszeit (LERICHE). TUPIN bezeichnet ihn als „maladie évolutive", mit einer zuerst vorwiegend funktionellen und einer folgenden anatomischen Etappe. Nach WOOLER ist es anfangs das Stadium der Aktivität, das ins Stadium der Dilatation übergeht. Man ist sich seit jeher einig, daß die Behandlung des Kardiospasmus desto schwieriger wird, je ausgesprochener die Dilatation und Verlängerung des Oesophagus sind. Neulich forderte WULFF, daß die Kardiospasmus-Patienten früher in die Hand des Chirurgen kommen sollten. Bei diesen ausgeprägten Oesophaguserweiterungen sei die Dehnungsbehandlung riskant und die Operation erschwert. Gleicherweise unterscheidet auch TERRACOL in praktisch-therapeutischer Hinsicht die „einfachen Fälle", deren unteres Oesophagussegment relativ wenig erweitert und nicht horizontal gestellt ist, von den „komplexen Fällen" mit starker Erweiterung und sekundärer organischer Stenosierung der Kardia. Wenn TERRACOL sagt, daß ein erkannter, überwachter und behandelter Megaoesophagus ein normales Leben erlaube, so mag das für einfache Fälle zweifellos gelten.

Ein erster Versuch mit *medikamentöser Beeinflussung* wird hier immer berechtigt sein, wenn auch STARCK kategorisch erklärt, daß keine Diät und kein Medikament das Leiden beseitigen könne. Vielfach wird man mit der medikamentösen Therapie nur vorübergehend Erfolg haben (SALZER). BARRET empfiehlt, sich besonders an den „Lebensextremen" konservativ zu verhalten. Bei Kindern müsse jedes Mittel versucht werden, um Zeit zu gewinnen; denn eine Selbstheilung komme bei Kindern immer wieder vor. BARRET und TERRACOL erwähnen auch, daß in leichten Fällen von Kardiospasmus oft überhaupt keine Therapie nötig ist, da sich die Patienten mit eigenen Schluckmethoden und Diättricks durchbringen.

Was den Wert der *psychischen* Behandlung betrifft, hält sie besonders BOEHM für die Methode der Wahl. STARCK dagegen lehnt jede psychische, suggestive und hypnotische Behandlung ab. Auch nach ALLISON habe man wenig Beweise, daß Pyschotherapie wirkungsvoll sei. Wir glauben jedoch, daß eine Lösung von psychischen Konflikten dem Gesamtplan der Behandlung nur förderlich ist. Wir begrüßen deshalb die Zusammenarbeit mit dem Psychiater.

Nachdem Santy 1940 erstmals die Entleerung eines Megaoesophagus im Anschluß an eine doppelseitige *Splanchnicusanaesthesie* beobachtet hatte, wurde diese wiederholt von anderen französischen Autoren therapeutisch angewandt. Fontaine hatte in 2 Fällen einen annähernden Dauererfolg. Hillemand konnte an 14 Patienten mit linksseitigen Splanchnicusanaesthesien die Entleerung des Oesophagus bessern, aber nur, wenn er ungefähr alle 3 Wochen eine Anaesthesie durchführte. Wenn die Anaesthesie noch besser wirkt als die Splanchnicusresektion, führt Santy das darauf zurück, daß bei der Infiltrationsanaesthesie mehr Fasern ausgeschaltet werden. Nach Fontaine beruht der bessere Effekt auf der Diffusion des Anaestheticums von den Ganglien gegen die Peripherie. Man ist sich heute einig, daß Interventionen am Splanchnicus nicht als selbständige, sondern nur als ergänzende in Frage kommen. So hat sich auch die Knightsche periarterielle Sympathektomie (durch Resektion der Arteria gastrica sin.) als unwirksam erwiesen. Daß eine beidseitige Stellatumanaesthesie die Kardia erschlaffen soll, wird vereinzelt erwähnt (Knoll).

Von praktischer Bedeutung ist zweifellos die Betonung des *mechanischen Faktors* beim Kardiospasmus. Wanke u. Schüttemeyer halten ihn ja für ursächlich. Unter aller Berücksichtigung der autonomnervösen Genese räumt ihm auch Terracol einen nicht kleinen Platz ein. Daß sich hin und wieder nach Interventionen an der Kardia der Tonus des noch nicht definitiv geschädigten Oesophagus bessert, berechtige die Annahme dieses mechanischen Faktors.

Daß die *Dehnungsbehandlung* vorwiegend den mechanischen Faktor trifft, ist naheliegend. Allison und Barret verlangen dazu die Ruptur der zirkulären Muskelfasern, Starck die Sprengung der hypertonischen Kardia, Wangensteen des muskulären Walles (,,unblutige Myotomie"). Santy sieht allerdings den Effekt der Dehnung mehr in der Distension der nervösen Elemente.

Von der Mehrzahl der Autoren werden die relativ guten Resultate mit der Dehnungsbehandlung bestätigt. So haben Olsen, Harrington, Moersch u. Andersen (1951) aus der Mayo Klinik 452 dilatierte Kardiospasmus-Patienten nachkontrolliert und bei 313 (= 69,2%) ein gutes Resultat gefunden. Die *Erfolge* dieser mechanischen Dehnung sind nach Allison in $3/4$ der Fälle, nach Barret in 60—80% gut. Starck hat weit über 1000 Fälle so behandelt und hält eine Verletzung der Kardia mit seinem Dilatator für ausgeschlossen. Von verschiedenen Seiten (Moersch, Olsen und Mitarbeiter, Barret, Hepp, Kaufmann, Nissen, Nagel) werden aber Perforationen beschrieben. Olsen und Mitarbeiter haben in ihrem großen Krankengut eine Mortalität von 0,36%. Diese Perforationsgefahr verringert sich, wenn man den Dilatator endoskopisch einführt (Allison, Johnstone, Wooler) oder über einen vorher geschluckten Faden (Olsen und Mitarbeiter). Starck empfiehlt vorgängige Sondierungen mit dem dicken Magenschlauch. Nach solchen Sondierungen können die Patienten bereits temporär beschwerdefrei sein (Olsen und Mitarbeiter, Fritz und Mitarbeiter). Wie wichtig das Selbstbougieren nach der Dehnungsbehandlung ist, betont besonders Starck. Häufig lassen sich Rezidive durch periodische Sondierungen oder Bougierungen verhüten, so daß viele Patienten die ,,esclavage de la sonde" (Terracol) leidlich ertragen.

Nicht ganz einig ist man sich über die *Indikation der Dehnungsbehandlung bei Kindern.* Starck wendet sie auch an. Allerdings sei bei Kindern der Hypertonus nie so stark, daß man den Muskelring sprengen könne, sondern nur dehnen. Dabei ist das Maß der Dehnung schwer zu beurteilen, was nach Allison der Grund ist, daß bei Kindern diese Behandlung oft enttäuscht.

Die Hauptursache zum *Mißerfolg* der Dehnungsbehandlung ist ohne Zweifel der stark erweiterte, verlängerte und geschlängelte Oesophagus (Allison, Kay,

SCHIEBEL, BARLOW, WULFF, GRAY). Führen wiederholte Dehnungen zu keinem Erfolg, erlernt der Patient die Selbstbougierungen nicht oder sind diese schwierig und schmerzhaft, so ist die Indikation zur Operation berechtigt.

Die meisten neueren Autoren gehen mit der Forderung OCHSNERS, DE BAKEYS und später FINSTERERS einig, die Indikationsstellung zur *operativen Behandlung* des Kardiospasmus solle streng sein. Sie komme erst in Frage, wenn die interne medikamentöse Behandlung und die Dehnungsverfahren versagen. Auch für OLSEN und Mitarbeiter ist die Hauptindikation zum chirurgischen Eingreifen ein schlechtes Resultat der Dehnungsbehandlung. Nach ihren Nachuntersuchungen sind 20% der so behandelten nicht beschwerdefrei. THOREK schätzt, daß nur in 10% der Kardiospasmen chirurgisches Eingreifen nötig ist.

Die Vielheit der gebräuchlichen operativen Methoden hat im Laufe der letzten Jahre eine wesentliche Einschränkung erfahren. Maßgebend dazu waren besonders 3 Feststellungen:

1. Die an der Nervenversorgung angreifenden Operationen haben in ihrer Wirkung enttäuscht. Bei der heutigen Kenntnis über die Komplexität der nervösen Steuerung des Oesophagus und Mageneingangs ist das verständlich.

2. In der Bedeutung des mechanischen Faktors (TERRACOL) liegt ohne Zweifel die Erklärung, daß die am stenosierenden Oesophagussegment angreifenden Operationen wirksamer sind als alle anderen (BARRET).

3. In der Literatur mehren sich die Berichte über eine gehäufte Komplikation nach Kardiospasmusoperationen, bei welchen durch eine Plastik das Lumen der Kardia eröffnet und erweitert wird oder bei welchen durch eine Anastomose die neue Oesophagus-Magenverbindung in den Brustraum zu liegen kommt. Damit wird die Passage vom Oesophagus in den Magen frei, aber gleichzeitig auch diejenige in der umgekehrten Richtung. Darauf hat ALLISON erstmals 1948 hingewiesen, indem die Insuffizienz des Sphinctermechanismus sowohl durch den veränderten Mageneingang als auch durch eine Läsion des Hiatus zustande komme. „Die Oesophaguschirurgie hat hier ein neues pathologisches Bild erzeugt; denn was immer den Reflux von Magensaft begünstigt, macht auch eine Oesophagitis" (LORTAT-JACOB). Die Dysphagie rezidiviert. Es entstehen Ulcera und oft schwere anämische Zustände. Wir kommen später noch ausführlich darauf zurück.

Durch die postoperativen Komplikationen ist man allgemein mit den noch üblichen Operationen nach MARWEDEL-WENDEL, GRÖNDAHL, HEYROVSKY und SAUERBRUCH zurückhaltend geworden. WANGENSTEEN ist sogar der Meinung, diese Verfahren überhaupt aufzugeben. Wohl erfüllt keines dieser Verfahren die Forderungen zur idealen Operation (OLSEN), nämlich die Beseitigung der Obstruktion und die Erhaltung der Sphincterfunktion der Kardia. Immerhin dürften nicht nur die Methode, sondern auch ihre technische Verbesserung eine Rolle spielen (SWEET).

Wenn auch die extramuköse Kardioplastik nach HELLER nicht ganz gefeit ist gegen den postoperativen Reflux und die Oesophagitis (LORTAT-JACOB, VALDONI), so ist sie heutzutage die anerkannte chirurgische Methode der Wahl und kann nach SANTY in allen Fällen angewandt werden.

SANTY, MICHAUD kontrollierten 91 nach HELLER operierte Patienten nach und fanden bei 80 ein gutes bis ausgezeichnetes Resultat. Die Form und Größe des Megaoesophagus spiele für das operative Resultat keine Rolle. PELLEGRINI stellte kürzlich am Krankengut der HILLEMAND-Klinik fest, daß man bei der Operation nach HELLER mit 15% Mißerfolgen rechnen müsse. In diesen Fällen sollen die konservativen Maßnahmen erschöpfend ausprobiert werden, bevor man sich zu einem erneuten Eingriff entschließt (LORTAT-JACOB).

4. Die konservativen Maßnahmen und ihre Resultate.

Medikamentöse Beeinflussung. Wenn wir uns der Experimente v. Brückes erinnern, daß die Schließung der Kardia ein cholinerger, die Öffnung ein adrenerger Vorgang ist, oder wenn wir die Kardia im vaguslosen Zustand (Starck) im Sinne Cannons für besonders empfindlich auf Parasympathicomimetica halten, kommt die Anwendung derjenigen Medikamente in Frage, die entweder parasympathicolytisch oder sympathicomimetisch wirken.

An parasympathicolytischen Mitteln ist das *Atropin* das nächstliegende. Eine gleich gute Wirkung wie beim Tierversuch zeigte es aber beim menschlichen Kardiospasmus nicht. Puppel rät sogar, Atropin nicht zu verwenden, da es die restliche Peristaltik des Oesophagus noch hemmt und vor allem die Salivation einschränkt. Nach Wagemann soll die Kombination Bellergal-Eupaverin den Kardiospasmus oft günstig beeinflussen.

Die Öffnung der Kardia durch *Amylnitrit* (Amylium nitrosum) wird von verschiedenen Autoren bestätigt. (Hillemand, Kay). Santy sieht den Wert dessen Anwendung darin, um funktionelle von mechanischen Stenosen zu unterscheiden. Ceranke konnte mit 3—4 Tropfen Nitroglycerin perlingual eine Kardiaöffnung bewirken. Wegen der subjektiv unangenehmen Kreislauferscheinungen eignet sich Nitroglycerin nicht zur Daueranwendung. Ceranke verwendete anschließend das protrahierter wirkende Natrium nitrosum subcutan. Auch bei wochenlanger Applikation beobachtete er keine Methaemoglobinbildung. Der Effekt dieser Nitrokörper kann eine vom Sinus caroticus ausgehende reflektorische Verminderung eines zentralen Vagotonus sein.

Sympathicominetisch wirkende Mittel haben auf den menschlichen Kardiospasmus keinen erfolgreichen therapeutischen Einfluß. Hingegen hat nach Sodemann bereits 1938 Winkelstein die Hyperpyrexie zur Erzeugung eines Sympathicotonus vorgeschlagen. Später hat Szenes über gute Resultate mit der Fiebertherapie berichtet. Er verabreichte Pyrifer in 12 Injektionen.

v. Brücke und Mitarbeiter konnten im Tierexperiment die Beobachtung Imfelds am menschlichen Kardiospasmus bestätigen, daß *Dihydroergotamin* eine erschlaffende Wirkung auf die Kardia hat. Diese sei aber nicht im Zusammenhang mit der sympathicolytischen Eigenschaft des DHE, sondern greife direkt in der glatten Muskulatur an. Deutsch u. Frischauf haben später in 12 Kardiospasmus-Fällen mit DHE und *Hydergin* günstige Resultate erzielt: Die Patienten erhielten $\frac{1}{4}$—$\frac{1}{2}$ Std vor dem Essen 1 Ampulle Hydergin subcutan. Kam die Oesophagusentleerung in Gang, wurden zu den Injektionen 3 mal 15 Tropfen Hydergin peroral gegeben, später 3 mal 25 Gtt., wobei je nach Verlauf zuerst die Morgeninjektion, dann auch die Abendinjektion und zuletzt die Mittagsinjektion weggelassen wurden.

Heutzutage gehört zweifellos zum Versuch einer medikamentösen Beeinflussung des Kardiospasmus die *Anwendung der neuen ganglienblockierenden Mittel.* Besonders in Frage kommen das *Banthine* und das stärkere *Pro-Banthine* (G. D. Searle Co., Chicago), da beide speziell anticholinergisch wirken sollen. Weitere ebenfalls an den autonomen Ganglien angreifende Präparate sind das *Buscopan* (C. H. Boehringer, Ingelheim a. Rhein) und das *Pendiomid* (Ciba A.G., Basel).

Auf Grund seiner Erfahrung wies Etzel erneut auf den Diätfaktor und besonders auf die B_1-Avitaminose hin. Sifers berichtete allerdings über erfolglose B_1-Behandlung bei 20 Kardiospasmusfällen. Auch Wagemann hatte damit keinen Erfolg.

Man wird heute der Ansicht sein, daß die medikamentöse Behandlung des Kardiospasmus für das Grundleiden selten allein erfolgreich ist (Hoover). Hingegen wird sie als Beeinflussung in Kombination mit anderen Verfahren immer berechtigt sein.

Dehnungsbehandlung. Paradoxerweise scheint die unblutige Dehnungsbehandlung dem Ideal eines operativen Verfahrens am nächsten zu kommen, wenn man mit OLSEN als ideale Operation diejenige bezeichnet, welche die Sphincterfunktion der Kardia erhält, die Obstruktion aber behebt. Vielleicht liegt darin der Erfolg der Dehnungsbehandlung, der heute kaum bestritten wird. Gewiß hat diese auch *Nachteile*. BARLOW faßt sie in folgenden Punkten zusammen: unsicheres Resultat;

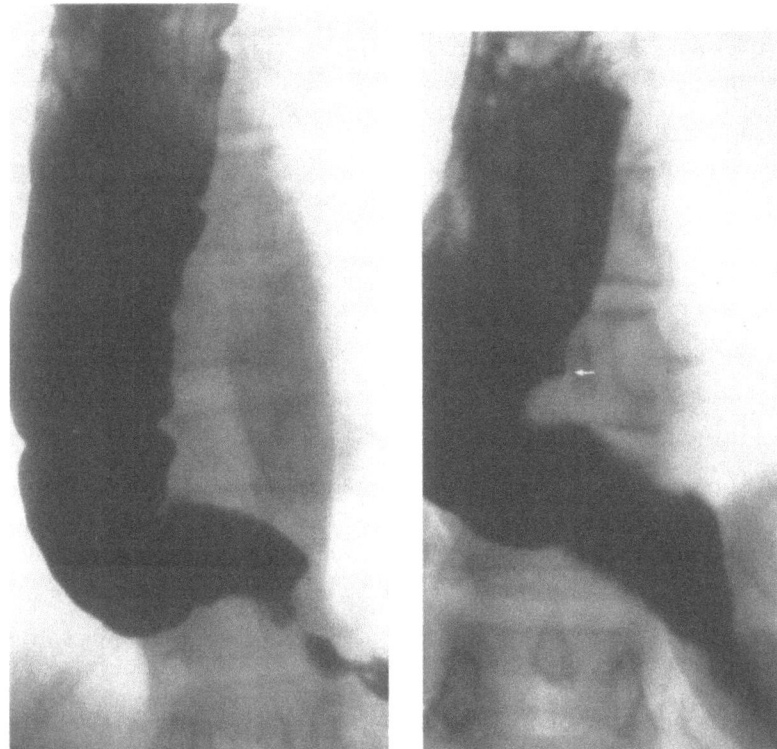

Abb. 1   Abb. 2
vor   nach
der Dehnungsbehandlung mit dem Starckschen Dilatator bei einer 40jährigen Frau (F. F.) bei 12-jähriger Kardiospasmus-Anamnese. Nach der Dilatation (Abb. 2) ist die Kardia deutlich besser durchgängig[1].

blindes Vorgehen; außer dem Schmerz keine Kontrolle der Wirkung der Dehnung; keine Heilung bei starker Erweiterung des Oesophagus. Zum letzten Punkt haben wir bereits erwähnt, daß im Stadium der enormen Erweiterung und Verlängerung des Oesophagus jegliche Behandlung undankbar ist. Die Dauer der Krankheit an sich scheint nicht maßgebend zu sein (OLSEN, ALLISON). Einen substernalen, epigastrischen Schmerz geben die meisten Patienten im Moment der Dehnung an. OLSEN und Mitarbeiter haben in wenigen Fällen auch noch nach Stunden dieselben Schmerzen beobachtet. Sie hielten sie als Beschwerden eines sekundären Oesophagospasmus nach der Dehnung. Daß man den Effekt einer Dehnungsbehandlung auch objektiv darstellen kann, zeigen die Abbildungen 1 und 2. Die Oesophagus-Kardiapassage wurde unmittelbar vor und nach der Dehnung mit dem Starckschen Dilatator im Röntgenbild festgehalten.

---

[1] Die Röntgenaufnahmen stammen aus dem Zentralen Röntgeninstitut des Kantonspitals Zürich (Prof. Dr. H. R. SCHINZ).

STARCK legt zudem Gewicht darauf, den Patienten nach der Dilatation normale Kost essen zu lassen, auch um ihn selbst von der Wirkung der Behandlung zu überzeugen.

Der Hauptvorwurf gegen die Dehnungsbehandlung gilt zweifellos dem blinden Vorgehen und seinen eventuellen Komplikationen. GJERTZ hatte unter 64 Fällen 3 mit Komplikationen, NAGEL 1 unter 57, OLSEN und Mitarbeiter unter 555 Dilatationen in der Mayo-Klinik 24 Komplikationen, nämlich 10 Perforationen, 6 Aspirationspneumonien und 7 mit Hämatemesis.

Auch NISSEN, KAUFMANN, WANGENSTEEN berichten über die Risiken dieser Behandlung. Schon aus den oben angeführten Zahlen geht allerdings hervor, wie klein das Risiko ist. Die Mortalität unter den 555 von OLSEN und Mitarbeitern Behandelten betrug 0,36%.

Um nicht blind vorgehen zu müssen, schlagen besonders die englischen Autoren vor, das Dehnungsinstrument unter Kontrolle des Auges endoskopisch einzuführen. BARRET betont, daß man trotz schwerer klinischer Stenoseerscheinungen immer mit einem Instrument in den Magen gelangen könne, vorausgesetzt, man finde den Weg. Allerdings ist zu sagen, daß es selbst mit dem Oesophagoskop schwierig sein kann, sich in einem extrem erweiterten und geschlängelten Oesophagus zurechtzufinden.

ALLISON hat 59 Patienten mit dem endoskopisch eingeführten hydrostatischen Dilatator nach NEGUS behandelt. Bei 46 war die Methode erfolgreich und zwar bei 29 nach einmaliger, bei 15 nach zweimaliger und bei 2 nach mehrmaliger Dehnung. ALLISON sieht einen großen Vorteil darin, daß diese Therapie ambulant durchgeführt werden kann. Wenn es in einem seiner Fälle zur Oesophagusperforation im Halsteil gekommen ist, so darf man daraus schließen, daß das endoskopische Verfahren auch nicht ganz risikofrei ist.

Um das Dehnungsinstrument sicherer an die Kardia zu leiten, empfehlen die amerikanischen Autoren (FREEMAN, MOERSCH, OLSEN und Mitarbeiter) seit jeher, den Patienten 24 Std vor der Behandlung einen an einer Kugel befestigten Führungsfaden schlucken zu lassen (pro Stunde 30 cm bis ungefähr 4½ m total). Vor Behandlungsbeginn muß der Faden gut verankert sein. Präliminär wird mit Olivensonden über den Faden bougiert. Kann auch eine dicke Sonde nicht in den Magen eingeführt werden, besteht Verdacht auf einen organischen einengenden Prozeß (FREEMAN). Der Vorteil der präliminären Sondierung wird darin erblickt, daß es einmal den Patienten bereits erleichtert und vor allem den Oesophagus entleert, was das Risiko der Dilatation verringert (OLSEN). Diese wird 48—72 Std später mit dem Plummerschen hydrostatischen Dilatator ausgeführt, nach FREEMAN mit dem Druck einer 3—5 m, nach OLSEN und Mitarbeiter bis 7 m hohen Wassersäule. Letztere Autoren geben zu, daß es sich dabei um eine drastische Prozedur handelt, die nicht ganz ungefährlich ist. Für eine gute Wirkung komme es vor allem auf die exakte Lage des Dilatators an der engen Kardia und auf die kräftige einmalige Dehnung an. Etwas frisches Blut am Instrument sei ein Zeichen für eine wirksame Dilatation. War die Dysphagie nicht behoben, wurde nach 48—72 Std das Instrument erneut eingeführt. Bei der ersten Behandlungskur mußte ein Patient durchschnittlich 1,67mal dilatiert werden. Es zeigte sich, daß die Erfolgsaussichten der späteren Kuren schlechter sind als bei der ersten. Von den 452 Nachkontrollierten zeigten 213 (= 69,2%) ein gutes Resultat (OLSEN und Mitarbeiter).

Auch STARCK hat bei hochgradiger Erweiterung des Oesophagus die Fadenmethode angewandt. Nur holte er sich die Silberkugel samt Faden durch eine Magenfistel nach außen und führte sein Instrument retrograd über den Faden an die Kardia. In den letzten Jahren ersetzte er den Faden durch röntgenfähige Haarsonden. Dieses *retrograde Vorgehen* dürfte jedoch nur dann indiziert sein, wenn das

Aufsuchen der Kardia von oben infolge Erweiterung und Verlängerung der Speiseröhre unmöglich ist.

Bei allen andern führt STARCK zuerst einen dicken Magenschlauch bis an die Kardia. Mitunter öffnet sich diese bei leichtem Andrängen des Schlauches. Gelingt dies nicht, empfiehlt STARCK den Versuch mit einem dicken, ovalen Quecksilberschlauch, der durch sein Eigengewicht allmählich in den Magen rutscht. Schlängelt sich der Oesophagus, ist es gefährlich, durch Druck auf den Schlauch die Passage forcieren zu wollen. Unter Umständen empfiehlt es sich, das Manöver mit dem Quecksilberschlauch vor dem Röntgenschirm zu kontrollieren. Anschließend führt STARCK seinen Dilatator ein. Er betont, daß für die mechanische Beseitigung der Kardiastenose der starre Spreizapparat, auf den sich der Druck der Hand direkt überträgt, am zuverlässigsten sei. Er sieht darin einen Vorteil gegenüber den pneumo- oder hydrostatischen Balloninstrumenten. Zur Erleichterung des Einführens und Plazierens des Dilatators können an seiner Spitze elastische, quecksilbergefüllte Schlauchansätze als Pfadfinder befestigt werden. Beim Einführen des Instrumentes sitzt der Patient, hält den Kopf etwas nach hinten. Auf eine Narkose oder Anaesthesie wird bewußt verzichtet, da der Hypertonus der Kardiaregion zur Sprengung nur erwünscht ist. Dazu wird das Instrument rasch und kräftig gespreizt. Da der Riß submukös erfolge und die Schleimhaut dehnbar sei, hält STARCK eine Verletzung durch die Dehnung für ausgeschlossen. Während des Hochziehens des Instrumentes soll dieses mehrmals hintereinander, bis ungefähr zur Mitte des Oesophagus gespreizt werden. Dem Patienten wird nachher normale Kost vorgesetzt. Damit ist aber die Behandlung noch nicht abgeschlossen. STARCK empfiehlt eine Hospitalisation von 2—3 Wochen. Täglich bougieren sich die Patienten mit dicken Magenschläuchen (von 7 cm Umfang). 2—3 mal wird mit dem Dilatator nachgedehnt, evtl. noch häufiger (bis 10 mal), wenn in der ersten Sitzung der Muskelring nicht gesprengt werden konnte, d. h., wenn die Kardia elastisch nachgab und der Dehnung keinen merklichen Widerstand leistete. Die Patienten werden über die einzuhaltende Diät und über die Wichtigkeit des gründlichen Kauens für die Speichelsekretion aufgeklärt. STARCK verwendet seinen Dilatator auch bei Kindern. Nur ist hier der Hypertonus nie so ausgeprägt, daß der Muskelring gesprengt werden kann. Es kommt nur zur maximalen Überdehnung. In seinem Buch (Die Krankheiten der Speiseröhre) wird die Kardiadilatation eines 5 Monate alten Kindes beschrieben. Auch CUYPERS und HERMINGHAUS berichten über erfolgreiche Starcksche Dilatationen bei Kindern.

In der Dehnungsbehandlung an der Zürcher Klinik haben wir uns im wesentlichen an die Technik STARCKS gehalten. Uns scheint das Einführen seines Dilatators weniger traumatisch als das Einführen eines Oesophagoskops, da dessen Schaft schmal und halbstarr ist. Dem Patienten dämpfen wir den Würgreflex zudem mit einem einleitenden Pantocain-Spray. In schwierigen Fällen haben wir die Patienten vorgängig etwas Bariumbrei schlucken lassen, und das Instrument unter Durchleuchtungskontrolle an die Kardia geführt. Komplikationen haben wir in unseren Fällen keine beobachtet.

5. Die chirurgischen Verfahren und ihre Resultate.

Kardiomyotomie nach HELLER. HELLER hat sein der Fredet-Weber-Ramstedtschen Pylorotomie entsprechendes Verfahren 1913 beschrieben. Der ursprüngliche Zugang zum untersten Oesophagussegment war abdominal durch eine obere mediane Laparatomie. Der abdominale Weg gilt heute noch als allgemein üblich, da die Kardiospasmuskranken meist mager sind (TERRACOL). Daß zudem das

Operationstrauma beim abdominalen Vorgehen geringer ist als beim transthorakalen, dürfte besonders bei reduziertem Allgemeinzustand eine wesentliche Rolle
spielen. SANTY erwähnt zusätzlich die Gefahr der Mediastinitis, wenn bei der
transthorakalen Myotomie die Schleimhaut verletzt wird. Allerdings bevorzugen
heute viele Autoren den transthorakalen Weg, wir wir noch sehen werden.

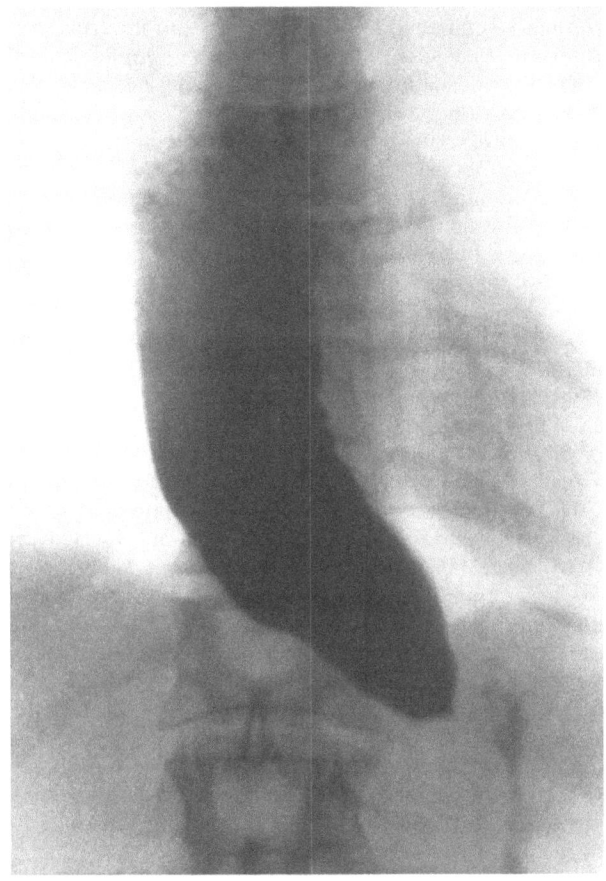

Abb. 3

Abb. 3 und 4. L. F. 1898 10jährige Anamnese. Abb. 3 Zustand vor der Operation am 3. 11. 1945.
Operation nach HELLER (Professor BRUNNER). Seither absolut beschwerdefrei und ohne Stenosegefühl.

Die *Technik des abdominalen Eingriffs* beschreiben wir anhand der Angaben
von LORTAT-JACOB (Chirurgie de l'oesophage). Die mediane Laparatomie reicht
bis zum Processus xiphoides. Unter Umständen kann dieser entfernt werden.

WANGENSTEEN kombiniert diesen Schnitt mit einer distalen, medialen, extrapleuralen Sternotomie. Einen günstigen Zugang bietet auch der linksseitige Rippenbogenrandschnitt, der nötigenfalls mit der Aufklappung des Rippenbogens
nach MARWEDEL verbunden werden kann. Nach Eröffnen des Bauchfells wird der
Magen nach unten gezogen und der linke Leberlappen nach rechts gehalten, evtl.
sein Ligamentum triangulare sin. durchtrennt.

Nach querer Inzision des Peritoneums über dem abdominalen Oesophagus
wird dieser mit Tupfer und Schere mobilisiert, mit einem Streifen angeschlungen
und aus dem Hiatus ausgelöst. Dadurch kann der Oesophagus um einige cm ins
Abdomen gezogen werden. Auch SANTY betont die Notwendigkeit der exakten

Blutstillung bei der Skeletierung, um die Entstehung eines subdiaphragmalen Hämatoms zu verhindern, was später zur Sklerosierung der Kardia führen könnte. Diese Auslösung des Oesophagus aus dem Zwerchfellring hat schon SAUERBRUCH als wichtig erachtet, damals nicht nur zur Durchtrennung der Nervenversorgung des untersten Oesophagus und der Kardia, sondern auch zur Sprengung der Zwerchfellzwinge. Der Stand-

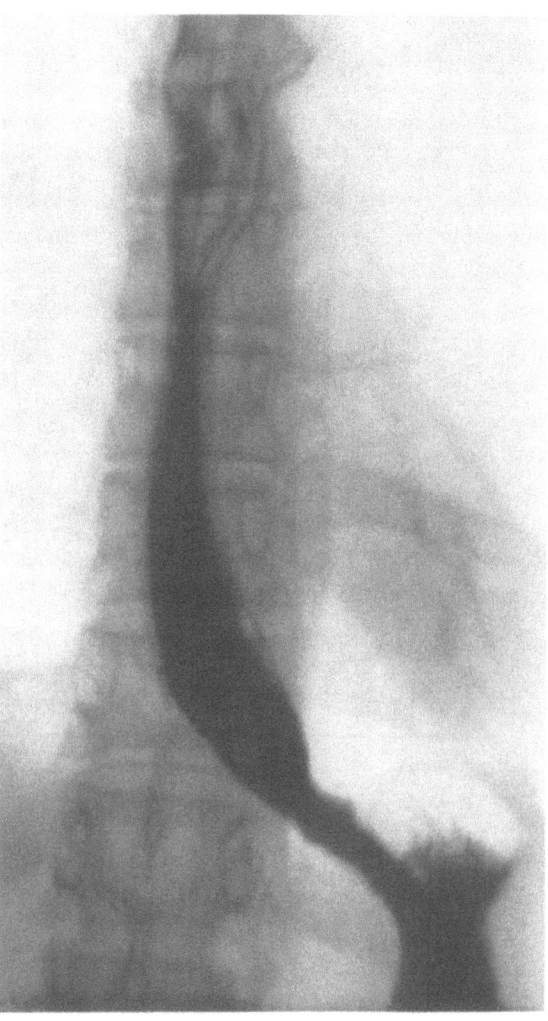

punkt, daß die sympathische Entnervung maßgebend ist, vertritt besonders SANTY. 1943 warf SANTY die Frage auf, ob nicht die Skeletierung des untersten Oesophagus zur Neurotomie genügte und die Myotomie gar nicht nötig wäre. FONTAINE hat auf diese Weise 3 Kranke operiert, d. h. die Kardia ohne extramuköse Incision nur entnervt, angeblich mit gutem Erfolg. Später hielt SANTY, unterstützt von DELANNOY, DUBOURG, HILLEMAND, die Neurotomie am wirksamsten in einer ausgedehnten Myotomie. Für eine doppelte extramuköse Myotomie (an der Vorder- und Hinterseite des Oesophagus) ist HELLER selbst eingetreten. Er verglich die einmalige Durchtrennung mit einem Dammriß 3. Grades, der ohne Funktionsstörung ausheilen kann. ANTTINEN erwähnte kürzlich, daß er in vielen Operationen die vordere und hintere Incision ausgeführt habe. Sonst wird allgemein eine zweite Längsincision nicht gefordert. Hingegen begnügt sich LORTAT-JACOB nicht mit einer einfachen Incision der Muskelschicht, sondern empfiehlt eine bandförmige Myectomie. Dazu wird 1 cm oberhalb des Ma-

Abb. 4 zeigt die absolut freie Oesophaguspassage am 4.10.1952, 7 Jahre postop. Die Dilatation des Oesophagus hat sich weitgehend zurückgebildet. In Trendelenburg-Lage des Patienten kein Reflux des Kontrastbreis vom Magen in den Oesophagus.

gens auf der Vorderseite die Schleimhaut durch einen Knopflochschnitt in der Muscularis freigelegt (BERGERET). Von hier aus geht man vorsichtig mit der gebogenen Schere zwischen Schleimhaut und Muskelschicht kranialwärts und durchtrennt die abgehobene Muscularis unter Sicht, wobei die bereits entblößte Mucosa mit einem kleinen Tupfer zart am Prolabieren gehindert wird. BERGERET empfiehlt die Verwendung einer Verbandschere, da sich damit vom Knopfloch aus die Muscularis und die Mucosa gut trennen lassen. Schwieriger ist diese Trennung an der Kardia selbst. Hier kommt es am häufigsten zur Verletzung der Schleimhaut, da zudem hier perikardiale Gefäße ligiert und durchtrennt werden müssen. Die Myotomie erstreckt sich 2—3 cm auf den Magen.

Schon Bergeret hat die Myotomie auf dem liegenden Finger erwähnt. Wangensteen führt bei der Heller-Operation prinzipiell durch eine kleine quere Gastrotomie den Finger durch die Kardia ein, um dadurch das Risiko der Schleimhautverletzung zu verringern. Er kontrolliert zudem mit der Lupe, ob alle zirkulären Muskelfasern durchtrennt sind. Die Längsinzision soll ungefähr 10—12 cm messen.

Kommt es zu einer *Schleimhautverletzung*, so soll diese exakt mit feinen Nylon-Nähten versorgt und mit Netz oder Peritoneum bedeckt werden. Die Muscularis verwende man besser nicht zur Deckung des Defektes, da sonst Wulstbildungen entstehen, die den Operationseffekt in Frage stellen können. Empfohlen wird auch, ein Sicherheitsdrain in die Nähe der Naht zu legen.

Nach Ochsner u. de Bakey war unter 104 Myotomien aus der Literatur bei 14 eine Schleimhautverletzung beschrieben. Santy hat unter seinen 94 Heller-Operationen nur 6mal eine Schleimhautläsion beobachtet: 2 verliefen ohne Folgen; bei 3 bildete sich eine temporäre Fistel, 1 Patient starb an Mediastinitis (Operation hier transthorakal). Bei 20 Myotomien Lortat-Jacobs entstand 4mal eine Schleimhautläsion (ohne Folgen), bei 19 Operationen Allisons 2mal. Allison gibt aber an, daß die Läsion durch eine Entzündung und Fibrose der Oesophaguswand bedingt war. Solche ausgedehnten Entzündungen können überhaupt den Erfolg der Myotomie gefährden, indem es bei der Heilung zu einer Narbenplatte (Delannoy) oder zur Schrumpfung kommt (Wanke). Zweifellos können solche Schleimhautläsionen und deren Nahtversorgung auch ohne vorangehende entzündliche Wandveränderungen zu vermehrter Narbenbildung führen und damit das Operationsresultat gefährden. Man wird vielleicht bei nicht kleinen Läsionen überlegen, ob man die Operation nicht besser mit einer Kardioplastik beendet, wie es Bergeret in 2 Fällen ausführte. In Anbetracht der unangenehmen Spätfolgen der Kardioplastiken, ist es zu empfehlen, diese je nach der Acidität des Magensaftes mit einer Vagotomie und evtl. einer Magenresektion zu kombinieren. Wir kommen darauf noch zurück.

Hinsichtlich der *Operationsresultate* gibt uns die folgende Zusammenstellung ein ungefähres Bild über die Erfolgsaussichten. Wir haben schon erwähnt, daß sie Pellegrini anhand des 12jährigen Krankengutes Hillemands mit 80% angibt.

Autor	Nach-kontrollierte abdominal operierte Fälle	Resultat gut bis sehr gut bei	Exitus postop.
Santy, Michaud (1949)	91	80	4
Anttinen (1952)	23[1]	16	3
Lortat-Jacob (1951)	20	16	
Dubourg (1949)	17	14	
Delannoy (1949)	14	12	1
Gertz (1952)	11	9	
Hepp (1949)	9	5	
Pieri (1951)	23	22	
Eigene	7	4	

[1] 3 transthorakal op.

Von allen 215 Fällen zusammen war die Operation in 83% erfolgreich. Es besteht wohl kein Zweifel, daß die Beurteilung des Erfolges beim operierten Kardiospasmus oft nicht leicht ist wegen der Diskrepanz zwischen dem funktionellen und dem anatomischen, d. h. röntgenologischen Resultat.

Nach Allison darf klinisch von einem kompletten Erfolg gesprochen werden, wenn der Patient nach der Operation ohne Stenosegefühl und Regurgitation, ohne Beschwerden und ohne Medikamente alles essen kann, auch wenn er dazu vermehrt kauen und trinken muß. Der Erfolg ist nur partiell, wenn hin und wieder ein Stenosegefühl auftritt. Zunahme des Gewichtes und der Körperkräfte sind wichtige Zeichen für die klinische Besserung. Für SANTY ist ebenfalls die Gewichtszunahme maßgebend, dann der röntgenologische Nachweis der Oesophagusentleerung, aber weniger die subjektive Besserung. Röntgenologisch gesehen ist es nach jeglicher Behandlung des Kardiospasmus selten, daß der Oesophagus zur normalen Anatomie und Physiologie zurückkehrt (ALLISON). Je fortgeschrittener die Krankheit ist, desto geringer ist der postoperative Rückgang des Oesophagusvolumens, trotzdem das funktionelle Resultat sehr gut sein kann (MAINGOT). Sicher hat SANTY die größte Erfahrung mit der Hellerschen Operation. Seiner Meinung nach spielen die Größe und Form des Megaoesophagus keine Rolle für das operative Ergebnis. Der dilatiert bleibende Oesophagus ist auch kein Zeichen für ein späteres Rezidiv. Wiederholt wurden aber auch Rückbildungen des Megaoesophagus beobachtet (SANTY, HILLEMAND). Abb. 3—6 dokumentieren diese Inkonstanz des röntgenologischen Verhaltens des Oesophagus 7 Jahre nach der Operation bei 2 unserer Fälle, die klinisch geheilt sind.

Um den Erfolg der *Hellerschen Operation* zu verbessern, sind besonders FONTAINE, HEPP, HILLEMAND dafür eingetreten, sie *mit der Resektion der Nn. splanchnici* zu *kombinieren*. Die Entwicklung der Thoraxchirurgie war selbstverständlich dieser Idee sehr förderlich, da nur transthorakal die Splanchnici samt Grenzstrang, wie es FONTAINE vorschlägt, ausreichend entfernt werden können. Auch wenn man mit SANTY die Neurotomie am wirksamsten in der ausgedehnten Myotomie sieht, so bietet der *transthorakale Zugang* ein wesentlich radikaleres Vorgehen. Dazu kommt noch der Vorteil der Übersicht über den thorakalen Oesophagus, was bei älteren Patienten mit Verdacht auf einen malignen Prozeß sehr erwünscht ist (LORTAT-JACOB, SANTY). FONTAINE stellte bereits fest, daß durch den transthorakalen Eingriff ein konstanterer Erfolg und eine größere Übereinstimmung zwischen klinischer Besserung und Rückgang der Oesophagusdilatation zu erwarten ist. ALLISON, WOOLER, OLSEN sind ihrerseits bereits für das transthorakale Vorgehen eingetreten.

Zur Technik sei noch folgendes bemerkt: Die Eröffnung der linken Brusthöhle erfolgt durch Resektion der 8. oder 9. Rippe. Die Pleura mediastinalis wird über dem Oesophagus längs incidiert. ALLISON infiltriert vorher das Mediastinum mit einem Lokalanaestheticum. Bei der möglichst stumpfen Auslösung des Oesophagus (OLSEN) soll seine Hinterseite wegen der Gefäßversorgung geschont werden (LORTAT-JACOB). Während ALLISON nur eine Längsmyotomie von wenigen cm ausführt, eine solche von höchstens 10 cm, empfehlen FONTAINE und LORTAT-JACOB, die Incision so ausgedehnt wie möglich zu machen. LORTAT-JACOB geht so vor, daß er auf der Höhe der Vena pulmonalis inferior einen Streifen unter dem Oesophagus durchzieht und von hier aus die Myotomie resp. eine bandförmige Myectomie beginnt, nach oben bis zum Aortenbogen, nach unten bis auf den Magen. Dazu wird mit Hilfe des Streifenzügels der Oesophagus etwas aus dem Mediastinum gezogen und gespannt. Im Hiatus müssen perioesophageale Adhaesionen gelöst und die nach oben gezogene vordere Peritonealfalte durchtrennt werden. Es gelinge in den meisten Fällen, auf diese Weise die Kardia in den Thorax zu ziehen, ohne daß der Hiatus mit dem Messer erweitert werden muß. Vor der Myotomie werden die linksseitigen Vagusfasern möglichst nach medial geschoben (OLSEN). Nach exakter Blutstillung und Fixation der verschlossenen Peritonealfalte an die vordere Oesophaguswand läßt man den abdominalen Oesophagusteil wieder durch den Hiatus zurückschlüpfen. Hat man den Hiatus durch Incision erweitert, muß diese exakt wieder vernäht werden, um die Entstehung einer Hiatushernie zu verhindern. Die Pleura mediastinalis wird mit einigen Knopfnähten wieder vereinigt. FONTAINE reseziert zusätzlich noch die Nn. splanchnici samt dem Truncus sympathicus von D 4 bis zum Zwerchfell.

Daß das Symptomenbild einer Hiatushernie auch nach einer Hellerschen Operation auftreten kann, beschreibt RESANO. Er macht dafür einen operationsbedingten Defekt des Hiatus verantwortlich.

VALDONI berichtet über 3 Fälle von Magensaftreflux und Oesophagitis nach Hellerscher Operation. Er vermutet die Ursache des Reflux in der ausgedehnten

Myotomie. Wie schwierig es sein kann, den Grund zur Entstehung einer spät-postoperativen Oesophagitis und Ulceration festzustellen, möchten wir am folgenden eigenen Fall zeigen:

Bei J. W., 1892, wurde 1944 wegen oesophagoskopischem Verdacht auf ein Kardiacarcinom eine obere mediane Laparatomie ausgeführt. Die Revision der Kardia ergab nichts Abnormes. In den nächsten 2 Jahren kam es zum typischen Bild eines Kardiospasmus.

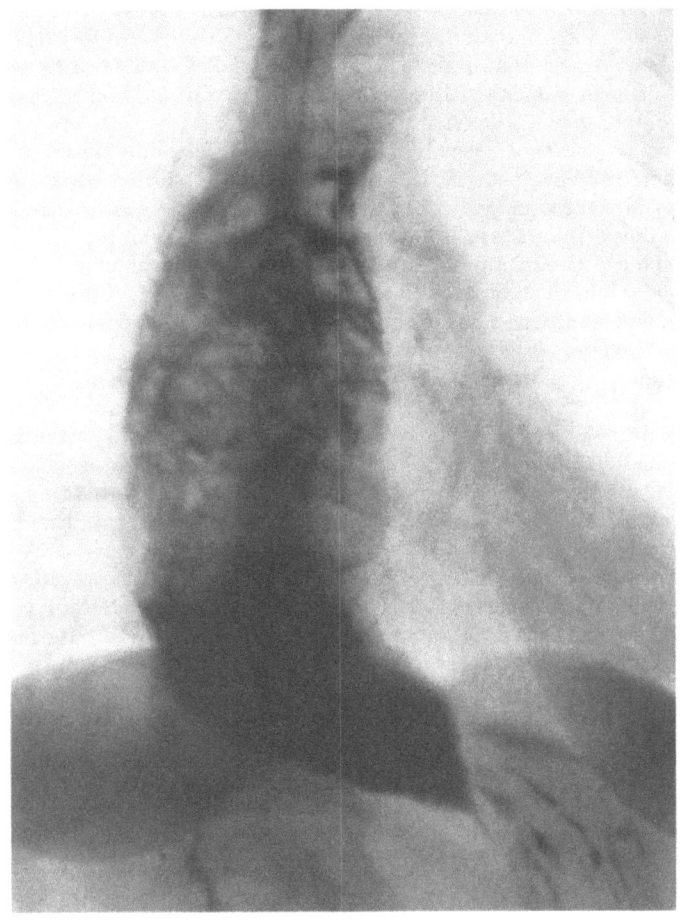

Abb. 5

Abb. 5 und 6. F. B. Anamnese seit 1937. Bougierungen und Splanchnicusanaesthesien erfolglos. Abb. 5: Zustand vor der *Operation nach* HELLER (Professor BRUNNER) am 19. 11. 1946. ½ Jahr später schreibt die Patientin, sie könne wieder alles essen wie ein normaler Mensch.

Abdominale *Operation nach* HELLER (Prof. BRUNNER) am 1. 3. 46. Von der früheren Operation bestanden Verwachsungen. 6 cm lange Myotomie. An 2 Stellen wurde die Schleimhaut geringgradig verletzt. Der postoperative Verlauf war komplikationslos. 3 Wochen nach der Operation war die Kardiapassage ungehindert. 6 Wochen später wieder Dysphagie und Regurgitationen, bei erneuter Kardiastenose. Bei der Oesophagoskopie (Prof. NAGER) am 30. 8. 46 konnte das Rohr die Kardia nicht passieren. Die Schleimhaut zeigte keine Veränderungen, hingegen quoll Magensaft in den Oesophagus herauf. Auch bei wiederholter Oesophagoskopie 1950 konnte nur eine spastische Kardia festgestellt werden. Der Patient war zeitweise beschwerdefrei, hatte aber 1952 wieder vermehrte Dysphagie. Die Röntgenuntersuchung vom 22. 9. 52 (Abb. 7) ergab dementsprechend eine spastische Kardia mit einer deutlichen Ulcus-nische. In Kopftieflage war aber kein Reflux des Kontrastbreis aus dem Magen nachzuweisen. Bei einer erneuten Oesophagoskopie fanden sich an der Kardia sogar mehrere eindeutige Ulcera. Nach wiederholter Bougierung verschwand die Dysphagie wieder. Mit entsprechender

Diät, gelegentlichen Selbstbougierungen, Hochlagerung des Oberkörpers nachts, konnte sich der Patient weiterhin ziemlich beschwerdefrei halten.

Kardioplastik nach Marwedel-Wendel. (Heineke-Mikulicz). Heineke und etwas später Mikulicz hatten 1888 ,,zur operativen Behandlung des stenosierenden Magengeschwürs" eine Pyloroplastik angegeben, bei der die längs

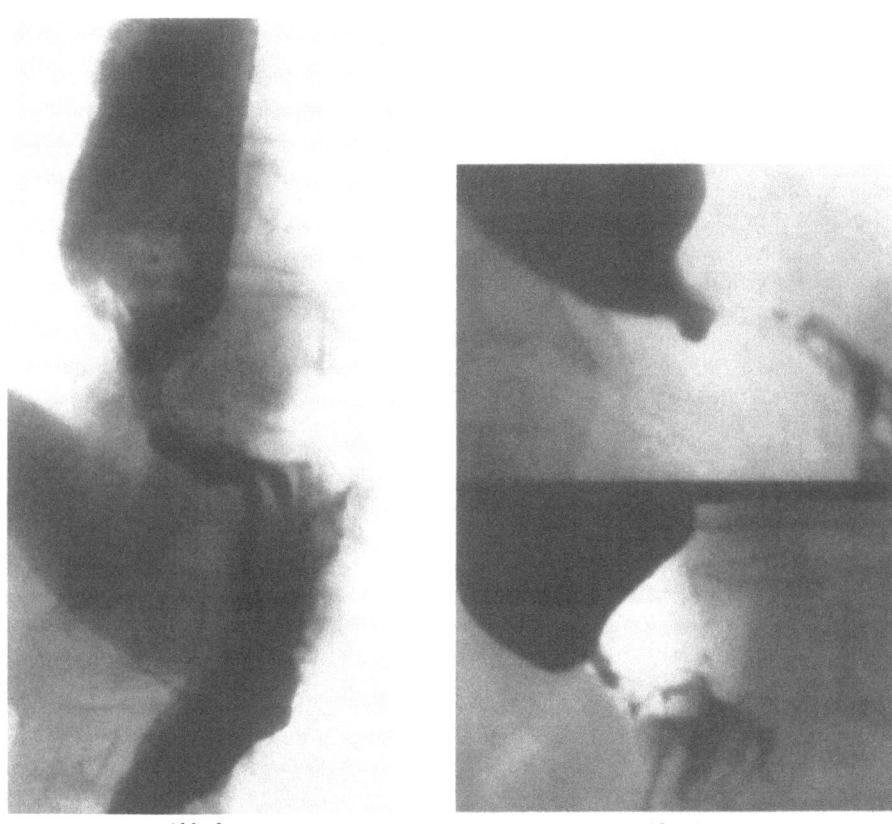

Abb. 6   Abb. 7

Abb. 6 zeigt den Zustand bei einer Nachkontrolle am 22. 12. 1953. Der Oesophagus ist noch unregelmäßig, schlaff dilatiert, ohne wesentliche Peristaltik. Eine Stenose besteht aber nicht.
Abb. 7. Spastische Kardia mit Ulcusnische.

incidierte ganze Wand des verengten Pylorus quer wieder vernäht wurde. Marwedel hatte später die Idee, beim Kardiospasmus analog vorzugehen. Wendel führte diese Kardioplastik erstmals 1909 bei einer 46jährigen Patientin aus. Als Zugang wählte er den Rippenbogenrandschnitt links mit Aufklappen des Rippenbogens.

Aus den Veröffentlichungen der letzten Jahre geht hervor, daß die meisten Autoren das transthorakale Verfahren gewählt haben. Der Zugang und die Darstellung des Oesophagus und der Kardia sind technisch gleich wie bei der transthorakalen Myotomie. Die Längseröffnung des verengten Kardialumens und dessen quere zwei- bis dreischichtige Vernähung verlangen selbstverständlich eine ausgedehntere Mobilisation der Kardia. Wir haben in unseren Fällen immer den Hiatus links gespalten. Durch die quere Naht kommt es zu einer relativen Verkürzung des untersten Oesophagus, so daß oft Schwierigkeiten bestehen, die

Kardia und den obersten Magenteil wieder abdominal zurückzuverlagern. Wenn man nun den Hiatus an die in den Thorax gezogene Magenwand befestigen muß, erzeugt man eine Hiatushernie.

Nachdem 1948 ALLISON und OLSEN, HARRINGTON ausführlich auf die Bedeutung der Insuffizienz des Hiatus und der mediastinalen Gleithernie der Kardia für das Zustandekommen der Reflux-Oesophagitis hingewiesen haben, wurde erkannt, daß man bei der operativen Behandlung des Kardiospasmus auf die Empfindlichkeit des Oesophagus auf Magensaft zu unachtsam war (WANGENSTEEN).

Das zeigte sich deutlich genug in den Erfahrungen, welche mit den Kardioplastiken gemacht wurden. Wenn OCHSNER u. DE BAKEY 1940 aus der Literatur noch unter 20 nach MARWEDEL-WENDEL operierten Kardiospasmen 19 Geheilte zitierten, mehrten sich später die Angaben über Komplikationen. WULFF, MALM fanden unter 18 solchen Operierten, 1—7 Jahre postoperativ kontrolliert, in 7 Fällen schwere hypochrome Anämien. Als Ursachen der Blutungen wurden in 6 Fällen oesophagoskopisch peptische Oesophagitis und Granulationen an der Kardia festgestellt. D'ALLAINES, LORTAT-JACOB sahen von 6 operierten Patienten bei 3 Ulcera peptica an der Kardia entstehen. COUINAUD beobachtete dies ebenfalls bei 3 Operierten, BARRET bei 4 von 6 Operierten. SALZER hatte allerdings laut einer persönlichen Mitteilung 1952 unter ungefähr 20 operierten Fällen nur wenige derartige Komplikationen angetroffen. Auch SWEET sprach 1951 nur von 3 Fällen mit Zeichen einer Oesophagitis unter 26 Kardioplastiken.

Wir haben aus unserem Krankengut bis 1950 9 Patienten nach MARWEDEL-WENDEL operiert. Bei der Nachkontrolle 1953 waren nur 2 Operierte annähernd beschwerdefrei. 1 Patient starb 3 Jahre postoperativ an einem Kardiacarcinom. Bei einem andern Patienten war trotz der Operation die Dysphagie nicht behoben, und er mußte 2 Jahre später reoperiert werden (Anastomose). Bei den restlichen 5 Patienten traten spätestens 4 Monate nach der Operation die Symptome der Oesophagitis auf: retrosternale brennende Schmerzen (besonders beim Liegen oder beim sich Bücken), saures Aufstoßen und Regurgitieren, dann Pechstühle und zunehmende Anämien und erst später erneute Dysphagien. Dies entspricht der Entwicklung der Reflux-Oesophagitis über die Ulceration zur fibrösen Stenose (ALLISON). Bei 2 Patienten konnten wir endoskopisch die Ulcera verifizieren. Im einen Fall ergab die histologische Untersuchung der Probeexcision eine Oesophagitis ulcerosa. Die Röntgenaufnahmen ließen durchwegs keine sicheren Ulcusnischen erkennen, teils wegen der flachen Ulcera, die oft ausgefüllt sind (COCCHI), teils durch die Veränderungen der Operation (COUINAUD). Hingegen konnten wir in 3 Fällen mittels der Trendelenburg-Lage des Patienten eindeutig den Reflux des Kontrastmittels vom Magen in den Oesophagus nachweisen. Eine dieser Krankengeschichten erachten wir als erwähnenswert:

Frau M. W., 1911. Schluckbeschwerden seit dem 20. Lebensjahr. 1932 Magenfistel während 9 Wochen. Klinikeintritt im Juli 1948. Hochgradiger Kardiospasmus mit 6 cm breit erweitertem Oesophagus.

Operation am 31. 8. 48 (Prof. BRUNNER): *Kardioplastik nach* MARWEDEL-WENDEL (7 cm lange Längsincision quer vernäht. Ein Teil des Magens intrathorakal verlagert). Postop. Verlauf komplikationslos. Bei der Entlassung am 29. 9. beschwerdefrei, mit guter Kardiapassage im Röntgenbild. Seit Beginn 1949 retrosternale Schmerzen. Keine Dysphagie. Im Mai 1949 Hämoglobin 55%.

Klinikeintritt im November 1949. Oesophaguskopie (Prof. RÜEDI): Oesophagitis ulcerosa. Hyperchlorhydrie des Magensaftes. Im Röntgenbild sind keine sicheren Ulcusnischen erkennbar.

6. 12. 49 *transthorakale Vagotomie* (Prof. BRUNNER). Nachkontrolle 20. 10. 50: Patient fast beschwerdefrei, nur hin und wieder retrosternale Schmerzen. Magensaft hypacid. Röntgenaufnahme: Ordentliche Kardiapassage. Schleimhaut hier grobhöckerig verändert. Nachkontrolle 28. 8. 51: Status: idem. Hämoglobin 71%. Röntgenbild (in Trendelenburg-Lage): Deutlicher Reflux aus dem Magen in den Oesophagus. Die „künstliche" Hiatushernie ist gut sichtbar (Abb. 8).

Seit Sommer 1952 wieder stärkere Schmerzen retrosternal mit Ausstrahlungen in den Rücken und oft wieder saures Aufstoßen.

Klinikeintritt als Notfall am 26. 1. 53 wegen hochgradiger Anämie. Magensaft erneut hyperacid. Die Röntgenuntersuchung ergibt kein sicheres Ulcus an der Kardia, hingegen Verdacht auf ein Ulcus an der Magenhinterwand. Zur Ausschaltung des evtl. Ulcus und der Säureproduktion wird am 24. 2. 53 eine $^2/_3$-*Magenresektion nach Billroth II* ausgeführt. Im Präparat konnte kein Magenulcus nachgewiesen werden. März 1954: Keine Besserung. Häufig saures Aufstoßen und Erbrechen. Vermehrte brennende Beschwerden retrosternal. Nach strenger Arbeit oder Ärger wieder Dysphagien. Seit der letzten Hospitalisation Hämoglobinwert 3 mal auf 40% abgesunken.

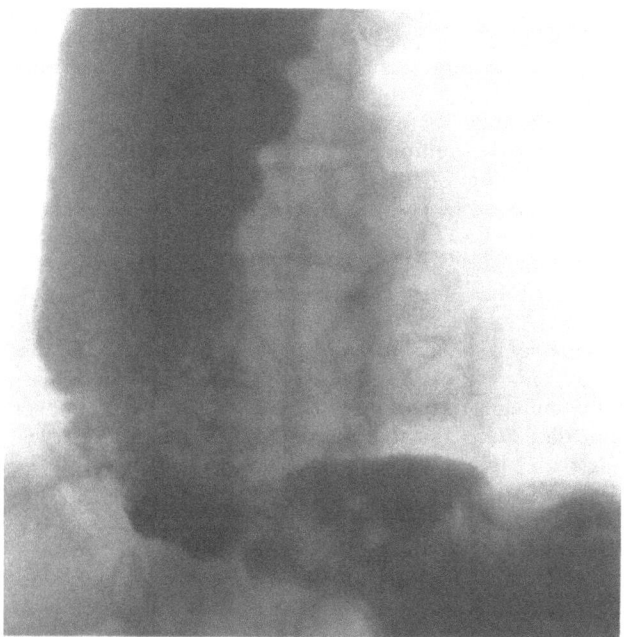

Abb. 8. Siehe Text.

In diesem Krankheitsverlauf dürfte die große Bedeutung des postoperativen Reflux unverkennbar sein. COUINAUD ist der Meinung, daß die Oesophagitis eine „maladie en développement" sei, unter anderem auch infolge der Entwicklung der Oesophagus-Kardiachirurgie. In diesem Zusammenhang betont auch BARRET, daß nach jeder Operation, die den „Sphinctermechanismus" der Kardia zerstöre oder kurz schließe (durch Anastomose), unweigerlich eine Oesophagitis entstehe.

WULFF u. MALM haben bei der oesophagoskopischen Untersuchung ihrer Fälle 2 Arten von Veränderungen gefunden: die peptischen Schleimhautveränderungen mit Ulcera und Granulationsgewebe an der Nahtstelle. Experimentell konnten sie an Hunden nach transpleuraler Kardioplastik zeigen, daß die Oesophagitis und Ulcera mit dem Grad der Magensaftacidität zusammenhingen. Die Ulcera entwickelten sich schneller bei denjenigen operierten Hunden, welchen täglich durch Histamininjektionen eine Hypersekretion erzeugt wurde. Die Autoren konnten ferner auch experimentell nachweisen, daß die Bildung von leicht blutendem Granulationsgewebe an der Nahtstelle auf schlechter Heilungstendenz beruht, durch bakteriellen Einfluß des stagnierenden Oesophagusinhaltes.

Zur Bedeutung der Acidität für das Zustandekommen der peptischen Veränderungen ist interessant, daß ALLISON unter 21 operierten Kardiacarcinomen, wobei der Oesophagus und Magen partiell reseziert und beide Stümpfe im Thorax anastomosiert wurden, in 4 Fällen mit Dysphagien dort oesophagoskopisch Ulcera fand. Der Magensaft war nach Testmahlzeit mit Histamin in 1 Fall normacid, im 2. hypacid und bei den restlichen anacid. Entsprechend betont auch WANGENSTEEN, die Empfindlichkeit des Oesophagus auf Reflux sei derart, daß eine Oesophagitis entstehe, gleichgültig, ob der Magensaft acid oder anacid sei. Selbst nach Oesophagojejunostomie bei totaler Magenresektion kann eine Oesophagitis auftreten, wenn ein Reflux von alkalischem Gallensaft möglich ist (LORTAT-JACOB).

Kardioplastik nach GRÖNDAHL (FINNEY). 1902 veröffentlichte FINNEY seine neue Pyloroplastik. Der U-Schnitt wird so ausgeführt, daß der eine Schenkel des U auf den erweiterten Magenteil, der andere auf den abführenden Duodenalteil und das Knie des U auf den verengten Pylorus zu liegen kommen. GRÖNDAHL hat diese Technik 1916 zur Kardioplastik oder anschaulicher gesagt zur U-Oesophagogastrostomie empfohlen, wobei hier durch das Knie des U auch die Kardia eröffnet und in die Anastomose zwischen unterstem Oesophagus und Magenfundus miteinbezogen wird. Genauer gesehen handelt es sich eigentlich beim Gröndahlschen Verfahren um eine Kombination von plastischer Erweiterung und Anastomose.

So bezeichnete FREY seine Oesophagogastrostomie als eine kardioplastische, indem er nach Anlegen der hinteren Anastomosennaht auf einer durch die Kardia geführten Kochersonde den Sporn zwischen Kardia und Anastomose durchtrennt. Auch bei OCHSNER u. DE BAKEY figuriert das Gröndahlsche Verfahren als modifizierte Oesophagogastrostomie unter den Anastomosenoperationen. Es liegt auf der Hand, daß diese Methode besonders für den stark erweiterten und verlängerten Megaoesophagus indiziert ist, der dem Magenfundus s-förmig anliegt (vgl. Abb. 10).

SCOTT hat auf einige technische Einzelheiten des *abdominalen Vorgehens* hingewiesen. Er schlingt mit einem Streifen die enge Kardia an und zieht sie an diesem Zügel kräftig herunter, damit sich die Peritonealumschlagsfalte am Hiatus zur Incision spannt. Ferner erreicht man mit dem Zug, daß sich der s-förmige erweiterte Oesophagusschenkel eng an den Magenfundus anlegt, so daß dadurch die Ausführung der hinteren Nahtreihen der U-Anastomose erleichtert wird.

Wie die Marwedel-Wendelsche Plastik ist auch die Gröndahlsche wegen der Spätkomplikationen etwas in Mißkredit geraten.

GERTZ nimmt zwar an, daß bei der transperitonealen Kardioplastik die Gefahr der Refluxentstehung geringer sei. Dafür müsse man eventuell eine schlechtere Kardiapassage in Kauf nehmen. SCOTT berichtet über 2 Patienten, die 6 Jahre nach der abdominalen Operation noch beschwerdefrei waren.

Von den Autoren, welche die Kardioplastik *transthorakal* vornehmen, scheint niemand über ein komplikationsfreies Krankengut zu verfügen, außer bei kurzfristiger Beobachtungsdauer (TSENG).

GARLOCK sagt hier mit Recht, daß die Oesophagitiden und die folgenden Blutungen umso häufiger auftreten, je länger die operierten Patienten nachkontrolliert würden. GARLOCK zählt unter 10 nach GRÖNDAHL transthorakal Operierten 2 mit blutender Oesophagitis; WOMACK unter 9 Operierten 2, dann 4. Auch LANZARA beobachtete peptische Oesophagitiden nach der Gröndahlschen Operation. KAY erwähnt 9 solche Fälle (darunter 4 mit schweren Blutungen) unter 32 Kardioplastiken (GRÖNDAHL und MARWEDEL-WENDEL).

Zwei eigene Patientinnen, die nach GRÖNDAHL transthorakal operiert wurden (Prof. BRUNNER), hatten beide nach einem absolut beschwerdefreien Intervall von $\frac{1}{2}$ und 1 Jahr Zeichen der Oesophagitis und schwere Anämien. Die eine Patientin wurde gleichzeitig bei der Kardioplastik beidseits vagotomiert. Trotzdem traten 1 Jahr später die Komplikationen auf.

Bei der andern Patientin mit einer hochgradigen Oesophaguserweiterung (Abb. 9 u. 10) nahmen wir 1½ Jahre nach der Kardioplastik die beidseitige Vagotomie transthorakal vor, nachdem Prof. RÜEDI endoskopisch ein blutendes Ulcus im untern Oesophagusabschnitt verschorft hatte. Die Patientin fühlte sich seither (3 Jahre) wesentlich besser und hat seit 2 Jahren nicht mehr geblutet.

Oesophagogastrostomie: (subphrenisch nach HEYROVSKY, intrathorakal nach SAUERBRUCH). HEYROVSKY erwähnte in seiner Originalarbeit 1911, daß bei der idiopathischen Dilatation des Oesophagus eine Verlagerung des Magenfundus in den Pleuraraum zur Anastomose mit dem Oesophagus nicht notwendig sei, wie das SAUERBRUCH an Hunden schon mehrfach mit Erfolg intrathorakal ausgeführt hatte. Zur Schaffung eines genügenden Zugangs klappte HEYROVSKY den linken Rippenbogen nach MARWEDEL auf. Nach Einschneiden des Peritoneums am Hiatus rings um den Oesophagus konnte er dessen untere erweiterte Partie genügend ins Abdomen herunterziehen, um damit eine Anastomose mit dem Magenfundus herzustellen. Nach HEYROVSKY eignet sich seine Methode nicht nur für Fälle mit hochgradiger Verlängerung der Speiseröhre, sondern auch für solche mäßigen Grades.

FREY, DUSCHL stellten aus 30 Berichten über abdominal Operierte fest, daß 29 davon geheilt oder gebessert waren. OCHSNER u. DE BAKEY sammelten bis 1940 88 Fälle von Anastomosenoperierten aus der Literatur, bis 1949 sogar 157. Davon wurden in 95,5% gute Resultate erzielt. Die Sterblichkeit betrug 3,1%. Unter ihren 12 eigenen Fällen beobachteten sie nur in 1 Fall ein Ulcus pept. Laut Beschreibung ihrer Operationstechnik (1940) wurde eine U-Anastomose verwendet. DE BAKEY bestätigte 1951, daß es nach wie vor das Verfahren der Wahl sei. Postoperative Oesophagitiden hätte er nur selten beobachtet. PLJACKIJ stellte in der russischen Literatur unter 62 Fällen 55 gute Resultate fest (89%). Nach PORTUGALOW ist die Mortalität 4%. SCHÜTTEMEYER berichtet von 10 operierten Kranken, die rezidiv- und beschwerdefrei sind, SCHIEBEL über 4 und SIFERS über 3 erfolgreich Operierte. Von 9 Fällen verlor WACHS 1 Patienten an Nahtinsuffizienz; die übrigen zeigten guten Erfolg. FINSTERER sieht in der Anastomosenoperation die radikalste Methode, die sich besonders bei starker Erweiterung des Oesophagus und bei narbiger Stenose eignet. Günstig wirkt sich die gleichzeitige Durchtrennung der Kardia aus. FINSTERER erinnert hier an den analogen Unterschied zwischen der Gastro-duodenostomie nach KOCHER und der Finney-Pyloroplastik.

Auch WANKE u. SCHÜTTEMEYER halten die subphrenische Anastomose hinsichtlich Mortalität (3,6%) und Rezidivgefahr den Verfahren von HELLER und MARWEDEL-WENDEL für überlegen.

Andererseits werden aber auch die von den Plastiken her bekannten *Komplikationen* beschrieben. BELL beobachtete in 1 Fall unter 9 Operierten epigastrische Beschwerden und sekundäre Anämie; GRIMSON in 2 Fällen ebenfalls unter 9. Bei einem abdominal Operierten von GILL, CHILD traten nächtliche Regurgitationen im Liegen auf. NISSEN hatte einen Patienten, der längere Zeit nach der Operation zu bluten begann. Von 4 operierten Patienten OLSENs starb einer an Ulcusblutung. SCHALM veröffentlichte einen Todesfall 2 Jahre postop. infolge eines in den Herzbeutel perforierten Ulcus pept. neben der Oesophagogastrostomie.

Auf das *transthorakale* Vorgehen SAUERBRUCHS sind 1936 FREY u. DUSCHL näher eingegangen und haben ausführlich über ihre 4 eigenen Operationen und deren Verläufe referiert. Den als Ventilverschluß funktionierenden Sporn zwischen Anastomose und Kardia hat FREY in 2 Fällen nachträglich durch Gastrotomie mit einer Klemme durchgequetscht. Wie oben erwähnt, hat FREY später bei der sog. kardioplastischen Oesophagogastrostomie den Sporn gleichzeitig durch die Anastomose durchtrennt.

Ebenfalls 1936, am 60. Deutschen Chirurgenkongreß, konnte HENSCHEN über den günstigen Verlauf seines 21 Jahre vorher operierten Grindelwaldner Senns mit der ersten gelungenen transpleuralen Oesophagogastrostomie berichten. Als springende Punkte für die Operation gab HENSCHEN damals an: Temporäre Ruhigstellung des Zwerchfells durch Novocaininjektion auf den Nervus phrenicus; Anlegen einer weiten Anastomose; Verlagerung der beendeten Anastomose unter das Zwerchfell. All dies hat heute noch Geltung. Damals war für den letzten

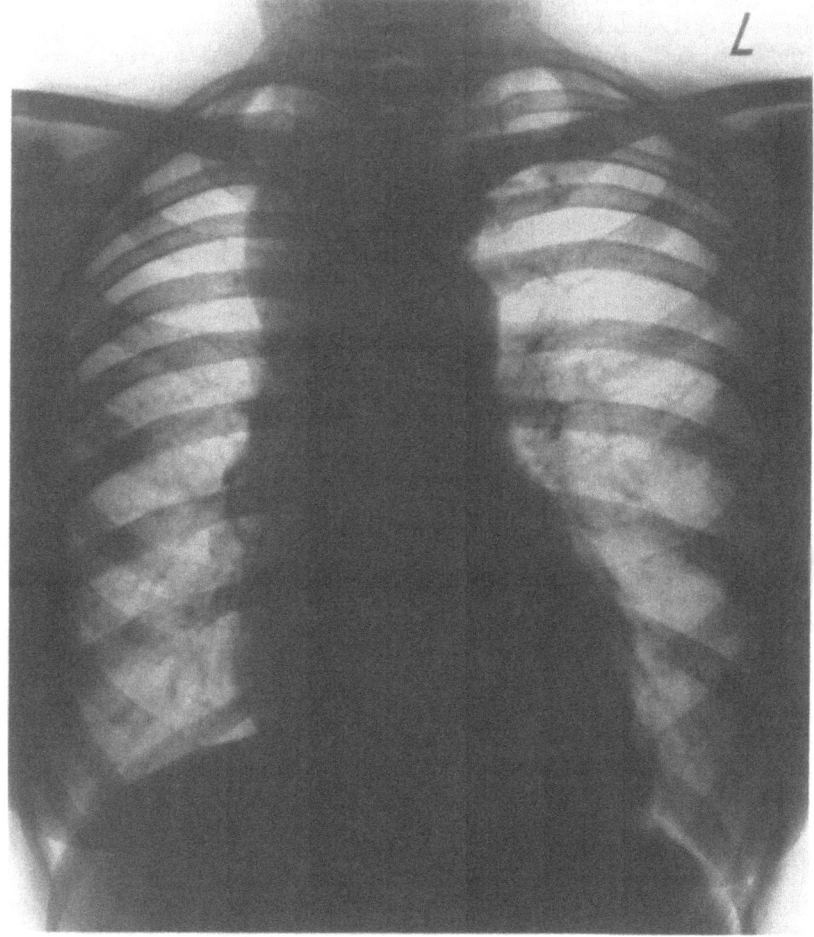

Abb. 9. E. M. 1903. Schluckbeschwerden seit 17 Jahren. Klinikeinweisung wegen Verdacht auf Mediastinaltumor.

Punkt die erhöhte Infektionsgefahr der Pleurahöhle maßgebend, heute die Er-kenntnis, daß die transthorakale Operation die Entstehung einer Zwerchfell-hernie begünstigt (D'ALLAINES), und es mit der Ausschaltung oder Kurzschließung der Kardia (BARRET) zum Reflux-Syndrom kommen kann. Von 19 transthora-kalen Oesophagogastrostomien BARRETS haben 16 nach sehr guten Frühresul-taten Schmerzen und Dysphagien und sekundäre Anämien auf Grund einer Oesophagitis. GARLOCK sah bei einer 42jährigen Frau mit transthorakaler Ana-stomose Blutungen von einer peptischen Oesophagitis, obschon eine komplette Achlorhydrie bestand. Auch GARLOCK ist der Meinung, daß man mit einer ad-äquaten Anastomose die Schluckbeschwerden beheben könne, aber gleichzeitig den Reflux fördere.

GILL u. CHILD berichten über 2 mehrjährig beobachtete Fälle nach transthorakaler Operation, die nicht gebessert sind, und über 4 kurzfristig verfolgte,
die beschwerdefrei sind. HAWTHORNE, DAVIS bestätigen an 14 Fällen, daß die
Frühresultate nach der Oesophagogastrostomie gut sind, die Spätresultate oft
enttäuschend.

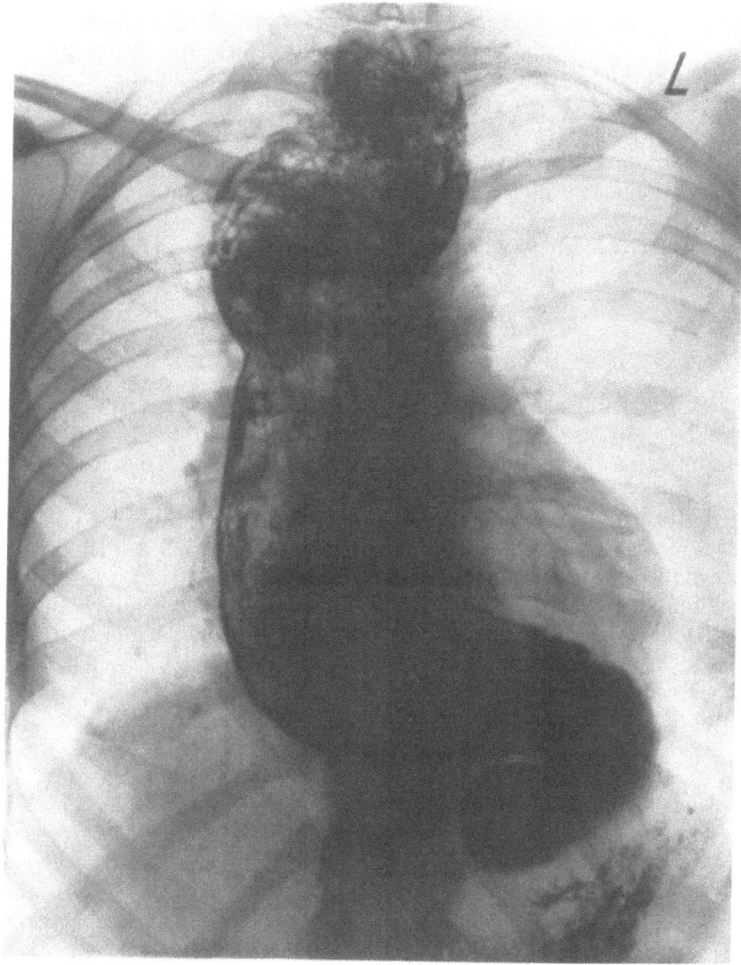

Abb. 10. Gleiche Patientin mit Kontrastmittelfüllung des hochgradig erweiterten und verlängerten
Oesophagus.

Resektion der Kardia. Währenddem in neuerer Zeit auch TERRACOL auf das
Mißverhältnis hinweist zwischen diesem größeren, für das Carcinom indizierten
Eingriff und der relativen Gutartigkeit des Kardiospasmus, treten doch einige
Autoren (WANGENSTEEN, HOOVER, WOMACK, WULFF, LANZARA) für eine primäre
Resektion ein, wenn der Kardiospasmus durch einen stark erweiterten, langen
und gewundenen Oesophagus oder durch eine Divertikelbildung kompliziert ist.
Wegen der Ausschaltung der Kardia und des dadurch ermöglichten Reflux von
saurem Magensaft wird eine partielle Mitresektion des Magens empfohlen.

WANGENSTEEN versteht unter seiner „physiologischen Operation" die Resektion des weiten distalen Oesophagussegmentes und der verengten Kardia, dann

die Resektion des gesamten säureproduzierenden Magenteils. Der Zugang ist
abdominal, durch mediane Laparotomie mit medianer Spaltung des unteren
Sternums. Der distale Oesophagus wird extrapleural mobilisiert. Mit dem Oesophagus und der Kardia werden auch beide Nn. vagi mitentfernt. Vom Magen
bleibt nur das Antrum erhalten, das mit dem Oesophagusstumpf anastomosiert
wird. Um eine durch die Vagotomie erzeugte Pylorusstenose zu verhindern, führt
WANGENSTEEN gleichzeitig die Pylorotomie nach FREDET-WEBER-RAMSTEDT
aus. WANGENSTEEN hat 7 so operierte Patienten beschwerdefrei gemacht. Wo-
MACK berichtet über 10 auf ähnliche Art operierte Fälle. Bei 2 Fällen traten
trotzdem Ulcera in der Anastomosengegend auf. SWEET beobachtete nach 8
Resektionen zweimal Oesophagitiden und einmal eine Blutung. KAY erwähnt
unter 3 Resektionsfällen einen mit Ulcus und Blutung.

Die Resektion ist zweifellos indiziert, wenn Verdacht auf ein Carcinom besteht.
Sie kommt weiterhin bei einer Rezidivoperation in Frage (HOOVER) oder zur Be-
handlung des schweren postoperativen peptischen Syndroms, dem der folgende
Abschnitt gilt.

6. Zur Verhütung und Behandlung der postoperativen peptischen Oesophagitis und Ulceration.

Nicht ohne Grund sind wir im Abschnitt des MARWEDEL-WENDELschen Verfahrens näher auf die Bedeutung der operativen Entstehung des Zwerchfell-
defektes und der Zwerchfellhernie für das Zustandekommen des Reflux und seiner
Folgen (ALLISON, OLSEN, HARRINGTON) eingegangen. Die Erfahrung hat doch
gezeigt, daß besonders bei den plastischen Eingriffen mit der postoperativen
Reflux-Oesophagitis gerechnet werden muß. Man kann sich des Eindruckes nicht
erwehren, daß diese Komplikationen häufiger geworden sind, seitdem vermehrt
der transthorakale Weg gewählt wird. D'ALLAINES sieht darin eine Begünstigung
der Hernienbildung. Der Hiatus wird oft durch Zwerchfellspaltung ausgedehnt
erweitert. Seine Wiederherstellung ist oft nicht möglich, wenn die plastisch
erweiterte Kardia oder die Anastomose nicht mehr subphrenisch verlagert werden
kann. Auf den transthorakalen Zugang ganz zu verzichten, fordert niemand.
Hingegen wird heute als zweckmäßig erachtet, mit den plastischen Anastomosen
beim Kardiospasmus zurückhaltend zu sein (LORTAT-JACOB, BARRET, WANGEN-
STEEN). Allerdings erwidert hier SWEET, daß es nicht nur auf die Methode allein,
sondern auch auf ihre technische Ausführung ankomme. In der Verbesserung der
Ausführung und Beachtung technischer Einzelheiten, wie wir sie unten erwähnen,
findet SWEET Grund genug, die Kardioplastik nicht aufzugeben. Man müsse aber
darnach trachten, das Zwerchfell intakt und den Magen im Abdomen zu lassen.

Mit WULFF sollte man heute der operativen Behandlung des Kardiospasmus
2 Bedingungen stellen: 1. Der Magensaft darf nicht in den Oesophagus zurück-
fließen können. 2. Die Sekretion des Magensaftes muß reduziert werden.

Die meisten Autoren sind sich einig, daß die Hellersche Methode der 1. Be-
dingung am nächsten steht. Ist man gezwungen, eine Plastik oder eine Anastomose auszuführen, so versuche man, diese subphrenisch zu verlagern. Wenn die
Verlagerung unter das Zwerchfell nicht gelingt, empfiehlt LORTAT-JACOB, die um
den Magenteil befestigte Zwerchfelllücke genügend weit zu wählen und den
linken Nervus phrenicus zu durchtrennen. Wenn man gleichzeitig zur Säure-
reduktion beide Nn. vagi unterbricht, denke man an die mögliche Erzeugung
einer Stase des Mageninhaltes und einer Pylorusstenose. WANGENSTEEN kombiniert deshalb seine Resektionsmethode mit einer Pylorotomie. LORTAT-JACOB
erwähnt das gleichzeitige Anlegen einer Gastroenterostomie. Werden die Nn. vagi

erhalten, so eignet sich zur Verhinderung der Säureproduktion eine ausgedehnte Magenresektion. Wie wir gezeigt haben, mußten wir an einer nach MARWEDEL-WENDEL operierten Patientin feststellen, daß weder die Vagotomie noch die Magenresektion das Symptomenbild der Oesophagitis aufhielt.

Der *Vagotomie* scheinen D'ALLAINES und LORTAT-JACOB eine Bedeutung beizumessen. WULFF hält sie für nicht erfolgsicher. ALLISON lehnt die Vagotomie ab, weil sie die ursächliche anatomische Veränderung nicht beeinflußt. KAY erachtet sie als wertlos, da sie die Ulcusentstehung und sekundäre Blutung nicht verhindert und zudem zum Pylorospasmus führen kann. Bei gestörter Pylorus-funktion wirken eventuell Splanchnicusinfiltrationen oder Sympathicolytica günstig (LORTAT-JACOB), wenn man bei der transthorakalen Operation mit der Vagotomie nicht gleich die Splanchnici links mitreseziert hat. Da die Erfahrungen gezeigt haben (ALLISON, GARLOCK, WANGENSTEEN, WOMACK), daß auch bei anacidem Magensaft Oesophagitiden und Ulcera auftreten können, wird man mit oder ohne Vagotomie vor allem auf eine gute Magenentleerung zu achten haben.

Bei *Reflux-Gefährdung* oder bei schon bestehenden Beschwerden und *Zeichen der Oesophagitis* sollen sich die Patienten nie mit vollem Magen niederlegen und auch in der Nacht eine halbsitzende Stellung einnehmen. Mit der Verabreichung einer wässerigen Lösung von Argentum colloidale und Procainum nitricum vor den Mahlzeiten, mit Bismutum subnitricum und mit Antihistaminica können die Beschwerden gelindert werden.

Haben sich auf dem Boden der peptischen Oesophagitis *Ulcerationen* gebildet und kommt es durch die rezidivierenden Blutungen immer wieder zu *sekundären Anämien,* ist ein chirurgisches Eingreifen indiziert. Nach LORTAT-JACOB kommen 2 Wege in Frage: entweder man reduziert die Magensekretion und läßt die Oeso-phagitis unberührt (durch Vagotomie + Gastroenterostomie oder Vagotomie + ¾-Magenresektion) oder man reseziert die peptisch veränderte Oesophagus-Magenverbindung und reduziert gleichzeitig die Sekretion (durch ausgedehnte Oesophagus-Magenresektion samt Vagus, ähnlich dem Vorschlag WANGENSTEENS zur Resektionsbehandlung des Kardiospasmus, oder durch eine totale Magen-resektion und Y-Anastomose des Jejunums mit dem Oesophagus nach ROUX).

Zur Indikation dieser Eingriffe macht LORTAT-JACOB folgende konkretere Vorschläge: Wenn die Oesophagitis nicht stenosiert, sind angezeigt: 1. nach der *Hellerschen Myotomie:* eine Vagotomie mit Gastroenterostomie oder eine ¾-Magenresektion, 2. nach der *Kardioplastik* oder der *subphrenischen Anastomose:* eine ¾-Magenresektion, 3. nach der *intrathoracischen Anastomose* oder *Kardia-resektion:* eine totale Magenresektion mit Oesophago-Jejunostomie. Wenn die Oesophagitis stenosiert, kommt nur eine totale Magenresektion mit Oesophago-Jejunostomie nach ROUX in Frage.

Namenverzeichnis.

Die *kursiv* gesetzten Zahlen beziehen sich auf die Literaturhinweise.

Sachverzeichnis.

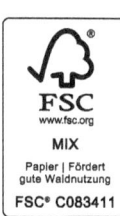

Zeitfracht Medien GmbH
Ferdinand-Jühlke-Straße 7
99095 Erfurt, Deutschland
produktsicherheit@kolibri360.de